Inhaltsverzeichnis

Vorwort der Herausgeberin zur zweiten Auflage der deutschen Ausgabe … VI
Vorwort der Autorinnen zur neuen englischen Ausgabe (Einführung) … VII
Danksagungen der Autorinnen … IX
Hinweise der Autorinnen und Herausgeberin zur Nutzung des Buches … X
Checkliste für die praktische Arbeit mit dem Lehrbuch … 1

TEIL 1: Grundlagen der Gesundheitsförderung … 3

1. Verständnis und Sichtweisen der Gesundheit … 4
Definition von Gesundheit, Krankheit, Kranksein und Erkrankung;
das medizinische Modell von Gesundheit; Kritik medizinischen Modells;
Laienverständnis und kulturabhängiges Verständnis von Gesundheit;
ein einheitliches Verständnis von Gesundheit.

2. Einflussfaktoren auf die Gesundheit … 24
Determinanten der Gesundheit; Soziale Schichtzugehörigkeit und Gesundheit;
Wohnverhältnisse, Arbeit, Geschlechtszugehörigkeit und Gesundheit;
Gesundheit ethnischer Minderheiten; Wohnort und Gesundheit; Erklärungen für
gesundheitliche Chancenungleichheiten; Reduzierung gesundheitlicher
Chancenungleichheiten.

3. Erfassung und Messung der Gesundheit … 52
Warum wollen wir Gesundheit messen? Wege zur ihrer Erfassung und Messung.

4. Definition der Gesundheitsförderung … 76
Grundlagen und historische Entwicklung der Gesundheitsförderung;
Public Health; Definition und Strategien der Gesundheitsförderung.

5. Ansätze und Modelle der Gesundheitsförderung … 103
Der medizinische Ansatz; der Ansatz der Verhaltensänderung; der Ansatz der
Gesundheitsaufklärung; der Ansatz des „Empowerment"; der Ansatz der sozialen
und politischen Veränderung; Modelle der Gesundheitsförderung.

6. Fragen der Ethik in der Gesundheitsförderung … 127
Zur Notwendigkeit einer Philosophie der Gesundheitsförderung, Berufsethos;
Pflicht und Nützlichkeit: der Einzelne und das Gemeinwohl; ethische Grundsätze.

**7. Einflüsse und Auswirkungen der Politik auf die
Gesundheitsförderung** … 147
Was meinen wir mit Politik? Politische Grundeinstellungen; Globalisierung;
Einflüsse der Politik auf die Organisationsstrukturen, Methoden und Inhalte der
Gesundheitsförderung; Politisch denken.

TEIL 2: Strategien und Methoden — 173

8. Gesundheitsdienste neu orientieren — 176
Einführung; Förderung der Gesundheit in und durch den Gesundheitssektor; Primäre Gesundheitsversorgung; Wer fördert die Gesundheit? Fachkräfte im Public Health und Gesundheitsförderungsbereich.

9. Gesundheitskompetenzen entwickeln — 211
Begriffsbestimmungen; das Modell gesundheitlicher Überzeugungen (Health Belief Model); die Theorie des rationalen Handelns und des geplanten Verhaltens; das Modell der Stadien der Veränderung (Stages of Change Model); Grundvoraussetzungen für Verhaltensänderungen.

10. Gesundheitsbezogene Gemeinwesenarbeit und Empowerment fördern — 237
Was ist ein Gemeinwesen bzw. eine „Community"? Grundzüge der Gemeinwesenentwicklung; die Arbeit mit dem Ansatz der Gemeinwesenentwicklung; typische Handlungsbereiche der Gemeinwesenarbeit; Dilemmata bei der praktischen Umsetzung der Gemeinwesenarbeit.

11. Entwicklung einer gesundheitsfördernden Gesamtpolitik — 262
Definition der gesundheitsfördernden Gesamtpolitik (GGP); historische Entwicklung der GGP; Merkmale einer GGP; Vor- und Nachteile; notwendige Ressourcen und Fähigkeiten zur Umsetzung einer GGP; Rolle der Praktiker und Praktikerinnen; Evaluation der Wirksamkeit einer GGP.

12. Nutzung der Medien zur Gesundheitsförderung — 284
Einführung; Wirkungsweisen der Medien; Rolle der Massenmedien; Gezielte Kampagnen; kostenfreie Berichterstattung in den Medien; Interessendurchsetzung über die Medien; Soziales Marketing; Was können Massenmedien leisten und was nicht? Informationsmedien.

TEIL 3: Gesundheitsförderung in Settings — 309

Einführung zum Settingansatz — 310

13. Gesundheitsförderung in Schulen — 315
Warum ist die Schule ein zentrales Setting der Gesundheitsförderung? Gesundheitsförderung in Schulen; die „Gesundheitsfördernde Schule" Wirksamkeit der Maßnahmen.

14. Gesundheitsförderung in den Betrieben — 330
Warum ist der Arbeitsplatz bzw. der Betrieb ein so zentrales Setting für die Gesundheitsförderung? Der Zusammenhang zwischen Arbeit und Gesundheit; Verantwortlichkeiten für die Gesundheit am Arbeitsplatz; Gesundheitsförderung am Arbeitsplatz bzw. im Betrieb.

15. Gesundheitsförderung im Wohnviertel — 353
Definition eines Wohnviertels; Warum ist das Wohnviertel bzw. soziale Wohnumfeld ein so wichtiges Setting für die Gesundheitsförderung? Evaluation der Arbeit im Wohnviertel.

16. Gesundheitsförderung im Krankenhaus   371
Einführung. Warum ist das Krankenhaus ein so wichtiges Setting für die Gesundheitsförderung? Förderung der Gesundheit der Patient/-innen und Mitarbeiter/-innen; Das Krankenhaus und sein soziales Umfeld; Gesundheitsförderung durch Organisationsentwicklung; die internationale Bewegung gesundheitsfördernder Krankenhäuser.

17. Gesundheitsförderung in den Gefängnissen   391
Warum wurden die Gefängnisse als Setting der Gesundheitsförderung erkannt? Barrieren der Gesundheitsförderung in Gefängnissen; Gesundheitsfördernde Gefängnisse; Beispiele für wirksame gesundheitsfördernde Maßnahmen.

TEIL 4: Durchführung der Gesundheitsförderung   401

18. Erfassung und Bewertung der Gesundheitsbedürfnisse zur Ermittlung des Gesundheitsbedarfs   404
Definition der Gesundheitsbedürfnisse; Gründe und Schritte zur Ermittlung des Gesundheitsbedarfs; Erfassung und Bewertung des Gesundheitsbedarfs (Health needs asessment); Prioritätensetzungen.

19. Planung gesundheitsfördernder Maßnahmen   427
Begriffsklärungen; Zur Begründung der Planung; Planungskreislauf; strategische Planung; Projektplanung; Planungsmodelle; Qualitätssicherung und Auditierung.

20. Evaluation der Gesundheitsförderung   453
Zum Begriff der Evaluation; Evaluationsmethoden; Warum, was und wie ist zu evaluieren; wie sollen die Ergebnisse der Evaluation in die Praxis umgesetzt werden? Kosten-Nutzen-Annalyse; Nutzung der Ergebnisse der Evaluation zum Aufbau einer evidenzbasierten Praxis der Gesundheitsförderung.

Vorwort zur zweiten Auflage der deutschen Ausgabe

Strategien und Methoden der Gesundheitsförderung können von verschiedenen Berufsgruppen in unterschiedlichen Sektoren angewandt werden. Dies setzt die fundierte Qualifikation der in der Gesundheitsförderung Tätigen voraus. Der Vertrieb von über 11 000 Büchern seit Erscheinen der Erstauflage des Lehrbuches der Gesundheitsförderung im Jahre 2003 hat gezeigt, dass dieses von der Bundeszentrale für gesundheitliche Aufklärung (BZgA) herausgegebene Buch große Resonanz gefunden hat und mittlerweile zu einem Standardwerk in der Aus- und Fortbildung zur Gesundheitsförderung in Deutschland geworden ist.

Ich freue mich deshalb, Ihnen parallel zur der 2009 erschienenen Neuauflage des englischen Originalwerkes „Health Promotion – Foundations for Practice" von Naidoo & Wills auch die entsprechende deutsche Neufassung dieses Lehrbuches vorstellen zu können. Auch die zweite deutsche Ausgabe des Lehrbuches der Gesundheitsförderung beschreibt in systematischer und anschaulicher Weise die wichtigsten Grundlagen, Strategien und Methoden der Gesundheitsförderung. Es bietet in diesem Bereich Tätigen einen konzeptionellen Hintergrund für ihre Arbeit. Außerdem gibt es durch die Vielzahl der vorgestellten wissenschaftlichen Grundlagen und Fallbeispiele konkrete Hilfen für eine evidenzbasierte Praxis der Gesundheitsförderung.

Bei den insgesamt sehr positiven Rückmeldungen zur 1. Auflage wurde jedoch gelegentlich bemängelt, dass aufgrund des englischen Originalwerkes in bestimmten Abschnitten leider die spezifischen deutschen Bezüge fehlen. Diese Kritik wurde berücksichtigt, und in die jetzt vorliegende Neufassung wurden an wichtigen Stellen entsprechende deutsche Bezüge, Literaturhinweise und Websites neu eingefügt. Dies betrifft vor allem die fachlichen Interpretationen und Erfahrungen, die unterschiedlichen Organisationsstrukturen, Akteure und Akteurinnen in der Gesundheitsförderung sowie vor allem die spezifischen Netzwerkentwicklungen in den Settings Schule, Betrieb, Wohnumfeld und Krankenhaus in Deutschland.

Die Bundeszentrale für gesundheitliche Aufklärung dankt Herrn Günter Conrad für seine kompetente und engagierte Übersetzung und für die Einarbeitung der deutschen Bezüge, die in Zusammenarbeit mit Herrn Prof. Franzkowiak erstellt wurden. Diese Erweiterung wird den Transfer in die Praxis weiter erleichtern und den Nutzen für alle Leserinnen und Leser steigern.

Prof. Dr. Elisabeth Pott
Direktorin der Bundeszentrale für gesundheitliche Aufklärung

Vorwort der Autorinnen zur neuen englischen Ausgabe (Einführung)

Gesundheitsförderung ist ein zentraler Bestandteil der Arbeit einer Vielzahl von Menschen, die im Bereich der Gesundheitsversorgung und sozialen Sicherung tätig sind. Gesundheitsförderung ist ein neu entstehender Praxis- und Forschungsbereich, der noch dabei ist, seine Grenzen abzustecken und seine theoretischen Grundlagen und Grundsätze weiterzuentwickeln. Dieses Buch will einen konzeptionellen Rahmen bereitstellen, der unerlässlich ist, damit sich Gesundheitsförderinnen und Gesundheitsförderer über ihre Ziele und gewünschten Ergebnisse im Klaren sind, wenn sie sich auf Maßnahmen zur Förderung der Gesundheit einlassen. Es bietet eine Grundlage für die Praxis, die die darin Tätigen unterstützen soll, die Möglichkeiten und Grenzen der Gesundheitsförderung in ihrem Arbeitsbereich zu erkennen, sich der Konsequenzen ihrer ausgewählten Strategien bewusst zu sein und in der Lage zu sein, ihre gesundheitsfördernden Maßnahmen angemessen zu evaluieren.

Die dritte Auflage dieses Buches wurde umfassend aktualisiert und erweitert und spiegelt die wichtigsten Organisations- und Politikveränderungen der letzten zehn Jahre wider. Das von uns zusätzlich herausgegebene Buch „Public Health und Gesundheitsförderung – die sich entwickelnde Praxis" (Naidoo & Wills 2005) vertieft einige der hier dargestellten Herausforderungen und Dilemmata, wie z. B. die Themen „Partnerschaftliches Handeln", die „Auseinandersetzung mit gesundheitlichen Chancenungleichheiten" und die „Bürgerbeteiligung".

Das Buch ist in vier große Teile gegliedert. Der erste Teil liefert einen theoretischen Rahmen zur Klärung der Konzepte der Gesundheit, Gesundheitsaufklärung, Gesundheitserziehung und Gesundheitsförderung. Er schließt mit der Feststellung, dass Gesundheitsförderung auf die Stärkung der Gesundheit und des Wohlbefindens von Individuen, Gruppen und Gemeinwesen ausgerichtet ist. Gesundheitsförderung schließt die Gesundheitsaufklärung und Gesundheitserziehung mit ein, berücksichtigt aber zugleich den Einfluss der sozialen, ökonomischen und Umweltfaktoren auf die Gesundheit der Menschen. Ethische und politische Wertvorstellungen beeinflussen zudem die Praxis der Gesundheitsförderung. Es ist wichtig, dass Gesundheitsförderinnen und Gesundheitsförderer sich dieser Werte und ihrer Konsequenzen für die Praxis bewusst sind. Ziel dieses ersten Teiles ist es, die Leserinnen und Leser zu befähigen, die theoretischen Leitlinien der Gesundheitsförderung im Kontext ihrer eigenen Arbeit zu verstehen und zu reflektieren.

Der zweite Teil des Buches befasst sich mit den Strategien und Methoden der Gesundheitsförderung und einigen Dilemmata, die sich dabei stellen. Entlang den Grundlagen der Ottawa-Charta (WHO 1986) werden die Strategien, Potenziale, Gesundheitsgewinne und Herausforderungen der Gesundheitsförderung diskutiert und entsprechende Interventionsbeispiele aufgezeigt.

Im Mittelpunkt des dritten Teiles dieses Buches steht die Schaffung von unterstützenden Umwelten für die Gesundheit als eine in der Ottawa-Charta aufgezeigten Schlüsselstrategie. In diesem Teil wird aufgezeigt, wie eine Reihe von unterschiedlichen Settings, in denen Gesundheitsförderung stattfindet, zu gesundheitsfördernden Settings weiterentwickelt werden können. Die dafür ausgewählten Settings – Schule, Betrieb, soziales Wohnumfeld, Gesundheitsdienste und Gefängnisse – werden international und national als Schlüsselsettings der Gesundheitsförderung angesehen. Dabei wird auch darauf eingegangen, wie spezifische Zielgruppen wie Jugendliche, Erwachsene und ältere Menschen in diesen Settings erreicht werden können.

Der vierte Teil des Buches befasst sich mit der praktischen Umsetzung gesundheitsfördernder Maßnahmen. Jedes Kapitel dieses Teils befasst sich mit einem unterschiedlichen Aspekt des Umsetzungsprozesses, von der Bewertung und Ermittlung des Gesundheitsbedarfs über die Organisation der Planung bis hin zur Evaluation der gesundheitsfördernden Maßnahmen. Dieser Teil soll den praktisch tätigen Gesundheitsförderinnen und Gesundheitsförderern bei der Auswahl ihrer Umsetzungsmaßnahmen helfen. Eine Reihe von Praxisbeispielen zeigen die möglichen Alternativen sowie die entsprechenden Auswahlkriterien auf.

Dieses Buch ist für einen breiten Kreis von Berufsgruppen geeignet. Dies schlägt sich auch nieder in der Auswahl der Praxisbeispiele und Fallstudien. Die Texte umfassen interaktive Übungen, um die Leserinnen und Leser zu ermutigen, über ihre eigenen Wertvorstellungen nachzudenken, die Probleme zu hinterfragen und ihr eigenes Praxiswissen und Verständnis entsprechend anzuwenden. In bestimmten Fällen wurde ein Feedback gegeben, in vielen anderen Fällen war dies jedoch nicht möglich, da die zur Debatte stehenden Probleme noch strittig sind. Ziel ist es, die Leserinnen und Leser anzuregen, selbst über diese Probleme nachzudenken und ihnen ihre Ansichten weder vorzuschreiben oder sie gar einzuengen.

Das Buch richtet sich an eine breite Palette von Studentinnen und Studenten in der Aus- und Fortbildung qualifizierter Gesundheitsberufe. Durch die Kombination von wissenschaftlichem Anspruch und einer verständlichen Schreibweise will das Buch die Leserinnen und Leser informieren und stimulieren, sich weiter mit ihrer Gesundheitsförderungspraxis auseinanderzusetzen. Das Ziel ist immer, sie zu ermutigen, ihre eigene Gesundheitsförderungspraxis durch Beachtung der theoretischen Grundlagen, Politiken und Ansätze der Gesundheitsförderung weiterzuentwickeln.

Jennie Naidoo
Jane Wills
Bristol und London

Danksagung der Autorinnen

Es sind jetzt bereits 15 Jahre vergangen seit der Veröffentlichung der ersten Ausgabe dieses Buches, das durch unsere Lehrtätigkeit im Rahmen des ersten postgradualen Lehrgangs zur Gesundheitsförderung initiiert wurde. Wie bei allen vorherigen Ausgaben haben die Studenten und Kollegen der „University of the West of England" und der „London South Bank University" auch zu dieser neuen Ausgabe durch ihre Ideen, Diskussionen und Praxisbeispiele beigetragen. Wir fühlen uns weiterhin der Entwicklung der Gesundheitsförderung als einer Fachdisziplin verpflichtet.

Wir möchten Susie Sykes danken, die uns durch ihre kritische Durchsicht des Buches wertvolle Kommentare, Hinweise, Beispiele und Unterlagen zur Gemeinwesenentwicklung gegeben hat, sowie Nick de Viggiani, der für das neue Kapitel 17 zur Gesundheitsförderung in Gefängnissen entsprechende Unterlagen beigesteuert hat.

Diese dritte Ausgabe des Buches (entspricht der zweiten deutschen Ausgabe, Anm. d. Übersetzers) ist unseren Kindern Declan, Jessica, Kate und Alice gewidmet.

Hinweise der Autorinnen und Herausgeberin zur Nutzung des Buches

Das Buch ist übersichtlich aufgebaut und enthält viele Hinweise, die das Lesen und Studium dieses Buches erleichtern sollen. Jedes Kapitel beginnt mit einer Übersicht und endet mit einer Zusammenfassung und Empfehlungen für weiterführende Literatur. Hinzu kommen Fragen, die die Leserinnen und Leser zum weiteren Nachdenken anregen sollen oder zur Diskussion in Gruppen herangezogen werden können. Dazu sind in die Texte eine Reihe von hilfreichen Rubriken eingestreut, die durch folgende Zeichen hervorgehoben werden:

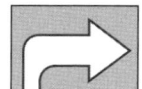

Beispiel zur Veranschaulichung des behandelten Themas.

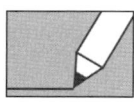

Übung in Verbindung mit dem Text, die die Leserinnen und Leser durchführen können und die einige mögliche Antworten enthalten.

Diskussionspunkt, der die Leserinnen und Leser zum weiteren Nachdenken anregen soll, breiter und weiterführend angelegt als die oben genannten Übungen.

Das Buch von Naidoo & Wills wurde zwar für die Praxis in Großbritannien geschrieben. Die grundlegenden Probleme der Gesundheitsförderung unterscheiden sich jedoch nicht von denen in Deutschland. Dennoch gibt es Bereiche, die in Deutschland unterschiedlich interpretiert werden oder sich anders darstellen. Dies betrifft vor allem die spezifischen politischen und fachinhaltlichen Interpretationen und Erfahrungen, die unterschiedlichen Organisationsstrukturen, Akteure und Akteurinnen der Gesundheitsförderung in Deutschland sowie die spezifischen Netzwerkentwicklungen in den Settings Schule, Betrieb, Wohnumfeld und Krankenhaus. Deshalb haben wir in die Neufassung dieses Lehrbuches an uns wichtig erscheinenden Stellen spezielle Kästen eingefügt, die auf diese Unterschiede hinweisen, sie erläutern und den Leserinnen und Lesern weiterführende Literaturhinweise und Websites anbieten, die am Ende jeden Kapitels durch „Weiterführende deutschsprachige Literaturempfehlungen und Websites" sowie „Neu eingefügte deutschsprachige Quellenangaben und Websites" nochmals zusammengefasst werden. Dabei wird häufig auf den Internetauftritt des Glossars „Leitbegriffe der Gesundheitsförderung" der BZgA verwiesen. Da das Glossar zum Zeitpunkt der Drucklegung des Lehrbuches aktualisiert und erweitert wird, kann es zu Änderungen bei Begriffsbezeichnungen und Autorinnen bzw. Autoren kommen.

Wir hoffen, dass wir mit diesen zusätzlichen Beiträgen zu den spezifischen Verhältnissen und Entwicklungen der Gesundheitsförderung in Deutschland dieses Lehrbuch für die deutschen Leserinnen und Leser noch umfassender und attraktiver gestalten konnten.

Checkliste für die praktische Arbeit mit dem Lehrbuch

Grundlagen	Was sind die grundlegenden Konzepte und Grundsätze der Gesundheitsförderung?	**Teil 1**
Verständnis und Sichtweisen der Gesundheit	Worauf stützt sich mein Verständnis von Gesundheit und Kranksein? Worauf stützt sich das Verständnis von Gesundheit und Kranksein der anderen?	Kapitel 1
Einflussfaktoren auf die Gesundheit	Welche sozialen, kulturellen, ökonomischen und gesellschaftlichen Faktoren beeinflussen die Gesundheit der Personen und Bevölkerungsgruppen, mit denen ich arbeite? Was kann ich selbst zur Reduzierung gesundheitlicher Chancenungleichheiten beitragen?	Kapitel 2
Erfassung und Messung der Gesundheit	Warum muss ich die Gesundheit der Menschen, mit denen ich arbeite, erfassen? Welche Methoden der Messung, Analyse und Beschreibung der Gesundheit kann ich einsetzen?	Kapitel 3
Definition der Gesundheitsförderung	Wie kann ich die Gesundheitsförderung anderen erklären? Was ist das Einzigartige bei der Gesundheitsförderung? Welche Aktivitäten bringt die Gesundheitsförderung mit sich? Unterscheidet sich die Gesundheitsförderung von Public Health/öffentlicher Gesundheitspflege?	Kapitel 4
Ansätze und Modelle der Gesundheitsförderung	Welche grundlegenden Konzepte zur Analyse gesundheitsfördernder Ansätze gibt es? Was sind die wesentlichen Unterschiede zwischen diesen verschiedenen Konzepten und Modellen? Wodurch zeichnen sich die gesundheitsfördernden Ansätze im Wesentlichen aus?	Kapitel 5
Fragen der Ethik in der Gesundheitsförderung	Welches sind die wichtigsten philosophischen Schulen zur Ethik und wie unterscheiden sie sich voneinander? Welche ethischen Fragen stellen sich bei der Förderung der Gesundheit? Was sind und was sollten die wichtigsten ethischen Grundsätze sein, die meine professionelle gesundheitsfördernde Arbeit leiten? Wie kann ich die Dilemmata lösen, die sich bei der Anwendung dieser ethischen Prinzipien bei meiner gesundheitsfördernden Arbeit zwangsläufig ergeben?	Kapitel 6
Politische Einflüsse auf die Gesundheitsförderung	Wie sehen die verschiedenen politischen Denkrichtungen bzw. Parteien die Gesundheitsförderung? Inwiefern kann die Gesundheitsförderung als eine politische Aktivität verstanden werden? Wie kann ich den Einfluss der Politik auf kommunaler Ebene einschätzen und bewerten?	Kapitel 7
Strategien und Methoden	Welches sind die Schlüsselstrategien, die zur Förderung und zum Schutz der Gesundheit der Bevölkerung angewandt werden? Welche Kenntnisse, Fähigkeiten und Kompetenzen sind notwendig, um diese Strategien wirksam umzusetzen?	**Teil 2**
Gesundheitsdienste neu orientieren	Wie kann ich sicherstellen, dass meine Arbeit auch präventiv ausgerichtet ist? Wie kann ich sicherstellen, dass meine Arbeit ganzheitlich ausgerichtet ist? Welches sind die wichtigsten Entscheidungsträger und Interessengruppen, die ich einbinden muss?	Kapitel 8

Entwicklung gesundheitlicher Kompetenzen	Wie lassen sich die gesundheitlichen Entscheidungen der Menschen erklären? Welche Kompetenzen benötigen die Menschen, um ihnen ein höheres Maß an Selbstbestimmung über ihre Gesundheit zu ermöglichen? Wie kann ich die Menschen unterstützen, um ihnen ein höheres Maß an Selbstbestimmung über ihre Gesundheit zu ermöglichen? Wie kann ich ohne persönliche Schuldzuweisungen auf die Verhaltensweisen und Lebensstile der Menschen einwirken?	Kapitel 9
Gesundheitsbezogene Gemeinschaftsaktionen stärken und unterstützen	Wie kann ich Verbindungen zwischen unterschiedlichen lokalen Gemeinschaften herstellen? Wie kann ich die Beteiligung unterschiedlicher lokaler Gemeinschaften bei der Bewertung und Artikulierung ihrer eigenen Gesundheitsbedürfnisse erleichtern? Wie kann ich Gemeinschaften und Gruppen bei der Formulierung ihrer Gesundheitsbedürfnisse und Förderung ihrer Gesundheit helfen? Wie kann ich Gemeinschaften dabei unterstützen, dass deren Veränderungen, die sie einführen möchten, auch auf Nachhaltigkeit ausgerichtet sind?	Kapitel 10
Entwicklung einer gesundheitsfördernden Gesamtpolitik	Was kann ich tun, um die gesündere Alternative zur leichteren zu machen? Was ist meine Rolle bei der Gestaltung und Durchsetzung politischer Veränderungen? Wie kann ich mit anderen zur Entwicklung einer gesundheitsfördernden Gesamtpolitik zusammenarbeiten?	Kapitel 11
Die Nutzung der Medien in der Gesundheitsförderung	Wie kann ich meine Zielgruppen mit relevanten und zugänglichen Informationen versorgen? Welches sind die wirksamsten Kommunikationsformen? Wie kann ich die Massenmedien zur Förderung der Gesundheit einsetzen?	Kapitel 12
Gesundheitsförderung in Settings	Möglichkeiten zur Förderung der Gesundheit gibt es in vielen gesellschaftlichen Einrichtungen, wie z. B. den Schulen, Krankenhäusern, Betrieben, Wohnumfeldern und Gefängnissen. Wie kann ich in den Settings, die häufig auf einen anderen als den gesundheitlichen Zweck ausgerichtet sind, dennoch ein Interesse für Gesundheit und Wohlbefinden wecken? Wie kann ich sicherstellen, dass diese Settings die Gesundheit auch für alle Mitarbeiter/-innen und Nutzer/-innen des Settings fördern?	**Teil 3** Kapitel 13–17
Durchführung der Gesundheitsförderung	Welches sind die wichtigsten Stufen für einen integrierten und systematischen Ansatz der Planung gesundheitsfördernder Projekte bzw. Maßnahmen?	**Teil 4**
Erfassung und Bewertung der Gesundheitsbedürfnisse	Welche Methoden gibt es zur Ermittlung des Gesundheitsbedarfs? Wie kann ich sicherstellen, dass sich meine Arbeit an den Gesundheitsbedürfnissen meiner Klientel bzw. Zielgruppen orientiert?	Kapitel 18
Planung gesundheitsfördernder Maßnahmen	Wie kann ich organisiert und systematisch an die Planung gesundheitsfördernder Projekte und Maßnahmen herangehen? Welches sind die verschiedenen Stufen bei der Planung gesundheitsfördernder Maßnahmen? Um welche Aspekte muss ich mich bei der Planung besonders kümmern?	Kapitel 19
Evaluation der Gesundheitsförderung	Warum ist es so wichtig, meine Arbeit zu evaluieren? Welche Teile meiner Arbeit sollte ich evaluieren? Aufgrund welcher Kriterien sollte ich meine Arbeit evaluieren? Welche Herausforderungen und Probleme gibt es beim Nachweis der Wirksamkeit gesundheitsfördernder Maßnahmen? Wie kann ich bei meiner praktischen Arbeit evidenzbasiert vorgehen?	Kapitel 20

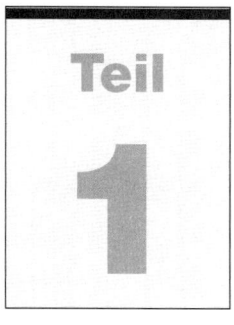

Grundlagen der Gesundheitsförderung

Der erste Teil des Buches befasst sich mit den grundlegenden Konzepten der Gesundheit und Gesundheitsförderung. Wer die Gesundheit fördern will, muss sich darüber im Klaren sein, welche Absichten er dabei verfolgt und was er als Ziel der Gesundheitsförderung ansieht. Ist es die Förderung gesunder Lebensweisen? Ist es die Reduzierung gesundheitlicher Chancenungleichheiten oder die Befähigung der Menschen, ein höheres Maß an Selbstbestimmung über ihre Gesundheit und ihr Leben zu erreichen?

Dies sind die Themen, mit denen wir uns im ersten Teil dieses Buches in den folgenden sieben Kapiteln beschäftigen werden:

1. Verständnis und Sichtweisen der Gesundheit
2. Einflussfaktoren auf die Gesundheit
3. Erfassung und Messung der Gesundheit
4. Definition der Gesundheitsförderung
5. Ansätze und Modelle der Gesundheitsförderung
6. Fragen der Ethik in der Gesundheitsförderung
7. Einflüsse und Auswirkungen der Politik auf die Gesundheitsförderung

1 Verständnis und Sichtweisen der Gesundheit

Kernpunkte

- Definition von Gesundheit
  - Krankheit
  - Kranksein
  - Erkrankung
- Medizinisches Modell der Gesundheit
- Kritik des medizinischen Modells
  - Rolle der Medizin
  - Rolle sozialer Faktoren
- Laienverständnis der Gesundheit
- Kulturabhängiges Verständnis der Gesundheit

Übersicht

Jeder, der sich aktiv für die Förderung der Gesundheit einsetzt, hat eine bestimmte Sichtweise von Gesundheit. Es gibt jedoch eine Vielzahl solcher Sichtweisen oder Konzepte von Gesundheit. Deshalb ist wichtig, sich von Anfang an darüber im Klaren zu sein, was man selbst unter Gesundheit versteht und wie sich dieses Verständnis von dem der Kollegen und Kolleginnen oder Klienten und Klientinnen unterscheidet. Ansonsten wird man sehr schnell in Auseinandersetzungen über Strategien und Maßnahmen verwickelt, die in Wirklichkeit nur auf ein unterschiedliches Verständnis von Gesundheit zurückzuführen sind. Dieses Kapitel stellt verschiedene Konzepte der Gesundheit vor und geht deren Ursprüngen nach. Das medizinische Modell der Gesundheit ist zwar noch die dominierende Sichtweise, die aber zunehmend von den gesundheitswissenschaftlichen und ganzheitlichen Modellen der Gesundheitsförderung infrage gestellt wird. Wenn Sie dieses Kapitel durchgelesen haben, werden Sie in der Lage sein, ihr eigenes Verständnis von Gesundheit im Kontext der verschiedenen Sichtweisen zu überprüfen und einzuordnen.

Definition von Gesundheit, Krankheit, Kranksein und Erkrankung

Gesundheit

Gesundheit ist ein allgemeiner Begriff mit einer sehr großen Bandbreite von Bedeutungen, die von den rein fachlichen Inhalten bis hin zu den allumfassenden moralischen oder philosophischen Bedeutungsinhalten reichen können. Das englische Wort für

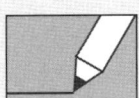 **Wie würden Sie die folgenden Fragen beantworten?**

- Ich fühle mich gesund, wenn ...
- Ich bin gesund, weil ...
- Um gesund zu bleiben, brauche ich ...
- Ich werde krank, wenn ...
- Meine Gesundheit verbessert sich, wenn ...
- Eine Person hat meine Gesundheit beeinflusst durch ...
- Ein Ereignis hat meine Gesundheit beeinflusst durch ...
- Eine bestimmte Situation hat meine Gesundheit beeinflusst durch ...
- ... ist verantwortlich für meine Gesundheit

„Gesundheit" (health) ist abgeleitet von dem altenglischen Wort für heilen (hael), was „vollständig" bedeutet und ausdrückt, dass mit Gesundheit die Integrität, Unversehrtheit oder das Wohlbefinden der ganzen Person gemeint ist. Es gibt allgemein verbreitete Sichtweisen von Gesundheit, die über Generationen als Teil des gemeinsamen kulturellen Erbes weitergegeben wurden. Diese werden als „Laienkonzepte" der Gesundheit bezeichnet und im Zuge der Sozialisation erworben. Unterschiedliche Gesellschaften oder Gruppen haben unterschiedliche Vorstellungen darüber, was gemeinhin unter Gesundheit zu verstehen ist.

Im alltäglichen Umgang wird Gesundheit entweder negativ oder positiv interpretiert. Die negative Interpretation versteht Gesundheit als die Abwesenheit von Krankheit oder Leiden. Dies ist das Gesundheitsverständnis des medizinischen Modells, auf das wir in diesem Kapitel noch näher eingehen werden. Eine positive Interpretation versteht Gesundheit als einen Zustand des Wohlbefindens, der in der Satzung der WHO (1948) als „Zustand des umfassenden körperlichen, geistigen und sozialen Wohlbefindens und nicht nur das Fehlen von Krankheit oder Behinderung" definiert wurde.

> Das grundlegende Problem für die fehlenden Unterscheidungsmöglichkeiten zwischen Gesundheit und Krankheit liegt offenbar darin, dass es keine eindeutigen und allgemein akzeptierten Definitionen für diese beiden „Zustände" gibt (Franke 2006). Gesundheit ist ein vielschichtiger normativer Begriff, dessen Definition grundsätzlich nicht „objektiv" erfolgen kann, sondern das Ergebnis sich wandelnder gesellschaftlicher Gruppeninteressen und Auseinandersetzungen ist (Trojan 2002, in P. Kolip, Gesundheitswissenschaften, S. 195). Aufgrund des hohen Stellenwertes der Gesundheit in unserer Gesellschaft ist eine stetige kritische Auseinandersetzung mit dem Gesundheits- und Krankheitsbegriff unerlässlich. Nur so lassen sich Fehlentwicklungen im persönlichen wie öffentlichen Bereich rechtzeitig erkennen und vermeiden (Specke 2005. Der Gesundheitsmarkt in Deutschland, S. 182; Kickbusch 2006. Die Gesundheitsgesellschaft. Megatrends der Gesundheit und deren Konsequenzen für Politik und Gesellschaft). Siehe auch die „Leitbegriffe der Gesundheitsförderung" der BZgA unter www.leitbegriffe.bzga.de.

Ein Weg zum besseren Verständnis von Gesundheit führt über die Betrachtung seiner unterschiedlichen Dimensionen. Ein ganzheitliches Verständnis von Gesundheit bedeutet, dass die unterschiedlichen Einflüsse aller Dimensionen und ihrer Wechselwirkungen untereinander berücksichtigt werden müssen. Abb. 1.1 zeigt ein Diagramm dieser Dimensionen der Gesundheit. Der innere Kreis bezieht sich auf die Gesundheitsdimensionen des Einzelnen:

- Die physische Gesundheit betrifft den Körper, z. B. Fitness, nicht krank zu sein.
- Die psychische Gesundheit bezieht sich auf ein positives Lebens- und Selbstwertgefühl, z. B. „gut drauf zu sein", „die Sache im Griff zu haben".
- Die emotionale Gesundheit bezieht sich auf die Fähigkeit, Gefühle auszudrücken und Beziehungen zu entwickeln und aufrechterhalten zu können, z. B. das Gefühl, geliebt zu werden.
- Die soziale Gesundheit bezieht sich auf das Gefühl der sozialen Unterstützung durch die Familie und Freunde, z. B. Freunde zu haben, mit denen man sich aussprechen kann oder das Gefühl hat, nicht abseits zu stehen.
- Die spirituelle Gesundheit ist das Erkennen und die Fähigkeit, moralische oder religiöse Grundsätze und Überzeugungen in die Praxis umsetzen zu können sowie das Gefühl, im Leben etwas Sinnvolles und Nützliches zu tun.
- Die sexuelle Gesundheit betrifft die Bereitschaft und Fähigkeit, seine eigene Sexualität befriedigend erleben zu können.

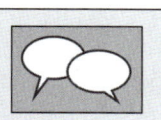

Was bedeutet ein ganzheitliches Modell der Gesundheit für die Praxis der im Gesundheitswesen Tätigen?

Abb. 1.1
Dimensionen der Gesundheit. Entnommen von Aggleton & Homans (1987) und Ewles & Simnett (1999).

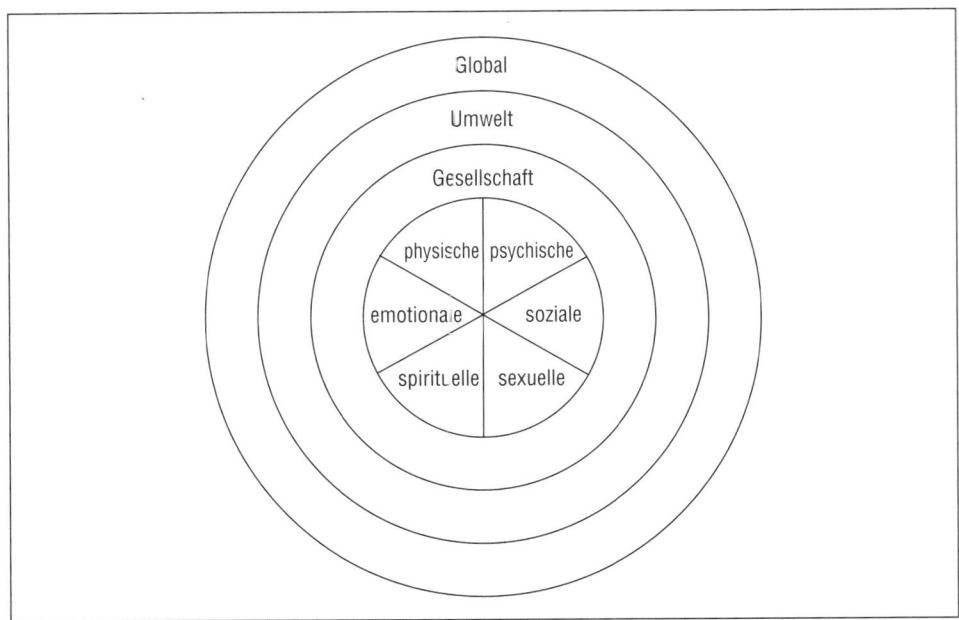

Die drei äußeren Kreise stellen die Einflüsse des weiteren Umfeldes auf die Gesundheit des Einzelnen dar. Die gesellschaftliche Dimension betrifft den Zusammenhang zwischen der Gesundheit und den Strukturen einer Gesellschaft. Sie umfasst die grundlegenden Infrastrukturen für Gesundheit (wie z. B. Unterkunft, Frieden, Nahrung, Einkommen) und den Grad der gesellschaftlichen Integration oder Ausgrenzung. Im Kapitel 2 werden wir sehen, wie solche strukturellen Ungleichheiten die Gesundheit bestimmter gesellschaftlicher Gruppen beeinflussen können. Die Umweltdimension bezieht sich auf die Qualität solcher Bereiche wie Wohnung, Verkehr, die Hygiene und Versorgung mit Trinkwasser sowie die Sorge um eine nachhaltige Entwicklung.

Krankheit, Kranksein und Erkrankung

Die Begriffe Krankheit, Kranksein und Erkrankung werden häufig synonym benutzt. Dennoch sind mit diesen Begriffen eigentlich unterschiedliche Dinge gemeint. Im Englischen ist der Begriff Krankheit (disease) von dem Wort *„desaise"* abgeleitet, was innere Unruhe oder Unbehagen bedeutet. Kranksein (illness) weist auf einen Zustand hin, der die Gesundheit beeinträchtigt oder Schmerzen verursacht. Krankheit wird heutzutage als ein objektiver Zustand der Erkrankung verstanden, der durch allgemein anerkannte Formen des Nachweises belegt werden kann. In unserer Gesellschaft werden diese Nachweise einer Krankheit durch die Medizin bestimmt. Zum Beispiel können durch die Mikroskopie Veränderungen in der Zellstruktur nachgewiesen werden, die zur Diagnostizierung von Krebs oder einer anderen Krankheit führen können. Krankheit ist demnach das Vorhandensein eines feststellbaren pathologischen Befundes oder einer Anomalie des Körpers. Krankheiten können durch äußere Faktoren (z. B. eine Virusinfektion) oder durch Faktoren im Körper (z. B. eine Störung der Schilddrüsenfunktion) verursacht werden.

Kranksein ist die subjektive Erfahrung des Verlusts der Gesundheit und drückt sich in Form von Symptomen aus, z. B. durch Klagen über Schmerzen oder Funktionsstörungen. Unsere Erfahrungen mit dem Kranksein haben Einfluss darauf, welche Bedeutung diese für uns hat. Diese Erfahrung ergibt sich häufig aus der Frage „Warum trifft es gerade mich?" Kranksein und Krankheit sind nicht das Gleiche, wenngleich es große Überschneidungen gibt. So kann z. B. bei einer Vorsorgeuntersuchung Krebs festgestellt werden, obwohl die betreffende Person über keinerlei Symptome klagt. Das heißt, es kann bei jemandem eine Krankheit diagnostiziert werden, ohne dass sich dieser vorher krank fühlte. Klagt jemand über Symptome und eine Blutuntersuchung stellt einen Krankheitsprozess fest, dann überschneiden sich die Begriffe der Krankheit und des Krankseins. In diesen Fällen wird der Begriff der Erkrankung benutzt. Erkrankung (ill health) ist deshalb der Oberbegriff, der dann verwandt wird, wenn die Erfahrung der objektiven Krankheit und die des subjektiven Krankseins zusammenfallen.

> Im Gegensatz zur deutschen Sprache differenziert das Englische mehrere Bedeutungsvarianten von Krankheit. Mit Krankheit (disease) wird der medizinische Fachbegriff, mit Kranksein (illness) das Erleben des Kranken und mit Erkrankung (sickness) eher eine soziale Situation beschrieben. Aus diesen begrifflichen Annäherungen über die sprachlichen Wurzeln wird deutlich, dass die Begriffe Gesundheit und Krankheit verschiedene Bedeutungsaspekte aufweisen, die sich nicht in wissenschaftlichen Definitionen erschöpfen. Sie unterliegen vielmehr einem historischen Wandel, d. h. jede historische Epoche hat ihr eigenes Menschenbild und damit auch ihr eigenes Bild von Gesundheit und Krankheit (Faltermaier 2005).

Sozialwissenschaftler betrachten Gesundheit und Krankheit als sozial strukturierte subjektive Wirklichkeiten. Gesundheit und Krankheit sind für sie keine Zustände objektiver Wirklichkeit, die nur darauf warten, von der Medizin entdeckt und untersucht zu werden. Sie werden vielmehr im Alltag der Menschen hergestellt und verhandelt und dann subjektiv definiert. Dieser Prozess wird vor allem dann deutlich, wenn Ärzte bzw. Ärztinnen und Patienten bzw. Patientinnen die Relevanz und Bedeutung der Symptome unterschiedlich bewerten. Zum Beispiel kann sich jemand krank fühlen, obwohl eine ärztliche Untersuchung nichts medizinisch Auffälliges feststellen konnte.

In einer Studie von Cornwell mit Frauen aus dem Londoner Stadtteil Eastend (1984) unterschieden diese drei Kategorien von Gesundheitsproblemen:

1. die üblichen Alltagserkrankungen, z. B. Infektionserkrankungen bei Kindern,
2. die wirklich ernsthaften Erkrankungen, z. B. Krebs,
3. die allgemeinen Beeinträchtigungen der Gesundheit, z. B. Unpässlichkeiten.

Kranksein wurde von diesen Frauen häufig als Abweichung von der Norm definiert und als Quelle sozialer Stigmatisierung. Goffman (1968) hat dafür drei Gründe festgestellt:

1. die soziale Stigmatisierung körperlichen Abweichungen, z. B. Schuppenflechte,
2. die charakterliche Stigmatisierung, z. B. bei sexuell übertragbaren Krankheiten,
3. die kulturbedingte Stigmatisierung entsprechend der Zugehörigkeit zu einer bestimmten Volksgruppe, Nation oder Religion.

Das heißt, die subjektive Erfahrung des Krankseins fällt nicht immer mit einer objektiven Krankheitsdiagnose zusammen. In diesem Fall könnten die Ärztinnen und Ärzte solche Leidenden als „Simulanten" abstempeln und damit die Gültigkeit subjektiven Krankseins verneinen. Diese Diskrepanz zwischen Befund und Befinden kann schwerwiegende Folgen haben, wenn z. B. eine Arbeitsunfähigkeitsbescheinigung von den Ärztinnen und Ärzten nicht ausgestellt wird, weil diese nicht davon überzeugt sind, dass die ihnen vorgetragenen Beschwerden wirklich vorhanden sind. Die Anerkennung einer

Befindensstörung als Erkrankung hängt damit von der ärztlichen Diagnose ab. Viele Beeinträchtigungen des Wohlbefindens, wie z. B. das chronische Ermüdungssyndrom oder die chronische Muskelzerrung, wurden lange Zeit nicht als Erkrankung anerkannt.

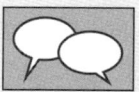 **Im November 1993 entschied der Richter John Prosser, dass es RSI (eine wiederkehrende Muskelüberdehnung und arbeitsbedingter Zustand) nicht gibt und wies eine Klage auf Entschädigung ab. Der Richter führte aus, dass RSI „bedeutungslos" und „nicht in medizinischen Lehrbüchern zu finden sei". Er bezeichnete Menschen, die an RSI leiden, als „Eierschalen-Persönlichkeiten, die sich selbst in den Griff bekommen müssten".**

Fallen Ihnen andere Beispiele von Krankheiten oder Zuständen ein, die jemand durchlebt hat, aber von den Ärztinnen und Ärzten nicht ohne Weiteres als solche gesehen wurden? Kennen Sie jemanden, der an Beschwerden litt, ohne dass bei ihm eine Erkrankung diagnostiziert wurde?

Umgekehrt gibt es den Fall, dass sich eine Person völlig gesund fühlt, aber aufgrund einer ärztlichen Untersuchung als krank gilt. Zwei Beispiele dafür sind Bluthochdruck oder präkanzeröse Veränderungen der Zellstrukturen. Die Abb. 1.2 verdeutlicht nochmals solche möglichen Diskrepanzen. Der Kernpunkt dabei ist, dass subjektiv wahrgenommene Beschwerden des Einzelnen von der wissenschaftlichen Medizin nicht einfach widerlegt oder als nicht vorhanden zurückgewiesen werden können.

Abb. 1.2 Die Diskrepanz zwischen Befund und Befinden

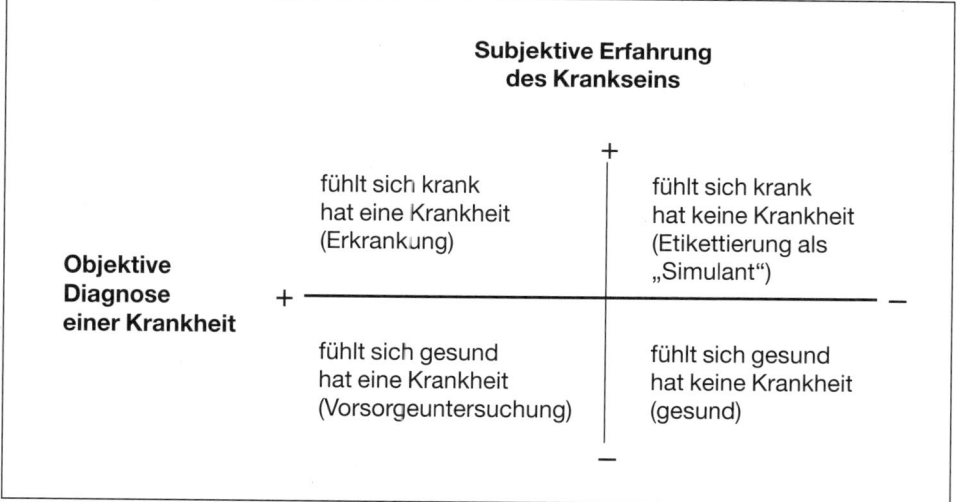

Das medizinische Modell von Gesundheit

In den modernen Industriegesellschaften werden die vorherrschenden professionellen und sozialen Sichtweisen von Gesundheit von dem medizinischen Modell westlicher Prägung dominiert. Dieses Modell wird von den meisten Gesundheitsberufen im Verlauf ihrer Ausbildung und Praxis übernommen. Es arbeitet mit einer relativ engen Sicht von Gesundheit bzw. der Feststellung des Nichtvorhandensein einer Erkrankung. So gesehen wird Gesundheit zu einem negativen Begriff, der nicht definiert, was Gesundheit ist, sondern was Gesundheit nicht ist.

Diese Sichtweise von Gesundheit ist extrem einflussreich, da sie einen Großteil der Ausbildung und Ethik der Gesundheitsberufe ausmacht und in einer Vielzahl von Lebenszusammenhängen, auch außerhalb der Gesundheitsberufe, angewandt wird. Zum Beispiel vermitteln die Medien diese Sicht von Gesundheit, Krankheit und Kranksein häufig in Krankenhausserien oder Berichten über Gesundheitsprobleme. Dadurch wird das medizinische Verständnis von Gesundheit in der Gesellschaft propagiert und akzeptierbar gemacht.

Das medizinisch-wissenschaftliche Modell entstand in Westeuropa im Zeitalter der Aufklärung und dem Siegeszug der Vernunft und Wissenschaft als neuer Form der Erkenntnisgewinnung. In früheren Zeiten bestimmte die Religion die Formen des Erkennens und Verstehens der Welt. Die Aufklärung veränderte diese alte Ordnung und ersetzte die Religion durch die Wissenschaft als vorherrschende Methode der Erkenntnisgewinnung. Dies war begleitet durch die starke Ausbreitung von Methoden und Techniken zur Erforschung der Welt. Die Erfindungen des Mikroskops und Teleskops offenbarten ganz neue Welten, die vorher unsichtbar waren. Beobachtungen, Berechnungen und Klassifizierungen waren die Methoden zur Erweiterung des Wissens. Dieses Wissen wurde für praktische Zwecke genutzt und die angewandten Wissenschaften wurden zu einer der tragenden Kräfte der industriellen Revolution. In solch einer Umwelt, in der man glaubte, alles Wissen durch die richtige Anwendung wissenschaftlicher Methoden erreichen zu können, wurde der menschliche Körper zu einem Schlüsselobjekt des Strebens nach wissenschaftlich gesichertem Wissen. Was beobachtet, gemessen und klassifiziert werden konnte, war in einem objektiven und allumfassenden Sinn auch „wahr".

Dieses Verständnis von Gesundheit wird gekennzeichnet als:

- **Biomedizinisch** – Gesundheit wird als Eigenschaft allen biologischen Lebens gesehen.
- **Reduktionistisch** – Zustände des Lebens, wie Gesundheit und Krankheit, lassen sich auf immer kleinere Bausteine des menschlichen Körpers reduzieren.
- **Mechanistisch** – begreift und behandelt den Körper, als wäre er eine Maschine, in der alle Teile miteinander verbunden, aber separat behandelbar sind.
- **Allopathisch** – arbeitet durch ein System von Gegensätzen. Stimmt etwas mit dem Körper nicht, dann besteht die Behandlung darin, eine Gegenkraft zur Korrektur der Krankheit anzuwenden, wie zum Beispiel pharmakologische Substanzen, welche die Krankheit bekämpfen.
- **Pathogenetisch** – konzentriert sich darauf, warum die Menschen krank werden.
- **Dualistisch** – Geist und Körper sind als separate Teile behandelbar.

Gesundheit wird in erster Linie als Abwesenheit von Krankheit verstanden. Diese Sichtweise versteht Gesundheit und Krankheit als ein Kontinuum, d. h. je „kränker" eine Person ist, desto weiter ist „sie" oder „er" von der Gesundheit entfernt.

Die pathogenetische Konzentrierung auf die Erkrankungsursachen führte zur Betonung der Risikofaktoren. Antonovsky (1993) plädierte für einen ergänzenden *salutogenetischen* Ansatz, der auch danach fragt, warum Menschen gesund bleiben. Er beschrieb die Ressourcen und Bewältigungsmechanismen, die es Personen trotz widriger Umstände, Veränderungen oder Stress ermöglichen, gesund zu bleiben. Ein wichtiger Gesundheitsfaktor, den Antonovsky als „Kohärenzsinn" bezeichnet, umfasst die drei Aspekte der Verstehbarkeit, Handhabbarkeit und Sinnhaftigkeit von Veränderungen. Dies sind Fähigkeiten der Menschen, die durch das soziale Umfeld gefördert oder behindert werden können.

Das medizinische Modell ist fokussiert auf die Krankheitsursachen und geht davon aus, dass jede Krankheit von spezifischen und eindeutig feststellbaren Ursachen ausgelöst wird. Die Ursachen der gegenwärtigen chronischen Krankheiten in den entwickelten Industrieländern sind häufig „sozialer Natur". Die Medizin erkennt deshalb an, dass Krankheiten und der erkrankte Körper auch in ihrem sozialen Kontext zu sehen sind. Dennoch vermittelt die berufliche Ausbildung vieler Gesundheitsberufe ein überzogenes Bild vom Nutzen der medizinischen Behandlung und schenkt der Prävention nur wenig Beachtung. Dies ist letztlich eine Folge der Dominanz des medizinischen Modells, das die organischen Dysfunktionen als die Ursachen von Erkrankungen in den Vordergrund stellt.

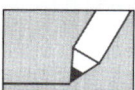

Beispiel zur Gegenüberstellung der gängigen Sichtweisen des medizinischen Modells von Gesundheit mit dem einer sozialen bzw. gesundheitswissenschaftlichen Sichtweise von Gesundheit.

John ist 19 Jahre alt und kann nicht das örtliche Gymnasium besuchen, weil er auf einen Rollstuhl angewiesen ist. Ihm wird ein Platz in einer Tagesstätte angeboten, weil man der Ansicht ist, dies würde seinen Bedürfnissen am besten gerecht werden.

- Welche Sichtweise von Behinderung tritt hier deutlich zutage?
- Wie sieht ein medizinisches Modell von Gesundheit die Behinderung?
- Welche gesellschaftlichen Faktoren können zur individuellen und sozialen Benachteiligung von behinderten Menschen beitragen?

Abb. 1.3 Das medizinische und das soziale Modell von Gesundheit

Medizinisches Modell	Soziales Modell
Gesundheit ist die Abwesenheit von Krankheit	Gesundheit ist das Ergebnis sozialer, biologischer und physischer Umweltfaktoren
Gesundheitsdienste sind ausgerichtet auf die Behandlung Kranker und Behinderter	Die Gesundheitsdienste betonen alle Stufen der Prävention und Behandlung
Hoher Wert wird auf die fachärztliche Versorgung gelegt	Die fachärztliche Versorgung wird weniger betont, mehr Beachtung wird dagegen den Selbsthilfegruppen und gesundheitsbezogenen Gemeinschaftsaktionen geschenkt
Die Gesundheitsberufe diagnostizieren, behandeln und legitimieren die „Krankenrolle" ihrer Patienten/-innen	Die Gesundheitsbehörden ermöglichen ihren Klienten/-innen, mehr Selbstbestimmung über ihre Gesundheit zu erlangen
Die pahogenetische Fokussierung betont das Auffinden biologischer Krankheitsursachen	Die salutogenetische Fokussierung betont mehr die Frage, wie die Gesundheit der Menschen gestärkt werden kann

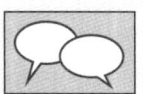

Welchen Einfluss hat der medizinische Fortschritt auf die Sterberaten?

Welche anderen Gründe könnten für den Rückgang der Sterberaten verantwortlich sein?

Kritik des medizinischen Modells

Der Einfluss der Medizin auf die Gesundheit

Die Sichtweise, dass Gesundheit nur die Abwesenheit von Krankheit sei und dass durch die medizinische Behandlung der Krankheit auch die Gesundheit wiederhergestellt werden könne, wurde häufig kritisiert. Untersuchungen über die Verteilung von Gesundheit und Erkrankungen im historischen und sozialwissenschaftlichen Kontext haben gezeigt, dass die Medizin keineswegs so wirksam ist, wie oft behauptet wird. Der Medizinhistoriker Thomas McKeown wies nach, dass im 19. Jahrhundert die meisten tödlichen Krankheiten bereits vor dem Einsatz von Antibiotika und Impfprogrammen zurückgegangen waren. Er kam zu dem Ergebnis, dass der Rückgang der Sterberate im vergangenen Jh. zum größten Teil auf den sozialen Fortschritt bei den allgemeinen Lebensbedingungen zurückzuführen ist, der durch die ansteigenden Reallöhne zu einer Verbesserung z. B. der sanitären Einrichtungen und der Ernährung führte. Wenngleich seine Behauptung nicht unwidersprochen blieb, so ist man sich heute weitgehend darüber einig, dass im Vergleich zu den immensen Einflüssen, den die verbesserten physischen und sozialen Umweltbedingungen auf den Rückgang der Sterberaten hatten, der Beitrag der Medizin eher marginal war.

Der Beginn der evidenzbasierten Medizin ist auf Archie Cochrane (1972) zurückzuführen. Er war besorgt darüber, dass medizinische Interventionen bei ihrer breiten Anwendung in der Bevölkerung noch nicht ausreichend durch wissenschaftliche Studien evaluiert waren. Vielmehr basierten viele Verfahren mehr auf Routine, Gewohnheiten und Traditionen als auf rationalem Denken. Cochrane setzte sich deshalb für den verstärkten Einsatz randomisierter Kontrollstudien ein, als wissenschaftliches Verfahren zur Erkenntnisgewinnung und Schlüssel des medizinischen Fortschritts.

Der Einfluss sozialer Faktoren auf die Gesundheit

Großbritannien ist heutzutage durch tiefgreifende Einkommens- und Wohlstandsunterschiede geprägt und diese sind eng verknüpft mit gesundheitlichen Chancenungleichheiten (Shaw et al. 1999). Im Vergleich zu diesen Hauptdeterminanten der Gesundheit wie Wohlstand, Einkommen, Wohn- und Arbeitsbedingungen ist der Einfluss der wissenschaftlichen Medizin eher marginal. Tarlov (1996) stellte fest, dass die Gesundheitsdienste nur 17 % zur Erhöhung der Lebenserwartung im 20. Jahrhundert beigetragen haben. Im Kapitel 2 werden wir zeigen, dass die Verteilung der Gesundheit ein Spiegelbild der Verteilung der materiellen Güter in einer Gesellschaft ist. Generell gilt: Je gleichmäßiger die Ressourcen einer Gesellschaft verteilt sind, desto gleichmäßiger und besser ist der Gesundheitszustand seiner Bürger und Bürgerinnen (Wilkinson 1996).

Die Medizin als Mittel der sozialen Kontrolle

Für Sozialwissenschaftler ist die Medizin eine gesellschaftliche Institution, die eng mit der Ausübung beruflicher Macht verknüpft ist. Diese Macht basiert auf der gesellschaftlichen Legitimierung von Gesundheit und Kranksein durch den dafür allein und autonom zuständigen Berufsstand der Ärzte bzw. Ärztinnen. Die Medizin ist damit ein einflussreiches Instrument der sozialen Kontrolle, das die Kategorien Krankheit, Kranksein, psychische Störung und soziale Abweichung dazu benutzt, den Status quo in der Gesellschaft aufrechtzuerhalten. Ärzte und Ärztinnen, die eine Diagnose bzw.

ein Gutachten erstellen, haben deshalb eine entsprechende Machtposition. Die Rolle der Patienten und Patientinnen im Zuge ihrer Krankheit bzw. Krankenrolle wurde bereits 1951 von Parsons konzipiert und ist in der Abb. 1.4 zusammengefasst.

Abb. 1.4 Die Krankenrolle von T. Parsons

Rechte	Pflichten
Patient/-innen sind von ihren normalen Rollen- bzw. Alltagsverpflichtungen befreit	Patient/-innen müssen bereit sein, so schnell wie möglich wieder gesund zu werden, nur dann kann er bzw. sie als „krank" betrachtet werden
Patient/-innen erhalten Zuwendung und Unterstützung	Patient/-innen müssen professionelle Hilfe suchen und den Behandlungsvorschlägen entsprechend nachkommen
Patient/-innen haben das Recht auf eine Diagnose, Untersuchung und Behandlung	

In zunehmendem Maße werden Ärzte und Ärztinnen heute mit gesellschaftspolitisch sensiblen Fragen wie der prädiktiven genetischen Diagnostik oder der Sterbehilfe konfrontiert. Dies führt zu einem immer stärkeren Vordringen medizinischer Entscheidungsrechte in die Autonomie des Menschen und gibt der Medizin eine Macht, die über ihre bisher legitimierten diagnostischen und therapeutischen Bereiche hinausgeht (Illich 1975, Schmacke 2006).

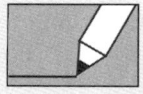

Hier ist eine Liste von Etikettierungen, die mit bestimmten Lebenslagen der Menschen verbunden sind. Einige davon treffen für alle zu (Geburt und Tod), andere kommen nur bei einigen Menschen zu irgendeinem Zeitpunkt ihres Lebens zum Tragen. Stellen Sie für jede dieser Etiketten fest:

- Wer darf dieses Etikett in einer anerkannten oder sozial akzeptierten Form als Teil seiner oder ihrer beruflichen Pflichten vergeben?
- Wer wird dieses Etikett wahrscheinlich erhalten?
- Was werden die voraussichtlichen Folgen dieser Etikettierung sein?
  - ☐ Geburt
  - ☐ Tod
  - ☐ Erkrankung, für die ein Medikament benötigt wird
  - ☐ Erkrankung, für die ein Krankheitsattest benötigt wird
  - ☐ Langzeit- oder chronische Erkrankung
  - ☐ Pflege- und Betreuungsfall
  - ☐ Behinderter
  - ☐ Psychisch Kranker
  - ☐ Psychische Erkrankung, die eine Einweisung in ein Krankenhaus erfordert
  - ☐ Eintragung eines Kindes in ein Risiko-Register
  - ☐ Vorliegen einer Lernschwäche
  - ☐ Verurteilung wegen eines Verbrechens
  - ☐ Erkrankung im Endstadium, die eine Betreuung in einem Hospiz erfordert

Die Ärzteschaft wird seit Langem als eine gesellschaftliche Einrichtung zur Sicherung ihrer beruflichen Macht und Autorität betrachtet. Der Zugang zu dieser Macht wird von den Standesorganisationen gesteuert, aufgrund der ihnen übertragenen Rechte zum Schutz ihrer eigenen Interessen (Freidson 1986). Das britische Medizingesetz von 1858 führte das „General Medical Council" ein und übertrug diesem das Recht, die ärztliche Zulassung zu regeln, die medizinische Ausbildung zu überwachen und ein Register der zugelassenen Ärzte und Ärztinnen zu führen (in Deutschland sind das die Landesärztekammern, die in der Bundesärztekammer zusammengeschlossen sind, s. unter www.bundesaerztekammer.de).

Die Medizin als Instrument der Überwachung

Die öffentliche Gesundheitspflege (Public Health) kümmerte sich traditionell um die Bekämpfung der Krankheiten in der Bevölkerung. Historisch gesehen umfasste das unter anderem die Eindämmung der Ausbreitung von Krankheiten wie der Pest, Tuberkulose oder der Geschlechtskrankheiten. Bevölkerungsweite Reihenuntersuchungen führten dann zur medizinischen Überwachung. Der Wunsch zur rechtzeitigen Erfassung der zahlenmäßig relativ kleinen Bevölkerungsteile mit ersten Krankheitsanzeichen rechtfertigte die Überwachung breiter Bevölkerungskreise.

Ein weiterer Kritikpunkt für den sich stetig weiter ausbreitenden Einfluss der Medizin weist daraufhin, dass mit der Erfassung von Krankheiten und der Identifizierung von Risikofaktoren auf subtile Weise die Verantwortung für die Gesundheit auf den Einzelnen übertragen wurde (Schmidt 2008). Dies kann unter dem Vorwand der Gesundheit zu neuen Formen der Überwachung führen, wie z. B. den Drogentests oder der Verknüpfung von Lebensweiseänderungen mit der Durchführung von Operationen (Bunton 1995). Mit der Möglichkeit der Erfassung von Gesundheitsrisiken können auch moralische Appelle bzw. Vorwürfe zur Reduzierung von Risikofaktoren verbunden werden, z. B. iss „vernünftig" oder leb „gesund".

Die Medizin als mögliche Form der Schadensverursachung

Folgt man den Gedanken von Illich (1975), dann tragen die Ärzte und Ärztinnen sowie das medizinische Personal zur Krankheitsentstehung bei und fügen ihren Patienten und Patientinnen somit Schaden zu (iatrogene Erkrankungen):

- die *klinische Iatrogenese*, die durch die medizinische Intervention verursacht wird, z. B. durch die Nebenwirkungen verabreichter Medikamente oder durch Kreuzinfektionen in medizinischen Einrichtungen wie den Krankenhäusern.
- die *soziale Iatrogenese*, die durch die Medikalisierung des alltäglichen Lebens verursacht wird und zum Verlust der Fähigkeiten des Einzelnen im Umgang mit Gesundheit und Krankheit führt.
- die *kulturelle Iatrogenese*, die durch die unrealistischen Heilungserwartungen der Medizin verursacht wird und zum Verlust der kulturellen und individuellen Kompetenzen im Umgang mit Schmerz und Leid führt.

Die nordirische Gesundheitsförderungsbehörde hat eine Kampagne zur Reduzierung der Verschreibung von Antibiotika durchgeführt: „Gegen Erkältungen und Grippe können auch Antibiotika nicht helfen"

Was glauben Sie, in welchem Ausmaß unsere Gesellschaft bereits von Medikamenten abhängig geworden ist? Trifft dies auch für die Entwicklungsländer zu?

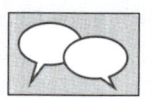

Welche Veränderungen haben Sie zur Dominanz der Medizin im Alltag der medizinischen Versorgung festgestellt?

Gegenläufige Entwicklungen zur Dominanz der Medizin

In jüngster Zeit haben folgende Entwicklungen der Dominanz der Medizin entgegengewirkt:

- Kaufmännische Leiter schränken unter betriebswirtschaftlichen Gesichtspunkten die ärztliche Autonomie in vielen Gesundheitseinrichtungen ein.
- Die Zunahme komplementärer Therapien.
- Patientenaufklärung und Verbraucherschutzbewegungen.
- Soziale Bewegungen und Vereine zur Durchsetzung von Patienteninteressen.
- Patientenorientierung und deren Mitwirkung gewinnen an Bedeutung.

Diese Entwicklungen stehen im Zusammenhang mit der generellen Infragestellung der Expertendominanz in den modernen Kommunikationsgesellschaften. Die meisten Berufsgruppen, einschließlich denen in der Medizin, reagierten darauf mit der Einführung von mehr Mitsprache, die dem Laienwissen mehr Anerkennung und Glaubwürdigkeit schenkten. Dies führte zu vielfältigen neuen Konzepten, wie z. B. dem des „aufgeklärten Patienten als Experten".

Laienverständnis von Gesundheit

Viele Forscher haben die Vorstellungen oder Laienkonzepte von Gesundheit in der Bevölkerung untersucht. Die Ergebnisse zeigen ein interessantes Bild von Übereinstimmungen in den gesundheitlichen Sichtweisen der Menschen, aber auch von Unterschieden je nach Alter, Geschlecht oder sozialer Schichtzugehörigkeit (Faltermaier 2005). Blaxter (1990) stellte fünf gängige Laienkonzepte von Gesundheit fest:

1. **„Gesundheit als Nichtkranksein"**. Gesundheit als das Freisein von Symptomen und Arztbesuchen ist in allen Gruppen am häufigsten zu finden.
2. **„Gesundheit als körperliche Fitness"**. Die Vorstellung von Gesundheit als Energie und Stärke ist vor allem unter den jüngeren Männern verbreitet.
3. **„Gesundheit als intakte soziale Beziehungen"**. Diese Vorstellung von Gesundheit wird vor allem von den Frauen vertreten.
4. **„Gesundheit als Funktionstüchtigkeit"**. Gesundheit als die Fähigkeit, seinen alltäglichen Aufgaben und Aktivitäten nachgehen zu können, ist vor allem unter den älteren Frauen und Männern verbreitet.
5. **„Gesundheit als psychisches und soziales Wohlbefinden"**. Diese Sicht von Gesundheit findet sich kaum unter den jüngeren Männern, sondern generell mehr bei den Frauen aller Altersgruppen und vor allem bei den Menschen in den höheren Einkommens- und Bildungsschichten.

In den Beschreibungen der Laiensichtweisen von Gesundheit finden sich häufig auch Konzepte der „Kontrolle" und „Freiheit". „Freiheit" meint dabei die bewusste Inkaufnahme gesundheitlicher Risiken (z. B. das exzessive Trinken von Alkohol) und „Kontrolle" das Managen der eigenen Gesundheit. In marktwirtschaftlichen Gesellschaftssystemen wird nach Ansicht von Crawford (2000) von den Menschen erwartet, dass sie sich als gesundheitsbewusste Konsumenten verhalten, Freude am Leben haben und den unmittelbaren Konsum suchen. Wir werden dazu ermutigt, mit unseren Vergnügungen und Genüssen, wie zum Beispiel dem Alkohol, diszipliniert und kontrolliert umzugehen. Dies wird dann als ausgewogen und maßvoll angesehen (s. Abb. 1.5).

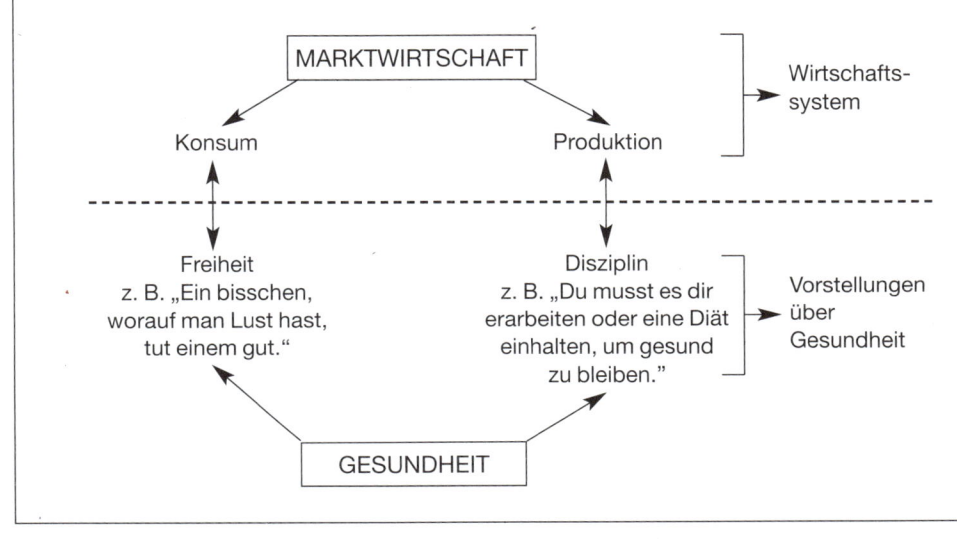

Abb. 1.5 Sichtweisen der Gesundheit in marktwirtschaftlichen Gesellschaftssystemen. Entnommen von Crawford (1984).

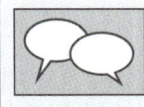

Ist die Redeweise „Ein bisschen, worauf man Lust hat" ein guter gesundheitlicher Rat?

Unterscheiden sich die gesundheitlichen Sichtweisen der Männer von denen der Frauen?

Wissenschaftler haben die subjektiven Bewertungen der „Kontrolle" und „Freiheit" in Bezug auf das Eingehen von Gesundheitsrisiken in vielen Beschreibungen von Gesundheit festgestellt. Das folgende Beispiel ist einer Studie über die Laiensichtweisen von Männern entnommen:

> *Ich ernähre mich im Allgemeinen gesund, aber hin und wieder mogle ich dabei ein bisschen. Alkohol ist sicherlich nicht gut für einen, aber wir alle trinken ihn. Die meisten, die ich kenne, trinken gern ein Glas, weil es einem gut tut, es muntert dich einfach auf ...Wir haben an dieser Wegwerfgesellschaft Gefallen gefunden und ich glaube, die Vorstellungen der Leute ändern sich, jeder möchte am liebsten schon alles gestern haben ... und das ist es, halt dich einen Tag lang gut in Form und betrink dich am nächsten (Robertson 2006, S. 179).*

Die gesundheitlichen Sichtweisen der Laien und der Gesundheitsberufe unterscheiden sich sehr häufig voneinander. Die Kluft zwischen diesen unterschiedlichen Sichtweisen ist von den Gesundheitsberufen als ernsthaftes Problem erkannt worden. Im Mittelpunkt stehen dabei vor allem die Kommunikationsschwierigkeiten zwischen den Gesundheitsberufen und ihren Klienten und Klientinnen und deren mangelnde Befolgung der verordneten Behandlungsformen. Es gibt aber auch Überschneidungen zwischen den gesundheitlichen Sichtweisen der Laien und denen der Gesundheitsberufe. Die Gesundheitsberufe erwerben ihre professionellen Sichtweisen der Gesundheit im Zuge ihrer Berufsausbildung. Diese Sichtweisen überlagern ihre ursprünglichen

Ansichten zur Gesundheit, die sie in früheren Jahren von der Familie und ihrem weiteren sozialen Umfeld übernommen hatten. Das heißt, die Gesundheitsberufe sind mit beiden Sichtweisen vertraut. Auch die breite Öffentlichkeit ist sich dessen bewusst und bedient sich beider Perspektiven. Die Gesundheitskonzepte der wissenschaftlichen Medizin und die der Öffentlichkeit sind deshalb keine getrennten Dinge, sondern überlappen sich gegenseitig und existieren nebeneinander.

Cornwell (1984) beschreibt, wie die Menschen in der Praxis mit beiden Konzepten arbeiten. In ihrer Studie mit Frauen aus dem Londoner Stadtteil Eastend fand sie heraus, dass sich deren Beschreibungen von Gesundheit unterscheiden, je nachdem, ob diese in einem öffentlichen oder privaten Kontext vorgetragen werden. Gesundheit im öffentlichen Kontext wird mit Begriffen der Medizin ausgedrückt. Das heißt, werden Gesundheit und Kranksein im Zusammenhang mit einer ärztlichen Diagnose oder Behandlung gesehen, dann werden zur Erklärung des Gesundheitszustandes medizinische Begriffe und Fallbeispiele verwandt. In den von Cornwell durchgeführten Interviews zur Gesundheit wurde dieser öffentliche Kontext zuerst abgefragt. Was Cornwell als Beschreibung der Gesundheit im privaten Kontext bezeichnet, spiegelt die Laienvorstellungen von Gesundheit wider, die zur Erklärung von Gesundheit und Kranksein in der Regel eher ganzheitliche und soziale Sichtweisen nutzen. Zum Beispiel wird die Gesundheit im privaten Kontext mit der Arbeit, den Wohnverhältnissen und dem Alltagsstress verbunden. Dieser private Kontext wurde in den anschließenden Interviews abgefragt, nachdem zwischen Cornwell und den von ihr befragten Frauen eine Beziehung aufgebaut war. Cornwell schließt daraus, dass die Menschen sich beider Interpretationssysteme von Gesundheit bewusst sind und diese gezielt einsetzen, wenn sie aufgefordert werden, über Gesundheit zu sprechen. Treffen sie auf Fremde, die sie als Gesundheitsexperten wahrnehmen, dann greifen sie auf die öffentlich anerkannten Sichtweisen von Gesundheit zurück. Bei mehr informellen Anlässen kommen dagegen eher die persönlichen Sichtweisen der Gesundheit zum Tragen.

Warum ist es für die Gesundheitsförder/-innen so wichtig, die gesundheitlichen Sichtweisen der Menschen mit denen sie zusammenarbeiten, zu verstehen? Wie können Sie dies erreichen?

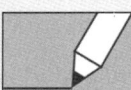

Wie würde sich die Beschreibung Ihrer Gesundheit während der letzten Monate unterscheiden, wenn Sie darüber reden würden mit:

- Ihrem Arzt oder Ihrer Ärztin?
- Ihrem Freund oder Ihrer Freundin?
- Einem Mitglied Ihrer Familie?
- Einem Wissenschaftler oder einer Wissenschaftlerin?

Die eingeschränkte Effektivität von Programmen zur Gesundheitsförderung hängt oft damit zusammen, dass die subjektiven Vorstellungen der Adressaten nicht ausreichend berücksichtigt werden. Sowohl die Gesundheitsvorstellungen als auch vorhandene Selbsthilfeaktivitäten und das jeweilige Laienhilfesystem müssen als Ausgangspunkt der gesundheitsfördernden Praxis dienen. Vor jeder Intervention müssen die spezifischen Vorstellungen, Probleme, Ressourcen und Kompetenzen der jeweiligen Zielgruppen erkundet und bestimmt werden. Erst auf dieser Grundlage können in einem gemeinsamen Abstimmungsprozess zwischen dem Laien- und Expertenwissen die Ziele der gesundheitsfördernden Maßnahme entwickelt werden (Franzkowiak, P. 2003. In Leitbegriffe der Gesundheitsförderung der BZgA, „Subjektive Gesundheit").

Kulturabhängiges Verständnis von Gesundheit

Wir können über Gesundheit reden und uns dabei der Sprache der wissenschaftlichen Medizin bedienen, die Teil unseres kulturellen Erbes ist. Wir tun dies, ohne viel darüber nachzudenken und sind der Ansicht, dass dies ganz normal sei. Andere Gesellschaften und Kulturen haben jedoch ihr eigenes Verständnis von Gesundheit, das sich von dem unsrigen sehr unterscheiden kann. Viele Kulturen betrachten Krankheit als Folge bösartiger menschlicher oder übernatürlicher Kräfte, und Aufgabe der „Diagnose" ist es herauszufinden, welche von diesen Kräften gekränkt wurden. Die Behandlung umfasst deshalb Zeremonien zur Besänftigung dieser Geister, die ein integraler Teil des diagnostischen Prozesses sind. Die Art und Weise, wie Gesundheit und Krankheit gesehen werden, spiegelt letztlich die Grundwerte einer Gesellschaft und deren Verständnis vom Leben in der Gemeinschaft und der Welt wider. Anthropologen bezeichnen dieses Phänomen als kulturabhängiges Verständnis von Gesundheit und Krankheit.

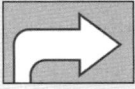
Die Gnau in Neuguinea beschreiben Kranksein und andere generelle Übel mit dem gleichen Wort „Wala". Sie benutzen auch das kolonial-englische Wort ‚sik' (übel) für körperliches Unwohlsein. Übelkeit ist solch ein besonderer Fall, der durch böse Wesen, Magie und Hexerei verursacht wird. Menschen mit Übelkeit verhalten sich deshalb in bestimmter Weise (meiden bestimmte Nahrung, essen für sich alleine), was andere dazu bewegt, den Grund für dieses Verhalten herauszufinden und damit die Erkrankung zu behandeln.
Quelle: Lewis (1986)

In multikulturellen Gesellschaften gibt es eine Vielfalt kulturspezifischer Sichtweisen von Gesundheit, die nebeneinander existieren. Zum Beispiel die traditionelle chinesische Medizin, die auf den Gegensätzen zwischen Yin und Yang, weiblich und männlich, heiß und kalt basieren und bei der Ernährung oder Krankenbehandlungen zur Anwendung kommen, wie z. B. der Akupunktur oder der chinesischen Kräutermedizin. Alternative Heilpraktiker bzw. -praktikerinnen bieten auf der Grundlage dieser kulturspezifischen Sichtweisen von Gesundheit und Krankheit entsprechende Behandlungen an. Dies geschieht außerhalb, aber zunehmend auch innerhalb der nationalen Gesundheitsdienste, deren Grundlage die wissenschaftliche Medizin ist.

Ein einheitliches Verständnis von Gesundheit

Gibt es irgendein Gesamtkonzept von Gesundheit, das die unterschiedlichen Sichtweisen und Konzepte in Einklang bringen kann? Unternommen wurden solche Versuche zu einer Synthese von Philosophen wie Seedhouse (1986) und von Gesundheitsorganisationen wie der WHO. Wir wollen im Folgenden vier solcher Versuche vorstellen:

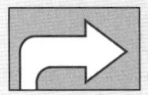
Welche Probleme sehen Sie bei jedem dieser vier Konzepte von Gesundheit?

- Gesundheit als Zustand eines umfassenden Wohlbefindens
- Gesundheit als geistige und körperliche Fitness
- Gesundheit als Ware
- Gesundheit als persönliche Stärke

1. Gesundheit als Zustand eines umfassenden Wohlbefindens bietet eine ganzheitliche und positive Definition von Gesundheit an. Deren Bedeutung liegt darin, dass sie die Wechselbeziehungen zwischen den verschiedenen Dimensionen der Gesundheit einbezieht. Die ärztliche Diagnose einer Erkrankung stimmt nicht notwendigerweise mit dem persönlichen Empfinden des Krank- oder Unwohlseins überein. Umgekehrt kann sich jemand ohne eine Krankheit isoliert und einsam fühlen. Es wurde jedoch immer wieder eingewandt, dass diese Definition zu idealistisch und vage sei, um Gesundheitsförderinnen und Gesundheitsförderern eine praktische Orientierungshilfe zu geben. Gesundheit als ein Zustand des vollkommenen Wohlbefindens ist wohl unerreichbar.

2. Gesundheit als geistige und körperliche Fitness ist eine Sichtweise, die von Talcott Parsons (1951), einem Vertreter der strukturfunktionalen Theorie in der Soziologie, entwickelt wurde. Sie geht davon aus, dass Gesundheit vorliegt, solange jemand die von ihm erwarteten Alltagsaufgaben und sozialen Rollen noch erfüllen kann. Diese strukturfunktionale Sicht von Gesundheit orientiert sich an der Erfüllung sozialer Normen ohne Berücksichtigung individueller Unterschiede. Sie schließt damit Menschen aus, die aufgrund einer chronischen Erkrankung oder Behinderung nicht in der Lage sind, ihren normalen sozialen Rollenverpflichtungen (z. B. der des Arbeitnehmers bzw. der Arbeitnehmerin) nachzukommen. Das heißt, jemand der gegen seine Behinderung ankämpft und lernt damit umzugehen, wird aufgrund dieser Sichtweise nicht als gesund angesehen.

3. Gesundheit als Ware führt zu unrealistischen Erwartungen an die Gesundheit, nämlich als etwas, das man käuflich erwerben kann. Gesundheit kann nicht durch höhere Ausgaben für die Gesundheitsversorgung garantiert werden. Diese Sichtweise verleitet auch dazu, die ganzheitliche Erfahrung von Gesundheit und Krankheit in einzelne Teile zu zerlegen, die dann entsprechend in Rechnung gestellt werden können. Dies steht im Widerspruch zu dem, wie Menschen Gesundheit und Kranksein tatsächlich erleben.

4. Gesundheit als persönliche Stärke ist eine aus der Humanpsychologie abgeleitete Vorstellung, die besagt, dass jemand durch Selbstverwirklichung und Selbstentdeckung gesund werden kann (Maslow 1970). Dieser Ansatz ermutigt den Einzelnen, seine Gesundheit selbst zu definieren, berücksichtigt aber nicht das gesellschaftliche Umfeld, das Gesundheit und Erkrankung mitbedingt.

Seedhouse schlägt vor, dass diese vier Gesundheitskonzepte zu einem einheitlichen Konzept der Gesundheit zur Selbstverwirklichung des Menschen zusammengefasst werden können. Damit wäre Gesundheit für die Menschen mehr ein Mittel zur Erreichung eines bestimmten Ziels und weniger ein festgelegter Zustand, den sie anstreben sollten.

> [Gesundheit ist] das Ausmaß, in dem Einzelne oder Gruppen in der Lage sind, einerseits ihre Wünsche und Hoffnungen zu verwirklichen und ihre Bedürfnisse zu befriedigen, andererseits aber auch ihre Umwelt meistern oder verändern können. In diesem Sinne ist Gesundheit als ein wesentlicher Bestandteil des alltäglichen Lebens zu verstehen und nicht als vorrangiges Lebensziel. Gesundheit ist ein positives Konzept, das die Bedeutung sozialer und individueller Ressourcen der Menschen ebenso betont wie deren körperliche Leistungsfähigkeit (WHO 1984).

Unter der Voraussetzung, dass bestimmte Grundbedingungen der Gesundheit gegeben sind, können die Menschen zur vollen Ausschöpfung ihrer vorhandenen Möglichkeiten befähigt werden. Aufgabe der Gesundheitsförderinnen und Gesundheitsförderer ist es dann, dafür zu sorgen, dass diese Grundbedingungen für die Gesundheit der Menschen erfüllt werden:

- Grundlegende Bedürfnisse nach Nahrung, Wasser, Obdach und Geborgenheit.
- Zugang zu Informationen über die Faktoren, die ihre Gesundheit beeinflussen.
- Fähigkeiten und Selbstvertrauen zur adäquaten Nutzung dieser Informationen.

Diese Sichtweise bzw. Definition von Gesundheit der WHO berücksichtigt die unterschiedlichen Ausgangspositionen der Menschen, die der vollen Ausschöpfung ihrer gesundheitlichen Potenziale entsprechende Grenzen setzen. Sie schließt ein positives Verständnis von Gesundheit ein, das für alle zutrifft, unter welchen Umständen sie auch leben mögen. Ein Einwand könnte jedoch sein, dass bei dieser Sichtweise die gesellschaftlichen Determinanten der Gesundheit nicht genügend Beachtung finden. Der einzelne Mensch hat in der Regel nur wenig Spielraum bei der Bestimmung der optimalen Voraussetzungen zur Verwirklichung seiner vollen Gesundheitspotenziale.

„Gesundheit bedeutet für mich die Kraft, ein ausgefülltes, lebendiges und bewegtes Leben zu leben, in enger Tuchfühlung mit dem was ich liebe ... Ich möchte all das, wozu ich fähig bin, auch erreichen können." (Mansfield 1977, S. 278)

Die Vorstellung von Gesundheit als persönliches Potenzial ist aufgrund ihrer Flexibilität zwar verlockend, aber diese große Flexibilität hat auch ihre Probleme. Sie führt zu Relativismus (Gesundheit kann tausend verschiedene Dinge für tausend verschiedene Leute bedeuten) und ist deshalb als Arbeitsdefinition für die in der Gesundheitsförderung Tätigen wenig praktikabel.

Gesundheit wird von der Weltgesundheitsorganisation (WHO) als ein grundlegendes Menschenrecht betrachtet, für dessen Umsetzung bestimmte Grundvoraussetzungen wie Frieden, ausreichende Nahrung, angemessene Wohnverhältnisse, wirtschaftliche und soziale Gerechtigkeit sowie die nachhaltige Nutzung vorhandener Ressourcen erfüllt sein müssen. Diese Sichtweise definiert Gesundheit als ein Produkt der Gesellschaft wie auch des Einzelnen und hebt den dynamischen und positiven Charakter der Gesundheit hervor. Gesundheit wird dabei nicht nur als ein grundlegendes Menschenrecht betrachtet, sondern zugleich auch als eine gesellschaftliche Investition. Diese Sichtweise wurde durch die Jakarta-Erklärung nochmals bekräftigt, in der die Gesundheit eng mit der sozialen und ökonomischen Entwicklung verknüpft wird (WHO 1997). Die Definition der WHO liefert eine Vielzahl von Gründen zur Förderung der Gesundheit, die sicher die Problemlagen vieler Gruppen berücksichtigt. Sie etabliert einen breiten Konsens zur Setzung neuer Prioritäten und legitimiert eine Reihe innovativer Aktivitäten zur Förderung der Gesundheit. Neben den bereits akzeptierten Strategien der primären Gesundheitsversorgung und der Entwicklung persönlicher Kompetenzen im Umgang mit Gesundheit und Krankheit, stellt die WHO z. B. in der Ottawa-Charta noch viel weitreichendere Strategien heraus, die für die Förderung der Gesundheit von entscheidender Bedeutung sind, nämlich die der Bürgerbeteiligung und Entwicklung einer gesundheitsfördernden Gesamtpolitik (WHO 1986). Dennoch könnte man weiterhin einwenden, dass diese breite Definition von Gesundheit es schwierig macht,

Abb. 1.6
Zusammenfassung verschiedener Konzepte von Gesundheit. Entnommen von Seedhouse (1986).

Konzept der Gesundheit als Zustand des umfassenden Wohlbefindens:

- Ein „sokratisches" Ziel des in jeder Beziehung vollkommenen Wohlbefindens.
- Ein Selbstzweck.
- Krankheit, Kranksein, Behinderung und soziale Probleme darf es nicht geben.

Eine Reihe von Konzepten, die Gesundheit als persönliche Stärke oder Fähigkeit ansehen – physisch, metaphysisch oder intellektuell:

- Diese Stärken und Fähigkeiten sind keine Waren, die vergeben oder gekauft werden können. Noch sind sie vollkommene Zustände. Sie werden als persönliche Aufgabe gesehen. Sie können verloren gehen. Sie können gefördert werden.

Konzept der Gesundheit als Voraussetzung zur vollen Ausschöpfung der Möglichkeiten des Einzelnen

„Der optimale Gesundheitszustand einer Person entspricht dem Zustand seiner Rahmenbedingungen, die es ihm oder ihr ermöglichen, daran zu arbeiten, seine bzw. ihre realistisch ausgewählten und biologischen Möglichkeiten voll zu verwirklichen. Einige dieser Rahmenbedingungen sind von größter Bedeutung für alle Menschen. Andere hängen von den jeweiligen Fähigkeiten und Umständen des Einzelnen ab." (S. 61)

– Erreichbar durch die Beseitigung von Hindernissen

Konzept der Gesundheit als Ware, die gekauft oder gegeben werden kann:

- Das Grundprinzip, das hinter der Theorie und Praxis der Medizin steckt.
- In der Regel ein Endziel für den Versorger und ein Mittel zum Zweck für den Empfänger.
- Gesundheit geht bei der Präsenz von Krankheit, Kranksein, Schmerz oder Behinderung verloren. Schritt für Schritt kann sie vielleicht wieder hergestellt werden.

Konzept der Gesundheit als geistige und körperliche Fitness zur Erfüllung seiner täglichen Rollenverpflichtungen als Mitglied der Gesellschaft (d. h. sich gesellschaftskonform/normal zu verhalten):

- Ein Mittel zur Erreichung eines gesellschaftskonformen Verhaltens.
- Alle funktionsunfähig machenden Krankheiten, Leiden oder Behinderungen darf es nicht geben.

Prioritäten für die praktische Arbeit der Gesundheitsförderung zu setzen. Es gibt keinen allgemeinen Konsens darüber, was genau mit Gesundheit gemeint ist. Gesundheit wird in einer Vielzahl von unterschiedlichen Zusammenhängen benutzt, die sich auf eine Vielzahl unterschiedlicher Lebensaspekte beziehen. In Anbetracht dieser Komplexität der Bedeutungsinhalte von Gesundheit ist kaum damit zu rechnen, dass ein einheitliches Konzept von Gesundheit, das alle diese Bedeutungen adäquat umfasst, jemals formuliert werden wird.

Schlussfolgerung

Offenbar gibt es keine richtigen oder falschen Sichtweisen von Gesundheit. Unterschiedliche Menschen, Gruppen und Organisationen haben unterschiedliche Ansichten zur Gesundheit und arbeiten vielleicht gleichzeitig mit mehreren sich widersprechenden Auffassungen. Soziale Stellung, Schichtzugehörigkeit, Geschlecht oder ethnische Zugehörigkeit beeinflussen das Gesundheitsverständnis der Menschen. In den westlichen Industrienationen wird das Gesundheitsverständnis sehr stark vom medizinischen Modell geprägt. Trotzdem ist dessen Nutzen für die Gesundheitsförderung relativ begrenzt:

- Es stützt sich auf ein Konzept von Normalität, das keine breite Akzeptanz hat.
- Es vernachlässigt die gesellschaftlichen und umweltrelevanten Dimensionen der Gesundheit.
- Es schenkt dem subjektiven Verständnis von Gesundheit zu wenig Beachtung.
- Die Fokussierung auf medizinisch nachweisbare Funktionsstörungen führt zu Gesundheitsberufen, die mehr die Erkrankung der Menschen im Blickfeld haben als die Förderung ihrer Gesundheit.

Da mit dem Begriff der Gesundheit eine so große Bandbreite von Bedeutungen verbunden wird, ist es wichtig, in jeder Situation herauszufinden, welche davon gerade zur Geltung kommt. Die Klärung dessen, was Sie selbst unter Gesundheit verstehen und was die anderen meinen, wenn sie über Gesundheit sprechen, ist deshalb für jede Gesundheitsförderin und jeden Gesundheitsförderer ein entscheidender erster Schritt bei der Planung seiner Maßnahmen.

Fragen zur weiteren Diskussion

- Wie würden Sie Ihr eigenes Konzept von Gesundheit beschreiben?
- Welche Sichtweisen von Gesundheit haben Sie dabei am stärksten beeinflusst?

Zusammenfassung

Definitionen der Gesundheit werden aus den verschiedensten Blickwinkeln heraus formuliert. Wenngleich die Perspektive der wissenschaftlichen Medizin in den westlichen Industrienationen die dominierende Sichtweise ist, ist sie doch nicht allumfassend. Sozialwissenschaftliche Sichtweisen von Gesundheit bilden einen einflussreichen Gegenpol zur wissenschaftlichen Medizin, indem sie auf die Bedeutung sozialer Faktoren bei der Interpretation und Gestaltung der Gesundheit hinweisen. Laienvorstellungen über Gesundheit, die sich auf dem Hintergrund unterschiedlicher Kulturen entwickeln, existieren neben denen der wissenschaftlichen Medizin. Versuche zur Entwicklung eines einheitlichen Konzeptes von Gesundheit scheinen alle daran zu scheitern, dass sie zu allgemein und zu vage sind.

Literatur und Websites

1. Weiterführende deutschsprachige Literaturempfehlungen und Websites

Franke, A. 2006. Modelle von Gesundheit und Krankheit. Verlag Hans Huber, Bern und Göttingen. *Das Buch informiert anschaulich und umfassend über die Definitionen und Modelle von Gesundheit, Krankheit und Behinderung und zeigt auf, welche Konsequenzen die unterschiedlichen Modellansätze für die Gesundheitsversorgung haben.*

Kickbusch, I. 2006. Die Gesundheitsgesellschaft. Megatrends der Gesundheit und deren Konsequenzen für Politik und Gesellschaft. Verlag für Gesundheitsförderung, Gamburg. *Das Buch beschreibt die zentrale Rolle der Gesundheit in modernen Gesellschaften sowie deren Paradoxien und Ambivalenzen. Gesundheit ist grenzenlos, überall und jede Entscheidung ist zugleich auch eine Gesundheitsentscheidung. Damit wird Gesundheit allgegenwärtig und das derzeitige „Gesundheits"wesen zum Nebenschauplatz, wenn es um die Gesunderhaltung geht.*

Leitbegriffe der Gesundheitsförderung. Glossar zu Konzepten, Strategien und Methoden der Gesundheitsförderung. Bundeszentrale für gesundheitliche Aufklärung (BZgA). *Unter:* www.leitbegriffe.bzga.de *finden Sie Kurzfassungen zum Begriff „Gesundheit" von K. Hurrelmann und P. Franzkowiak sowie zum Begriff „Subjektive Gesundheit" von P. Franzkowiak.*

2. Literaturempfehlungen der englischen Originalausgabe

Barry A, Yuill C 2008 Understanding the sociology of health: an introduction, 2nd edition, Sage, London. Eine auch für Laien lesbare Einführung in die Soziologie der Gesundheit und Krankheit, die die Grundkonzepte und sozialen Strukturen darstellt, die Gesundheit formen und prägen.

Lupton D 2003 Mecicine as culture: illness, disease and the body in Western Societies, 2nd edition, Sage, London. Eine sehr gute Darstellung über unsere Abhängigkeit von und Desillusionierung mit der Medizin.

Naidoo J, Wills 2008 Health studies: an introduction. 2nd edition. Palgrave Macmillan, Basingstoke. Eine gut verständliche Einführung in die Sichtweisen der Gesundheit unterschiedlicher wissenschaftlicher Disziplinen, wie der Soziologie, Kulturwissenschaften, Anthropologie und Biologie.

3. Neu eingefügte deutschsprachige Quellenangaben

Faltermaier, T. 2005. Gesundheitspsychologie. Kohlhammer, Stuttgart.

Hurrelmann, K. 2006. Gesundheitssoziologie. Juventa, Weinheim.

Schmacke, N. 2006. Grenzen der Machbarkeit von Gesundheit. Wider die Totalisierungstendenz des modernen Medizinbetriebes. In: Medizinische Klinik, 101, S. 428–432.

Schmidt, B. 2008. Eigenverantwortung haben immer die anderen. Der Verantwortungsdiskurs im Gesundheitswesen. Verlag Hans Huber, Bern und Göttingen.

Specke, H., K. 2005. Der Gesundheitsmarkt in Deutschland. Daten – Fakten – Akteure. 3. Auflage.

Trojan, A. 2002. Prävention und Gesundheitsförderung. In: Kolip, P. (Hrsg.) Gesundheitswissenschaften. Eine Einführung. Juventa, Weinheim und München.

4. Quellenangaben der englischen Originalausgabe

Antonovsky A 1993 The sense of coherence as a determinant of health. In: Beattie A, Gott M, Jones L et al (eds) Health and wellbeing: a reader. Macmillan/Open University, Basingstoke, pp. 202–214.

Blaxter M 1990 Health and lifestyles. Tavistock/Routledge, London.

Bunton R, Nettleton S, Burrows R 1995 (eds) The sociology of health promotion: critical analyses of consumption, lifestyle and risk. Routledge, London.

Cochrane A L 1972 Effectiveness and efficiency. Nuffield Provincial Hospitals Trust, London.

Cornwell J 1984 Hard-earned lives. Tavistock, London.

Crawford R 2000 The ritual of health promotion. In: Williams S J, Gabe J, Calnan M (eds) Health, medicine and society: key theories, future agendas. Routledge, London, pp. 219–235.

Freidson F 1986 Professional powers: a study of the institutionalization of formal knowledge. University of Chicago Press, Chicago.

Goffman E 1968 Stigma: notes on the management of a spoiled identity. Penguin, Harmondsworth.

Hart G, Wellings K 2002 Sexual behaviour and its medicalisation: in sickness and in health. British Medical Journal 324: 896–900.

Illich I 1975 Medical nemesis, part 1. Calder and Boyers, London.

Lewis G 1986 Concepts of health and illness in a Sepik society. In: Currer C, Stacey M (eds) Concepts of health, illness and disease: a comparative perspective. Berg, Leamington Spa, pp. 119–135.

Mansfield K 1977 In: Stead C K (ed) The letters and journals of Katherine Mansfield: a selection. Penguin, Harmondsworth.

Maslow A H 1970 Motivation and personality, 2nd edn. Harper and Row, New York.

McKeown T, Lowe C R 1974 An introduction to social medicine. Blackwell Scientific Publications, Oxford.

Parsons T 1951 The social system. Free Press, Glencoe, IL, USA.

Robertson S 2006 Not living life in too much excess: Lay men understanding health and wellbeing. Health 10: 175–189.

Seedhouse D 1986 Health: foundations for achievement. John Wiley, Chichester.

Shaw M, Dorling D, Gordon D et al. 1999 The widening gap: Health inequalities and policy in Britain. Policy Press, Bristol.

Stacey M 1988 The sociology of health and healing. Unwin Hyman, London.

Tarlov A R 1996 Social determinants of health: the sociobiological translation. In: Blane D, Brunner E, Wilkinson R (eds) Health and social organisation: towards a health policy for the 21st century. Routledge, London.

Wilkinson R G 1996 Unhealthy societies: the afflictions of inequality. Routledge, London.

World Health Organization 1946 Constitution. World Health Organization, Geneva.

World Health Organization 1984 Health promotion: a discussion document on the concept and principles.

World Health Organization Regional Office for Europe, Copenhagen.

World Health Organization 1986 Ottawa charter for health promotion. Journal of Health Promotion 1: 1–4.

World Health Organization 1997 4th International conference on health promotion. New players for a new era – leading health promotion into the 21st century. World Health Organization, Jakarta.

2 Einflussfaktoren auf die Gesundheit

Kernpunkte
■ Determinanten der Gesundheit
■ Zusammenhänge zwischen Gesundheit und
■ sozialer Schicht
■ Geschlecht
■ ethnischer Gruppenzugehörigkeit
■ Einflüsse der Einkommens-, Wohn- und Beschäftigungssituation auf die Gesundheit
■ Soziale Bindungen
■ Erklärungen für gesundheitliche Chancenungleichheiten

Übersicht

Im vorherigen Kapitel haben wir gezeigt, dass mit dem Konzept der Gesundheit eine große Bandbreite von Bedeutungen verbunden ist und die Medizin und Sozialwissenschaften unterschiedliche Sichtweisen zur Gesundheit anbieten. In diesem Zusammenhang haben wir bereits die Bedeutung sozialer Faktoren für das Verständnis von Gesundheit hervorgehoben. In diesem Kapitel werden wir zeigen, welche Faktoren der physischen und sozialen Umwelt die Mortalität und Morbidität beeinflussen und fassen die neuesten Forschungsergebnisse zur gesundheitlichen Chancenungleichheit in der Bevölkerung zusammen. Sie spiegeln die strukturellen Ungleichheiten in der Gesellschaft wider, die mit Faktoren wie der sozialen Schicht-, Geschlechts- oder der ethnischen Gruppenzugehörigkeit zusammenhängen.

Determinanten der Gesundheit

Nach dem Rückgang der Infektionskrankheiten im 19. und frühen 20. Jahrhundert sind die Hauptursachen für Erkrankung und Tod heute die Kreislauferkrankungen mit den koronaren Herzkrankheiten und Schlaganfällen (GB: 36 %, D: 43 %), die Krebserkrankungen (GB: 27 %, D: 26 %) und die Atemwegserkrankungen (GB: 14 %, D: 7 %). Die in Großbritannien und Deutschland gestiegene Lebenserwartung, die 2007 bei den Frauen bei 81 Jahren (D: 81,6) und bei den Männern bei 76 (D: 76) Jahren lag, ist einer der Hauptgründe für die insgesamt zunehmenden degenerativen Erkrankungen*. Epidemiologische Untersuchungen kommen weltweit übereinstimmend zu dem Ergebnis, dass trotz der generellen Zunahme der Lebenserwartung nicht alle gesellschaftlichen Gruppen gleichermaßen davon profitieren. Sie haben Merkmale identifiziert, die es ermöglichen vorherzusagen, dass bestimmte Gruppen von Menschen wahrscheinlich früher sterben müssen.

Zur Untersuchung der Einflüsse auf die Gesundheit vergleichen Sozialwissenschaftler und Epidemiologen mindestens zwei Variablen miteinander: eine Messgröße für Gesundheit oder genauer gesagt Erkrankung, wie z. B. die Mortalität oder Morbidität und eine Variable, wie die Geschlechts- oder Berufszugehörigkeit, welche die festgestellten Unterschiede erklären könnte. Für solche Unterschiede können natürlich mehrere interagierende Variablen verantwortlich sein. Zum Beispiel haben Studien eine Vielzahl von Variablen identifiziert, die mit koronaren Herzerkrankungen zusammenhängen: hoher Blut-Cholesterinspiegel, Bluthochdruck, Übergewicht, Zigarettenrauchen und Bewegungsmangel. Andere Untersuchungsergebnisse deuten darauf hin,

---

*Britisches Amt für Statistik, 2007a; Statistisches Bundesamt für Deutschland, Datenreport 2008, Kap. 9.

dass es Zusammenhänge zwischen koronaren Herzerkrankungen und psychosozialen Faktoren geben könnte, wie z. B. Stress, mangelnder sozialer Rückhalt, Depressionen und Sorgen (Stansfield & Marmot 2001, Siegrist u. Marmot 2008). Viele Studien versuchten auch festzustellen, ob es einen für koronare Herzerkrankungen anfälligen Persönlichkeitstyp gibt. Dieser als „Typ A" bekannte Persönlichkeitstyp ist ehrgeiziger, ungeduldiger und aggressiver. Wir wissen auch, dass die Sterblichkeiten an koronaren Herzkrankheiten in den unteren Sozialschichten und bei den Männern (sowie speziell in Großbritannien: bei Einwanderern aus den Ländern Südostasiens) deutlich höher sind (englisches Gesundheitsministerium 2000). Abbildung 2.1 zeigt in einfacher Form, wie die Gesundheit nicht nur durch einen Faktor, sondern durch viele miteinander verknüpfte Faktoren beeinflusst werden kann. Einige Faktoren können dabei direkt auf die Gesundheit einwirken und andere indirekt über intervenierende Variablen.

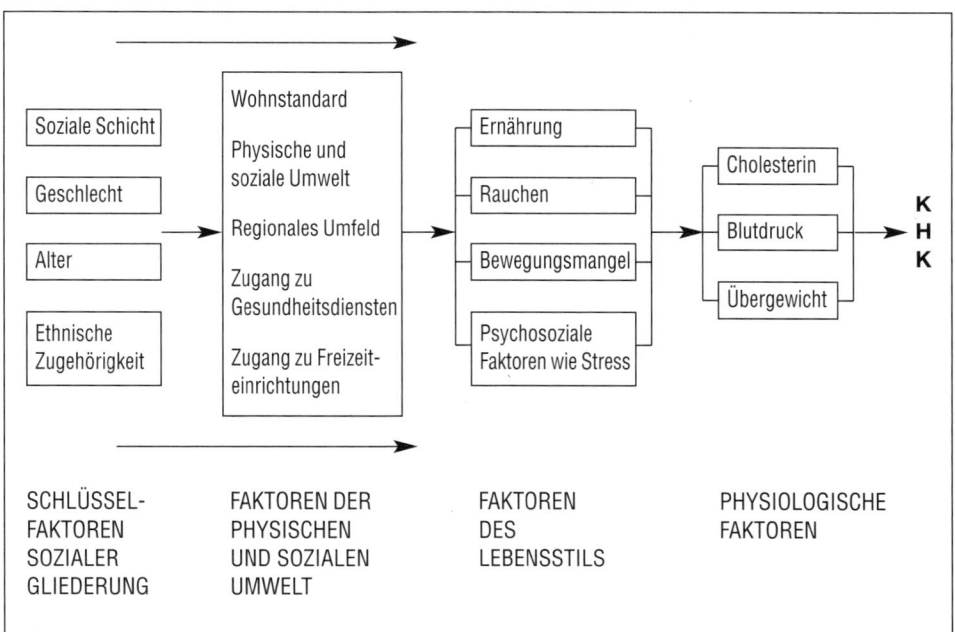

Abb. 2.1 Faktoren, die die Entwicklung koronarer Herzerkrankungen **(KHK)** beeinflussen

Obwohl die Hauptrisikofaktoren für koronare Herzerkrankungen mangelnde Bewegung, Rauchen und ein erhöhter Cholesterinspiegel sind (Britton & McPherson 2000, Robert Koch-Institut 2006), muss man sich auch Gedanken machen über die tiefer liegenden Ursachen für diese Risikofaktoren, die häufig in den sozialen Lebenssituationen der Menschen zu finden sind. Das heißt, Erkrankungen entstehen nicht durch Zufall, „Fügung" oder Pech. Der 1974 in Kanada veröffentlichte „Lalonde-Bericht" setzte Maßstäbe, indem er vier „Faktorenfelder" aufzeigte, in denen die Gesundheit gefördert werden könnte:

- Genetische und biologische Faktoren, die die individuelle Veranlagung zur Krankheit bestimmen.
- Faktoren des Lebensstils, die über bestimmte Verhaltensweisen zur Krankheitsentstehung beitragen, wie z. B. das Zigarettenrauchen.
- Faktoren der physischen Umwelt, wie Wohnverhältnisse oder Luftverschmutzung.
- Umfang und die Qualität der vorhandenen Gesundheitsdienste.

Die genetischen Faktoren sind noch weitgehend unveränderbar und der begrenzte Raum für Interventionen liegt im Bereich der Medizin. Im vorherigen Kapitel haben wir auf die Arbeiten von McKeown und Lowe (1974) hingewiesen. Sie zeigten, dass medizinische Interventionen nur einen erstaunlich geringen Einfluss auf die Mortalitätsraten hatten. Dies macht deutlich, dass Gesundheit und Wohlbefinden nicht nur durch biologische Faktoren bestimmt werden. Die größten Potenziale zur Verbesserung der Gesundheit liegen in den Bereichen der physischen und sozialen Umwelt und den Lebensweisen der Menschen. Dahlgren & Whitehead (1991) entwickelten Anfang der 90er-Jahre ein wegweisendes Modell zur Veranschaulichung der Hauptdeterminanten der Gesundheit. Sie sprechen in diesem Zusammenhang von „Einflussebenen der Gesundheit", die verändert werden können (siehe Abb. 2.2):

- die Verhaltens- und Lebensweisen der Individuen, die über deren Wissen, Bewusstsein und Kompetenzen verändert werden können, z. B. in Bezug auf eine gesunde Ernährung oder mehr körperliche Bewegung,
- die Unterstützung und Beeinflussung des sozialen Umfeldes des Einzelnen, das der Gesundheit förderlich oder hinderlich sein kann,
- die Lebens- und Arbeitsbedingungen der Menschen und deren Zugang zu unterstützenden Gesundheitseinrichtungen und sozialen Diensten,
- die ökonomischen, kulturellen und physischen Umweltbedingungen, wie z. B. der Lebensstandard oder der Arbeitsmarkt.

Abb. 2.2
Hauptdeterminanten der Gesundheit (Dahlgren & Whitehead 1991)

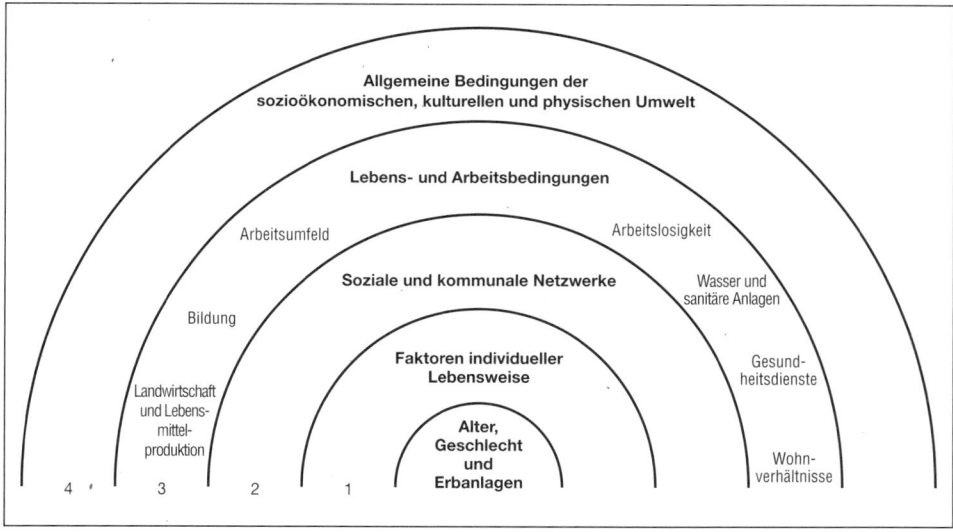

In allen Gesellschaften unterscheiden sich das Gesundheitsverhalten und die Gesundheit der Menschen entsprechend ihrer Zugehörigkeit zu den verschiedenen gesellschaftlichen Gruppen. Dabei fallen die Merkmale ökonomische und soziale Stellung, Geschlechtszugehörigkeit, ethnische Minderheit und Wohnort am meisten ins Gewicht. Die spezifischen Eigenschaften und Wege wie die gesellschaftlichen Rahmenbedingungen, die Gesundheit beeinflussen, bezeichnet man als soziale Determinanten der Gesundheit.

Soziale Schichtzugehörigkeit und Gesundheit

Auf der Suche nach den wichtigsten Determinanten für Gesundheit und Krankheit haben sich die meisten Untersuchungen auf den Zusammenhang zwischen Gesundheit und sozialer Schichtzugehörigkeit konzentriert. Im Jahre 1980 wurde von einer Arbeitsgruppe des englischen Gesundheitsministeriums ein Bericht über gesundheitliche Chancenungleichheiten veröffentlicht (Townsend & Davidson 1982), der nicht nur wegweisend war für die Gesundheitsberichterstattung in Deutschland, sondern auch für alle anderen Länder in Europa. Dieser Bericht, der unter dem Namen des Vorsitzenden dieser Arbeitsgruppe, Sir Douglas Black, als „Black Report" bekannt wurde, lieferte eine detaillierte Studie über die Zusammenhänge zwischen der Mortalität bzw. Morbidität und der sozialen Schichtzugehörigkeit.

Die Begriffe soziale Schichtzugehörigkeit, soziale Benachteiligung und sozioökonomischer Status werden häufig zur Beschreibung des gleichen Sachverhalts genutzt. In Großbritannien beruht die Klassifizierung der sozialen Schichten (social classes) auf der Einteilung des nationalen statistischen Amtes. Es teilt die Bevölkerung in fünf Berufsgruppen ein, die von den adademisch ausgebildeten Berufsgruppen (Klasse I) bis hin zu den Personen ohne eine Berufsausbildung (Klasse V) reichen. Dies geschieht seit 1921 fast unverändert. Seit 2001 wird diese Klassifizierung in Großbritannien für alle offiziellen Statistiken und Umfragen benutzt (s. Tabelle 2.1).

Tabelle 2.1 Klassifizierung der Sozialschichten (social classes) in Großbritannien

1	Manager in hoher Stellung und Berufsgruppen mit universitärer Ausbildung
1.1	z. B. Geschäftsführer von Unternehmen, Bankdirektoren, hohe Beamte
1.2	z. B. Ärzte, Rechtsanwälte, Lehrer, Sozialarbeiter
2	Manager und andere Berufsgruppen in weniger hohen Stellungen z. B. Krankenschwestern, Schauspieler, Musiker, Polizeibeamte, Soldaten
3	Dazwischen liegende Berufsgruppen z. B. Sekretärinnen, Büroangestellte
4	Kleinunternehmer und auf eigene Rechnung arbeitende Gastwirte, Kindergärtnerinnen, Bauern, Taxifahrer
5	Berufe mit geringen Aufsichtsfunktionen, Handwerker und ähnliche Berufe z. B. Maler, Installateure, Metzger, Zugführer
6	Berufe, die zur Hälfte aus Routinetätigleiten bestehen z. B. Verkäufer, Parkwächter, Friseure
7	Berufe, die im Wesentlichen nur aus Routinetätigkeiten bestehen z. B. Kellner, Straßenfeger, Reinigungspersonal, Kuriere
8	Leute mit noch keiner Anstellung und Langzeitarbeitslose

Obwohl diese Klassifizierung der Sozialschichten nicht perfekt ist, so kann sie doch als Indikator für die Lebensweisen und Lebensstandards der verschiedenen Gruppen herangezogen werden. Sie korreliert mit anderen Aspekten der sozialen Stellung einer Person, wie Einkommen, Wohnverhältnisse und Bildung sowie mit dem Arbeits- und Lebensumfeld des Einzelnen. Die britische Klassifizierung korrespondiert auch ganz gut mit den Kriterien in deutschen sozialepidemiologischen Studien (Mielck 2005).

Der „Black Report" und der später von der Nationalen Behörde für gesundheitliche Aufklärung veröffentlichte Bericht „The Health Divide" (Whitehead 1988) stellten signifikante Unterschiede zwischen den einzelnen Sozialschichten fest. Neuere Berichte auch aus vielen anderen Ländern führten zu weiteren Daten. Sie zeigen alle, dass Erkrankungen bei Weitem kein Schicksal sind, sondern dass Gesundheit und Krankheit auch gesellschaftlich geprägt werden. Die wohlhabenderen Mitglieder einer Gesellschaft leben länger und sind gesünder als jene gesellschaftlichen Gruppen, die in weniger günstigen wirtschaftlichen und sozialen Verhältnissen leben.

Obwohl sich die Gesundheit der Bevölkerung stetig verbessert hat, gibt es immer noch einen engen Zusammenhang zwischen dem Gesundheitsstatus der Menschen und ihrer Zugehörigkeit zu bestimmten sozioökonomischen Gruppen. Dies zeigen die Daten zur Lebenserwartung und Kindersterblichkeit, zu den Todesursachen und Frühgeburten sowie den chronischen Erkrankungen.

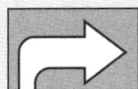

Ausmaß und Formen gesundheitlicher Chancenungleichheiten

Lebenserwartung

- Ein Mann aus der Berufsgruppe der Manager mit universitärer Ausbildung kann damit rechnen, etwa 7 Jahre länger zu leben als der aus der Gruppe der ungelernten Arbeiter.

Kindersterblichkeit

- Kinder aus Familien mit manueller Arbeit haben ein doppelt so hohes Risiko, vor ihrem 15. Lebensjahr zu sterben als Kinder aus Familien mit nichtmanueller Arbeit.

- Die höchste Kindersterblichkeit haben Kinder aus Familien mit Vätern, die als an- oder ungelernte Arbeiter ihren Lebensunterhalt verdienen.

Todesursachen

- Von den 66 Haupttodesursachen bei Männern kamen 62 häufiger in den Berufsgruppen mit manueller Tätigkeit vor als in den anderen Sozialschichten.

- Personen aus den unteren Sozialschichten haben eine über fünfmal höhere Wahrscheinlichkeit, an Atemwegserkrankungen zu sterben als Personen aus den höheren Sozialschichten (Englisches Nationales Amt für Statistik 2001).

Persönliche Angaben über Erkrankungen

- Langzeitarbeitslose oder solche, die nie eine Anstellung hatten, beurteilen ihren Gesundheitszustand fast viermal schlechter als jene aus der Berufsgruppe der Personen mit universitärer Ausbildung.

- Langfristige Erkrankungen kommen unter den Langzeitarbeitslosen oder solchen, die nie eine Anstellung hatten, fünfmal häufiger vor als bei Personen aus den Berufsgruppen mit universitärer Ausbildung.

Abb. 2.3 zeigt die signifikant unterschiedlichen Lebenserwartungen für die einzelnen Sozialschichten in Großbritannien. Obwohl die Kindersterblichkeit stetig abnimmt, haben Kinder an- oder ungelernter Arbeiter ein höheres Risiko, bereits im ersten Lebensjahr zu sterben oder tödlich zu verunglücken. Der wichtigste Indikator für das Überleben eines Neugeborenen in den ersten Monaten ist wahrscheinlich sein Geburtsgewicht und das ist eindeutig schichtabhängig. Das heißt, zwei Drittel aller Neugeborenen mit einem Geburtsgewicht unter 2500 Gramm haben Mütter aus der untersten Sozialschicht (Englisches Nationales Statistikamt 2007b). Häufig wird von den sogenannten „Wohlstandskrankheiten", wie z. B. den Herz-Kreislauf-Krankheiten, als den gegenwärtigen Haupttodesursachen gesprochen. Die meisten dieser Krankheiten kommen jedoch sowohl in Großbritannien als auch in Deutschland in den unteren Sozialschichten vor. Besonders groß sind dabei die Unterschiede bei den Atemwegs- und Lungenkrebserkrankungen sowie den Unfällen und Selbstmorden (eine Ausnahme davon bilden lediglich die Sterberaten an Brustkrebs, die unter allen sozialen Gruppen ziemlich gleich verteilt sind). Personen aus den unteren Sozialschichten sind auch häufiger krank. Diesen schichtspezifischen Zusammenhang zeigen auch die Daten zur seelischen Gesundheit und zum Wohlbefinden (Bromley 2005, Robert Koch-Institut 2006). Das heißt, der Zusammenhang zwischen der sozialen Schichtzugehörigkeit und dem Gesundheitszustand zeigt sich in vielerlei Hinsicht und nicht nur bei den Sterberaten, Todesfällen und Verteilungen der Krankheitshäufigkeiten.

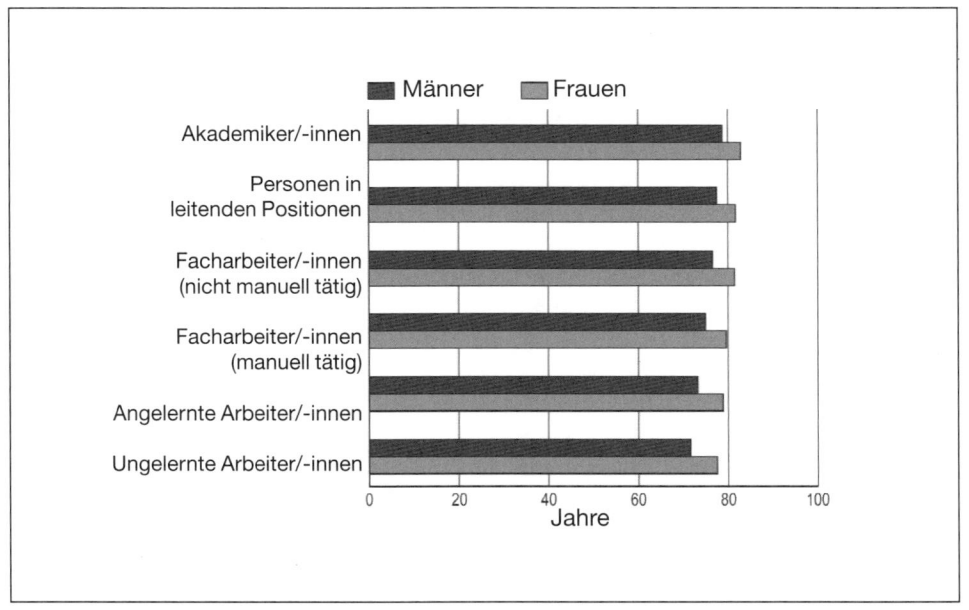

Abb. 2.3

Unterschiedliche Lebenserwartungen nach Sozialschicht- und Geschlechtszugehörigkeit für die Jahre 1997–1999 in England und Wales

Quelle: Nationales Amt für Statistik, England

www.statistics.gov.uk

Die unmittelbar am meisten ins Gewicht fallenden Ursachen sozioökonomischer Ungleichheiten im Gesundheitsbereich fasste Macintyre (2007) so zusammen:

- Belastungen, z. B. durch schlechte Wohnverhältnisse, arbeitsbedingte Gesundheitsgefahren oder schwere Schicksalsschläge,
- Verhaltensweisen, z. B. Rauchen, Ernährung, Bewegung,
- persönliche Stärken und Kompetenzen (siehe Kapitel 1).

Die Faktoren für die unterschiedlichen Belastungen, Anfälligkeiten und Ressourcen der einzelnen gesellschaftlicher Gruppen sind häufig politischer oder wirtschaftlicher Natur und eng verknüpft mit den unterschiedlichen Sozialschichten einer Gesellschaft. Auf einige dieser Faktoren und Zusammenhänge wird in den folgenden Abschnitten eingegangen.

Soziale Ungleichverteilung von Gesundheit und Krankheit

Die soziale Ungleichverteilung von Gesundheit und Krankheit ist ein Phänomen, das sich in allen Ländern beobachten lässt, für die entsprechende Untersuchungen vorliegen. Dies gilt trotz der Tatsache, dass wie z. B. in Deutschland formal alle Bürgerinnen und Bürger gleichen Zugang zur Gesundheitsversorgung haben, unabhängig von ihrem Einkommen, Alter, Beruf, Geschlecht oder ihrer ethnischen Zugehörigkeit. Gesundheitliche Ungleichheiten manifestieren sich bereits ab dem frühen Kindesalter, erreichen ihre maximalen Ausprägungen etwa zwischen dem 45. und 55. Lebensjahr, um dann zwischen dem 65. und dem 70. Lebensjahr kleiner zu werden oder ganz zu verschwinden (Geyer, S. 2002).

Die gesundheitliche Ungleichheit ist jedoch nicht nur ein Problem von Arm und Reich, der Schichtzugehörigkeit oder Einteilung „von oben und unten" (vertikale soziale Ungleichheit), sondern ist über die gesamte Gesellschaft hinweg festzustellen, also auch zwischen den vielfältigen gesellschaftlichen Gruppen (horizontale Ungleichheit), sozusagen quer zu den Grenzen der vertikalen Ungleichheit. Eine Recherche nach Publikationen, die empirische Resultate über Art und Ausmaß der gesundheitlichen Ungleichheit in Deutschland beinhalten, hat für den Zeitraum von 1980 bis 2004 zu insgesamt 684 Veröffentlichungen mit deutlich steigender Tendenz geführt (Mielck u. Helmert 2006).

Eine jüngste Studie der Organisation für wirtschaftliche Zusammenarbeit, OECD („Mehr Ungleichheit trotz Wachstum"), stellte fest, dass in Deutschland die Einkommensunterschiede und relative Armut in den Jahren 2000 bis 2005 stark zugenommen haben. Fast 11 % der Deutschen lebten unterhalb der Armutsgrenze. Damit liegt Deutschland leicht über dem Durchschnitt aller OECD-Mitgliedsländer. Allerdings haben die Einkommensunterschiede und der Anteil armer Menschen in Deutschland schneller zugenommen als in den meisten anderen untersuchten Ländern (OECD 2008).

Seit dem Jahr 2000 enthält deshalb der § 20 Abs. 1 im Sozialgesetzbuch (SGB V) als Rechtsgrundlage der Krankenkassen für primärpräventive Maßnahmen die Vorstellung, dass diese auch dem Ziel der Verminderung sozial bedingter Ungleichheiten von Gesundheitschancen dienen sollen.

Einkommen und Gesundheit

In Großbritannien ist ein besserer Gesundheitszustand eng mit dem Einkommen verbunden. Man geht davon aus, dass ca. 10 Millionen Menschen in Armut leben. Armut wird dabei definiert als ein Einkommen, das um die Hälfte niedriger ist als das Durchschnittseinkommen der Gesamtbevölkerung nach Abzug der Mietkosten (Engl. Ministerium für Arbeit und Altersversorgung 2005). Vergleichbare Zahlen der Europäischen Kommission zur Armutsgefährdungsquote für das Jahr 2007 liegen in Großbritannien bei 19 % und in Deutschland bei 15 % (Anteil von Personen mit einem verfügbaren Äquivalenzeinkommen unter der Armutsgefährdungsschwelle, die auf 60 % des nationalen verfügbaren Median-Äquivalenzeinkommens nach Sozialleistungen festgelegt ist, was im Gegensatz zur absoluten Armut als relative Armut bezeichnet wird. Quelle: http://epp.eurostat.ec.europa.eu). Nach dem „Armuts- und Reichtumsbericht der Bundesregierung" (2005) gehören zu den Gruppen, die besonders von Armut betroffen sind die Arbeitslosen (40 %), Alleinerziehenden (35 %) Migranten und Migrantinnen (24 %) sowie die jungen Menschen unter 24 Jahren (15–20 %).

Armut kann die Gesundheit der Menschen direkt beeinflussen, z. B. dass Kinder nicht genügend zu essen haben, chemisch hoch behandelte Nahrungsmittel zu sich nehmen und erschwerte Zugänge zum Einkauf von gesunden Lebensmitteln haben. Überall in Großbritannien gibt es deshalb vielfältige Ernährungsinitiativen, wie z. B. Frühstücksklubs, Kochklubs und kommunale Verpflegungseinrichtungen zur Unterstützung einer gesunden Ernährung in einkommensschwachen Stadtteilen. Weitere Einflussfaktoren sind das Gesundheits- und Vorsorgeverhalten, die besonderen physischen und psychischen Arbeitsbelastungen der Niedriglohnempfänger (z. B. schwere körperliche Arbeit, Lärm, mangelnde Mitentscheidungsmöglichkeiten) sowie deren auch häufig ungesunden Wohnverhältnisse.

In einkommensschwachen Ländern sind Infektionskrankheiten wie Durchfall und Malaria das Ergebnis mangelnder Zugänge zu sauberem Trinkwasser, Lebensmitteln und Gesundheitsdiensten, die eng mit dem niedrigen Einkommen verbunden sind. Diese Erkrankungen führen zur weiteren Verarmung, indem sie die Menschen von einer geregelten Arbeit abhalten und mit hohen medizinischen Kosten belasten.

Wohnverhältnisse und Gesundheit

Von dem 1997 für kurze Zeit amtierenden englischen Gesundheitsminister Dobson stammt folgende Bemerkung: „Jeder, der nur ein wenig Verstand hat, weiß, dass es schlecht für die Gesundheit ist, wenn man nicht irgendwo einen Platz zum Wohnen hat". Die Probleme der Wohnungsknappheit oder feuchten Wohnungen sowie der unzureichenden Beheizung und Wärmeisolierung sind allgemein anerkannte Schlüsseldeterminanten der Gesundheit (engl. Gesundheitsministerium 1999).

In Großbritannien gibt es z. B. jeden Winter 40.000 zusätzliche Tote (Todesfälle, die aufgrund der durchschnittlich vorkommenden Todesfälle übers Jahr in den spezifischen Wintermonaten eigentlich nicht zu erwarten wären). Diese zusätzlichen Todesfälle sind folgenden Faktoren zuzuschreiben:

- mangelnde Wärmeisolierung
- Größe der Wohnfläche
- Höhe des Einkommens
- Höhe der Öl-, Gas- und Stromkosten

Kalte und feuchte Wohnungen erhöhen das Erkrankungsrisiko. Kinder, die in feuchten Wohnungen leben, haben häufiger Erkrankungen der Atemwege, Infekt- und Stresssymptome (Marsh 1999). Bei überbelegten Wohnungen tritt dies noch deutlicher hervor. Die hohen Unfallraten bei Kindern der untersten Sozialschicht (V) sind eng mit der Überbelegung der Wohnungen verbunden, in denen es nicht genügend Platz zum Spielen gibt und die Eltern weniger Möglichkeiten zur Beaufsichtigung haben. Auch das mit psychischen und praktischen Schwierigkeiten verbundene Leben in Hochhäusern und abgelegenen Wohnungen kann sich nachteilig auf die Gesundheit der Hausfrauen und älteren Menschen auswirken.

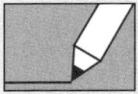

Linda geht mit Ihrem 4-jährigen Alex, der an chronischen Atembeschwerden leidet, zum Arzt. Linda hat noch zwei weitere Kinder unter 7 Jahren, die sie alleine in einem Hochhaus aufzieht, das in den nächsten 5 Jahren abgerissen werden soll. Die Wohnungen sind feucht und Kondenswasser läuft von den Wänden. Vor Kurzem gab es Belästigungen durch Küchenschaben. Vor sechs Wochen hatte sie bereits ihren Arzt wegen ihrer eigenen Bronchitis aufgesucht. Der Arzt sagte ihr, dass sie mit dem Rauchen aufhören sollte.

Welchen Rat würden Sie von dem Hausarzt bezüglich des Gesundheitszustandes von Alex erwarten? Was glauben Sie, wie wirksam dieser Rat wäre?

Arbeit und Gesundheit

Die Arbeit ist ein wichtiger sozialer Einflussfaktor auf die Gesundheit:
- sie bestimmt die Höhe des Einkommens und bestimmt maßgeblich die Tages- und Lebensabläufe,
- sie beeinflusst das Selbstwertgefühl des Einzelnen und verleiht (oder entzieht) ihm sozialen Status,
- und auch die Art der Arbeit kann sich direkt auf die Gesundheit auswirken.

Traditioneller Schwerpunkt der Arbeitsmedizin ist die Überprüfung beruflicher Tätigkeiten, die mit einem erhöhten Gesundheitsrisiko verbunden sein können. Dies können bestimmte Unfallrisiken sein (wie z. B. im Bergbau), Schadstoffe oder Stresssituationen, denen jemand bei der Arbeit besonders ausgesetzt ist. Einige Berufe sind eng mit gesundheitsschädigenden Lebensweisen verbunden. So tragen z. B. Gastwirte ein höheres Risiko zur Entwicklung einer Leberzirrhose.

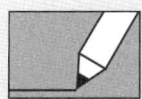

Wie können die folgenden Unterschiede zwischen manuellen und nichtmanuellen beruflichen Tätigkeiten die Gesundheit beeinflussen?
- Bezahlung
- Arbeitsstunden
- Systeme der Renten- und Krankenversicherung
- Urlaubsansprüche
- Arbeitsunfälle
- Giftige Substanzen und andere Umweltgefahren
- Arbeitsplatzsicherheit
- Berufliche Mobilität
- Ansehen und berufliche Stellung
- Grad der Selbstständigkeit

Viel Aufmerksamkeit wurde der Frage gewidmet, wie sich das psychosoziale Arbeitsumfeld auf die Gesundheit auswirkt (Marmot 2006, Siegrist/Marmot 2008). Die meisten Untersuchungen zeigen, dass hohe Arbeitsanforderungen und ein geringer Grad an Selbstständigkeit zu mehr Arbeitsstress und Herz-Kreislauf-Erkrankungen führen.

Diese Faktoren und der Grad der sozialen Unterstützung, den die Menschen bei ihrer Arbeit erfahren, wurden von Arbeitsplatzstudien in vielen Industrieländern als gesundheitsrelevant bestätigt (s. Kapitel 14 zur Gesundheitsförderung in den Betrieben für weitere Daten, Fakten und Maßnahmen). Außerdem weisen viele Studien darauf hin, dass auch die Arbeitslosigkeit die Gesundheit schädigen kann (McLean 2005, Holleder/Brand 2006, Gesundheit Berlin 2007). Allerdings ist noch unklar, ob es allein die Arbeitslosigkeit oder die damit verbundene Armut ist, die zu einem schlechteren Gesundheitszustand bei den Arbeitslosen führt.

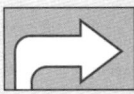

Betrachten Sie die folgenden nachgewiesenen Auswirkungen der Arbeitslosigkeit auf die Gesundheit. Welche Faktoren könnten für diesen Zusammenhang verantwortlich sein?

- Arbeitslose berichten häufiger über psychische Probleme wie Niedergeschlagenheit, Ängste und Schlafstörungen.
- Selbstmorde und Selbstmordversuche kommen bei Arbeitslosen doppelt so häufig vor wie bei den in Arbeit stehenden Personen.
- Auch bei Berücksichtigung von Sozialschicht- und Alterszugehörigkeit, haben Arbeitslose immer noch eine mindestens 20 % höhere Mortalitätsrate.
- Arbeitslose haben, im Vergleich zu Nichtarbeitslosen, höhere Erkrankungsraten an Bronchitis und ischämischen Herzerkrankungen.
- Über 60 % der Arbeitslosen sind Raucher, während es bei den Nichtarbeitslosen nur 30 % sind.

Es scheint, dass die Arbeitslosigkeit nachhaltige Auswirkungen auf die psychische Gesundheit hat, indem sie das Selbstwertgefühl und die sozialen Beziehungsgeflechte der Arbeitslosen beschädigt. Ein Teil der gesundheitlichen Auswirkungen lässt sich sicherlich auch durch die mit dem niedrigen Einkommen verbundenen materiellen Nachteile erklären sowie durch die soziale Isolation (Quelle: McLean 2005).

Geschlechtszugehörigkeit und Gesundheit

Geschlechtszugehörigkeit als Gesundheitsfaktor bezieht sich auf die unterschiedlichen gesellschaftlichen Vorstellungen über die Rolle des Mannes bzw. der Frau und die damit verbundenen unterschiedlichen Verhaltensweisen.

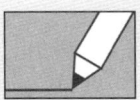

Was könnten die Gründe für die folgenden Gesundheitsunterschiede zwischen Männern und Frauen sein?

- Frauen leben zwar im Durchschnitt 6 Jahre länger als Männer, aber die von ihnen angegebenen Erkrankungshäufigkeiten liegen in allen Altersklassen höher als bei den Männern.
- Nur 26 % der Teilnehmer lokaler Gewichtsreduktionskurse sind Männer, obwohl 67 % der Männer im Vergleich zu 57 % der Frauen übergewichtig sind.
- Männer haben ein doppelt so hohes Risiko, an den für beide Geschlechter vergleichbaren Krebserkrankungen zu sterben.
- Männer unter 45 Jahren suchen im Vergleich zu den Frauen den Hausarzt nur halb so oft auf (www.menshealthforum.org.uk).

Einige der geschlechtsspezifischen Unterschiede bei den Morbiditätsraten werden auf Erfassungsfehler bei der Inanspruchnahme gesundheitlicher Dienste zurückgeführt. Die Morbiditätsraten der Frauen in Großbritannien seien nur deshalb höher, weil relativ weniger von ihnen in einem Ganztagsarbeitsverhältnis stehen oder weil sie mehr auf ihre Gesundheit achten, was letztlich zu mehr Arztbesuchen führt. Dies erklärt jedoch nicht die geschlechtsspezifischen Unterschiede in den Mortalitätsraten. Zudem gibt es keine durchgängige Tendenz für die größere Bereitschaft der Frauen, einen Arzt aufzusuchen: zum Beispiel bei Problemen des Stütz- und Bewegungsapparates oder wegen Atemwegs- und Verdauungsproblemen gehen die Frauen nicht häufiger zum Hausarzt bzw. zur Hausärztin als die Männer.

Die biologischen Fakten legen eher nahe, dass Frauen Infekten gegenüber widerstandsfähiger sind und dabei von der schützenden Wirkung des Östrogens profitieren. Andererseits wird behauptet, dass die weiblichen Hormone und das weibliche Fortpflanzungssystem die Frauen eher anfälliger für körperliche und psychische Erkrankungen machen. Biologische Faktoren können jedoch nicht die schichtspezifischen Gesundheitsunterschiede bei den Frauen erklären, d. h. warum Frauen aus den beiden obersten Sozialschichten gesünder sind als jene aus den beiden untersten Schichten. Es ist auch wichtig darauf hinzuweisen, dass sich die längere Lebenserwartung der Frauen erst im 20. Jahrhundert einstellte und im Wesentlichen auf den drastischen Rückgang der Infektionskrankheiten und Geburtenraten zurückzuführen ist.

Anhänger des Lebensweisenkonzeptes argumentieren, dass den Frauen die Attribute passiv, abhängig und krank von der Gesellschaft anerzogen werden. Frauen nehmen deshalb vielleicht bereitwilliger die Krankenrolle an, weil sie damit genau den gesellschaftlichen Erwartungen über das Verhalten der Frauen entsprechen. Im Gegensatz dazu werden Männer, sowohl bei der Arbeit als auch in ihrer Freizeit, eher zu einem forschen und risikoreichen Verhalten ermutigt. Als Beleg dafür gelten die höheren Unfall- und Alkoholismusraten bei den Männern.

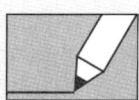 **Es gibt viele Erklärungen für die Erkrankungshäufigkeiten der Frauen. Welchen der folgenden Erklärungen stimmen Sie am ehesten zu?**

1. Frauen suchen Ihren Hausarzt häufiger auf als Männer und deshalb sieht es so aus, als wären sie öfter krank.
2. Frauen geben ihr Gefühl des Krankseins eher zu.
3. In einer Situation, in der man bei einem Mann sagen würde „kümmere dich nicht darum", würde man eine Frau als krank bezeichnen.
4. Viele Frauen arbeiten nicht nur als Hausfrau, sondern sind auch noch berufstätig und haben zusätzliche Aufsichts- und Versorgungspflichten.
5. Viele Erkrankungen der Frauen sind den Depressionen aufgrund ihres Alleinseins zu Hause zuzuschreiben.
6. Viele Erkrankungen der Frauen hängen auch mit ihren Fortpflanzungsorganen zusammen.
7. Patriarchalische Sichtweisen in der medizinischen Versorgung haben den Frauen vielfach die Kontrolle über natürliche Prozesse entzogen, wie z. B. die Geburt von Kindern und deren Erziehung, und damit mehr „medizinische" Probleme produziert.
8. Frauen haben zu materiellen Ressourcen weniger Zugang als Männer.

Die neuere Forschung hierzu geht wesentlich differenzierter vor, indem sie Männer und Frauen sowohl in „maskulinen" als auch in „femininen" Rollen sieht. Dies führt dazu, dass einfache Erklärungen für die gesundheitlichen Unterschiede zwischen Männern und Frauen noch schwieriger zu finden sind (Annandale & Hunt 2000).

Schließlich wird immer wieder darauf hingewiesen, dass die Rolle der Frauen als haushaltsführende Kraft und zunehmend auch als berufstätige Frau eine Doppelbelastung darstellt, die zu mehr Stress und Erkrankungen führt. 42 % aller Beschäftigten sind Frauen, dennoch erhalten sie in der Regel nur 2/3 des Lohns, den ihre männlichen Kollegen für die gleiche Arbeit bekommen. Die meisten Frauen arbeiten als Teilzeitbeschäftigte und haben damit weniger Arbeitsplatzsicherheit und soziale Vergünstigungen als Vollzeitbeschäftigte. Ihre Arbeitsbedingungen im häuslichen Bereich und an ihrem Arbeitsplatz können zudem gesundheitsschädigender sein, besonders bei Frauen aus den unteren Sozialschichten (Doyal 1995). Für einige Frauen hat die berufliche Tätigkeit außer Haus allerdings auch positive gesundheitliche Effekte, aber dies scheint von ihren generellen materiellen Lebensverhältnissen abhängig zu sein. Weiterführende deutschsprachige Einführungen zu diesem Thema bieten die Veröffentlichungen von Hurrelmann und Kolip (2002) sowie Kolip und Altgeld (2006).

Gesundheit und ethnische Minderheiten

Die Abstammung als biologisches Unterscheidungsmerkmal wird häufig zur Beschreibung von Volksgruppen benutzt, wie z. B. „Asiaten", „Chinesen" oder „Türken". In Wirklichkeit gibt es aber nur wenige Unterschiede in den Erbanlagen der einzelnen Volksgruppen.

Die Ethnologie ist eine komplexe Lehre, die zur Beschreibung von Gruppen mit einer eigenen Kultur, Sprache oder Religion benutzt wird. Die „4. Nationale Befragung ethnischer Minderheiten in England und Wales" (Nazroo 1997) stellte Folgendes fest:

- 40 % der Migranten und Migrantinnen aus der Karibik, Pakistan und Bangladesch haben einen generell schlechteren Gesundheitszustand.
- Migranten und Migrantinnen aus Pakistan und Bangladesch haben im Vergleich zur den nichtfarbigen Bevölkerungsgruppen ein höheres Risiko, an einem Herzleiden zu erkranken.
- Unter den Migranten und Migrantinnen wurde bei jeder 18. Person Diabetes festgestellt.
- 50 % der Migranten und Migrantinnen aus Bangladesch sind Raucher.

Die Abb. 2.4 zeigt die Verteilung der von Schwarzafrikanern und anderen ethnischen Minderheiten angegebenen Erkrankungen. Inwieweit in diesen Bevölkerungsgruppen bestimmte Krankheiten, ein vorzeitiger Tod oder Klagen über einen schlechten Gesundheitszustand tatsächlich häufiger vorkommen, ist ein komplexes Problem. In der Vergangenheit neigte man dazu, dies einfach mit den entsprechenden kulturellen Unterschieden zu erklären.

Abb. 2.4

Unterschiede bei der Gesundheit einzelner ethnischer Gruppen:

Langzeiterkrankungen altersstandardisiert nach ethnischen Gruppen und Geschlecht, 1997–1999 in England und Wales

Quelle: Website Nationale Statistik. www.statistics.gov.uk

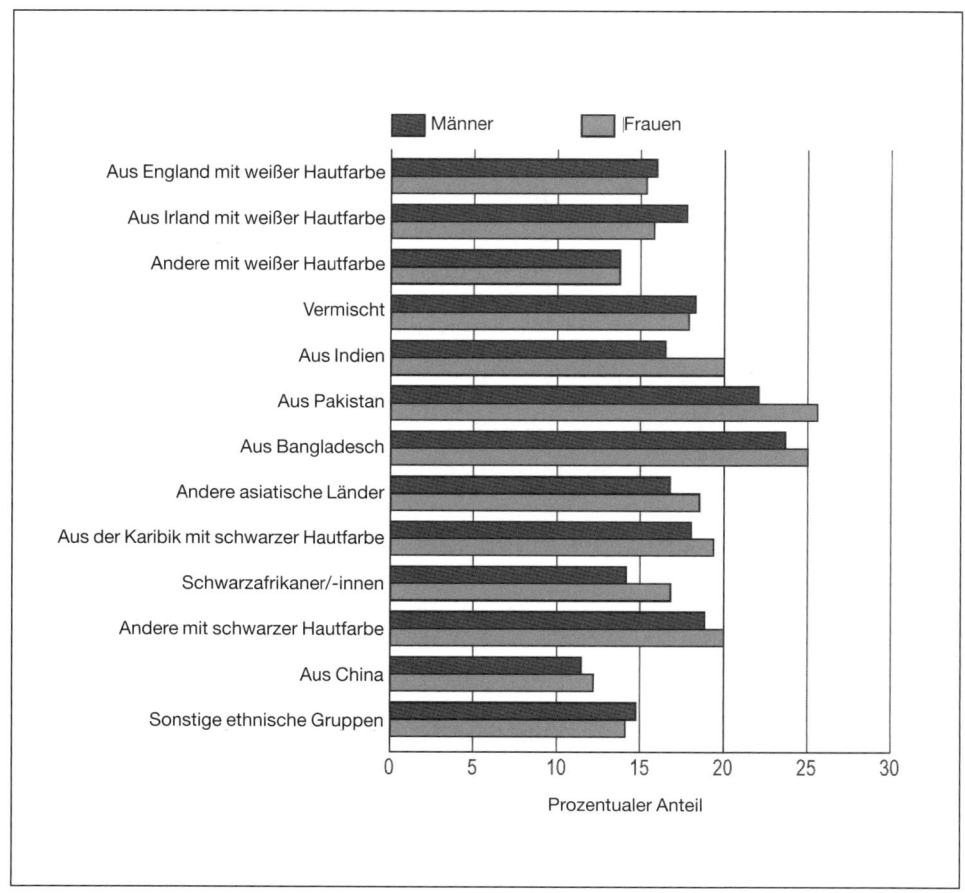

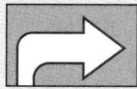 **Warum gibt es so viele koronare Herzerkrankungen bei den in Indien, Pakistan oder Bangladesch Geborenen?**

In Großbritannien haben die auf dem indischen Subkontinent Geborenen die höchste Rate an koronaren Herzerkrankungen. Mehrere Faktoren stehen damit in Zusammenhang:

- hohes Vorhandensein solcher Risikofaktoren wie Diabetes, hoher Wert an Lipoprotein und Cholesterin. Das Rauchen ist zwar weit verbreitet unter den Männern aus Bangladesch, aber eher gering unter den Indern und Pakistani.

- größere Anfälligkeit, z. B. unbekannte genetische Unterschiede. Es konnte nachgewiesen werden, dass es bei den Eingewanderten sehr schnell zu einer Erhöhung ihrer Cholesterinwerte im Blut kommt.

- spezifische Risikofaktoren wie z. B. Lebensweisen, einschließlich der Gebrauch bestimmter Flüssigbutter und Öle beim Zubereiten indischer Gerichte, Belastungen durch Fremdenfeindlichkeit sowie einer Insulin-Resistenz (Britische Herzstiftung 2000).

Die Faktoren, die bei den ethnischen Minderheiten in Großbritannien zu den gesundheitlichen Ungleichheiten führen hat Bhopal (2007) so zusammengefasst:

- Spezifische kulturelle Normen, z. B. Tabu für alkoholische Getränke.
- Kulturspezifische Sozialisation und wirtschaftliche Verhältnisse, z. B. Kenntnisse über die Biologie des Körpers und die gesundheitlichen Einflussfaktoren sowie die Sprach- und Lesefähigkeiten.
- Umweltverhältnisse vor und nach der Einwanderung.
- Lebensweisen, z. B. Verhaltensweisen in Bezug auf die Ernährung, das Trinken von Alkohol und das Rauchen.
- Zugang zur gesundheitlichen Versorgung und Übereinstimmung mit deren Beratungsangeboten; Bereitschaft, die gesundheitlichen und sozialen Dienste auch aufzusuchen; Anwendung alternativer Behandlungsmethoden.
- Genetische und biologische Faktoren, z. B. Geburtsgewicht, Körperaufbau.

Zur gesundheitlichen Situation von Menschen mit Migrationshintergrund in Deutschland

Auch für Deutschland liegen umfangreiche Daten und Erkenntnisse zur gesundheitlichen Situation von Menschen mit Migrationshintergrund vor. Das Robert Koch-Institut (RKI) hat 2008 einen Schwerpunktbericht der Gesundheitsberichterstattung des Bundes „Migration und Gesundheit" veröffentlicht (s. unter www.rki.de). Weitere Informationen zu den kulturellen Determinanten von Gesundheit, Krankheit und Versorgung finden sich auf der Internetplattform der Bundeszentrale für gesundheitliche Aufklärung (BZgA) unter www-gesundheitliche-chancengleichheit.de, der Praxisdatenbank „Gesundheitsförderung bei sozial Benachteiligten" und weiteren Internetportalen wie www.kultur-gesundheit.de der Universität Mainz. Außerdem gibt die BZgA viermal jährlich den Informationsdienst „Migration und öffentliche Gesundheit" heraus, der im Internet ständig aktualisiert wird (www.infodienst.bzga.de). Er enthält aktuelle Veröffentlichungen, Projekte und Anregungen sowie Termine, Tagungen und Fortbildungsveranstaltungen.

Sozioökonomische Faktoren haben zwar einen tiefgreifenden Einfluss auf die Gesundheit der Menschen, dennoch darf man nicht alle Personen ethnischer Minderheiten gleich in die Kategorie gesundheitlich benachteiligter Gruppen einstufen. Mehr Daten über die gesundheitliche Situation ethnischer Minderheiten würden es uns erlauben, genauer zu sagen, wie viele dieser Gruppen wirklich benachteiligt sind und warum. Damit ließe sich dann auch klären, ob der schlechte Gesundheitszustand ethnischer Minderheiten zusammenhängt mit dem niedrigen Einkommen, den schlechten Arbeitsbedingungen, der Arbeitslosigkeit oder den schlechten Wohnverhältnissen, die sie mit den unteren Sozialschichten teilen oder ob dafür noch andere Faktoren verantwortlich sind. Direkte oder indirekte Fremdenfeindlichkeit der Versorgungseinrichtungen, die auf die Bedürfnisse der Mehrheit der Bevölkerung ausgerichtet sind, werden häufig als Erklärung für die gesundheitlichen Ungleichheiten bei den Menschen mit Migrationshintergrund herangezogen.

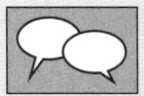
- Warum könnten Patientinnen und Patienten aus ethnischen Minderheiten schlechter behandelt werden?
- Welche Formen der Fremdenfeindlichkeit haben Sie schon beobachtet?

Wohnort und Gesundheit

In den 80er-Jahren nahmen die Sterberaten in Großbritannien stetig zu. Diese Zunahmen bewegten sich vom Südosten zum Nordwesten des Landes und zeigten für die meisten Krankheiten ein deutliches Nord-Süd-Gefälle. Dies schien mit den entsprechenden Armutsunterschieden und den damit verbundenen gesundheitlichen Nachteilen zusammenzuhängen. In Glasgow Shettleston war die Mortalitätsrate z. B. doppelt so hoch wie im Durchschnitt des Landes. Neuere Forschungsergebnisse zeigten dagegen, dass es gewisse Variationen sowohl innerhalb der Städte als auch in den einzelnen Regionen gibt (Dorling 2000).

Eine nahe liegende Erklärung für diese geografischen Unterschiede könnte die unterschiedliche Verteilung der Sozialschichten sein. Das heißt, diejenigen Gebiete mit den hohen Mortalitätsraten sind genau die Gebiete, in denen mehr Menschen aus den unteren Sozialschichten leben. In zunehmendem Maße werden die Auswirkungen des Wohnortes auf die Gesundheit jedoch differenzierter betrachtet. Sie schließen nicht nur die sozioökonomischen Merkmale der in den jeweiligen Gebieten lebenden Personen mit ein, sondern auch die spezifischen physischen und sozialen Umweltbedingungen sowie die jeweiligen kulturellen Normen und Traditionen, die zur Förderung oder Schädigung der Gesundheit beitragen könnten. In Deutschland existieren vielfältige regionale Gesundheitsberichte, Initiativen und Beratungsangebote zum „umweltbezogenen Gesundheitsschutz" bzw. einer „ökologischen Gesundheitsförderung" (Fehr 2005).

Erklärungen für die gesundheitlichen Chancenungleichheiten

Gesundheitliche Chancengleichheit bedeutet das Fehlen von gesundheitlichen Ungleichheiten zwischen den einzelnen gesellschaftlichen Gruppen. In diesem Kapitel haben wir jedoch auf die gesundheitlichen Unterschiede der Menschen entsprechend ihrer sozialen Schichtzugehörigkeit, geografischen Lage, Geschlechtszugehörigkeit und ethnischen Herkunft hingewiesen. Im Zusammenhang mit der Gesundheit und der gesundheitlichen Versorgung wird der Begriff der gesundheitlichen Chancenungleichheit vor allem in Bezug auf die gesundheitlichen Unterschiede benutzt, die durch sozioökonomische Einflussfaktoren entstehen, wie z. B. dem Einkommen, der Arbeit, den Wohnverhältnissen oder dem Wohnort.

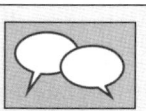

Wie erklären Sie sich die gesundheitlichen Unterschiede zwischen den einzelnen Sozialschichten?

Man kann die Auffassung vertreten, dass sich die Menschen in den unteren Sozialschichten einfach ungesünder verhalten. Man kann aber auch argumentieren, dass deren geringes Einkommen es ihnen einfach nicht ermöglicht, sich gesünder zu verhalten und sie damit zwingt, unter ungesünderen Bedingungen zu leben. Die Debatte über diese Frage dauert an und es gibt keine einfachen Antworten. Im Großen und Ganzen gibt es vier Ansätze zur Erklärung der festgestellten Zusammenhänge zwischen sozialer Schicht und Gesundheit: statistische Erfassungsfehler, soziale Selektion, kultur- und verhaltensbedingte Differenzen, materielle Benachteiligungen. Neuerdings konzentriert man sich auf die psychosozialen Erklärungen und das Konzept der „Lebenslagen", dass nachteilige gesundheitliche Rahmenbedingungen in den unterschiedlichen Lebenslagen der Menschen zu deren Erkrankung führen können.

Gesundheitliche Chancenungleichheiten als Erfassungsfehler

Die Erklärung durch Fehler bei der Datenerfassung geht davon aus, dass die statistisch immer größer werdenden Unterschiede bei den schichtspezifischen Mortalitätsdaten nicht wirklich vorliegen. Vielmehr sind sie eine Folge der Methoden, wie Sozialschichten und Gesundheit erfasst und gemessen werden. Da es Veränderungen bei den Klassifizierungen der Berufe und Sozialschichtstrukturen gab, ist es unmöglich, über längere Zeiträume hinweg Vergleiche anzustellen. Zum Beispiel haben sich über mehrere Jahrzehnte nicht nur die Zuordnungen der Berufe zu den Sozialschichten geändert, sondern auch die relative Größe der einzelnen Sozialschichten. Der Anteil der britischen Bevölkerung in der Sozialschicht V ist heute viel kleiner, und Vergleiche zwischen der Sozialschicht I und V über einen Zeitraum von 30 bis 50 Jahren beziehen sich deshalb auf nicht vergleichbare Bevölkerungsgruppen. Auch der relative Status der einzelnen Sozialschichten könnte sich verändert haben. Die vor 1945 relativ kleine Sozialschicht I unterscheidet sich vielleicht völlig von der in den 80er-Jahren viel größeren Sozialschicht I, als der „Black Report" veröffentlicht wurde. Außerdem wird darauf hingewiesen, dass die Sterberaten der Sozialschicht V durch den demografischen Wandel verzerrt sind und einen höheren Anteil älterer Menschen mit einschließen, die naturgemäß ein entsprechend höheres Sterberisiko haben.

Einen Zusammenhang zwischen Sozialschicht und Gesundheit nachzuweisen ist schwierig, insbesondere über einen längeren Zeitraum hinweg. Dennoch stützen eine beträchtliche Anzahl wissenschaftlicher Untersuchungen die Auffassung, dass dieser Zusammenhang tatsächlich besteht und nicht nur ein Fehler in der Datenerfassung ist. Nimmt man andere Indikatoren sozialer Benachteiligung, wie Wohnverhältnisse, Möglichkeiten der Nutzung eines Autos, Haushaltsbesitzstände und Einkommen, dann zeigen sie alle ein ähnliches Muster gesundheitlicher Chancenungleichheiten zwischen den oberen und unteren Schichten der Gesellschaft.

Gesundheitliche Chancenungleichheiten als Selektionsprozess

Der Erklärungsansatz der sozialen Selektion geht von einem ursächlichen Zusammenhang zwischen der Sozialschicht und der Gesundheit aus, bei dem es aber der Gesundheitszustand der Menschen ist, welcher deren Zugehörigkeit zu einer Sozialschicht bestimmt und nicht umgekehrt. Eine gute Gesundheit erhöht die Chancen des sozialen Aufstiegs und hält deshalb die Sterberaten in den oberen Sozialschichten niedrig. Personen mit häufigen Erkrankungen schlittern dagegen leichter die soziale Stufenleiter hinunter und lassen so die Raten der Todesfälle und Gebrechen in den unteren Sozialschichten ansteigen. Es gibt einige Belege dafür, dass Gesundheit die soziale Stellung einer Person beeinflussen kann. Eine Untersuchung von Frauen in Aberdeen zeigte, dass die größer gewachsenen Frauen häufiger in eine höhere Sozialschicht einheirateten. Da die Körpergröße als ein Indikator für Gesundheit angesehen werden kann, könnte man aus dem Untersuchungsergebnis schließen, dass mit der Heirat eine Form von gesundheitlicher Selektion verbunden ist (Illsley 1986). Umgekehrt kann eine chronische Erkrankung zum sozialem Abstieg führen. **Auch den** überwiegend manuell tätigen Arbeitern und Arbeiterinnen werden **bei nachlassender** Gesundheit häufig andere Arbeiten zugeteilt, was dann die **Suche nach einer neuen** Arbeitsstelle erschweren kann.

Diese Argumentation betrachtet die Gesundheit als einen feststehenden Besitz und nicht als einen wechselnden Zustand, der durch soziale und ökonomische Bedingungen beeinflusst wird. Zwar können Personen aufgrund ihrer genetisch angelegten Gesundheitspotenziale Benachteiligungen überwinden und „aus der Armut herausklettern". Aber selbst wenn dies für einige zutreffen mag, so reicht doch das Ausmaß der sozialen Aufstiege allein nicht aus, um die gesamte Bandbreite der schichtspezifischen Unterschiede zu erklären (Wilkinson 1996, Richter u. Hurrelmann 2006, Siegrist u. Marmot 2008).

Gesundheitliche Chancenungleichheiten als Ergebnis der Lebensweisen

Dieser Ansatz erklärt die soziale Verteilung der Erkrankungen durch das unterschiedliche gesundheitliche Risikoverhalten. Verhaltensweisen wie Rauchen, hoher Alkoholkonsum, mangelnde körperliche Bewegung, fett- und zuckerreiche Ernährung, sind in den unteren Sozialschichten häufiger zu finden. Zum Beispiel ist in den beiden letzten Jahrzehnten der Raucheranteil in allen Sozialschichten zurückgegangen, dennoch ist sein Anteil in den Sozialschichten I und V immer noch sehr unterschiedlich, wie die Abb. 2.5 zeigt. Vergleichbare Daten liefern das Deutsche Krebsforschungszentrum (2004) und Lampert & Thamm (2004).

Abb. 2.5
Häufigkeit des Zigarettenrauchens nach sozioökonomischer Gruppe in England 1992, 1998 und 2002

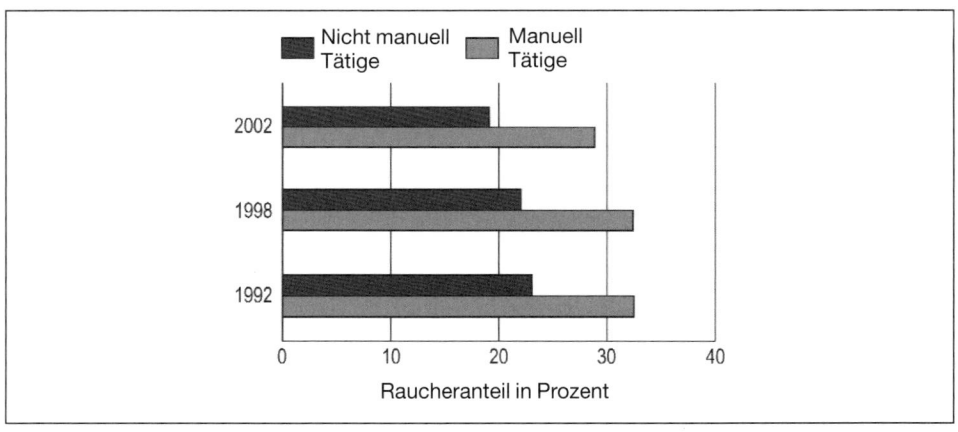

Verhaltensweisen müssen jedoch immer in dem jeweiligen sozialen Kontext betrachtet werden, in dem sie stattfinden. Graham (1992) hat durch viele Untersuchungen zum Rauchverhalten gezeigt, dass die Entscheidung zu rauchen bei vielen Frauen der Arbeiterschicht eine Strategie ist, um ihren Alltagsstress mit der Armut und sozialen Isolation

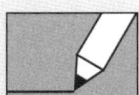 **Das Rauchen ist der größte Einzelfaktor zur Erklärung der unterschiedlichen Sterberaten von Reichen und Armen. Welche der folgenden Aussagen trifft Ihren Standpunkt am besten?**

„Die Armen verursachen ihre Erkrankungen selbst. Sie kümmern sich nicht um ihre Gesundheit. Wenn sie wirklich so arm sind, wie können sie es sich dann leisten zu rauchen, Alkohol zu trinken und nicht genügend auf eine gesunde Ernährung zu achten?"

„Das Rauchen und Trinken von Alkohol wird zum großen Teil durch die sozialen Netze und Beziehungen der Menschen bestimmt, die wiederum ihr Selbstwertgefühl und ihren Stressumfang beeinflussen. Das Rauchen bietet hierfür eine Art Anpassungshilfe an."

besser zu bewältigen. Das heißt, die Entscheidung zu rauchen ist zwar eine bewusste Entscheidung, die aber nicht leichtsinnig oder unwissentlich getroffen wird, sondern vielmehr eine Wahl zwischen zwei „gesundheitlichen Übeln" darstellt. In diesem Fall: Stress oder Rauchen.

Einige Autoren und Autorinnen stellen fest, dass es zwischen sozialen Gruppen kulturbedingte Einstellungsunterschiede zur Gesundheit und Gesundheitsvorsorge gibt. Das Rauchen aufzugeben ist z. B. eine Handlung, deren Belohnung vor allem in der Zukunft liegt. Eine solche Zukunftsorientierung spricht mehr die Menschen aus der Mittelschicht an, deren Eigenkontrolle (wie wir im Kapitel 1 erläutert haben) ausgeprägter ist und die stärker daran glauben, den Verlauf ihres Lebens mitbestimmen zu können. Personen aus der Arbeiterschicht, die mehr damit zu kämpfen haben, tagtäglich über die Runden zu kommen, neigen weniger zu langfristigem Denken und haben deshalb eine eher fatalistische Einstellung zur Gesundheit, die für sie mehr eine Sache des Schicksals ist. Solche Einstellungen werden von Generation zu Generation weitergegeben. Dieses Phänomen wird als „Kultur der Armut" oder „Kreislauf der Benachteiligung" bezeichnet. Aufgrund solcher Sichtweisen lassen sich Erkrankungen durch die Merkmale der Einkommensschwachen bzw. deren Unzulänglichkeit und Unfähigkeit erklären. Eine verhaltensbedingte Erklärung, aufgrund dessen die Lebensweisen und kulturellen Einflüsse die Gesundheit bestimmen, hat beträchtliche Anziehungskraft für jede Regierung, der es um die Reduzierung öffentlicher Ausgaben geht. Wenn die Menschen selbst für ihre Gesundheit verantwortlich gemacht werden, dann legitimiert dies die Untätigkeit der Regierung. Solche Ansichten, die häufig mit neoliberalen Regierungen verbunden sind (siehe Kapitel 7), wurden immer wieder als Versuch kritisiert, dem Opfer die Schuld anzulasten, indem die Menschen für Faktoren verantwortlich gemacht werden, die sie benachteiligen, auf deren Veränderung sie aber keinen Einfluss nehmen können.

Gesundheitliche Chancenungleichheiten als Folge individueller Lebensverläufe

Dieser Ansatz zur Erklärung gesundheitlicher Chancenungleichheiten geht davon aus, dass z. B. bereits die Lebensumstände in der frühen Kindheit die zukünftigen Morbiditäts- und Mortalitätsraten vorherbestimmen. Einkommen und Ausbildung der Eltern bestimmen die Wohnverhältnisse, die Qualität der Ernährung und die beruflichen Chancen ihrer Kinder und damit deren zukünftigen sozioökonomischen Status. Es gibt Hinweise dafür, dass bereits im Mutterleib vorliegende Anlagen die Geburt beeinflussen und ein niedriges Geburtsgewicht noch viele Jahre später Auswirkungen auf die Gesundheit hinsichtlich koronarer Herzerkrankungen, Schlaganfälle oder Atemwegserkrankungen hat.

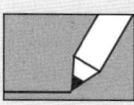 **Skizieren Sie Ihren eigenen Lebensverlauf in Bezug auf die Gesundheit.**

- Gab es irgendwelche externen Faktoren, die Ihre Gesundheit und die Ihrer Familie beeinflusst haben?
- Gab es irgendwelche persönliche Lebensereignisse, die Ihr körperliches und psychosoziales Wohlbefinden beeinflusst haben?

Gesundheitliche Chancenungleichheiten durch psychosoziale Faktoren

Es gibt immer mehr Daten, die zeigen, dass es die *relative* gesundheitliche Chancenungleichheit ist, bei der das Einkommen und die materiellen Ressourcen, in Verbindung mit den sich daraus ergebenden sozialen Ausgrenzungen, für die schlechte Gesundheit verantwortlich sind (Blane 1996, Wilkinson 1996). Den wichtigsten Nachweis hierfür liefern die internationalen Daten zur Einkommensverteilung und die nationalen Sterberaten. Sie zeigen, dass nicht die reichen Länder mit den höchsten Durchschnittseinkommen den besten Gesundheitszustand haben, sondern die Länder, in denen dieser Reichtum am gerechtesten verteilt ist, wie z. B. in Schweden. Wenngleich die genauen Zusammenhänge zwischen sozialer Benachteiligung und Erkrankungen noch nicht eindeutig geklärt sind, ist es möglicherweise die subjektiv wahrgenommene relative Benachteiligung, die bei den Betroffenen Argwohn und psychosoziale Belastungen hervorrufen, die letztlich zu den höheren Krankheitsrisiken führen (Wilkinson 1996, Wilkinson & Marmot 2003, Mielck 2005, Siegrist & Marmot 2008). Gesunde Gesellschaften, mit einer angemesseneren und gerechteren Einkommensverteilung, zeigen einen größeren sozialen Zusammenhalt und haben ein ausgeprägteres Gemeinschaftsleben mit einem entsprechend größeren Sozialkapital zur besseren Unterstützung ihrer Mitglieder.

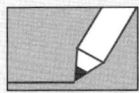

Die Qualität des sozialen Zusammenhalts in einer Gesellschaft ist einer der wirksamsten Determinanten der Gesundheit und diese Qualität ist wiederum eng verbunden mit dem Grad einer ausgeglichenen Einkommensverteilung (Wilkinson 1996, S. 5).

Welche der folgenden Merkmale gehören Ihrer Meinung nach zu den Merkmalen einer gesunden Gesellschaft?

- Hoher Grad an Bürgerbeteiligung im öffentlichen Bereich
- Hohes Bruttosozialprodukt
- Niedrige Kriminalitätsraten
- Hoher Prozentsatz an Personen mit einer universitären Ausbildung
- Zugang zu Systemen des Informations- und Erfahrungsaustausches
- Hoher Beschäftigungsgrad
- Geringe Einkommensunterschiede
- Solidaritätsgefühl und sozialer Zusammenhalt

Der Grad der gesellschaftlichen Integration des Einzelnen und das Vorhandensein sozialer Netze, auf die er sich stützen kann, beeinflussen maßgeblich seine Gesundheit. Untersuchungen haben gezeigt, dass Personen mit wenig Freunden oder familiären Bindungen häufiger frühzeitig sterben und geringere Chancen haben, einen Herzinfarkt zu überleben. Soziale Ausgrenzung ist ein Begriff, der heute häufig benutzt wird, um diejenigen Gruppen von Menschen zu beschreiben, denen es in der Regel aufgrund ihres niedrigen Einkommens nicht möglich ist, sich an den normalen gesellschaftlichen Aktivitäten angemessen zu beteiligen.

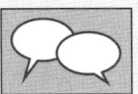

Welche gesellschaftliche Gruppen würden Sie als „sozial ausgegrenzt" bezeichnen?

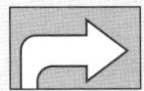

„Gesundheit ist eine wichtige Dimension der sozialen Ausgrenzung, die nicht nur die soziale, sondern auch die ökonomische und psychologische Isolierung umfasst. Obwohl die Menschen vielleicht wissen, was für ihre Gesundheit gut ist, kann es für sie schwierig sein, auch ihr Handeln danach auszurichten, was eine Abwärtsspirale der Entbehrung in Gang setzt und damit zu einer schlechteren Gesundheit führt" (engl. Gesundheitsministerium 1999, Seite 44).

Die „Whitehall Studie II" (Marmot 2006), eine Langzeitstudie mit Beschäftigten im öffentlichen Dienst Großbritanniens, verdeutlicht die Folgen negativer emotionaler Erfahrungen, die in einer sozial unausgewogenen Gesellschaft auftreten. Unabhängig von ihrem Gesundheitsverhalten erkrankten Beschäftigte, die auf ihr Arbeitsleben angemessenen Einfluss nehmen konnten (jene in höheren Positionen), weniger häufig an koronaren Herzerkrankungen, Diabetes oder Stoffwechselstörungen als jene in niedrigen Positionen, die nur wenig Einfluss auf ihr Arbeitsleben nehmen konnten.

Gesundheitliche Chancenungleichheiten als Folge materieller Benachteiligungen

Diese Erklärung geht davon aus, dass die ungleiche Verteilung von Gesundheit und Erkrankungen in der Bevölkerung die tiefgreifenden materiellen Ungleichheiten in einer Gesellschaft widerspiegeln. Diejenigen, die erkranken, stehen in der sozialen Hierarchie weiter unten, haben den niedrigsten Bildungsgrad, das wenigste Geld und die geringsten Ressourcen. Ein geringes Einkommen kann die Folge von Arbeitslosigkeit oder eines schlecht bezahlten und unsicheren Jobs sein. Dies kann zu schlechten Wohnverhältnissen in einer luftverschmutzten und unsicheren Gegend führen mit wenig Möglichkeiten zum Aufbau sozialer Netze, was zu einer schlechteren Gesundheit führt. Geldnot kann es für Haushalte schwierig machen, im alltäglichen Leben das umzusetzen, was sie als die gesündere Wahl ansehen.

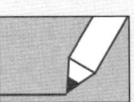

Denken Sie über folgende nachgewiesene Zusammenhänge über Art und das Ausmaß der Kinderunfälle nach:

- Unfälle sind bei den 1- bis 4-jährigen Kindern die Haupttodesursache.
- Kinder aus den unteren Sozialschichten haben im Vergleich zu denen aus den oberen Sozialschichten ein doppelt so hohes Risiko, tödlich zu verunglücken.

Auf was führen Sie dies zurück?

- Kinder aus den unteren Sozialschichten sind anfälliger für Unfälle oder verhalten sich leichtsinniger.
- Eltern aus den unteren Sozialschichten kümmern sich nicht genügend um den Unfallschutz in ihren Wohnungen und die Aufsicht ihrer Kinder.
- Das physische Umfeld, in dem die ärmeren Kinder spielen, ist kleiner und verfügt über weniger Schutzvorrichtungen, wie Treppengeländer oder Kaminofengitter. Außerdem müssen sie häufiger draußen in einem ungeschützteren Umfeld spielen.

Als Beleg für das Vorhandensein ungleicher Gesundheitschancen werden häufig die ungleichen Zugänge zu den Gesundheitsdiensten herangezogen. Ein Ziel bei der Einführung des englischen Nationalen Gesundheitsdienstes (NHS) in den 50er-Jahren war es, eine umfassende und für alle gleich zugängliche und kostenlose Gesundheitsversorgung zu etablieren. Dementsprechend hätte man eigentlich eine Reduzierung der gesundheitlichen Chancenungleichheiten erwarten können. Anfang der 70er-Jahre vertrat jedoch ein Hausarzt in der renommierten Zeitschrift „The Lancet" eine provokante These, nämlich dass eine gute gesundheitliche Versorgung sich tendenziell gegenläufig zu den Bedürfnissen der Bevölkerung entwickelt (Tudor Hart 1971).

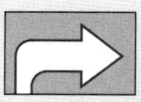

„In Gegenden mit den meisten Krankheits- und Todesfällen haben die Hausärzte mehr zu tun, größere Wartelisten, weniger Unterstützung durch Krankenhäuser, und führen mehr klinisch wenig wirksame Behandlungsmethoden fort als ihre Kollegen in den gesündesten Gegenden. Die Krankenhausärzte müssen sich um mehr Fälle mit weniger Personal und Geräten kümmern und leiden in den veralteten Gebäuden unter dem ständigen Betten- und Personalmangel. Diese Tendenzen zusammen machen das „Inverse Care Law" aus, das bedeutet, dass das Vorhandensein einer guten medizinischen Versorgung sich tendenziell gegenläufig zu den Bedürfnissen der zu versorgenden Bevölkerung entwickelt." (Tudor Hart 1971)

Selbst in England, wo jeder kostenlosen Zugang zu den Gesundheitsdiensten hat, werden diese von bestimmten Gruppen relativ häufiger und besser genutzt als von anderen. Warum ist das so?

Es gibt genügend Belege dafür, dass die Qualität und Quantität der zur Verfügung stehenden medizinischen Dienste regional und für bestimmte soziale Gruppen und ethnische Minderheiten sehr unterschiedlich ist. In Anbetracht der Tatsache, dass die medizinische Versorgung nur relativ wenig Einfluss auf die Gesamtheit der Sterberaten an Herz- und Krebserkrankungen hat und durch medizinische Behandlungen vermutlich nur ca. 5 % aller Sterbefälle verhindert werden können, lassen sich die unterschiedlichen Gesundheitszustände in der Bevölkerung nicht allein auf die Unterschiede in der Zahl und Art der zur Verfügung stehenden medizinischen Dienste zurückführen.

Reduzierung gesundheitlicher Chancenungleichheiten

Die Lebenserwartung der Menschen und deren Gesundheitsverhalten hat sich in den vergangenen 50 Jahren zwar stetig verbessert, aber zwischen den einzelnen Ländern gibt es große Unterschiede. Die Lebenserwartung bei der Geburt reicht z. B. von 34 Jahren in Sierra Leone bis hin zu 81,9 Jahren in Japan (Weltgesundheitsorganisation 2004). Aber auch innerhalb der Länder gibt es große Unterschiede. In den Vereinigten Staaten von Amerika haben die in South Dakota geborene Amerikaner nur eine Lebenserwartung von 58 Jahren, dagegen haben die aus Asien stammenden amerikanischen Frauen in New Jersey mit 91 Jahren die höchste Lebenserwartung (Murray 2005). Mortalitätsstatistiken zeigen in *allen* Ländern ein sozial bedingtes Krankheitsgefälle.

Weltweit gibt es auch eine beträchtliche Belastung an nicht tödlich verlaufenden Krankheiten, vor allem in Bezug auf die psychischen Erkrankungen. Die Ottawa-Charta (WHO 1986) formulierte folgende zentrale Handlungsfelder:

- *Stärkung individueller Kompetenzen.* Dies bedeutet sicherzustellen, dass die Menschen sowohl die Informationen als auch die Fähigkeiten haben, die es ihnen ermöglichen, die für sie richtigen Entscheidungen zu treffen. Die Begrenzungen durch die materiellen Lebensverhältnisse und andere Zwänge, welche die gesundheitlichen Entscheidungen beeinflussen, sind deshalb entsprechend zu berücksichtigen, z. B. durch Programme für Alleinerziehende oder für Problemtrinker zur Stärkung ihrer Bewältigungsfähigkeiten.

- *Stärkung gesundheitsbezogener Gemeinschaftsaktionen.* Das heißt, die Menschen zu unterstützen, damit sie auf ihre Gesundheitsprobleme und die ihres Umfeldes auch entsprechend Einfluss nehmen können, z. B. durch Schulungs- und Bildungsprogramme und Nachbarschaftshilfen.

- *Verbesserung der Zugänge zu den Gesundheitsangeboten und Gesundheitsdiensten.* Dazu gehört die Vermittlung und Vernetzung zwischen den Menschen und den Anbietern von Dienstleistungen, um sicherzustellen, dass die Bedürfnisse der Menschen auch erfüllt werden (z. B. durch die Schaffung von mehr lokalen und „niederschwelligen" Anlaufstellen für Gesundheitsfragen oder durch die Unterstützung von Vermittlerbüros, die sich für die Interessen bestimmter Klientengruppen einsetzen, z. B. für Menschen mit Lese- und Lernschwierigkeiten oder Personen, deren Muttersprache nicht Englisch ist und für die es schwierig sein kann, mit den Gesundheitsdiensten Kontakt aufzunehmen).

- *Gesundheitsfördernde Gesamtpolitik.* Das heißt eine Gesundheitspolitik, die auf alle Gesellschaftsbereiche einwirkt. Die in diesen vielfältigen Bereichen durchgeführten sozialen und ökonomischen Veränderungen können zur Reduzierung der Armut beitragen und dafür sorgen, dass die allgemeinen Umwelt- und Lebensbedingungen der Menschen der Gesundheit förderlicher sind (z. B. durch progressive Besteuerung, Einkommenshilfen, integrierte Transportsysteme oder eine noch striktere Lebensmittelüberwachung).

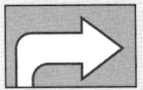

„Leben retten: Unsere gesündere Nation"
(Ein Programm der englischen Regierung)

Um dessen Ziele zu erreichen (Verbesserung der Gesundheit aller Bevölkerungsteile und Verbesserung der Gesundheit der Gruppen mit dem schlechtesten Gesundheitszustand zur Verminderung der bestehenden Ungleichheiten) will die Regierung einen dritten Weg gehen, der auf der einen Seite nicht nur darauf setzt, „dem Opfer die Schuld anzulasten", aber andererseits auch nicht alles durch staatliche Eingriffe zu regeln versucht ...
Eng miteinander verbundene Probleme erfordern gemeinsame Lösungsansätze. Das heißt, die gesundheitlichen Chancenungleichheiten dort zu bekämpfen, wo sie hervorgerufen werden: durch Armut, schlechte Wohnverhältnisse, Luftverschmutzung, geringen Bildungsstand, Arbeitslosigkeit und geringe Einkommen. Die Bekämpfung dieser generellen Chancenungleichheiten ist die beste Methode zur Bekämpfung der spezifischen gesundheitlichen Chancenungleichheiten (engl. Gesundheitsministerium 1998, Seite 5 u. 12).

Die Reduzierung gesundheitlicher Chancenungleichheiten erfordert sowohl Maßnahmen „von oben nach unten" (top-down) als auch von „unten nach oben" (bottom-up) und zwar von allen Personen, die gesundheitsfördernde Lebenswelten bzw. Rahmenbedingungen schaffen können, um den Menschen die gesündere Alternative zur leichteren Wahl machen zu können, aber auch von allen denen, die sie bei den gewünschten individuellen Verhaltensveränderungen unterstützen können.

Die zentralen Schlüssel zur Reduzierung gesundheitlicher Chancenungleichheiten sind Ausbildung, Beschäftigung und Einkommen. Ausbildung und Kompetenzentwicklung fördern die beruflichen Chancen und Fähigkeiten zur Bewältigung vielfältiger Probleme. Beschäftigung schafft Einkommen und damit Zugang zu gesundheitsfördernden Ressourcen, wie Ernährung und angemessene Wohnverhältnisse. Maßnahmen zur Reduzierung gesundheitlicher Chancenungleichheiten in Bezug auf die Ernährung könnten z. B. auf folgenden Ebenen erfolgen:

- der strukturellen Ebene, z. B. der Agrar- und Ernährungswirtschaft, einer konsequenteren Kontrolle der Lebensmittelkennzeichnung oder Anreicherung von Lebensmitteln durch Zusatzstoffe,
- der kommunalen Ebene, z. B. mobile Esstafeln, kostenloses Obst und Gemüse in den Schulen oder Angebote zur Außer-Haus-Verpflegung,
- der individuellen Ebene, z. B. Ernährungskurse in Schulen oder für Frauen während ihrer Schwangerschaft, massenmediale Kampagnen zur Reduzierung des Salzkonsums oder von Programmen zur Gewichtsabnahme.

Viele Gesundheitsförderinnen und Gesundheitsförder werden in diesem Zusammenhang vielleicht einwenden, dass sie weder die Macht noch den Einfluss haben, um Veränderungen auf der strukturellen Ebene durchzusetzen. Dennoch sollte es ihnen möglich sein (wie die oben genannten Beispiele zeigen), das Problem der gesundheitlichen Chancenungleichheiten bereits bei der Planung ihrer gesundheitsfördernden Maßnahmen mit zu berücksichtigen. Die Anerkennung und entsprechende Berücksichtigung der sozioökonomischen Faktoren, die entscheidend die Gesundheit des Einzelnen und die der Bevölkerung bestimmen, gehören zu den zentralen Aufgaben für jeden Gesundheitsförderer bzw. jede Gesundheitsförderin.

Soziale Ungleichheit und Gesundheit

Das Thema „soziale Ungleichheit und Gesundheit" hat in den letzten Jahren in Deutschland erheblich an Aufmerksamkeit gewonnen und zu einer Zunahme gesundheitspolitischer Initiativen zur Verringerung gesundheitlicher Chancenungleichheiten geführt. Stellvertretend hierfür stehen folgende zwei Beispiele:

1. Der seit 1995 jährlich stattfindende **„Kongress Armut und Gesundheit"** hat sich als die größte bundesweite Veranstaltung zu diesem Themenbereich etabliert und ist zu einer zentralen Plattform für den Austausch zwischen Wissenschaft, Politik und Praxis geworden. Unter www.gesundheitberlin.de stehen eine Vielzahl von Dateien zu den bisherigen Kongressthemen zum Download zur Verfügung, die eine hervorragende Möglichkeit zur Vertiefung dieser Problematik anbieten.

2. Seit 2003 gibt es den von der Bundeszentrale für gesundheitliche Aufklärung initiierten Kooperationsverbund mit 54 Partnerorganisationen zur **„Gesundheitsförderung bei sozial Benachteiligten"**. Auf dessen Internetplattform finden Sie aktuelle Informationen, Veranstaltungshinweise und Forschungsergebnisse zu diesem Themenbereich. In der darin eingebetteten Praxisdatenbank sind zurzeit über 1900 Projekte und Maßnahmen und 100 „Good-Practice-Projekte" zur Gesundheitsförderung bei sozial Benachteiligten online recherchierbar. (www.gesundheitliche-chancengleichheit.de)

Schlussfolgerungen

Gesundheitsförderung ist nicht nur eine rein fachliche Angelegenheit. Wir haben gesehen, dass uns bereits die Suche nach den Ursachen der Erkrankungen dazu zwingt, auch politisch zu denken und zu handeln.

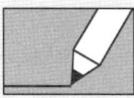 **Denken Sie über die folgenden Ansichten über die Ursachen von Erkrankungen nach. Welche kommt Ihrer am nächsten?**

- Erkrankung ist die Folge der ungesunden Lebensweisen der Menschen. Niemand zwingt die Menschen, so zu leben und deshalb müssen sie die Verantwortung für ihre Gesundheit selbst übernehmen. Aufgabe der in der Gesundheitsförderung Tätigen ist es, die Menschen zu informieren und sie zu ermutigen, sich mehr um ihre Gesundheit zu kümmern und sich für die gesünderen Alternativen zu entscheiden.

- Erkrankung ist die Folge der sozialen und ökonomischen Bedingungen, unter denen die Menschen leben. Wenn sie dabei krank werden, ist es nicht allein ihre Schuld. Menschen mögen ungesund leben, aber sie tun dies nur deshalb, weil es unter ihren schwierigen Einkommensverhältnissen und/oder Lebenslagen nicht leicht ist, sich immer für die gesünderen Alternativen zu entscheiden.

Aufgabe der in der Gesundheitsförderung Tätigen ist es, die Menschen in die Lage zu versetzen, ihre Gesundheit selbst in die Hand zu nehmen (Empowerment) und ihnen die Faktoren bewusster zu machen, die ihre Gesundheit beeinflussen. Gesundheitsförderinnen und Gesundheitsförderer müssen auch die Aufmerksamkeit der politischen Entscheidungsträger auf die sozialen und ökonomischen Bedingungen lenken, welche die Gesundheit ihrer Klientel mitbestimmen.

In jedem Arbeits- oder Fachbereich wird es immer Diskussionen darüber geben, was eine gute Praxis ausmacht. Deshalb ist es wichtig, dass Sie darüber nachdenken, welches Ihre diesbezüglichen Positionen sind und wo Sie stehen, denn dies wird Ihre Vorstellungen über die Ziele und geeigneten Maßnahmen der Gesundheitsförderung beeinflussen. Wichtig ist auch, dass Sie diese Gedanken mit ihren Kollegen und Kolleginnen sowie Klienten und Klientinnen austauschen, um ein gemeinsames Verständnis über die Grundgedanken und Ziele zu erreichen, auf denen die Aktivitäten der Gesundheitsförderung beruhen.

In der Praxis hängen die verhaltens- und verhältnisbezogenen Erklärungen der Gesundheit häufig von den jeweiligen politischen Sichtweisen ab und werden mit sehr unterschiedlichen Strategien und Ansätzen der Gesundheitsförderung verbunden. Der verhaltensbezogene Ansatz, in dessen Mittelpunkt die individuellen Lebensweisen stehen, hat sehr stark die Gesundheitserziehung geprägt, da er davon ausgeht, dass durch Aufklärung, Beratung oder massenmediale Kampagnen das Verhalten, wie z. B. das Rauch- oder Sexualverhalten, geändert werden kann. Der verhältnisbezogene Ansatz, der davon ausgeht, dass die Gesundheit vor allem durch die sozialen und ökonomischen Lebensbedingungen bestimmt wird und die ungleiche Verteilung gesellschaftlicher Macht und Ressourcen widerspiegelt, erfordert von der Gesundheitsförderin bzw. vom Gesundheitsförderer die Einmischung in politische Aktivitäten.

Fragen zur weiteren Diskussion

- Ist es fair oder effektiv, Individuen zu ermutigen, ihr Gesundheitsverhalten zu ändern?
- Eine gute Gesundheit hängt von einem adäquaten Einkommen ab. Stimmen Sie dem zu?
- Welche langfristigen sozialpolitischen Initiativen würden am meisten zur Verbesserung der Gesundheit Ihrer Klientel beitragen?
- Welche Konsequenzen ergeben sich aus dem Zusammenhang zwischen Gesundheit und Wohlstand für die berufliche Praxis der Gesundheitsförderinnen und Gesundheitsförderer?

Zusammenfassung

Dieses Kapitel gab einen Überblick über die bestehenden Unterschiede im Gesundheitszustand der Bevölkerung und hat die Faktoren der physischen und sozialen Umwelt aufgezeigt, die eng mit den Erkrankungen verknüpft sind: Armut, Arbeitslosigkeit, schlechte Wohnverhältnisse, ungesunde Arbeitsbedingungen und Stress, fehlender sozialer Rückhalt, Wasser- und Luftverschmutzung. Außerdem haben wir gezeigt, wie das gesundheitliche Risikoverhalten des Einzelnen (Rauchen, Ernährung, Bewegung) durch sein soziales Umfeld beeinflusst wird.

Verschiedene Ansätze zur Erklärung gesundheitlicher Chancenungleichheiten wurden vorgestellt. Keiner dieser Ansätze konnte das Problem jedoch vollständig erklären. Aber wir kamen zu dem Ergebnis, dass es genügend Belege dafür gibt, dass soziale und ökonomische Faktoren maßgeblich die Gesundheit beeinflussen. Soziale oder materielle Benachteiligungen können Auslöser oder Verstärker für gesundheitsschädigende Verhaltensweisen sein, wie z. B. für das Rauchen oder ein ungesundes Essverhalten. Deshalb ist das Gesundheitsverhalten des Einzelnen immer im Kontext seines sozialen Umfeldes zu sehen und zu bewerten.

Literatur und Websites

1. Weiterführende deutschsprachige Literaturempfehlungen und Websites

Leitbegriffe der Gesundheitsförderung. Glossar zu Konzepten, Strategien und Methoden der Gesundheitsförderung. Bundeszentrale für gesundheitliche Aufklärung (BZgA). Unter www.bzga.de finden Sie Kurzfassungen zu den Begriffen „Anforderungs-Ressourcen-Modell", „Epidemiologie und Sozialepidemiologie", „Geschlechtsunterschiede und Gesundheit/Krankheit", „Gesundheitliche Chancengleichheit" und „Soziale Ungleichheit und Gesundheit/Krankheit".

Mielck, A., Helmert, U. 2006. Soziale Ungleichheit und Gesundheit. In: Handbuch Gesundheitswissenschaften S. 603–623. Gibt einen sehr guten Überblick über Definitionen, empirische Ergebnisse, Erklärungsansätze und Interventions-Ansatzpunkte zur sozialen Ungleichheit.

Sachverständigenrat zur Begutachtung der Entwicklung im Gesundheitswesen (Hrsg.), Koordination und Qualität im Gesundheitswesen, Band 1, 2006, Verlag W. Kohlhammer. Das Kapitel 3 „Sozioökonomischer Status und Verteilung von Mortalität, Morbidität und Risikofaktoren" fasst auf den Seiten 109 bis 175 den Stand der empirischen Forschung zur gesundheitlichen Ungleichheit in Deutschland zusammen.

Die vollständigen Gutachten 2005, 2007 und 2009 können auch als PDF-Datei heruntergeladen werden unter www.svr-gesundheit.de.

2. Literaturempfehlungen der englischen Originalausgabe

Acheson D 1998 Independent inquiry into inequalities in health: a report. Stationary Office, London. Fasst die jüngsten Forschungsergebnisse über die andauernden gesundheitlichen Chancenungleicheiten zusammen und zeigt einige Schlüsselbereiche zur Reduzierung gesundheitlicher Chancenungleichheiten auf.

Marmot M, Wilkinson R G 2006 Social determinants of health, 2nd edn. Oxford University Press, Oxford. Ein Überblick über die wichtigsten Einflussfaktoren auf die Gesundheit, einschließlich Arbeitslosigkeit, Arbeitsplatz und sozialer Netzwerke.

Wilkinson R G, Marmot M 2003 Social determinants of health. WHO, Copenhagen. www.who.dk/document/e81384.pdf. Dieses Website-Dokument fasst einige wichtige Belege für den Zusammenhang zwischen Gesundheitszustand und sozialen Determinanten zusammen. Die Aktivitäten der WHO-Kommission zu den sozialen Determinanten der Gesundheit finden Sie unter http://www.who.int/social_determinants/en/.

Weitere hilfreiche englische Websites zu diesem Kapitel sind: www.poverty.org.uk. Der „Black Report" kann heruntergeladen werden unter www.sochealth.co.uk/history/black.htm.

3. Neu eingefügte deutschsprachige Quellenangaben und Websites

Bundesministerium für Arbeit und Soziales. Der Armuts- und Reichtumsbericht 2005 und 2008 kann als PDF-Datei heruntergeladen werden unter: www.bmas.de.

DKFZ Deutsches Krebsforschungszentrum (Hrsg.) 2004. Rauchen und soziale Ungleichheit – Konsequenzen für die Tabakkontrollpolitik. DKFZ, Heidelberg.

Fehr, R., Neuss, H., Heudorf, U. (Hrsg.) 2005. Gesundheit und Umwelt. Ökologische Prävention und Gesundheitsförderung. Huber Verlag, Bern.

Gesundheit Berlin (Hrsg.) 2007. Dokumentation 12. Bundesweiter Kongress Armut und Gesundheit. Gesundheit Berlin-Brandenburg e.V., Berlin.

Geyer, S. 2002. Sozialwissenschaftliche Grundlagen. In: Kolip, P. (Hrsg.). Gesundheitswissenschaften – eine Einführung. Juventa Verlag. Weinheim.

Hollederer, A., Brand, H. (Hrsg.) 2006. Arbeitslosigkeit, Gesundheit u. Krankheit. Huber Verlag, Bern.

Hurrelmann, K., Kolip, P. (Hrsg.) 2002. Geschlecht, Gesundheit und Krankheit. Huber Verlag, Bern.

Kolip, P., Altgeld, T. (Hrsg.) 2006. Geschlechtergerechte Gesundheitsförderung und Prävention. Juventa Verlag, Weinheim.

Lampert, T., Thamm, M. 2004. Soziale Ungleichheit des Rauchverhaltens in Deutschland. In: Bundesgesundheitsblatt – Gesundheitsforschung – Gesundheitsschutz 47: 1033–1042.

Mielck, A. 2005. Soziale Ungleichheit und Gesundheit. Huber, Bern Göttingen.

OECD 2008. Organisation für wirtschaftliche Zusammenarbeit und Entwicklung. Ungleichheit trotz Wachstum. Einkommensverteilung und Armut in OECD-Ländern. Die dt. Fassung der Studie kann heruntergeladen werden unter: www.oecd.org/berlin.

Richter M, Hurrelmann (Hg) 2006. Gesundheitliche Ungleichheit. Grundlagen, Probleme, Perspektiven. VS Verlag, Wiesbaden.

Robert Koch-Institut (RKI) 2006. Koronare Herzkrankheit und akuter Myokardinfarkt. RKI, Berlin.

Robert Koch-Institut (RKI) 2008. Schwerpunktbericht „Migration und Gesundheit". RKI, Berlin.

Siegrist, J., Marmot, M. 2008. Soziale Ungleichheit und Gesundheit. Huber Verlag, Bern.

Weitere hilfreiche deutsche Websites zu diesem Kapitel sind:

www.rki.de (Website der Gesundheitsberichterstattung des Bundes via Robert Koch-Institut (RKI)
www.gesundheitberlin.de (Landesvereinigung für Gesundheitsförderung Berlin-Brandenburg e.V.)
www.gesundheitliche-chancengleichheit.de (Gesundheitsförderungsprojekte für sozial Benachteiligte)
www.bmas.de (Bundesministerium für Arbeit und Soziales)
www.kultur-gesundheit.de (Website der Universität Mainz)
www.infodienst.bzga.de (Informationsdienst Migration und öffentliche Gesundheit)
www.gesundheitsziele.de (Forum Gesundheitsziele Deutschland)
http://epp.eurostat.ec.europa.eu (Statistiken der Europäischen Kommission)

4. Quellenangaben der englischen Originalausgabe

Acheson D 1998 Independent inquiry into inequalities in health: a report. Stationery Office, London.

Annandale H, Hunt K (eds) 2000 Gender inequalities in health. Open University Press, Buckingham.

Arber S 1990 Opening the black box: inequalities in women's health. In: Abbott P, Gilbert N (eds) New directions in the sociology of health. Falmer, Basingstoke.

Bhopal R S 2007 Ethnicity, race and health in multicultural societies. Oxford University Press, Oxford.

Blane D, Brunner E, Wilkinson R (eds) 1996 Health and social organisation: towards a health policy for the 21st century. Routledge, London.

British Heart Foundation 2000 South Asians and heart disease. Available online at: factfiles.

Britton A, McPherson K 2000 Monitoring the progress of the 2010 target for coronary heart disease mortality: consequences on CHD incidence and mortality from changing prevalence of risk factors. National Heart Forum, London.

Bromley C, Sprosten K, Shelton N (eds) 2005 The Scottish health survey 2003, vol. 2: Adults. Scottish Executive, Edinburgh.

Dahlgren G, Whitehead M 1991 Policies and strategies to promote social equity in health. Institute for Future Studies, Stockholm.

Department of Health 1999 Saving lives: our healthier nation. Stationery Office, London.

Department of Health 2000 National Service Framework: Coronary heart disease. Stationery Office, London.

Department of Work and Pensions 2005 Households below average income statistics. Department of Work and Pensions, London.

Dobson F 1997 Healthy houses for healthy lives: address to National Housing Federation 16/10/97. Department of Health press release 97/282.

Dorling D, Mitchell R, Shaw M et al. 2000 The ghost of Christmas past: health effects of poverty in London in 1896 and 1991. British Medical Journal 321: 1547–1551.

Doyal L 1995 What makes women sick? Gender and the political economy of health. Macmillan, Basingstoke.

Graham H 1992 Smoking among working class mothers with children. Department of Applied Social Studies, University of Warwick, Warwick.

Illsley R 1986 Occupational class, selection, and the production of inequalities. Quarterly Journal of Social Affairs 2: 151–165.

Lalonde M 1974 A new perspective on the health of Canadians. Ministry of Supply and Services, Ottawa, Canada.

Macintyre S 2007 Inequalities in health in Scotland: what are they and what can we do about them? Occasional paper 17. MRC Social and Public Health Sciences Unit, Glasgow.

McKeown T, Lowe C R 1974 An introduction to social medicine. Blackwell Science, Oxford.

McLean C, Carmona C, France C et al 2005 Worklessness and health: what do we know about the causal relationship? Health Development Agency, London.

Marmot M, Siegrist J, Theorell T 2006 Health and the psychosocial environment at work. In: Marmot M, Wilkinson R (eds) The social determinants of health, 2nd edn. Oxford University Press, Oxford.

Marsh A, Gordon D, Pantazis C et al. 1999 Home sweet home? The impact of poor housing on health. Policy Press, London.

Murray C, Kulkarni S, Ezzati M 2005 Eight Americas: new perspectives on US health disparities. American Journal of Preventive Medicine 29: 4–10.

Naidoo J, Wills J 2005 Public health and health promotion: developing practice. Baillière Tindall, London.

Nazroo J 1997 The health of Britain's ethnic minorities. Policy Studies Institute, London.

Office of National Statistics 2001 Census. Longitudinal study. Available online at: Office of National Statistics 2007 A Health statistics quarterly, spring 2007 no. 33. ONS, London.

Office of National Statistics 2007 B Childhood, infant and perinatal mortality statistics. HD3. ONS, London.

Stansfield S, Marmot M 2001 Stress and the heart: psychosocial pathway to coronary heart disease. BMJ Books, London.

Townsend P, Davidson N 1982 Inequalities in health: the Black report. Penguin, Harmondsworth.

Tudor Hart J 1971 The inverse care law. Lancet 1: 405.

Whitehead M 1988 The health divide. HEC, London.

Wilkinson R 1986 Class and health: research and longitudinal data. Tavistock, London.

Wilkinson R 1996 Unhealthy societies: the afflictions of inequality. Routledge, London.

Wilkinson R, Marmot M 2003 Social determinants of health: the solid facts. World Health Organization, Copenhagen.

World Health Organization 1986 Ottawa charter for health promotion. Journal of Health Promotion 1: 1–4.

World Health Organization 2004 World health report: changing history. World Health Organization, Geneva.

3 Erfassung und Messung der Gesundheit

Kernpunkte

- Datenquellen zur Gesundheit: Mortalitäts- und Morbiditätsstatistiken

- Objektive Messgrößen der Gesundheit

- Indikatoren zur Erfassung von Benachteiligungen

- Subjektive Messgrößen der Gesundheit

- Epidemiologie und Gesundheitsförderung

Übersicht

Im Kapitel 1 haben wir gezeigt, wie unterschiedlich der Begriff der Gesundheit definiert wird und im Kapitel 2 gesehen, dass es sehr vielfältige Faktoren gibt, welche die Gesundheit beeinflussen. Dies deutet bereits darauf hin, dass es keine leichte Aufgabe ist, Gesundheit zu messen. Es gibt eine Vielzahl von Methoden zur Erfassung und Messung der Gesundheit, aber keine Übereinstimmung darüber, welches die beste Methode ist und welche Informationsquellen am nützlichsten sind. In diesem Kapitel beschäftigen wir uns zunächst mit der Frage, warum wir eigentlich Gesundheit messen wollen. Dann untersuchen wir die zur Zeit gebräuchlichsten Messmethoden und hinterfragen einige Begründungen für deren Anwendung. Abschließend gehen wir auf die verschiedenen Indikatoren zur Messung der Gesundheit ein. Auf die praktische Anwendung der Methoden zur Erfassung der Gesundheit werden wir dann noch mal in den Kapiteln 18 und 19 zur Bedarfserhebung und Programmplanung sowie im Kapitel 20 zur Evaluation zurückkommen.

Warum wollen wir Gesundheit messen?

Dafür gibt es mehrere Gründe:

1. **Zur Setzung von Prioritäten.** Die Sammlung und Bewertung von Informationen über den Gesundheitszustand und die Gesundheitsprobleme einer bestimmten Bevölkerung ist ein wichtiger Schritt, um deren Bedürfnisse richtig zu erfassen.

2. **Zur Unterstützung der Programmplanung und Evaluierung.** Dafür sind Ausgangsdaten notwendig, um Prioritäten formulieren zu können und Standards zu haben, an denen der Erfolg der Maßnahmen gemessen werden kann.

3. **Zur Rechtfertigung der Mittel.** Bei der Vergabe knapper Mittel steht die Gesundheitsförderung häufig im Wettstreit mit anderen Tätigkeitsfeldern. Zur Begründung der Mittelanforderungen und zum Nachweis der Wirksamkeit ihrer Maßnahmen benötigt sie Informationen über den Gesundheitszustand der Bevölkerung.

4. **Zur Unterstützung der Weiterentwicklung des Berufsbildes.** Der Nachweis eines Gesundheitsgewinns ist für die Weiterentwicklung des Berufsbildes der Gesundheitsförderinnen und Gesundheitsförderer sehr wichtig. Denn ohne Methoden zur Messung der Wirksamkeit ihrer Maßnahmen wird die Gesundheitsförderung unsichtbar, unterfinanziert und nachrangig bleiben. Erst durch den Nachweis ihrer Wirksamkeit wird es möglich, Ressourcen, Glaubwürdigkeit und finanzielle Unterstützung zu gewinnen.

Wege zur Erfassung und Messung der Gesundheit

Je nachdem, welche Ziele man verfolgt, können unterschiedliche Messgrößen der Gesundheit herangezogen werden. Dies hängt in erster Linie von dem Konzept der Gesundheit ab, das man vertritt. Wird Gesundheit im Wesentlichen als körperliche Funktionsfähigkeit verstanden, dann bietet sich die körperliche Fitness als eine geeignete Messgröße an. Wird Gesundheit als die Abwesenheit von Krankheit definiert, dann kann das Ausmaß der Erkrankung als Messgröße der Gesundheit herangezogen werden. Wird Gesundheit jedoch als etwas gesehen, das soziale und psychische Aspekte mit umfasst und etwas anderes meint, als nicht krank zu sein, dann müssen spezifische Messgrößen der Gesundheit entwickelt werden.

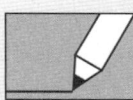

Welche Informationen würden Sie zur Erfassung der Gesundheit der Menschen an Ihrem Ort oder Ihrer Arbeitsstelle benötigen?

Sie würden dabei wahrscheinlich berücksichtigen:

- Informationen über den Gesundheitszustand Ihrer Gemeinde bzw. Ihrer Arbeitskollegen (z. B. die Zahl der Todesfälle und der Haupttodesursachen, die Zahl der Erkrankungen und die wichtigsten Krankheitsarten).
- Informationen über die Determinanten der Gesundheit (z. B. über die Lebensweisen, die Wohn- und Arbeitsverhältnisse oder den Zugang zu den Gesundheitsdiensten).
- Demografische Daten über Ihre Gemeinde bzw. Arbeitsstelle (z. B. Alters- und Geschlechtsverteilung, ethnische und sozioökonomische Gruppenzugehörigkeiten).

Es gibt eine Vielzahl von Möglichkeiten, wie man sich ein Bild über die Gesundheit seiner Gemeinde oder Zielgruppe machen kann. Einige davon sind im Kapitel 18 zur Bedarfsermittlung beschrieben. Im Mittelpunkt dieses Kapitels stehen die Datenquellen, die uns zur Beschreibung der Gesundheit einer Gemeinde oder eines bestimmten Settings zur Verfügung stehen. Viele dieser Daten sind mittlerweile über das Internet zu bekommen. In England kann man solche Daten für den spezifischen lokalen Bereich z. B. finden unter http://neighourhood.statistics.gov.uk.

In Deutschland liegt ein vergleichbares, bis auf Gemeinde- oder Regionsebene differenzierendes Portal über alle Bundesländer (noch) nicht vor. In einzelnen Bundesländern gibt es allerdings kleinräumig differenzierende Internetportale, z. B. in Nordrhein-Westfalen der „Gesundheitsatlas NRW" (www.loegd.nrw.de), in Berlin der „Sozialstrukturatlas" mit Quartiersbezügen und in Bayern der regelmäßige „Gesundheitsmonitor Bayern" (www.lgl.bayern.de). Auch auf der kommunalen Ebene werden vor allem von den Gesundheitsämtern entsprechende Übersichten erstellt **(kommunale Gesundheitsberichterstattung)**.

Zur Erfassung der Daten auf kommunaler, Landes- und Bundesebene bietet sich vor allem das Informationssystem der **„Gesundheitsberichterstattung des Bundes"** an. Es wird als gemeinsame Aufgabe des Robert Koch-Instituts und des Statistischen Bundesamtes durchgeführt und liefert als Online-Datenbank Informationen zu den „gesundheitsrelevanten Rahmenbedingungen", zur „gesundheitlichen Lage in Deutschland" (z. B. Gesundheitszustand, Lebensbedingungen, Risikofaktoren, Inanspruchnahme von Präventionsleistungen), zum „Gesundheitsverhalten", zu „Krankheiten und Gesundheitsproblemen" sowie zur „Gesundheitsversorgung" und deren Kosten. Die Informationen werden in Form von Tabellen, Grafiken, Texten und Definitionen bereitgestellt und können heruntergeladen werden unter www.gbe-bund.de. Dies gilt auch für z. Zt. (2009) über 47 Themenhefte (z. B. zur Armut bei Kindern und Jugendlichen, zur Bürger- und Patientenorientierung im Gesundheitswesen oder zur Selbsthilfe) sowie 4 Schwerpunktberichten z. B. zur Pflege oder Migration.

Zunächst werden wir untersuchen, welchen Beitrag die Epidemiologie durch ihre Messung der Gesundheit als negative Variable liefern kann und daran anschließend, wie wir Gesundheit als positive Variable messen können. Gesundheit als negative Variable misst eigentlich genau das Gegenteil von Gesundheit, nämlich Krankheit und Tod und schließt daraus auf den Grad der Gesundheit. Das heißt, Gesundheit wird in diesem Fall negativ (als Abwesenheit von Krankheit oder Tod) und nicht positiv (als physisches, psychisches und soziales Wohlbefinden) definiert.

Messung der Gesundheit als negative Variable (z. B. nicht verstorben oder erkrankt)

Die Epidemiologie ist die Wissenschaft, die sich mit dem Vorkommen und der Verteilung von Krankheiten in der Bevölkerung befasst. In ihrem Mittelpunkt steht der Gesundheitszustand bzw. in der Regel weit häufiger der Krankheitszustand einer Bevölkerung. Gesundheitsförderinnen und Gesundheitsförderer nutzen epidemiologische Daten, um Gesundheitsprobleme, Risikogruppen und die Auswirkungen ihrer Maßnahmen festzustellen. Die gebräuchlichsten Mittel zur Beurteilung der Gesundheit einer Bevölkerung sind die Mortalitäts- und Morbiditätsraten bzw. die Sterbe- und Erkrankungsraten. Diese spiegeln das Defizitmodell wider, das Gesundheit vorrangig als das Vorhanden- oder Nichtvorhandensein einer Erkrankung betrachtet. Das heißt, die Daten über Todesfälle und Erkrankungen werden häufig als Ersatzmessgröße für Gesundheit benutzt. Die Mängel dieser Methode liegen auf der Hand. Zustände zu messen, die Gesundheit einschränken, wie z. B. Erkrankungen, ist nicht das Gleiche wie die Messung der Gesundheit. Mortalitätsraten spiegeln weder das Ausmaß des Krankseins und Leidens in einer Bevölkerung wider noch sagen sie etwas über die Qualität der Gesundheit aus, welche die Menschen hatten, solange sie noch lebten. Zustände wie Arthritis oder Schizophrenie verursachen beträchtliche Leiden und Schmerzen, da sie aber nicht zu einem vorzeitigen Tod führen, spiegeln sie sich nicht in den Mortalitätsraten wider.

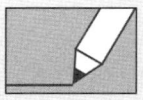 **Wenn Sie eine gesundheitsfördernde Maßnahme zur Verbesserung der Lebensmittelhygiene entwickeln möchten, warum wären zu deren Begründung die Mortalitätsraten ein schlechter Indikator?**

- Wie könnten Sie sonst noch etwas über das Ausmaß einer schlechten Lebensmittelhygiene in Ihrem Untersuchungsgebiet herausfinden?
- Warum wären die Mortalitätsstatistiken in einkommensschwachen Ländern ein guter Indikator, um die Notwendigkeit gesundheitsfördernder Maßnahmen zur Verbesserung der Lebensmittelhygiene zu begründen?

Andererseits bieten Mortalitätsstatistiken den Vorteil, dass man jederzeit auf sie zurückgreifen kann. Jeder Totenschein geht an den Amtsarzt des Gesundheitsamtes und die Gesamtzahl der Todesfälle, ihre regionale Verteilung in der Bevölkerung sowie die Todesursachen werden in den Jahresberichten der Gesundheitsämter zusammengestellt. Da die meisten Länder über solche Daten verfügen, können diese Statistiken auch zu internationalen Vergleichen herangezogen werden.

Obwohl diese Statistiken häufig so präsentiert werden, als wären es objektive Fakten, sei daran erinnert, dass sie von Menschen in einem bestimmten sozialen Kontext erfasst und zusammengestellt wurden und falschen Annahmen oder Fehlern ausgesetzt sein können. In jedem Stadium der Datenerfassung werden Entscheidungen getroffen, die das Ergebnis der präsentierten Informationen mitprägen.

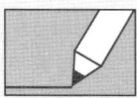

In einkommensschwachen Ländern können die Mortalitätsstatistiken unvollständig sein. Welche Gründe könnten dafür verantwortlich sein?

- In ländlichen Gegenden gab es vielleicht keine Infrastrukturen zur Datenerfassung.

- Bestimmte Todesursachen könnten leichter feststellbar oder weniger stigmatisiert sein als andere.

- Personen aus den höheren sozioökonomischen Gesellschaftsgruppen haben vor ihrem Tod wahrscheinlich häufiger medizinische Versorgung in Anspruch genommen und deshalb liegen von ihnen genauere Daten über ihre Todesursachen vor.

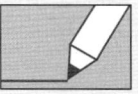

Die Internationale Klassifikation der Krankheiten, Verletzungen und Todesursachen (ICD) klassifiziert den Todesfall entsprechend den diagnostizierten Krankheiten, die zum Tode führten, z. B. Lungenkrebs. Totenscheine, die auf der Basis der ICD ausgestellt werden, enthalten deshalb keine Informationen über Risikofaktoren wie das Rauchen oder die Ernährung, die ggf. den Tod mit verursacht haben.

- Welche Auswirkungen hat dies Ihrer Meinung nach auf unsere Vorstellungen über Risikofaktoren, Krankheitsursachen und geeigneten Strategien zur Prävention und Behandlung von Krankheiten?

- Fördert dies unser Verständnis von den sozialen und umweltbedingten Krankheitsursachen, oder mehr das von den biologisch bedingten Krankheitsursachen?

Mortalitätsstatistiken

Sterblichkeiten können auf unterschiedliche Weise dargestellt werden. Die rohe Sterbeziffer ist die Zahl der jährlichen Todesfälle pro 1000 Personen der Bevölkerung. Diese Zahl wird natürlich durch die Altersstruktur der Bevölkerung beeinflusst, die zeitlichen und regionalen Veränderungen unterliegt. Eine Region mit einem hohen Anteil älterer Menschen, wie z. B. eine Gemeinde mit vielen zugezogenen Pensionären, würde beständig höhere Sterberaten haben als eine Region mit einem hohen Anteil an vorzeitigen Sterbefällen, wie z. B. in einem Großstadtbezirk. Die standardisierte Mortalitätsrate (SMR) berücksichtigt bei der Berechnung der Sterberaten die Unterschiede in den Altersstrukturen. Sie drückt die Zahl der Todesfälle in einer bestimmten Bevölkerungsgruppe aus (die durch geografische oder sozioökonomische Merkmale bestimmt sein kann) und zwar aufgrund des nationalen Durchschnitts, der in dieser Bevölkerungsgruppe unter Berücksichtigung der Altersunterschiede zu erwartenden Todesfälle. Die Durchschnittsziffer liegt in der Regel bei 100, sodass SMRs unter 100 eine Mortalitätsrate anzeigen, die unter dem Durchschnitt liegt und SMRs über 100 eine, die über dem Durchschnitt liegt.

Die Säuglingssterblichkeit (IMR = Infant Mortality Rate) ist eine weitere häufig benutzte Kennziffer. Die IMR drückt die Zahl der Sterbefälle im ersten Lebensjahr je 1000 Lebendgeburten aus. Die IMR ist eng mit den Mortalitätsraten der Erwachsenen verknüpft. Sie spiegelt die Gesundheit der Mütter wider, insbesondere deren Ernährungszustand, sowie das Vorhandensein von Einrichtungen zur Mütter- und Kindervorsorge. Die IMR kann deshalb als genereller Indikator für die Gesundheit einer Bevölkerung angesehen werden, insbesondere bei Vergleichen zwischen verschiedenen Ländern. Die perinatale Sterblichkeitsrate (PMR) ist die Zahl der bei der Geburt und in den ersten 7 Tagen nach der Geburt Verstorbenen per 1000 Geburten. Die Sterblichkeitsrate in der Neugeborenenperiode (neonatale Sterblichkeit) misst die Zahl der Sterbefälle in den ersten 28 Tagen nach der Geburt per 1000 Lebendgeburten. Sowohl die SMR als auch die IMR sind leicht erhältliche Daten und können deshalb gut als Ersatzmessgrößen für Gesundheit herangezogen werden. Tabelle 3.1 vergleicht Schlüsselindikatoren der Gesundheit in verschiedenen Ländern weltweit.

Tabelle 3.1
Schlüsselindikatoren der Gesundheit in verschiednen Ländern weltweit (2005)

	Lebenserwartung (Jahre)		Erwachsenenmortalität (Sterbewahrscheinlichkeit im Alter von 15–60 Jahren)		Kindersterblichkeit (per tausend Lebendgeburten)
	Männer	Frauen	Männer	Frauen	
Deutschland	76	82	110	57	4
Belgien	76	82	120	64	4
Kanada	78	83	90	56	5
Vereinigtes Königreich	77	81	101	62	5
USA	75	80	137	81	7
Zimbabwe	43	42	771	789	60
China	71	74	155	98	23
Argentinien	72	78	162	86	14
Schweden	79	83	78	50	3
Indien	62	64	280	207	56
Australien	79	84	84	47	5

Entnommen aus: World Health Statistics 2007, part 2 Mortality: www.who.int/whosis/whostat2007/en/

- **Welches Land hat die niedrigste Lebenserwartung für Männer und Frauen?**
- **Welches Land hat die höchste Lebenserwartung für Männer und Frauen?**
- **Welches Land hat die höchste Kindersterblichkeit?**
- **Welche Erklärungen haben Sie für diese Unterschiede?**

Mortalitätsdaten sind auch aufgeschlüsselt nach Geschlecht, Sozialschicht und Todesursachen verfügbar. Für Großbritannien steht zweifelsfrei fest, dass die Sterberaten eng mit der sozialen Schicht- und Geschlechtszugehörigkeit verbunden sind (Gesundheitsministerium 2005, Lantz 2001. Vergleichbare Zusammenhänge für Deutschland belegen Mielck 2005 u. Richter/Hurrelmann 2006). Personen aus den unteren Sozialschichten haben höhere Sterberaten als der Durchschnitt der Bevölkerung. Dies gilt für alle Altersgruppen und Todesursachen. Anzeichen für eine Reduzierung dieser sozialen Schichtunterschiede im Hinblick auf die Gesundheit gibt es im Moment noch nicht. Vielmehr steigen diese Ungleichheiten bei der Kindersterblichkeit und der allgemeinen Lebenserwartung weiter an, wenngleich es in Großbritannien mit Blick auf die Kinderarmut und die Wohnverhältnisse einige Anzeichen der Besserung gibt (Gesundheitsministerium 2005). Es wird wahrscheinlich noch einige Zeit dauern, bis die gegenwärtigen Strategien zur Reduzierung dieser Unterschiede greifen bzw. sich in den Mortalitätsraten entsprechend niederschlagen. In den Industrieländern leben Frauen im Durchschnitt länger als die Männer. Im Kapitel 2 sind wir darauf bereits näher eingegangen.

Die Mehrheit der Maßnahmen zur Verbesserung der Gesundheit der Bevölkerung sind darauf gerichtet, die Sterblichkeit der Bevölkerung an bestimmten Todesursachen zu reduzieren.

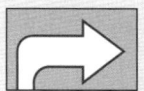

Ziele des englischen Programms „Unsere gesündere Nation". Bis zum Jahr 2010 sollen die Mortalitäten in den folgenden Bereichen reduziert werden:

1. **Herzkrankheiten und Schlaganfälle.** Reduzierung der Mortalität bei den unter 65-Jährigen um mindestens zwei Fünftel.
2. **Unfälle.** Reduzierung der Mortalität um mindestens ein Fünftel und bei den schweren Verletzungen um mindestens ein Zehntel.
3. **Krebserkrankungen.** Reduzierung der Mortalität bei den unter 75-Jährigen um mindestens ein Fünftel.
4. **Psychische Erkrankungen.** Reduzierung der Mortalität an Selbstmorden und ungeklärten Verletzungen um mindestens ein Fünftel.

Ausgangsbasis: 1996 (Gesundheitsministerium, England 1999)

In Deutschland werden seit dem Jahr 2000 im **Kooperationsverbund gesundheitsziele.de** nationale Ziele entwickelt. Diese sind verbindliche Vereinbarungen der verantwortlichen Akteure und Akteurinnen im Gesundheitssystem und beziehen sich auf die Früherkennung, Behandlung und Rehabilitation konkreter Krankheitsbilder sowie auf die Prävention und Verbesserung gesundheitsrelevanter Lebens- und Arbeitsbedingungen. Folgende 6 Bereiche sind bereits ausformuliert:

1. Diabetes mellitus Typ 2: Erkrankungsrisiko senken und Erkrankte früh erkennen und behandeln.
2. Brustkrebs: Mortalität vermindern, Lebensqualität erhöhen.
3. Depressive Erkrankungen: verhindern, früh erkennen, nachhaltig behandeln.
4. Tabakkonsum reduzieren.
5. Gesund aufwachsen: Ernährung, Bewegung, Stressbewältigung.
6. Gesundheitliche Kompetenz erhöhen, Patientensouveränität stärken.

Zu jedem dieser Oberziele wurden Teilzeile und konkrete Umsetzungsmaßnahmen formuliert (www.gesundheitsziele.de).

Morbiditätsstatistiken

Verlässliche Daten zur Erfassung und Messung von Erkrankungen und Krankheiten sind schwieriger zu erhalten. Dies hängt zum Teil damit zusammen, dass es schwierig ist, immer eine klare Trennungslinie zwischen Gesundheit und Krankheit zu ziehen. Eine generelle Datenquelle, welche die Krankheiten und Erkrankungen einer ganzen Bevölkerung erfasst, gibt es nicht. Dafür gibt es aber eine Reihe unterschiedlicher Datenquellen. „Datenquellen sind amtliche Statistiken oder andere autorisierte Zahlenzusammenstellungen, veröffentlicht oder unveröffentlicht, aus denen Daten für die Erstellung von Gesundheitsindikatoren übernommen werden." (Bardehle, D., Annuß, R. 2006) Als Datenquellen können auch Umfragedaten (Surveys) verwendet werden, wenn sie auf wissenschaftlich fundierter Basis beruhen. Das Beispiel der Datenquellen zur Gesundheit in Großbritannien auf der nächsten Seite zeigt die Vielzahl der Datenquellen, die im Prinzip auch in Deutschland verfügbar sind und zur Erstellung von Gesundheitsindikatoren herangezogen werden (siehe untenstehenden Kasten).

Gute Einstiege auf der Suche nach Daten in Deutschland bieten z. B:

- das Statistische Bundesamt für Deutschland, Thema „Gesundheit"; www.destatis.de

- das Informationssystem der Gesundheitsberichterstattung des Bundes; www.gbe-bund.de

- das Robert Koch-Institut in Berlin; www.rki.de

- die Internetportale und Landesgesundheitsberichterstattungen der Landesinstitute und Landesämter für Gesundheit, Lebensmittelsicherheit und verwandter Bereiche in den 16 Bundesländern

- die jährlichen Daten- und Versichertenreports der Krankenkassen, z. B. der AOK, DAK, BARMER, BKK oder IKK

- die aktualisierte Zusammenstellung und Volltextsammlung der im Internet verfügbaren Landes- und Kommunalgesundheitsberichte aus den Bundesländern durch das Landesinstitut für den Öffentlichen Gesundheitsdienst (LÖGD) in NRW; www.loegd.nrw.de

- die in allen Bundesländern eingerichteten Krebsregister (siehe die Website des Deutschen Krebsforschungszentrums unter: www.krebsinformationsdienst.de)

- das Deutsche Institut für Medizinische Dokumentation und Information (DIMDI); www.dimdi.de

- die „Gesundheitssurveys" bzw. repräsentativen Bevölkerungserhebungen, z. B. seit 2003 der bundesweite Kinder- und Jugendgesundheitssurvey „KIGGS", s. unter Robert Koch-Institut

- der Mikrozensus, als die amtliche Repräsentativstatistik über die Bevölkerung in Deutschland, an der jährlich 1 % aller Haushalte beteiligt sind (laufende Haushaltsstichprobe) und dabei auch Zusatzbefragungen zur Gesundheit durchgeführt werden: www.destatis.de

- die Statistiken der Europäischen Kommission: http://epp.eurostat.ec.europa.eu

- das z. Zt. aktuelle „Statistische Taschenbuch Gesundheit 2005" des Bundesministeriums für Gesundheit mit wichtigen Daten aus dem Gesundheitswesen. Diese können zum Teil heruntergeladen werden unter: www.bmg.bund.de

- die „Leitbegriffe der Gesundheitsförderung" der Bundeszentrale für gesundheitliche Aufklärung, die unter dem Stichwort „Gesundheitsberichterstattung" deren Ziele und Entwicklungen beschreiben (www.leitbegriffe.bzga.de)

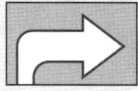 **Die Vielfalt der Datenquellen zur Gesundheit am Beispiel Großbritannien, die generell so auch in Deutschland existieren (s. vorherige Seite).**

Mortalität

- Todesfälle, aufgeschlüsselt nach Ursachen, Alter, Geschlecht und Wohnort
- Todesfälle von Kleinkindern im ersten Lebensjahr
- Todesfälle in der Perinatalperiode (ab der 28. Schwangerschaftswoche und in den ersten 7 Tagen nach der Geburt)
- Todesfälle in der Neugeborenenperiode (innerhalb der ersten 28 Tage nach der Geburt)

Morbidität

- Allgemeine Haushaltsumfrage (jährliche Befragung der Haushalte über Lebensweisen und Erkrankungen)
- Berichte der Gesundheitsdienste über Beratungs- und Behandlungsfälle
  Spezielle Register für bestimmte Gesundheitszustände, wie z. B. für Krebs, Behinderungen, volle und teilweise Blindheit, gefährdete Personen, Drogenabhängigkeit
- Meldesysteme für übertragbare Infektionskrankheiten, angeborene Missbildungen, Schwangerschaftsunterbrechungen
- Nationale Morbiditätsumfrage durch die Hausärzte und Hausärztinnen
- Fehlzeitenstatistiken der Betriebe

Informationen über den Gesundheitszustand und das Gesundheitsverhalten

- Statistiken zu den Diagnosen der Hausärzte und Hausärztinnen sowie den Infektionskrankheiten und Atemwegserkrankungen
- Berichte der Zahnärzte und Zahnärztinnen
- Berichte der Einrichtungen zur Mütter- und Kleinkindervorsorge
- Spezifische Datenerhebungen durch das Nationale Statistikamt

Demografische Daten

- Informationen aus den regelmäßigen Volkszählungen, in England alle 10 Jahre (umfasst Informationen über die Anzahl der Haushalte, aufgeschlüsselt nach Alter, Geschlecht, Ehestand, Geburtsort, Beruf, ethnischer Zugehörigkeit, Bildungsstand, Haus- und Grundbesitz, Wohnung und Haushaltsgegenstände)
- Geburtsregister, in dem das Geburtsgewicht und der Beruf der Mutter miterfasst wird
- Antragsteller auf Arbeitslosenunterstützung, freie Schulverpflegung, Wohngeld, Einkommensbeihilfen und Sozialhilfe

Indikatoren der physischen und sozialen Umwelt

- Verfügbare Dienste
- Grad der Luft- und Wasserverschmutzung und der Lärmbelästigung
- Kriminalstatistiken
- Wohnverhältnisse
- Freizeiteinrichtungen
- Straßenverkehrsunfälle
- Erziehung und Ausbildung
- Arbeit und Beschäftigung

Daten über Gesundheit und Krankheit werden nicht nur von den öffentlichen Gesundheitsdiensten im Rahmen ihrer routinemäßig erhobenen Daten über die Inanspruchnahme und Arbeit ihrer Dienste erfasst, sondern auch von den Krankenkassen, Berufsgenossenschaften, Renten- und Unfallversicherungsträgern, kassenärztlichen Vereinigungen, Krankenhausgesellschaften und vielfältigen Forschungseinrichtungen. Diese Daten können zur Beschreibung der Erkrankungen in den unterschiedlichsten Bevölkerungsgruppen herangezogen werden. Dabei sind allerdings mehrere Probleme zu beachten. Das Hauptproblem ist, dass diese Daten primär aus der Sicht der Verwaltung, Planung oder des Managements erhoben werden und mehr die Verfügbarkeit ihrer Dienste und deren Inanspruchnahme widerspiegeln als den Gesundheitszustand der Bevölkerung. Sie sind in erster Linie ein internes Planungsinstrument für das Management der jeweiligen Einrichtung. Dies bestimmt auch die Art der erhobenen Daten. Die routinemäßig verfügbaren Morbiditätsdaten stellen deshalb nur die Spitze des Eisberges dar. Nicht alle Personen, die krank sind, suchen die Hilfe der Gesundheitsdienste, Krankenhäuser oder Krankenkassen. Ihr Vorteil liegt jedoch darin, dass sie regelmäßig und regional einheitlich erfasst werden und relativ leicht zugänglich sind.

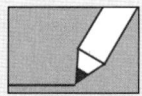

Die Krankenhausstatistik ist eine patientenbezogene Statistik, die die Diagnosen und Behandlungsmaßnahmen aller Krankenhauspatienten/-innen umfasst (www.hesonline.nhs.uk). Für Deutschland siehe unter Deutsche Krankenhausgesellschaft: www.dkgev.de.

- Welche Informationen können Ihnen diese Daten über den Gesundheitszustand der lokalen Bevölkerung geben?
- Welche Informationen können Sie Ihnen nicht geben?
- Was glauben Sie, warum die Daten so erfasst werden?

Die „General Household Survey" (GHS), ist eine regelmäßig durchgeführte Befragung einer repräsentativen Bevölkerungsstichprobe in England. In Deutschland ist dies der Mikrozensus, die amtliche Repräsentativstatistik über die Bevölkerung und den Arbeitsmarkt in Deutschland, durchgeführt vom Statistischen Bundesamt und den Statistischen Landesämtern. Die GHS umfasst Fragen zu den Erkrankungen der Menschen und zwar sowohl zu den chronischen Erkrankungen als auch zu denen der letzten 14 Tage (akute Erkrankungen). Diese Daten sind über längere Zeiträume nur sehr schwer miteinander zu vergleichen, da die Fragen von Zeit zu Zeit immer wieder umformuliert werden. Hier einige Beispiele der Fragen, die in der GHS gestellt werden:

- Würden Sie Ihren Gesundheitszustand in den vergangenen 12 Monaten als insgesamt gut, ziemlich gut oder nicht so gut beschreiben?

- Haben Sie irgendwelche längerfristigen Erkrankungen, Behinderungen oder Gebrechen? Mit längerfristig meine ich etwas, das Ihnen bereits über einen längeren Zeitraum zu schaffen gemacht hat oder Sie voraussichtlich noch länger beeinträchtigen wird.

- Bitte denken Sie über die beiden letzten Wochen nach. Mussten Sie während dieser Zeit wegen einer Erkrankung oder Verletzung irgendeine Ihrer üblichen Tätigkeiten (im Haus, bei der Arbeit oder in Ihrer Freizeit) einschränken?

Die GHS und der deutsche Mikrozensus liefern nützliche Informationen darüber, wie die Menschen ihre Erkrankungen selbst erfahren, weil sie direkt auf den Angaben der Betroffenen beruhen und nicht auf denen der Gesundheitsdienste. Außerdem sammeln sie auch Informationen über gesundheitsbezogene Verhaltensweisen, wie z. B. zum Rauchen, Trinken oder zur körperlichen Bewegung. Zur Erfassung der Gesundheit wird auch eine Reihe ergänzender Messgrößen benutzt, wie z. B. die Fehlzeiten bei der Arbeit. Solche Daten erfassen aber nur die Personen, die in einem festen Arbeitsverhältnis stehen und damit nicht die Erkrankungen großer Teile der Bevölkerung ohne ein festes Arbeitsverhältnis.

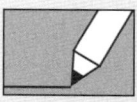

Zwei Gebiete von gleicher Größe und gleicher Bevölkerungsstruktur haben sehr unterschiedliche Arbeitslosenquoten. Gebiet A hat eine Arbeitslosenquote von 40 % und Gebiet B eine von 10 %. Die krankheitsbedingten Fehlzeitenraten der Beschäftigten sind die gleichen.

- Welches Gebiet wird rein numerisch die meisten Erkrankungen haben, wenn man die krankheitsbedingten Fehlzeitentage als Maßstab nimmt?
- Spiegelt dies das tatsächliche Erkrankungsausmaß in den beiden Gebieten wider?

Gebiet B wird die höchsten krankheitsbedingten Fehlzeiten haben, aber das tatsächliche Ausmaß der Erkrankungen wird im Gebiet A wahrscheinlich viel größer sein, da die Arbeitslosigkeit eng mit zunehmenden Erkrankungen verbunden ist.

Verschiedene im Auftrag der Regierung durchgeführte Untersuchungen haben Indikatoren zur Messung von Behinderungen entwickelt, um deren Zahl in der Bevölkerung abschätzen zu können. Sie basieren auf der Auswertung von Fragebogen, in denen die Menschen gefragt wurden, ob und wenn ja, mit welchen Schwierigkeiten sie in ihrem Alltag zu kämpfen haben. Die Beweislast obliegt damit dem Einzelnen, der nicht in der Lage ist bestimmte Dinge zu tun, wie zum Beispiel ein Bad zu nehmen oder alleine Treppen zu steigen. Der Grund dafür könnte jedoch in der Gestaltung des Hauses liegen, dessen Mängel durch bauliche Veränderungen ggf. beseitigt werden könnten. Das heißt, mit der Erfassung der Behinderung als einem alleinigen individuellen Merkmal wird der Einfluss der sozialen Umwelt als Auslöser und Problem für Behinderungen ausgeblendet. Dieser Ansatz wurde von Vertretern und Vertreterinnen eines sozialen Modells der Behinderung kritisiert. Sie fordern, dass die gesellschaftlichen Komponenten der Behinderung mitberücksichtigt werden müssen, um sie letztlich verändern zu können (Shakespeare & Watson 1997).

Internationale Klassifikation der Funktionsfähigkeit, Behinderung und Gesundheit (ICF)

2001 verabschiedete die WHO die „Internationale Klassifikation der Funktionsfähigkeit, Behinderung und Gesundheit" (ICF) als länder- und fachübergreifende Beschreibung des funktionalen Gesundheitszustandes eines von einer Gesundheitsstörung betroffenen Menschen. Die ICF basiert auf einem bio-psycho-sozialen Modell und berücksichtigt den gesamten Lebenshintergrund einer Person. Alle Faktoren stehen dabei in Wechselwirkung: Körperfunktionen und -strukturen, persönliche Aktivitäten sowie die soziale Teilhabe am gesellschaftlichen Leben. Gesundheit, Krankheit und Behinderung werden als Ergebnis eines Zusammenspiels und/oder gegenseitiger Beeinflussung all dieser körperlichen, psychischen und sozialen Faktoren gesehen. Die ICF stellt heute eine allgemein anerkannte Grundlage für ein umfassendes Verständnis des Rehabilitationsprozesses dar (Schuntermann 2006, Bundesarbeitsgemeinschaft für Rehabilitation 2006 und 2008).

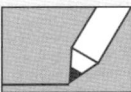 **Eine häufige Frage bei Umfragen zur Behinderung lautet:** „Beeinträchtigt Ihr Gesundheitsproblem bzw. Ihre Behinderung zurzeit in irgendeiner Weise Ihre Arbeit?"

- Wie viele unterschiedliche Gründe können Sie sich vorstellen, warum jemand diese Frage mit „ja" beantwortet?
- Wie viele dieser Gründe beziehen sich auf körperliche Krankheiten?
- Wie viele dieser Gründe beziehen sich auf psychische Erkrankungen?
- Wie viele dieser Gründe beziehen sich auf soziale Faktoren?
- Wie viele dieser Gründe beziehen sich auf Faktoren der physischen Umwelt?

Die Nutzung der Epidemiologie

Epidemiologische Studien untersuchen die Verteilung und Formen der Gesundheit und Krankheit in der Bevölkerung. Um uns davon ein Bild zu machen, helfen uns epidemiologische Daten, indem sie:

1. Den Umfang des Problems aufzeigen.
2. Den Verlauf und die Ätiologie des Gesundheitsproblems aufzeigen.
3. Die Ursachen und Zusammenhänge aufzeigen.
4. Risiken identifizieren.

Eine erste Einschätzung über den Umfang des Problems ergibt sich aus der:

- *Inzidenz*. Anzahl der Neuerkrankungen an einer Krankheit während einer bestimmten Zeitperiode. Zum Beispiel: Im Jahre 2004 wurden 44 659 neue Fälle an Brustkrebs diagnostiziert (www.info.cancerresearchuk.org).

- *Prävalenz*. Anzahl der Personen mit einem bestimmten Gesundheitsproblem zu einem bestimmten Zeitpunkt. Zum Beispiel: Im Jahre 2004 lag der Anteil der Raucher/-innen in der Bevölkerung bei 25 % (www.statistics.gov.uk/ghs).

- Verteilung des Gesundheitsproblems nach Geschlechtszugehörigkeit, Alter, sozioökonomischer und ethnischer Gruppenzugehörigkeit u.a.m. Zum Beispiel: Frauen aus den unteren Sozialschichten sind im Vergleich zu denen aus den höheren Sozialschichten fast doppelt so häufig übergewichtig. 2001 wurden 30 % der Frauen in weniger qualifizierten Berufen als übergewichtig klassifiziert, während dies nur bei 16 % der Frauen in den gehobeneren Berufsgruppen der Fall war (www.statistics.gov.uk/ghs).

Verlauf und Ätiologie des Gesundheitsproblems:

- Liefert Hinweise zu den Möglichkeiten der primären Prävention.
- Zeigt das Ausmaß des Gesundheitsproblems und die Art und Weise, wie der Einzelne, die Familien oder Gemeinschaften davon betroffen sein können.

Ursachen und Zusammenhänge:

- Liefert Belege, inwieweit bestimmte Umwelt-, Verhaltens- oder sozioökonomische Faktoren zu bestimmten Erkrankungen führen. Dabei gilt es zu unterscheiden zwischen der Ursache (ohne die die Erkrankung nicht vorgekommen wäre) und einem nur statistisch festgestellten Zusammenhang.

Identifizierung von Risiken:

- Die Beurteilung der Möglichkeit oder Wahrscheinlichkeit des Vorkommens einer Krankheit oder eines bestimmten Gesundheitsproblems.
- Die Beurteilung, wie viel ein bestimmter Faktor zu einer Erkrankung beiträgt.

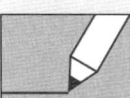

Lungenkrebs und Rauchen

- Die meisten an Lungenkrebs erkrankten Personen waren Raucher bzw. Raucherinnen. Ihr Anteil an Lungenkrebserkrankungen ist weit höher als der von Personen, die nicht geraucht haben. Kann man daraus folgern, dass das Rauchen Lungenkrebs verursacht?
- Nicht alle Personen, die rauchen, erkranken an Lungenkrebs und andererseits erkranken auch einige Nichtraucher/-innen an Lungenkrebs. Wenn also jemand raucht, ist das noch kein ausreichender oder notwendiger Grund, damit zugleich auch an Lungenkrebs zu erkranken. Es ist aber ein sehr großer Risikofaktor und je mehr jemand raucht, desto größer wird sein Risiko, an Lungenkrebs zu erkranken. Die Bradford-Hill-Kriterien zur Ursachenbestimmung werden von Chrichton (2008) und Unwin (1997) genauer beschrieben.

Epidemiologen bestimmen Gesundheitsrisiken in Bezug auf die statistische Wahrscheinlichkeit des Vorkommens gesundheitsschädigender Ereignisse oder Todesfälle. Der Zusammenhang zwischen diesen Ereignissen und bestimmten Faktoren variiert von unerheblich bis sehr groß. Laien beurteilen ihre Risiken dagegen im Kontext ihrer persönlichen Erfahrungen. Diese unterschiedlichen Beurteilungen stellen für die in der Gesundheitsförderung Tätigen ein echtes Problem dar. Rose (1981) hat dies als „Präventionsparadox" bezeichnet: das heißt, eine Maßnahme, die für die Bevölkerung einen hohen Nutzen bringen kann, bringt dem Einzelnen oft nur wenig. Ist sich die Öffentlichkeit dieses Paradoxons bewusst, kann dies zu einer nicht zu unterschätzenden Barriere für Verhaltensänderungen werden.

Epidemiologische Daten über Mortalitäten, Krankheiten und Behinderungen sind häufig Anlass für Gespräche über Gesundheit. Dies verstärkt, wenn auch nur auf indirektem Wege, die Vorstellung von Gesundheit als „Nichtkranksein". Der Vorteil solcher Daten liegt jedoch darin, dass sie bereits vorliegen, relativ verlässlich und leicht zugänglich sind. Das Wissen über die Grenzen solcher Daten hat die in der Gesundheitsförderung Tätigen dazu veranlasst, neue Verfahren zur Messung der Gesundheit zu entwickeln, welche die Gesundheit als eine von der Krankheit unabhängige Größe sehen. Dabei kann unterschieden werden zwischen Messgrößen, welche die Gesundheit als eine objektive Eigenschaft einer Person oder seiner Umwelt beschreiben und solchen, welche die Gesundheit als eine sozial oder subjektive Wirklichkeit beschreiben.

Messgrößen der Gesundheit als objektive Eigenschaft

Es gibt verschiedene Möglichkeiten, wie man Gesundheit als objektiven Faktor messen kann. Dazu gehören:

- die Gesundheitsdaten des Einzelnen,
- Indikatoren des Gesundheitsverhaltens,
- Indikatoren der physischen und sozialen Umwelt und
- sozioökonomische Indikatoren.

Gesundheitsdaten des Einzelnen

Messgrößen zur Erfassung des Gesundheitszustandes des Einzelnen sind die persönlichen Grunddaten, wie Größe und Gewicht oder der Zustand der Zähne (gemessen durch den DMF-Index der Karies befallenen, fehlenden und gefüllten Zähne). Floud (1989) plädiert dafür, dass die durchschnittliche Körpergröße einer Bevölkerung als Messgröße für deren Gesundheit herangezogen werden kann, da sie stellvertretend für ihren Ernährungszustand und damit für ihren Wohlstand steht. Ähnlich benutzen Townsend et al. (1987) den Prozentsatz der Säuglinge mit niedrigem Geburtsgewicht als einen Gesundheitsindikator.

Indikatoren des Gesundheitsverhaltens

In zunehmendem Maße werden Verhaltensweisen als Messgrößen für Gesundheit benutzt. Zum Beispiel können die Zahlen der Personen, die rauchen, Alkohol trinken, Drogen nehmen oder sich ausreichend körperlich bewegen, gesund essen, sich beim Geschlechtsverkehr schützen und ungewollte Schwangerschaften vermeiden zur Beschreibung des Gesundheitszustands bestimmter Bevölkerungsgruppen benutzt und miteinander verglichen werden. Solche Daten können routinemäßig erfasst werden (z. B. die Prävalenz des Rauchens unter Jugendlichen) oder sind durch speziell in Auftrag gegebene Umfragen zu erhalten. Wichtige Studien in Deutschland sind in diesem Zusammenhang der Bundesgesundheitssurvey von 1998 (Robert Koch-Institut 1999, 2006) und der Kinder- und Jugendgesundheitssurvey (KiGGS) des Robert Koch-Institutes (2007, 2008) zum Gesundheitszustand von Kindern und Jugendlichen im Alter von 0–17 Jahren. Erhebungen über Lebensweisen werden gelegentlich so eingegrenzt, dass sie nur das Verhalten gegenüber den Gesundheitsdiensten erfassen. So wird dann z. B. der Prozentsatz der Kinder, die gegen Kinderkrankheiten geimpft wurden oder der Frauen mit einer Vorsorgeuntersuchung gegen Gebärmutterhals- oder Brustkrebs, zur Beschreibung des Gesundheitszustandes einer Bevölkerung benutzt.

Indikatoren der physischen und sozialen Umwelt

Die gleiche Methode kann zur Erfassung der physischen und sozialen Umwelt angewandt werden. Zu den Messgrößen der physischen Umwelt gehören z. B. die Luft- und Wasserqualität, die Art der Wohnung und Wohndichte. Solche Messungen werden routinemäßig von den Umweltbehörden durchgeführt. Der europäische „Happy Planet Index" (Thompson 2007) kombiniert Werte für die Lebenszufriedenheit, Lebenswartung und den Kohlenstoffausstoß der Länder. Er ist ein Index für die ökologische Effizienz der Erzeugung von Zufriedenheit und Nachhaltigkeit, im Gegensatz z. B. zu dem volkswirtschaftlichen Index des Bruttosozialproduktes.

Sozioökonomische Indikatoren

Der sozioökonomische Status umfasst das Bildungs-, Beschäftigungs- und Einkommensniveau und wird in den Industrieländern als Indikator für die Gesundheit benutzt. Je höher dieser Indikator in einem Land ist, desto besser ist der Gesundheitszustand dieses Landes einzuschätzen. Die soziale Umwelt kann auch in Bezug auf ihre „Gesundheitsverträglichkeit" erfasst werden. Die mit am häufigsten benutzten Messgrößen zur Beurteilung des Einflusses der sozialen Umwelt auf die Gesundheit sind Reichtum und Wohlstand. Das Bruttosozialprodukt bzw. BSP (jährlicher Wert aller Güter und Dienstleistungen eines Landes) ist sozusagen eine Messgröße für das „ökonomische Wohlbefinden" eines Landes, deckt aber nur bis zu einem gewissen Teil das „soziale Wohlbefinden" mit ab, das häufig auch als Lebensqualität oder sozialer Wohlstand bezeichnet wird. Glück und Zufriedenheit sind in den OECD-Ländern nur relativ schwach mit dem BSP verbunden (Allin 2007). Zu den enger mit dem Gesundheitszustand verbundenen Faktoren gehören ein gut ausgebautes System der primären Gesundheitsversorgung (Macinko 2003), Politiken der Umverteilung und sozialen Gerechtigkeit (Navarro 2006), eine gleichmäßigere Einkommensverteilung, ein hoher Bildungsstand der Frauen sowie ein geringerer Grad ethnischer Fragmentierung und Konflikte (Filmer & Pritchett 1999).

Das Entwicklungsprogramm der Vereinten Nationen hat eine neue Form zur Beurteilung der sozialen Entwicklungen in den Ländern eingeführt, zu der jetzt auch die Gesundheit gehört. Der Index wurde erstmals 1990 eingeführt und ist eine Kombination von Indikatoren der Lebenserwartung, des Bildungsstandes und der Einkommensverteilung (http://hdr.undp.org/en/humandev/hdi/). Seitdem wurden auch Indikatoren zur Chancengleichheit zwischen Männern und Frauen aufgenommen, was zu einem gesonderten Index zur Beobachtung dieser Entwicklungen führte.

Objektive Messgrößen des Gesundheitszustandes der Menschen, ihrer gesundheitsbezogenen Verhaltensweisen und ihrer physischen und sozialen Lebensbedingungen können zur Erreichung eines Gesamtbildes der Gesundheit miteinander verknüpft werden. Mit dieser Methode können die Gesundheitszustände verschiedener Populationen, von kleinen Wohngegenden bis hin zur Gesamtbevölkerung, beurteilt und miteinander verglichen werden. In diese Gesamtschau können auch Verbesserungen der sozialen und physischen Umwelt mit einfließen, wie z. B. die Ausweitung der Rauchverbotszonen, die Zunahme der Anzahl, Zugänglichkeit und Sicherheit von Spielplätzen und Sportzentren oder die Verbesserung der Wohnverhältnisse und Wohndichten. Als weitere Messgrößen wurden auch das Gesundheitsbewusstsein und die Gesundheitseinstellungen der Menschen in Betracht gezogen sowie der Grad ihrer Übereinstimmung mit den professionellen Sichtweisen der Gesundheitsberufe. Zum Beispiel wurde der Prozentsatz der Personen, die den empfohlenen Veränderungen ihrer Lebensweisen nachkommen oder ein Verständnis für die grundlegenden Gesundheitsprobleme haben, als Messgröße positiver Gesundheit vorgeschlagen. Ebenso wie die Beurteilung des subjektiven sozioökonomischen Status einer Person, der die Faktoren Ausbildung, Einkommen und Beruf einbezieht (Adler 2007). Die Verbindung verschiedener Dimensionen zur Messung der Gesundheit ist verlockend, da sie zu einem ganzheitlicheren Bild der Gesundheit führt und den Gesundheitsförderinnen und Gesundheitsförderern eine bessere Handlungsgrundlage liefert.

Erfassung und Beurteilung der gesundheitlichen Folgen bestimmter Maßnahmen (health impact assessment)

Die Erfassung der gesundheitlichen Folgen bestimmter Maßnahmen hat sich zu einem systematischen Ansatz entwickelt, um die Auswirkungen gesellschaftspolitischer Interventionen für die Gesundheit der Bevölkerung besser zu erfassen und beurteilen zu können (Lock 2000). Dieser Ansatz wird dazu benutzt, um den Einfluss gesellschaftspolitischer Maßnahmen, die nicht direkt auf die Gesundheit gerichtet sind, in seinen Folgen für die Gesundheit abschätzen zu können. Der Ansatz umfasst qualitative und quantitative Methoden sowie die Zusammenarbeit mit allen Trägern des Gesundheitswesens, Beschäftigten, Patientengruppen und anderen gesundheitlichen Interessengruppen und Entscheidungsträgern. Dies ermöglicht die Entwicklung einer multidisziplinären Definierung der Gesundheit. Einige auf Großbritannien bezogene Beispiele sind auf der Internetseite unter www.apho.org.uk zu finden. Ein anderes Beispiel war die Studie zur Olympiabewerbung der Stadt London im Hinblick auf die gesundheitlichen Auswirkungen für ihre Stadt (www.londonshealth.gov.uk/PDF/Olympic_HIA.pdf). Sie kam zu dem Ergebnis, dass die Ausrichtung der Olympischen Spiele für die Stadt zu einem gesundheitlichen Nettogewinn führen würde, aufgrund der zusätzlichen Impulse für den Arbeitsmarkt, die zunehmenden sportlichen Aktivitäten und die Stärkung des sozialen Zusammenhaltes unter den Londoner Bürgerinnen und Bürgern.

In Deutschland hat der Kooperationsverbund „Gesundheitsförderung bei sozial Benachteiligten" zwischen der BZgA und Gesundheit Berlin 13 Kriterien für eine „gute Praxis" gesundheitlicher Interventionen entwickelt und in einer interaktiven Datenbank bisher über 1600 sogenannte „models of good practice" zusammengetragen (www.gesundheitliche-chancengleichheit.de).

Erfassung und Messung sozialer Benachteiligungen

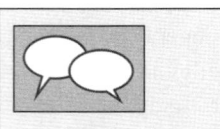
Wie würden Sie soziale Benachteiligungen erfassen und messen?

Viele der Nachweise, dass die sozial am meisten benachteiligten Menschen häufiger erkranken und frühzeitiger sterben, wurden aus dem Zusammenhang zwischen der beruflichen Stellung und der Gesundheit abgeleitet. Die berufliche Stellung ist immer noch die wichtigste Messgröße für den sozioökonomischen Status, obwohl auch andere Faktoren wie die Geschlechtszugehörigkeit, das Alter und die Zugehörigkeit zu einer ethnischen Minderheit den sozioökonomischen Status einer Person maßgeblich mitbestimmen. Die Grenzen der Nutzung beruflicher Kategorien wurden bereits im Kapitel 2 dargelegt. Die Klassifizierung der beruflichen Stellung geschieht aufgrund der Zensusinformationen über die Art der Beschäftigung. Seit 2001 werden in Großbritannien acht sozioökonomische Gruppen erfasst (siehe hierzu Kapitel 2 für die Einzelheiten).

Der britische Index für multiple Benachteiligungen ist eine Kombination von sieben Bereichen denkbarer Benachteiligungen auf kommunaler Ebene. Dazu gehören das Einkommen, der Beschäftigungsstand, der Gesundheitszustand einschließlich Behinderungen, der Stand der Ausbildung und Kompetenzen, die Wohn- und Dienstleistungssituation, die Umweltsituation und die Kriminalität (www.communities.gov.uk). Jeder Bereich wird durch mehrere unterschiedliche Indikatoren erfasst. Der Bereich Einkommen umfasst z. B. folgende Indikatoren:

- Haushalte von Erwachsenen und Kindern, die auf Sozialhilfe angewiesen sind.
- Haushalte von Erwachsenen und Kindern mit Arbeitslosenunterstützung.
- Haushalte von Erwachsenen und Kindern mit steuerlichen Erleichterungen, d. h. deren Einkommen (abzüglich Wohnungsbeilagen) unter 60 % des durchschnittlichen Einkommens liegt.
- Haushalte von Erwachsenen und Kindern mit Behindertenzulagen, d. h. deren Einkommen (abzüglich Wohnungsbeilagen) unter 60 % des durchschnittlichen Einkommens liegt.
- Haushalte von Asylbewerbern, die durch den Nationalen Dienst für Asylsuchende unterstützt werden.

Zusätzlich wurden noch spezielle Indexe für Einkommensbenachteiligungen entwickelt, von denen besonders Kinder und alte Menschen betroffen sind (für Deutschland vgl. insbesondere: Lampert u. Ziese 2005, Robert Koch-Institut 2005, Richter u. Hurrelmann 2006, 3. Armuts- und Reichtumsbericht der Bundesregierung 2008). Erklärungen für gesundheitliche Chancenungleichheiten wurden bereits im Kapitel 2 gesucht. Sie können in vier Kategorien unterteilt werden: psychosoziale (sozialer Stress), verhaltensbezogene (Lebensweisen), lebenslaufbezogene (kumulative generationsübergreifende Faktoren) und Faktoren, welche die breitere wirtschaftliche und soziale Umwelt betreffen (Bartley 2004).

Subjektive Messgrößen der Gesundheit

Im vorangegangenen Abschnitt wurden Methoden der Erfassung und Messung der Gesundheit aufgezeigt, als sei dies ein objektives Merkmal von Personen, Gruppen oder der Umwelt, das mit wissenschaftlicher Genauigkeit erfasst werden kann. Gesundheit ist aber kein eindeutiges und unumstrittenes Merkmal. Im Kapitel 1 haben wir die Bedeutung der subjektiven Sichtweisen hervorgehoben und die vielfältigen Bedeutungsinhalte aufgezeigt, die Gesundheit in unterschiedlichen Kontexten haben kann. Dies hat einige Forscher dazu bewegt, nach Messgrößen zu suchen, welche die subjektiven Sichtweisen der Menschen mit einschließen.

Herzlich (1973) stellte drei unterschiedliche Aspekte der Gesundheit fest, die die Menschen in Betracht ziehen:

1. Gesundheit als sozusagen „luftleerer Raum" (bin nicht krank)
2. Gesundheit als Kraftreserve und Widerstandskraft
3. Gesundheit als Gleichgewicht und Wohlbefinden

Bowling (1997) unterscheidet dagegen fünf Dimensionen subjektiver Gesundheit:

1. Grad der körperlichen Funktionstüchtigkeit
2. Aktueller Gesundheitszustand
3. Psychisches Wohlbefinden
4. Soziale Netzwerke und Unterstützung
5. Zufriedenheit mit dem Leben

Idealtypische Modelle subjektiver Gesundheitskonzepte

Als Ergebnis eigener qualitativer und quantitativer Studien in den 1990er-Jahren in Deutschland haben Faltermaier und Mitarbeiter/-innen vier zentrale Merkmale der subjektiven Gesundheitskonzepte von medizinischen Laien identifiziert (Faltermaier et al. 1998, Faltermaier 2005). Sie fassen ihre Ergebnisse in idealtypischen „energetisch-dynamischen" Modellen zusammen. Dabei bleibt zu beachten, dass die vier Modelltypen einander nicht prinzipiell ausschließen, sondern sich vielmehr je nach Geschlecht und Lebenslage, aktuellem Befinden und kultureller Einbindung, situativ und lebensgeschichtlich auch überschneiden oder ergänzen können.

1. **Schalter-Modell:** Gesundheit wird als Zustand und Abwesenheit von Krankheit gesehen; das Gesundheits-/Krankheitskonzept ist dichotom, Krankheiten gelten als schicksalhaft; die Betroffenen verfügen über eine in der Regel nur schwach ausgeprägte Einstellung, daran etwas ändern zu können;

2. **Batterie-Modell:** Gesundheit wird als begrenztes energetisches Reservoir definiert, das im Lebensverlauf stetig abnimmt; dabei ist jedoch die Geschwindigkeit der Energieabnahme beeinflussbar; zwischen Gesundheit und Krankheit herrschen fließende Übergänge;

3. **Akkumulator-Modell:** Gesundheit wird als regenerierbares Potenzial gesehen; ein aktiver Ausgleich von Risiken auf körperlicher, seelischer und sozialer Ebene ist bis weit ins Alter möglich;

5. **Generator-Modell:** Gesundheit ist ein expansives, mehrdimensional angelegtes Potenzial, welches keinesfalls zwangsläufig abnimmt, hingegen in Ausmaß und Dynamik durch eigenes Handeln steuerbar und erweiterbar ist (mit der Gefahr einer Überschätzung der subjektiven Einflussmöglichkeiten).

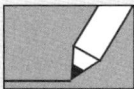 Jeff ist 78 Jahre alt. Seine Frau starb letztes Jahr nach mehrjährigem Leiden an der Alzheimer Krankheit. Während dieser Zeit hat er sich um sie gekümmert. Er hat einen Sohn, der ihn aber nur selten besucht. Jeff war in guter körperlicher Verfassung und ging jeden Tag zu Fuß in den nahe gelegenen Läden einkaufen. Er lebt noch im gleichen Reihenhaus, in dem er geboren wurde. In seinem Wohngebiet leben jetzt sehr viele berufstätige junge Ehepaare. Jeff hat zum ersten Mal seit 8 Jahren seinen Hausarzt wegen akuter Kopfschmerzen aufgesucht.

Welche Indikatoren könnten herangezogen werden zur Beurteilung von Jeffs:

- körperlichem Wohlbefinden?
- psychischem Wohlbefinden?
- sozialem Wohlbefinden?
- Lebensqualität?

Körperliches Wohlbefinden, Funktionstüchtigkeit und Gesundheitszustand

Messgrößen der körperlichen Funktionstüchtigkeit stützen sich auf die Angaben der Menschen über ihre körperlichen Aktivitäten zur Bewältigung ihres Alltags, z. B. Körperpflege, Grad der Mobilität und häusliche Aktivitäten. Ein weit verbreitetes Instrument zur Messung der gesundheitsbezogenen Lebensqualität ist die Kurzform der 36 Items umfassenden Gesundheitsbefragung, der sogenannten SF-36 (Ware & Sherbourne 1992). Die SF-36 ist eine Multi-Item-Skala zur Beurteilung der folgenden acht Gesundheitsdimensionen:

1. Einschränkung der körperlichen Bewegungsfreiheit durch Gesundheitsprobleme.
2. Einschränkung der sozialen Aktivitäten durch körperliche oder psychosoziale Probleme.
3. Einschränkungen bei den alltäglichen Routineaktivitäten durch körperliche Probleme.
4. Schmerzen.
5. Allgemeine psychische Gesundheit.
6. Einschränkungen bei den alltäglichen Routineaktivitäten durch psychosoziale Probleme.
7. Vitalität und Schaffenskraft.
8. Generelle Einschätzung der Gesundheit.

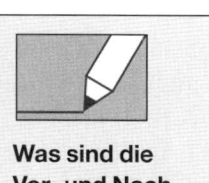

Was sind die Vor- und Nachteile der SF-36-Gesundheitsbefragung?

Das Instrument der SF-36-Gesundheitsbefragung wird auch in Deutschland eingesetzt, wie z. B. beim Bundesgesundheitssurvey 1998 (RKI 1999). Eine Kurzform namens SF-8 wurde vom Robert Koch-Institut beim „Telefonischen Gesundheitssurvey" 2003 erprobt. Die SF-36-Gesundheitsbefragung misst die subjektive Einschätzung der körperlichen und psychosozialen Gesundheit der Befragten. Sie misst aber nicht den objektiven körperlichen Zustand, z. B. als Indikator für eine Krankheit. Der Hauptkritikpunkt an solchen Messergebnissen ist, dass sich die Menschen an Einschränkungen ihrer körperlichen Bewegungsfreiheit gewöhnen und sie deshalb nicht als solche wahrnehmen bzw. in dem Fragebogen angeben.

Psychisches Wohlbefinden

Zur Erfassung und Messung des psychischen Wohlbefindens wurden im angloamerikanischen Raum mehrere Fragebogen entwickelt, einschließlich dem des allgemeinen Gesundheitsfragebogens von Goldberg (Goldberg 1997). Dieser Fragebogen, der auch kleinste psychische Leiden und soziale Probleme misst, wurde weltweit bestätigt und umfasst solche Items wie:

- kann sich konzentrieren,
- hat Freude an seinen normalen Aktivitäten,
- ist in der Lage, Entscheidungen zu treffen,
- fühlt sich unzufrieden und niedergeschlagen,
- hat nicht genügend Schlaf.

Soziales Wohlbefinden bzw. „sich gesund fühlen"

Gesundheit umfasst auch die Dimension des sozialen Wohlbefindens bzw. des „Sich-gesund-Fühlens" und kann als der Grad definiert werden, in dem die Menschen ihre Rollen als Mitglieder einer Gemeinschaft zufriedenstellend ausfüllen. Ein Hauptmerkmal sozialen Wohlbefindens ist der soziale Rückhalt, der sich sowohl auf den Umfang der sozialen Unterstützungssysteme bezieht als auch auf die Zufriedenheit der jeweili-

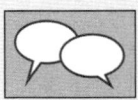

Welche Beispiele können Sie sich vorstellen, in denen der soziale Rückhalt Auswirkungen auf die Gesundheit haben kann?

gen Person mit diesen Unterstützungssystemen (Antonovsky 1987). In jüngster Zeit wurde hierfür der Begriff des „Sozialkapitals" benutzt, um die sozialen Netze und das Vertrauen zu beschreiben, das die Menschen in einer sozialen Gemeinschaft verbindet (Wilkinson 1996). Das Ausmaß des Sozialkapitals in einer Gesellschaft, Gemeinschaft oder betrieblichen Organisation ist eng verbunden mit einer besseren Gesundheit, weniger kriminellen Gewalttätigkeiten, einer besseren Ausbildung, mehr Toleranz sowie einer größeren Chancengleichheit im wirtschaftlichen und privaten Bereich (Putnam 2001). Organisationen mit viel Sozialkapital wirken sich positiv auf die Gesundheit, Belastungsverarbeitung, Arbeitsleistung und Motivation ihrer Beschäftigten aus (Badura u. Hehlmann 2003, Badura et al. 2008).

Zur Messung des Sozialkapitals wurden Daten benutzt wie z. B. die Mitgliedschaft in Organisationen, Vereinen und Klubs sowie Daten über informelle Netzwerke und Fragen über das Vertrauen in die Gesellschaft. (Paldam 2001, Putnam 2001). Es wird die Auffassung vertreten, dass eine Abnahme oder mangelnde Investition in das Sozialkapital zusammen mit einer zunehmenden ungleichen Einkommensverteilung zu erhöhten Mortalitäten führen (Kawachi et al. 1997). In den Leitbegriffen der Gesundheitsförderung der BZgA finden Sie unter dem Begriff „Soziale Unterstützung" eine übersichtliche Kurzfassung zur Bedeutung dieses Konzepts für die Gesundheitsförderung (www.leitbegriffe.bzga.de).

Lebensqualität

Der Begriff der Lebensqualität wurde von einigen Wissenschaftlern und Wissenschaftlerinnen aufgegriffen, um die ganzheitliche Sicht der Gesundheit besser zu erfassen. Untersuchungen unter Älteren zeigen, dass zur Lebensqualität folgende Komponenten gehören (Brown 2004):

- körperliche Gesundheit und Funktionsfähigkeit,
- psychosoziales Wohlbefinden,
- Zukunftsperspektiven,
- Erfüllung der Rollenverpflichtungen in psychischer und sozialer Hinsicht,
- soziale Unterstützung und Ressourcen,
- wahrgenommene Unabhängigkeit und Kontrolle über das eigene Leben,
- materielle und finanzielle Situation,
- das in der jeweiligen Gemeinschaft vorhandene Sozialkapital,
- das weitere Umfeld, einschließlich der politischen Verhältnisse.

Die Lebensqualität ist ein komplexes Konzept und wird von vielen unterschiedlichen Dimensionen beeinflusst. Veenhoven (1996) hat in diesem Zusammenhang das Konzept der „freudigen Lebenserwartung" entwickelt, eine Kombination aus Lebenserwartung und Wertschätzung des Lebens. Die höchsten Punktwerte erreichen dabei die Länder im Nordwesten Europas und die niedrigsten Werte die afrikanischen Länder. 70 % der statistischen Varianzen in diesem Konzept erklären sich durch Merkmale wie Wohlstand, Freiheit, Ausbildung und Toleranz.

QALYs

Das Bestreben, bei der Evaluierung der Gesundheitsdienste auch eine Messgröße für die „Gesundheit" einzuführen, hat zur Entwicklung von „Qualtätskorrigierten Lebensjahren" geführt (quality adjusted life years, QALYs). Das QALY-Konzept ergänzt die Bewertung der medizinischen Effektivität um die subjektiven Wertungen der Betroffenen. QALYs sind der Versuch, bei der Entscheidung über die Vergabe von Mitteln für verschiedene medizinische Verfahren nicht nur die dadurch gewonnenen Lebensjahre zu berücksichtigen, sondern auch die damit verbundene Verbesserung der Lebensqualität. Die Lebensqualität umfasst in diesem Fall solche Aspekte wie das Freisein von Schmerzen und Unannehmlichkeiten und die Möglichkeit zur Führung eines unabhängigen Lebens. Die Bewertung der Lebensqualität geschieht sowohl durch Gesundheitsexperten als auch durch Laien.

Die QALYs sind das rein rechnerische Ergebnis der Lebenserwartung und der für die verbleibenden Lebensjahre gewonnenen Lebensqualität (Baldwin et al. 1990). Beide Komponenten werden dabei separat behandelt. QALYs sind ein wichtiges Instrument bei den Entscheidungen über die Verteilung der für die Gesundheitsdienste zur Verfügung stehenden Mittel. Einen deutschsprachigen aktuellen Überblick über das QALY-Konzept im Rahmen der ökonomischen Evaluation von Gesundheitsleistungen liefern Schulenburg u. Greiner (2007).

Bei den Versuchen, die verschiedenen Aspekte positiver Gesundheit zu erfassen und zu messen, gibt es in theoretischer und methodologischer Hinsicht einiges Durcheinander und keine Übereinstimmung darüber, wie das Konzept der positiven Gesundheit am besten erfasst und gemessen werden kann. Es ist ein Bereich, der ständig weiterentwickelt und erforscht wird und zweifelsohne von großer Bedeutung zur besseren Erfassung und Messung der Gesundheit ist.

Schlussfolgerung

Gesundheit zu erfassen und zu messen, ist für alle Gesundheitsförderinnen und Gesundheitsförderer ein wichtiger Teil ihrer Arbeit und Bestandteil der Planung und Bewertung ihrer gesundheitsfördernden Programme. Dennoch gibt es keine Übereinstimmung darüber, wie Gesundheit am besten gemessen werden könnte und es gibt eine Vielfalt von Methoden, die dazu herangezogen werden. Einige davon verlassen sich einfach auf die bereits verfügbaren Daten und Methoden, wie die jährlichen nationalen Umfragen zur Gesundheit und QALYs in Großbritannien bzw. in Deutschland den Mikrozensus oder einmalig durchgeführte Befragungen, wie den nationalen Gesundheitssurvey 1998. Der Nachteil dabei ist, dass man sich auf Daten stützt, die häufig nur unter spezifischen administrativen oder Managementgesichtspunkten erfasst wurden. Andere Methoden wie das SF-36-Befragungsinstrument stammen aus der Forschung, die sich mit dem Problem der Messung der Gesundheit und gesundheitlichen Lebensqualität befassen. Die Tatsache, dass der Begriff der „Gesundheit", wie in Kapitel 1 dargelegt, so viele unterschiedliche Bedeutungsinhalte haben kann, schlägt sich auch in der Vielfalt der angewandten Messmethoden nieder. Einige dieser Methoden haben nur eine bestimmte Dimension der Gesundheit im Blick, während andere mehrere unterschiedliche Dimensionen der Gesundheit zu erfassen versuchen.

Einige dieser Methoden mögen für bestimmte Zwecke durchaus geeignet sein. Es ist jedoch unwahrscheinlich, dass es jemals gelingen wird, mit nur einer einzigen Methode Gesundheit umfassend zu messen, selbst wenn diese unterschiedlichen Messgrößen in einem ausgewogenen Index miteinander kombiniert werden. Deshalb ist es wichtig, genau zu spezifizieren, *zu welchem Zweck* man Gesundheit messen möchte. Erst dann sollte man daran gehen, die dafür am besten geeigneten Methoden auszuwählen, bei gleichzeitiger Berücksichtigung der Ressourcen an Zeit und Geld, die im konkreten Fall zur Verfügung stehen.

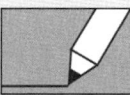

Sie bereiten gerade einen Antrag zur Durchführung einer gesundheitsfördernden Maßnahme zu den unten genannten Themen vor. Welche Informationen würden Sie für jeden dieser Themenbereiche benötigen? Wie und wo könnten Sie diese Informationen erhalten?

- Übergewichtige Kinder
- Unterstützung von alleinerziehenden Müttern
- Vermeidung von Unfällen durch den Alkohol- und Drogenkonsum junger Menschen
- Erneuerung und Stärkung der nachbarschaftlichen Netzwerke durch die Maximierung der Rollen und Möglichkeiten der gesunden und engagierten älteren Mitbürger/-innen

Fragen zur weiteren Diskussion

Was sind die Vor- und Nachteile der Messung der Gesundheit als:

- Eine negative Variable (Gesundheit bedeutet, nicht krank zu sein)?
- Eine positive Variable (Gesundheit bedeutet Wohlbefinden)?
- Welche Probleme entstehen bei der Messung der Gesundheit als einem objektiven und subjektiven Phänomen?
- Wenn Sie an Ihre eigene Arbeit denken, wie könnten Sie da am besten die Gesundheit messen?

Zusammenfassung

Dieses Kapitel hat die Gründe für die vielfältigen Bestrebungen zur Erfassung und Messung der Gesundheit untersucht und aufgezeigt, dass die am häufigsten benutzten Messgrößen in Wirklichkeit solche für Erkrankung, Krankheit und vorzeitigen Tod sind. In jüngster Zeit mehren sich die Aktivitäten, nach Wegen zu suchen, wie Gesundheit als eine unabhängige, positive und eigenständige Variable gemessen werden kann. Dabei werden unterschiedliche Ansätze verfolgt. Sie reichen von der Erfassung und Messung der Gesundheit als einem objektiven Merkmal der Menschen und ihrer Umwelt, bis hin zur Messung der Gesundheit, wie sie subjektiv erfahren und interpretiert wird. In jüngster Zeit mehren sich die Versuche, die Verfahren zur Messung der „objektiven" und „subjektiven" Gesundheit miteinander zu verbinden. Diese unterschiedlichen Ansätze wurden dargestellt und erläutert.

Literatur und Websites

1. Weiterführende deutschsprachige Literaturempfehlungen und Websites

Bardehle, D., Annuß, R. 2006. Gesundheitsberichterstattung. In: Handbuch Gesundheitswissenschaften, Hurrelmann et al. (Hrsg.), S. 375ff. Juventa Verlag in: Weinheim und München.

Leitbegriffe der Gesundheitsförderung. Glossar zu Konzepten, Strategien und Methoden der Gesundheitsförderung. Bundeszentrale für gesundheitliche Aufklärung (BZgA). *Unter: www.leitbegriffe.bzga.de finden Sie eine Kurzfassung von P. Franzkowiak zur Entwicklung und Bedeutung der „Gesundheitsberichterstattung" in Deutschland.*

Hilfreiche Websites zur Erfassung und Messung von Gesundheit und Krankheit sind vor allem:
- www.gbe-bund.de (das Informationssystem der Gesundheitsberichterstattung des Bundes)
- www.rki.de (Website des Robert Koch-Instituts in Berlin)
- www.loegd.de (Website des Landesinstituts für den Öffentlichen Gesundheitsdienst in NRW)

2. Literaturempfehlungen der englischen Originalausgabe

Bowling A 2005 Measuring health: a review of quality of life measurement scales, 3rd edn. Open University Press, Milton Keynes. *Eine detaillierte und umfassende Darstellung der unterschiedlichen Wege zur Erfassung und Messung der Gesundheit einschließlich deren Gültigkeit und Verlässlichkeit. Die dargestellten Methoden umfassen sowohl Verfahren zur Messung des subjektiven Gesundheitszustandes und des psychosozialen Wohlbefindens als auch solche zur Erfassung und Messung der sozialen Gesundheit, der Lebenszufriedenheit und der Lebensqualität.*

Chrichton N 2008 Epidemiology. In: Naidoo J., Wills (eds). Health studies: an introduction. Palgrave Macmillan, Basingstoke. *Eine kurz gefasste und gut lesbare Einführung in die theoretischen Grundlagen und Methoden der Epidemiologie mit besonderen Darstellungen, die den Leser zum Nachdenken anregen und ihm helfen sollen, die Themen auf seine eigene Praxis anzuwenden.*

Sidell M, Lloyd C E 2007 Studying the population's health. In: Earle S, Lloyd C E, Sidell M (eds) Theory and research in promoting public health. Sage/Open University, London, Kapitel 8. *Eine fundierte und umfassende Darstellung zur Frage, wie unser Wissen über die Gesundheit der Bevölkerung entsteht, mit dem besonderen Schwerpunkt auf die quantitativen Daten, die Demografie und die Epidemiologie.*

Unwin N, Carr S, Leeson J, Pless-Mulloli T 1997 An introductory study guide to public health and epidemiology. Open University Press, Buckingham. *Eine Einführung in die Grundlagen der Epidemiologie, die deren Kernkonzepte in einer leicht verständlichen Form erklärt.*

3. Neu eingefügte deutschsprachige Quellenangaben und Websites

3. Armuts- und Reichtumsbericht der Bundesregierung 2008. Berlin.
Badura, B., Hehlmann, T. 2003. Betriebliche Gesundheitspolitik. Der Weg zur gesunden Organisation. Springer, Heidelberg.
Badura, B. et al. 2008. Sozialkapital. Grundlagen von Gesundheit und Unternehmenserfolg. Springer, Heidelberg.
Bundesarbeitsgemeinschaft für Rehabilitation (BAR) 2006. ICF-Praxisleitfaden 1. Frankfurt/M.
Bundesarbeitsgemeinschaft für Rehabilitation (BAR) 2008. ICF-Praxisleitfaden 2. Frankfurt/M.
Bundeszentrale für gesundheitliche Aufklärung (BZgA) 2007. Kriterien guter Praxis in der Gesundheitsförderung bei sozial Benachteiligten, 3. erweiterte Auflage, Gesundheitsförderung Konkret, Band 5.

Faltermaier T., Kühnlein, I., Burda-Viering, M. 1998. Gesundheit im Alltag. Juventa, Weinheim.
Faltermaier, T. 2005. Gesundheitspsychologie. Kohlhammer Stuttgart.
Lampert, T., Ziese, T. 2005. Armut, soziale Ungleichheit und Gesundheit. Robert Koch-Institut Berlin.
Mielck, A. 2005. Soziale Ungleichheit und Gesundheit, Kapitel 2. Verlag Hans Huber, Bern.
Richter, M., Hurrelmann, K. (Hrsg.) 2006. Gesundheitliche Ungleichheit. Grundlagen, Probleme, Perspektiven (s. Kapitel 2). VS Verlag, Wiesbaden.
Robert Koch-Institut (RKI), Berlin (die meisten Informationen zum Herunterladen auf www.rki.de)
- 1999: Der Bundes-Gesundheitssurvey 1998. Gesundheitswesen 1999: 61, Sonderheft Dez. 99
- 2001: Der Lebensverlängerungsprozess in Deutschland
- 2005: Armut bei Kindern und Jugendlichen
- 2006: Gesundheit in Deutschland
- 2007: Der Kinder- und Jugend-Gesundheitssurvey (KIGGS) 2003–2006. Bundesgesundheitsbl – Gesundheitsforsch – Gesundheitsschutz 2007, Heft 50
- 2008: Lebensphasenspezifische Gesundheit von Kindern und Jugendlichen in Deutschland.

Schulenburg, J.-M., Greiner, W. 2007. Gesundheitsökonomik, 2. Aufl., Mohr Siebek, Tübingen.
Schuntermann, M. F. 2006. Die internationale Klassifikation der Funktionsfähigkeit, Behinderung und Gesundheit der WHO. Kurzeinführung.
(www.deutsche-rentenversicherung-bund.de Link ICF)

4. Quellenangaben der englischen Originalausgabe

Adler N, Singh-Manoux A, Schwartz J et al 2007 Social status and health: A comparison of British civil servants in Whitehall-11 with European- and African-Americans in CARDIA . Social Science and Medicine 66: 1034–1045.
Allin P 2007 Measuring societal wellbeing. Economic and Labour Market Review 1: 10.
Antonovsky A 1987 Unravelling the mystery of health: how people manage stress and stay well. Jossey-Bass, San Francisco.
Baldwin S, Godfrey C, Propper C 1990 Quality of life: perspectives and policies. Routledge, London.
Bartley M 2004 Health inequality – an introduction to theories, concepts and methods. Polity, Cambridge.
Bethune A 1997 Unemployment and mortality. In: Drever F, Whitehead M (eds) Health inequalities: decennial supplement. Stationery Office, London.
Blaxter M 1990 Health and lifestyles. Routledge, London.
Bowling A 1997 Measuring health: a review of quality of life measurement scales. Open University Press, Buckinghamshire.
Brown J, Bowling A, Flynn T N 2004 Models of quality of life: a taxonomy and systematic review of the literature. Report commissioned by the European Forum on Population Ageing Research/Quality of Life. University of Sheffield, Sheffield.
Crichton N 2008 Epidemiology. In: Naidoo J, Wills J (eds) Health studies: an introduction. Palgrave Macmillan, Basingstoke.
Department of Health 1999 Saving lives: Our healthier nation (white paper). Stationery Office, London.
Department of Health 2004 The health survey for England 2003. Stationery Office, London.
Department of Health 2005 Tackling health inequalities: status report on the programme for action. Stationery Office, London.
Filmer D, Pritchett L 1999 The impact of public spending on health: does money matter? Social Science and Medicine 49: 1309–1323.
Floud R 1989 Measuring European inequality: the use of height data. In: Fox J (ed) Health inequalities in European countries. Gower, Aldershot, pp. 231–249.

Goldberg D P, Gater R, Sartorius N et al. 1997 The validity of two versions of the GHQ in the WHO study of mental illness in general health care. Psychological Medicine 27: 191–197.

Herzlich C 1973 Health and illness. Academic Press, London.

Kawachi I, Kennedy B P, Lochner D et al. 1997 Social capital, income inequality and mortality. American Journal of Public Health 87: 1491–1498.

Lantz P M, Lynch J W, House J S et al. 2001 Socioeconomic disparities in health change in a longitudinal study of US adults: the role of health-risk behaviours. Social Science and Medicine 53: 29–40.

Lock K 2000 Health impact assessment. British Medical Journal 320: 1395–1398.

Macinko J, Starfield B, Shi L 2003 The contribution of primary care systems to health outcomes within Organization for Economic Cooperation and Development (OECD) countries 1970–1998. Health Services Research 38: 831–865.

Moser K A, Goldblatt P, Fox J et al. 1990 Unemployment and mortality. In: Goldblatt P (ed) Longitudinal study: mortality and social organization. OPCS series LS no. 6. HMSO, London.

Navarro V, Muntaner C, Borrell C et al. 2006 Politics and health outcomes. Lancet 368: 1033–1037.

Paldam M 2001 Social capital: one or many? Definition and measurement. In: Sayer S (ed) Issues in new political economy. Blackwell, Oxford, pp. 117–143.

Putnam R 2001 Social capital: measurement and consequences. Isuma, Canadian Journal of Policy Research 2: 41–51.

Rose G 1981 Strategy of prevention: lessons from cardiovascular disease. British Medical Journal 282: 1847–1851.

Shakespeare T, Watson N 1997 Defending the social model. In: Barton L, Oliver M (eds) Disability studies: past, present and future. The Disability Press, Leeds, pp. 263–273.

Thompson S, Abdallah S, Marks N et al. 2007 The European happy planet index: an index of carbon efficiency and well-being in the UK. New Economic Foundation/Friends of the Earth. Available online at: www.foe.co.uk/resource/reports/euro_happy_planet_index.pdf.

Townsend P, Phillimore P, Beattie A 1987 Health and deprivation: inequality and the North. Croom Helm, London.

Townsend P, Davidson N, Whitehead M 1988 Inequalities in health: the Black report and the health divide. Penguin, Harmondsworth.

Unwin N, Carr S, Leeson J et al. 1997 An introductory study guide to public health and epidemiology. Open University Press, Buckingham.

Veenhoven R 1996 Happy life-expectancy. Social Indicators Research 39: 1–58.

Ware J E, Sherbourne C D 1992 The MOS 36-item shortform health survey (SF-36): 1: conceptual framework and item selection. Medical Care 30: 473–483.

White M 1991 Against unemployment. Policy Studies Institute, London.

Wilkinson R G 1996 Unhealthy societies: the afflictions of inequality. Routledge, London.

World Health Organization 1980 International classification of impairments, disabilities and handicaps. WHO, Geneva.

World Health Organization 1985 Targets for health for all. WHO Regional Office for Europe, Copenhagen.

World Health Organization 1992 The international classification of diseases, injuries and causes of death (ICD-10), 10th edn. WHO, Geneva.

World Health Organization 2001 International classification of functioning, disability and health. WHO, Geneva.

4 Definition der Gesundheitsförderung

Kernpunkte

- Entwicklung der Gesundheitsförderung
- Definitionen der Gesundheitserziehung und Gesundheitsförderung und deren Zusammenhang
- Definition öffentlicher Gesundheitspflege und Versorgung (Public Health)
- Die Bedeutung der WHO für die Gesundheitsförderung

* Der englische Begriff „health education" umfasst die im Deutschen gebräuchlichen Begriffe der Gesundheitsaufklärung, Gesundheitserziehung und Gesundheitsbildung, die im jeweiligen Kontext sinngemäß benutzt werden.

Zur weiteren Erläuterung dieser unterschiedlichen Begriffe verweisen wir auf die „Leitbegriffe der Gesundheitsförderung" der Bundeszentrale für gesundheitliche Aufklärung unter: www.leitbegriffe.bzga.de.

Übersicht

Mit dem Vorgang der Förderung der Gesundheit können eine ganze Reihe von Maßnahmen verbunden sein:

- Die Förderung gesunder Lebensweisen.
- Die Verbesserung des Zugangs zu den Gesundheitsdiensten und Beteiligung der Menschen an den Entscheidungen, die ihre Gesundheit betreffen.
- Die Förderung einer gesunden physischen und sozialen Umwelt, die es den Menschen erleichtert, sich gesünder zu verhalten.
- Die Aufklärung der Menschen über die Funktionsweise und Gesunderhaltung ihres Körpers.

Bis in 80er-Jahre hinein bezeichnete man die meisten dieser Maßnahmen als Gesundheitsaufklärung oder Gesundheitserziehung (health education)* und deren Durchführung war fast ausschließlich eine Angelegenheit der Präventivmedizin oder der Bildung und Erziehung. Danach setzte sich mehr und mehr der Begriff der „Gesundheitsförderung" durch. Eine allgemeine Übereinstimmung darüber, was damit gemeint ist oder was jemand tut, der die Gesundheit zu fördern versucht, und was letztlich eine erfolgreiche Gesundheitsförderung ausmacht, gibt es jedoch nicht. Viele Gesundheitsberufe, einschließlich der Pflegeberufe, entdeckten die Gesundheitsförderung als Teil ihrer erweiterten Berufsrolle. Diese Entwicklung spiegelt den in diesem Buch vertretenen Standpunkt wider, dass es die Gesundheit und nicht allein die Erkrankung oder Krankheit ist, die in der Gesundheitsversorgung stärker zum Tragen kommen sollte. Was jedoch von den in diesem Bereich Tätigen als Gesundheitsförderung praktiziert wird, unterscheidet sich sehr stark voneinander. Dieses Kapitel zeigt die historischen Entwicklungen der Gesundheitsförderung auf und stellt die unterschiedlichen Ansichten über den Zweck, die Art und den Umfang der gesundheitsfördernden Arbeit vor.

Entwicklung der Gesundheitsförderung

Der Begriff der Gesundheitsförderung ist noch relativ jung und wurde erstmals Mitte der 70er-Jahre im Zusammenhang mit dem Lalonde-Bericht (Lalonde1974) und der Alma-Ata-Konferenz benutzt (WHO 1978). Seine Entwicklung hat vielschichtige Hintergründe, die sich zudem je nach Land und Region unterscheiden. Generell lässt sich die Entwicklung des Begriffs der Gesundheitsförderung jedoch auf folgende Veränderungen im Gesundheitsbereich zurückführen:

- dem Wandel des Krankheitsspektrums von den Infektionskrankheiten zu den chronischen Erkrankungen, als Folge der veränderten Lebensbedingungen und Lebensweisen der Menschen;

- dem damit verbundenen neuen Verständnis der Determinanten der Gesundheit sowie der Einsicht, dass Gesundheit nicht allein durch die Dienste der medizinischen Versorgung hergestellt werden kann;

- sowie der neuen Erkenntnis der Potenziale der gemeindenahen Gesundheitsversorgung als primärer und weniger kostenintensiven Ebene zur Prävention und Behandlung von Erkrankungen.

Der Begriff der Gesundheitsförderung wurde zur Bezeichnung sehr unterschiedlicher Aktivitäten und Maßnahmen verwandt und häufig ohne eine Klärung dessen, was genau damit gemeint ist. 1985, als der Begriff im angloamerikanischen Raum bereits breite Anwendung fand, bezeichnete Tannahill ihn als nichtssagend, weil er in so unterschiedlicher Weise benutzt wurde. Über ein Jahrzehnt später beschrieb Seedhouse (1997) das Arbeitsfeld der Gesundheitsförderung als durcheinander, schlecht formuliert und ohne eine klare Philosophie. Diese unterschiedlichen Auffassungen spiegeln die Anfänge der Gesundheitsförderung wider und beinhalten Beschreibungen wie:

- „Geschicktes Verkaufen von Gesundheit" (Williams 1984).

- „Versuche, Individuen zu überreden, zu verleiten oder anderweitig zu beeinflussen, damit sie ihre Lebensweisen ändern" (Gott & O'Brien 1990).

- „Jede Kombination von erzieherischen und damit verbundenen gesetzlichen, ökonomischen, sozialen und organisatorischen Maßnahmen zur Erreichung von mehr Gesundheit und zur Vermeidung von Krankheiten" (Tones 1990).

- „Eine Strategie und Philosophie der Gesundheitsversorgung, die das Bewusstsein über die Vielfalt der Einflussfaktoren auf die Gesundheit widerspiegelt und die Menschen dazu ermutigt, ihre Entscheidungen darüber selbstständig und frei zu treffen" (Wilson-Barnett 1993).

Heute wird die Gesundheitsförderung im Kontext der Ottawa-Charta definiert (WHO 1986) und Don Nutbeam formulierte dies Ende der 80er-Jahre so:

Gesundheitsförderung verkörpert einen umfassenden sozialen und politischen Prozess. Dazu gehören nicht nur Maßnahmen zur Stärkung der individuellen Kompetenzen, sondern auch Aktivitäten zur Veränderung der sozialen, wirtschaftlichen und physischen Umweltbedingungen, die zu einer Verbesserung der Gesundheit der Bevölkerung und des Einzelnen beitragen können. Gesundheitsförderung ist damit der Prozess, der den Menschen die Kontrolle über die Faktoren ermöglichen soll, die ihre Gesundheit bestimmen und sie auf dieser Basis zur Verbesserung ihrer Gesundheit befähigt.

Nutbeam 1998 (Seite 1 bis 2)

> **Zur Definition der Gesundheitsförderung in Deutschland**
>
> Hurrelmann u. Laaser (2006) haben im Handbuch Gesundheitswissenschaften (Hurrelmann/Laaser/Razum 2006) folgende gesundheitswissenschaftliche Definition vorgeschlagen: „Gesundheitsförderung bezeichnet Interventionshandlungen, die gesundheitsrelevante Lebensbedingungen und Lebensweisen aller Bevölkerungsgruppen zu beeinflussen suchen. Ziel ist die Stärkung von persönlicher und sozialer Gesundheitskompetenz, verbunden mit einer systematischen Politik, die auf die Verbesserung der Gesundheitsdeterminanten ausgerichtet ist … Deshalb berücksichtigt Gesundheitsförderung sowohl medizinische als auch hygienische, psychische, psychiatrische, kulturelle, familiale, soziale, rechtliche, edukative, ökonomische, architektonische und ökologische Aspekte. Ziel ist die Bewahrung und Stabilisierung von Gesundheit und die Verbesserung und Steigerung von Gesundheitspotenzialen bei möglichst vielen Menschen." (Hurrelmann u. Laaser, S. 753)

Ein gemeinsames Verständnis über die Bedeutung und den Zweck der Gesundheitsförderung ist nur schwer zu erreichen. Eine Vielzahl unterschiedlicher wissenschaftlicher Bereiche, politischer Ideologien und gesellschaftlicher Veränderungen führen offenbar zu unterschiedlichen Auffassungen. Gesundheitsförderung als Konzept kann vielleicht am besten verstanden werden als:

- ein Fachgebiet, das auf andere wissenschaftliche Bereiche wie z. B. die Gesundheitswissenschaften, Psychologie, Pädagogik oder Soziologie zurückgreift, um ein bestimmtes Problem besser verstehen zu können;

- ein Prozess oder Arbeitsansatz, der versucht, den Individuen und Gruppen mehr gesundheitsrelevante Einflussmöglichkeiten zu verschaffen, indem er sie dazu befähigt, ihre Geschicke und Probleme selbst in die Hand zu nehmen (Empowerment) und dabei ihre eigenen Erfahrungen einbezieht;

- ein professionelles Handlungsfeld, das die Menschen bei der Entwicklung ihrer gesundheitlichen Kompetenzen unterstützt, Bürgerbeteiligungen fördert, Partnerschaften aufbaut und politische Prozesse und Strategien zur Verbesserung der Gesundheit der Menschen koordiniert.

> **Zur Abgrenzung des Handlungsfeldes der Gesundheitsförderung und dem Berufsbild der Gesundheitsförderer und Gesundheitsförderinnen**
>
> - Gesundheitsförderung ist kein klar abgrenzbares Handlungsfeld. Gesundheitsfördernde Strategien können in praktisch jedem gesellschaftlichen und gesundheitspolitischen Handlungsfeld angewandt werden, um soziale Güter wie soziale Netzwerke, soziales Kapital, Lebensqualität und ein Mehr an Gesundheit herzustellen.
>
> - Die Gesundheitsförderer und Gesundheitsförderinnen sind dabei keine Experten im klassischen Sinne, sondern vielmehr „Gesundheitsunternehmer" (social entrepreneur for health), ein Berufsbild, das eher in den Bereich des modernen Managements als in die traditionellen Gesundheitsberufe passt. Die Umsetzung individueller und gesellschaftlicher Veränderungsprozesse zur Beeinflussung der wichtigsten Gesundheitsdeterminanten verlangt im Zuge des Empowerments als Schlüsselstrategie eines jeden Gesundheitsförderungsprogramms vor allem besondere Kompetenzen für das Management sozialer und politischer Prozesse zur Förderung der Gesundheit der Individuen, Gruppen und Gemeinschaften.
>
> Kickbusch 2002. In: „Das Public Health Buch. Gesundheit und Gesundheitswesen", F. W. Schwartz et al. (Hrsg.), Kapitel 10, Gesundheitsförderung und Prävention, S. 186.

*Analoge Darstellungen zur Geschichte der Prävention und Gesundheitsförderung in Deutschland, die sich grundsätzlich kaum von den hier dargestellten Entwicklungen in England unterscheiden, finden Sie in:

Stöckel, S. u. Walter, U. (Hrsg.) 2002. Prävention im 20. Jh. – Historische Grundlagen und aktuelle Entwicklungen in Deutschland.

Stöckel, S. 2007: Geschichte der Prävention und Gesundheitsförderung. In: Hurrelmann/Klotz/Haisch.

Kaba-Schönstein, L. Gesundheitsförderung V: Die Entwicklung in Deutschland ab Mitte der 1980er Jahre. In: Leitbegriffe der Gesundheitsförderung, BZgA, Köln.

Zur Geschichte der Gesundheitsförderung*

Die erste Phase der Entwicklung der Gesundheitsförderung fällt in die Zeit der „sanitären Reformen" und „Sozialhygiene" des 19. Jahrhunderts, die eng verbunden war mit den Anfängen der „Öffentlichen Gesundheitspflege" (Public Health) sowie der „gesundheitlichen Aufklärung" bzw. „Gesundheitserziehung". Ausgangspunkt waren die Krankheitsepidemien in den überfüllten neuen Industriestädten, die zu den sanitären Reformen zwangen. Aus der Bewegung zur Öffentlichen Gesundheit (Public Health) entstand die Idee der gesundheitlichen Aufklärung. Die durch die Gesundheitsgesetzgebung von 1848 für jede Stadt in Großbritannien ernannten Medizinalbeamten verbreiteten tagtäglich Gesundheitsratschläge zum Schutz vor übertragbaren Krankheiten. Außerdem wurden freie Vereinigungen gegründet, wie die Londoner Statistische Gesellschaft (1839), die Vereinigung zur Gesundheit der Städte (1842) und das Hygiene-Institut (1876). Die Enthaltsamkeitsbewegung organisierte mit der Heilsarmee Massenveranstaltungen und bot Jugendlichen in Schulen und Kirchen Vorträge über die Tugend der Enthaltsamkeit an. In den 20er-Jahren des 19. Jahrhunderts war die Gesundheitsaufklärung eng mit Themen wie Durchfall, Kot, Spucken und Geschlechtskrankheiten verknüpft. Als man feststellte, dass sich im Ersten Weltkrieg 10 bis 20 % der Soldaten mit einer Geschlechtskrankheit infizierten, führte dies zu entsprechenden Kampagnen, Einzelvorträgen und zu ersten Anwendungen der „Schocktherapie". Dabei wurden den Soldaten grässliche Bilder von erkrankten Genitalien gezeigt, um sie damit vom unkontrollierten Geschlechtsverkehr abzuhalten (Blythe 1986, Welshman 1997).

Die zweite Entwicklungsphase der Gesundheitsförderung fällt in die 2. Hälfte des 20. Jahrhunderts und ist eng verbunden mit den neuen Begriffen der „Zivilisationskrankheiten" und „Risikofaktoren". Die sich ändernden Morbiditäts- und Mortalitätsstrukturen lenkten die Aufmerksamkeit von den Krankheiten auf die Lebens- und Verhaltensweisen der Bevölkerung. Dieses „Risikofaktorenmodell" zur Verhütung der sogenannten Zivilisationskrankheiten und chronischen Erkrankungen wurde auch in Deutschland ab den 70er-Jahren handlungsleitend: „Auf der Grundlage der in den USA durchgeführten Framingham-Studie zur Mortalität der Herzerkrankungen wurden soziokulturelle Verhaltensweisen wie Rauchen und Ernährung mit Laborwerten (z. B. Cholesterin) korreliert und auf diese Weise Faktoren identifiziert, die für das verstärkte Auftreten chronischer Erkrankungen als maßgeblich angesehen wurden. Die Laborwerte wurden als frühe Krankheitsanzeichen interpretiert, die der Einzelne durch entsprechende Verhaltensveränderungen positiv beeinflussen sollte. Da bei der Diagnose meist noch keine Erkrankung vorlag, wurde ein ‚Risiko' festgestellt. Mit dem Begriff des ‚Risikos' war die Vorstellung verbunden, es gebe die Freiheit der Entscheidung für oder gegen ein solches Risiko. Das eigene Verhalten wurde damit zum Hauptfaktor der Erkrankung erklärt." (Stöckel, 2007)

Ein Bericht der englischen Regierung, der 1976 unter dem Titel „Prevention and Health: Everybody's Business" veröffentlicht wurde (DHSS 1976), verkürzte den verhaltensorientierten Ansatz auf die Formel, dass die Gesundheitsprobleme das Ergebnis der Lebensweisen der Menschen seien: „Es ist klar, dass die Last der Verantwortung für die eigene Gesundheit zu einem großen Teil auf den Schultern des Einzelnen selbst liegt. Die Krankheiten, die mit dem Rauchen, dem Alkoholismus und anderen Drogenabhängigkeiten, dem Übergewicht und deren Konsequenzen zusammenhängen, gehören zusammen mit den sexuell übertragbaren Krankheiten zu den vermeidbaren Gesundheitsproblemen unserer Zeit und es liegt in der Hand des Einzelnen, wofür er sich entscheidet." (DHSS 1976)

Auf dieser Basis wurden in vielen Ländern entsprechende Stellen zur gesundheitlichen Aufklärung eingerichtet. In Deutschland waren dies vor allem der 1954 gegründete „Bundesausschuss für gesundheitliche Volksbelehrung" (heute „Bundesvereinigung Prävention und Gesundheitsförderung e. V."), die in den einzelnen Bundesländern entsprechend gegründeten Landeszentralen sowie die 1967 eingerichtete „Bundeszentrale für gesundheitliche Aufklärung" (BZgA, siehe den Kasten).

Ziele, Aufgaben, Arbeitsschwerpunkte und Medien der BZgA

Die Bundeszentrale für gesundheitliche Aufklärung (BZgA) in Köln ist eine Fachbehörde im Geschäftsbereich des Bundesministeriums für Gesundheit und hat gemäß dem Errichtungserlass vom 20.7.1967 insbesondere folgende Aufgaben:

- Erarbeitung von Grundsätzen und Richtlinien für Inhalte und Methoden der praktischen Gesundheitserziehung.
- Aus- und Fortbildung der in der Gesundheitsaufklärung und -erziehung tätigen Personen.
- Koordinierung und Verstärkung der gesundheitlichen Aufklärung und Gesundheitserziehung im Bundesgebiet.
- Zusammenarbeit mit dem Ausland.

Ihre vorrangigen Ziele sind die Gesundheitsvorsorge und Gesunderhaltung. Durch ihre Maßnahmen und Programme leistet sie einen Beitrag dazu, in ihren Aufklärungsschwerpunkten Neuerkrankungshäufigkeiten zu senken, Krankheitsfrüherkennung zu steigern sowie allgemein die Gesundheitspotenziale zu stärken. Dazu werden Wissen, Einstellungen und Fähigkeiten der Menschen gestärkt, sich gesund zu verhalten, Risiken zu vermeiden und so Verantwortung für die eigene und die Gesundheit anderer zu übernehmen.

Zu den derzeitigen Arbeitsschwerpunkten der BZgA gehören:

- Beiträge zur Entwicklung und Umsetzung nationaler Aktionspläne und Programme: Prävention von Infektionskrankheiten, insbesondere HIV/Aids und andere sexuell übertragbare Krankheiten; Suchtprävention mit den Schwerpunkten Tabak- u. Alkoholprävention und die Förderung der Kinder- und Jugendgesundheit.
- Gesetzliche Aufgaben:
  Sexualaufklärung und Familienplanung gemäß dem Schwangeren- und Familienhilfegesetz; die Aufklärung zur Organ- und Gewebespende (Transplantationsgesetz § 2) sowie die Blut- und Plasmaspende (Transfusionsgesetz § 3 Abs. 4).
- Wahrnehmung nationaler Gemeinschaftsaufgaben mit bevölkerungsweiter Wirkung, die zur Umsetzung der Aufklärungsschwerpunkte notwendig sind (Evaluation, Qualitätssicherung, Koordination und Kooperation).

Neben zahlreichen Medien für Endadressatinnen und -adressaten gibt die BZgA eine Reihe von Medien für Multiplikatorinnen und Multiplikatoren heraus, wie z. B.:

- zwei Fachheftreihen zur Forschung u. Praxis der Gesundheitsförderung bzw. Sexualaufklärung u. Familienplanung,
- die Praxisreihe „Gesundheitsförderung konkret" mit Modellen und Projekten einschließlich Qualitätskriterien,
- Unterrichtsmaterialien für Lehrerinnen und Lehrer der unterschiedlichen Schulstufen,
- die Informationsdienste „Gesundheitserziehung/Gesundheitsförderung" und „Migration und Öffentliche Gesundheit",
- Fachdatenbanken und Marktanalysen mit dem Ziel von Transparenz und bundesweitem Überblick,
- den „Wegweiser Gesundheitsförderung" über die überregional tätigen Fachinstitutionen und Organisationen,
- die „Leitbegriffe der Gesundheitsförderung", ein Glossar zu Begriffen, Konzepten, Strategien und Methoden.

Aktuelle Informationen zu der Arbeit und den Angeboten der BZgA finden Sie unter: **www.bzga.de**.

Fast parallel zur BZgA wurde 1968 in England das „Health Education Council" (HEC) als eine „quasi-autonome nichtstaatliche Einrichtung" gegründet. Das HEC orientierte sich an dem zu jener Zeit im Ministerium für Gesundheit und Soziale Sicherheit vorherrschenden medizinischen Modell der Gesundheit. Die Mitglieder des HEC kamen aus dem Bereich des Öffentlichen Gesundheitsdienstes, der ärztlichen Berufsverbände, der Werbebranche und dem Verbraucherschutz. Auftrag des HEC war es, „in der Öffentlichkeit ein positives Klima für das Anliegen der Gesundheitserziehung zu schaffen, generelle Aufklärungsprogramme zu entwickeln und Schwerpunktthemen auszuwählen." (Cohen Committee 1964)

Bekannt wurde das HEC durch solche Kampagnen wie „Look After Yourself" (LAY), die im Jahre 1978 initiiert wurde. Sie spiegelte die Ansicht wider, dass die Menschen zu gesünderen Lebensweisen ermutigt werden könnten und diese dann zu einer besseren Gesundheit führen würden. Das HEC, als die in England führende Organisation der Gesundheitsaufklärung und Gesundheitserziehung, stützte sich weiterhin auf solche Aufklärungskampagnen. Sutherland, der erste Leiter der Abteilung für Aus- und Fortbildung des HEC, beschrieb den Druck der Lobbyisten, die es dem HEC nicht ermöglichten, auf Konfrontationskurs mit solchen mächtigen Interessengruppen wie der Landwirtschaft oder der Tabakindustrie zu gehen und damit die Arbeit des HEC auf massenmediale Aufklärungskampagnen begrenzten, trotz der Nachweise für deren begrenzte Wirksamkeit (Sutherland 1987).

In den 70er-Jahren wurde immer deutlicher, dass sich die Gesundheitspolitik nicht nur auf die Versorgung mit klinischen und ambulanten medizinischen Diensten beschränken darf, zumal sich diese als immer kostspieliger erwiesen und zu keinen entsprechenden Verbesserungen des Gesundheitszustandes der Bevölkerung führten. Gesundheitserziehung und Krankheitsprävention wurden als Möglichkeit der Kosteneinsparung gesehen und als Ideologie, um die Verantwortung für die Gesundheit auf die Menschen bzw. deren Gesundheitsverhalten zu verlagern. Ein Jahrzehnt später, im Jahre 1987, stellte ein weiteres Regierungsgutachten mit dem Titel „Promoting Better Health" eine ähnliche Botschaft heraus. Darin wurde die Meinung vertreten, dass die zum Tode führenden Hauptkrankheiten vermieden werden könnten, wenn die Menschen mehr Verantwortung für ihre Gesundheit übernehmen würden (Department of Health 1987). Die spätere „Health of the Nation"-Strategie war ebenfalls von dieser auf den Einzelnen bezogenen Gesundheitsphilosophie geprägt, auch wenn sie einräumte, dass „die Verantwortlichkeiten vom Einzelnen bis hin zur Regierung reichen" (Department of Health 1992).

Spätere Regierungsvorlagen wie „Entscheide dich für Deine Gesundheit" (Department of Health, 2004), stellten ebenfalls die Verantwortung des Einzelnen in den Mittelpunkt, sich auf der Grundlage eines fundierten Gesundheitswissens für die gesündere Alternative zu entscheiden und formulierten folgende verhaltensorientierte Prioritäten:

- Reduzierung der Zahl der Raucher und Raucherinnen.
- Reduzierung der Zahl der übergewichtigen Personen.
- Reduzierung der sexuell übertragbaren Krankheiten.
- Verbesserung des psychischen und sozialen Wohlbefindens.
- Reduzierung der Gesundheitsschädigungen durch den Alkoholkonsum durch die Vermittlung eines vernünftigen Umgangs damit.

Neben solchen Stellungnahmen der Regierung gab es jedoch auch Stimmen, dass ein schlechter Gesundheitszustand eng mit der Armut verknüpft ist. Der 1980 im Auftrag der Regierung herausgegebene „Black Report" zeigte, dass die Menschen aus den unteren Sozialschichten ein weit höheres Risiko haben, frühzeitiger zu sterben, als jene aus den besser gestellten Gesellschaftsschichten (Townsend & Davidson 1992). In den vergangenen drei Jahrzehnten ist deshalb eine Wiederbelebung von Maßnahmen zur öffentlichen Gesundheitspflege und Versorgung (Public Health) zu beobachten, zusammen mit der Einsicht, sich wieder mehr den physischen, sozialen und ökonomischen Determinanten der Gesundheit zuzuwenden.

Der 1998 veröffentlichte „Acheson Report" (HM Government 1998) empfahl, dass alle öffentlichen Maßnahmen, die möglicherweise die Gesundheit der Menschen tangieren, so erfasst und beurteilt werden sollten (health impact assessment), dass sie zur Förderung der Gesundheit der sozial Benachteiligten beitragen. In allen Ländern, in denen der Zusammenhang zwischen den sozialen Determinanten und der Gesundheit wieder aufgegriffen wird, muss die Berücksichtigung dieser Gesundheitsdeterminanten zu einer zentralen Aufgabe ihrer Gesundheitspolitik werden, wie dies von der „International Commission on the Social Determinants of Health" bereits gefordert wurde (http://www.who.int/social_determinants/en/).

In vielen Ländern ist jedoch zu beobachten, dass gesundheitsfördernde Maßnahmen noch überwiegend „downstream" bzw. „flussabwärts" ausgerichtet sind (siehe hierzu weiter unten), d. h. sie orientieren sich mehr an den verhaltensbedingten Determinanten der Erkrankungen als an den wirtschaftlichen und sozialen Rahmenbedingungen bzw. Einflussgrößen der Gesundheit, wie wir sie im Kapitel 2 aufgezeigt haben. Zur Entwicklung einer gesundheitsfördernden Gesamtpolitik werden wir noch im Einzelnen im Kapitel 11 eingehen.

Öffentliche Gesundheitspflege und Versorgung (Public Health)

C. Winslow, Professor für Public Health an der Yale Universität, beschrieb im Jahre 1920 den Begriff Public Health, der auch heute noch seine Gültigkeit hat, so:

Die Wissenschaft und Fähigkeit zur Vermeidung von Krankheiten, zur Verlängerung des Lebens und zur Förderung der Gesundheit und deren Wirksamkeit durch gesellschaftlich organisierte Maßnahmen zur:

- *Umwelthygiene,*
- *Bekämpfung übertragbarer Krankheiten,*
- *Bereitstellung medizinischer und pflegerischer Dienste zur Früherkennung und frühzeitigen Behandlung von Krankheiten,*
- *Entwicklung von sozialen und wirtschaftlichen Rahmenbedingungen, die es jedem Bürger und jeder Bürgerin ermöglichen, ein Leben zu führen, das die Aufrechterhaltung ihrer Gesundheit sicherstellt.*

In Großbritannien werden die Begriffe Gesundheitsförderung und Public Health häufig synonym benutzt. Gelegentlich wird die Gesundheitsförderung als einer der Prozesse zur Sicherstellung der öffentlichen Gesundheitspflege und Gesundheitsversorgung (Public Health) gesehen. In vielen anderen Ländern werden diese beiden Begriffe allerdings klarer getrennt. Public Health wird dann verstanden als Praxis der Gesundheitsversorgung unter besonderer Berücksichtigung der Prävention und Überwachung von Krankheiten.

Historisch gesehen hat die öffentliche Gesundheitspflege und Gesundheitsversorgung (Public Health) ihre wichtigsten Impulse von der Sozialpolitik und der Medizin erhalten. Dieser Sachverhalt gilt gleichermaßen für Großbritannien wie für das Deutsche Reich, ab der zweiten Hälfte des 19. Jahrhunderts bis zum Ende der Weimarer Republik durch die nationalsozialistische Machtübernahme 1933 (Labisch u. Woelk 2006). Die frühe Public-Health-Bewegung in England im 19. Jh. basierte auf einem medizinischen Modell zur Erklärung der Krankheitsprozesse. Die Erfassung und Interpretation der quantitativen Daten (Epidemiologie) wurden zur Begründung der Entscheidungen benutzt und die sozialpolitischen Maßnahmen zum Schutz der Bevölkerung vor Krankheiten eingesetzt (s. Kapitel 11).

 **Viele im Gesundheitsbereich Tätigen haben mittlerweile die öffentliche Gesundheitspflege (Public Health) in ihr Arbeitsfeld aufgenommen (z. B. in der Gemeindekrankenpflege und der Sozialarbeit).**

Wie haben Sie Ihre Rolle in der öffentlichen Gesundheitspflege und Gesundheitsversorgung (Public Health) definiert?

Die Public-Health-Wissenschaften in England stellen drei Bereiche der Public-Health-Praxis heraus: Verbesserung der Gesundheit, der Gesundheitsversorgung und des Gesundheitsschutzes. Der Begriff der Gesundheitsförderung ist darin nicht zu finden. Stattdessen findet der Begriff der „multidisziplinären öffentlichen Gesundheitspflege und Gesundheitsversorgung" (multidisciplinary public health) breite Anerkennung, der implizit auf die Einbeziehung der individuellen, sozialen und Umweltdimensionen der Gesundheit hinweist.

Public Health, Gesundheitswissenschaften und Gesundheitsförderung in Deutschland

In Deutschland wird Gesundheitsförderung ausdrücklich als ein Schwerpunkt der Gesundheitswissenschaften/Public Health begriffen, wie die folgende aktuelle Definition verdeutlicht:

„Definiert wird Gesundheitswissenschaften/Public Health als die Wissenschaft und Praxis der Gesundheitsförderung und der Systemgestaltung des Gesundheitswesens. Die Aktivitäten dieses interdisziplinären Fachgebietes konzentrieren sich nach dieser Definition auf das Verständnis und die Determinanten von Gesundheit und Krankheit und auf Fragen der Bedarfsgerechtigkeit, Wirksamkeit und Wirtschaftlichkeit der Gesundheitsförderung, Prävention, Krankheitsbewältigung, Rehabilitation und Pflege." (Hurrelmann, K., Laaser, U., Razum, O. 2006. In: Handbuch Gesundheitswissenschaften, 2. Aufl., S. 11) Siehe hierzu auch die Leitbegriffe der Gesundheitsförderung der BZgA unter dem Begriff „Gesundheitswissenschaften/Public Health" (www.leitbegriffe.bzga.de).

Die WHO und die Gesundheitsförderung

Bei der Erweiterung der Definition und Aufgaben der Gesundheitsförderung spielte die Weltgesundheitsorganisation (WHO) eine entscheidende Rolle. Auf der Weltgesundheitsversammlung 1977 stimmten alle Mitgliedsländer der „Gesundheit für alle"-Strategie zu und beschlossen, dass „bis zum Jahr 2000 alle Menschen dieser Welt ein Gesundheitsniveau erreicht haben sollten, das es ihnen erlaubt, ein sozial und wirtschaftlich produktives Leben zu führen". In diesem Zusammenhang stellte die WHO fünf Kernelemente der Gesundheitsförderung heraus:

1. Gesundheitsförderung umfasst die gesamte Bevölkerung in ihren alltäglichen Lebenszusammenhängen und nicht nur die Menschen mit einem spezifischen Krankheitsrisiko.
2. Aktivitäten der Gesundheitsförderung zielen auf die Ursachen und Rahmenbedingungen der Gesundheit, um zu gewährleisten, dass die gesamte Umwelt der Menschen der Gesundheit förderlich ist, auch die, auf die der Einzelne keinen direkten Einfluss hat.
3. Gesundheitsförderung verbindet unterschiedliche, aber einander ergänzende Methoden oder Ansätze. Dazu gehören die Kommunikation, Erziehung, Gesetzgebung, steuerrechtliche Maßnahmen, Veränderungen von Organisationen, Kommunalentwicklung und Gemeinwesenarbeit sowie spontane lokale Aktionen gegen Gesundheitsgefährdungen.
4. Gesundheitsförderung zielt auf aktive Mitwirkung der Bevölkerung, unterstützt die Selbsthilfebewegung und fördert die Kompetenzen der Menschen, damit sie auf die Gesundheit ihrer unmittelbaren Umgebung besser einwirken können.
5. Gesundheitsförderung ist nicht nur eine Aufgabe für die im Gesundheits- und Sozialbereich Tätigen, sondern eine für alle gesellschaftlichen Bereiche relevante Aufgabe. Dennoch fällt den Gesundheitsberufen, insbesondere den in der primären Gesundheitsversorgung Tätigen, eine besonders wichtige Rolle bei der Unterstützung und Ermöglichung der Gesundheitsförderung zu (WHO 1984).

Breit angelegte Gesundheitsstrategien müssen sich deshalb auf die Grundsätze der Chancengleichheit, Bürgerbeteiligung und intersektoralen Zusammenarbeit stützen. Die WHO stellte zudem heraus, dass Verbesserungen der Lebensweisen, der Umweltbedingungen und der Gesundheitsversorgung nur geringe Auswirkungen auf die Gesundheit haben werden, wenn nicht bestimmte Grundvoraussetzungen der Gesundheit erfüllt sind (WHO 1985). Dazu gehören:

- Frieden und Freisein von Kriegsängsten.
- Gesundheitliche Chancengleichheit und soziale Gerechtigkeit.
- Befriedigung der Grundbedürfnisse, wie ein ausreichendes Nahrungsangebot und Einkommen, eine gesicherte Versorgung mit Trinkwasser und sanitären Anlagen, zumutbare Wohnverhältnisse, ein sicherer Arbeitsplatz und eine sinnvolle Aufgabe in der Gesellschaft.
- Unterstützung durch die politischen Handlungsträger und die Öffentlichkeit.

1984 startete die WHO ihr Programm zur Gesundheitsförderung, das durch die Konferenzen in Ottawa (1986), Adelaide (1988), Sundsvall (1991), Jakarta (1997), Mexiko City (2000) und Bangkok (2003) weiterentwickelt wurde. Die 1986 in der Ottawa-Charta formulierten Grundsätze der Gesundheitsförderung gelten auch heute noch als Orientierungsrahmen für die Praxis der Gesundheitsförderung. Dies gilt gleichermaßen für die Gesundheitsförderung in Deutschland, wie dies im folgenden Kasten zusammengefasst ist.

Grundorientierungen der Ottawa-Charta zur Gesundheitsförderung

Die Ottawa-Charta fasst die vielfältigen Einflussfaktoren und Entwicklungsstränge zusammen und legt die Grundlage für ein gemeinsames Ethos, eine gemeinsame Sichtweise, einen gemeinsamen Wissensfundus und bestimmte klar erkennbare Vorgehensweisen für eine **neue Ausrichtung und Profession im Gesundheitswesen:**

- das Ethos ist getragen von einer Befähigung zur Gesundheit (Kompetenzentwicklung), zur Partizipation und zum Empowerment und dem Abbau gesundheitlicher Chancenungleichheiten;

- die Sichtweise bzw. der Blick ist salutogenetisch, geprägt vom Fokus auf Gesundheit und Wohlbefinden und dem Beitrag zur Lebensqualität. Er orientiert sich an den Gesundheitspotenzialen, der Gesundheit als Ressource und den sozialen und wirtschaftlichen Determinanten der Gesundheit;

- der Wissensfundus ist interdisziplinär, mit einem Schwerpunkt auf den Ergebnissen der sozialwissenschaftlichen und sozialepidemiologischen Forschung;

- die Vorgehensweise ist geprägt von einem systemischen und interaktiven Handlungsansatz, vorrangig im sozialen Feld (vermitteln und vernetzen), aber auch in Bezug auf politische Prioritäten (anwaltschaftliches Eintreten und Interessendurchsetzung). Daraus ergeben sich neue Interventionsformen und neue Formen der Evaluierung gesundheitsfördernder Maßnahmen sowie der Nachweise für deren Evidenz bzw. Wirksamkeit.

Kickbusch, I. 2003. In: „Das Public Health Buch. Gesundheit und Gesundheitswesen", F. W. Schwartz et al. (Hrsg.), Kapitel 10; Gesundheitsförderung und Prävention, S. 183.

Das heißt, die Ottawa-Charta geht von einem dynamischen Verstärkereffekt zwischen fünf zentralen Handlungsbereichen aus:

1. Entwicklung einer gesundheitsfördernden Gesamtpolitik.

2. Schaffung unterstützender Umwelten zur Gesundheit.

3. Entwicklung gesundheitlicher Kompetenzen, wozu auch die Informations- und Bewältigungsstrategien im Umgang mit Gesundheit und Krankheit gehören.

4. Stärkung gesundheitsbezogener Gemeinschaftsaktionen, wozu auch die soziale Unterstützung und Netzwerkbildung gehören.

5. Neuorientierung der Gesundheitsdienste, die über die medizinisch-kurativen Betreuungsleistungen hinausgehen und den Zugang zu diesen Diensten verbessern.

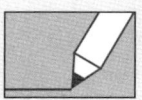 **Welche gesundheitsfördernden Aktivitäten könnten jedem dieser fünf Handlungsfelder zugeordnet werden?**

Angesichts der Bedeutung dieser Handlungsfelder haben wir im Teil 2 dieses Buches allen fünf Handlungsfeldern nochmals ein separates Kapitel gewidmet. Die ebenfalls in der Ottawa-Charta formulierten Kernstrategien der Gesundheitsförderung, wie das anwaltschaftliche Eintreten bzw. die gesundheitliche Interessenvertretung, die Vermittlung und Vernetzung sowie die Befähigung und Ermöglichung der Individuen und Gemeinschaften, ihr größtmöglichstes Gesundheitspotenzial zu verwirklichen, werden am Ende dieses Kapitels nochmals im Einzelnen beschrieben.

Gesundheitsförderung: definitorische und konzeptionelle Abgrenzungen

Krankheitsprävention bzw. meist verkürzt als Prävention bezeichnet

Im Kapitel 1 haben wir bereits gesehen, dass mit dem Begriff der Gesundheit sehr unterschiedliche Ansichten verbunden werden. Die Vorstellung von Gesundheit als „Abwesenheit von Krankheit" ist jedoch die vorherrschende Sichtweise. Die unterschiedlichen Vorstellungen über das Wesen der Gesundheit und seiner bestimmenden Faktoren prägen auch die Auffassungen von dem, was unter Gesundheitsförderung verstanden wird. Durch den Wandel des Krankheitsspektrums im 20. Jh. von den Infektionskrankheiten zu den chronischen Erkrankungen wurden die Lebensweisen der Menschen in den Mittelpunkt der Krankheitsverursachung gestellt. Präventive Maßnahmen gewannen damit an Bedeutung und zielten häufig auf Hochrisikogruppen, bei denen die Entwicklung einer spezifischen Krankheit besonders wahrscheinlich war.

Definition präventiver Maßnahmen

„Das wesentliche Ziel der Krankheitsprävention ist die Vermeidung des Auftretens von Krankheiten und damit die Verringerung ihrer Verbreitung und die Verminderung ihrer Auswirkungen auf die Mortalität der Bevölkerung. Die zentrale Strategie dabei ist, die Auslösefaktoren von Krankheiten zurückzudrängen oder ganz auszuschalten … Krankheitsprävention bedeutet im Wortsinn, einer Krankheit zuvorkommen, um sie zu verhindern („verhüten") oder abzuwenden. Der Erfolg der präventiven Intervention wird daran gemessen, in welchem Ausmaß der erwartbare Krankheitsausbruch oder der vorhersehbare, sich voraussichtlich verschlimmernde Krankheitsverlauf verhindert oder zumindest gemindert werden kann.

Durch die gezielte präventive Intervention wird zu einem bestimmten Zeitpunkt, zu dem die Risikofaktoren oder die ersten Anzeichen einer Krankheit deutlich identifiziert werden können, in die Dynamik der sozialen, psychischen und/oder körperlichen Pathogenese eingegriffen, die daraufhin einen anderen Verlauf als ursprünglich zu erwarten nimmt. Durch die gezielte Aktivität soll eine gesundheitliche Schädigung weniger wahrscheinlich gemacht werden. Es wird ein Gesundheitsgewinn erzielt, der in dem Abbau einer zu erwartenden individuellen oder kollektiven Krankheitslast besteht."

Quelle: Hurrelmann & Laaser in: Handbuch Gesundheitswissenschaften, 2006, S. 750 ff.

Präventive Interventionen werden häufig in folgende Bereiche unterteilt:

- Die primäre Prävention versucht, durch die Information und Beratung bestimmter Risikogruppen die Entstehung einer Erkrankung zu verhindern. Beispiele primärpräventiver Aktivitäten sind Impfungen und Vorsorgeuntersuchungen sowie die Gesundheitsaufklärung in Schulen und Betrieben.
- Die sekundäre Prävention versucht, gesundheitsschädigende Verhaltensweisen zu verändern, um die Erkrankungsdauer zu verkürzen und ein Fortschreiten der Erkrankung zu verhindern. Beispiele hierfür sind die Aufklärung über die Einnahme von Medikamenten, die Ernährungsberatung für Diabetiker oder die Rehabilitation bei Herzpatienten.
- Die tertiäre Prävention versucht, die aus irreversiblen Erkrankungen entstehenden Leiden oder Komplikationen zu mildern und damit die Lebensqualität der Betroffenen zu verbessern. Beispiele sind die Aufklärung über den Umgang mit Hilfsmitteln für Körperbehinderte und die Maßnahmen zur Rehabilitation.

Das triadische Präventionsmodell aus gesundheitswissenschaftlicher Sicht

„Als **Primärprävention** gelten alle spezifischen Aktivitäten zur generellen Vermeidung auslösender oder vorhandener Teilursachen (darunter Risikofaktoren) von bestimmten Erkrankungen. Darunter fallen auch die individuelle Erkennung und Beeinflussung solcher Teilursachen. Primärprävention setzt vor Eintritt einer fassbaren biologischen Schädigung ein. Ihr Ziel ist Risikosenkung bis hin zur Risikoeliminierung. Im Kontext von Gesundheitspolitik zielt Primärprävention auf die Senkung der Inzidenzrate einer Krankheit bzw. die Minderung der Wahrscheinlichkeit des Krankheitseintritts bei einem Menschen bzw. einer (Teil-)Population.

Sekundärprävention bezieht sich auf die Entdeckung von biomedizinisch eindeutigen (z. T. noch klinisch symptomlosen) Frühstadien einer Erkrankung und deren erfolgreicher Frühtherapie. Ihre Maßnahmen umfassen Gesundheits-Checks, Vorsorgeuntersuchungen und spezifische Früherkennungsmaßnahmen. Eine Frühbehandlung muss einen gesicherten Zusatznutzen aufweisen, ‚da andernfalls Früherkennung unnötige Kosten, unnötiges Leid und unnötige Risiken verursacht' (Walter/Schwartz 2003, 189). Gesundheitspolitisch zielt Sekundärprävention auf die Senkung der Inzidenz von manifesten oder fortgeschrittenen Erkrankungen.

Unter **Tertiärprävention** versteht man die wirksame Behandlung einer symptomatisch gewordenen Erkrankung mit dem Ziel, sowohl ihre Verschlimmerung als auch bleibende Funktionsverluste zu verhüten oder zu verzögern. Engere Konzepte unterscheiden zwischen der Behandlung manifester Krankheit („Kuration") und den im engeren Sinn tertiärpräventiven Interventionen zur Verhinderung bleibender, vor allem sozialer Funktionseinbußen. Im gesundheitspolitischen Rahmen meint Tertiärprävention alle Anstrengungen, die Leistungsfähigkeit so weit wie möglich wiederherzustellen bzw. zu erhalten und die Inzidenz bleibender Beeinträchtigungen und Behinderungen zu senken." (Franzkowiak, P. 2006, S. 34/35).

Die medizinische Behandlung und Überwachung ist für Personen mit einer lebensbedrohenden Erkrankung zwar von großer Bedeutung, aber das muss auch für die Verbesserung ihrer Lebensqualität gelten. Das Ziel ist nicht nur die Befolgung eines bestimmten Behandlungsplanes oder die Veränderung bestimmter Lebensweisen, um das Wiederauftreten der Erkrankung zu verhindern, sondern auch die Lebensqualität der Patienten und Patientinnen mit einer chronischen Erkrankung zu verbessern. Das heißt, im Mittelpunkt der Krankheitsprävention stehen die Risikofaktoren oder Risikogruppen und nicht die mit dem Risiko zusammenhängenden, tiefer liegenden Ursachen der Erkrankung.

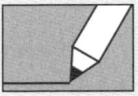 Um uns von der Notwendigkeit zu überzeugen, den Blick mehr „flussaufwärts" zu richten, erzählt McKinlay (1979) folgende Geschichte:

„Da stehe ich am Ufer eines Flusses mit starker Strömung und höre den Hilferuf eines ertrinkenden Mannes. Ich springe sofort in den Fluss, lege meine Arme um ihn, schleppe ihn ans Ufer und führe eine künstliche Beatmung durch. Gerade als er wieder zu atmen beginnt, höre ich einen weiteren Hilferuf. Ich springe darauf wieder in den Fluss, erreiche den Mann, schleppe ihn ans Ufer, mache eine künstliche Beatmung und im gleichen Moment, als er wieder zu atmen beginnt, höre ich einen weiteren Hilferuf. Wieder zurück im Fluss, geht das dann ständig so weiter. Ich bin so damit beschäftigt ins Wasser zu springen, die Männer ans Ufer zu schleppen und sie künstlich zu beatmen, dass ich keine Zeit mehr habe, danach zu schauen, wer um alles in der Welt alle diese Männer flussaufwärts ins Wasser wirft".

Die Idee, sich „flussaufwärts" zu orientieren, ist ein überzeugendes Argument zur Gesundheitsförderung. Sie kann uns beim Umdenken helfen: weg von der Vorstellung, dass die medizinische Versorgung die meisten Gesundheitsprobleme lösen kann oder wird, hin zu dem Gedanken der Prävention.

- Wo können Sie in Ihrem eigenen Arbeitsbereich Beispiele für solche kurzfristig angelegten Problemlösungsaktivitäten finden?
- Was würde dagegen ein Umdenken „flussaufwärts" für die Praxis bedeuten?
- Wer oder was wirft die Leute Ihrer Meinung nach in den Fluss?

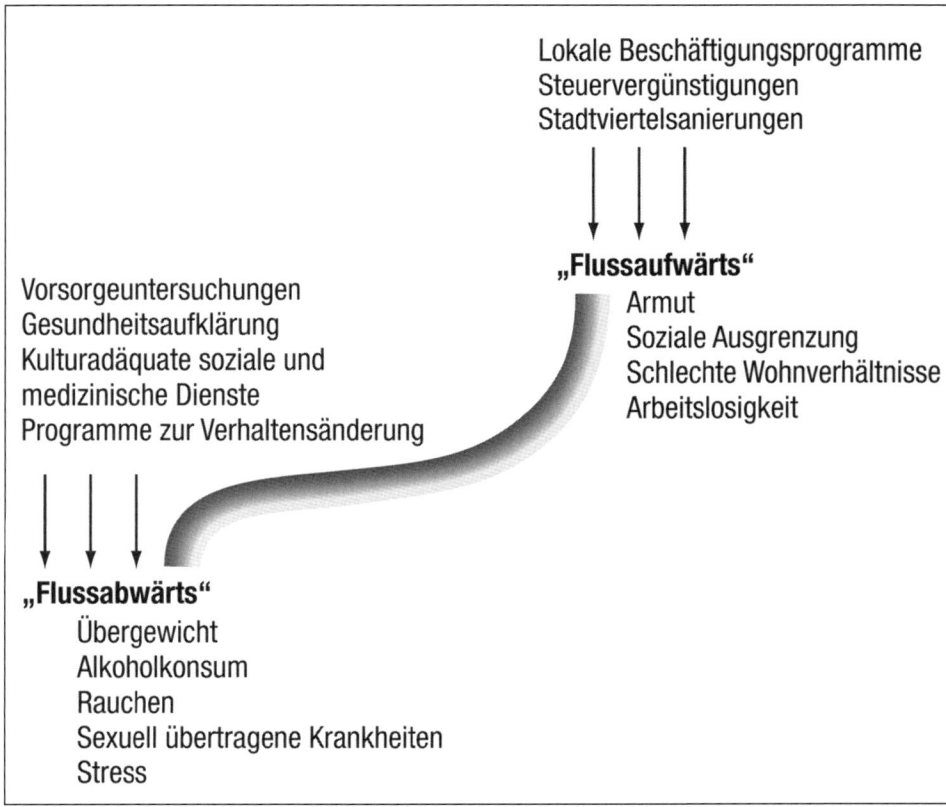

Abb. 4.1
„Flussabwärts" und „Flussaufwärts": Ansätze zur Förderung der Gesundheit

Die Abb. 4.1 verdeutlicht einige spezifische Beispiele auf „flussabwärts" gerichtete Interventionsmaßnahmen zur Änderung gesundheitlicher Verhaltensweisen, die Anlass zur Kritik geben und einige Interventionen, die „flussaufwärts" ansetzen, um die Ursachen dieser Verhaltensweisen zu verändern.

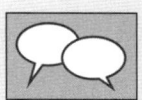

Wie könnte eine palliative Versorgung gesundheitsfördernd unterstützt werden?

Vielleicht haben Sie an solche Dinge gedacht wie z. B. die psychologische und soziale Unterstützung, die Vermeidung von Depressionen, die häusliche Unterstützung oder die Vorbereitung auf den Tod (Kellehear & O'Connor 2008).

Gesundheitserziehung, Bildung und Aufklärung (health education)

Der Begriff der „Gesundheitserziehung" als eine genauer definierte Tätigkeit entstand erst in den 50er- und 60er-Jahren. Die Notwendigkeit der Aufklärung der Menschen über die körperlichen und moralischen „Übel" der Verwahrlosung und des Trinkens entstand jedoch bereits Mitte des 19. Jahrhunderts. Die Einsicht, dass die Menschen gesundheitliche Entscheidungen treffen, die zur Entwicklung einer Krankheit beitragen können, führte zu der Überzeugung, sie über die Möglichkeiten der Vermeidung von Krankheiten aufzuklären. Das heißt, dass die Menschen mit Methoden der personalen und Massenkommunikation zur Veränderung ihres Verhaltens motiviert und ihnen die notwendigen Kompetenzen zur Führung eines gesünderen Lebensstils vermittelt werden können.

Gesundheitserziehung kann vielleicht definiert werden als eine den Menschen bewusst gegebene Gelegenheit, mehr über ihre Gesundheit zu erfahren und ihr Verhalten zu ändern. Dazu gehört:

- Die Stärkung des Bewusstseins über die Probleme der Gesundheit sowie über die Faktoren, die zur Erkrankung führen können.
- Die Vermittlung der dazu notwendigen Informationen.
- Die Motivations- und Überzeugungsarbeit, um den Menschen zu helfen, ihre Lebensweisen im Interesse ihrer Gesundheit zu verändern.
- Die Vermittlung der Fähigkeiten und Fertigkeiten und des notwendigen Selbstvertrauens zur praktischen Umsetzung solcher Veränderungen.

Diese Definition könnte man als eine enge Auslegung der gesundheitsfördernden Möglichkeiten im Zuge der Information, Aufklärung und Kommunikation betrachten, auf die wir im Kapitel 9 nochmals näher eingehen werden.

Die traditionelle Gesundheitserziehung wurde häufig wegen ihrer engen Fokussierung auf die bloße Vermittlung von Informationen kritisiert, die sich auf die Vermutung eines direkten Zusammenhanges zwischen Wissen und Verhalten stützte. Die den Menschen im Zuge der Zivilisationskrankheiten und des Risikofaktorenkonzepts zunehmend übertragene Verantwortung für ihre Gesundheit führte zu den Vorwürfen, dass sie selbst für ihre gesundheitlichen Probleme verantwortlich seien. Diese Schuldzuweisungen belasteten die Menschen, vor allem, weil es genügend andere Faktoren gab, die sie daran hinderten, ihre gesundheitsschädigenden Verhaltensweisen zu ändern, wie z. B. Armut oder andere ungünstige physische, soziale oder wirtschaftliche Rahmen- und Umweltbedingungen, die sie aber allein von sich aus nicht ändern konnten.

Einer der Widersprüche in der Gesundheitserziehung und ein ständiges berufliches Dilemma ist die Frage nach dem Grad der individuellen Entscheidungsfreiheit. Gesundheitserziehung basiert auf einem sowohl aus der Medizin als auch der Pädagogik abgeleiteten Modell der Expertenautorität. Danach entscheiden die gesundheitserzieherisch Tätigen über das Vorliegen eines Gesundheitsbedarfs, die richtige Lebensweise, die Art der Intervention und Kommunikationsmethoden, die Einhaltung der vorgeschlagenen Maßnahmen und letztlich auch über deren Erfolg.

Betrachtet man die Praxis der Gesundheitserzieherinnen und Gesundheitserzieher, dann könnte man meinen, dass sie nur die *„Informationsgeber"* sind, und eine erfolgreiche Förderung der Gesundheit dann vorliegt, wenn ihre Klientel diesen Informationen oder Ratschlägen folgen. Für andere ist die Gesundheitserziehung mehr eine Methode des *„Gewinnens von Informationen"*. Die Klienten und Klientinnen sind keine „leeren Gefäße", die logischerweise ihr Verhalten ändern, sobald sie mit neuen Informationen, Ratschlägen oder Anweisungen gefüllt werden. Informationen über die Risiken des Rauchens liegen der breiten Öffentlichkeit bereits seit 1963 vor und die über Aids seit 1986, dennoch werden weiterhin Zigaretten geraucht und keine Kondome benutzt.

Gesundheitserzieherinnen und Gesundheitserzieher, für die die Gesundheitserziehung mehr eine Methode des Gewinnens von Informationen ist, versuchen deshalb, die Menschen weder zum „richtigen" Gesundheitsverhalten zu zwingen noch sie dazu zu überreden. Sie tun dies nicht nur deshalb, weil es in der Regel ohnehin nicht viel bringt, sondern vor allem, weil es ihren ethischen Grundsätzen widerspricht. Sie verstehen sich in erster Linie als Förderer der Gesundheit und nicht als die alleinigen Experten. Statt den Klienten zu sagen, was sie zu tun haben, versuchen sie deren Gesundheitsprobleme herauszufinden und arbeiten mit ihnen gemeinsam an der Lösung ihrer Probleme, selbst wenn diese letztlich die eine oder andere gesundheitsschädigende Verhaltensweise mit involvieren sollte. Ziel ist die Befähigung der Menschen, eigenständige gesundheitsbezogene Entscheidungen zu treffen: durch die Stärkung ihrer Gesundheitskompetenz, Leistungsfähigkeit, Selbstachtung sowie ihrer Fähigkeiten im Umgang mit sozialen und gesundheitlichen Problemen (Nutbeam 2000; Kickbusch 2006, Hurrelmann/Klotz/Haisch 2007).

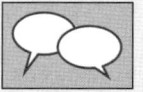

Gesundheitskompetenz (health literacy)

Gesundheitskompetenz kann definiert werden als die Fähigkeit einer Person, sich grundlegende Informationen über die Gesundheit und Gesundheitsdienste zu beschaffen, sie zu verstehen und so auszulegen, dass sie ihrer Gesundheit förderlich sind (US Department of Health and Health Services 2000).

Wer könnte bei solchen Maßnahmen zur Verbesserung der Gesundheitskompetenz benachteiligt werden?

Das Konzept der Gesundheitskompetenz ist nicht ausgesprochen neu und findet sich in vielen Definitionen zum Begriff des Empowerment. Es enthält jedoch die zentrale Botschaft, dass das Gesundheitswissen für sich allein keine ausreichende Voraussetzung für Veränderungen ist, sondern dass dazu auch das Verständnis der Einflussfaktoren auf die Gesundheit kommen muss, sowie das Wissen zur Veränderung dieser Faktoren (Sommerhalder & Abel 2007). Wir leben in einer Gesellschaft, in der es eine Vielzahl von Lebensmitteln bzw. Ernährungsmöglichkeiten und Produkten zur Alltagsbewältigung gibt, eine Vielzahl von Gesundheitsinformationen aus immer mehr Quellen und immer mehr Behandlungsmöglichkeiten durch vielfältige Einrichtungen. In solch einer Konsumgesellschaft ist die aktive Bürgergesellschaft eine entscheidende Empowermentstrategie, um die Bürgerinnen und Bürger in die Lage zu versetzen, aus der Vielfalt der Alternativen die für sie richtigen Entscheidungen zu treffen.

Fünf Bereiche der Gesundheitskompetenz

(1) **Kompetenzbereich persönliche Gesundheit.** Grundkenntnisse über Gesundheit, das Wissen und die Anwendung von gesundheitsförderlichem, gesundheitsbewahrendem und krankheitsverhinderndem Verhalten, die Selbstpflege und die Betreuung der Familie sowie die Erste Hilfe.

(2) **Kompetenzbereich Systemorientierung.** Die Fähigkeit, sich im Gesundheitssystem zurechtzufinden und als kompetente Partner gegenüber den Berufen des Gesundheitswesens auftreten zu können.

(3) **Kompetenzbereich Konsumverhalten.** Die Fähigkeit, seine Konsum- und Dienstleistungsentscheidungen auch unter gesundheitlichen Gesichtspunkten zu treffen und notfalls auch seine Konsumentenrechte einzuklagen und durchzusetzen.

(4) **Kompetenzbereich Gesundheitspolitik.** Die Fähigkeit, informiert gesundheitspolitisch zu handeln, z. B. durch das Eintreten für Gesundheitsrechte, durch Stellungnahmen zu Gesundheitsfragen und durch Mitgliedschaften in Patienten- und Gesundheitsorganisationen.

(5) **Kompetenzbereich Arbeitswelt.** Die Fähigkeit, bei der Arbeit Unfälle und Berufskrankheiten zu vermeiden, sich für die Sicherheit am Arbeitsplatz und gesundheitsförderliche Arbeitsbedingungen einzusetzen und eine angemessene Balance zwischen Beruf und Privatleben zu finden.

Entnommen aus Kickbusch, I. 2006. „Die Gesundheitsgesellschaft", S. 70.

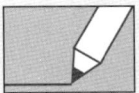

Mario arbeitet als Bauarbeiter. Er ist 47 Jahre alt, unverheiratet, und der Mittelpunkt seines Soziallebens ist die Kneipe. Zur Mittagszeit isst er seine belegten Brote und trinkt dazu ein paar „halbe" Bier und auf dem Weg nach Hause in der Regel noch mal vier „Halbe". Er sucht seinen Hausarzt wegen Rückenbeschwerden auf. Dieser misst seinen Blutdruck und stellt fest, dass dieser bedenklich hoch ist. Würden Sie:

1. ihm sagen, dass die Alkoholobergrenze für erwachsene Männer bei 28 Einheiten pro Woche liegt, er sein Herz und seine Leber schädigt und einen Herzinfarkt riskiere?
2. mit ihm die Gründe seines hohen Alkoholkonsums besprechen und ihn fragen, ob dieser ihm irgendwelche Probleme macht und dem entsprechend nachgehen?
3. ihm ein Medikament zur Reduzierung seines Blutdruckes verschreiben und ihm sagen, er solle in 2 Wochen wiederkommen, um zu sehen, ob der Blutdruck niedriger ist?

Dieses Szenario macht einige Grundprobleme der Gesundheitsaufklärung und Erziehung deutlich:

- Geht es bei der Gesundheitsaufklärung und Gesundheitserziehung darum, den Menschen zu sagen, was für sie am besten ist?
- Erfüllen die in der Gesundheitserziehung Tätigen ihre Aufgabe nicht, wenn sie das gesundheitsschädigende Verhalten ihrer Klientel akzeptieren?
- Wer sollte darüber entscheiden, was ein gesundes Leben ausmacht – die in der Gesundheitserziehung Tätigen oder die Klient/-innen?
- Sind das Gesundheitsverhalten und dessen Auswirkungen nur eine Angelegenheit des Einzelnen?

Auf diese Fragen werden wir im Kapitel 6 zur Ethik in der Gesundheitsförderung und im Kapitel 11 zur Entwicklung einer gesundheitsfördernden Gesamtpolitik nochmals genauer eingehen.

Die beiden Grundzüge der „freien Entscheidung" oder des „autoritären Vorschreibens" prägten die Entwicklung der Gesundheitserziehung bis zu jenem Zeitpunkt, an dem Pädagogen und Sozialwissenschaftler einige der Praktiken der Präventivmedizin infrage stellten. Sie bestritten, dass es bei der Gesundheitserziehung darum gehen könnte oder gar sollte, durch Belehrung oder Überredung das Verhalten des Einzelnen zu verändern. Daraus entwickelte sich der Grundsatz des Empowerment, den mittlerweile viele als ein Kernstück jeder gesundheitserzieherischen Praxis ansehen (Tones & Tilford 2001, Trojan u. Legewie 2008, Laverack 2010). Empowerment ist eine Strategie, die es den Menschen ermöglichen soll, ihr Leben selbst in die Hand zu nehmen und ihr Verhalten zu ändern, wenn sie dies möchten. Eine solche Strategie führt unweigerlich zur Reduzierung der Dominanz und Kontrolle durch die Gesundheitsberufe.

Ist es das Ziel der Gesundheitsförderung, die Menschen in die Lage zu versetzen, ihre Entscheidungen auf der Basis eines fundierten gesundheitlichen Wissens zu treffen?

Tones (1986) vertritt den Standpunkt, dass es ein wesentliches Ziel der Gesundheitsaufklärung und Erziehung sein muss, in der Bevölkerung ein „kritisches Bewusstsein" in Bezug auf die grundlegenden Ursachen ihrer Erkrankungen zu erreichen. Eine Auffassung, die bereits von dem brasilianischen Priester Paolo Freire vertreten wurde. Nur so sei es möglich, die strukturellen Einflüsse auf die Gesundheit anzugehen (s. hierzu auch Kapitel 5 über das Modell der Gesundheitsförderung von Tones) und die notwendigen politischen Veränderungen zu erreichen.

Das der Gesundheitsaufklärung und -erziehung zugrunde liegende Prinzip ist es, den Menschen dabei zu helfen, das für sie richtige Gesundheitsverhalten auszuwählen. Für jene jedoch, die davon überzeugt sind, dass die tiefer liegenden Ursachen von Erkrankungen in den sozialen Strukturen liegen, ist diese Fokussierung auf vorgegebenes vernünftiges Gesundheitsverhalten illusorisch. Im Kapitel 6 werden wir auf die Grenzen dieser Wahlfreiheit näher eingehen und untersuchen, inwieweit ethische Grundsätze wie die Förderung der Autonomie unser praktisches Handeln als Gesundheitserzieherin bzw. Gesundheitserzieher leiten können.

Auf die verschiedenen Modelle und Ansätze der Gesundheitsaufklärung, Gesundheitserziehung und Gesundheitsförderung werden wir im Kapitel 5 eingehen. Sie reichen vom medizinischen Modell mit seinen Schwerpunkten der Gesundheitsüberwachung und Verhaltensänderung bis hin zum pädagogischen Modell, das sich mehr auf die Untersuchung der zugrunde liegenden Einstellungen und Werte stützt. Daneben gibt es die mehr der Gesundheitsförderung zugeordneten Ansätze der Gemeinwesenarbeit, die die Notwendigkeit gesundheitsbezogener Gemeinschaftsaktionen betonen, sowie das gesellschaftspolitische Modell, das die Beeinflussung der Entscheidungsträger auf allen politischen Ebenen im Blickfeld hat.

Gesundheitsförderung

Die WHO hat die Begriffsbestimmung der Gesundheitsförderung verlagert und zwar von der Prävention bestimmter Krankheiten hin zur Gesundheit und dem Wohlbefinden aller Bevölkerungsteile. Nicht die Experten und Gesundheitsberufe, sondern die Menschen selbst definieren die Gesundheitsprobleme, die für sie und ihr soziales Umfeld relevant sind. Akteure und Akteurinnen der Gesundheitsförderung können deshalb Personen in allen gesellschaftlichen Bereichen bzw. Settings sein. Gesundheit wird nicht mehr nur als Verantwortung des Einzelnen oder der im Gesundheitswesen Tätigen gesehen, sondern aufgrund der sozialen und ökonomischen Determinanten der Gesundheit als gesellschaftliche Verantwortung, die in allen Organisationen und Einrichtungen zum Tragen kommen muss.

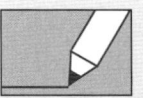 **Lesen Sie die folgenden Beschreibungen der Arbeit einer Krankenschwester auf einer Intensivstation und eines Beraters für Gesundheitsförderung, der mit Jugendlichen arbeitet. Würden Sie deren Arbeit als Gesundheitserziehung oder Gesundheitsförderung bezeichnen? Aufgrund welcher Kriterien treffen Sie Ihre Entscheidung?**

- „Patientenaufklärung nach einem Herzinfarkt geschieht durch Einzelgespräche und Patientenbroschüren. Generelles Ziel ist der Abbau von Ängsten, die Förderung der Wiedergenesung und die Aufklärung über die Ursachen des Herzinfarkts, um den Patienten wieder in ein normales und vielleicht sogar gesünderes Leben zurückzuführen. Patienten kann man darüber aufklären, wie ihr Herz funktioniert, ihnen Entspannungsübungen vermitteln und sie ermutigen, über ihre Sorgen zu sprechen, wie z. B. Sex nach einem Herzinfarkt. Sie werden darüber informiert, wie sie ihre Medikamente einnehmen sollen, sich gesünder ernähren können, ihr Gewicht und ihren Cholesterinspiegel niedrig halten und sich körperlich mehr betätigen können."

- „Gesundheitserziehung in Schulen vermittelt Wissen, ermöglicht die Diskussion und führt zum Problemverständnis. Sie gibt den Jugendlichen die Möglichkeit, ihre Gesundheitsentscheidungen selbst zu treffen und besteht zugleich darauf, die Entscheidungen der anderen zu respektieren. Letztlich sollte es den Jugendlichen Spaß machen und ihnen zugleich ermöglichen, gesund und frei von Krankheit zu bleiben."

Der wesentliche Unterschied zwischen diesen beiden Interventionen liegt in ihren Zielen. Auf der Intensivstation setzt sich die Krankenschwester aktiv für die Krankheitsprävention ein, um Re-Infarkte zu verhindern. Für den Berater für Gesundheitsförderung in der Schule ist es das Ziel, den Jugendlichen das Wissen und die Fähigkeiten für eine gesunde Lebensweise zu vermitteln. In beiden Fällen geht es um Verhaltensänderungen, wenngleich dies auf der Intensivstation deutlicher zum Ausdruck kommt. Beide Gesundheitsförderer wenden ähnliche Methoden der Aufklärung und Erziehung an, indem sie Wissen vermitteln, ihre Klientel zum Nachdenken über ihre Einstellungen und Erfahrungen ermutigen und Möglichkeiten zum Erlernen von neuen Fähigkeiten und Fertigkeiten anbieten.

Die Begriffe der Gesundheitsaufklärung, Gesundheitserziehung und Gesundheitsförderung werden häufig synonym benutzt. Obwohl die Gesundheitsförderung durchaus als Oberbegriff verstanden werden kann, der Aspekte der Gesundheitserziehung mit einschließt, ist ihr konzeptioneller Rahmen doch viel weiter gefasst.

> *„Gesundheitsförderung umfasst alle Maßnahmen, die bewusst auf die Förderung der Gesundheit und die Bewältigung von Krankheiten angelegt sind ... Ein Hauptmerkmal der Gesundheitsförderung ist zweifelsohne die gesundheitsfördernde Gesamtpolitik mit ihren Möglichkeiten, durch gesetzgeberische, steuerrechtliche, ökonomische und andere Formen der Veränderung der physischen und sozialen Umwelt, einen gesellschaftlichen Wandel herbeizuführen."*
>
> Tones 1990

Im Kapitel 2 haben wir gesehen, dass es eine Vielfalt von Faktoren gibt, welche die Gesundheit der Menschen beeinflussen. Einige davon betreffen die physischen und sozialen Lebensverhältnisse, andere die individuellen Lebensweisen. Dieser Sachverhalt erfordert nicht nur gesundheitserzieherische, sondern auch andere Formen der Intervention. Gesundheitsförderung umfasst deshalb auch politische Veränderungen und gesundheitsbezogene Gemeinschaftsaktionen, die für die Menschen die Voraussetzungen zur Veränderung ihrer Lebensweisen schaffen. Milio (1986) brachte dies als Erste auf die Formel, „die gesündere Alternative zur leichteren zu machen", die bis heute eng mit den Zielen der Gesundheitsförderung verknüpft ist. Wir haben gesehen, dass es für die in der Gesundheitsförderung Tätigen relativ einfach ist, ihre gesundheitsfördernde Rolle auf die Information und Beratung der Menschen zu beschränken, wie sie sich gesünder verhalten können. Um solche Veränderungen umsetzen zu können, müssen jedoch auch die Faktoren und Verhältnisse der Menschen untersucht werden, die zu ihren „ungesunden" Verhaltensweisen geführt haben. Manche Menschen rauchen, um damit ihren Stress zu bewältigen, auch wenn sie wissen, dass das Rauchen ihrer Gesundheit schadet. Andere konsumieren illegale Drogen, weil es in ihrer Peergroup so üblich und damit Bestandteil ihres Soziallebens ist. Für manche Menschen ist es auch leichter, sich gesünder zu verhalten. Mit einem guten Einkommen und nahe gelegenen gut sortierten Supermärkten oder Läden ist es leichter, sich mit frischem Obst und Gemüse zu versorgen. Auf andere Determinanten der Gesundheit hat der Einzelne praktisch keinen Einfluss, wie z. B. schlechte Wohnverhältnisse, verkehrsreiche Straßen oder fehlende Einrichtungen zur Kinderbetreuung.

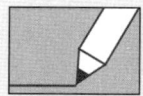 **Schulkrankenschwestern waren besorgt darüber, dass die Esspakete vieler Kinder, die ihnen für ihre Mittagspause mitgegeben wurden, gefüllt waren mit Brausegetränken mit viel Kohlensäure, Schinkenbrötchen, Kartoffelchips und einem Schokoladenriegel.**
Wie kann hier die gesündere Alternative zur leichteren gemacht werden?

Die Schulen sind in der Regel sehr vorsichtig, den Eltern persönliche Ratschläge zu geben, insbesondere hinsichtlich dessen, was ihre Kinder essen sollten. Dies könnte aber auch in weniger persönlicher Form durch entsprechende Informationsbroschüren geschehen, und den Kindern könnten Gemeinschaftsräume mit Kochgelegenheiten zur Verfügung gestellt werden, in denen sie ihr Mittagessen selbst zubereiten könnten.

Außerdem könnte in dem üblichen Unterricht thematisiert werden, was ein gesundes Mittagessen ausmacht und warum dies so wichtig ist.

In Großbritannien wurden 2006 Ernährungsstandards für Schulmahlzeiten eingeführt und das „junk food" mit geringem Ernährungswert aus allen Verkaufsautomaten entfernt. Die „gesündere Wahl" wurde so mehr oder weniger zu einer Wahl ohne Alternativen. Das Dilemma dabei ist jedoch, ob solche zwangsweise eingeführten Maßnahmen auch ethisch vertretbar sind. Im Kapitel 6 zur Ethik in der Gesundheitsförderung werden wir diese Fragen zu beantworten versuchen.

„Die neuen Methoden der Gesundheitsförderung führen neue Formen sozialer Regulierungen ein, die aber weder schikanös noch offensichtlich unterdrückend sind. Diese oft harmlos erscheinenden Eingriffe dringen dennoch in unser Leben ein, regulieren es auf eine neue Art und reaktivieren die Sorge um unsere bürgerlichen Freiheiten und Rechte." (Bunton 1992)

Halten Sie sich einige Beispiele sozialer Eingriffe vor Augen, deren Ziel die Förderung der Gesundheit war. Teilen Sie die Sorge über die Ausdehnung der Gesundheitsförderung in Bereiche, die eigentlich über die „Gesundheit" hinausreichen?

Eine Begriffsbestimmung der Gesundheitsförderung, welche die unterschiedlichen Ansätze zu verbinden versucht

Obwohl die Gesundheitsförderung ein Teil der nationalen Anstrengungen zur Verbesserung der Gesundheit ist, unterscheidet sie sich durch ihre Ablehnung rein krankheitsorientierter Modelle von den entsprechenden medizinischen Ansätzen. Die Ziele der Gesundheitsförderung leiten sich aus einem positiven bzw. salutogenetischen Konzept der Gesundheit und des Wohlbefindens ab (wie wir es im Kapitel 1 dargestellt haben). Zu ihren Methoden gehört das Empowerment, d. h. die Befähigung von Individuen, Gruppen und Gemeinschaften mitzubestimmen, wie ihre Gesundheit gefördert werden soll und sie zu unterstützen, die dafür notwendigen Kompetenzen zu erwerben, damit sie ein höheres Maß an Kontrolle und Einfluss zur Verbesserung ihrer Gesundheit übernehmen können (Laverack 2010).

In der Praxis verfolgt die Gesundheitsförderung unterschiedliche Ansätze, die als „verhaltensorientiert" oder „verhältnisorientiert" charakterisiert werden können. Für einige ist die Gesundheitsförderung ein eng begrenzter Arbeitsbereich, der sich um den Gesundheitszustand der Menschen und ihre unterschiedlichen Lebensweisen kümmert und im Wesentlichen ein von Experten geleiteter Prozess ist. Durch die Betonung der Verantwortung des Einzelnen für seine Gesundheit sieht dieser Ansatz nur einen geringen Bedarf an staatlichen Eingriffen und wurde deshalb auch mit einer politisch konservativen Sichtweise in Zusammenhang gebracht. Für andere, einschließlich der Weltgesundheitsorganisation, ist die Gesundheitsförderung ein Arbeitsbereich, der den untrennbaren Zusammenhang zwischen Gesundheit und Wohlstand anerkennt. Er greift die tiefer liegenden Krankheitsursachen und Probleme der gesundheitlichen Chancengleichheit auf und setzt weit umwälzendere und herausforderndere Methoden ein (www.who.int/social_determinants/en/).

- Inwieweit arbeiten Sie „zugunsten" Ihrer Klientel oder der Allgemeinheit?
- Betrachten Sie die Durchsetzung gesundheitlicher Interessen als Teil Ihrer Rolle als Gesundheitsförderin bzw. Gesundheitsförderer?

Es ist wenig hilfreich sich darüber zu streiten, welcher dieser Ansätze der Beste ist, denn beide sind notwendig (vgl. auch: Leppin 2007, Franzkowiak 2006, Hurrelmann u. Laaser 2006, Hurrelmann/Klotz/Haisch 2007, Schnabel 2007). D. h., es besteht Einigkeit darüber, dass Gesundheitsförderung und Prävention die gleichen Ziele anstreben, nämlich Gesundheit und Wohlbefinden. Ein Teil der Gesundheitsförderung kann die Lobbyarbeit und die Durchsetzung gesundheitlicher Interessen sein. Ein anderer Teil kann genauso gut die Arbeit mit Individuen und sozialen Gruppen sein, um deren Wissen über die Faktoren, welche ihre Gesundheit beeinflussen, zu erweitern. Viele Gesundheitsförderinnen und Gesundheitsförderer sind der Meinung, dass ihre Einflussmöglichkeiten zu begrenzt sind, um für ihre Klientel die notwendigen sozialen Veränderungen für mehr gesundheitliche Chancengleichheit und soziale Unterstützung durchzusetzen. Dennoch gibt es auch für diejenigen, die nur mit einzelnen Klienten und Klientinnen arbeiten, weit mehr Möglichkeiten, als nur zu informieren, zu beraten oder zuzuhören. Die Weltgesundheitsorganisation hat hierfür folgende drei Strategien vorgeschlagen: sich für die Gesundheit der Bürgerinnen und Bürger einzusetzen, sie zu befähigen und ihnen größtmögliche Gesundheitschancen zu ermöglichen und zu diesem Zweck zwischen den unterschiedlichen Interessen in ihrem sozialen Umfeld zu vermitteln.

Durchsetzung gesundheitlicher Interessen

Diese gesundheitsfördernde Handlungsstrategie betrifft den Prozess der Verteidigung und Förderung gesundheitlicher Interessen. Dies kann z. B. bedeuten, dass man sich für die Belange gesundheitlich benachteiligter Personen oder Gruppen einsetzt und mithilft, deren Interessen zu artikulieren und zu propagieren, um politische Entscheidungen zu beeinflussen. Dazu kann jeder Versuch gehören, politischen Druck auf die Entscheidungsträger auszuüben, der zur Anerkennung gesundheitlicher Benachteiligungen beiträgt. Man kann z. B. Nachweise für die gesundheitlichen Probleme der Betroffenen sammeln und deren gesellschaftspolitischen Zusammenhänge aufzeigen, ihr Wissen über die Faktoren, die ihre Gesundheit beeinflussen, erweitern und ihre Kompetenzen im Umgang mit der Gesundheit verbessern. Dies alles sollte sie in die Lage versetzen, ihre gesundheitlichen Interessen durch entsprechende Verhandlungen und Veränderungen in ihrer unmittelbaren Umwelt selbst durchzusetzen (Empowerment).

Befähigen und ermöglichen

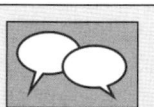

Inwieweit fördern Sie die Mitwirkung und Mitentscheidung Ihrer Klientel und ermöglichen ihnen ein höheres Maß an Selbstbestimmung über ihre Gesundheit?

Diese gesundheitsfördernde Handlungsstrategie bedeutet, dass die Gesundheitsförderinnen und Gesundheitsförderer die Individuen, Gruppen oder Gemeinschaften durch partnerschaftliches Handeln in die Lage versetzen, ihr größtmöglichstes Gesundheitspotenzial zu verwirklichen. Dazu gehört z. B.:

- die Hilfe zur Erkennung und Formulierung ihrer Gesundheitsprobleme,
- die Identifizierung der wichtigsten Faktoren für ihre Gesundheit,
- der Aufbau von unterstützenden Netzwerken,
- die Mobilisierung vorhandener oder neuer Ressourcen,
- die Unterstützung bei der Entwicklung ihrer gesundheitlichen Kompetenzen, die sie zu einem selbstbestimmten Handeln befähigen (Empowerment).

Die Fähigkeiten zur Umsetzung dieser Handlungsstrategie der „Befähigung und Ermöglichung" gehören zu den Kernkompetenzen jeder Gesundheitsförderin bzw. jeden Gesundheitsförderers. Ihre Rolle ist dabei vor allem die eines „Katalysators", der die notwendigen Prozesse zur Befähigung der Individuen oder Gemeinschaften anschiebt, bis sie die Kontrolle über ihre Gesundheit selbst übernehmen können (s. hierzu Kapitel 10 „Gesundheitsbezogene Gemeinwesenarbeit und Empowerment fördern").

Vermitteln und vernetzen

Zur Umsetzung dieser Handlungsstrategien müssen Gesundheitsförderinnen und Gesundheitsförderer auch zwischen den unterschiedlichen gesundheitlichen Interessen vermitteln, z. B. durch Lobbyarbeit, Kampagnen oder ihre Mitarbeit in Arbeitsgruppen zur Beeinflussung der lokalen oder regionalen Gesundheitspolitik. Diese Vermittlerrolle erfordert eine wirksame Koordination und Kooperation mit vielen kommunalen bzw. regionalen Einrichtungen und den entsprechenden sozial-, wirtschafts- und gesundheitspolitischen Akteuren und Akteurinnen.

Bisher wurde die Gesundheitsförderung als Prozess zur Verbesserung der Gesundheit von Individuen und sozialen Gruppen definiert. Sie kann aber auch als ein Aggregat von Werten und Grundsätzen verstanden werden. Für die WHO sind dies Empowerment, soziale Gerechtigkeit, multisektorale Zusammenarbeit und die Beteiligung der Bürgerinnen und Bürger. Diese Werte und Grundsätze sollten fester Bestandteil aller Tätigkeiten in den Gesundheits- und Sozialdiensten sein und sie damit zu gesundheitsfördernden Diensten machen. Gesundheitsförderung ist somit ein integrierender Ansatz zur Feststellung und Durchführung gesundheitlicher Aufgaben. Cribb & Dines (1993) vertreten die Auffassung, dass „die zentrale Frage nicht die ist, welches die Arbeitsbereiche der Gesundheitsförderung sind, sondern ob die Arbeit in diesen Bereichen in einer gesundheitsfördernden Art und Weise durchgeführt wird. Und dies ist eine Frage, die in jedem Arbeitsbereich gestellt werden kann und nicht nur in solchen, die bereits bewusst die Krankheitsprävention oder Gesundheitserziehung zum Ziel haben". Akzeptiert man eine solche Definition, dann bedeutet dies, dass es für die Gesundheitsförderung keine Grenzen geben kann, da praktisch jedes Zusammentreffen zwischen Menschen gesundheitsfördernde Potenziale in sich birgt.

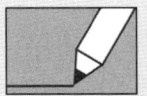

Was würden Sie beim Kontakt mit Ihren Klienten und Klientinnen als gesundheitsfördernde Aspekte definieren? Vielleicht hätten Sie dabei mit einbezogen:

- Ruhig zu hören, was sie zu sagen haben, d. h. Ausgangspunkt des Gesprächs sind das Wissen, die Einstellungen und Überzeugungen der Klient/-innen.
- Nutzung jeder Gelegenheit, um positiv auf das von den Klient/-innen Erreichte und deren Potenziale und Möglichkeiten einzugehen.
- Zusammenhänge herstellen zwischen der Situation der Klientin bzw. des Klienten und den anderen Menschen oder Gruppen ihres sozialen Umfeldes.
- Vermittlung von Informationen über Möglichkeiten der informellen Unterstützung durch das soziale Umfeld der Klienten und Klientinnen.
- Besprechung der nächsten Schritte mit ihnen, um sicherzugehen, dass diese vernünftig, angemessen und machbar sind.

Schlussfolgerung

Viele Gesundheitsberufe fühlen sich der Gesundheitsaufklärung und Förderung der Gesundheit eng verbunden. Dies drückt sich jedoch häufig nur bei der Arbeit mit Einzelnen aus oder beschränkt sich auf die Vermittlung von Informationen. Viele von ihnen sind vielleicht durch die weite Auslegung des Begriffs der Gesundheitsförderung entmutigt worden und haben das Gefühl, ein solch breiter Ansatz übersteige ihren beruflichen Aufgabenbereich. In der Tat ist es für einen allein oder eine Gruppe nicht möglich, die für eine gesundheitsfördernde Gesellschaft notwendigen Veränderungen herbeizuführen. Es ist deshalb wichtig, dass wir uns die Sichtweise der WHO wieder ins Gedächtnis zurückrufen. Sie beschreibt den Prozess der Förderung der Gesundheit als etwas, zu dem nicht nur die Arbeit der politischen Veränderung und multisektoralen Zusammenarbeit gehört, sondern auch die Befähigung der Menschen, ein höheres Maß an Selbstbestimmung über ihre Gesundheit zu erlangen und sie mit den notwendigen Mitteln für ihr Wohlbefinden auszustatten. Gesundheitsförderung umfasst somit die Erweiterung des Wissens des Einzelnen über seine Gesundheit, die Möglichkeiten der Vermeidung von Erkrankungen, die Stärkung seiner Kompetenzen im Umgang mit dem System der gesundheitlichen Versorgung sowie dessen Sensibilisierung über die politischen und anderen Faktoren der physischen und sozialen Umwelt, die seine Gesundheit beeinflussen.

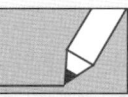 **Großbritannien hat mit die höchsten Raten an Teenagerschwangerschaften in Europa. Von 1998 bis 2005 fielen die Raten bei den unter 18-Jährigen um 11,8 %. Die Rate bei den unter 16-Jährigen lag 2005 bei 7,8 %, d. h. dass jährlich 7462 Mädchen unter 16 schwanger werden, von denen 57 % einen legalen Schwangerschaftsabbruch hatten (Teenage Pregnancy Unit 2007).**

Welche der folgenden Ziele für eine gesundheitsfördernde Maßnahme zum Thema Teenager-Schwangerschaften würde Ihren Vorstellungen am ehesten entsprechen?

- Reduzierung der Schwangerschaftsraten unter den Teenagern.
- Aufklärung der jungen Mädchen über die Risiken des zu frühen Geschlechtsverkehrs.
- Unterstützung und Beratung der jungen Mütter.
- Verbesserung des Zugangs zu Einrichtungen der Sexualaufklärung.
- Erhöhung des Bewusstseins über die Zusammenhänge zwischen Sex und Gesundheit.
- Die jungen Mädchen befähigen, damit sie kompetent und selbstsicher ihre eigenen Entscheidungen zum Thema Sex und Gesundheit treffen können.

Welche gesundheitsfördernden Maßnahmen würden Sie als vorrangig ansehen und warum?

- Einrichtung einer leicht zugänglichen Beratungsstelle für Jugendliche.
- Entwicklung eines Lehrplans zur Sexualaufklärung mit den Schullehrer/-innen.
- Herausgabe einer Informationsbroschüre über Empfängnisverhütung.
- Erforschung der Verhaltensmuster und Trends der Teenager-Schwangerschaften in ihrem jeweiligen Zuständigkeitsbereich.
- Gründung einer Selbsthilfegruppe für junge Teenagermütter.
- Aufstellung eines Informationsstandes auf dem örtlichen Marktplatz.
- Einrichtung einer Arbeitsgruppe mit Vertretern aus dem Wirtschafts-, Wohnungs-, Bildungs- und Freizeitbereich zur Untersuchung der Bedürfnisse junger Mütter.
- Gewinnung der Gesundheitsbehörde zur kostenlosen Verteilung von Kondomen in allen Jugend- und Freizeitzentren.
- Eine Fortbildungsveranstaltung für Ärzte und Ärztinnen zur Beratung junger Menschen.

Fragen zur weiteren Diskussion

- Ist es sinnvoll, dass man zwischen der Gesundheitserziehung und der Gesundheitsförderung zu unterscheiden versucht? Welchen Begriff würden Sie wählen, wenn Sie Ihre eigene Arbeit zur Verbesserung der Gesundheit der Menschen beschreiben müssten?
- Wie erklären Sie sich die gegenwärtige Betonung der Gesundheitsförderung in der Gesundheitsversorgung?

Zusammenfassung

Dieses Kapitel hat sich mit der historischen Entwicklung der Gesundheitsförderung beschäftigt und wie diese die unterschiedlichen Auffassungen zur Gesundheitsförderung beeinflussen. Es hat deutlich gemacht, dass Gesundheitsförderung ein weiter Begriff ist und Maßnahmen umfasst, die sich in ihren Zielen und Absichten sowie den damit verbundenen Rollen ihrer Akteure und Akteurinnen sehr voneinander unterscheiden. Gesundheitsförderung kann als ein Bündel von Maßnahmen verstanden werden, die darauf gerichtet sind, Krankheiten und Erkrankungen zu vermeiden, die Menschen über gesündere Lebensweisen aufzuklären und auf die Faktoren der physischen und sozialen Umwelt einzuwirken, welche die Gesundheit der Menschen beeinflussen. Gesundheitsförderung kann aber auch als ein Aggregat von Grundsätzen verstanden werden, um die Arbeit im Gesundheitswesen stärker an den Themen der gesundheitlichen Chancengleichheit, multisektoralen Zusammenarbeit und Beteiligung der Bürgerinnen und Bürger auszurichten. Gesundheitsförderinnen und Gesundheitsförderer müssen sich deshalb darüber im Klaren sein, was für sie Gesundheit bedeutet, welchen Aspekt der Gesundheit sie fördern möchten und auf welche Weise die Gesundheit der Menschen noch durch andere Faktoren als deren Gesundheitsverhalten beeinflusst wird.

Literatur und Websites

1. Weiterführende deutschsprachige Literaturempfehlungen und Websites

Hurrelmann, K., Laaser, U. 2006. Gesundheitsförderung und Krankheitsprävention. In Handbuch Gesundheitswissenschaften (Hrsg. Hurrelmann/Laaser/Razum), S. 749–780. *Dieser Artikel vermittelt eine sehr gute deutschsprachige Übersicht über die Strategien und Methoden der Krankheitsprävention und Gesundheitsförderung und deren Abgrenzungsversuche.*

Leitbegriffe der Gesundheitsförderung. Glossar zu Konzepten, Strategien und Methoden der Gesundheitsförderung. Bundeszentrale für gesundheitliche Aufklärung (BZgA). *Unter www.leitbegriffe.bzga.de finden Sie Kurzfassungen zu den Begriffen Gesundheitsaufklärung, Gesundheitsberatung, Gesundheitserziehung, Gesundheitsbildung sowie über die historischen und programmatischen Entwicklungen der Gesundheitsförderung auf internationaler Ebene und in Deutschland.*

Schnabel, P.-E. 2007. Gesundheit fördern und Krankheit prävenieren. Juventa Verlag, Weinheim. *Dieses Buch vermittelt einen aktuellen und umfassenden Einstieg zu den Begriffen, Konzepten und Strategien eines „vorbeugenden Versorgungshandelns" (Gesundheitsaufklärung, Bildung und Erziehung, Prävention, Gesundheitsförderung und Empowerment) und den Entwicklungsaufgaben für eine „integrierte Versorgungspolitik" sowie den Professionalisierungsbedingungen für die Präventions- und Gesundheitsförderungsexperten.*

Hilfreiche Websites zum generellen Einstieg in die Gesundheitsförderung und Prävention und entsprechende Links in Deutschland, Österreich und der Schweiz:
- www.bzga.de (Website der Bundeszentrale für gesundheitliche Aufklärung, BZgA, Köln)
- www.bvpraevention.de (Website der Bundesvereinigung Prävention u. Gesundheitsförderung. Bietet vor allem mit den Links zu seinen Mitgliedsorganisationen hilfreiche Zugänge zu vielen öffentlich-rechtlichen und freien Trägern der Gesundheitsförderung in Deutschland.)
- www.gesundheit-nds.de (Website der Landesvereinigung für Gesundheit Niedersachsen e.V. Bietet auch Anschriften und Links zu allen weiteren Landesvereinigungen für Gesundheit bzw. Gesundheitsförderung in Deutschland.)
- http://deutsche-gesellschaft-public-health.org/ (Website der Deutschen Gesellschaft Public Health e.V (DGPH). Die DGPH wurde 1997 als interdisziplinärer und multiprofessioneller Zusammenschluss von Institutionen, Organisationen und Fachgesellschaften für den Bereich Public Health/Gesundheitswissenschaften gegründet und bietet vielfältige Links zur Lehre, Forschung und Ausbildung in diesem Bereich.)
- www.fgoe.org (Website des Fonds Gesundes Österreich.)
- www.goeg.at (Website der Gesundheit Österreich GmbH, nationale Kompetenz- und Förderstelle für die Gesundheitsförderung in Österreich.)
- www.gesundheitsförderung.ch (Website Schweizerische Stiftung für Gesundheitsförderung)

Hilfreich sind auch die vielfältigen Zeitschriften und Newsletter zur Gesundheitsförderung, Prävention und den Gesundheitswissenschaften/Public Health, die von den oben genannten Einrichtungen herausgegeben werden und die Sie auf deren Websites finden können. Außerdem sei noch auf die vierteljährlich beim Fachverlag Peter Sabo erscheinende Zeitschrift „Prävention" hingewiesen.

2. Literaturempfehlungen der englischen Originalausgabe

Bunton R, Macdonald G 2002 Health promotion: disciplines and diversity. 2nd edn. Routledge, London. *Eine Sammlung sehr guter Beiträge, die den theoretischen Wurzeln der Gesundheitsförderung in der Psychologie, Soziologie, Pädagogik und Epidemiologie nachgehen.*
Keleher H, MacDougall C, Murphy B 2007 *Ein sehr interessantes australisches Lehrbuch zur Umsetzung von Ansätzen zur gesundheitlichen Chancengleichheit in der Gesundheitsförderung.*
MacDonald T H 1998 Rethinking health promotion: a global approach. Routledge, London. *Setzt sich mit der Beziehung zwischen der Biomedizin und der Gesundheitsförderung auseinander.*
Scriven A, Garman S (eds) 2005 Promoting health global perspectives. Palgrave Mamillan, Basingstoke. *Eine Sammlung von Aufsätzen über die weltweiten Herausforderungen zur Förderung der Gesundheit.*
Seedhouse D 1997 Health promotion: philosophy, prejudice and practice. Wiley, Chichester. *Eine anregende Darstellung der konzeptionellen Wurzeln der Gesundheitsförderung aus der persönlichen Sicht des Autors.*
Tones K, Green J 2004 Health promotion planning and strategies. Sage, London. *Ein Lehrbuch mit fundierten und provokativen Beiträgen zu den Zielen und Methoden der Gesundheitsförderung.*

Nützliche Einsichten in die Arbeit der Gesundheitsförderung geben auch die Websites verschiedener nationaler englischsprachiger Einrichtungen und Organisationen. Dazu gehören z. B. in:
Nordirland: www.healthpromotionagency.org.uk
Schottland: www.healthscotland.com
Wales: www.wales.gov.uk/subsite/healthchallenge
Australien: www.healthpromotion.org.au
Neuseeland: www.hpforum.org.nz
Kanada: www.canadian-health-networks.ca
USA: odphp.osoph.dhhs.gov

Hilfreich können auch die folgenden Zeitschriften sein:
American Journal of Health Promotion
Critical Public Health
Health Education Research
Health Promotion International
Health Promotion Journal of Australia
Scandinavian Journal of Health Promotion

3. Neu eingefügte deutschsprachige Quellenangaben und Websites

Franzkowiak, P. 2006. Präventive Soziale Arbeit im Gesundheitswesen. UTB Reinhardt, München.
Hurrelmann, K., Klotz, T., Haisch, J. (Hrsg.) 2007. Lehrbuch Prävention und Gesundheitsförderung, 2. Aufl., Verlag Hans Huber, Bern.
Hurrelmann, K., Laaser, U. 2006. Gesundheitsförderung und Krankheitsprävention. In Handbuch Gesundheitswissenschaften (Hrsg. Hurrelmann, Laaser, Razum), 2. Aufl., Juventa, Weinheim.
Kaba-Schönstein, L.: Gesundheitsförderung V: Die Entwicklung in Deutschland ab Mitte der 1980er Jahre. In: BZgA (Hrsg.), Leitbegriffe der Gesundheitsförderung.
Kickbusch, I. 2003. Gesundheitsförderung. In: „Das Public Health Buch. Gesundheit und Gesundheitswesen", F. W. Schwartz et al. (Hrsg.), Kapitel 10, Verlag Urban Fischer, München.
Kickbusch, I. 2006. Die Gesundheitsgesellschaft – Megatrends der Gesundheit und deren Konsequenzen für Politik und Gesellschaft. Verlag für Gesundheitsförderung, Gamburg.
Labisch, A. & Woelk, W. 2006. Geschichte der Gesundheitswissenschaften. In: Hurrelmann, Laaser, Razum (Hrsg.), Handbuch Gesundheitswissenschaften, 2. Aufl., Juventa, Weinheim.
Laverack, G. 2010. Gesundheitsförderung & Empowerment. Grundlagen und Konzepte mit vielen Fallbeispielen aus der Praxis. Verlag für Gesundheitsförderung, Gamburg.
Leppin, A. 2007. Konzepte und Strategien der Krankheitsprävention. In: Hurrelmann, K., Klotz, T., Haisch, J. (Hrsg.), Lehrbuch Prävention und Gesundheitsförderung, 2. Aufl., S. 31–40.
Sommerhalder, K., Abel, T. 2007. Gesundheitskompetenz – Eine konzeptuelle Einordnung. Expertise im Auftrag des BAG Schweiz. Institut für Sozial- und Präventivmedizin der Universität Bern, Februar 2007.
Stöckel, S. 2007. Geschichte der Prävention und Gesundheitsförderung. In: Hurrelmann/Klotz/Haisch (Hrsg.). 2. überarbeitete Aufl. 2007. Verlag Hans Huber, Bern.
Stöckel, S., Walter, U. (Hrsg.) 2002. Prävention im 20. Jahrhundert – Historische Grundlagen und aktuelle Entwicklungen in Deutschland. Juventa, Weinheim.
Trojan, A., Legewie, H. 2008. Nachhaltige Gesundheit und Entwicklung. VAS, Bad Homburg.

4. Quellenangaben der englischen Originalausgabe

Abel T 2007 Cultural capital in health promotion. In: McQueen D V, Kickbush I (eds) Health and modernity: the role of theory in health promotion. Springer, New York.
Amos A 1993 In her own best interests: women and health education, a review of the last 50 years. Health Education Journal 52: 3.
Blythe M 1986 A century of health education. Health and Hygiene 7: 105–115.
Bunton R 1992 More than a woolly jumper: health promotion as social regulation. Critical Public Health 3: 4–11.
Cohen Committee 1964 Health education. Report of a joint committee of the Central and Scottish Health Services Councils. HMSO, London.
Cribb A, Dines A 1993 What is health promotion? In: Dines A, Cribb A (eds) Health promotion: concepts and practice. Blackwell Scientific, Oxford.
Department of Health 1987 Promoting better health. HMSO, London.
Department of Health 1992 The health of the nation. HMSO, London.
Department of Health 1999 Saving lives: our healthier nation (White paper). Stationery Office, London.
Department of Health 2004 Choosing health: making healthier choice easier. Stationery Office, London.
Department of Health and Social Security 1976 Prevention and health; everybody's business. HMSO, London.

Department of Health/Welsh Assembly 2005 Shaping the future of public health. Promoting health in the NHS: delivering Choosing Health and Health Challenge Wales. Stationery Office, London.

Gott M, O'Brien M 1990 Attitudes and beliefs in health promotion. Nursing Standard 5: 30–32.

Health Development Agency 2003 Teenage pregnancy and parenthood: a review of reviews. Evidence based briefing. HDA, London.

Health Education Authority (HEA) 1998 Reducing the rate of teenage conceptions: an overview of the effectiveness of interventions and programmes aimed at reducing unintended conceptions in young people. HEA, London.

HM government 1998 Independent inquiry into inequalities in health (Acheson report). Stationery Office, London.

Kellehear A, O'Connor D 2008 Health promoting palliative care. Critical Public Health 18: 111–115.

Kickbusch I 2001 Health literacy: addressing the health and education divide. Health Promotion International 16: 289–297.

Kickbusch I 2006 Ottawa – challenges we face. Presentation. Available at www.specialisedhealth-promotion.org.uk/downloads/kickbuschlondonnov2006.ppt.

Lalonde M 1974 A new perspective on the health of Canadians. Government of Canada, Ottawa.

McKinlay J B 1979 A case for refocussing upstream: the political economy of health. In: Jaco E G (ed) Patients, physicians and illness. Macmillan, Basingstoke.

Milio N 1986 Promoting health through public policy. Canadian Public Health Association, Ottawa.

Naidoo J, Wills J 2005 Public health and health promotion: developing practice. Baillière Tindall, London.

Naidoo J, Wills J 2008 Health studies: an introduction, 2nd edn. Palgrave Macmillan, Basingstoke.

Nutbeam D 1998 Health promotion glossary. World Health Organization, Geneva.

Nutbeam D 2000 Health literacy as a public health goal: a challenge for contemporary health education and communication strategies into the 21st century. Health Promotion International 15: 259–267.

Seedhouse D 1997 Health promotion: philosophy, prejudice and practice. Wiley, Chichester.

Sutherland I 1987 Health education: half a policy. National Extension College, Cambridge.

Tannahill A 1985 What is health promotion? Health Education Journal 44: 4.

Teenage Pregnancy Unit 2007 Teenage conception statistics for England 1998–2005. TPU, London.

Tones B K 1986 Health education and the ideology of health promotion: a review of alternative approaches. Health Education Research 1: 3–12.

Tones K 1990 Why theorise: ideology in health education. Health Education Journal 49: 1.

Tones K, Green J 2004 Health promotion planning and strategies. Sage, London.

Tones K, Tilford S 2001 Health education: effectiveness, efficiency, equity, 3rd edn. Nelson Thornes, Cheltenham.

Townsend P, Davidson N 1982 Inequalities in health: the Black report. Penguin, Harmondsworth.

Townsend P, Whitehead M, Davidson N 1992 (eds) Inequalities in health: the Black Report and the Health Divide, 2nd edn. Penguin, London.

US Department of Health and Human Services 2000 Healthy people 2010. Available at http://www.healthypeople.gov/default.htm

Welshman J 1997 Bringing beauty and brightness to the back streets: health education and public health in England and Wales 1890–1940. Health Education Journal 56: 199–209.

Williams G 1984 Health promotion – caring concern or slick salesmanship. Journal of Medical Ethics 10: 191–195.

Wilson-Barnett J 1993 The meaning of health promotion: a personal view. In: Wilson-Barnett J, Macleod Clark K (eds) Research in health promotion and nursing. Macmillan, Basingstoke.

Winslow C E A 1920 The untilled field of public health. Modern Medicine 2: 183–191.

World Health Organization 1977 Health for all by the year 2000. World Health Organization, Geneva.

World Health Organization 1978 Declaration of Alma Ata, international conference on primary health care, Alma Ata, 6–12 September. World Health Organization, Geneva.

World Health Organization 1984 Health promotion: a discussion document on concepts and principles. World Health Organization, Geneva.

World Health Organization 1985 Targets for health for all. World Health Organization, Geneva.

World Health Organization 1986 Ottawa charter for health promotion. World Health Organization, Geneva.

5 Ansätze und Modelle der Gesundheitsförderung

Kernpunkte

- Unterschiedliche Ansätze
  - medizinische
  - verhaltensändernde
  - pädagogische
  - Empowerment
  - politische Veränderung

- Aspekte dieser Ansätze
  - Ziele
  - Methoden
  - Evaluation

- Die Bedeutung theoretischer Modelle für die Gesundheitsförderung

- Modelle der Gesundheitsförderung

Übersicht

Es überrascht nicht, dass die unterschiedlichen gesundheitlichen Sichtweisen und Einflussfaktoren auf die Gesundheit sowie die Methoden ihrer Erfassung und Messung auch zu entsprechend unterschiedlichen Ansätzen der Gesundheitsförderung geführt haben. Im vorherigen Kapitel haben wir mit der Untersuchung der Konzepte der Gesundheitsaufklärung, Gesundheitserziehung und Gesundheitsförderung begonnen. In diesem Kaptitel werden wir fünf unterschiedliche Ansätze vorstellen:

- den medizinischen oder krankheitspräventiven Ansatz,
- den Ansatz der Verhaltensänderung,
- den Ansatz der Gesundheitsaufklärung und Erziehung,
- den Ansatz des „Empowerment",
- den Ansatz der sozialen und politischen Veränderung.

Diese Ansätze werden im Hinblick auf ihre Ziele, Methoden und Evaluierungsmöglichkeiten untersucht, die alle unterschiedliche Strategien verfolgen:

- um Krankheiten zu verhindern,
- um sicherzustellen, dass Menschen gut genug informiert und in der Lage sind, die für sie richtigen Gesundheitsentscheidungen zu treffen,
- um Individuen die Fähigkeiten und das Selbstvertrauen zu vermitteln, damit sie ein höheres Maß an Selbstbestimmung über ihre Gesundheit erreichen können,
- um Veränderungen in der Politik und den allgemeinen Lebensbedingungen zu erreichen, die den Menschen die Auswahl gesünderer Alternativen erleichtern.

Die verschiedenen Ansätze spiegeln die unterschiedliche Praxis der Gesundheitsförderung wider. In diesem Kapitel geht es uns *nur* um die Beschreibung dieser Ansätze und nicht die Bewertung, welcher letztlich der beste ist. Im Zuge dieser Beschreibungen werden jedoch theoretische Rahmenkonzepte deutlich, die in Form von Modellen dargestellt werden können. Im letzten Teil dieses Kapitels werden wir einige solcher grundlegenden Modelle der Gesundheitsförderung vorstellen und deren Nützlichkeit zur Erklärung der Praxis der Gesundheitsförderung untersuchen. Die in der Gesundheitsförderung Tätigen sind zuweilen der Meinung, dass ihnen Theorien nicht weiterhelfen und ihre Aktivitäten mehr durch die konkreten Aufgaben und Ziele ihrer Organisation bestimmt werden als durch irgendwelche Werte oder abstrakte Theorien. Wir haben jedoch bereits an anderer Stelle betont, dass sich Gesundheitsförderinnen und

Gesundheitsförderer darüber bewusst sein sollten, welche Werte mit den von ihnen favorisierten Ansätzen der Gesundheitsförderung implizit verbunden sind: „Indem sie dies tun, müssen sie zugleich klären, was sie als Ziele der Gesundheitsförderung ansehen und welche Strategien mit den unterschiedlichen Zielen verbunden sind. Andernfalls reagieren sie nur auf die Zwänge der Praxis und ihre gesundheitsfördernde Arbeit bleibt auf eng begrenzte Aufgaben beschränkt." (Naidoo & Wills 1998, S. 3) Modelle der Gesundheitsförderung sind keine praktischen Handlungsanleitungen. Sie sind vielmehr Versuche die unterschiedlichen Möglichkeiten der Gesundheitsförderung darzustellen und aufzuzeigen, welche Wertvorstellungen den jeweiligen Prioritäten und Strategien der Gesundheitsförderung zugrunde liegen. Modelle sind nützlich, weil sie den Gesundheitsförderinnen und Gesundheitsförderern bei der konkreten Planung ihrer Maßnahmen helfen können und zwar im Hinblick auf:

- die Ziele ihrer Maßnahmen,
- die Konsequenzen ihrer Umsetzungsstrategien,
- die Festlegung ihrer Erfolgskriterien,
- ihre eigene Rolle als Gesundheitsförderin bzw. Gesundheitsförderer.

Der medizinische oder krankheitspräventive Ansatz

Ziele

Der medizinische Ansatz zielt auf Maßnahmen zur Reduzierung von Krankheiten und vorzeitigem Tod. Diese richten sich an bestimmte Bevölkerungs- oder Risikogruppen. Dieser Ansatz der Gesundheitsförderung dient dabei der Verbesserung der medizinischen Interventionen, die häufig durch die folgenden drei Interventionsebenen beschrieben werden:

- *die primäre Prävention* – die Vermeidung der Entstehung einer Krankheit durch Risikoaufklärung, z. B. Impfungen, Förderung des Nichtrauchens,
- *die sekundäre Prävention* – die Entdeckung und Behandlung von Frühstadien einer Krankheit und Verhinderung deren Fortschreitens, z. B. durch Vorsorgeuntersuchungen und andere Methoden der Frühdiagnose und Frühbehandlung,
- *die tertiäre Prävention* – die Vermeidung einer Verschlechterung der Gesundheit und des Leidens von bereits Erkrankten oder des erneuten Ausbruchs einer Erkrankung, z. B. durch Rehabilitation, Aufklärung, Palliativpflege.

Der medizinische Ansatz der Gesundheitsförderung ist populär:

1. Weil er durch die Anwendung wissenschaftlich anerkannter Methoden wie der Epidemiologie einen hohen Status genießt.
2. Weil die Prävention und frühzeitige Diagnose einer drohenden Krankheit kurzfristig viel billiger ist als die Behandlung von bereits Erkrankten. Wenngleich dies längerfristig nicht immer der Fall sein mag, da die Menschen dann länger leben und dies zu mehr degenerativen Erkrankungen und längeren Renten- und Pensionszahlungen sowie höheren Pflegeaufwendungen führt.

3. Weil es sich um eine von Experten geleitete oder „top-down"-Intervention handelt. Diese Art von Maßnahmen stützt die Autorität der ärztlichen und anderen Gesundheitsberufe, die als diejenigen angesehen werden, die das notwendige Fachwissen zur Erreichung der gewünschten Ergebnisse besitzen.
4. Weil mit dieser Methode bereits große Erfolge erzielt wurden, wie z. B. die weltweite Ausrottung der Pocken durch Impfprogamme.

Im Kapitel 1 haben wir gezeigt, dass der medizinische Ansatz vom Verständnis der Gesundheit als der Abwesenheit von Krankheit geprägt ist. Er zielt nicht auf die Förderung der noch Gesunden und berücksichtigt auch nicht die für die Gesundheit relevanten Dimensionen der physischen und sozialen Umwelt. Er verstärkt die Abhängigkeit der Menschen vom medizinischen Expertenwissen und nimmt ihnen damit einen Großteil der Verantwortung für ihre Gesundheit ab und ermutigt die im Gesundheitsbereich Tätigen, vorrangig dafür zu sorgen, dass die Patienten und Patientinnen kooperieren und die verordneten Maßnahmen befolgen.

Die öffentliche Gesundheit und die Sozialmedizin sind jene Bereiche der Medizin, die sich im Besonderen mit der Prävention befassen. In Großbritannien wird ein großer Teil der präventiven Arbeit von den kommunalen Gesundheitsdiensten geleistet. In Deutschland ist die Krankheitsprävention nach dem medizinischen Modell zwar auch eine Teilaufgabe der Gesundheitsämter. In erheblich größerem Maße ist sie aber eine Aufgabe der niedergelassenen Ärzteschaft und Einrichtungen der medizinischen Rehabilitation sowie ein wichtiges Element in den Kampagnen und Beratungsangeboten der gesetzlichen und privaten Krankenkassen.

Methoden

Präventive Maßnahmen, wie Impfungen oder Vorsorgeuntersuchungen, richten sich an Bevölkerungsgruppen mit einem bestimmten Gesundheitsrisiko. Während für die Wirksamkeit von Impfungen ein bestimmter Durchimpfungsgrad in der Bevölkerung erforderlich ist, führt man Vorsorgeuntersuchungen nur für spezifische Gruppen durch. Zum Beispiel für Frauen zwischen dem 20. und 64. Lebensjahr, denen in Deutschland jährlich eine Vorsorge-Genitaluntersuchung, u.a. auf Gebärmutterhalskrebs, angeboten wird, oder für Frauen und Männer ab 35 Jahren, die seit 2008 alle zwei Jahre Anspruch auf eine Ganzkörper-Hautuntersuchung zur Früherkennung von Hautkrebs haben. Für die Wirksamkeit solcher Vorsorgeuntersuchungen gelten folgende Kriterien:

- die Krankheit sollte eine entsprechend lange Entwicklungszeit haben, damit der Test die Vorstadien der Krankheit noch rechtzeitig erkennen kann,
- die frühzeitige Behandlung sollte die Heilungschancen verbessern,
- der Test sollte eine hohe Sensitivität haben, d. h. er sollte alle, bei denen sich die Krankheit entwickelt hat, auch herausfinden,
- der Test sollte spezifisch genug sein, d. h. er sollte *nur* diejenigen erfassen, bei denen sich die Krankheit auch wirklich entwickelt hat und
- der Test sollte „kosten-nutzen-wirksam" sein, d. h. die Zahl der durchgeführten Tests sollte eine bestimmte Anzahl von positiv erfassten Fällen ergeben.

In Großbritannien überwacht ein nationales Komitee die Vorsorgeuntersuchungen und informiert über die Nachweise ihrer Wirksamkeit (www.nsc.nhs.uk/uk_nsc). In Deutschland werden die Richtlinien für Krebsfrüherkennungsuntersuchungen vom „Gemeinsamen Bundesausschuss G-BA", dem obersten Beschlussgremium der gemeinsamen Selbstverwaltung der Ärzte- und Zahnärzteschaft, Krankenhäuser und Krankenkassen festgelegt (www.g-ba.de). Verbindliche Richtlinien und Empfehlungen zu Regel-, Auffrisch- und Indikationsimpfungen werden von der Ständigen Impfkommission am Robert Koch-Institut ausgesprochen (www.rki.de).

Präventive Verfahren müssen sich auf eine solide Grundlage epidemiologischer Daten stützen können. Der medizinische Ansatz ist auch von einer entsprechenden Infrastruktur zur Durchführung der Impf- und Vorsorgeprogramme abhängig. Dazu gehören ausgebildetes Personal, Geräte und Laboreinrichtungen, Informationssysteme zur Erfassung der Zielgruppen und Beteiligungsraten und bei Impfprogrammen zusätzlich noch ein wirksamer und ungefährlicher Impfstoff. Der medizinische Ansatz der Gesundheitsförderung ist damit ein komplexer Prozess, der auch noch von nationalen Programmen und Richtlinien abhängig sein kann. Aber selbst wenn die notwendigen Impf- und Vorsorgeeinrichtungen vorhanden sind, hängt die Wirksamkeit solcher Vorsorgemaßnahmen letztlich immer davon ab, inwieweit die Menschen davon überzeugt werden können, diese auch zu nutzen.

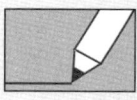

Nehmen Sie das Beispiel der Fruchtblasenpunktion – die Untersuchung des Fruchtwassers um den Foetus zur Feststellung von Chromosomenanomalien. Erfüllt dieses Verfahren die oben genannten Kriterien für eine effektive Vorsorgeuntersuchung?

In den meisten Regionen Großbritanniens wird die Fruchtblasenpunktion nur für Frauen angeboten, die älter als 37 Jahre sind und bei denen bereits Chromosomenanomalien in der Familie auftraten. Dies, obwohl 90 % aller Kinder mit einem Downsyndrom Mütter haben, die jünger als 37 Jahre sind, weil diese Altersgruppe mehr Kinder zur Welt bringt. Die Fruchtblasenpunktion ist keine einfache Untersuchung. Sie birgt das Risiko einer Fehlgeburt. Sie kann auch erst zwischen der 14. und 16. Schwangerschaftswoche durchgeführt werden, wenn ein ggf. notwendig werdender Schwangerschaftsabbruch bereits schwieriger ist. Die Sensitivität der Untersuchung liegt unter 100 % und birgt damit die Gefahr, dass bei einigen Frauen fälschlicherweise keine Chromosomenanomalie festgestellt wird. Die einzigen dafür verfügbaren Interventionen sind der Schwangerschaftsabbruch und/oder die Beratung.

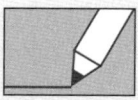

Welche Methoden sind Ihnen bekannt, um die Beteiligung an den Vorsorgeuntersuchungen zu erhöhen?

Massenmediale Aufklärungskampagnen können zwar die Aufmerksamkeit der Bevölkerung auf Vorsorgeuntersuchungen lenken, aber für deren Inanspruchnahme bedarf es häufig noch der persönlichen Ansprache. Persönliche Einladungen und Terminabsprachen, Telefonanrufe, telefonische Beratungen und das Nachfassen durch die Mitarbeiter/-innen der Gesundheitsdienste sind z. B. Methoden, die sich als wirksam erwiesen haben, um die Beteiligung an solchen Vorsorgeuntersuchungen zu erhöhen. Bei den einkommensschwachen Bevölkerungsgruppen gehört dazu noch die Beseitigung finanzieller Barrieren wie z. B. der Fahrtkosten oder Postgebühren (Jepson 2000).

Evaluation

Die Evaluierung präventiver Maßnahmen stützt sich letztlich darauf, inwieweit die Krankheitsraten und die damit verbundene Mortalität reduziert werden konnten. Dafür sind längerfristige Evaluationszeiträume notwendig. Eine kurzfristigere und deshalb häufiger benutzte Messgröße ist der Prozentsatz der untersuchten oder geimpften Zielpopulationen.

Obwohl ein enger Zusammenhang zwischen der Höhe der Impfraten und der Abnahme der Krankheitsraten zu bestehen scheint, zeigt sich am Beispiel Keuchhusten, dass eine gewisse Vorsicht angebracht ist. So waren z. B. in Großbritannien im Jahre 1974 80 % der Kinder gegen Keuchhusten geimpft. Nachdem jedoch die Medien über die mangelnde Sicherheit des Impfstoffes berichteten, gingen die Impfraten zurück und erreichten erst wieder 1987 einen Durchimpfungsgrad von 80 %. In den Jahren von 1977 bis 1979 und 1981 bis 1983 gab es größere Epidemien an Keuchhusten, die darauf hindeuteten, dass die Impfungen zur Reduzierung der Erkrankungsfälle beigetragen hatten. Andererseits sank die Sterblichkeit an Keuchhusten schon vor der Anwendung des Impfstoffs im Jahre 1957. Dies lässt darauf schließen, dass Verbesserungen in der Ernährung, den Lebensbedingungen und der medizinischen Pflege ebenfalls eine Rolle spielen.

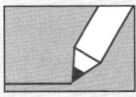

Der medizinische Ansatz ist nicht immer erfolgreich. In jüngster Zeit kam es in einigen Ländern trotz hoher Impfraten und niedriger Mortalitäten zu einem vermehrten Auftreten an Keuchhusten (British Medical Journal 2002). Was könnten die Gründe dafür sein? Vielleicht haben Sie dabei an folgende Gründe gedacht:

- einige Fälle wurden übersehen, da es auch leichte Formen des Keuchhustens gibt und die Ärztinnen oder Ärzte vielleicht die Keuchhustenfälle bei älteren Kindern oder Erwachsenen nicht genügend beachten,
- mangelhafte Methoden der Diagnose,
- virulentere Bakterienformen,
- Kinder mit dem höchsten Risiko, z. B. von Migrant/-innen, Reisenden oder Flüchtlingen, werden nicht erreicht bzw. erfasst.

Der Ansatz der Verhaltensänderung

Ziele

Ziel dieses Ansatzes ist es, Individuen dabei zu unterstützen gesündere Verhaltensweisen anzunehmen. Im Kapitel 9 werden wir zeigen, dass gesundheitsbezogene Verhaltensentscheidungen komplexe Prozesse sind. Der Ansatz der Verhaltensänderung ist zweifelsohne populär, da er die Gesundheit als individuelles Merkmal betrachtet. Demzufolge kann man unterstellen, dass die Menschen ihre Gesundheit entscheidend verbessern könnten, wenn sie nur bereit wären, ihre Lebensweisen zu ändern. Daraus ergibt sich, dass diejenigen, die dazu nicht bereit sind bzw. entsprechende Verantwortung für ihre Gesundheit übernehmen, die Konsequenzen für ihr Fehlverhalten auch selbst tragen müssen.

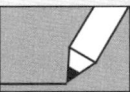 **Denken Sie über die Gründe nach, warum jemand nicht in der Lage sein könnte, sich gesund zu ernähren. Solche Gründe könnten sein:**

- mangelndes Wissen,
- eingeschränktes Zeitbudget (z. B. durch hohe oder Mehrfach-Arbeitsbelastung),
- mangelnde Kochfähigkeiten und/oder Kochutensilien,
- Geldmangel,
- Vorlieben in der Familie (z. B. gegenläufige kulturelle Ernährungsnormen),
- fehlendes Angebot an gesunden Nahrungsmitteln in den nahe gelegenen Einkaufsläden.

Der Zusammenhang zwischen dem individuellen Verhalten und den physischen, sozialen und ökonomischen Lebensbedingungen ist zweifelsohne komplex. Das Verhalten der Menschen kann eine Folge der notwendigen Anpassung an diese Bedingungen sein, wobei sie jedoch auf die Ursachen dieser Bedingungen (wie z. B. Arbeitslosigkeit und Armut) in der Regel keinen Einfluss haben. Eine „reine" bzw. idealtypische Verhaltensprävention erfordert keinen Bezug zu den Kontext-, Rahmen- und Entstehungsbedingungen individueller Verhaltensweisen und umgekehrt eine reine Verhältnisprävention keine Änderung lebensstilbezogener Entscheidungen bzw. Verhaltensänderungen. Deshalb schlagen Rosenbrock und Michel (2007) jenseits dieser beiden Extreme entsprechende Zwischenformen als richtungsweisend vor, die sie als „kontextorientierte Verhaltensmodifikation" und „verhältnisgestützte Verhaltensprävention" bezeichnen (siehe hierzu den folgenden Kasten).

„Kontextorientierte Verhaltensmodifikation" und „verhältnisgestützte Verhaltensprävention"

- „Reine" Verhaltensprävention ohne expliziten Kontextbezug (kontext-unabhängige Medienkampagnen, Beratungs- und Trainingsangebote, z. B. in Kursen der Einrichtungen der Krankenkassen)

- Zwischenstufen der „kontextorientierten" bzw. „verhältnisgestützten" Verhaltensprävention

  a) Verhaltensprävention mit explizitem Kontextbezug, z. B. Interventionen für präzise definierte Zielgruppen unter Verwendung von Konzepten des sozialen Marketings und Beachtung der Rahmenbedingungen des Verhaltens oder der Nutzung eines Settings als Zugangsweg für definierte Zielgruppen („Gesundheitsförderung im Setting")

  b) Integration von Verhältnis- und Verhaltensprävention, z. B. im Rahmen von „Mehr-Ebenen"-Kampagnen zu definierten Gesundheitsproblemen, vor allem aber bei der Gestaltung von verhaltens- und lebensstilprägenden Settings („Gesundheitsfördernde Settings"). Siehe hierzu Teil 3 in diesem Buch.

- „Reine" Verhältnisprävention ohne die Notwendigkeit individueller Entscheidungen zur Veränderung ihrer Verhaltens- oder Konsummuster (z. B. durch Veränderungen der Regelungen des Verbraucher- oder Immissionsschutzes).

Neben diesem Verhaltenskontext wird noch nach den Interventionsebenen Individuum, Setting und Bevölkerung differenziert (Rosenbrock und Michel 2007). Primäre Prävention. Berliner Schriftenreihe Gesundheitswissenschaften, S. 7.

Methoden

Für die führenden Einrichtungen der Gesundheitsförderung war der Ansatz der Verhaltensänderung schon immer die Grundlage ihres Handelns. Mit ihren Kampagnen versuchen sie, die Menschen zu überzeugen, mit dem Rauchen aufzuhören, sich gesünder zu ernähren oder sich regelmäßig körperlich zu betätigen. Das heißt, der Ansatz richtet sich an den Einzelnen, obwohl dafür die Methoden der Massenkommunikation benutzt werden. In der Regel ist es ein von Experten geleiteter „top-down"-Ansatz, der die Kluft zwischen den Experten (die wissen, wie man die Gesundheit verbessert) und der Bevölkerung, die aufgeklärt und beraten werden muss, noch verstärkt. Dies muss jedoch nicht immer so sein. Maßnahmen können sich auch an den spezifischen Bedürfnissen und Sichtweisen der jeweiligen Bevölkerungsgruppen orientieren, sofern diese vorher entsprechend erfasst wurden.

Viele Gesundheitsberufe klären ihre Klienten und Klientinnen auf, indem sie ihnen das notwendige Wissen vermitteln und sie in Einzelgesprächen beraten. Die Patientenaufklärung über eine Krankheit oder ein verschriebenes Medikament kann ausschließlich zur Sicherstellung einer Behandlung bzw. zur Änderung eines bestimmten Verhaltens eingesetzt werden. Sie kann darüber hinaus aber auch klientenzentrierter erfolgen und dafür einen pädagogischen Ansatz nutzen.

Evaluation

Die Evaluation einer gesundheitsfördernden Maßnahme zur Verhaltensänderung mag auf den ersten Blick einfach erscheinen. Es gilt nur zu überprüfen, ob sich das Verhalten nach der Maßnahme auch verändert hat. Dennoch gibt es dabei zwei grundsätzliche Probleme. Erstens kann sich die Verhaltensänderung erst viel später einstellen und zweitens kann es schwierig sein, eindeutig nachzuweisen, dass die festgestellte Verhaltensänderung auch wirklich eine direkte Folge der gesundheitsfördernden Maßnahme war.

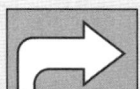

Erfolgskriterien

Eine systematische Durchsicht von Maßnahmen zur Prävention von Übergewicht mit Methoden der Verhaltensänderung zeigte unterschiedliche Ergebnisse. Nur die randomisierte Kontrollstudie einer einzigen Maßnahme, bei der gleichzeitig mehrere Methoden eingesetzt wurden, wie z. B. ein Begleitprogramm, eigene Zielsetzungen und Selbstkontrollen der Versuchspersonen sowie die Berücksichtigung unvorhergesehener Einzelfälle, zeigte signifikante positive Ergebnisse. Die Autoren dieser Übersicht kamen zu dem Schluss, dass bessere Ergebnisse in diesem Bereich durch folgende Faktoren begünstigt würden:

- die ausschließliche Nutzung von Methoden der Verhaltensänderung, die bereits bei ähnlichen Maßnahmen erfolgreich waren (z. B. individuelle Zielsetzungen, der Einbau von Anreizsystemen sowie Systeme des Feedbacks von Verhaltensänderungen),
- die detaillierte Beschreibung der Interventionsmaßnahmen in schriftlicher Form,
- die längere Beobachtung (follow-up) der gewünschten Verhaltensänderung, um beurteilen zu können, ob diese auch längerfristig beibehalten wird (Hardeman 2000).

Der Ansatz der Gesundheitsaufklärung und Gesundheitserziehung

Ziele

Dieser Ansatz versucht, den Menschen Wissen und Informationen sowie die notwendigen Fähigkeiten und Fertigkeiten zu vermitteln, damit sie auf dieser Basis die für sie richtigen Entscheidungen über ihr Gesundheitsverhalten selbst treffen können. Er unterscheidet sich von dem der Verhaltensänderung, weil er nicht versucht, das Verhalten der Menschen in eine ganz bestimmte Richtung zu verändern. Dennoch zielt er auf ein bestimmtes Ergebnis, nämlich die freie Entscheidung der Zielpersonen, auch wenn es am Ende nicht diejenige ist, die sich die Gesundheitsförderinnen oder Gesundheitsförderer eigentlich gewünscht hätten.

Der Ansatz der Gesundheitsaufklärung und Gesundheitserziehung stützt sich auf bestimmte Annahmen über den Zusammenhang zwischen Wissen und Verhalten. Dazu gehört, dass zusätzliches Wissen die Einstellungen verändert, die dann zur Verhaltensänderung führen. Das Ziel, die Menschen in die Lage zu versetzten, damit sie ihre eigenen Gesundheitsentscheidungen treffen können, mag eindeutig und unumstritten erscheinen. Es berücksichtigt aber weder die sozialen und ökonomischen Rahmenbedingungen, die der freien Entscheidung des Einzelnen zur Änderung seines Verhaltens Grenzen setzen, noch die Komplexität des Entscheidungsprozesses für gesundheitsbezogene Verhaltensänderungen (s. Kapitel 9).

Methoden

Die psychologischen Lerntheorien umfassen drei Aspekte das Lernens:

- den kognitiven Aspekt (das Wissen und Verständnis),
- den emotionalen Aspekt (die Einstellungen und Gefühle) und
- den Verhaltensaspekt (die Fähigkeiten und Fertigkeiten).

Der Ansatz der Gesundheitsaufklärung vermittelt den Personen das notwendige Wissen, damit sie ihre eigenen Entscheidungen über ihr Gesundheitsverhalten treffen können. Dies kann durch Informationsbroschüren, Ausstellungen oder die persönliche Beratung erfolgen. Andere Methoden bieten die Möglichkeit an, sich über gesundheitliche Einstellungen auszutauschen und diese zu hinterfragen. Dies kann durch Gruppendiskussionen oder Einzelberatungen geschehen. Fortbildungsprogramme können zur Verbesserung der Entscheidungsfähigkeiten der Zielgruppen eingesetzt werden, z. B. durch Rollenspiele oder Aktivitäten, bei denen sie sich für eine von mehreren Möglichkeiten entscheiden müssen. Dabei können die Teilnehmer und Teilnehmerinnen Rollen übernehmen oder ihr Verhalten in realen Lebenssituationen üben. Zum Beispiel, wenn sie im Rahmen eines Suchtprogramms üben, wie sie sich verhalten sollen, wenn ihnen ein alkoholisches Getränk angeboten wird. Solche Programme werden in der Regel von Experten oder Moderatoren geleitet, wenngleich die Beteiligten über die Diskussionsthemen selbst entscheiden können. Sie erfordern von den Personen, die sie durchführen, dass diese mit den Grundsätzen der Erwachsenenbildung vertraut sind und die Faktoren kennen, die das Lernen fördern oder behindern können (Ewles & Simnett 2003).

Evaluation

Verbesserungen des Wissensstandes sind relativ leicht zu messen. Gesundheitsaufklärung und Gesundheitserziehung durch massenmediale Kampagnen, Gruppenarbeit oder Einzelberatungen weisen ihre Erfolge dadurch nach, dass sie das Wissen über die Gesundheitsprobleme verbessert oder das Bewusstsein über die Risikofaktoren bestimmter Krankheiten erhöht haben. Das Wissen allein reicht jedoch nicht aus, um Verhaltensänderungen herbeizuführen. Wie wir im Kapitel 9 sehen werden, ist weder der Wunsch noch die Fähigkeit zur Verhaltensänderung keine Garantie dafür, dass der Betreffende auch sein Verhalten ändert.

Der Ansatz des „Empowerment"

Ziele

- Was verstehen Sie unter „Empowerment"?
- Können Gesundheitsförder/-innen ihre Zielgruppen „empowern"?
- Gibt es gesundheitsfördernde Handlungsweisen, die jemanden „entpowern" können?

Die Weltgesundheitsorganisation definierte die Gesundheitsförderung als einen Prozess, der den Menschen ein höheres Maß an Selbstbestimmung über ihre Gesundheit ermöglichen soll (WHO 1986). Dieser Ansatz hilft den Menschen bei der Feststellung ihrer Gesundheitsprobleme und der Gewinnung der notwendigen Fähigkeiten, um auf ihre Probleme angemessen zu reagieren. Der Ansatz ist insofern neu, da er sich auf eine „von unten nach oben" angelegte Strategie stützt („bottom-up") und von den in der Gesundheitsförderung Tätigen andere Fähigkeiten verlangt. Sie übernehmen dabei nicht mehr, wie bei den anderen Ansätzen, die Rolle des Experten, sondern die eines „Unterstützers", der als Vermittler auftritt und dafür sorgt, dass der gesundheitsfördernde Prozess in Gang kommt und sich dann wieder aus diesem Prozess ausklinkt.

Wenn wir von Empowerment sprechen, dann müssen wir unterscheiden zwischen dem Empowerment des *Einzelnen* und dem einer *sozialen Gruppe.* Der Begriff des Empowerment des Einzelnen wird gelegentlich zur Beschreibung jener Ansätze der Gesundheitsförderung benutzt, die sich auf „nichtdirektive" und „klientenzentrierte" Methoden der Beratung stützen mit dem Ziel, den Menschen ein höheres Maß an Selbstbestimmung über ihre Gesundheit und ihr Leben zu ermöglichen. Um Personen „empowern" zu können, ist es notwendig:

- dass diese ihren mangelnden Einfluss erkennen und verstehen lernen,
- ihre Lage als ernst genug empfinden, um sie ändern zu wollen und
- davon überzeugt sind, dass sie durch zusätzliche Informationen, Unterstützungen und Kompetenzen ihre Lage auch wirklich verändern können.

Der Begriff „Empowerment" wird auch zur Beschreibung einer Methode verwandt, die den Menschen mehr Einfluss und Macht zur Veränderungen ihrer Lebensverhältnisse geben soll. Im Kapitel 10 werden wir den Ansatz der Gemeinwesenarbeit aufgreifen, der die Menschen aktiv in die Belange ihrer sozialen Gemeinschaften einzubeziehen versucht und sie dazu befähigen bzw. „empowern" soll, ihre Lebensbedingungen zu hinterfragen und zu verändern. Dazu kann auch ein verstärktes politisches Bewusstsein gehören, wie es von Paulo Freire (1972), einem engagierten Vertreter der politischen Bildung, gefordert und praktiziert wurde.

Methoden

Strategien und Methoden des Empowerment werden heute von vielen im Gesundheits- und Sozialbereich Tätigen genutzt, auch wenn sie diesen Ansatz häufig als „klientenzentriert", „anwaltschaftliches Eintreten" oder als „Hilfe zur Selbsthilfe" bezeichnen mögen (vgl. Herriger 2006, Altgeld et al. 2006). Lavarack (2010) sieht die Herausforderung für die Praktiker und Praktikerinnen darin, dass sie ihren eigenen Einfluss einbringen, damit ihre Zielgruppen an Macht und Einfluss gewinnen.

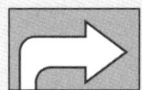

Empowerment älterer Menschen durch das Wachrufen ihrer Erinnerungen (Biografiearbeit).

Das Wachrufen von Lebenserinnerungen ist ein Beispiel für eine Kommunikationsstrategie, die ältere Menschen dazu ermutigt, ihre Situation zu schildern und ihnen dabei die Gelegenheit gibt, das auszusprechen, was sie an gesundheitlicher Versorgung haben möchten. So können z. B. an Demenz Erkrankte unterstützt werden, ihre Lebenserinnerungen zurückzuholen und damit ihre Identität aufrechterhalten. Als „Biografiearbeit" ist diese Strategie ein wichtiger methodischer Eckpfeiler der Altenhilfe und sozialen Altenarbeit. Ethnische Minderheiten mit einer ausgeprägten Kultur an mündlichen Überlieferungen nutzen diese Strategie zur Erhaltung ihrer kulturellen Identität (Coleman & O'Hanlon 2004).

Die Gemeinwesenarbeit ist eine andere Methode, um soziale Gruppen oder Gemeinden zu „empowern", ihre gesundheitlichen Probleme zu artikulieren und gemeinsam mit ihnen einen Aktionsplan zur Lösung ihrer Probleme zu erarbeiten. Einige in der Gesundheitsförderung Tätige fühlen sich dieser Arbeit mit sozialen Gruppen verpflichtet, für die meisten gilt dies jedoch nicht. Nicht zuletzt, weil diese Arbeit sehr zeitaufwendig ist und viele von ihnen bereits ihre klar definierten Prioritäten haben, deren Umsetzung ihre Zeit bereits voll in Anspruch nimmt. Finanzielle Unterstützung für die Arbeit mit sozialen Gruppen ist nur schwer zu erhalten und dann häufig nur für einen relativ kurzen Zeitraum. Die für eine solche Arbeit notwendigen Kommunikations-, Planungs- und Organisationsfähigkeiten sind in der Regel auch nicht Teil der Ausbildung der Gesundheitsförderinnen bzw. Gesundheitsförderer. Und nicht zuletzt mag es für viele von ihnen schwirig und unbequem sein, ihre dominierende Rolle als Experte preiszugeben. Im Kapitel 10 werden wir auf die Möglichkeiten der Arbeit mit sozialen Gruppen nochmals eingehen.

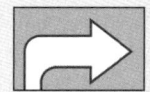

Beispiele der Gesundheitsförderung durch Gemeinwesenarbeit:

1. Die Arbeit mit Mietern und Mieterinnen einer Wohnsiedlung zur Verbesserung der Spielmöglichkeiten für ihre Kinder.
2. Die Anwendung unterschiedlicher Methoden, um die Gesundheitsbedürfnisse der Bewohner/-innen eines spezifischen Wohngebietes besser zu erfassen.
3. Die Bildung von Gruppen, um spezifischen Bedürfnissen gerecht zu werden, z. B. einer Mädchengruppe in einem Jugendzentrum.
4. Personen gesundheitlicher Interessengruppen, die sich als „Navigatoren der Gesundheitsversorgung" für Frauen und Mädchen mit Migrationshintergrund einsetzen.

Sozialraum- und soziallagenbezogene Gemeinwesenarbeit zur Gesundheitsförderung

Franzkowiak (2006) hat exemplarisch für Deutschland solche erfolgreich durchgeführten gemeinwesenorientierten Maßnahmen zur Gesundheitsförderung zusammengetragen. Er unterscheidet dabei zwischen strukturbildenden und zielgruppenbezogenen Maßnahmen.

Als strukturbildende Interventionen haben sich bewährt:

- der Aufbau von lokalen Infrastrukturen im „Gesunde-Städte-Netzwerk" (z. B. Gesundheitsentwicklungspläne, kommunale Gesundheitskonferenzen oder Stadtteilgesundheitsbüros),
- die Verknüpfung der Stadtteilentwicklung und Gesundheitsförderung in sozial benachteiligten Quartieren,
- quartiersorientierte personale Gesundheitsberatung, Krankheitsprävention und strukturbezogene Gesundheitsförderung, insbesondere durch „Gesundheitstreffpunkte",
- Gesundheitsberatung und Suchtprävention in sozialen Brennpunkten durch Gesundheitsberatungsstellen des Öffentlichen Gesundheitsdienstes (ÖGD),
- Bewegungs- und Gesundheitsförderung im Rahmen des großstädtischen Quartiersmanagements,
- tertiäre Krankheitsprävention im gemeindepsychiatrischen Verbund durch die allgemeinen Sozialdienste, sozialpsychiatrischen Dienste und psychosozialen Kontakt- und Beratungsstellen.

Als zielgruppenbezogene Interventionen sind erfolgreich:

- sozialräumliche Aktivierung und psychomotorische Bewegungsförderung bei benachteiligten Kindern und Jugendlichen,
- Krankheitsprävention für Kinder und Jugendliche in sozialen Brennpunkten mit dem Schwerpunkt Ernährungsverhalten,
- kultursensible, aufsuchende Gesundheitsberatung und weitere Hilfsangebote für Migranten/-innen und Zuwanderer/-innen,
- gemeinwesenorientierte präventive Altenarbeit von kirchlichen Trägern und freien Initiativen in Kombination mit wohnortnaher Pflegeprävention im Quartier.

Evaluation

Die Evaluation solcher Aktivitäten ist problematisch, weil es sich beim Empowerment und der Vernetzung in der Regel um langfristige Prozesse handelt. Dies macht es schwierig nachzuweisen, dass die festgestellten Veränderungen tatsächlich auf die Interventionsmaßnahme und nicht auf irgendwelche anderen Einflussfaktoren zurückzuführen sind. Außerdem können die mit dem Empowermentansatz erzielten positiven Ergebnisse vage und schwer spezifizierbar sein. Dies gilt vor allem beim Vergleich mit den Ergebnissen anderer Ansätze, wie denen der Verhaltensänderung, die sich leichter quantifizieren und nachweisen lassen. Zur Evaluierung gehört die Beantwortung der Frage, inwieweit die spezifischen Ziele der Maßnahme erreicht wurden (Ergebnisevaluation) und wie die Zielgruppe den Prozess des Empowerment angenommen hat (Prozessevaluation). Diese Evaluierungen müssen deshalb sowohl qualitative Methoden zur Erfassung der sozialen Wahrnehmungen und Überzeugungen umfassen als auch quantitative Methoden zum Nachweis von Ergebnissen, wie z. B. den gewünschten Verhaltensänderungen.

Der Ansatz der sozialen und politischen Veränderung

Ziele

Dieser Ansatz, der manchmal auch als „fundamentale Gesundheitsförderung" bezeichnet wird, anerkennt die Bedeutung sozioökonomischer Verhältnisse als Determinanten der Gesundheit. Er zielt auf die Ebene der Politik oder der allgemeinen Lebensverhältnisse, um Veränderungen in den physischen, sozialen und ökonomischen Lebensbedingungen herbeizuführen, die sich positiv auf die Förderung der Gesundheit auswirken würden. Dies lässt sich kurz gefasst vielleicht mit dem Slogan ausdrücken: „die gesündere Wahl zur leichteren Wahl zu machen". Eine gesündere Alternative ist zwar meist vorhanden, um diese aber für die meisten Menschen zu einer realistischen Alternative werden zu lassen, sind Veränderungen im Hinblick auf deren Kosten, Verfügbarkeit und Zugänglichkeit erforderlich. Im Kapitel 11 zur Entwicklung einer gesundheitsfördernden Gesamtpolitik werden wir auf diesen Ansatz nochmals genauer eingehen.

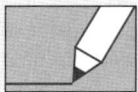

Mehrere Studien haben gezeigt, dass eine gesunde Ernährung mit Obst, Gemüse, ballaststoffreichen sowie fett- und zuckerarmen Lebensmitteln bis zu einem Drittel teurer sein kann als die typische Ernährung einer Familie mit niedrigen Einkommen (Cade 1999). Worauf sollte bei Maßnahmen zu einer gesünderen Ernährung der Schwerpunkt gelegt werden? Vielleicht haben Sie dabei an Folgendes gedacht:

- Veränderungen des Preisgefüges, wie z. B. die Reduzierung der Preise für Vollkornbrot im Vergleich zum Weißbrot,
- Verhandlungen mit Lebensmittelherstellern und Handelsketten zur Förderung der Warenkennzeichnungen, um den Verbrauchern und Verbraucherinnen das Erkennen von fett- und zuckerarmen Lebensmitteln zu erleichtern,
- Bereitstellung einer gesünderen Ernährung in Betrieben und Krankenhäusern,
- Einführung von Ernährungsstandards in der Kindergarten- und Schulverpflegung,
- gezielte personen- und zielgruppenspezifische Zuschüsse oder Gutscheinsysteme für benachteiligte Familien und Menschen in Armutslagen.

Methoden

Der Ansatz der sozialen Veränderung zielt auf soziale Gruppen und Organisationen und arbeitet mit einer Methode, die „von oben nach unten" gerichtet ist. Wenngleich mit dieser Methode vielfältige Beratungsgespräche verbunden sein können, zielt sie doch meistens auf Veränderungen in größeren Organisationen und erfordert deren Zustimmung auf höchster Ebene. Im Kapitel 11 zur Umsetzung einer gesundheitsfördernden Gesamtpolitik werden wir auf diese Methoden sowie auf den Einfluss, den die Gesetzgebung auf die Gesundheit der Bevölkerung haben kann, nochmals ausführlich eingehen. Die erfolgreiche Durchsetzung einer gesundheitsfördernden Gesamtpolitik erfordert die Unterstützung durch die Öffentlichkeit, die durch Aufklärung, Lobbyarbeit und soziales Marketing erreicht werden kann. Im Kapitel 12 werden die Methoden des sozialen Marketings im Einzelnen dargestellt.

Die meisten Gesundheitsförderinnen und Gesundheitsförderer werden für diese Art der Gesundheitsförderung weniger Anwendungsmöglichkeiten sehen als für die traditionellen Ansätze der medizinischen Prävention oder Verhaltensänderung. Die dafür notwendigen Qualifikationen wie Lobbyarbeit, Politik- und Strategieplanung, Verhandeln und Durchsetzen, sind in der Regel noch nicht Teil ihrer beruflichen Ausbildung. Diese Art der Arbeit wird deshalb vielleicht als etwas betrachtet, das den Tätigkeitsbereich einer Gesundheitsförderin oder eines Gesundheitsförderers überschreitet, zu politisch oder die Arbeit anderer ist.

Berufsverbände können dagegen als politische Interessengruppen auf die Prozesse sozialer Veränderungen einwirken. So waren z. B. die Berufsverbände vieler Gesundheitsberufe sowie viele andere Aktionsgruppen zum Thema „Rauchen und Gesundheit" maßgeblich an der Einführung von Rauchverboten in öffentlichen Einrichtungen beteiligt.

Evaluation

Die Evaluation des Ansatzes der sozialen Veränderung umfasst die Ergebnisse der erzielten gesetzlichen, organisatorischen oder anderen Regelungen zur Förderung der Gesundheit. Dazu können z. B. Vorschriften zur genauen Kennzeichnung der Inhalte von Lebensmitteln gehören, Einschränkungen der Tabakwerbung oder Rauch- bzw. Alkoholverbote in öffentlichen Einrichtungen. Auch die Anzahl der Partnerschaften oder der Gesundheitsthemen, die neu auf die Tagesordnung verschiedener Einrichtungen gesetzt wurden, können als Indikatoren zur Messung sozialer Veränderungen für mehr Gesundheit herangezogen werden. Sie sind in der Regel das Ergebnis langfristiger und komplexer Prozesse, die es schwierig machen, einen Zusammenhang mit einer bestimmten gesundheitsfördernden Maßnahme nachzuweisen.

Zielen Teile Ihrer Arbeit auf soziale und politische Veränderungen? Haben Sie schon versucht, auf Politiker und gängige Praktiken einzuwirken, welche die Gesundheit der Menschen beeinflussen?

Organisationsentwicklung, Maßnahmen des Umweltschutzes sowie ökonomische oder gesetzgeberische Aktivitäten zur Wohnungs- oder Bildungspolitik oder zur Schaffung neuer Gesundheitsdienstleistungen sind Beispiele, wie die Gesundheitsförderung soziale und politische Veränderungen erreichen kann.

Die partnerschaftliche Zusammenarbeit und Vernetzung mit anderen Organisationen und Einrichtungen ermöglicht das gezielte Einwirken auf die wirtschaftlichen und sozialen Determinanten der Gesundheit. So können z. B. Fachkräfte der Gesundheitsförderung und des Umweltschutzes zur Schaffung von sicheren Freizeitanlagen zusammenarbeiten.

Gesundheitsförderinnen und Gesundheitsförderer können auch versuchen, den tiefer liegenden Ursachen von Erkrankungen nachzugehen, indem sie für bestimmte Bevölkerungsgruppen Gesundheitsprofile erstellen, Untersuchungen zur gesundheitlichen Chancengleichheit in ihrem Bereich durchführen und partnerschaftlich mit anderen Einrichtungen, sozialkritischen Journalisten und Wissenschaftlern zusammenarbeiten.

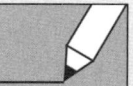
Tabelle 5.1 zeigt am Beispiel der Ernährung, zu welchen unterschiedlichen Zielen und Methoden die Anwendung der fünf vorgestellten Ansätze führen (Prävention, Verhaltensänderung, Aufklärung/Erziehung, Empowerment, soziale Veränderungen). Führen Sie das gleiche Beispiel anhand eines der vorrangigen nationalen Gesundheitsziele für Deutschland durch: Diabetes-II-Erkrankungsrisiko senken, Brustkrebs-Mortalität vermindern, depressive Erkrankungen verhindern, Tabakkonsum reduzieren, gesund aufwachsen, Gesundheitskompetenz und Patientensouveränität stärken.

- Welche Konsequenzen haben diese unterschiedlichen Ansätze im Hinblick auf:
    - die Ziele oder Schwerpunkte Ihrer Maßnahmen,
    - die Auswahl Ihrer Methoden,
    - Ihre Arbeitsbeziehungen mit Ihren Personen, Gruppen oder Gemeinschaften.
- Wie würden Sie bei jedem dieser Ansätze Ihren Erfolg überprüfen?
- Mit welchem Ansatz würden Sie sich am wohlsten fühlen?

Tabelle 5.1 Ansätze der Gesundheitsförderung am Beispiel gesunder Ernährung

Ansatz	Ziele	Methoden	Beziehungsverhältnis
Medizinisch	Feststellung von Personen mit einem Erkrankungsrisiko	Vorsorgeuntersuchung, individuelle Risikobewertung	Expertengeleitet, passive Klient/-innen befolgen Anweisungen
Verhaltensänderung	Ermutigung, mehr Verantwortung für die Gesundheit zu übernehmen und sich gesünder zu verhalten	Überzeugung durch Einzelberatung, Informationen, Massenkampagnen, z. B. „Gib AIDS keine Chance" der BZgA	Expertengeleitet, abhängige Klient/-innen, Gefahr, „dem Opfer die Schuld anzulasten"
Aufklärung u. Erziehung	Verbesserung des Wissens und der Fähigkeiten, sich gesünder zu verhalten	Aufklärung u. Erfassung von Einstellungen durch individuelle oder Kleingruppenarbeit, Kompetenzentwicklung, z. B. Kochkurse für gesunde Mahlzeiten	Kann expertengeleitet sein; aber auch Klient/-innen involvieren bei der Themenauswahl für die Diskussion
Empowerment	Arbeit mit Klient/-innen und sozialen Gruppen zur Lösung ihrer Probleme	Interessenvertretung, Vermittlung, Vernetzung, z. B. Lebensmitteleinkaufsgemeinschaften, lokale Gartenbauprojekte	Gesundheitsberufe agieren als Unterstützer; Klient/-innen werden „empowert"
Soziale und politische Veränderung	Aufgreifen gesundheitlicher Chancenungleichheiten, z. B. unter den sozial benachteiligten Familien, Gruppen oder ethn. Minderheiten	Organisationsentwicklung (z. B. Krankenhausverpflegung); gesetzl. Regelungen zur öffentlichen Gesundheit (z. B. Kennzeichnung von Lebensmitteln; Lobbyarbeit) finanzpolitische Maßnahmen (z. B. Tabak- u. Alkoholsteuern)	Führt zu gesellschaftlichen Eingriffen, die „von oben nach unten" verlaufen

Modelle der Gesundheitsförderung

Das Schema über die verschiedenen Ansätze der Gesundheitsförderung ist primär beschreibender Natur. Es zeigt, was Gesundheitsförderinnen und Gesundheitsförderer tun, wobei man je nach Situation von dem einen in den anderen Ansatz wechseln kann. Eine mehr analytische Methode zur Identifizierung von typischen Mustern der Gesundheitsförderung ist die Entwicklung von Praxismodellen. Solche Modelle versuchen, in irgendeiner Weise die Wirklichkeit abzubilden und zeigen in vereinfachter Form, wie die unterschiedlichen Komponenten miteinander verbunden sind. Dazu gehört ein theoretischer Rahmen zur Erklärung der jeweiligen Zusammenhänge. Dieser kann definiert werden als „methodisch geordnetes Wissen, das für eine relativ breite Vielfalt von Sachverhalten anwendbar ist, um das Wesen oder Verhalten eines spezifischen Phänomens zu analysieren, vorauszusagen oder anderweitig zu erklären und damit als Handlungsgrundlage zu nutzen." (Van Ryn & Heany 1992) Solche Modelle können helfen:

- die Arbeitsfelder der Gesundheitsförderung konzeptionell besser zu erfassen,
- die bestehende Praxis zu hinterfragen und besser zu analysieren und
- Interventionsmöglichkeiten zu planen und aufzuzeigen (Naidoo & Wills 2005).

Eine theoretische Modellvorstellung kann hilfreich sein, weil sie unser konzeptionelles Denken anregt und die Suche nach neuen Strategien und Methoden der Gesundheitsförderung unterstützt. Sie kann uns aber auch bei der Auswahl der von uns mehr oder weniger gewünschten Interventionsformen helfen. In der Literatur finden sich immer mehr Modelle der Gesundheitsförderung, die sich in weiten Bereichen überschneiden, jedoch hinsichtlich der verwandten Begriffe oder Kriterien wenig Übereinstimmung zeigen. Beattie (1991) nutzte z. B. für die Entwicklung seines Modells (s. Abb. 5.2) die Kriterien der „Art der Intervention" (autoritär oder ausgehandelt) und der „Zielrichtung der Intervention" (Individuum oder Gemeinschaft). Caplan & Holland (1990) nutzen dagegen „Erkenntnistheorien" und „Gesellschaftstheorien" (s. Abb. 5.1). Auch die für die einzelnen Modelle benutzten Begriffe unterscheiden sich voneinander. Ewles & Simnett (1999) sprechen vom Ansatz der Gesundheitsförderung durch „soziale Veränderung". French (1990) bezeichnet dies als „gesundheitspolitisches Handeln", während Caplan & Holland (1990) zwischen „fundamental-humanistischen" und „fundamental-gesellschaftsbezogenen" Ansätzen unterscheiden. Dies kann sehr verwirrend sein, aber verschiedene Autoren weisen darauf hin, dass die Debatte um Modelle der Gesundheitsförderung auch als ein positives Zeichen für einen neu aufstrebenden Berufsstand betrachtet werden kann, der bemüht ist, eine solide theoretische Grundlage für sein Handeln zu entwickeln.

Die im Folgenden vorgestellten Modelle entstammen einer langjährigen angloamerikanischen Tradition und Wissenschaftsdiskussion, die in Deutschland kein vergleichbares Pendant hat (zu ersten Ansätze siehe Kickbusch 2003, Leppin 2007, Hurrelmann 2007). Sie haben einen soziologischen und sozialpolitischen Hintergrund und basieren auf einem strukturanalytischen Ansatz, der die Aufmerksamkeit auf die materiellen und sozialen Faktoren lenkt, welche die Gesundheit beeinflussen und zur Chancenungleichheit führen. Sie zeigen, wie die Ansätze der Gesundheitsförderung durch die unterschiedlichen politischen Standpunkte über die Ausübung von Macht, Verantwortung und Selbstbestimmung beeinflusst werden.

1. Caplan & Holland (1990)

Dieses Modell geht davon aus, dass es vier Paradigmen der Gesundheitsförderung gibt, die sich aus zwei Dimensionen ableiten. Die erste Dimension betrifft die Art des Wissens, vom subjektiven Verständnis bis hin zum objektivem Wissen. Das aus der Wissenschaft abgeleitete objektive Wissen spiegelt jedoch nur einen Teil des Gesamtbildes wider. Das heißt, die Betonung kann auch auf dem Laienwissen liegen sowie dem jeweils spezifischen Gesundheitsverständnis des Einzelnen. Die zweite Dimension bezieht sich auf Annahmen über die Art und Formen der Gesellschaft. Diese reichen von den Theorien grundlegender politischer Veränderungen bis zu den Theorien sozialer Regulierungen. Verknüpft man diese beiden Dimensionen miteinander, dann ergeben sich vier Paradigmen oder Sichtweisen der Gesundheitsförderung, wie sie in Abb. 5.1 dargestellt sind.

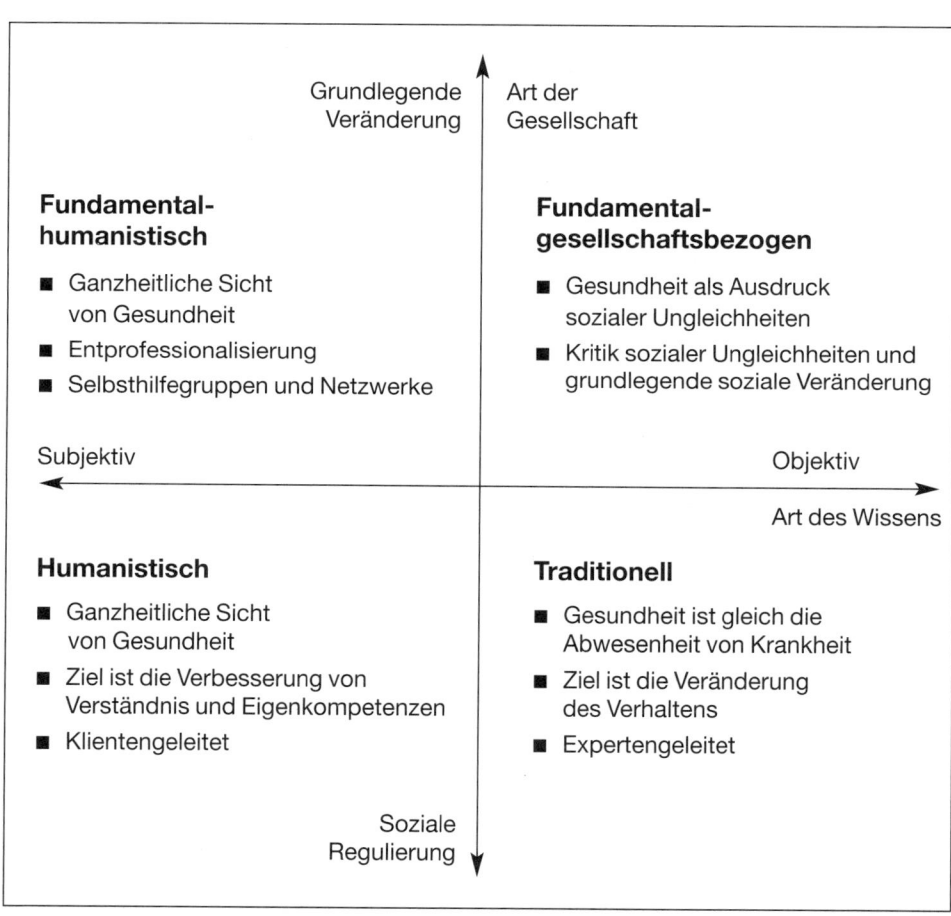

Abb 5.1
Vier Paradigmen oder Sichtweisen der Gesundheitsförderung. Entnommen von Caplan & Holland 1990.

Jedes der vier Segmente enthält unterschiedliche theoretische und weltanschauliche Sichtweisen der Gesellschaft, der Gesundheit und der Hauptursachen von Gesundheitsproblemen:

a) Die traditionelle Sichtweise bezieht sich auf die bereits beschriebenen präventiven Ansätze der Medizin und der Verhaltensänderung. Das dazu nötige Wissen besitzen die Experten und der Schwerpunkt liegt auf der Vermittlung dieses Wissens, um die entsprechenden Verhaltensänderungen zu erreichen.

b) **Die humanistische Sichtweise** bezieht sich auf den Ansatz der Gesundheitsbildung und Gesundheitserziehung. Individuen werden dazu befähigt, ihre persönlichen Potenziale und Fertigkeiten voll auszuschöpfen und ihre Möglichkeiten zur Führung eines gesunden Lebensstils selbst zu entwickeln.

c) **Die fundamental-humanistische Sichtweise** bezieht sich auf den Empowermentansatz, den Menschen ihre gesundheitliche Situation bewusster zu machen und sie in die Lage zu versetzen, besser auf ihre Gesundheitsprobleme reagieren zu können. Dementsprechend werden sie zur Bildung von sozialen, organisatorischen und ökonomischen Netzen und Allianzen ermutigt.

d) **Die fundamental-gesellschaftsbezogene Sichtweise** sieht die Ursachen vieler Gesundheitsprobleme in den gesellschaftlichen Strukturen sozialer Ungleichheit. Aufgabe der Gesundheitsförderung ist es demnach, sich diesen Zusammenhängen zwischen sozialer Ungleichheit und Gesundheit zuzuwenden.

Der Nutzen dieses Modells liegt darin, dass es die Praxis der Gesundheitsförderung als Ergebnis grundlegender gesellschaftlicher Konflikte und Werte darstellt.

2. Beattie (1991)

Beattie bietet eine strukturelle Analyse der Ansätze der Gesundheitsförderung. Demnach gibt es vier Paradigmen der Gesundheitsförderung. Diese ergeben sich zum einen aus der Art der Intervention, die autoritativ erfolgen kann (von oben herab und expertengeleitet) oder das Ergebnis von Verhandlungen sein kann (Anerkennung der Eigenständigkeit des Einzelnen). Ein großer Teil der Gesundheitsförderung, die Beratung und Information involviert, wird von den gesundheitsfördernden Berufsgruppen bestimmt und geleitet. Gleiches gilt für die Politik der Gesundheitsförderung, deren Prioritäten durch die epidemiologischen Daten bestimmt werden. Die andere Dimension des Modells von Beattie bezieht sich darauf, an wen sich die Intervention in erster Linie richtet. Die Bandbreite reicht hier vom Einzelnen bis hin zur Gesellschaft und den gesellschaftlichen Ursachen von Erkrankungen. Daraus entwickelt Beattie vier Strategien der Gesundheitsförderung:

a) **Information und Aufklärung.** Dies sind Interventionen, die sich an den Einzelnen richten und von Gesundheitsfachkräften geleitet werden. Ein Beispiel dafür ist der Rat an eine schwangere Frau, das Rauchen aufzugeben.

b) **Gesetzgebende Aktivitäten.** Dies sind Interventionen, die ebenfalls von Gesundheitsfachkräften geleitet werden, jedoch auf den Schutz der allgemeinen Bevölkerung gerichtet sind. Ein Beispiel dafür ist das Eintreten oder die Lobbyarbeit für ein Verbot der Tabakwerbung.

c) **Persönliche Beratung.** Diese Interventionen sind „klientengeleitet" und zielen auf die persönliche Entwicklung des Einzelnen. Gesundheitsförderinnen und Gesundheitsförderer nehmen dabei mehr die Rolle eines Unterstützers an als die des Experten. Ein Beispiel dafür ist jemand, der Jugendlichen bei der Feststellung ihrer Gesundheitsbedürfnisse hilft und durch Einzelgespräche oder Gruppenarbeit ihr Selbstvertrauen und ihre Fähigkeiten zu stärken versucht.

d) Gemeinwesenarbeit. Diese Interventionen versuchen, in ähnlicher Weise wie die persönliche Beratung, die Fähigkeiten und Fertigkeiten einer Gruppe oder Gemeinschaft zu stärken und zu verbessern (Empowerment). Ein Beispiel hierfür ist die Gemeinwesenarbeiterin, die mit Mietern zusammenarbeitet, um deren Fortbildungsmöglichkeiten und aktive Freizeitgestaltung zu verbessern.

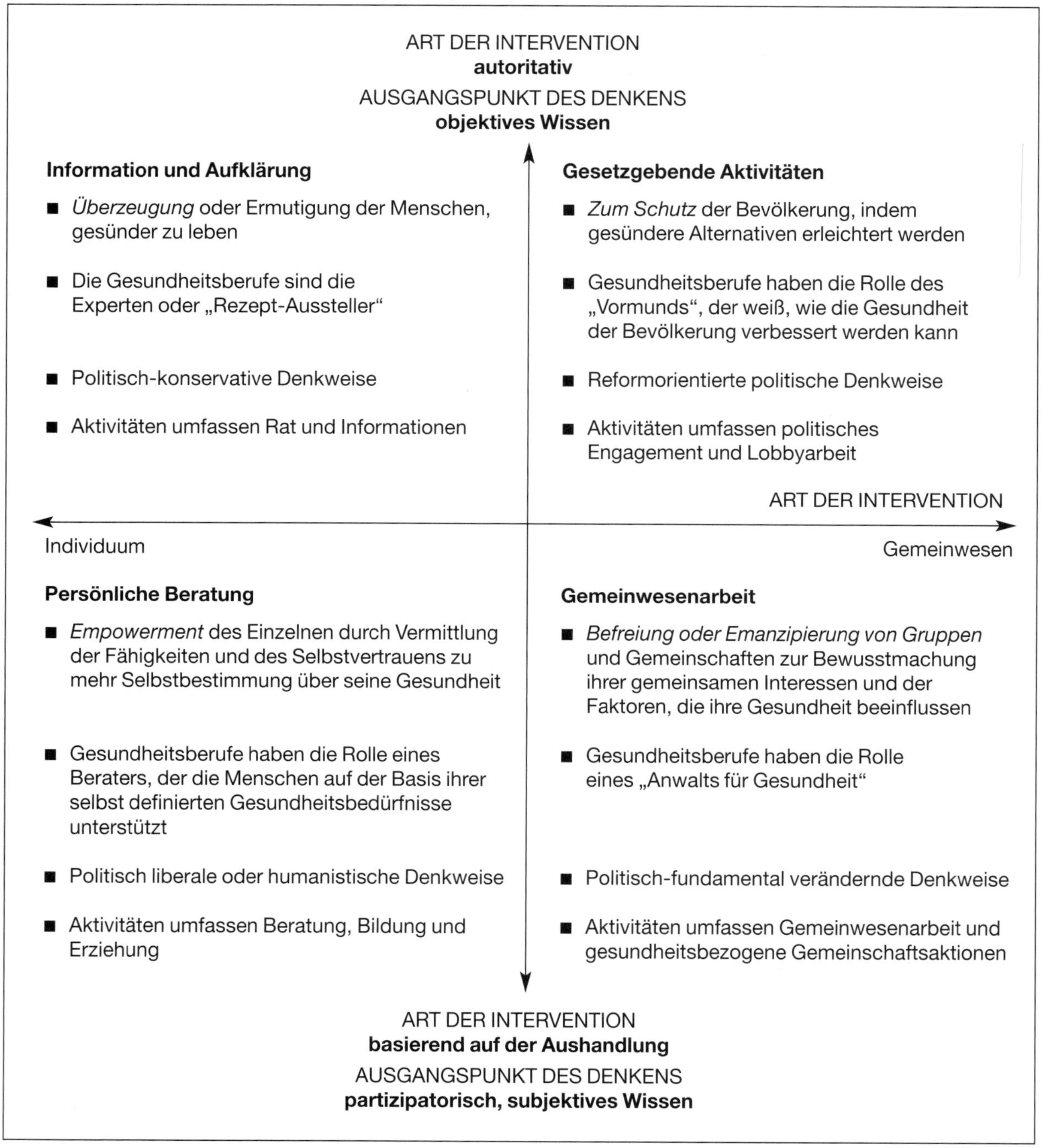

ART DER INTERVENTION
autoritativ
AUSGANGSPUNKT DES DENKENS
objektives Wissen

Information und Aufklärung

- *Überzeugung* oder Ermutigung der Menschen, gesünder zu leben

- Die Gesundheitsberufe sind die Experten oder „Rezept-Aussteller"

- Politisch-konservative Denkweise

- Aktivitäten umfassen Rat und Informationen

Gesetzgebende Aktivitäten

- *Zum Schutz* der Bevölkerung, indem gesündere Alternativen erleichtert werden

- Gesundheitsberufe haben die Rolle des „Vormunds", der weiß, wie die Gesundheit der Bevölkerung verbessert werden kann

- Reformorientierte politische Denkweise

- Aktivitäten umfassen politisches Engagement und Lobbyarbeit

ART DER INTERVENTION

Individuum ←——————————————→ Gemeinwesen

Persönliche Beratung

- *Empowerment* des Einzelnen durch Vermittlung der Fähigkeiten und des Selbstvertrauens zu mehr Selbstbestimmung über seine Gesundheit

- Gesundheitsberufe haben die Rolle eines Beraters, der die Menschen auf der Basis ihrer selbst definierten Gesundheitsbedürfnisse unterstützt

- Politisch liberale oder humanistische Denkweise

- Aktivitäten umfassen Beratung, Bildung und Erziehung

Gemeinwesenarbeit

- *Befreiung oder Emanzipierung von Gruppen* und Gemeinschaften zur Bewusstmachung ihrer gemeinsamen Interessen und der Faktoren, die ihre Gesundheit beeinflussen

- Gesundheitsberufe haben die Rolle eines „Anwalts für Gesundheit"

- Politisch-fundamental verändernde Denkweise

- Aktivitäten umfassen Gemeinwesenarbeit und gesundheitsbezogene Gemeinschaftsaktionen

ART DER INTERVENTION
basierend auf der Aushandlung
AUSGANGSPUNKT DES DENKENS
partizipatorisch, subjektives Wissen

Abb. 5.2 Analyse der Praxis auf der Grundlage des Modells von Beattie (1991, 1993).

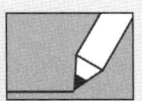

Nehmen Sie eines der folgenden Themen und ermitteln Sie anhand des Modells von Beattie die verschiedenen denkbaren Strategien der Gesundheitsförderung zur Reduzierung von:

- Rauchen während der Schwangerschaft
- Alkoholkonsum unter Jugendlichen
- Unfälle bei Älteren

Das Modell von Beattie richtet unsere Aufmerksamkeit auf folgende Aspekte:
- Ziele und Aktivitäten der Gesundheitsförderung,
- das Beziehungsverhältnis zwischen Gesundheitsberufen und ihrer Klientel,
- die politischen Grundhaltungen der Ansätze der Gesundheitsförderung.

Jede der oben genannten Interventionsstrategien entspricht einer bestimmten politischen Grundhaltung. Konservative und reformorientierte Sichtweisen betrachten die Gesundheitsförderung als einen Versuch, etwas zu korrigieren oder zu reparieren. Diese Sichtweisen führen zu eher autoritären Ansätzen der Gesundheitsförderung. Liberalere Sichtweisen sehen in der Gesundheitsförderung dagegen die Chance des „Empowerments". Jede Sichtweise weist den in der Gesundheitsförderung Tätigen jeweils eine andere Rolle im Umgang mit ihren Klienten und Klientinnen zu. Beatties Modell ist für Gesundheitsförderinnen und Gesundheitsförderer insofern nützlich, da es einen klaren Entscheidungsrahmen für die Auswahl einer Interventionsstrategie bietet und zugleich daran erinnert, dass es letztlich immer auch eine gesellschaftspolitische Entscheidung ist, welche Strategie man auswählt.

3. Tannahill (Downie u.a. 1996)

Dieses Modell findet bei den im Gesundheitswesen Tätigen breite Anerkennung. Tannahill spricht von drei sich überlappenden Interventionsbereichen:

Gesundheitsaufklärung und Gesundheitserziehung – Kommunikation zur Förderung des Wohlbefindens und zur Vermeidung von Erkrankungen durch die Beeinflussung des Wissens und der Einstellungen der Menschen.

Prävention – Reduzierung oder Vermeidung der Krankheits- und Erkrankungsrisiken, vor allem durch medizinische Interventionen.

Gesundheitsschutz – Schutz der Gesundheit der Bevölkerung durch gesetzgebende, steuer- oder sozialpolitische Maßnahmen.

Tannahills Modell (Abb. 5.3) zeigt, wie die verschiedenen Ansätze in einem alles umfassenden Prozess zusammenhängen, den er als Gesundheitsförderung bezeichnet. Das Modell beschreibt primär das, was in der Praxis passiert, und ist insofern nützlich, da es Einblick gibt in die Potenziale der anderen Interventionsbereiche und uns das gesamte Spektrum der Gesundheitsförderung vor Augen hält. Es sagt uns aber nicht, warum wir den einen oder anderen Ansatz vorziehen sollten.

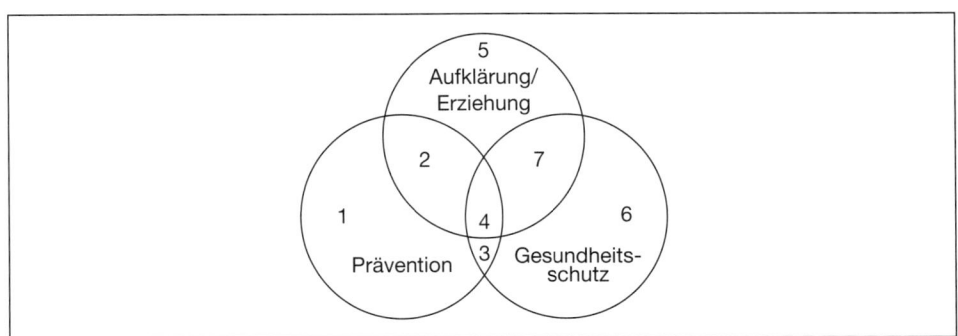

Abb. 5.3 Tannahills Modell der Gesundheitsförderung (entnommen von Downie et al. 1996)

Erläuterungen zu Abb. 5.3
Tannahills Modell der Gesundheitsförderung

1. Präventionsdienste, z. B. Impfungen, Vorsorgeuntersuchungen, Bluthochdruck-Screening, Nikotinkaugummi für Raucher, die mit dem Rauchen aufhören möchten.
2. Präventive Gesundheitsaufklärung und Gesundheitserziehung, z. B. Information und Beratung zur Raucherentwöhnung.
3. Gesundheitsschutz zur Vermeidung von Krankheiten, z. B. Fluoridierung des Wassers.
4. Gesundheitsaufklärung und Gesundheitserziehung zum vorbeugenden Gesundheitsschutz, z. B. Lobbyarbeit für eine gesetzliche Anschnallpflicht in Autos.
5. Gesundheitsaufklärung und Gesundheitserziehung zur Stärkung der Gesundheit, z. B. Jugendlichen Kompetenzen zur besseren Bewältigung ihres Lebens zu vermitteln.
6. Gesundheitsaufklärung und Gesundheitserziehung zum Schutz der Gesundheit in spezifischen Bereichen, z. B. Nichtraucherpolitik am Arbeitsplatz.
7. Gesundheitsaufklärung und Gesundheitserziehung zum Schutz der allgemeinen Gesundheit, z. B. Lobbyarbeit für ein Verbot der Tabakwerbung.

4. Tones (Tones & Tilford 1994)

Dieses Modell erhebt den Anspruch, ein Modell des „Empowerments" zu sein, mit dem Ziel, den Menschen ein höheres Maß an Selbstbestimmung über ihre Gesundheit zu ermöglichen. Im Mittelpunkt steht das „Empowerment" als grundlegender Wert und zentrale Strategie, die zusammen die Praxis der Gesundheitsförderung bestimmen. Tones stellt die einfache Gleichung auf, bei der die Gesundheitsförderung der Prozess der gesundheitsfördernden Gesamtpolitik multipliziert mit der Gesundheitsaufklärung bzw. Gesundheitserziehung ist (s. Abb. 5.4).

Abb. 5.4
Der Beitrag der Gesundheitsaufklärung und Gesundheitserziehung zur Gesundheitsförderung. Frei nach Tones & Tilford 1994.

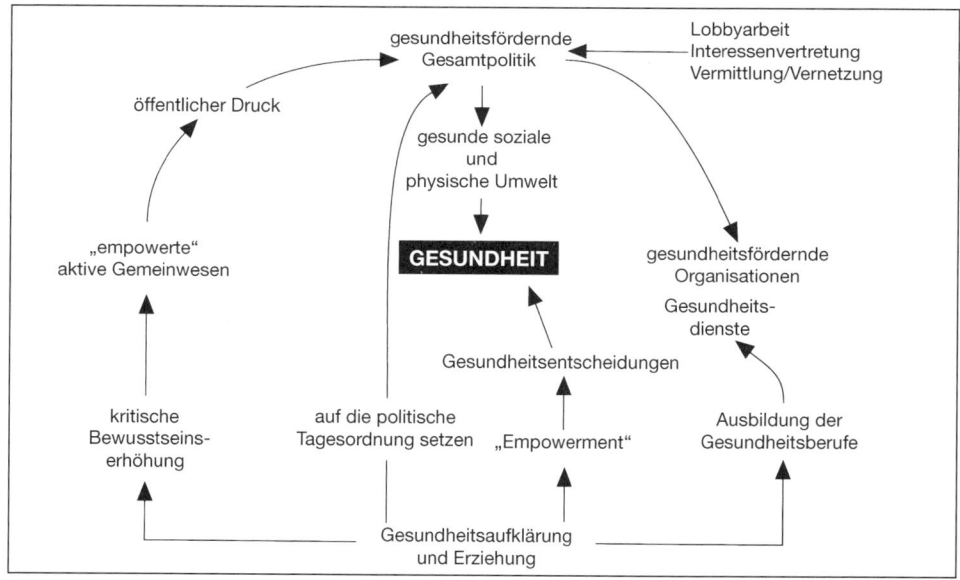

Für Tones ist die Gesundheitsaufklärung und Gesundheitserziehung bzw. die Erhöhung des Gesundheitsbewusstseins der Schlüssel zum „Empowerment" der Laien wie auch der Gesundheitsberufe. Sie befähigt die Menschen, gesundheitsrelevante Entscheidungen zu treffen und entsprechenden Druck in Richtung auf eine gesundheitsfördernde Gesamtpolitik auszuüben. Wir haben an anderer Stelle auf den Unterschied zwischen dem „Empowerment des Einzelnen" und dem „Empowerment von sozialen Gruppen" hingewiesen. Für Tones ist dies eine wechselseitige Beziehung. Veränderungen der physischen und sozialen Umwelt, die durch eine gesundheitsfördernde Gesamtpolitik erreicht werden, fördern zugleich die Entwicklung des „Empowerment des Einzelnen". Umgekehrt können Menschen, welche die entsprechenden Fähigkeiten haben, auf Entscheidungsprozesse einzuwirken, vorhandene Ressourcen eher in Anspruch nehmen und mehr politischen Einfluss zur Befriedigung ihrer Bedürfnisse ausüben. Im Gegensatz zum Ansatz der Prävention oder dem der grundlegenden gesellschaftlichen Veränderung, ist in dem Modell von Tones das „Empowerment" das Hauptziel der Gesundheitsförderung. Das Schaffen von mehr „Empowerment" führt zu mehr Selbstbestimmung und ermöglicht den Individuen, Gruppen und Gemeinschaften, mehr Einfluss auf ihre eigene Gesundheit und die ihrer Lebensumwelten zu nehmen.

Schlussfolgerung

Unter dem Begriff der Gesundheitsförderung wird eine Reihe ganz unterschiedlicher Tätigkeiten subsumiert. Versuche, diese zu strukturieren, haben zu einer Vielzahl von Modellen und Typologien geführt. Es liegt deshalb nahe, mit der Beschreibung der Vielfalt der gesundheitsfördernden Praxis zu beginnen. Dies war auch die Methode, mit der wir dieses Kapitel begonnen haben.

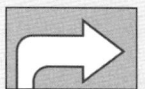 **Beispiel zur Lösung des Problems der Teenager-Schwangerschaften durch die verschiedenen Ansätze der Gesundheitsförderung.**

- Medizinischer Ansatz: Empfängnisverhütung bereitstellen
- Ansatz der Verhaltensänderung: Beratung zur Empfängnisverhütung
- Ansatz der Gesundheitsaufklärung: Sexualaufklärung
- Ansatz des Empowerment: Entwicklung von Fähigkeiten und Kompetenzen zur Lebensbewältigung, wie z. B. Verhandlungs-, Durchsetzungs- und Kommunikationsfähigkeiten
- Ansatz der sozialen und politischen Veränderung: kritische Überprüfung der den jungen Frauen zur Verfügung stehenden Dienste, Hilfen und Unterstützungsmöglichkeiten (z. B. Erziehung und Ausbildung, finanzielle Hilfen, Wohnungshilfen oder neue gesetzliche Regelungen)

Diese Vielfalt der gesundheitsfördernden Praxis stößt jedoch an ihre Grenzen und kann zudem als nicht genügend analytisch kritisiert werden. Zur Überwindung dieses Mangels haben Theoretiker Schlüsselkriterien zur Identifizierung bestehender und neuer Praxisaktivitäten formuliert. Dieser eher theoretische Ansatz ermöglicht die Beurteilung und Diskussion über mehr oder weniger wünschenswerte Maßnahmen der Gesundheitsförderung. Wenn die Gesundheitsförderung zu einer eigenständigen Disziplin und Tätigkeit werden soll, dann braucht sie dazu einen soliden theoretischen Rahmen.

Die Suche nach Modellen und neuen Formen der Praxis mag auf den ersten Blick akademisch und ohne Bezug zum Alltag der praktisch tätigen Gesundheitsförderinnen und Gesundheitsförderer erscheinen. Dem würden wir jedoch entgegenhalten, dass vor Ort tätige Gesundheitsförderinnen und Gesundheitsförderer Vorstellungen über mögliche Alternativen brauchen, damit ihre Praxis mehr ist als nur das Reagieren auf die Wünsche und Forderungen der anderen. Sie sollten auch darüber nachdenken, welche alternativen Ansätze und Modelle sich mit ihren eigenen Überzeugungen und Werten am besten vereinbaren lassen. Nur wenn wir unterschiedliche Ansätze und Formen der Gesundheitsförderung in Betracht ziehen können, können wir beurteilen, was möglich und was wünschenswert ist. Die Erkenntnis, dass dies leider nicht immer das Gleiche ist, mag kurzfristig gesehen zunächst frustrierend erscheinen, wird aber auf lange Sicht zur Effektivität und Effizienz der Gesundheitsförderung beitragen.

Fragen zur weiteren Diskussion

- Welchen Ansatz oder welche Ansätze der Gesundheitsförderung verfolgen Sie in Ihrer praktischen Arbeit?
- Was sind für Sie die wichtigsten Gründe für die Auswahl Ihres Ansatzes bzw. Ihrer Ansätze?
- Welche Typologie oder welches Modell der Gesundheitsförderung finden Sie als theoretischen Rahmen zur Analyse Ihrer Maßnahmen am hilfreichsten?

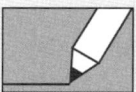

Die Raucherrate von Frauen mit niedrigem Einkommen und geringem Bildungsstatus nimmt zu, wenn diese:

- größeren Benachteiligungen in ihrem allgemeinen Lebensumfeld ausgesetzt sind,
- mehr Kinder zu versorgen haben,
- Kinder haben, die sich in einem schlechten gesundheitlichen Zustand befinden,
- Alleinerziehende sind,
- zusätzliche Verantwortung für die Pflege von Familienangehörigen tragen.

Nehmen Sie eines der vorher dargestellten Modelle der Gesundheitsförderung und tragen Sie diejenigen gesundheitsfördernden Maßnahmen ein, die:

a) für diese Frauen am hilfreichsten wären,

b) von ihnen wahrscheinlich am ehesten angenommen würden

c) und die Sie letztlich für ihre Praxis übernehmen würden.

- Wenn Ihre Antworten zu a, b und c unterschiedlich ausfallen, was könnten dafür die Gründe sein?
- Welche Faktoren beeinflussen die Auswahl Ihrer Strategien (z. B. berufliche Ausbildung, beruflicher Auftrag, organisatorische oder finanzielle Beschränkungen, persönliche Wertvorstellungen oder örtliche Prioritäten)?

Zusammenfassung

Dieses Kapitel hat fünf unterschiedliche Ansätze der Gesundheitsförderung untersucht: den medizinischen oder präventiven Ansatz, den Ansatz der Verhaltensänderung, den Ansatz der Gesundheitsaufklärung und Gesundheitserziehung, den Ansatz des „Empowerment" und der Gemeinwesenarbeit und den Ansatz der grundlegenden sozialen und politischen Veränderung. In der Praxis mag es zwischen diesen Ansätzen gewisse Überschneidungen geben, dennoch unterscheiden sie sich in vielerlei Hinsicht. Sie basieren auf unterschiedlichen Vorstellungen im Bezug auf die Gesundheit, die Gesellschaft und den Möglichkeiten, sie zu verändern. Sie unterscheiden sich hinsichtlich ihrer bevorzugten Interventionsmethoden, den dafür notwendigen Fähigkeiten und Fertigkeiten und den Methoden ihrer Evaluierung. Viele Gesundheitsförderinnen und Gesundheitsförderer mögen einwenden, dass ihnen die auszuwählenden Ansätze und deren Methoden mehr oder weniger vorgegeben werden, nicht zuletzt durch ihre berufliche Rolle und Aufgaben. Dieses Kapitel betonte jedoch die Wichtigkeit der Überprüfung des eigenen Ansatzes zur Gesundheitsförderung und der Konkretisierung der Art der Veränderungen, die man gerne vornehmen möchte.

Literatur und Websites

1. Weiterführende deutschsprachige Literaturempfehlungen und Websites

Laverack, G. 2010. Gesundheitsförderung & Empowerment. Grundlagen und Konzepte mit vielen Fallbeispielen aus der Praxis. Verlag für Gesundheitsförderung, Gamburg. *Dieses Buch bietet einen Planungsrahmen zur Integration des Empowermentansatzes in die „top-down"-Programme der Gesundheitsförderung und beschreibt neun Einflussbereiche für das Empowerment (Bürgerbeteiligung, Leitung, Organisationsstrukturen, Problembeurteilung, Ressourcenmobilisierung, die Frage nach dem „Warum?", die Verbindung mit anderen Organisationen, die Rolle der außenstehenden Akteure/-innen und das Programm-Management).*

Leitbegriffe der Gesundheitsförderung. Glossar zu Konzepten, Strategien u. Methoden der Gesundheitsförderung. Bundeszentrale für gesundheitliche Aufklärung. *Unter www.leitbegriffe.bzga.de finden Sie Kurzfassungen zu den Begriffen: Zielgruppe, Gesundheitserziehung, soziale Lerntheorie, Prävention, Verhaltens- und Verhältnisprävention sowie Empowerment.*

Rosenbrock, R., Michel, C. 2007. Primäre Prävention. Bausteine für eine systematische Gesundheitssicherung. Berliner Schriftenreihe Gesundheitswissenschaften. MWV, Berlin. *Dieses Buch bietet in seiner Einführung (S. 1–16) eine kurzgefasste, aber sehr gute Übersicht zu den Interventionsformen und Strategien der Verhaltens- und Verhältnisprävention, Gesundheitsförderung, den medizinischen Leistungen sowie der Bedeutung der prädiktiven Gendiagnostik.*

www.empowerment.de *Empowerment-Site der FH Düsseldorf/Prof. Herriger bietet Grundlagen, Instrumente, Ideen, Materialien und Informationen zur Weiterbildung.*

2. Literaturempfehlungen der englischen Originalausgabe

Ewles I, Simnett I 2003 Promoting health: a practical guide; 5th edn. Baillière Tindall, Edinburgh. *Kapitel 3 gibt eine kurze und übersichtliche Einführung in die Ansätze der Gesundheitsförderung und zeigt deren Ziele und dahinterstehenden Wertvorstellungen auf.*

Naidoo J, Wills J 2005 Public health and health promotion. Developing practice, 2nd edn. Baillière Tindall, London. *Kapitel 1 untersucht den Stand der theoretischen Grundlagen der Gesundheitsförderung, deren Grundsätze für die Praxis und Schwierigkeiten ihrer Umsetzung.*

Tones K, Tilford S 2001 Health education: effectiveness, efficiency and equity, 3rd edn. Nelson Thornes, Cheltenham. *Kapitel 1 untersucht die Wertvorstellungen, die drei Modellen der Gesundheitsförderung zugrundeliegen: dem Modell der grundlegenden sozialen und politischen Veränderung, dem Modell des „Empowerment des Einzelnen" sowie dem Präventionsmodell.*

3. Neu eingefügte deutschsprachige Quellenangaben

Altgeld, T., Bächlein, B., Deneke, C. (Hrsg.) 2006. Diversity Management in der Gesundheitsförderung. Mabuse Verlag, Frankfurt/M.

Franzkowiak, P. 2006. Präventive Soziale Arbeit im Gesundheitswesen. UTB Reinhardt, München.

Herriger, N. 2006. Empowerment in der Sozialen Arbeit. Stuttgart, 3. Aufl., Kohlhammer, Stuttgart.

Hurrelmann, K., 2006. Gesundheitssoziologie. Eine Einführung in sozialwissenschaftliche Theorien von Krankheitsprävention und Gesundheitsförderung, 6. Aufl., Juventa, Weinheim, München

Kickbusch, I., 2003. Gesundheitsförderung. In: Schwartz, F. W. et al. 2003. Das Public Health Buch. München, Jena, S. 181–189.

Leppin, A., 2007. Konzepte und Strategien der Krankheitsprävention. In: Hurrelmann, Klotz, Haisch 2007 (s. Kap. 3), S. 31–39.

4. Quellenangaben der englischen Originalausgabe

Beattie A 1991 Knowledge and control in health promotion: a test case for social policy and social theory. In: Gabe J, Calnan M, Bury M (eds) The sociology of the health service. Routledge, London.

Beattie A 1993 The changing boundaries of health. In: Beattie A, Gott M, Jones L (eds) et al. Health and wellbeing: a reader. Macmillan/Open University, Basingstoke.

British Medical Journal 2002 Editorial: Whooping cough – a continuing problem: pertussis has re-emerged in countries with high vaccination coverage and low mortality. British Medical Journal 324: 1537–1538.

Cade J, Upmeier H, Calvert C et al. 1999 Costs of a healthy diet: analysis from the UK women's cohort study. Public Health Nutrition 2: 505–512.

Caplan R, Holland R 1990 Rethinking health education theory. Health Education Journal 49: 10–12.

Coleman P G, O'Hanlon A 2004 Ageing and development. Arnold, London.

Cummins S, Macintyre S 2002 'Food deserts' – evidence and assumption in health policy making. British Medical Journal 325: 436–438.

Department of Health 2004 Choosing health: making healthy choices easier choices. HMSO, London.

Downie R S, Tannahill C, Tannahill A 1996 Health promotion: models and values, 2nd edn. Oxford Medical Publications, Oxford.

Ewles L, Simnett I 2003 Promoting health: a practical guide, 5th edn. Baillière Tindall, Edinburgh.

Ford J A 2005 Editorial: Protecting workers in licensed premises from the effects of secondhand smoke. Occupational Medicine 55: 583–585.

Freire P 1972 Pedagogy of the oppressed. Penguin, Harmondsworth.

French J 1990 Models of health education and promotion. Health Education Journal 49: 1.

Hardeman W, Griffin S, Johnston M et al. 2000 Interventions to prevent weight gain: a systematic review of psychological models and behaviour change methods. International Journal of Obesity 24: 131–143.

Jepson R, Clegg A, Forbes C et al. 2000 The determinants of screening uptake and interventions for increasing uptake: a systematic review. Health Technology Assessment 4: i–vii, 1–133.

Laverack G 2005 Public health: power, empowerment and professional practice. Palgrave Macmillan, Hampshire.

Morris J N, Donkin A J M, Wonderling D et al. 2000 A minimum income for healthy living. Journal of Epidemiology and Community Health 54: 885–889.

Naidoo J, Wills J 2005 Public health and health promotion: developing practice, 2nd edn. Baillière Tindall, London.

Tones K, Tilford S 1994 Health education: effectiveness, efficiency and equity. Chapman and Hall, London.

Tones K, Tilford S 2001 Health education; effectiveness, efficiency, equity, 3rd edn. Nelson Thornes, Cheltenham.

Van Ryn M, Heany C A 1992 What's the use of theory? Health Education and Behaviour 19: 315–330.

World Health Organization 1986 Ottawa charter for health promotion. WHO, Geneva.

6 Fragen der Ethik in der Gesundheitsförderung

Kernpunkte

- Philosophie der Gesundheitsförderung
- Pflichten der Gesundheitsförderung
- Der Einzelne und das Gemeinwohl
- Ethische Grundsätze:
  - Gutes zu tun
  - Schaden abzuwenden
  - Selbstbestimmung
  - Gerechtigkeit
  - Ehrlichkeit

Übersicht

Zur Gesundheitsförderung gehört die Arbeit mit Menschen zur Verbesserung ihrer Gesundheit. Dies erfordert eine Reihe von Werturteilen darüber, was eine bessere Gesundheit für den Einzelnen und die Gesellschaft eigentlich bedeutet, sowie darüber, ob, wann und wie gesundheitsfördernd interveniert werden soll. Dieses Buch hat Sichtweisen der Sozialwissenschaften aufgegriffen, um Ihnen bei der Klärung Ihrer gesundheitsfördernden Rollen und Ziele zu helfen. In diesem Kapitel greifen wir einige ethische Grundprobleme der Gesundheitsförderinnen und Gesundheitsförderer aus der Sicht der Philosophie auf:

- Wie weit kann der Einzelne bzw. die Einzelne für seine bzw. ihre Gesundheit verantwortlich gemacht werden?
- Ist es ethisch vertretbar, gesundheitsfördernde Maßnahmen durchzuführen, die bisher noch nicht ausreichend evaluiert wurden?
- Wie weit darf die Gesundheitsförderung die Öffentlichkeit beeinflussen, das zu tun, was sie als eine gesunde und damit implizit richtige Wahl betrachtet?
- Wie weit darf der Staat die wirtschaftlichen und sozialen Verhältnisse beeinflussen, um zu gesünderen Verhaltensweisen beizutragen?

Im Mittelpunkt stehen dabei die Grenzen der individuellen Freiheit in Abwägung zur Gesundheit der Gemeinschaft. In diesem Zusammenhang zeigen wir die wichtigsten ethischen Grundsätze auf. Diese sind „Gutes zu tun", „Schaden abzuwenden", „Gerechtigkeit", „Ehrlichkeit" sowie die Achtung der Würde des Menschen und dessen Recht auf Selbstbestimmung.

Zur Notwendigkeit einer Philosophie der Gesundheitsförderung

In der Gesundheitsförderung haben sich die Diskussionen auf die Fragen ihrer praktischen Umsetzung und theoretischen Weiterentwicklung konzentriert. Wenig diskutiert, so die Meinung von Seedhouse (1988), wurde jedoch die Frage der Philosophie der Gesundheit, obwohl diese einen wesentlichen Teil unseres Verständnisses der Welt ausmacht.

Die Gesundheitsförderung beeinflusst mit ihren Entscheidungen und Aktivitäten das Leben anderer Menschen. Dies erfordert eine Bewertung, ob diese Entscheidungen und Aktivitäten richtig oder falsch sind. Ein und für alle mal gültige Regeln gibt es nicht. Für Seedhouse (1988) ist die Gesundheitsförderung „ein moralisches Unterfangen" und die Philosophie hilft uns bei der Klärung der Frage, welches die moralischen

Grundwerte sind, an denen wir unser Leben ausrichten möchten. Sie kann den in der Gesundheitsförderung Tätigen helfen – und tut es auch – über die Grundsätze ihres Handelns nachzudenken und hilft ihnen so bei ihren Entscheidungen, ob sie überhaupt gesundheitsfördernd intervenieren sollen und welche Strategien dabei angemessen sind.

Die Philosophie kann in drei Hauptbereiche unterteilt werden:

- die Logik – die Entwicklung einer Argumentation, die auf der Vernunft basiert,
- die Erkenntnistheorie – die Auseinandersetzung und Diskussion um die Wahrheit bzw. die Grundlagen des Wissens, wie z. B. dem zur Gesundheit,
- die Ethik – das Studium der Grundsätze, auf denen die Regeln und Werte der Moral beruhen, wie wir uns verhalten sollen.

Die Moral bezieht sich auf die Vorstellungen über das Verhalten der Menschen. Die Auseinandersetzungen darüber, was richtig oder falsch, gut oder schlecht ist und welches unsere Pflichten sind, sind Teil unseres täglichen Lebens. Ist es falsch zu lügen? Ist zu rechtfertigen, jemanden zu töten? Ist es unsere Pflicht, für unsere Eltern im Alter zu sorgen? Die Moral solcher Handlungen beurteilen wir aufgrund unserer persönlichen und sittlichen Wertvorstellungen, die wir aus unserer Religion, Kultur, Denkweise, Berufsethik oder unseren sozialen Umgangsformen, dem Gesetz oder unserer Lebenserfahrung ableiten. Die Ethik liefert uns nicht die fertigen Antworten, sondern hilft uns, die dahinter stehenden Werturteile zu erkennen, damit wir besser entscheiden können, ob eine bestimmte Handlung richtig oder falsch ist und ob wir eine bestimmte Handlung tun oder besser lassen sollten.

Die meisten ethischen Überlegungen münden in die beiden Typen der Deontologie und Nützlichkeit. Deontologie ist von dem griechischen Wort *deonto* abgeleitet und bedeutet Pflicht. Deontologen vertreten die Auffassung, dass wir eine *Pflicht* haben, in Übereinstimmung mit bestimmten ethischen Grundsätzen zu handeln. Die Ethik der Nützlichkeit basiert auf der Annahme, dass es auf den Endzweck ankommt, um zu beurteilen, ob eine Handlung richtig oder falsch ist.

Pflicht und Berufsethos

Deontologen vertreten die Auffassung, dass es ethische Grundsätze gibt, die zu befolgen unsere Pflicht ist. Viele philosophische Diskussionen über das Wesen der Pflicht basieren auf den Vorstellungen von Immanuel Kant. Der Kern seines Denkens ist mit dem Begriff des „kategorischen Imperativs" verbunden. Dieser kann uns helfen, durch unsere Vernunft zu erkennen, ob eine Regel oder ein ethischer Grundsatz besteht (Kant 1909). Die Kernpunkte der Lehre von Kant sind:

1. Handle immer so, als ob deine Handlung zukünftig für alle, einschließlich für dich selbst, zum Gesetz würde. Anders ausgedrückt heißt dies, wenn sich jeder immer dementsprechend verhält, würde dann das Gesamtergebnis gut sein? Wenn ja, dann ist dies die Regel, die in allen ähnlichen Situationen anzuwenden wäre. Das biblische Wort „Tu anderen nicht an, was du dir nicht selbst antun würdest" wird so zu einem universellen moralischen Imperativ.

2. Behandle Menschen immer als „Endzweck" und nie nur als „Mittel zum Zweck". Ein sich daraus ergebender ethischer Grundsatz wäre dann, alle Menschen zu respektieren.

Deontologisches Denken macht das Treffen von Entscheidungen scheinbar einfach, denn solange wir die Regeln bzw. Grundsätze befolgen, tun wir das Richtige, egal welche Konsequenzen damit verbunden sind.

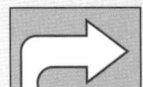

Vorsorgeuntersuchungen während der Schwangerschaft

Solche Vorsorgeuntersuchungen werden durchgeführt, um das Vorkommen von Chromosomenanomalien bei den Neugeborenen zu reduzieren. Sie stützen sich darauf, dass sich z. B. bei der Feststellung eines Downsyndroms die Eltern für einen Abbruch der Schwangerschaft entscheiden. Eltern, die sich bei festgestellten Störungen nicht für einen Abbruch der Schwangerschaft entscheiden, können dennoch einen Nutzen aus der Vorsorgeuntersuchung ziehen, indem sie sich besser auf den voraussichtlichen Gesundheitszustand ihres Babys einstellen können.

Der Kant'sche Einwand hierzu wäre, dass diese Vorsorgeuntersuchungen nur ein Mittel zum Zweck sind, um das Ziel der öffentlichen Gesundheitsvorsorge und Versorgung (Public Health) zu erreichen, Chromosomenanomalien in der Bevölkerung zu reduzieren. Das dabei entstehende ethische Dilemma drückt Holland (2007, S. 182) so aus: „Ist es vertretbar, sich einerseits für die pränatalen Vorsorgeuntersuchungen und ggf. Schwangerschaftsabbrüche zur Bekämpfung von Behinderungen einzusetzen, aber andererseits gegenüber den bereits vorhandenen behinderten Personen eine positive gesellschaftliche Haltung aufrechtzuerhalten?"

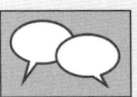

In diesem Beispiel geht es um die moralische Pflicht, Leben zu erhalten sowie die Probleme, die in Ausübung dieser Pflicht entstehen können.

In der Medizin gibt es eine allgemein akzeptierte Doktrin zu den „Handlungen und Unterlassungen", die besagt, dass eine Person, die es unterlässt eine Maßnahme durchzuführen, die negative Folgen vermieden hätte, er oder sie moralisch weniger zu tadeln ist, als wenn er oder sie eine Maßnahme durchführt, die letztlich zu den gleichen Folgen führt.

Im Jahre 2005 begleitete der Arzt Dr. Michael Irwin die im Endstadium ihrer Krankheit befindliche May Murphy in die Schweiz. Sie nahm in seinem Beisein eine tödliche Dosis Barbiturat ein. Dieser Beistand zur Selbsttötung ist in der Schweiz per Gesetz erlaubt („Sterbehilfetourismusfall").

1992 stellte das medizinische Personal die Ernährung von Tony Bland ein, einem jungen Mann, der bei dem Fußballunglück in Hillborough eine schwere Hirnverletzung erlitt und in ein dauerhaftes Koma verfiel. Diese Handlung wurde als Vorenthaltung einer lebensrettenden Behandlung bewertet und als moralisch vertretbar angesehen.

Beide Handlungen führten zu den gleichen Folgen – dem Tod der Patientin bzw. des Patienten. Gibt es Ihrer Meinung nach einen moralischen Unterschied zwischen dem Töten und dem Sterbenlassen? Muss menschliches Leben in jedem Fall erhalten werden, unabhängig von der Qualität dieses Lebens?

Viele Berufe des Gesundheitswesens haben eine Berufsethik, die ihnen die Richtlinien zur Erfüllung ihrer beruflichen Pflichten vorgibt. Für die Ärzteschaft ist dies z. B. der Eid des Hippokrates, der sie dazu verpflichtet, den Patienten und Patientinnen keinen Schaden zuzufügen. Der 2004 vom „Englischen Zentralrat für Krankenpflege und Geburtshilfe" veröffentlichte Berufskodex enthält die Pflicht, Leben zu respektieren, die Pflicht zur Pflege und die Pflicht, keinen Schaden zuzufügen. Kant hätte wahrscheinlich hinzugefügt, dass „die Pflicht der Ehrlichkeit bei allen Aussagen ein geheiligtes und unabdingbares Gebot der Vernunft ist und durch keinerlei Überlegungen der Zweckmäßigkeit eingeschränkt werden kann" (Kant 1909). Die englische „Vereinigung der Fachkräfte in der Gesundheitserziehung und Gesundheitsförderung" (SHEPS) hat die folgenden Grundsätze in ihren Handlungskodex aufgenommen. Die in der Gesundheitsförderung Tätigen haben die Pflicht:

- zur Betreuung und Fürsorge,
- fair und gerecht zu sein,
- die Rechte des Einzelnen und die von Gruppen zu respektieren,
- Schaden abzuwenden,
- die Vertraulichkeit einzuhalten,
- Vorkommisse oder Schädigungen zu melden (SHEPS 1997).

Ethikdiskussion in der deutschen Public-Health-Gemeinschaft

Die in Entwicklung befindliche Ethikdiskussion in der deutschen Public-Health-Gemeinschaft hat durchaus vergleichbare, dabei differenziertere und mit stärkerem Fokus auf soziale Gerechtigkeit und soziale Sicherung versehene Maximen zur ethischen Verantwortlichkeit in der Krankheitsprävention und Gesundheitsförderung formuliert. Diese Maximen umfassen:

- Achtung vor der Person und ihrer Würde
- hippokratischer Grundsatz der Orientierung auf das Wohlergehen der Klienten („salus agroeti suprema lex")
- hippokratischer Grundsatz des Abwendens von Schaden („primum nil nocere")
- Verhältnismäßigkeit jeder Intervention
- Ausschluss von Stigmatisierungen und Diskriminierungen
- Förderung sozialer Gerechtigkeit und des maximalen Zugangs zu Angeboten und Leistungen
- Befähigungsgerechtigkeit der Klient/-innen zwischen Gerechtigkeit und Solidarität
- maximale Informiertheit und Partizipation der Betroffenen in die Entscheidungsprozesse
- umfassende Sicherung der Gesundheitsversorgung
- Orientierung auf Effektivität und reflexiver Analyse (Review)
- Achtung und Förderung der Verantwortlichkeit des Individuums (vgl. Schröder 2007, Sass 2008)

Die Gesundheitsförderung – ob in Großbritannien oder in Deutschland – hat sich jedoch noch nicht in dem Maße mit diesen Grundsätzen auseinandergesetzt, die für eine allgemeine Zustimmung notwendig wäre (Sindall 2002).

Solche Grundsätze sind letztlich jedoch nur Absichtserklärungen für das praktische Handeln. Untersuchungen in Deutschland kommen zu dem Ergebnis, dass entsprechende Entscheidungen „aus dem Bauch heraus" bzw. auf „so 'ner Gefühlsebene" getroffen werden. Sie sind damit vollständig intransparent und einer kritischen Reflexion kaum zugänglich (Kuhlmann 2002). Das heißt, sie bieten den Praktikern und Praktikerinnen in ihrem schwierigen und komplexen Alltagsgeschäft der gesundheitlichen Versorgung offenbar nur wenig Hilfen (Duncan 2008). So heißt es z. B. in den oben genannten Handlungsgrundsätzen für die Krankenschwestern und Hebammen in Großbritannien, dass sie vor jeder Behandlung oder Versorgung die Zustimmung des Patienten bzw. der Patientin einholen müssen, aber dieses Konzept des „informierten Patienten" ist komplex.

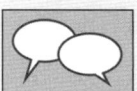

Konzept des „informierten Patienten"

Was verstehen Sie unter dem Konzept des „informierten Patienten"? Welche Schwierigkeiten könnten sich bei der Erfüllung dieses Handlungsgrundsatzes ergeben?

Patienten und Patientinnen haben sehr unterschiedliche Fähigkeiten, den Sinn einer Behandlung oder Intervention zu verstehen. Sie können Angst haben, dass sie falsch beurteilt werden oder ihnen andere Interventionsmaßnahmen verweigert werden, wenn sie sich der Behandlung widersetzen. Das heißt, in vielen Fällen wird eine Übereinstimmung einfach nur angenommen, z. B. bei einer Einladung zu einer Vorsorge oder einem Test, bei dem ihnen eine Verweigerung undenkbar erscheinen mag. Die jeweiligen Gesundheitsberufe haben vielleicht auch die Risiken nicht eindeutig dargestellt und damit waren die Patienten und Patientinnen bei ihrer Zustimmung nicht vollständig darüber aufgeklärt.

Aufklärungspraktiken in Deutschland über die finanziellen Aspekte einer Behandlung

Diese Frage ist vor allem deshalb relevant, weil die marktförmige Gestaltung des Gesundheitswesens in Deutschland über die informierte, selbstbestimmte Entscheidung der Patienten und Patientinnen – der „Kunden", wie es in der Rhetorik heißt – legitimiert wird und die Eigenverantwortung zum neuen Leitbild avanciert und die traditionell paternalistischen Vorstellungen ablösen soll. Befragungen in stationären Einrichtungen legen eine völlig uneinheitliche Praxis und extreme Spannweite ärztlicher Informationspolitik offen. Aber auch Befragungen aus dem ambulanten Sektor zeigen (s. hierzu Braun 2000), dass sich die Aufklärungspraktiken zwischen den beiden Polen „bewusste Vorenthaltung und Falschinformation" und „wahrheitsgemäße Information" über finanzielle Aspekte bewegen. Dazwischen liegt eine weite Grauzone für die unterschiedlichen Formen einer auf Konfliktvermeidung zielenden Aufklärungspraxis.

„Das Bedürfnis nach Konfliktvermeidung hat auch zur Folge, dass gerade diejenigen Patient/-innen mit den höchsten Kontrollmöglichkeiten am besten informiert werden. Ein hoher Bildungsstand, Kritikfähigkeit, Selbstbewusstsein und Informationen über die eigene Erkrankung erhöhen die Chancen auf eine vollständige Aufklärung. Soziale Ungleichheiten werden so über die Aufklärungspraktiken reproduziert und verstärkt ... Die sozialen Selektionseffekte im Zugang zu Gesundheitsdienstleistungen sowie die intransparente Aufklärungspraxis untergraben gewissermaßen anderenorts erzielte Verbesserungen im Gesundheitswesen. Diesen Entwicklungen kritisch zu begegnen bleibt eine Herausforderung, die nicht nur an einige wenige Experten delegiert werden kann ... die Herausforderung der Ethik-Debatte besteht gerade darin, die Pluralität der Normen und die Differenzen in den Lebensbedingungen der Menschen und demzufolge auch den Aushandlungscharakter ethischer Entscheidungen anzuerkennen."

„Aus dieser Perspektive wird die Suche nach einer allgemeingültigen Norm und nach universalen Lösungsmustern abgelöst durch die eher pragmatischen Versuche, die ethischen Prämissen gesundheitspolitischer Entscheidungen sichtbar und so der öffentlichen Diskussion und Aushandlung zugänglich zu machen." (Kuhlmann, E., 2002. S. 188ff)

Nutzen für das Individuum und das Gemeinwohl

Die andere klassische Denkschule der Ethik ist die „Nützlichkeit". Der bekannteste Zweig dieser Denkrichtung ist der Utilitarismus. Er unterscheidet sich insofern von der Deontologie, dass es ihr nicht nur um die Mittel zum Zweck, sondern um den Endzweck geht. Der utilitaristische Grundsatz besagt, dass eine Person immer so handeln sollte, dass sie mehr Vorteile als Nachteile schafft. Utilitaristen wie Mills und Bentham zielten auf das größtmögliche Wohl für eine größtmögliche Zahl von Menschen. Utilitaristen können so auf alle moralischen Dilemmata reagieren, indem sie die Fakten überprüfen und die Konsequenzen alternativer Handlungen abwägen. Dies kann sich als schwierig erweisen. Was genau ist ein guter Endzweck? Wie kann man voraussagen, ob ein Ergebnis von Vorteil sein wird? Eines der Hauptprobleme des Utilitarismus stellt sich mit der Frage: Wenn das Erreichen des größtmöglichen Wohls das Ziel aller Handlungen ist, rechtfertigt dies das Zufügen von Schaden oder Ungerechtigkeit für wenige, wenn die Gesamtheit davon profitiert? Ein Beispiel hierfür sind Rauchverbote, wo die Gesundheit der Gesellschaft über das Recht des Einzelnen gestellt wird. In der Gesundheitsförderung stellen sich viele Fragen bezüglich ihres Endzwecks und der dazu eingesetzten Mittel:

- Eine gute Gesundheit ist ein relativer Begriff, d. h. welcher Definition sollte der Vorzug gegeben werden? Ist es ethisch vertretbar, wenn eine Gesundheitsförderin oder ein Gesundheitsförderer versucht, jemanden zu überreden, seine Vorstellungen von einer gesünderen Lebensweise zu übernehmen?
- Welche Methoden sind zur Erreichung einer guten Gesundheit der Bevölkerung vertretbar? Ist dem Interesse der Gesamtheit immer der Vorzug zu geben?
- Da die meisten Erkrankungen vermeidbar sind, kann man deshalb Personen, die sich weiterhin ungesund verhalten, die Behandlung verweigern?

Im Kapitel 4 haben wir gesehen, dass einige Autoren ihre Sorge über die „Sozialtechnologie" (social engineering) in der Gesundheitsförderung ausgedrückt haben und die Ansicht vertraten, dass Maßnahmen der Regierung Gefahr laufen, zu ungerechtfertigten sozialen „Einmischungen" zu werden. Viele Maßnahmen werden damit begründet, dass sie im Interesse einer „gesunden Gesellschaft" lägen, obwohl diese von der Gesellschaft weder generell gefordert noch gewünscht wurde.

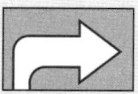 **Sind die folgenden Beispiele für eine gesundheitsfördernde Gesamtpolitik für Sie ethisch vertretbar?**

- Fluoridierung des Trinkwassers.
- Subventionen für bleifreies Benzin.
- Rauchverbote in öffentlichen Einrichtungen.
- Reduzierung der Promillegrenze für Alkohol am Steuer auf null.
- Aids-Test für alle, die nach Deutschland einreisen.
- Staatliche Subventionen für Kinderbetreuungseinrichtungen.
- Wiedereinführung von Ernährungsstandards für alle Schulverpflegungen.
- Allgemeine Impfpflicht für alle Schulanfänger.

Ethische Grundsätze

Ethische Grundsätze können bei der Entscheidungsfindung im Berufsalltag helfen. Manchmal mögen diese Entscheidungen von dem Wunsch geleitet sein, das Beste für möglichst viele Menschen zu erreichen; ein anderes Mal von dem Wunsch, dem Recht des Einzelnen auf Selbstbestimmung den Vorrang zu geben und manchmal mögen diese Entscheidungen von anderen ethischen Grundsätzen oder dem Berufsethos geleitet sein. Es gibt vier weitgehend anerkannte ethische Grundsätze (Beauchamp & Childress 1995):

- Das Recht auf Selbstbestimmung (die Achtung der Rechte des Individuums und dessen Recht, sein Leben selbst bestimmen zu können).
- Gutes zu tun (die Pflicht so zu handeln, dass es zum Wohle des Menschen ist).
- Schaden abzuwenden (die Pflicht den Klient/-innen keinen Schaden zuzufügen. Im Zweifelsfall sollte die Vorsicht die Handlungsmaxime sein).
- Gerechtigkeit (die Pflicht gerecht zu handeln, wenn es um konkurrierende Ansprüche auf Ressourcen oder Rechte geht).

Diese Grundsätze bieten einen festen Rahmen für Werturteile bzw. ethische Entscheidungen. Das Treffen von nur einer Wertentscheidung kommt in der Praxis leider nur selten vor. Häufiger sind es komplexere Entscheidungen, die uns dazu zwingen, dem einen oder anderen ethischen Grundsatz den Vorrang zu geben. Seedhouse (1988) hat die ethischen Grundsätze in ein Raster gefasst, das den in der Gesundheitsförderung Tätigen einen Leitfaden liefern soll, an dem sie ihre praktische Arbeit ausrichten können (s. Abb. 6.1).

Das Ethikraster

Das Ethikraster gibt den in der Gesundheitsförderung Tätigen ein Instrument an die Hand, das es ihnen erleichtert, grundlegende Prinzipien und Werte zu hinterfragen und deren Bedeutung und Absichten für sich zu klären. Es schlägt Wege vor, wie sie ihre beabsichtigten Handlungen unter ethischen Gesichtspunkten überprüfen können. In jeder Situation sollten Sie sich folgende Fragen stellen:

1. Zentrale Bedingungen meiner Arbeit für die Gesundheit
    - Fördere ich die Autonomie meiner Klienten und Klientinnen und ermögliche ich es ihnen, ihr Leben selbst zu bestimmen?
    - Respektiere ich die Autonomie meiner Klienten und Klientinnen und zwar unabhängig davon, ob ich deren Entscheidungen billige oder nicht billige?
    - Respektiere ich, dass alle Menschen gleichberechtigt sind?
    - Arbeite ich mit den Menschen zuallererst auf der Basis ihrer Bedürfnisse?

2. Grundlegende Prinzipien meiner Arbeit für die Gesundheit
    - Tue ich Gutes und wende ich Schaden ab?
    - Sage ich die Wahrheit und halte meine Versprechungen?

3. Konsequenzen meiner Arbeit für die Gesundheit
   - Erhöht meine Handlung das Wohl des Einzelnen?
   - Erhöht sie das Wohl einer bestimmten Gruppe?
   - Erhöht sie das Wohl der Gemeinschaft bzw. Gesellschaft?
   - Handle ich zum Wohle meiner selbst?

4. Äußere Umstände meiner Arbeit für die Gesundheit
   - Führt sie zu irgendwelchen gesetzlich festgelegten Konsequenzen?
   - Ist mit meiner Maßnahme ein Risiko verbunden?
   - Ist meine Maßnahme auch die effektivste und effizienteste?
   - Wie gesichert ist der Wirkungsnachweis meiner Maßnahme?
   - Was sind die Ansichten und Wünsche der Betroffenen?
   - Kann ich meine Handlungen aufgrund all dessen rechtfertigen?

Gesundheitsförderung heißt, sich für die Verbesserung der Gesundheit der Menschen einzusetzen. Dies erfordert Wertentscheidungen über die Gesundheit des Einzelnen und die der Gesellschaft und darüber, ob und wie ich intervenieren soll.

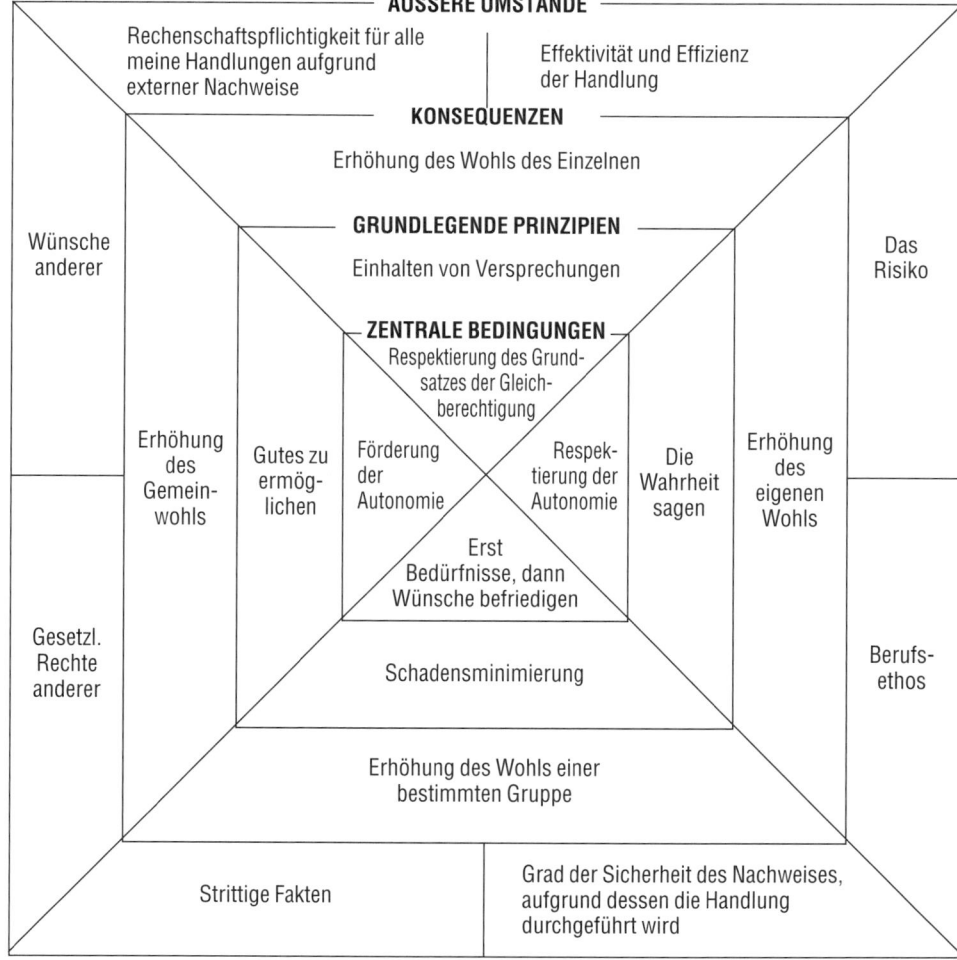

Abb 6.1
Das Ethikraster von Seedhouse (1988)
Die Einschränkung für die Nutzung dieses Rasters ist die, dass es bei dem Bemühen, den Menschen die Erreichung ihrer größtmöglichen Potenziale zu ermöglichen, ehrlich angewandt werden sollte.

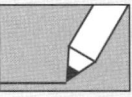

In den USA hat eine Wohltätigkeitsvereinigung heroin- oder kokainabhängigen jungen Frauen, die häufig schwanger sind und deren Schwangerschaften mit Abbruch, Totgeburten oder suchtgeschädigten Kindern enden, eine bestimmte Summe zu ihrer Sterilisation zur Verfügung gestellt.

Nutzen Sie das Ethikraster von Seedhouse, um zu beurteilen, ob eine solche Maßnahme ethisch vertretbar ist oder nicht.

Wahrscheinlich kamen Sie zu dem Schluss, dass das Anbieten von Geld als Anreiz für eine Sterilisation eine Zwangsmaßnahme ist, die nicht das Selbstbestimmungsrecht des Einzelnen respektiert. Obwohl sie den Frauen mehr Kontrolle über ihre Fortpflanzung gibt, können die größeren Geldmittel auch zu einem vermehrten Drogenkonsum führen. Sterilisation ist eine nicht mehr rückgängig zu machende Maßnahme, über die die Frauen umfassend und aus freiem Willen aufgeklärt werden müssen. Die oben genannte Maßnahme ist deshalb nicht als eine moralisch höherwertige Handlung anzusehen. Sie ist vielmehr der Versuch einer schnellen Lösung, bei der die tieferen Ursachen der Drogenabhängigkeit unberücksichtigt bleiben.

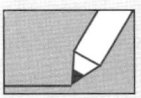

Welche ethischen Probleme stellen sich in den folgenden Szenarien und wie würden Sie sich dabei entscheiden und warum?

1. Sie pflegen einen 50-jährigen Mann, der eine schwere, die Atmung beeinträchtigende Lungenerkrankung hat. Der Patient hat seit seinem 17. Lebensjahr täglich 40 Zigaretten geraucht. Er wurde sehr unglücklich durch den Rat, mit dem Rauchen aufzuhören.

2. Eine lautstarke Gruppe von Anwohnern bat Sie um Unterstützung für eine Kampagne gegen Drogen und Prostitution in ihrer Gegend. Eine örtliche Einrichtung, die gemeinsam mit Jugendlichen an Strategien zur Schadensbegrenzung arbeitet (z. B. Fixerräume, Spritzentausch), hat Sie ebenfalls um Ihre Unterstützung gebeten.

3. Ein Kind eines örtlichen Gymnasiums starb vor Kurzem an „Klebstoffschnüffeln". Der örtliche Polizeibeamte ist jetzt darauf erpicht, alle Schulen zu besuchen, um ein Video vorzuspielen, das eine Gruppe von Kindern zeigt, die Klebstoff schnüffeln und dabei mit allen möglichen Problemen konfrontiert werden.

4. Als Teil einer lokalen Initiative für psychische Gesundheit hat ein Hausarzt für alle seine Patient/-innen einen Fragebogen eingeführt, um Frühwarnzeichen für psychische Gesundheitsprobleme zu erfassen. Ein unverheirateter, arbeitsloser Mann mittleren Alters ist bei diesem Arzt regelmäßig wegen Diabetes in Behandlung. Die Auswertung seines Fragebogens ergab, dass er Schlafstörungen und ein hohes Niveau an Angstgefühlen hat.

Autonomie, Selbstständigkeit, Selbstbestimmung

Der Begriff der Autonomie ist von dem griechischen Wort *autonomous* abgeleitet, was so viel wie Selbstregulierung bedeutet. Er bezieht sich auf die Fähigkeit der Menschen, sich frei zu entscheiden und selbst ihr Leben zu bestimmen. Da die Menschen nicht in Isolation voneinander leben, gibt es Beschränkungen für die Autonomie und selbstständig handelnde Personen haben einen Sinn für Verantwortung, der ihnen sagt, dass sie nicht nur das tun können was sie gerade möchten.

Das heißt, niemand hat absolute Entscheidungsfreiheit. Die Grenzen der Selbstbestimmung beginnen dort, wo sie anderen Personen Schaden zufügen. Traditionelle Bewegungen des Liberalismus sehen die Selbstbestimmung als wichtigstes politisches Gut an, das nur begrenzt wird durch:

- die Vernunft bzw. die Fähigkeit, vernünftige Entscheidungen zu treffen,
- die Fähigkeit, seine Umwelt zu verstehen,
- die Fähigkeit, auf seine Umwelt zu reagieren.

Außerdem muss die Person frei von Zwängen sein, wie z. B. Ängsten und Nöten, und es müssen entsprechende persönliche und soziale Umstände vorliegen, welche die jeweils gewählte Handlung grundsätzlich möglich machen. Die Selbstbestimmung darf nicht als etwas Absolutes verstanden werden, sondern vielmehr als etwas mehr oder weniger Erreichbares. Nicht jeder besitzt Autonomie. Wenn die Fähigkeit der Menschen, vernünftig zu denken, auf irgendeine Weise beeinträchtigt ist, dann werden ihnen die Entscheidungen von anderen mit der Begründung abgenommen, dass „sie nicht wissen, was für Sie am besten ist". So wird z. B. bei Personen mit Lernstörungen oder psychischen Erkrankungen, kleinen Kindern oder älteren Menschen mit geistiger Verwirrung häufig unterstellt, dass sie nicht in der Lage seien, die für sie vernünftigen Entscheidungen zu treffen. Frauen wurden z. B. erst im 20. Jh. als fähig genug betrachtet, bei Wahlen eine vernünftige Wahlentscheidung zu treffen. Das britische Kinderschutzgesetz von 1989 erkannte erstmals das Recht der Kinder an, über ihre Pflege und Erziehung mit zu entscheiden.

Auch in Deutschland sind diese Beteiligungsrechte über das seit 1991 geltende Kinder- und Jugendhilfegesetz (KJHG) gesetzlich gesichert. Das KJHG billigt jedem jungen Menschen das Recht auf Förderung seiner Entwicklung und auf Erziehung zu einer eigenverantwortlichen und gemeinschaftsfähigen Persönlichkeit zu – allerdings im Kontext des grundgesetzlich garantierten, „natürlichen" Rechts und der Pflicht der Eltern auf Pflege und Erziehung der Kinder. Über die Ausübung dieses Rechtes und dieser Pflichten und damit die elterliche Betätigung wacht die staatliche Gemeinschaft durch Förderung und Beratung sowie die öffentliche Jugendhilfe zum Schutz vor Gefahren für das Wohl der Kinder und Jugendlichen.

 **Das Recht von Jugendlichen mit schweren Lernbehinderungen, selbst über ihr Sexualverhalten zu entscheiden, ist ein strittiges Thema:**

- Dürfen Jugendliche mit schweren Lernbehinderungen sexuelle Beziehungen haben?
- Dürfen Sie über den Gebrauch oder Nichtgebrauch von Verhütungsmitteln entscheiden?
- Dürfen Sie darüber entscheiden, ob Sie Kinder haben möchten?

In jüngster Vergangenheit haben Gerichte entschieden, dass eine junge Frau mit Lernbehinderungen sterilisiert werden sollte, um das mögliche Trauma einer Schwangerschaft, Geburt oder Schwangerschaftsunterbrechung zu vermeiden, dem sie nach Meinung der Richter nicht gewachsen sei. Dies wurde auch im besten Interesse des Kindes gesehen, das durch die junge Frau nicht aufgezogen werden könnte. In Anbetracht dessen stellt sich die Frage, was wir mit Selbstbestimmung bzw. Autonomie eigentlich meinen? Zum Teil bedeutet es, dass wir unsere Klienten und Klientinnen als Personen respektieren und ihnen helfen, mit den Folgen ihrer Entscheidungen umzugehen. Seedhouse (1988) unterscheidet zwischen der Förderung der Autonomie und deren Respektierung und sieht dies als zentrale Voraussetzungen für jede Art der Arbeit zur Förderung der Gesundheit an.

Die Förderung der Autonomie zielt auf die Verbesserung der Selbstbestimmung des Einzelnen, indem man das zu fördern versucht, wozu er oder sie auch in der Lage ist. Dies wird häufig als „Empowerment" bezeichnet. Dazu können Informationen gehören, die den Klienten und Klientinnen die Entscheidungsfindung erleichtern oder erst ermöglichen, oder die Förderung ihrer Analyse- und Entscheidungsfähigkeiten zur Stärkung ihres Selbstbewusstseins und Durchsetzungsvermögens. Wie wir an anderer Stelle bereits betont haben, ist es für die Praxis der Gesundheitsförderung von zentraler Bedeutung, die Grenzen individueller Entscheidungsfreiheit zu erkennen, die von den sozialen und wirtschaftlichen Rahmenbedingungen gesetzt werden. Gesundheitsförderinnen und Gesundheitsförderer mögen für sich beanspruchen, dass sie zur Selbstbestimmung beitragen, wenn sie auf die gesundheitlichen Gefahren des Rauchens hinweisen und den Betroffenen ermöglichen, sich für die Aufgabe des Rauchens zu entscheiden. Diese Entscheidung der Raucher bzw. Raucherinnen kann jedoch durch ihre Suchtabhängigkeit beeinträchtigt sein oder durch ihre sozialen Umstände, unter denen das Rauchen als „Droge der Erleichterung" empfunden wird. Außerdem können noch die Einflüsse der Werbung, der soziale Druck durch Peergroups und vieles andere mehr hinzukommen.

Die Autonomie respektieren heißt, den Willen des Individuums und dessen Entscheidung zu respektieren und zwar unabhängig davon, ob man diese billigt oder nicht (z. B. das Recht schwangerer Frauen zu rauchen). Die Förderung und Respektierung der Autonomie sind eng miteinander verbunden. Menschen können nur schwer ihren freien Willen äußern, wenn sie nicht alle ihnen zur Verfügung stehenden Möglichkeiten kennen. Deshalb mag es in manchen Fällen ethisch gerechtfertigt sein, nicht allein dem Willen der Klienten und Klientinnen zu folgen, sondern zu versuchen, ihnen auch andere Optionen zu vermitteln.

Sind die Selbstbestimmung und das Ziel der Gesundheitsförder/-innen, die Gesundheit der Menschen zu verbessern, miteinander vereinbar?

Die Respektierung des Selbstbestimmungsrechts der Klienten und Klientinnen kann für die in der Gesundheitsförderung Tätigen schwierig sein. Häufig werden Informationen oder Ratschläge gegeben und dabei implizit Druck auf die sie ausgeübt, doch die für sie „richtige" Entscheidung zu treffen oder ihr Verhalten zu ändern. Die Herausforderung dabei ist, mehr die Rolle des Partners und „Ermöglichers" anzunehmen und weniger die des Experten und „Kontrolleurs". Ewles & Simnett (2003) beschreiben drei verbreitete Wege, wie Gesundheitsförderinnen und Gesundheitsförderer die Autonomie ihrer Klientel eher behindern als fördern:

- Sie drängen ihnen ihre eigenen Lösungen für deren Probleme auf.
- Sie sagen ihnen, was sie tun sollen, weil es ihnen zu lange dauert, bis diese es für sich selbst herausgefunden haben.

- Sie gehen über die eigenen Ideen der Personen einfach hinweg, ohne ihnen eine adäquate Erklärung oder Gelegenheit zu geben, diese auszuprobieren.

>  **Denken Sie über Beispiele aus Ihrer Praxis nach, wo Sie versuchten, die Autonomie Ihrer Klienten bzw. Klientinnen zu fördern, um sie in die Lage zu versetzen, ihre Wünsche und Bedürfnisse auszudrücken.**
>
> **An welcher Stelle haben Sie entschieden, dass der Klient bzw. die Klientin autonom ist und seine bzw. ihre Wünsche zu respektieren sind?**

Im Kapitel 10 werden wir auf den Ansatz der Gemeinwesenentwicklung eingehen, die Gemeinwesen zu befähigen bzw. zu „empowern", ihre Gesundheitsprobleme besser zur Geltung zu bringen. Dabei werden wir auch die Konflikte hinsichtlich Autonomie und Kontrolle in der Gemeinwesenarbeit aufzeigen, die den Mitgliedern des Gemeinwesens ihre Gesundheitsbedürfnisse aufdrängt, sie mit ihnen nur bespricht oder ihnen wirklich bei der Lösung ihrer Probleme hilft. Analog untersuchen wir im Kapitel 9, inwieweit die in der Gesundheitsförderung Tätigen die Menschen zur Veränderung ihres Verhaltens befähigen oder es nur zu verändern versuchen.

Das vielleicht beste Beispiel für die mit der Selbstbestimmung verbundenen ethischen Probleme stellt sich für die Gesundheitsberufe immer dann, wenn sie es mit Personen zu tun haben, die ihre Empfehlungen oder Behandlungsvorschläge nicht befolgen, obwohl dies für ihre Gesundheit am besten wäre. Es scheint selbstverständlich zu sein, dass dies das gute Recht dieser Personen ist und die Gesundheitsberufe dies zu respektieren haben, sofern diese Personen von ihnen voll aufgeklärt und ihnen die damit verbundenen Risiken bewusst gemacht wurden. Andererseits sind die Gesundheitsberufe verpflichtet, „Gutes zu tun", und mögen es daher als ihre Aufgabe ansehen, diese Personen eines Besseren zu belehren. Dies trifft insbesondere dann zu, wenn die Entscheidung der jeweiligen Person auch noch entsprechende Konsequenzen für andere haben kann. Dies klingt nach „väterlicher Fürsorge" und stellt das Bedürfnis der Gesundheitsberufe, „Gutes zu tun", über das Recht des Einzelnen zur Selbstbestimmung. Wenn die Gesundheitsberufe aber nicht versuchen, ihre Klientel zu motivieren und zu überzeugen, dann kann es sein, dass diese Unterlassung ihr Schaden zufügt.

Die Respektierung der Selbstbestimmung bedeutet die Respektierung der Rechte und Würde der anderen, um ihnen das höchstmögliche Maß an Selbstverwirklichung zu ermöglichen. Für die im Gesundheitswesen Tätigen bedeutet dies, dass sie ihre Klienten und Klientinnen als eigenständige Personen mit allen ihren Rechten akzeptieren. Daraus folgt, dass sie sie „ganzheitlich" sehen müssen – mit all ihren körperlichen, sozialen, emotionalen und seelischen Bedürfnissen – sowie als grundsätzlich gleichgestellte und einzigartige Persönlichkeiten. Als Rechte bei der gesundheitlichen Versorgung werden in der Regel genannt:

- das Recht auf Information und Aufklärung,
- das Recht auf Privatsphäre und Vertraulichkeit,
- das Recht auf angemessene Versorgung und Behandlung.

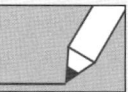
Ein Patient mit einer Herz-Bypass-Operation beginnt nach seiner Operation wieder mit dem Rauchen.

- Ist es gerechtfertigt, ihn daraufhin nicht weiter zu behandeln?
- Welche Faktoren ziehen Sie bei Ihrer Entscheidung in Betracht?

Das folgende Zitat schlägt dazu vor:

„Ein Arzt, der seine berufliche Pflicht dem Patienten zu helfen ernst nimmt, sollte diesen behandeln, wenn dieser es bewusst von ihm wünscht und wenn es eine Behandlung gibt, die ihm insgesamt einen Nutzen bringt ... Dies hindert den Arzt jedoch in keiner Weise daran, ihm zu raten, dass bestimmte Änderungen seiner Lebensweisen der wirksamste Weg zur Wiedererlangung und Erhaltung seiner Gesundheit ist. Dies mit Zwang durchsetzen zu wollen, widerspricht jedoch der Verpflichtung, das Selbstbestimmungsrecht des Einzelnen zu respektieren. Die Verweigerung der Behandlung von Personen, die sich seinem Rat widersetzen, widerspricht generell der vom Arzt eingegangenen beruflichen Verpflichtung zu helfen bzw. Gutes zu tun." (Gillon 1990, S. 34)

Häufig müssen Gesundheitsberufe entscheiden, ob sie Personen oder deren Angehörige über eine ungünstige Prognose informieren sollen. Obwohl das Informationsrecht des Patienten in der Regel immer als absolut vorrangig angesehen wird, gibt es Situationen, in denen dieses Recht durch die Pflicht der Gesundheitsberufe, „Gutes zu tun" und „Schaden abzuwenden", aufgewogen werden kann.

Gutes tun und Schaden abwenden

Für Frankena (1963) bedeutet „Gutes zu tun" zugleich auch Schaden abzuwenden. Dem Gemeinwohl wird dabei häufig der Vorrang vor dem Wohl des Einzelnen gegeben. Das Anlegen eines Sicherheitsgurtes kann das tödliche Unfallrisiko für den Fahrer halbieren, aber die Chancen, dass ein Einzelner daraus einen Nutzen ziehen könnte, sind nicht besonders groß, da relativ wenige Menschen durch Autounfälle getötet werden. Rose bezeichnete dies als das „Präventions-Paradox", demnach eine Maßnahme, die für das Gemeinwohl einen großen Nutzen bringt, dem einzelnen Mitglied dieser Gemeinschaft nur wenig nützt. Die Alternative zum Ansatz des Nutzens für viele ist die Fokussierung auf Risikogruppen, die jedoch zur Stigmatisierung bestimmter Gruppen führen kann (Naidoo & Wills 2005).

In England wurde die Sicherheit der Impfungen gegen Masern, Mumps und Röteln aufgrund eines möglichen Zusammenhanges mit Autismus und Morbus Crohn infrage gestellt. Einige Zeit später wurde berichtet, dass die Erkrankungen an Masern anstiegen, weil große Teile der Bevölkerung wegen der oben verbreiteten Informationen nicht mehr an den Impfungen teilnahmen. Damit stellten sich zahlreiche zentrale Fragen zur Ethik von Impfprogrammen:

- Ist es richtig, vom einzelnen Individuum zu verlangen, sich an Impfprogrammen zu beteiligen, um damit die Gemeinschaft vor der Krankheitsausbreitung zu schützen?
- Dürfen Personen eine Impfung verweigern, wenn sie glauben, dass diese für sie nicht sicher genug ist und ihnen damit Schaden zugefügt werden könnte?
- Darf der Staat eine gesetzliche Pflicht zur Impfung einführen?

Obwohl man argumentieren kann, dass jeder die Pflicht hat, andere nicht zu infizieren und nicht nur die Vorteile der Impfungen in Anspruch nehmen kann, sind die Risiken von Impfungen strittig. Ein Zwang zur Impfung erscheint deshalb ungerechtfertigt (Holland 2007).

Unter solchen Umständen muss die Fürsorgepflicht um das Konzept der „Information und Einwilligung" erweitert werden. Das heißt, der Einzelne muss informiert werden und die Konsequenzen jeder gutgemeinten Maßnahme auch verstanden haben. Auf diese Weise können die im Gesundheitsbereich Tätigen für sich in Anspruch nehmen, dass sie zumindest versucht haben, Schaden abzuwenden. Im Bereich der Suchtberatung wird die Schadensminimierung zunehmend als neuer Arbeitsansatz gesehen. Sie ist, im Vergleich zum umfassenderen Prinzip der Vermeidung jeglicher Schadenszufügung, vielleicht der realistischere Ansatz. Damit erkennen die im Gesundheitsbereich Tätigen an, dass ihre Zielgruppen vielleicht gar nicht wünschen, ihr Verhalten zu ändern und sie ihnen vielmehr dabei helfen sollten, ihr Leben sicherer zu gestalten und Schädigungen zu reduzieren. So können z. B. die im Drogenbereich Tätigen ihre Zielgruppen mit sauberen Nadeln und Kondomen versorgen und sie darüber aufklären, an wen sie sich in Notfällen wenden können, um die Risiken von HIV-Infektionen zu reduzieren.

Vorsorgeuntersuchungen sind ein gutes Beispiel, um die Komplexität ethischer Entscheidungen zu verdeutlichen und zu zeigen wie schwierig es ist, die ethischen Grundprinzipien „Gutes zu tun" und „Schaden abwenden" praktisch umzusetzen. Die meisten präventiven Dienstleistungen werden mit dem expliziten Versprechen angeboten, dass sie etwas Gutes tun und mit dem impliziten Verständnis, dass sie keinen Schaden zufügen. Was ist jedoch dieses „Gute"? Vorsorgeuntersuchungen sagen den Menschen nur, dass sie im Moment gesund sind. Ein negatives Untersuchungsergebnis heißt aber nicht, dass sie die Krankheit nicht im darauffolgenden Jahr entwickeln können. Vorsorgeuntersuchungen können nicht garantieren, dass am Ende alles gut werden wird. Eine frühzeitige Diagnose kann in einigen Fällen zu wirksameren Behandlungen oder weniger schweren Eingriffen führen, in anderen Fällen mag es keinen medizinischen Unterschied ausmachen oder gar keine Behandlungsmöglichkeit geben.

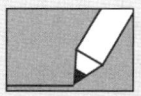

Gehen Sie die folgenden Punkte mit Blick auf eine Vorsorgeuntersuchung durch, die Sie gut kennen. Kommen Sie dabei zu dem Schluss, dass Vorsorgeuntersuchungen von Nutzen sind, Schaden abwenden und die Rechte aller Personen gleichermaßen respektieren?

1. Vorsorgeuntersuchungen sind nie nur Routine oder schließen alle Menschen mit ein. Sie richten sich an bestimmte Risikogruppen und schließen deshalb bestimmte Gruppen von Menschen aus, in der Regel aufgrund ihres Alters.
2. Vorsorgeuntersuchungen werden aus wirtschaftlichen Gründen zeitlich verteilt durchgeführt und deshalb können bestimmte Menschen die Krankheit gerade in diesen untersuchungsfreien Zeiten entwickeln.
3. Das Vorsorgeverfahren kann Ängste verstärken.
4. Das Vorsorgeverfahren kann unangenehm und schmerzhaft sein.
5. Das Vorlade- und Benachrichtigungsverfahren kann schlecht organisiert sein und die Mitteilung der Untersuchungsergebnisse einige Zeit dauern.
6. Labortests können ungenau durchgeführt sein und eine weitere Untersuchung erfordern.
7. Vorsorgeuntersuchungen benutzen hochsensitive Verfahren, die zu einer großen Zahl von falsch-positiven Ergebnissen führen können. Die davon Betroffenen werden dann unnötigen Sorgen, Stress und manchmal auch unnötigen Behandlungen ausgesetzt.
8. Vorsorgeuntersuchungen benutzen Verfahren, deren Treffsicherheit unter 100 % liegt und damit wird einigen Menschen ein falsches Gefühl der Sicherheit vermittelt.

Vorsorgeuntersuchungen zeigen den ethischen Konflikt zwischen dem „guten" und „nicht schädigenden" Handeln auf. Sie werden als gut angesehen, sind aber nicht ohne ein Risiko der Schadenszufügung. Schlecht durchgeführte Vorsorgeuntersuchungen können zu psychischen Belastungen führen, z. B. durch falsch-positive Testergebnisse. Leider führt der Druck zur Erreichung der notwendigen Beteiligung und des Nachweises von Erfolgen häufig dazu, dass Vorsorgeuntersuchungen der Öffentlichkeit so „verkauft" werden, als gebe es darüber allgemeinen Konsens.

Gerechtigkeit

Philosophen schlagen drei Formen der Gerechtigkeit vor:

- die gerechte Verteilung knapper Ressourcen,
- die Respektierung der Rechte des Einzelnen und der von Gruppen,
- die Befolgung moralisch akzeptierbarer Grundsätze.

Das heißt: Gerechtigkeit erfordert, dass die Menschen gleichbehandelt werden. Was aber meinen wir mit Gleichbehandlung? Meinen wir damit Gleichbehandlung entsprechend den Bedürfnissen der Menschen? Oder entsprechend ihren Verdiensten? Oder entsprechend ihren Leistungen? Oder meinen wir damit die Sicherstellung nicht diskriminierender Praktiken?

Mit der gleichen Verteilung von Ressourcen können ganz unterschiedliche Dinge gemeint sein. Es könnte z. B. bedeuten, dass die Ressourcen rein rechnerisch genau gleich verteilt sein sollten. Oder sollten sie entsprechend dem Beitrag bzw. der Leistung des Einzelnen gleich verteilt sein, d. h. wer das Meiste leistet, soll auch das Meiste bekommen? Oder sollten wir den marxistischen Grundsatz anwenden „Jeder entsprechend seinen Fähigkeiten und Bedürfnissen"? Der Nationale Gesundheitsdienst wurde auf der Basis gegründet, dass die medizinische Versorgung für alle, die sie benötigen, kostenfrei zugänglich sein soll. Der Bedarf ist zwar ein offensichtliches Kriterium für die medizinische Versorgung, reicht aber allein nicht aus. Tudor Hart, dessen „Gesetz der umgekehrten Versorgung" bereits im Kapitel 2 beschrieben wurde, stellte fest, dass diejenigen, welche die medizinische Versorgung am meisten benötigten, am wenigsten davon bekamen (Tudor Hart 1971).

Wie wir im Kapitel 18 zeigen werden, können wir zwar einige objektive Messgrößen für die Beurteilung der individuellen Gesundheitsbedürfnisse heranziehen (z. B. die Fähigkeit zur Selbsthilfe oder Erfüllung bestimmter Alltagsaufgaben). Dies schließt aber nicht das subjektive Werturteil aus, dass bei solchen Entscheidungen immer mit einfließt. In jüngster Zeit haben Gesundheitsökonomen einige andere Formen objektiver und messbarer Kriterien einzuführen versucht, um konkurrierende Ansprüche miteinander zu vergleichen (z. B. die relativen Kosten der Behandlung oder die Bewertung auf der Basis der im Kapitel 3 beschriebenen „QALYs").

Fragen der Gerechtigkeit stellen sich in der Gesundheitsförderung ständig und sind offenkundig. Wir haben in den vorherigen Kapiteln bereits auf die großen Unterschiede im Gesundheitszustand verschiedener gesellschaftlicher Gruppen hingewiesen. Wenngleich Gesundheitsförderinnen und Gesundheitsförderer vielleicht nicht in der Lage sein mögen, die gesundheitlichen Chancenungleichheiten in der Gesellschaft zu verändern, so können sie bei ihren Maßnahmen zumindest die unterschiedlichen Fähigkeiten der Menschen zur Erreichung von mehr Gesundheit berücksichtigen. Dies würde einerseits vermeiden, den Opfern die Schuld anzulasten, und andererseits helfen, diskriminierenden Praktiken besser entgegenzuwirken.

Um Gerechtigkeit für alle zu erreichen, könnte man staatliche Eingriffe vorschlagen, die alle Unterschiede in der Ressourcenverteilung, der medizinischen Versorgung oder der Lebensbedingungen „ausbügeln". Bei jedem staatlichen Eingriff stellt sich jedoch die Frage nach den Rechten des Einzelnen und denen des Gemeinwohls. Wäre es zum Beispiel gerecht, dass Großverdiener 50 % Einkommenssteuer zahlen sollten, um die öffentlichen Ausgaben für Gesundheit und Soziales zu finanzieren? Im nächsten Kapitel werden wir auf die unterschiedlichen politischen Vorstellungen zur Gesundheitsförderung eingehen und die fundamentalen Unterschiede in der Gesundheits- und Sozialpolitik herausstellen, die mit den unterschiedlichen politischen Grundhaltungen verbunden sind.

Die Wahrheit sagen

Der Prozess der gesundheitlichen Aufklärung beinhaltet ebenfalls komplexe ethische Entscheidungen. Seedhouse (1988) sieht die Ehrlichkeit und das Einhalten von Versprechungen als Grundsätze an, an die Gesundheitsförderinnen und Gesundheitsförderer denken sollten, wenn sie eine Maßnahme erwägen. Wie wir bereits gesehen haben, kann es bei der Umsetzung der ethischen Pflicht, „Gutes zu tun", zu Konflikten kommen, zwischen dem Recht des Einzelnen auf Aufklärung und der Pflicht der Gesundheitsberufe, die Wahrheit zu sagen. Wir möchten, dass die Menschen sich für gesündere Alternativen entscheiden. Wenn wir von dieser guten Absicht überzeugt sind, könnten wir versucht sein, unsere Zielgruppen zu diesem „Guten" zu überreden, indem wir ihre Ängste ansprechen oder ganz bewusst nur bestimmte Informationen oder Begründungen vortragen. Zur Ethik in der Gesundheitsförderung gehört aber auch die Verpflichtung zur Förderung der Selbstbestimmung. Im Kapitel 4 haben wir gezeigt, dass Gesundheitsförderung auf dem Grundsatz der Freiwilligkeit beruht. Sie sollte deshalb weder versuchen zu überreden oder gar Zwang auszuüben, sondern dem Einzelnen dabei helfen, dass er auf der Basis aller verfügbaren Informationen seine Entscheidung selbst treffen kann.

 **Ist es ethisch vertretbar, die medizinische Basisversorgung gelegentlich zur Durchführung gesundheitserzieherischer Maßnahmen zu nutzen?**

Nehmen Sie das Beispiel einer Patientin, die wegen Rückenschmerzen ihren Hausarzt aufsucht. Dieser nimmt die Gelegenheit zur Gesundheitserziehung wahr, indem er ihren Blutdruck misst und eine Familienanamnese durchführt. Daran hatte die Patientin vorher weder gedacht noch wurde sie über die Konsequenzen aufgeklärt, falls ein erhöhter Blutdruck festgestellt würde. Die Patientin war nicht darauf eingestellt, dass bei diesem Arztbesuch auch ihr Blutdruck gemessen werden sollte. Obwohl Sie dem letztlich zustimmte, könnte man einwenden, dass sie diese Entscheidung nicht auf der Basis aller für sie dafür notwendigen Informationen getroffen hatte.

Für Campbell (1990) ist die „Überredung" nur dann akzeptabel, wenn vorher ein wahres Bild über die verschiedenen Problemaspekte präsentiert wurde. Er vertritt die Auffassung, dass jede Erziehung irgendeine Form der „Überredung" mit einschließt und es wäre zu vereinfachend vorzuschlagen, dass der Wunsch, die Menschen zu „empowern" und Autonomie zu schaffen, jegliche Form der „Überredung" grundsätzlich ausschließen würde. Gesundheitsförderinnen und Gesundheitsförderer müssen sich aber versichern, dass ihre Zielgruppen wirklich Rat und Hilfe suchen und nicht gegen ihren Willen „überredet" werden. Viele von ihnen werden wahrscheinlich argumentieren, dass eine richtige Gewichtung zwischen der Notwendigkeit, die Menschen zu „empowern" und ihnen zugleich die gesünderen Alternativen zu erleichtern, nur dadurch erreicht werden könnte, wenn sie dabei durch entsprechende gesundheitspolitische Vorgaben und Rahmenbedingungen unterstützt würden (s. Kapitel 11). Dies bringt uns zurück zu dem Argument, dass eine gesundheitsfördernde Gesamtpolitik das Gemeinwohl über das Recht der freien Entscheidung des Einzelnen stellt und dafür nicht unbedingt immer ein entsprechendes gesellschaftspolitisches Mandat benötigt.

Man kann auch darüber streiten, wann genau genügend Informationen vorliegen, um gesetzliche oder gesundheitliche Zwangsmaßnahmen zu rechtfertigen. Staatliche Verkaufsverbote wie in England für Rindfleisch am Knochen und für nicht pasteurisierte Milch sind Beispiele dafür, wo eine Maßnahme der Regierung kritisiert wurde, weil sie die Entscheidungsfreiheit des Einzelnen einschränke und negative Auswirkungen für den Arbeitsmarkt und die Wirtschaft befürchtet wurden. Umgekehrt wurde aber ebenso kritisiert, dass die Regierung keine Maßnahmen zur Regulierung und Kennzeichnung von genetisch veränderten Lebensmitteln ergriff und damit das Recht der Menschen auf Information als Grundlage für ihre Entscheidungen einschränke. Im nächsten Kapitel werden wir genauer untersuchen, wie Informationen über das, was als „gesund" betrachtet wird, häufig durch politische Entscheidungen und Interessengruppen beeinflusst werden.

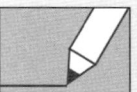

Da sich der Kenntnisstand der Gesundheitsförderung laufend verändert, gibt es nur wenige Bereiche, in denen man aufgrund einer soliden Basis Empfehlungen geben kann. Es gibt eine Vielzahl von Beispielen, wo sich in den vergangenen Jahren der Kenntnisstand über gesundheitliche Risiken oder über den Nutzen bestimmter Verhaltensweisen verändert hat.

- Die Empfehlung, sich täglich 30 Minuten lang aktiv körperlich zu bewegen, was ggf. auch über den Tag verteilt durchgeführt werden kann, wird wahrscheinlich von den neuen Bewegungsrichtlinien in den USA nicht mehr geteilt.
- Die Notwendigkeit, den Anteil gesättigter Fettsäuren in der Ernährung zu reduzieren, wird für Personen mit einem normalen Cholesterinspiegel bestritten.
- Kartoffeln werden nicht mehr als „Dickmacher" betrachtet, sondern als ein gutes Massenernährungsmittel und Quelle für Ballaststoffe.
- Mäßiger Alkoholgenuss wird heute als etwas gesehen, das eine positive Wirkung auf den Herz-Kreislauf hat und Erkrankungen eher entgegenwirkt.

Sollten der Öffentlichkeit die internen Debatten über die Gültigkeit gesundheitsfördernder Empfehlungen bewusst gemacht werden? Sollten noch Maßnahmen durchgeführt werden, wenn der Nachweis für deren Wirksamkeit in Zweifel steht?

Es gibt einen zunehmenden Trend, Aktivitäten der Gesundheitsförderung zu sponsern. Dies reicht vom Sponsoring der Gesundheitsforschung durch die Tabakindustrie bis hin zur finanziellen Unterstützung der gesundheitlichen Aufklärung durch Pharmafirmen, Hygienebekleidungshersteller oder örtliche „Bioläden". Ist ein solches Sponsoring mit der Gesundheitsförderung vereinbar? Sponsoring kann dann akzeptierbar sein, wenn es von Unternehmen kommt, deren Tätigkeiten im Einklang mit den Grundsätzen der Gesundheitsförderung stehen. Außerdem muss erwiesen sein, dass die Annahme der Gelder die in der Gesundheitsförderung Tätigen nicht von einer ansonsten besseren Erfüllung der Gesundheitsbedürfnisse ihrer Zielgruppen abhält.

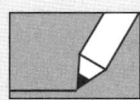

Welche der folgenden Sponsorship-Beispiele wären für Sie akzeptierbar?

- Lehrmaterialien für Schulen über die Pubertät, gesponsert durch einen Hygienebekleidungshersteller.

- Eine Broschüre über Sicherheit beim Geschlechtsverkehr, gesponsert durch einen Hersteller für Kondome.

- Ein Forschungsprojekt über gesunde Lebensweisen, unterstützt durch einen Tabakkonzern.

- Ein Bildungsprojekt für bereits wegen Alkohol am Steuer verurteilte Verkehrssünder, das von einer Gruppe von Bierbrauereien gesponsert wird.

- Ein Gesundheitswegweiser über örtliche Beratungsangebote und Unterstützungen, der Anzeigen örtlicher Firmen enthält.

- Badezusätze und Hautcremes für Babys, die an Mitarbeiterinnen der Dienste für werdende Mütter in einkommensschwachen Ländern ausgegeben werden und von einem Hersteller für Babynahrung gesponsert werden.

Schlussfolgerung

Befassen sich praktisch tätige Gesundheitsförderinnen und Gesundheitsförderer, deren Arbeit das Leben anderer beeinflusst, mit ethischen Überlegungen über die beste Form ihrer Interventionen? Die meisten von ihnen verbinden Gesichtspunkte der Nützlichkeit und der moralischen Pflicht. Sie respektieren das Selbstbestimmungsrecht des Einzelnen, versuchen ehrlich und gerecht zu sein und nicht dem Opfer die Schuld anzulasten. Zugleich versuchen sie in jeder Situation, die Beste aller Lösungen zu erreichen. Dennoch können diese Situationen komplexe Ebenen der Entscheidungsfindung einschließen und viele ethische Dilemmata in sich bergen. Vorsorgeuntersuchungen, eine häufig nicht hinterfragte Säule präventiver Gesundheitsförderung, konfrontieren uns zum Beispiel mit den Kernfragen des Nutzens für den Einzelnen gegenüber dem für das Gemeinwohl sowie mit der Frage, inwieweit über solche Untersuchungen ehrlich informiert wurde. Bevor wir irgendeine Wertentscheidung treffen können, müssen wir uns zuerst über die Wertvorstellungen und Prinzipien im Klaren sein, auf die sich unsere Maßnahmen stützen. Erinnern wir uns an die in diesem Kapitel gestellten Fragen.

Was meinen wir mit „Gutes tun" und „Schaden abzuwenden?" Wann genau sollen wir von der Förderung zur Respektierung der Autonomie umschalten? Was bedeuten Gerechtigkeit und Gleichheit für die Praxis der Gesundheitsförderung?

Arbeitshilfen zum Nachdenken über ethische Fragen, wie z. B. der Society of Health Education and Promotion Specialists-Kodex für die berufliche Praxis (1997), das Ethikraster von Seedhouse (1988), oder die SEMPER-Leitlinien von Sass (2008), bieten uns Wege zur Klärung ethischer Fragen an und machen unsere diesbezüglichen Entscheidungsprozesse transparenter. Dennoch bleiben Dilemmata und das Verfolgen unterschiedlicher ethischer Grundsätze (die für sich alleine genommen richtig und wünschbar sind) kann zu widersprüchlichen Handlungen führen. Die absolut richtige Entscheidung auf ethische Fragen wird es wohl nie geben. Ein Schritt in die richtige Richtung ist jedoch, sich darüber bewusst zu sein, welchen ethischen Grundsätzen und Pflichten man sich selbst am meisten verpflichtet fühlt und eine offene Diskussion darüber zu führen, wie diese Grundsätze in die praktische Arbeit der Gesundheitsförderung umgesetzt werden können.

Fragen zur weiteren Diskussion

- Sollten wir Gesundheit „verkaufen"?
- Sollte es mehr Gesetze zur Förderung der Gesundheit geben?

Zusammenfassung

Gesundheitsförderinnen und Gesundheitsförderer müssen sich bewusst sein, dass ihr Handeln immer von bestimmten Werturteilen und Grundsätzen geleitet wird, was unter einer „guten" Gesundheit und Gesundheitsförderung zu verstehen ist. „Gutes tun", soziale Gerechtigkeit und die Achtung der Würde des Menschen und dessen Recht auf Selbstbestimmung sind auch für die Gesundheitsförderung fundamentale ethische Grundsätze. Deren praktische Umsetzung ist jedoch häufig nicht leicht. Jede Situation oder Maßnahme der Gesundheitsförderung erfordert nicht nur eine Beurteilung ihrer Wirksamkeit, sondern auch ihrer ethischen Vertretbarkeit – ist sie „richtig" oder „falsch". In diesem Kapitel haben wir die wichtigsten ethischen Grundsätze dargestellt und gezeigt, in welche Dilemmata diese den in der Gesundheitsförderung Tätigen bringen können.

Literatur und Websites

1. Weiterführende deutschsprachige Literaturempfehlungen und Websites

Kuhlmann, E. 2002. Bioethik und Gesundheitswissenschaften: eine neue Ethik für die Gesundheit der Bevölkerung? In: Kolip, P. (Hrsg.) Gesundheitswissenschaften. Eine Einführung. S. 173–194. Juventa Verlag, Weinheim. *Dieser Artikel gibt einen Überblick zu Konzepten und innovativen Ansätzen in der Ethikdebatte. Vor allem aber werden die ethischen Prämissen für zwei zentrale Konfliktfelder (Verteilungsgerechtigkeit und Selbstbestimmung der Patient/-innen) mit den konkreten Ergebnissen der diesbezüglichen Befragungen von Akteurinnen und Akteuren im deutschen Gesundheitswesen gegenübergestellt.*

www.gesundheitberlin.de Hier finden Sie Informationen zu dem im Dezember 2009 durchgeführten Kongress „Armut und Gesundheit", der unter dem Motto stand „Gesundheit für alle – Ethik im Spannungsfeld" und sich mit den vielfältigen ethischen Fragestellungen in der Gesundheitsförderung aus unterschiedlichen Perspektiven befasste.

2. Literaturempfehlungen der englischen Originalausgabe

Cribb A, Duncan P 2002 Health promotion and professional ethics. Blackwell, Oxford. *Eine Untersuchung ethischer Fragen und deren Relevanz für die praktische Arbeit. Anhand von Fallstudien werden Wertkonflikte und andere Themen der Ethik aufgezeigt, wie z. B. ethische Handlungsgrundsätze für die Praxis.*

Duncan P 2008 Ethics and law. In: Naidoo, J., Wills, J. (eds) Health studies: an introduction, 2nd edn. Palgrave Macmillan, Basingstoke. *Eine Einführung in die Grundsätze der Ethik und Gesetzgebung, wie sie im Gesundheitsbereich zur Anwendung kommen. Enthält auch eine detaillierte Analyse zur Ethik des Verbots von „junk food" in der Werbung.*

Holland S 2001 Public health ethics. Polity, Cambridge. *Eine interessante und nützliche Einführung in die ethischen Dilemmata der öffentlichen Gesundheitspflege und Versorgung (Public Health). Das Buch bietet eine Einführung in die moralischen und politischen Philosophien und setzt sich mit deren zentralen Fragen auseinander, wie z. B. den Vorsorgeuntersuchungen und Impfprogrammen.*

3. Neu eingefügte deutschsprachige Quellenangaben und Websites

Braun, K. 2000. Bioethik und Menschenwürde. Frankfurt/M., Campus.
Sass, H.-M. 2008. Public-Health-Ethik ist Partnerschaftsethik. In: Bundesgesundheitsbl – Gesundheitsforschung – Gesundheitsschutz 2008, 51. Jg. S. 164–174.
Schröder, P. 2007. Principles for Public Health Ethics – Ethical Foundations for Good Genomic Governance. Präsentation, GB-Exeter, 25.01.2007
(Download unter: http://www.ethik-in-der-praxis.de/public-health.htm).

4. Quellenangaben der englischen Originalausgabe

Beauchamp T L, Childress J F 1995 Principles of biomedical ethics. Oxford University Press, Oxford.
Campbell A V 1990 Education or indoctrination? The issue of autonomy in health education. In: Doxiadis S (ed) Ethics in health promotion. Wiley, Chichester, pp. 15–27.
Duncan P 2008 Ethics and law. In: Naidoo J, Wills J (eds) Health studies: an introduction, 2nd edn. Palgrave Macmillan, Basingstoke.
Ewles L, Simnett I 2003 Promoting health: a practical guide, 5th edn. Baillière Tindall, Edinburgh.
Frankena W K 1963 Ethics. Prentice Hall, Englewood Cliffs, NJ.
Gillon R 1990 Health education: the ambiguity of the medical role. In: Doxiadis S (ed.) Ethics in health promotion. Wiley, Chichester, pp. 29–41.
Holland S 2007 Public health ethics. Polity, Cambridge.
Kant I 1909 On the supposed right to tell lies from benevolent motives. Cited in: Rumbold G 1991 Ethics in nursing and midwifery practice. Distance Learning Centre, South Bank University, London.
Naidoo J, Wills J 2005 Public health and health promotion: developing practice. Baillière Tindall, London.
Nursing and Midwifery Council 2004 The NMC code of professional conduct: standards of conduct, performance and ethics. NMC, London.
Rose G 1981 Strategy of prevention: lessons from cardiovascular disease. British Medical Journal 282: 1847–1851.
Seedhouse D 1988 Ethics: the heart of health care. Wiley, Chichester.
Sindall C 2002 Does health promotion need a code of ethics? Health Promotion International 17: 201–203.
Society of Health Education and Promotion Specialists 1997 Principles of practice and code of professional conduct for health education and promotion specialists. SHEPS, London.
Tudor Hart J 1971 The inverse care law. Lancet 1: 405.

7 Einflüsse und Auswirkungen der Politik auf die Gesundheitsförderung

Kernpunkte

- Politische Einstellungen und Grundhaltungen
- Auswirkungen der Globalisierung

Einflüsse der Politik auf die:

- Organisationsstrukturen
- Methoden
- Inhalte der Gesundheitsförderung
- Gesundheitsförderung als Strategie grundlegender gesellschaftlicher Veränderungen

Übersicht

Politik und Gesundheitsförderung werden häufig als getrennte Bereiche gesehen. Die verschiedenen Ansätze der Gesundheitsförderung spiegeln jedoch auch die unterschiedlichen politischen Einstellungen und Orientierungen wider. Dieses Kapitel zeigt die Vielfalt der sozialen und politischen Vorstellungen, welche die Entwicklung der Gesundheitsförderung im späten 20. und frühen 21. Jahrhundert mitbestimmt haben. Wenn wir uns unsere eigenen politischen Einstellungen bewusst machen, wird uns das helfen, deren Bedeutung für unsere gesundheitsfördernde Arbeit zu erkennen. Außerdem werden wir auf die Einflüsse der Politik auf die Organisationsstrukturen, Methoden und Inhalte der Gesundheitsförderung eingehen.

> **Zur Relevanz dieses Kapitels für die Prävention und Gesundheitsförderung in Deutschland mit seinen spezifischen Politik- und Organisationsstrukturen**
>
> Die in diesem Kapitel dargestellten Einflüsse und Auswirkungen der Politik auf die Organisationsstrukturen, Methoden und Inhalte der Gesundheitsförderung gelten grundsätzlich auch für die Praxis der Gesundheitsförderung in Deutschland. Die Leserinnen und Leser sind jedoch aufgefordert, bestimmte Aussagen im Kontext der spezifischen politischen Verhältnisse und Organisationsstrukturen in Deutschland zu sehen und zu interpretieren. Hierzu werden wir einige Hinweise einfügen, z. B. zum System der institutionalisierten Gesundheitsförderung in Deutschland, der Rolle der Krankenkassen und den politischen Gründen für die Defizite der Gesundheitsförderung im Kontext der spezifischen präventionspolitischen Konstellationen in Deutschland.
>
> Einen guten Einstieg in den gesundheitspolitischen Kontext geben Rosenbrock u. Gerlinger: „Gesundheitspolitik – Eine systematische Einführung", Kapitel 1 und 2, 2. Aufl. 2006.

Einflüsse durch die Politik

Heywood (2000) unterteilt die Einflüsse durch die Politik in vier Bereiche:

- die Regierungspolitik (Parteipolitik und Maßnahmen der Regierung),
- die Politik der öffentlichen Hand (Management der öffentlichen Anliegen und Gemeinschaftsaufgaben),
- die Politik als Instrument der Konfliktlösung (Verhandlungs-, Kompromiss- und Schlichtungsstrategien),
- die Politik als Instrument der Ausübung von Macht (die Verteilung und Nutzung begrenzter Ressourcen).

Der vierte Bereich der „Politik als Instrument der Ausübung von Macht" ist zugleich auch ein Teil der anderen drei Bereiche. In diesem Kapitel geht es deshalb vor allem um diesen vierten Bereich des Einflusses der Politik auf die Gesundheitsförderung. In demokratischen Gesellschaften nutzen die Menschen ihr Wahlrecht, um den Parteien ihrer Wahl die Macht zu übertragen. Die gewählte Partei oder gewählten Parteien regeln dann das öffentliche Leben und üben damit die Macht im Auftrag des Volkes aus. Diese Macht umfasst nicht nur die Verteilung der materiellen Ressourcen, sondern auch die Einflüsse auf die psychologischen und kulturellen Rahmenbedingungen, die genauso wirksam zur Einschränkung oder Steuerung des Verhaltens der Bürger und Bürgerinnen eingesetzt werden können.

Macht und Einfluss sind weltweit ungleich verteilt und die Globalisierung hat dazu beigetragen, dass sich dieser Unterschied zwischen den Regionen mit hohem Einkommen (z. B. Europa, USA oder Kanada) und denen mit niedrigem Einkommen (z. B. vieler afrikanischer Länder) weiter vergrößert hat. Von den jährlich über 10 Millionen Kindern unter fünf Jahren sterben fast alle in den armen Ländern oder in den Armenvierteln der Länder mit einem mittleren Einkommen (Jones 2003). Über die Hälfte dieser Todesfälle sind zurückzuführen auf die Unterernährung und den mangelnden Zugang zu sauberem Trinkwasser und sanitären Einrichtungen (Labonte & Schrecker 2007).

Politische Grundeinstellungen

Einer der Schauplätze für politische Auseinandersetzungen ist die Sozialpolitik. Sie kann als gezielte Aktivität der Regierung zur Aufrechterhaltung, Integrierung und Steuerung der Gesellschaft definiert werden. Dazu gehören sowohl sozialstaatliche als auch wirtschaftspolitische Interventionen, die von der nationalen Gesetzgebung bis hin zu den kommunalpolitischen Entwicklungen in den Städten und Gemeinden reichen (s. Kapitel 11 zur Entwicklung einer gesundheitsfördernden Gesamtpolitik)

Die Regierungspolitik wird von den jeweiligen parteipolitischen Standpunkten und Ideen bestimmt. Unterschiedliche Positionen führen zu unterschiedlichen Formen politischer Interventionen. Analytiker und Analytikerinnen haben solche politischen Grundhaltungen identifiziert und deren Veränderungen in den vergangenen 50 Jahren aufgezeigt (Bambra 2008). Das Spektrum dieser politischen Einstellungen, vom Marxismus über den Sozialismus und Liberalismus bis hin zum Konservatismus, ist mittlerweile nicht mehr geeignet zur Beschreibung der gegenwärtigen parteipolitischen Landschaft in den einzelnen Ländern. Die Globalisierung, das Ende der Sowjetherrschaft über die osteuropäischen Länder sowie die Öffnung der nationalen Grenzen durch den internationalen Handel haben zu neuen politischen Grundeinstellungen geführt. Dazu gehören vor allem der Neoliberalismus und Neokonservatismus.

Die Vorstellungen zur Gesundheit und Gesundheitsförderung spiegeln eine komplexe Mischung aus Einstellungen und Werten wider, die wiederum auf die unterschiedlichen politischen Grundpositionen zurückgeführt werden können. Im Mittelpunkt dieses Kapitels steht die Überzeugung, dass die Gesundheit und damit auch die Gesundheitsförderung maßgeblich von der Politik mitbestimmt werden. Gesundheitsförderung findet immer in einem politischen Umfeld statt und wird deshalb auch von den jeweiligen Wertvorstellungen dieses politischen Umfeldes beeinflusst. Politische Wertvorstellungen sind „ein System eng miteinander verbundener Ideen und Konzepte, die die wirtschaftlichen Interessen und kulturellen Werte einer bestimmten gesellschaftlichen Gruppe widerspiegeln und entsprechend fördern" (Bambra 2003, S. 18). Sie sind je nach politischer Partei natürlich sehr unterschiedlich. Im Hinblick auf die Gesundheitsförderung stehen dabei vor allem folgende politischen Einstellungen und Werte im Mittelpunkt:

- der Umfang der Eigenverantwortung der Bürgerinnen und Bürger,
- das Ausmaß der staatlichen Eingriffe und gesetzlichen Regelungen,
- die Rolle der Wirtschaft und deren Regulierung durch den Staat,
- die legitimen Mittel zur Beeinflussung der Bürgerinnen und Bürger,
- das Wesen einer Gesellschaft und der Grad des gewünschten sozialen Zusammenhalts der darin lebenden Menschen,
- die Notwendigkeit der Reduzierung gesundheitlicher Chancenungleichheiten.

Vertreterinnen und Vertreter einer eher politisch konservativen Grundhaltung betonen das Selbstbestimmungsrecht des einzelnen Menschen und haben eine Antipathie gegenüber staatlichen Eingriffen, die nicht nur seine Freiheit einschränken, sondern auch die freie Marktwirtschaft behindern. Soziale Ungleichheiten werden nicht nur als unvermeidlich angesehen, sondern zugleich auch als nützlich, indem sie die Menschen stimulieren, diese zu überwinden und damit zu mehr Innovation und Produktivität führen. Neokonservative Grundhaltungen betonen zudem die Wiederbelebung traditioneller Werte und einer gemeinsamen Kultur.

Der Neoliberalismus hat sich seit den 1960er-Jahren entwickelt, um die Ziele des Wohlstandes für alle und wirtschaftlichen Wachstums miteinander zu verbinden. Er vertritt eine Reduzierung staatlicher Eingriffe in die Wirtschaft und ist davon überzeugt, dass sich wirtschaftliches Wachstum und sozialer Wohlstand umso besser entwickeln, je weniger der Staat dabei interveniert. Diese Ansicht ist eng verbunden mit dem krassen Individualismus der ehemaligen englischen Premierministerin Margret Thatcher und ihrem berühmten Zitat, dass „es so etwas wie eine Gesellschaft nicht gibt, sondern nur Individuen mit ihren Familien".

Der politische Sozialismus basiert auf dem Glauben an die Gleichheit, Brüderlichkeit und Verantwortung für die anderen. Der Regierung fällt dabei eine Schlüsselrolle zu, sowohl bei der Sicherung der Grundbedürfnisse der Menschen als auch bei der Verteilung der Ressourcen sowie der Förderung der Solidarität und des gesellschaftlichen Zusammenhalts. Auch die Sozialdemokratie stützt sich auf diese Grundgedanken, allerdings unter Einbeziehung der individuellen Freiheiten in einer sozialen Marktwirtschaft.

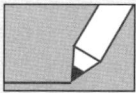 Die in England 1997 gewählte Labour-Regierung hat sich einem sogenannten „Dritten Weg" verpflichtet, der sich sowohl von der liberalen Marktwirtschaft als auch dem demokratischen Sozialismus unterscheidet. Der ehemalige britische Premierminister Tony Blair beschrieb diesen Weg als einen, der sich „auf unseren festen Werten der Fairness, Gerechtigkeit und gleicher Wertschätzung und Würde aller stützt".

Denken Sie über die sozialpolitischen Interventionen nach, auf die sich die folgenden Schlagzeilen der Presse zu bestimmten Initiativen der Regierung beziehen. Welche Werturteile spiegeln diese wider?

- Patienten werden zu Konsument/-innen, die das Recht haben, selbst auszuwählen.
- Krankenhäuser müssen sich dem Wettbewerb in der Gesundheitsversorgung stellen.
- Eltern müssen für kriminelle Handlungen ihrer Kinder die Verantwortung übernehmen.
- Operationen von Übergewichtigen werden verweigert.
- Gesundheitslobby begrüßt das Rauchverbot in öffentlichen Einrichtungen.
- Die Ansprüche der Empfänger von Sozialleistungen werden regelmäßig überprüft.

Zur gleichen Zeit verwarf das Wahlprogramm von 1997 Werte, die sich am „Pragmatismus" und „dem, was funktioniert" orientieren. Vor diesem Hintergrund sollten die Maßnahmen der Regierung neu bewertet werden, und zwar:

- zur Wiederbelebung sozialer Gemeinschaften,
- zur Förderung der gesellschaftlichen Verantwortung,
- zur Erreichung von mehr Chancengleichheit durch mehr Mitbestimmung,
- zur Stärkung der Rechenschaftspflichtigkeit von Individuen und Dienstleistern.

Globalisierung

Die Globalisierung, als wirtschaftlicher Prozess zur Förderung eines globalen Marktes, ist ein weiterer Grund, warum die politischen Parteien ihre Einstellungen verändert haben. Keine politische Partei kann es sich heute mehr leisten, die immense Kraft des globalen Marktes zu ignorieren, der die traditionellen nationalen und regionalen Grenzen außer Kraft setzt. McDonald's, Microsoft und Philipp Morris sind Unternehmen, die weltweit zur Förderung von „junk food", der Internet-Kommunikation bzw. des Tabakkonsums beitragen. Befürworter und Befürworterinnen der Globalisierung betonen den Nutzen dieses Prozesses für die ärmeren Länder, der es ihnen ermöglicht, vom technologischen Vorsprung der Industrienationen zu profitieren.

Globalisierungsgegner und -gegnerinnen vertreten dagegen den Standpunkt, dass der Globalisierungsprozess zu einer Destabilisierung der nationalen Ökonomien führt, alles zu einem bloßen Marktwert reduziert wird und die ungleiche Verteilung von Wohlstand und Gesundheit auf der Welt sich weiter vergrößert. Welcher dieser Standpunkte auch vertreten wird, die Gesundheitsförderung muss sich entsprechend weiterentwickeln, damit sie diesen neuen Herausforderungen der Globalisierung auch Rechnung tragen kann.

Die Globalisierung in der Politik spiegelt sich auch in der Globalisierung der Gesundheit wider. Durch die Wanderungen ganzer Bevölkerungsgruppen durch Kriege und Naturkatastrophen sowie die Massenbewegungen durch den weltweiten Handel und Reiseverkehr nimmt auch der Umfang und die Ausbreitung von Gesundheitsrisiken zunehmend globale Dimensionen an. So erfordern z. B. die Ausbreitung von HIV/Aids, des SARS-Virus oder der „Schweinegrippe" erhöhte Wachsamkeit und konzertierte Maßnahmen durch die nationalen und internationalen Gesundheitseinrichtungen (Kickbusch & Seck 2007). Durch die Globalisierung ergeben sich viele neue Herausforderungen für die Gesundheit und die Gesundheitsförderung. Lee (2003) formuliert die folgenden:

- nationale Politiken allein, reichen zur Lösung der Gesundheitsprobleme nicht mehr aus,
- der globale Markt führt zu einer Machtverschiebung zwischen dem öffentlichen und privaten Sektor,
- der geringe Stellenwert der Gesundheit in den globalen Politikbereichen (z. B. der Welthandelsorganisation).

Zugleich eröffnet die Globalisierung aber auch neue Möglichkeiten zur Förderung und zum Schutz der Gesundheit, z. B. durch Vernetzung, Erfahrungsaustausch und Ressourcenteilung. Die Kommission für Makroökonomie und Gesundheit der WHO (2001) stellte den wechselseitigen Zusammenhang zwischen der Gesundheit und der sozialen und wirtschaftlichen Entwicklung heraus. Sie vertritt den Standpunkt, dass diese Entwicklungen nicht nur von entscheidender Bedeutung für die Gesundheit sind, sondern die Gesundheit umgekehrt auch ein entscheidender Faktor zu deren Förderung ist. Die politische Herausforderung für die Gesundheitsförderung ist es deshalb, die Gesundheit als hochwertiges Gut und Schlüsselkomponente für die globale Entwicklung zu positionieren.

Gesundheit als immanente politische Größe

In der Alma-Ata-Deklaration der WHO (1978) wurde die Gesundheit nicht nur als Grundrecht der Menschen, sondern auch als ein Thema für die globale Entwicklung herausgestellt. Die allgemeingültige Menschenrechtserklärung der Vereinten Nationen aus dem Jahre 1948 proklamierte, dass „jeder das Recht auf einen Lebensstandard hat, der seine Gesundheit und die seiner Familie sicherstellt, wozu auch eine angemessene Ernährung, Kleidung, Wohnung und die medizinische Versorgung gehören".

Die Globalisierung der Wirtschaft gefährdet zunehmend dieses Grundrecht auf Gesundheit. „People's Health Movement" (www.phmovement.org) ist eine Gruppe von politischen Akteuren und Akteurinnen zur Gesundheit, die den vorrangigen wirtschaftlichen Globalisierungstendenzen kritisch gegenübersteht und den Standpunkt vertritt, dass dabei nicht allein die Wirtschaft, sondern auch die Gesundheit im Vordergrund stehen sollte.

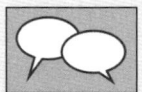

Lässt sich die Gesundheit aus der Politik raushalten?

Warum könnten Gesundheitsförder/-innen diese Meinung vertreten?

In den einzelnen Ländern beeinflusst die Politik alle Handlungsbereiche der Regierung, die direkt oder indirekt auch die Gesundheit beeinflussen. Bambra (2003) argumentiert, dass die Gesundheit ein Politikum ist, weil sie von den allgemeinen politischen Entscheidungen ständig tangiert wird und eng mit der Bürgerbeteiligung verbunden ist. Ein Bericht der WHO (Wilkinson & Marmot 2003) stellte 10 soziale Determinanten der Gesundheit heraus: soziale Schichtzugehörigkeit, Stress, frühkindliche Entwicklung, soziale Ausgrenzung, Arbeit, Arbeitslosigkeit, soziale Unterstützung, Sucht, Ernährung und das Verkehrswesen. Wissenschaftliche Belege legen nahe, dass diese sozialen Determinanten der Gesundheit die besten Indikatoren zur Vorhersage der Gesundheit des Einzelnen und der Gesamtbevölkerung sind, da sie maßgeblich die Lebensweisen der Menschen bestimmen und durch ihr Zusammenwirken den Gesundheitszustand entscheidend beeinflussen (Raphael 2003). Dies begründet den Standpunkt, dass die Gesundheit eine immanente politische Größe ist, weil sie von allen politischen Entscheidungen auf nationaler und internationaler Ebene beeinflusst wird. Ein Staat, der sich um diese sozialen Determinanten der Gesundheit kümmert, fördert damit am besten die Gesundheit seiner Bürger und Bürgerinnen (Raphael & Bryant 2006).

Komplexer Politikbereich „Gesundheit" durch die Vielfalt der unterschiedlichen Interessen

Unter Gesundheitspolitik sind alle Bemühungen zu verstehen, mit politischen Mitteln auf eine Verbesserung des allgemeinen Gesundheitszustandes der Bevölkerung hinzuwirken. Entsprechende Zuständigkeiten sind in Deutschland auf allen politischen Ebenen angesiedelt, bei den Kommunen, den Bundesländern und dem Bund. Zu den Akteurinnen und Akteuren gehören nicht nur die politischen Parteien, sondern auch die zahlreich mit dem Gesundheitswesen verbundenen Einrichtungen, Verbände, Institute, Wissenschaftler, Medien und dergleichen mehr. Besonders zu nennen sind hier die Gewerkschaften und Arbeitgeberverbände, die Verbände der Krankenkassen, die Organisationen der Leistungserbringer und die Verbände der Gesundheitsindustrie, wie z. B. die der Lebensmittel- oder pharmazeutischen Industrie. Sie haben einen großen Einfluss auf die Gestaltung der Gesundheitspolitik (Specke 2005. Der Gesundheitsmarkt in Deutschland). Für die Gesundheitsförderung gilt dies gleichermaßen auf der Bundes-, Landes- und kommunalen Ebene.

Dieses etablierte System für neue Inhalte und Strukturen der Gesundheitsförderung zu gewinnen, ist nicht leicht. Verlangt die Öffentlichkeit aufgrund unübersehbarer Versorgungsprobleme nach Lösungen, werden diese häufig unter vielversprechenden Namen wie z. B. der Gesundheitsförderung angeboten. Dies ist professionspolitisch zwar verständlich, aber führt versorgungspolitisch häufig zu fragwürdigeren Interventionen:

- die nur *neu* aussehen,
- die Patienten und Patientinnen vor keine zu großen Umorientierungsprobleme stellen,
- im Rahmen der gängigen Rechtsvorschriften relativ leicht erbracht und anteilig finanziert werden können
- und davor bewahren, sich mit den gut organisierten Interessengruppen im Gesundheitsbereich auf einen Streit über die Umverteilung von Mitteln einzulassen.

Das Ergebnis ist, dass sich in der Förderpraxis der Prävention und Gesundheitsförderung in der Regel stets diejenigen Konzepte (meist Präventionskonzepte) durchsetzen, die dem bestehenden System bzw. seinen Akteuren und Akteurinnen die wenigsten Veränderungen zumuten und infolgedessen leider häufig auch zu den weniger durchgreifenden Maßnahmen führen, deren Auswirkungen dann auch nicht die gewünschte Nachhaltigkeit zeigen.

Quelle: Schnabel, P. E. 2007. Gesundheit fördern und Krankheit prävenieren. Kapitel 2.1: „Das Präventionswesen in Deutschland – Struktur, Interessen und Politik". S. 47.

Politische Einflüsse auf die Organisationsstrukturen der Gesundheitsförderung

Im 20. und zu Beginn des 21. Jahrhunderts gab es international wie national immer wieder große Schwankungen im Hinblick auf die Unterstützung der Gesundheitsförderung durch die Politik. Die erste internationale Konferenz zur Gesundheitsförderung führte 1986 zur Annahme der Ottawa-Charta zur Gesundheitsförderung, deren fünf Bereiche für ein aktives gesundheitsförderndes Handeln noch heute breite Anerkennung finden: Entwicklung einer gesundheitsfördernden Gesamtpolitik, Schaffung unterstützender Umwelten für die Gesundheit, Stärkung gesundheitsbezogener Gemeinschaftsaktionen, Entwicklung gesundheitsfördernder Kompetenzen beim Einzelnen und in der Bevölkerung sowie die Neuorientierung der Gesundheitsdienste, d. h. die Entwicklung eines Versorgungssystems, das auf die stärkere Förderung der Gesundheit ausgerichtet ist und weit über die medizinisch-kurativen Versorgungsleistungen hinausreicht. Die jüngste internationale Konferenz der WHO zur Gesundheitsförderung in Bangkok 2005 fasste vier entscheidende Grundvoraussetzungen zur Förderung der Gesundheit zusammen:

1. Wirksame internationale Übereinkommen zur Verbesserung der Gesundheit.
2. Die einzelnen Regierungen müssen sich mehr den sozialen und wirtschaftlichen Determinanten der Gesundheit zuwenden.
3. Mitwirkung und Mitentscheidung der Bürgerinnen und Bürger (Empowerment).
4. Eine gute Praxis partnerschaftlicher Zusammenarbeit zur Förderung der betrieblichen, kommunalen und globalen Gesundheit.

In England gibt es Stimmen, dass die Gesundheitsförderung in einer Identitätskrise steckt und Gefahr läuft, dem „New Public Health" einverleibt zu werden (Orme 2007, Scott-Samuel & Springett 2007). Die Gesundheitsförderung hatte jedoch schon immer um ihre sichtbare Präsenz kämpfen müssen. Festzuhalten ist allerdings, dass sie in England seit dem Beginn der Labourregierung im Jahre 1997 an Ansehen verloren hat. Dies führte zum Verlust der speziellen gesundheitsfördernden Fachkräfte und zur Schließung der vormals führenden nationalen Einrichtung (Scott-Samuel & Wills 2007). Die Gesundheitsförderung ist heute vielmehr Teil der gesundheitsfördernden Anstrengungen einer Vielzahl anderer Einrichtungen und Berufsgruppen, wie z. B. den Public-Health-Fachkräften, dem Nationalen Institut für Gesundheit und medizinische Qualitätssicherung sowie den vielfältigen „Gesundheitstrainer/-innen" und kommunalen Gesundheitsinitiativen. In vielen Ländern verhindern der Aufschwung des Neoliberalismus und die damit verbundenen traditionellen medizinischen Ansätze die umfassende Übernahme der Grundprinzipien der Ottawa-Charta (Raphael 2008, Wills 2008). So hat z. B. in Kanada die epidemiologische Fokussierung auf die Bevölkerungsgesundheit (population health) den Begriff der Gesundheitsförderung verdrängt.

Der folgende Kasten zeigt am Beispiel Großbritannien, wie der Wandel der politischen Landschaft in den vergangenen 100 Jahren die Entwicklung der Gesundheitsförderung mitbestimmt hat. Dies gilt im Kern auch für die Entwicklungen in Deutschland (Stöckel, 2007. Geschichte der Prävention und Gesundheitsförderung).

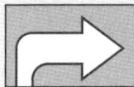
Ein kurzer Rückblick auf die Geschichte der Gesundheitsförderung in Großbritannien

1800–1900 **Sanitäre Bewegung für die öffentliche Gesundheit**

Entstand aus der traditionellen, wenngleich immer etwas widerwilligen Haltung der Konservativen, dass der Staat nur dann eingreifen sollte, wenn damit dessen Effizienz, wirtschaftlicher Nutzen und soziale Stabilität gesichert wird.

1900–1940 **Gesundheitsaufklärung und Gesundheitserziehung**

Eine politisch liberale „Laissez-faire"-Haltung, die freiwilligen Vereinigungen erlaubte, gesundheitsbildend und gesundheitserzieherisch tätig zu werden.

1940–1970 **Aufstieg der Prävention**

Eine im Wesentlichen politisch-konservative Grundhaltung, welche die Verantwortung des Einzelnen für seine Gesundheit betont und dies durch die Aufklärung und Beratung durch die Gesundheitsfachberufe unterstützt. Diese Strategie wurde ergänzt durch die Bereitstellung eines sozialen Sicherungsnetzes für die wirklich in Not geratenen Menschen.

In den 80er-Jahren **Betonung der Selbstverantwortung**

Trotz der Forderungen nach einem umfassenden Programm zur Reduzierung gesundheitlicher Chancenungleichheiten und der Ottawa-Charta zur Gesundheitsförderung der WHO wurde die Gesundheitsversorgung von der politischen Philosophie der „Neo-Liberalen" dominiert, welche die Selbstverantwortung des Einzelnen in den Vordergrund stellte.

In den 90er-Jahren **Beginn der marktwirtschaftlichen Orientierung**

Die Betonung liegt auf der Rechenschaftspflichtigkeit der Gesundheitsdienste gegenüber ihren Konsumenten und der Notwendigkeit, deren Vorstellungen stärker zu berücksichtigen.

Die Zusammenarbeit zwischen den Anbietern und Nutzern der Gesundheitsdienste wird als Mittel zur Steigerung ihrer Effizienz und zur Reduzierung der Ansprüche an die Gesundheitsversorgung propagiert. Trotz des großen Umweltbewusstseins der Menschen wird der Umweltschutz aber nicht als ein besonderes Feld für staatliche Eingriffe gesehen.

Seit 1997 **Gemeinschaftsbezogene Aktivitäten, gesundheitliche Chancengleichheit und individuelle Verantwortung für die Gesundheit**

Anerkennung der Bedeutung sozioökonomischer Faktoren für die Gesundheit. Betonung der Beteiligung der Bürgerinnen und Bürger am System der Gesundheitsversorgung. Förderung des sozialen Zusammenhaltes in der Gesellschaft. Betonung des freien Marktes, der Wahlfreiheit und der Gesundheit als Mittel zur Erfüllung individueller Bedürfnisse.

Die Maßnahmen der Gesundheitsförderung werden durch die vorherrschenden politischen Sichtweisen geprägt, die bestimmte Ansätze legitimieren und andere ausschließen. Bis 1997 favorisierte in Großbritannien eine Politik der freien Marktwirtschaft zusammen mit einem autoritären Regierungsstil die präventiv-medizinischen Ansätze und solche, die auf die Veränderung der Lebensweisen zielten. Gesundheitsförderung wurde als Methode zur Reduzierung der Krankheitsmorbidität und Mortalität gesehen und die zentralen Strategien zur Erreichung dieses Ziels waren die gesundheitliche Aufklärung und Beratung. Auf der Basis epidemiologischer Daten sollten die in der primären Gesundheitsversorgung Tätigen die Risikogruppen ihrer Versorgungsregion erfassen und dann die entsprechenden Maßnahmen zur Veränderung ihrer Lebensweisen durchführen.

Die neue neoliberale Politik der Marktwirtwirtschaft sieht dagegen einen etwas größeren Handlungsspielraum für staatliche Eingriffe. Sie betont die partnerschaftliche Zusammenarbeit und Wahlfreiheit der Konsumenten und Konsumentinnen und versucht die Strukturen der freien Marktwirtschaft auch auf den Dienstleistungssektor zu übertragen. Sie anerkennt aber auch die Notwendigkeit staatlicher Eingriffe zur Abfederung gesundheitlicher Chancenungleichheiten als Folge sozioökonomischer Ungleichheiten (Bambra & Scott-Samuel 2005). Dies geschieht allerdings parallel zu einer intensiven Betonung der individuellen Lebensverläufe, die die Verantwortung für die Gesundheit in die Hände der Bürgerinnen und Bürger legt (siehe Kapitel 2 zu den sozioökonomischen Ungleichheiten der Gesundheit).

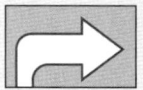

Die folgenden Beispiele zeigen, wie untereinander abgestimmte und koordinierte Maßnahmen verschiedener Einrichtungen zur Reduzierung der Selbstmordraten beitragen können.

Maßnahmen zur Verbesserung der sozioökonomischen Verhältnisse

- Neue Bündnisse für Arbeit zur Reduzierung der Arbeitslosigkeit.
- Stadtteilarbeit zur Förderung des sozialen Zusammenhaltes.

Maßnahmen zur Verbesserung der Lebensbedingungen

- Sozialwohnungen zur Reduzierung der Obdachlosigkeit.
- Integrierte Verkehrspolitik zur Reduzierung der Isolation.

Maßnahmen zur Verbesserung der Lebensweisen

- „Gesundheitstrainer", die individuell zugeschnittene Programme zur Verbesserung der Lebensweisen anbieten, insbesondere für sozial benachteiligte Gruppen.
- Erschwerung der Zugänge zu Hilfsmitteln des Selbstmordes, zum Beispiel durch Plastikeinschweißungen oder Katalysatoren an Autos.

Aus- und Fortbildung für Beschäftigte der primären Gesundheitsdienste

Integrierte Programme zur gesundheitlichen und sozialen Versorgung, die für die betreffenden Individuen „nahtlos" zusammenwirken

- Finanzielle Unterstützung für Vereine zur Förderung der psychischen Gesundheit.

Was könnten untereinander abgestimmte Maßnahmen erreichen zur:

1. Prävention von Herz-Kreislauf-Erkrankungen?
2. Prävention von Krebserkrankungen?

Die folgende Abb. 7.1 zeigt die Vielfalt der Kooperationsmöglichen im komplexen System der Einrichtungen und Strukturen zur Prävention und Gesundheitsförderung in Deutschland auf der Bundes-, Landes- und kommunalen Ebene. (Für eine ausführliche Beschreibung der einzelnen Einrichtungen siehe Walter u. Schwartz: „Prävention: Institutionen und Strukturen", in: Das Public Health Buch, 2003.)

Abb.: 7.1

Das System der institutionalisierten Gesundheitsförderung in Deutschland (P. Sabo 2003, entnommen aus „Leitbegriffe der Gesundheitsförderung", Hrsg.: Bundeszentrale für gesundheitliche Aufklärung, Peter Sabo Verlag, 4. Aufl., 2003)

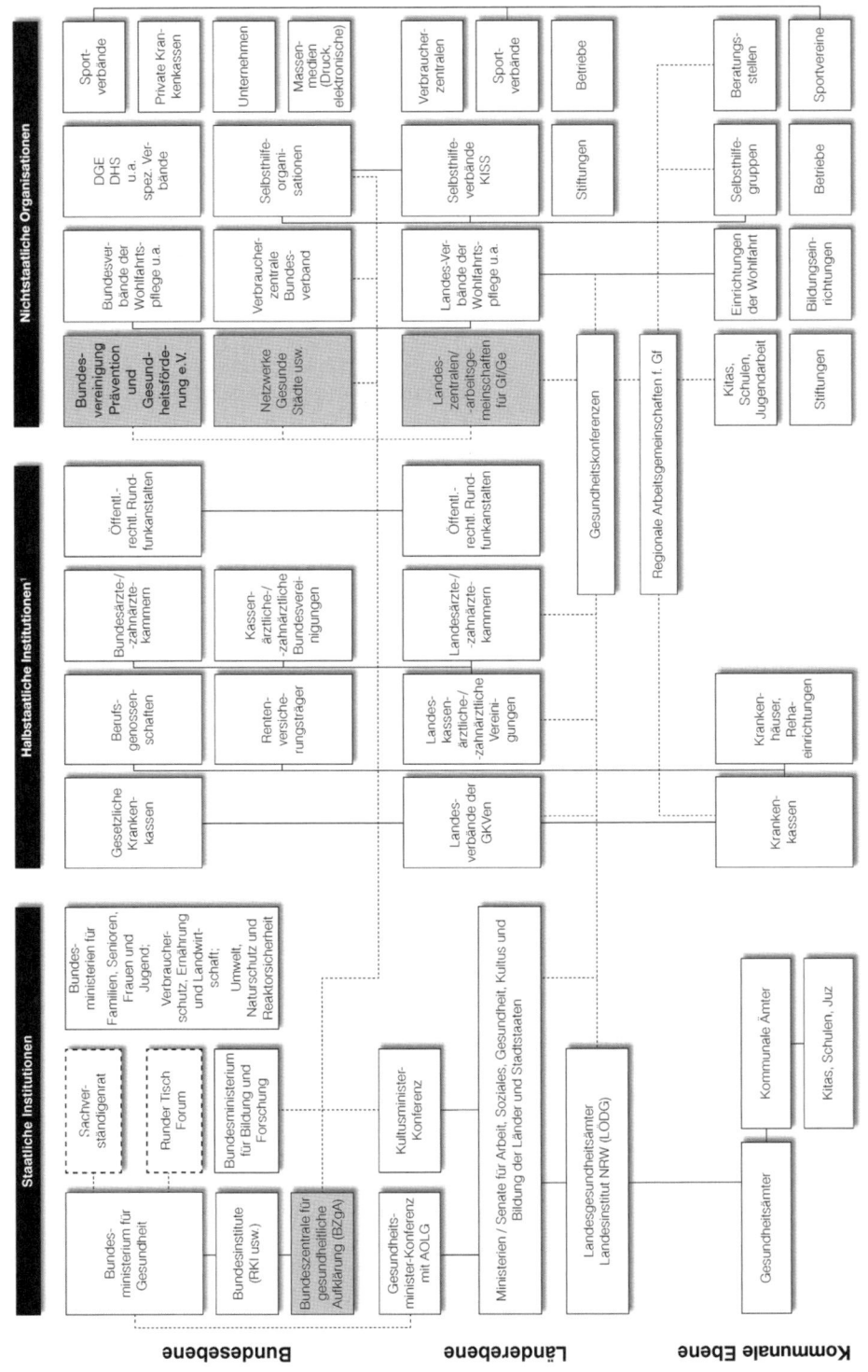

Politische Einflüsse auf die Methoden der Gesundheitsförderung

Die Auswahl der Methoden wird in der Gesundheitsförderung häufig als eine rein fachliche Entscheidung angesehen. Das heißt, die ausgebildeten Gesundheitsförderinnen und Gesundheitsförderer besitzen das notwendige Wissen, um zu entscheiden, welche Methode unter den gegebenen Umständen die beste ist. Wir werden jedoch die Ansicht vertreten, dass die Methoden immer mit politischen Sichtweisen verknüpft sind und die Entscheidung darüber, welche Methode benutzt werden soll, keine politisch neutrale Entscheidung ist.

Der Gesundheitsförderung steht ein breites Repertoire an Methoden zur Verfügung, die im Teil 2 noch beschrieben werden. In den folgenden Abschnitten werden wir auf die vier wichtigsten politischen Grundeinstellungen und die von ihnen favorisierten Methoden der Gesundheitsförderung eingehen. Eine Übersicht hierzu bietet die Abb. 7.2. Sie enthält zwar keine vollständige Liste der angewandten Methoden, aber sie zeigt deren Breite auf. Wir werden alle vier Felder der Abb. 7.2 durchgehen und die politischen Implikationen der darin genannten Methoden besprechen. Mit Blick auf die gesellschaftspolitische Dimension wird häufig zwischen fürsorglichen („top-down") und partizipatorischen („bottom-up) Ansätzen unterschieden sowie zwischen Problemen und Lösungen, in deren Mittelpunkt das Individuum oder die Gesellschaft stehen (Beattie 1993).

Glauben Sie, dass es so etwas wie die „Freiheit zur Wahl einer gesünderen Lebensweise" gibt? Ist es Ihre Aufgabe, ihre Zielgruppen über diese Wahlmöglichkeiten entsprechend aufzuklären?

Der fürsorglich auf das Individuum ausgerichtete Ansatz (konservativ)

Dieser Ansatz ist „expertengeleitet", d. h. er wird von den im Gesundheitsbereich tätigen Fachkräften bestimmt und entsprechend ihren Maßgaben durchgeführt und richtet sich in erster Linie an den einzelnen Bürger bzw. die einzelne Bürgerin. Er hat sich über viele Jahre hinweg entwickelt und ist weiterhin populär. Der Vorteil dieses „expertengeleiteten" Ansatzes ist, dass er für die Bürgerinnen und Bürger mit einer für sie klar abgegrenzten Rolle bzw. Aufgabe verbunden ist. Diese Vorgehensweise basiert auf der Überzeugung, dass die Bürgerinnen und Bürger selbst in der Lage sind, einen entscheidenden Beitrag zur Veränderung ihrer Lebensweisen oder Umwelt zu leisten. Dabei wird zugleich unterstellt, dass jeder Bürger bzw. jede Bürgerin die gleichen Ressourcen und Möglichkeiten hat, die vorgeschlagenen gesundheitsfördernden Maßnahmen auch entsprechend umzusetzen. Diese Vorgehensweise wird häufig unter dem Stichwort „dem Opfer die Schuld anlasten" als unwirksam oder falsch kritisiert. Aber auch diese Kritik ist nicht losgelöst von bestimmten politischen Einstellungen.

Die Nichtbeachtung sozialer und wirtschaftlicher Faktoren, die die Lebensbedingungen und Einstellungen der unterschiedlichen Bevölkerungsgruppen maßgeblich beeinflussen, ist jedoch unangemessen. Ein solcher Ansatz ignoriert auch die mit dem jeweiligen sozialökonomischen Status verbundenen gesundheitlichen Ungleichheiten. Mit der bloßen Forderung an die Bürgerinnen und Bürger, doch dem Expertenrat zu folgen, stärkt dieser Ansatz nur die Macht und den Einfluss der in der Gesundheitsförderung und Gesundheitsaufklärung tätigen Berufsgruppen. Die Vorstellung von der individuellen Wahlfreiheit ist ein Grundsatz der freien Marktwirtschaft. Das heißt, die individuelle Wahlfreiheit wird mit der Wahlfreiheit des kritischen Verbrauchers bzw. der kritischen Verbraucherin in der Wirtschaft gleichgesetzt bzw. dem Recht, das zu kaufen, was man möchte. Damit wird die Gesundheit auf ein vermarktbares käufliches Gut reduziert. Aufgrund dieser politischen Sichtweise zur Erreichung von mehr Gesundheit und Wohlbefinden kam es in England z. B. zu einem starken Anstieg des Verkaufs von Bioprodukten und der Mitgliedschaften in Gesundheitsklubs. Dieser Prozess verstärkt zwar das Gesundheitsengagement bestimmter Bevölkerungsgruppen, führt aber zu noch mehr gesundheitlichen Chancenungleichheiten, da sich in der Regel nur die Wohlhabenden diese Wahlfreiheit zur gesünderen Lebensweise leisten können.

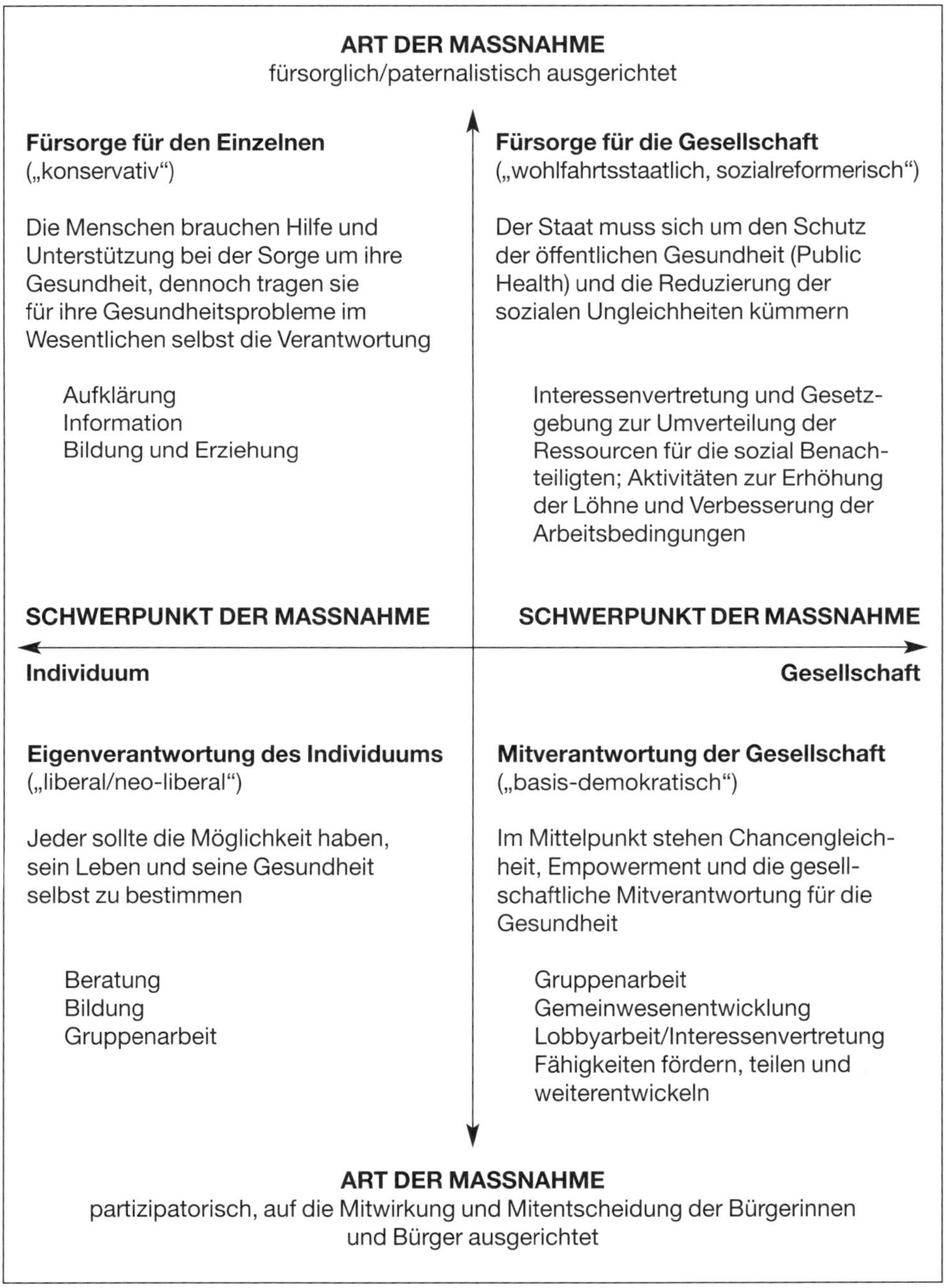

Abb. 7.2 Maßnahmen und Methoden der Gesundheitsförderung im Kontext bestimmter politischer Sichtweisen. Entnommen von Beattie (1991, 1993)

ART DER MASSNAHME
fürsorglich/paternalistisch ausgerichtet

Fürsorge für den Einzelnen („konservativ")	**Fürsorge für die Gesellschaft** („wohlfahrtsstaatlich, sozialreformerisch")
Die Menschen brauchen Hilfe und Unterstützung bei der Sorge um ihre Gesundheit, dennoch tragen sie für ihre Gesundheitsprobleme im Wesentlichen selbst die Verantwortung	Der Staat muss sich um den Schutz der öffentlichen Gesundheit (Public Health) und die Reduzierung der sozialen Ungleichheiten kümmern
Aufklärung Information Bildung und Erziehung	Interessenvertretung und Gesetzgebung zur Umverteilung der Ressourcen für die sozial Benachteiligten; Aktivitäten zur Erhöhung der Löhne und Verbesserung der Arbeitsbedingungen

SCHWERPUNKT DER MASSNAHME ← Individuum | Gesellschaft → **SCHWERPUNKT DER MASSNAHME**

Eigenverantwortung des Individuums („liberal/neo-liberal")	**Mitverantwortung der Gesellschaft** („basis-demokratisch")
Jeder sollte die Möglichkeit haben, sein Leben und seine Gesundheit selbst zu bestimmen	Im Mittelpunkt stehen Chancengleichheit, Empowerment und die gesellschaftliche Mitverantwortung für die Gesundheit
Beratung Bildung Gruppenarbeit	Gruppenarbeit Gemeinwesenentwicklung Lobbyarbeit/Interessenvertretung Fähigkeiten fördern, teilen und weiterentwickeln

ART DER MASSNAHME
partizipatorisch, auf die Mitwirkung und Mitentscheidung der Bürgerinnen und Bürger ausgerichtet

Was lässt sich gegen diesen Ansatz einwenden, im Hinblick auf die Förderung der Gesundheit der Bevölkerung?

Der stärker auf die Eigenverantwortung und Mitwirkung der Bürgerinnen und Bürger ausgerichtete Ansatz („liberal/neo-liberal")

Dieser „neo-liberale Ansatz" unterscheidet sich von dem oben beschriebenen „konservativ fürsorglichen Ansatz", indem er von einer eher gleichgestellten Beziehung zwischen den Gesundheitsberufen und ihrer Klientel ausgeht. Er umfasst Methoden wie die Gesundheitsberatung, Bildung und Gruppenarbeit und berücksichtigt die unterschiedlichen Einstellungen, Überzeugungen und Wissensstände der Klienten und Klientinnen. Das heißt, sie sind in diesem Prozess aktiver Partner und das Endziel ist ein Mehr an Selbstbestimmung. Viele Berufsgruppen haben in den vergangenen Jahren versucht, ihre Arbeit „klientenzentrierter" auszurichten und viele Gesundheitsförderinnen und Gesundheitsförderer fühlen sich bei der Anwendung solcher Methoden auch wohler.

Dennoch lässt sich einwenden, dass diese „klientenzentrierten" Methoden des individuellen Aushandelns mehr von den privilegierteren und gesünderen Gesellschaftsgruppen genutzt und geschätzt werden. Jene mit den größten Nöten sind wahrscheinlich weniger in der Lage, solchen Ansätzen der Gesundheitsförderung zu folgen. Da sich auch dieser Interventionsansatz in erster Linie an die einzelne Person richtet, gilt auch hier die oben erwähnte Kritik bzw. Illusion der freien Auswahl durch die marktorientierten Konsumenten und Konsumentinnen.

Der auf die Mitwirkung und Mitentscheidung der Bürgerinnen und Bürger ausgerichtete Ansatz („basis-demokratisch")

Methoden der Gesundheitsförderung, die sich nicht nur an der Mitwirkung, sondern auch der Mitentscheidung der Bürgerinnen und Bürger, ihrer sozialen Gruppen und Gemeinschaften orientieren und zugleich auch eine Mitverantwortung der Gesamtgesellschaft sehen, werden eher mit sozialstaatlichen Sichtweisen in Verbindung gebracht. Sie betonen stärker die gesellschaftlichen Prozesse und Rahmenbedingungen der Gesundheit sowie die Entwicklung der notwendigen Fähigkeiten und Fertigkeiten der Menschen (Kompetenz und Empowerment), damit sie auf diese gesellschaftspolitischen Prozesse auch entsprechenden Einfluss nehmen können.

Die neuen linksliberalen politischen Bewegungen stützen sich zwar weiterhin auf die Überlegenheit des Marktes, beziehen aber auch die Möglichkeiten der freien Konsumenten und Konsumentinnen ein, ihre Interessen durch die aktive Beteiligung in Gruppen, Vereinen oder Organisationen wirksam durchzusetzen (z. B. durch Verbraucherschutzverbände oder Selbsthilfegruppen). Die aktive Beteiligung der Bürgerinnen und Bürger zur Lösung anerkannter Gemeinschaftsaufgaben wird mittlerweile auch als „Sozialkapital" betrachtet und zunehmend als eigenständige Quelle der Gesundheit und Selbstbestimmung gesehen (Wilkinson 1996).

Regierungen versuchen deshalb, dieses Sozialkapital durch die Förderung von Gemeinschaftsinitiativen stärker zu nutzen, z. B. bei Maßnahmen zur Stadterneuerung. Aber auch die Mitwirkung der Einzelnen wird gefördert, z. B. im Zuge der Stärkung der Rechte der Patientinnen und Patienten bzw. deren Beteiligung an den Entscheidungen der medizinischen Behandlung und Versorgung.

>  **„Wähle die Gesundheit: die gesündere Alternative zur leichteren Wahl machen" (Department of Health, 2004)**
>
> Dieses Programm des englischen Gesundheitsministeriums zielt auf einen gemeinsamen Auftrag der Bürgerinnen und Bürger, ihrer sozialen Gemeinschaften (Vereine, Verbände, Organisationen) und des Staates. Welcher Beitrag könnte von jedem dieser Akteure z. B. zur Förderung von mehr körperlicher Bewegung erwartet bzw. geleistet werden?

Zu den auf Mitwirkung und Mitentscheidung der Bürgerinnen und Bürger ausgerichteten Methoden der Gesundheitsförderung und Prävention gehören Programme für Individuen oder Bevölkerungsgruppen zur Veränderung von Machtverhältnissen. Dies kann z. B. geschehen durch Methoden des Empowerments sozial benachteiligter Gruppen, des Lobbying, der Aus- und Fortbildung oder den Austausch vorhandener Fähigkeiten und Fertigkeiten bzw. Kompetenzen unter den jeweiligen Zielgruppen.

Der wohlfahrtsstaatliche Ansatz („sozialreformerisch")

Der auf die Wohlfahrt der Gesellschaft ausgerichtete Ansatz hat in Großbritannien seine Wurzeln im Gedankengut des Sozialismus und Marxismus. Dazu gehören das Primat der Klassengesellschaft, die durch den ökonomischen Status bestimmt wird, und der wiederum entscheidend über den sozialen Status, die Kultur und die Lebensqualitäten der Menschen. Die soziale Identität des Individuums wird durch seine Zugehörigkeit zu einer bestimmten Gruppe geprägt: die Besitzer der Produktionsmittel und denen, die nur ihre Arbeitskraft anbieten können. Dadurch ergeben sich gegensätzliche Ziele der Profit- bzw. Lohnmaximierung, die nach dieser politischen Sichtweise letztendlich zu entsprechenden Klassenkonflikten führen.

Karl Marx' berühmte Redewendung, „jedem entsprechend seinen Fähigkeiten und Bedürfnissen", fasst die sozialistischen Ziele der Gleichheit und Solidarität zusammen. Zur Erreichung dieser Ziele müssen Methoden zur Umverteilung der Macht und Ressourcen zugunsten der Benachteiligten eingesetzt werden. Solche Maßnahmen können von „oben nach unten" (top-down) verlaufen (z. B. Durchsetzung der Interessen der unteren Sozialschichten oder Reduzierung gesundheitlicher Chancenungleichheiten) oder „von unten nach oben" (bottom-up, z. B. Bürgerinitiativen oder Aktivitäten der Gewerkschaften zur Erhöhung der Löhne und Verbesserung der Arbeitsbedingungen). Andere Maßnahmen könnten z. B. die Förderung des sozialen Zusammenhaltes durch gesundheitliche Gemeinwesenarbeit sein (siehe hierzu Kapitel 10 „Gesundheitsbezogene Gemeinwesenarbeit und Empowerment fördern").

Konsequenzen für die Gesundheitsförderung

Generell ist festzuhalten, dass die von den Gesundheitsförderinnen und Gesundheitsförderern eingesetzten Methoden bzw. Maßnahmen immer auch ihre eigenen politischen Wertvorstellungen widerspiegeln. Dazu gehören vor allem ihre politischen Einstellungen zu folgenden Themen:

- **Grundrechte der Menschen.**

- **Verantwortlichkeit.** Liegt die Verantwortung für die Gesundheit allein in den Händen des einzelnen Menschen oder ist sie das Ergebnis gesellschaftlicher Prozesse, die durch die Sozialpolitik reproduziert und aufrechterhalten werden?

- **Ihre berufliche Rolle.** Ist Ihnen aufgrund Ihres Fachwissens eine bestimmte Entscheidungsbefugnis einzuräumen oder soll diese von Ihren Klienten und Klientinnen selbst definiert und gemeinsam ausgeübt werden?

- **Rolle der Bürgerinnen und Bürger.** Haben diese die Autonomie und die Ressourcen, sich eigenständig für Maßnahmen zur Verbesserung ihrer Gesundheit zu entscheiden oder wird diese Entscheidung durch soziale Normen und die Ausübung professioneller Macht entscheidend eingeschränkt?

- **Rolle der Regierung.** Obliegt dem Staat eine aktive Rolle zum Schutz der Gesundheit seiner Bürgerinnen und Bürger oder sind diese für ihre Gesundheit selbst verantwortlich?

- **Rolle der Ökonomie.** Sollte es in Bezug auf die Gesundheit einen freien marktwirtschaftlichen Wettbewerb geben oder staatliche Regulierungen?

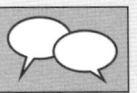 **Betrachten Sie die folgenden Methoden zur Prävention von HIV gefährdeten Jugendlichen. Welche politischen Grundwerte spiegeln sich in jedem dieser Ansätze wider?**

- Stärkung des Selbstwertgefühls.
- Peer Education.
- Aufklärungskampagnen.
- Beratung für Jugendliche zur Sexualaufklärung durch das Krankenpflegepersonal.
- Finanzielle Unterstützung einer Telefonberatung durch eine Selbsthilfegruppe.
- Leichterer und freierer Zugang zu Kondomen.
- Mehr Möglichkeiten für Jugendliche, um Erfahrungen mit der Arbeit zu sammeln und berufliche Fähigkeiten zu entwickeln.
- Bereitstellung von Wohnheimen und Unterkünften für obdachlose Jugendliche.

Mit diesen Ausführungen wollten wir zeigen, dass die Auswahl der Methoden zur Förderung der Gesundheit keineswegs eine politisch neutrale Entscheidung ist. Bestimmte Methoden erfüllen oder reproduzieren bestimmte politische Grundpositionen. Dies sollte jedoch nicht überbewertet werden. Methoden und politische Einstellungen stehen in keinem ursächlichen Zusammenhang. Gesundheitsberufe mit einer bestimmten politischen Einstellung können dennoch eine Vielfalt der Methoden anwenden, die im Rahmen der dargestellten vier politischen Sichtweisen beispielhaft genannt wurden. Es mag sogar gute Gründe für die Anwendung eines solchen „Methoden-Mixes" zur Förderung der Gesundheit geben. Es wäre jedoch ein Trugschluss anzunehmen, dass die Auswahl der Methoden ein fachlich neutraler Aspekt der Tätigkeit des Gesundheitsförderers oder der Gesundheitsförderin ist.

Politische Einflüsse auf die Inhalte der Gesundheitsförderung

Bisher haben wir argumentiert, dass die Organisationsstrukturen der Gesundheitsförderung und ihrer Methoden immer auch mit einer bestimmten politischen Sichtweise verbunden sind. Gelegentlich wird die Meinung vertreten, dass zwar der Prozess der Gesundheitsförderung eine politische Aktivität ist, die Auswahl ihrer Inhalte aber politisch neutral ist. Unser Standpunkt ist jedoch, dass auch die Inhalte der Gesundheitsförderung unweigerlich politisch mitgeprägt sind. Die Auswahl der Themen und der dazugehörigen Informationen sind keine wertneutralen Aktivitäten, sondern implizieren immer bestimmte politische Sichtweisen.

Die Rolle der Krankenkassen zur Prävention und Gesundheitsförderung

Die grundsätzliche Zuständigkeit der Krankenkassen für die Prävention ist im § 1 des Sozialgesetzbuches (SGB) V, Satz 1 gesetzlich verankert: „Die Krankenversicherung als Solidargemeinschaft hat die Aufgabe, die Gesundheit der Versicherten zu erhalten, wiederherzustellen oder ihren Gesundheitszustand zu verbessern." Von zentraler Bedeutung für die Prävention und Gesundheitsförderung ist der mehrfach geänderte § 20 SGB V. Die im Jahr 2000 im Zuge des GKV-Gesundheitsreformgesetzes in Kraft getretene Neufassung sollte der Kritik an der Umsetzung des alten § 20 von 1996 entgegenwirken, nämlich dem Mangel an klaren gesundheitlichen Zielen und Zielgruppenorientierungen sowie der „Mittelstandsorientierung" beim Marketing und den Methoden der Umsetzung, was dazu führte, dass die präventiven Maßnahmen der Krankenkassen, vorrangig von gesundheitsbewussten Versicherten aus dem Mittelstand, in Anspruch genommen wurden. Der neue § 20 SGB V verpflichtet deshalb die Krankenkassen:

- sich grundsätzlich in der Primärprävention zu engagieren, „den allgemeinen Gesundheitszustand zu verbessern und insbesondere einen Beitrag zur Verminderung sozialbedingter Ungleichheit von Gesundheitschancen zu erbringen";

- prioritäre Handlungsfelder und Kriterien für primärpräventive Leistungen durch die Spitzenverbände der Krankenkassen zu beschließen (den aktuellen GKV-Leitfaden und die jährlichen Präventionsberichte über die Inanspruchnahme von Angeboten der Krankenkassen und deren Maßnahmen zur Gesundheitsförderung in Betrieben und anderen Settings wie Schulen und Gemeinden können Sie kostenlos unter www.gkv-spitzenverband.de herunterladen);

- die Ermächtigung zu Interventionen im Setting Betrieb.

Die Erfahrungen aus den ersten drei Jahren seit Inkrafttreten des neuen § 20 SGB V zeigten jedoch deutliche Defizite bei der praktischen Umsetzung und deuten darauf hin, dass sich die Kassen mindestens gleichermaßen von den staatlich gesetzten Anreizsystemen leiten lassen, die seit 1992 zunehmend auf ökonomische Konkurrenz zwischen den Kassen hinwirken. Rosenbrock (2002, S. 54) fasst dies so zusammen:

„Für die Kassen ist Prävention unter den gegebenen Anreizen eines der ganz wenigen Felder, auf denen sie sich im Wettbewerb werblich profilieren können; werblich wirksam profilieren kann sich aber nur die einzelne Kasse. Deshalb gibt es kein genuines Interesse an einer kassenübergreifenden Kooperation, die für setting- oder populationsbezogene Gesundheitsförderungsprojekte oft erforderlich ist. Kassen haben darüber hinaus ein objektives Interesse an der Optimierung ihrer Risikomischung, und d. h. an Versicherten mit absehbar positivem Deckungsbeitrag, und d. h. – trotz Risikostrukturausgleich – an gesunden jungen Mittelschichtversicherten. Keine Kasse kann – bei gegebener Anreizstruktur – ein ökonomisches Interesse daran haben, mit attraktiver und wirksamer Prävention um die Mühsamen und Beladenen in der Bevölkerung zu werben. Im Falle des Erfolges drohen der jeweiligen Kasse wirtschaftliche und verbandspolitische Nachteile. Damit ergibt sich ein für Public Health und Gesundheitspolitik leider nicht ungewohntes Bild. Gesundheitswissenschaftlich belastbare und gesundheitlich aussichtsreiche Handlungsprogramme (policies) können formuliert werden, bleiben aber im Gestrüpp der Anreize und Interessen sowie der dadurch geprägten Aushandlungen zwischen den Akteuren (politics) weit unter ihren Wirkungspotenzialen." (Walter, U., Schwartz, F. W., S. 17–19 und Rosenbrock, R., S. 54. In: Prävention durch Krankenkassen – Zielgruppen, Zugangswege, Wirksamkeit und Wirtschaftlichkeit. Walter, Drupp, Schwartz, Hrsg., 2002)

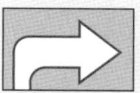

Was sind die vorrangigen Probleme der Gesundheitsförderung im 21. Jahrhundert? Die Jakarta-Konferenz (1997) stellte die folgenden Probleme heraus:

- die zunehmende Verstädterung
- das generelle Anwachsen der Bevölkerung und die steigende Zahl älterer Menschen
- die hohe Prävalenz chronischer Krankheiten
- der zunehmende Mangel an körperlicher Aktivität
- die Resistenz gegen Antibiotika
- die Zunahme des Drogenmissbrauchs
- die Zunahme der Gewalt (in der Familie, Öffentlichkeit und durch die regionalen Kriege)
- die neuen, wiederauftretenden Infektionskrankheiten
- die Umweltzerstörung
- die Globalisierung

Das vielleicht beste Beispiel für den politischen Charakter der Gesundheitsförderung ist die andauernde Debatte um die sozialen Determinanten der Gesundheit. Trotz der Fülle der Forschungsergebnisse über den Zusammenhang zwischen Armut, sozialer Benachteiligung und Erkrankung (Davey Smith 2003, Marmot & Wilkinson 2006) reagierten die verschiedenen britischen Regierungen sehr unterschiedlich darauf. 18 Jahre lang weigerte sich eine von den Konservativen geführte Regierung, den Zusammenhang zwischen sozialer Ungleichheit und Gesundheit anzuerkennen und sprach stattdessen von „Variationen des Gesundheitszustandes unter den verschiedenen sozioökonomischen Gruppen in der Bevölkerung" (Department of Health 1992, S. 121). Mit der Verneinung des nachweisbaren Zusammenhangs zwischen sozialer Ungleichheit und Gesundheit gab es auch keinen Grund für staatliche Interventionen und man konnte weiterhin den Standpunkt vertreten, dass der freie Markt das beste Mittel zur Befriedigung der gesundheitlichen Bedürfnisse der Bevölkerung sei.

Wissenschaftliche Studien haben jedoch gezeigt, dass die Bevölkerung in Ländern mit einer stärker sozialstaatlichen Ausrichtung und entsprechenden Maßnahmen zur Reduzierung gesundheitlicher Chancenungleichheiten gesünder ist. Dies zeigten die deutlich rückläufigen Zahlen bei der Kindersterblichkeit und den untergewichtig geborenen Kindern sowie der Anstieg der allgemeinen Lebenserwartung in diesen Ländern (Navarro & Shi 2001, Chung & Muntaner 2007, Navarro 2006).

Sollten solche Themen wie „Nachhaltigkeit" und „Globalisierung" Teil des Themenkataloges der Gesundheitsförderung sein?

Die Globalisierung eröffnet neue Handlungsfelder über die nationalen Grenzen hinaus und schafft damit neue Herausforderungen für die Gesundheitsförderung. Die Erreichung einer nachhaltigen gesundheitsfördernden Umwelt erfordert international abgestimmte Maßnahmen. Für die auf lokaler Ebene tätigen Gesundheitsförderinnen und Gesundheitsförderer mag ihr Einfluss darauf unrealistisch erscheinen. Der zunehmende Aufbau internationaler Netzwerke, das Internet sowie international ausgerichtete Politikinitiativen schaffen jedoch auch für die Gesundheitsförderung neue Möglichkeiten, sich stärker international und global aufzustellen.

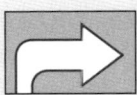

Lebensmittelkennzeichnung in der Europäischen Union

Die Europäische Union (EU) einigte sich 2008 auf ein neues Kennzeichnungssystem für alle Lebensmittelverpackungen in 27 Mitgliedsstaaten. Damit soll dem Anstieg übergewichtiger Personen in den EU-Ländern entgegengewirkt werden. In die neuen Kennzeichnungsvorschriften wurde zwar nicht das von den Gesundheitsverbänden vorgeschlagene und deutlich sichtbare „Ampelsystem" übernommen, aber sie gehen über die von der Lebensmittelindustrie gewünschten bloßen Selbstverpflichtung hinaus.

(Guardian 31/1/2008, S. 14)

In zunehmendem Maße wird auch von den in der Gesundheitsförderung Tätigen verlangt, dass sie ihre praktische Arbeit auf konkrete Nachweise stützen. Diese Forderung nach einer „evidenzbasierten" Gesundheitsförderung ist eng mit den politischen Vorstellungen der Neo-Liberalen nach mehr Rechenschaftspflichtigkeit und Konsumentenschutz verbunden. Der Begriff der „evidenzbasierten Praxis" stützt sich in der Regel auf eine wissenschaftliche Auslegung dieses Begriffs, die die sogenannten „randomisierten Kontrollstudien" als besten Standard für einen Wirksamkeitsnachweis favorisiert (siehe Kapitel 3). Dieser „Goldstandard" kann jedoch kritisiert werden, weil er die Ansichten und Wünsche der Nutzer und Nutzerinnen der Dienstleistungen ignoriert. Außerdem vernachlässigt er auch die damit verbundenen politischen und sozialen Probleme, die viel zu komplex sind, als dass sie in solch ein Entscheidungsmodell des „Goldstandards" mit einbezogen werden könnten. Das heißt, eine „evidenzbasierte Praxis" muss auch die Ansichten und Überzeugungen der Menschen mit einbeziehen und darf sich nicht allein an den abstrakten wissenschaftlichen Vorstellungen und Nachweisen orientieren.

Diskutieren Sie den Anspruch, eine „evidenzbasierte Praxis" belege die politische Neutralität der Gesundheitsförderung, weil aufgrund wissenschaftlicher Methoden gezeigt wurde, was wirkt und was nicht.

Die wissenschaftliche Auffassung von einer „evidenzbasierten Praxis" kann im Hinblick auf die naive Vorstellung der politischen Neutralität der Wissenschaft hinterfragt werden. Diese Neutralität wird von Sozialwissenschaftlern infrage gestellt (Bauchspies 2005, David 2005). Sie weisen darauf hin, dass auch die Wissenschaft eine von Menschen durchgeführte Aktivität ist und deshalb wie alle anderen sozialen Aktivitäten bestimmten Unzulänglichkeiten ausgesetzt ist. Gesundheitsbezogene Forschung findet nicht im „Elfenbeinturm" statt. Gesundheitsforscher müssen um Mittel für ihre Untersuchungen kämpfen und Ergebnisse liefern, die für ihre Auftraggeber und die akademische Gemeinschaft akzeptierbar sind. Untersuchungen belegen, dass finanzielle Unterstützungen gemeinnütziger Gesundheitsorganisationen durch die Privatwirtschaft auch deren Aktivitäten und Leistungen beeinflussen (Jacobson 2005). Auch was an sogenannten „gesicherten" wissenschaftlichen Ergebnissen über Gesundheitsthemen an die Öffentlichkeit gelangt, ist nicht frei von politischen Einflüssen. Die Vorstellung gesicherter wissenschaftlicher Ergebnisse ist in den Sozialwissenschaften deshalb umstritten. Bei keinem Thema gibt es letztlich eine hundertprozentige Übereinstimmung über die sogenannten „wissenschaftliche Fakten". So ist z. B. weiter umstritten, ob das Sozialkapital oder das Einkommen für den besseren Gesundheitszustand der wohlhabenderen Bevölkerungsschichten verantwortlich ist.

Politisch denken

Wir haben gesehen, wie die Gesundheitsförderung politische Vorstellungen und Überzeugungen impliziert und diese weiter verstärkt und deshalb immer in einem bestimmten politischen Kontext zu sehen ist. Auch die in der Gesundheitsförderung Tätigen sind nicht frei von Werten und politischen Einstellungen. Viele von ihnen führen ihre praktische Arbeit mehr oder weniger im Einklang mit ihren persönlichen Wertvorstellungen durch. Das medizinische Modell der Gesundheit bietet ihnen dabei eine klare Aufgabenstellung, weil es ihre Fachkompetenz in der Regel nicht infrage stellt. Auch für den Einzelnen bietet das medizinische Modell eine klare Handlungsorientierung zum Schutz seiner Gesundheit. Einige Gesundheitsförderinnen und Gesundheitsförderer machen gelegentlich die Erfahrung, dass ihre berufliche Aufgabe nicht im Einklang mit ihren politischen Vorstellungen und Werten steht. Der Glaube an generelle Gesundheitsziele und die Notwendigkeit, den Einzelnen zu „empowern" (damit er auf die Faktoren, die seine Gesundheit bestimmen, auch Einfluss nehmen kann), mag dann im Widerspruch stehen mit ihren vertraglich festgelegten Gesundheitsförderungsaufgaben und der Notwendigkeit, entsprechende Erfolge nachzuweisen.

Die folgende Übung soll bei der Identifizierung von Bereichen helfen, in denen Sie Veränderungen in Ihrer Praxis vornehmen könnten.

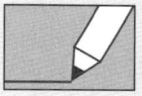

Hier eine Liste von Vorschlägen für grundlegende Veränderungen der gesundheitsfördernden Praxis. Was glauben Sie, welche davon für Sie machbar sind? Versuchen Sie dabei, sich Ihren eigenen politischen Standpunkt klar und ehrlich vor Augen zu halten.

- Entwickeln Sie einen gleichgestellten partnerschaftlichen Umgang mit Ihren Klienten und Klientinnen, bei dem die Ansichten und Werte des jeweils anderen respektiert und die Informationen untereinander ausgetauscht werden.

- Versuchen Sie sicherzustellen, dass Ihre Zielpersonen oder Gruppen auch wirklich in den Planungs- und Entscheidungsprozess Ihrer Maßnahmen eingebunden werden.

- Versuchen Sie herauszustellen, dass Gesundheit eine Gemeinschaftsaufgabe ist, indem sie die Fakten über gesundheitlichen Chancenungleichheiten und die Möglichkeiten gesundheitsbezogener Gemeinschaftsaktionen aufzeigen.

- Überprüfen Sie Ihre Materialien zur gesundheitlichen Aufklärung, um sicherzustellen, dass diese keine Klischees oder Vorurteile über Geschlechter, soziale Schichten, ethnische Gruppen, Behinderungen, Alter oder Sexualität enthalten.

- Beteiligen Sie sich an Aktionsforschungen, in denen Forscher und ihre untersuchten Zielgruppen in enger Partnerschaft zusammenarbeiten

- Entwickeln Sie ein Netz sozialer Unterstützungsmöglichkeiten mit gleichgesinnten Akteuren und Akteurinnen, wo Erfahrungen ausgetauscht und Probleme diskutiert werden können.

- Seien Sie ehrlich zu sich selbst und gegenüber anderen im Hinblick auf die Grenzen Ihrer Arbeit.

Entnommen von Adams & Slavin (1985) und O'Neill (1989)

Schlussfolgerung

Die Politik wirkt praktisch auf alle gesellschaftlichen Bereiche ein und damit auch auf die Gesundheitsförderung. Sie unterliegt ständigen Veränderungen und führte z. B. zu Beginn des 21. Jahrhunderts zu einem Anstieg der Globalisierungstendenzen sowie einem Aufschwung neoliberaler politischer Ideologien. Solche Entwicklungen und die damit einhergehenden neuen Wertvorstellungen sind eng mit der Praxis der Gesundheitsförderung verbunden. Das Verständnis und die Auseinandersetzung mit der Politik in ihrem weitesten Sinn ist deshalb für die Gesundheitsförderinnen und Gesundheitsförderer eine notwendige Voraussetzung, um ihre Aktivitäten politisch durchdacht und im Einklang mit ihren eigenen Werten und Überzeugungen zu konzipieren und durchzuführen.

„Babylonische" Begriffsverwirrung erweitert den Spielraum für politische und fachliche Interpretationen bei der Bestimmung der Inhalte und Methoden der Gesundheitsförderung

Ulla Walter kommt bei ihrer Expertise im Auftrag des Bundesministeriums für Gesundheit und Soziale Sicherung (2003a) und ihren Analysen zur „babylonischen Begriffsverwirrung" (2003b) bei der Wahrnehmung und Umsetzung rechtlicher Bestimmungen zur Prävention in Deutschland (Arbeitsförderung SGB III, Gesetzliche Krankenversicherung SGB V, Vorsorge und Früherkennung SGB V, Prophylaxe von Zahn-, Mund- und Kieferkrankheiten §§ 21, 22, 26 SGB V, Kinder- und Jugendhilfe SGB VIII, Soziale Pflegeversicherung SGB VIII sowie der Selbsthilfe, Aufklärung, Patienten- und Verbraucherberatung) zu folgendem Ergebnis: „Das Verständnis von Prävention ist nicht in allen betrachteten Bereichen identisch und unterscheidet sich – entsprechend den Traditionen der jeweiligen Träger – teilweise erheblich" und die Begriffe der Vorsorge, Früherkennung, Gesundheitsuntersuchungen, Primärprävention, Prophylaxe etc. werden in den einzelnen Gesetzen unsystematisch verwendet (s. auch Franzkowiak, 2006).

Häufig widersetzt man sich der Vorstellung, dass die Gesundheitsförderung auch eine politische Tätigkeit ist. Zuzugeben, dass auch hier die Politik mitschwingt, mag als Verwässerung der Gesundheitsförderung angesehen werden, da sie eine Sachlage relativer Gewissheit in eine der Ungewissheit verändert. Um eine effektive Gesundheitsförderung sicherzustellen, wird es deshalb nicht mehr ausreichen, sich nur auf die bestehende Ausbildung zu verlassen. Eine ganze Reihe anderer Aspekte muss in Betracht gezogen werden, von denen einige das gesamte Konzept gesundheitsfördernder Expertise betreffen und infrage stellen.

Wie unbequem dieser Prozess auch immer sein mag, das Erkennen des politischen Charakters der Gesundheitsförderung ist für die Effektivität der Gesundheitsförderung von entscheidender Bedeutung (O'Neill 1989). Die Akzeptierung des jetzigen Zustandes ist kein apolitischer, sondern ein zutiefst politischer Standpunkt. Der gegenwärtige Zustand ist nicht zwangsläufig gegeben, sondern das Ergebnis des Zusammenspiels komplexer Kräfte und historischer Prozesse. Die Dinge könnten auch anders liegen. Das zentrale Anliegen der Gesundheitsförderung ist die Erreichung einer besseren Gesundheit für alle. Diese Vision kann durch wissenschaftliche Erkenntnisse und technisches Know-how befördert werden, aber ihre endgültige Form nimmt sie erst durch die Wertvorstellungen und Überzeugungen des Einzelnen an. Teil der Aufgabe der in der Gesundheitsförderung Tätigen ist es deshalb, ihre Wertvorstellungen und Überzeugungen offenzulegen und bis ins Einzelne zu hinterfragen. Wir hoffen, dass wir Ihnen mit diesem und dem vorangegangenen Kapitel 6 über die Ethik in der Gesundheitsförderung bei der Umsetzung dieser Aufgabe ein Stück weiterhelfen konnten.

 **Die folgenden Aussagen spiegeln bestimmte politische Sichtweisen wider. Können Sie diese erkennen? Welchen von diesen Aussagen stimmen Sie zu?**

1. Es sollte ein System geben, das die Bedürftigen wirtschaftlich und sozial unterstützt.

2. Eigeninitiative und Unternehmungsgeist sollten mehr belohnt und nicht durch hohe Steuern im Keim erstickt werden.

3. Jedes Gesellschaftsmitglied hat eine Verpflichtung und Verantwortung für den anderen.

4. Ungleichheiten sind nicht nur unvermeidbar, sondern eine notwendige Voraussetzung für Entwicklung und Wachstum.

5. Hohe soziale Beihilfen führen zur wirtschaftlichen Abhängigkeit der Menschen.

6. Die Menschen leben heute als Bürger und Bürgerinnen in einer globalen Welt und müssen sich deshalb auch mit globalen Problemen auseinandersetzen, wie z. B. dem Klimawandel.

7. So etwas wie Sozialschichten bzw. Klassen gibt es heute in modernen Industriegesellschaften nicht mehr.

8. Die Menschen sollten in der Lage sein, die Art und den Umfang ihrer Gesundheitsversorgung auszuwählen, die sie möchten und sich auch leisten können.

9. Bestimmte Dienste sind unentbehrlich und sollten vom Staat angeboten werden.

10. Wichtiger als die große Politik sind die konkreten Probleme, insbesondere die der lokalen Gruppen und Gemeinschaften.

11. Bei der Planung und Durchführung von öffentlichen Dienstleistungen sollten die Nutzer und Nutzerinnen die gleichen Rechte haben wie die Anbieter und Anbieterinnen.

12. Die Menschen sind nicht alle gleich, aber jeder sollte die gleichen Chancen haben.

13. Verbrechen und Störungen der öffentlichen Ordnung sind durch die strikte Anwendung der vorhandenen Gesetze und Strafbestimmungen zu ahnden.

14. Gemeinsame Werte und ein gemeinsames Kulturverständnis sind die Grundlagen zur Aufrechterhaltung des sozialen Zusammenhalts.

15. Die Lebensqualität eines Menschen wird bestimmt durch sein Glück bzw. sein Pech, reich bzw. arm geboren zu sein.

Fragen zur weiteren Diskussion

- Inwieweit kann die Gesundheitsförderung als eine politische Tätigkeit betrachtet werden?

- Wie kann das Verständnis der politischen Einflüsse auf die Gesundheitsförderung den Gesundheitsförderinnen und Gesundheitsförderern helfen, ihre alltägliche Praxis effektiver zu gestalten?

- Wie haben Ihre eigenen politischen Vorstellungen Ihre Arbeit beeinflusst?

Präventionspolitische Konstellationen in Deutschland

Prävention als neuer Politiktyp befindet sich erst am Anfang seiner systematischen Entwicklung. Arbeitsteilung und Kompetenzbereiche zwischen den beteiligten wissenschaftlichen Disziplinen und Institutionen sind unklar und oft noch umstritten. Häufig müssen primärpräventive Maßnahmen in Organisationen und strukturellen Zusammenhängen umgesetzt werden, die anderen Zielen und Anreizsystemen folgen und in denen andere Handlungsregeln gelten.

Probleme der Evaluation und des Nutzennachweises. Ökonomisch überzeugende Wirksamkeitsnachweise liegen für die Prävention und Gesundheitsförderung nur zum Teil vor. Zudem können die gesundheitlichen Erträge in den heute meist kurzfristig angelegten Messperioden von ein bis maximal fünf Jahren oft nicht erhoben werden. Die Anwendung von Evaluationskriterien analog zur „evidenzbasierten Medizin" würde zu einer systematischen Bevorzugung weniger komplexer und oft auch weniger wirksamer Interventionen führen.

Vorrang wirtschaftlicher Interessen. Bei Entscheidungen staatlicher und unternehmerischer Politik dominieren ökonomische Gesichtspunkte weithin über das gesundheitliche Argument. Die gesundheitsgerechte Gestaltung von Arbeitsplätzen, die Reduzierung von Umweltbelastungen oder komplexe Gesundheitskampagnen mit Lebensweisenbezug kosten zunächst einmal Geld. Ihr Nutzen ist dagegen oft nur schwer in Geld auszudrücken oder er liegt außerhalb des Interessenbereichs der Akteure und Akteurinnen beziehungsweise jenseits ihrer meist kurzfristigen Planungshorizonte, z. B. dem Geschäftsjahr bei Unternehmen oder der Wahlperiode in der Politik.

Bestimmung der Präventionsinhalte durch den Markt. Ökonomische Gründe begrenzen nicht nur das „Wie viel", sondern auch das „Was" der Prävention. Kommerziell betriebene Prävention und Gesundheitsförderung richten sich in einer Marktwirtschaft nach der mobilisierbaren kaufkräftigen Nachfrage, die kein geeignetes Steuerungsinstrument für Prävention ist, vor allem unter dem Gesichtspunkt der Beseitigung sozial bedingter Ungleichheit von Gesundheitschancen. Die Umformung gesellschaftlicher Probleme in individuell durch Kauf von Waren und Dienstleistungen zu befriedigende Bedürfnisse nimmt den sozialen Impulsen der Prävention und Gesundheitsförderung einen großen Teil ihrer Wirksamkeit.

Dominanz der Medizin. Ein weiterer Teil dieser sozialen Schubkraft wird durch die Definitionsmacht und Aktivitäten der individuell kurativ orientierten klinischen Medizin absorbiert. Da die individuelle Prävention immer noch als vertragsärztliches Leistungsfeld angesehen wird, dominieren in der Prävention die Sichtweisen und Leistungen des Kassenarztes, und die in der Öffentlichkeit nur langsam nachlassende Gleichsetzung der „Gesundheitssicherung" mit der „Medizin" führt häufig zu einer Medikalisierung sozialer Probleme.

Das Fehlen einer gegentendenziellen Politik. Da sich unter diesen Rahmenbedingungen die Tendenz zur politischen Untergewichtung der Primärprävention und zur relativen Übergewichtung der Verhaltensmodifikation und des Konsums eher verstärkt, wäre eine Erweiterung präventionspolitischer Handlungsräume am ehesten von einer staatlich getragenen gegentendenziellen Politik zu erwarten. Diese ist aber derzeit noch nicht in Sicht. Während die Etablierung der Gesundheitswissenschaften im akademischen Bereich seit Ende der 80er-Jahre relativ zügig vorankommt, haben sich wegweisende Praxismodelle der Prävention und Gesundheitsförderung nicht mit vergleichbarer Dynamik entwickeln können.

Entnommen von Rosenbrock, R. und Michel, K., 2007. Primäre Prävention, S. 116–118.

Zusammenfassung

In diesem Kapitel haben wir die politischen Einflüsse und Auswirkungen der Politik auf die Organisationsstrukturen, Methoden und Inhalte der Gesundheitsförderung untersucht. Die Kernaussage war, dass die Gesundheitsförderung auch eine politische Tätigkeit ist und dass jeder Versuch, dies zu leugnen, unser Verständnis und unsere Möglichkeiten für wirksamere Maßnahmen schmälert. Wir haben gezeigt, dass die jeweils gängigen Maßnahmen der Gesundheitsförderung auf bestimmten politischen Grundwerten basieren. Im Übergang in das 21. Jahrhundert kam es durch den fortschreitenden Globalisierungsprozess und den Aufschwung des Neoliberalismus zu einem politischen Wertewandel, der auch die Praxis der Gesundheitsförderung beeinflusste. Obwohl das Verständnis für die sozialen Determinanten der Gesundheit gewachsen ist und die damit verbundene Verpflichtung, die grundlegenden Ursachen der Erkrankungen durch multisektorale und grenzüberschreitende Zusammenarbeit zu lösen, wird deren praktische Umsetzung durch die neoliberalen Ideologien von einer freien Marktwirtschaft auch im Gesundheitsbereich deutlich eingeschränkt.

Unter diesen politischen Rahmenbedingungen ist das eigene Rollenverständnis der Gesundheitsförderinnen und Gesundheitsförderer von besonderer Bedeutung. Man könnte den Standpunkt vertreten, dass sie ihre Aufgaben erweitern müssen, indem sie die Interessenvertretung ihrer Klienten und Klientinnen und deren Empowerment stärker berücksichtigen und mehr Wert auf die nationale und internationale Vernetzung sowie die multisektorale und interdisziplinäre Zusammenarbeit legen. Inwieweit diese Verlagerungen der praktischen Arbeit tatsächlich zum Tragen kommen, bleibt angesichts der zunehmenden Ansprüche an die Gesundheitsversorgung fraglich. Viele Gesundheitsförderer und Gesundheitsförderinnen mögen vielleicht das Gefühl haben, dass die generellen politischen Rahmenbedingungen jetzt für sie günstiger sind. Die Aufgabe, in Übereinstimmung mit den eigenen politischen Vorstellungen und Überzeugungen zu handeln, bleibt für jede Gesundheitsförderin und jeden Gesundheitsförderer eine ständige Herausforderung.

Literatur und Websites

1. Weiterführende deutschsprachige Literaturempfehlungen und Websites

Schwartz, F. W. et al. (Hrsg.) 2003. Das Public Health Buch. Gesundheit und Gesundheitswesen, 2. Aufl., Urban & Fischer, München und Jena. *Das Buch bietet im Kapitel 12 „Institutionen, Systeme und Strukturen in der Gesundheitsförderung und Prävention", S. 243–268, kurzgefasste Beschreibungen gesundheitspolitisch wichtiger Einrichtungen auf Bundes-, Landes- und kommunaler Ebene in Deutschland, einschließlich den Kranken- und Pflegekassen.*

Walter, U., Drupp, M., Schwartz, F. W. (Hrsg.) 2002. Prävention durch Krankenkassen. Juventa Verlag, Weinheim u. München. *Dieses Buch bietet einen umfassenden Einstieg zu den präventiven Aufgaben der Krankenkassen, deren Zielgruppen und Zugangswege sowie zur Wirksamkeit und Wirtschaftlichkeit ihrer präventiven Maßnahmen.*

Gute Einblicke zu den politisch aktuellen Themen und Inhalten der Prävention und Gesundheitsförderung in Deutschland (z. B. nationale Gesundheitsziele, Aktionspläne, Schwerpunktthemen und Initiativen) bieten folgende Websites:

- www.bmg.bund.de (Bundesministerium für Gesundheit)
- www.bzga.de (Bundeszentrale für gesundheitliche Aufklärung)

- www.gkv-spitzenverband.de (Spitzenverband der gesetzlichen Krankenkassen, hier können Sie z. B. den aktuellen GKV-Leitfaden Prävention sowie deren jährlichen Präventionsbericht mit vielfältigen Daten und Tabellen herunterladen)
- www.bvpraevention.de (Bundesvereinigung Prävention und Gesundheitsförderung e.V. Informiert vor allem über die Inhalte und Initiativen der freien Träger zur Gesundheitsförderung in Deutschland und seine 128 Mitgliedsorganisationen [Stand 2008].)
- www.gesundheitsziele.de (Forum Gesundheitsziele Deutschland, Gesellschaft für Versicherungswirtschaft und -gestaltung e.V. Informiert über die gegenwärtig vorliegenden sechs nationalen Gesundheitsziele, prioritäre Handlungsfelder in den Bundesländern, internationale Gesundheitsziele sowie Empfehlungen der WHO.)

2. Literaturempfehlungen der englischen Originalausgabe

Bambra C, Smith K, Kennedy L 2008 Politics. In: Naidoo & Wills (eds) Health Studies, 2nd edn. Palgrave, Basingstoke. Kapitel 7. *Dieses Kapitel bietet einen Überblick über die Politikwissenschaften und wendet deren Methoden und Konzepte auf die Probleme der Gesundheit an.*

Harrison S, McDonald R 2008 The politics of health care in Britain. Sage, London. *Eine aktuelle Übersicht zur Gesundheitsversorgung mit Erklärungen zu bestimmten Schlüsselthemen wie der Rationierung, der Patienten- und Bürgerbeteiligung und interdisziplinären Zusammenarbeit.*

3. Neu eingefügte deutschsprachige Quellenangaben

Franzkowiak, P. 2006. Präventive Soziale Arbeit im Gesundheitswesen. Kapitel 7: Rechtliche und politische Aspekte. UTB Reinhardt, München.

Leitbegriffe der Gesundheitsförderung. 2003. Hrsg.: Bundeszentrale für gesundheitliche Aufklärung, Fachverlag Peter Sabo, Schwabenheim.

Rosenbrock, R. 2002. Krankenkassen und Primärprävention – Anforderungen und Erwartungen an die Qualität. In: Walter, U., Drupp, M., Schwartz, F. W. (Hrsg.) Prävention durch Krankenkassen, S. 40 ff. Juventa Verlag, Weinheim u. München.

Rosenbrock, R., Gerlinger, Th. 2006. Gesundheitspolitik – Eine systematische Einführung. Verlag Hans Huber, Hogrefe AG, Bern und Göttingen.

Rosenbrock, R., Michel, K. 2007. Primäre Prävention – Bausteine für eine systematische Gesundheitssicherung. MVW Medizinisch Wissenschaftliche Verlagsgesellschaft, Berlin. Berliner Schriftenreihe für Gesundheitswissenschaften.

Sachverständigenrat zur Begutachtung der Entwicklung im Gesundheitswesen (Hrsg.) 2006. Koordination und Qualität im Gesundheitswesen, Band 1, Kooperative Koordination und Wettbewerb, sozioökonomischer Status und Gesundheit, Strategien der Primärprävention. 1. Aufl., Verlag W. Kohlhammer, Stuttgart.

Schnabel, P. E. 2007. Gesundheit fördern und Krankheit prävenieren. Kapitel 2.1: Das Präventionswesen in Deutschland – Struktur, Interessen und Politik, S. 46 ff. Juventa Verlag, Weinheim und München.

Schwarz, F.W., Badura, B., Leidl, R., Raspe, H., Siegrist, J. (Hrsg.) 2003. Das Public Health Buch, 2. Aufl., Urban & Fischer, München und Jena.

Specke, H. K. 2005. Der Gesundheitsmarkt in Deutschland. Daten-Fakten-Akteure. Kapitel Gesundheitspolitik, S. 186 ff. Verlag Hans Huber, Bern und Göttingen.

Stöckel, S. 2007. Geschichte der Prävention und Gesundheitsförderung. In: Hurrelmann, K., Klotz, T., Haisch, J. (Hrsg.). Lehrbuch Prävention und Gesundheitsförderung, 2. Aufl., Huber Verlag, Bern.

Walter, U. 2003a. Wahrnehmung und Umsetzung rechtlicher Bestimmungen zur Prävention in Deutschland – Expertise aus sozialmedizinischer Sicht im Auftrag des Bundesministeriums für Gesundheit und soziale Sicherheit, revidierte Fassung, Hannover.

Walter, U. 2003b. Babylon im SGB? Eine Analyse zur Begriffsvielfalt zur Prävention in den Sozialgesetzbüchern. Sozialer Fortschritt 52, S. 523–261.

4. Quellenangaben der englischen Originalausgabe

Adams L, Slavin H 1985 Checklist for personal action. Radical Health Promotion 2: 47.

Bambra C, Fox D, Scott Samuel A 2003 Towards a new politics of health. Politics of Health Group discussion paper no. 1. University of Liverpool, Liverpool.

Bambra C, Scott-Samuel A 2005 The twin giants: addressing patriarchy and capitalism. Politics of Health Group UK. Available online at: http://www.pohg.org.uk/.

Bambra C, Smith K, Kennedy L 2008 Politics. In: Naidoo J, Wills J (eds) Health studies, 2nd edn. Palgrave, Basingstoke. Chapter 7.

Bauchspies W, Croissant J, Restivo S 2005 Science, technology and society: a sociological approach. Wiley-Blackwell, Oxford.

Beattie A 1991 Knowledge and control in health promotion: a test case for social policy and social theory. In: Gabe J, Calnan M, Bury M (eds) The sociology of the health service. Routledge, London, pp. 162–201.

Beattie A 1993 The changing boundaries of health. In: Beattie A, Gott M, Jones L et al (eds) Health and wellbeing: a reader. Macmillan/Open University, Basingstoke.

Chung H, Muntaner C 2006 Political and welfare determinants of infant and child health indicators: an analysis of wealthy countries. Social Science and Medicine 63: 829–842.

Chung H, Muntaner C 2007 Welfare state matters: a typological multilevel analysis of wealthy countries. Health Policy 80: 328–339.

Davey Smith G (ed) 2003 Health inequalities: lifecourse approaches. The Policy Press, Bristol.

David M 2005 Science in society. Palgrave Macmillan, Houndsmill.

Department of Health 1992 The health of the nation. HMSO, London.

Department of Health 2003 Tackling health inequalities: a programme for action. Stationery Office, London.

Department of Health 2004 Choosing health: making healthy choices easier. Stationery Office, London.

Heywood A 2000 Key concepts in politics. Palgrave, Hampshire.

Jacobson M F 2005 Lifting the veil of secrecy from industry funding of nonprofit health organizations. International Journal of Occupational and Environmental Health 11: 349–355.

Jones G, Steketee R W, Black R E et al 2003 How many child deaths can we prevent this year? Lancet 362: 65–71.

Kickbusch I, Secketee B 2007 Global public health. In: Douglas J, Earle S, Handsley S et al. (eds) A reader in promoting public health: challenge and controversy. Sage Publications/Open University, London, pp. 159–168.

Labonte R, Schrecker T 2007 Globalization and social determinants of health: introduction and methodological background (part 1 of 3). Globalization and Health 3: 5.

Lee K 2003 Globalization and health: an introduction. Palgrave Macmillan, Basingstoke.

Marmot M, Wilkinson R G (eds) 2006 Social determinants of health, 2nd edn. Oxford University Press.

Naidoo J 1986 Limits to individualism. In: Rodmell S, Watt A (eds) The politics of health education. Routledge and Kegan Paul, London, pp. 17–37.

Navarro V, Shi L 2001 The political context of social inequalities and health. Social Science and Medicine 52: 48–491.

Navarro V, Muntaner C, Borrell C et al. 2006 Politics and health outcomes. Lancet 368: 1033–1037.

O'Neill M 1989 The political dimension of health promotion work. In: Martin C J, McQueen D V (eds) Readings for a new public health. Edinburgh University Press, Edinburgh, pp. 222–234.

Orme J, de Viggiani N, Naidoo J et al. 2007 Missed opportunities? Locating health promotion within multidisciplinary public health. Public Health 121: 414–419.

Raphael D 2003 Addressing the social determinants of health in Canada: bridging the gap between research findings and public policy. Policy Options March: 35–40.

Raphael D 2008 Grasping at straws: a recent history of health promotion in Canada (in press). Critical Public Health.

Raphael D, Bryant T 2006 Maintaining population health in a period of welfare state decline: political economy as the missing dimension in health promotion theory and practice. Promotion and Education 13: 236–242.

Scott-Samuel A, Springett J 2007 Hegemony or health promotion: prospects for reviving England's lost discipline. Journal of the Royal Society of Health 127: 210–213.

Scott-Samuel A, Wills J 2007 Health promotion in England: sleeping beauty or corpse? Health Education Journal 66: 115–119.

Universal Declaration of Human Rights 1948 UN Department of Public Information, Geneva.

Wilkinson R G 1996 Unhealthy societies: the afflictions of inequality. Routledge, London.

Wilkinson R G, Marmot M 2003 Social determinants of health: the solid facts. WHO Regional Office for Europe, Copenhagen. Wills J, Evans D, Scott-Samuel A 2008 Hungry for change: politics and prospects for health promotion in England. Critical Public Health (in press).

World Health Organization 1978 Declaration of Alma-Ata. International Conference on Primary Health Care, Alma-Ata, USSR. WHO, Geneva.

World Health Organization 1986 Ottawa charter for health promotion. WHO, Geneva.

World Health Organization 1997 New players for a new era: leading health promotion into the 21st century. 4th International Conference on Health Promotion, Jakarta, Indonesia 21–25 July 1997. Conference report. World Health Organization, Geneva/Ministry of Health, Indonesia.

World Health Organization 2001 Macroeconomics and health: investing in health for economic development. WHO, Geneva.

World Health Organization 2005 The Bangkok charter for health promotion in a globalized world. WHO, Geneva.

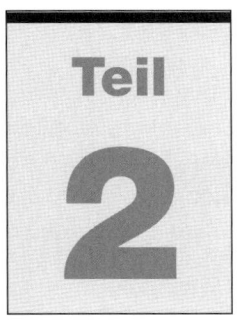

Strategien und Methoden

Der zweite Teil des Buches orientiert sich an den in der „Ottawa-Charta zur Gesundheitsförderung" (WHO 1986) formulierten Handlungsbereichen und umfasst die folgenden Kapitel:

8. Gesundheitsdienste neu orientieren
9. Gesundheitskompetenzen entwickeln
10. Gesundheitsbezogene Gemeinwesenarbeit und Empowerment fördern
11. Entwicklung einer gesundheitsfördernden Gesamtpolitik
12. Nutzung der Medien zur Gesundheitsförderung

Die „Ottawa-Charta zur Gesundheitsförderung" gehört zu den einflussreichsten politischen Grundlagendokumenten in der Geschichte der Prävention und Gesundheitsförderung. Sie formulierte die elementaren Grundsätze und Werte der Gesundheitsförderung und hob fünf Bereiche für ein aktives, gesundheitsförderndes Handeln hervor:

(1) Entwicklung einer gesundheitsfördernden Gesamtpolitik.

(2) Herstellung gesundheitsförderlicher Lebenswelten.

(3) Stärkung gesundheitsbezogener Gemeinschaftsaktionen.

(4) Entwicklung individueller Gesundheitskompetenzen.

(5) Neuorientierung der Gesundheitsdienste.

Jedem der fünf Handlungsbereiche ist in diesem Teil 2 ein Kapitel gewidmet, außer dem zweiten Bereich zur Herstellung gesundheitsförderlicher Lebenswelten, der ausführlich im Teil 3 dieses Buches zu den gesundheitsfördernden Settings behandelt wird.

Einführung

Die in der „Ottawa-Charta" formulierten fünf Handlungsbereiche umfassen die Ziele der Gesundheitsförderung: „flussaufwärts" zu schauen, um die sozioökonomischen und Umweltdeterminanten der Gesundheit zu beeinflussen; die Gesundheit aller Teile der Bevölkerung im Blickfeld zu haben; die Prävention von Krankheiten sowie die Entwicklung der dazu notwendigen Fähigkeiten und Kompetenzen der Bürgerinnen und Bürger.

Auf diese Grundsätze und den ihnen zugrundeliegenden Wertvorstellungen stützen sich die in der Ottawa-Charta formulierten Strategien. Die Bekämpfung sozioökonomisch bedingter gesundheitlicher Ungleichheiten trägt zur sozialen Gerechtigkeit bei. Sie richtet den Blick „flussaufwärts", indem sie sich mehr den gesellschafts- und wirtschaftspolitischen Ursachen ungesunder Umwelten und Lebensweisen zuwendet und diese nicht nur dem Fehlverhalten der Bürgerinnen und Bürger anlastet. Sie fordert zu deren Unterstützung mehr Information und Aufklärung sowie die Entwicklung ihrer Gesundheitskompetenzen, damit sie auf ihre Gesundheit und Umwelt mehr Einfluss gewinnen und Entscheidungen treffen können, die ihrer Gesundheit förderlich sind. Gesundheitskompetenzen umfassen nicht nur das Wissen über gesundheitliche Probleme, sondern auch solche Fähigkeiten wie Verhandlungsgeschick, das Setzen erreichbarer Ziele sowie die Stärkung des Selbstbewusstseins. Diese Faktoren haben alle einen großen Einfluss zur Erreichung dauerhafter Veränderungen des Gesundheitsverhaltens (siehe Kapitel 9).

Obwohl die Medien in der Ottawa-Charta nicht speziell hervorgehoben wurden, ist deren Nutzung doch eine der Kernstrategien der Gesundheitsförderung, die in vielfältigen Zusammenhängen eingesetzt werden kann. Dazu gehören z. B. die massenmediale Propagierung gesunder Lebensweisen, die Lobbyarbeit für gesundheitspolitische Veränderungen oder die Information über die sozioökonomischen Determinanten der Gesundheit. Wie die Medien für die Gesundheitsförderung genutzt werden können, ist Gegenstand des Kapitels 12.

Die Stärkung gesundheitsbezogener Gemeinschaftsaktionen bzw. der Gemeinwesenarbeit (s. Kapitel 10) gehört zu den fundamentalen Strategien, auf die sich die Konzepte und Grundsätze der Ottawa-Charta stützen. Die Gemeinwesenarbeit wird als ein Prozess gesehen, der auf den vorhandenen sozialen und materiellen Ressourcen einer Gemeinschaft oder Kommune aufbaut, um deren Kapazitäten zur Selbsthilfe und sozialen Unterstützung zu stärken und flexiblere Systeme zur Beteiligung der Bürgerinnen und Bürger zu entwickeln. Die Fokussierung auf soziale Gemeinschaften eröffnet einen Weg zur Veränderung der sozialen Determinanten der Gesundheit, wie z. B. die Verbesserung der Zugänge zu Ausbildung und Beschäftigung oder gesunden Wohnverhältnissen. Die Stärkung der sozialen Gemeinschaften ist eine Schlüsselstrategie, um die gesundheitlichen Probleme bereits „flussaufwärts" in Angriff zu nehmen. Die theoretischen und politischen Grundlagen der Gemeinwesenarbeit wurden in jüngster Zeit durch wissenschaftliche Untersuchungen zur „Kapazitätenbildung" und durch Konzepte wie das „Sozialkapital" erweitert. Auch der Aufbau einer gesundheitsfördernden Gesamtpolitik (s. Kapitel 11) ist eine Schlüsselstrategie der Gesundheitsförderung und wird gegenwärtig immer häufiger als Lösungsansatz angewandt, z. B. bei den Rauchverboten, der Lebensmittelkennzeichnung und den Anstrengungen zur Entwicklung sicherer und gesundheitsförderlicher Verkehrsmittel. Sie verbindet unterschiedliche, aber sich ergänzende Ansätze, wie z. B. gesetzgeberische und steuerpolitische Maßnahmen oder Veränderungen in den Organisationsstrukturen. Dies erfordert staatliche Eingriffe, ein aktives Lobbying durch die Gesundheitsberufe sowie die Koordinierung multisektoraler Maßnahmen. Im Zuge der Globalisierung muss dies auch auf der internationalen Ebene geschehen.

Im folgenden Kapitel 8 zur Neuorientierung der Gesundheitsdienste werden wir auf die stärker präventiv auszurichtenden Gesundheitsdienste eingehen. Diese Neuorientierung hat sich bisher als sehr schwierig und die Gesundheitsdienste haben sich gegenüber Neuerungen als besonders resistent erwiesen. Nicht zuletzt deshalb, weil ständig neue Forderungen an die Gesundheitsdienste herangetragen werden, die ihre Versorgungskapazitäten häufig überschreiten. Es ist deshalb extrem schwierig, sie neben der Notwendigkeit der unmittelbaren medizinischen Behandlung für eine längerfristig angelegte Strategie der Prävention und Gesundheitsförderung zu gewinnen. Die medizinische Behandlung hat einen hohen gesellschaftlichen, medialen und politischen Stellenwert. Die Prävention, die ihre Erfolge in der Regel erst nach längeren Zeiträumen aufzeigen kann, ist dagegen für die Politik und die Medien weniger attraktiv.

Die Schaffung gesundheitsförderlicher Lebenswelten ist Gegenstand des dritten Teils dieses Buches, wo wir auf verschiedene Lebenswelten bzw. Settings in jeweils getrennten Kapiteln eingehen werden. Dazu gehören die Settings Schulen, Betriebe, Krankenhäuser, soziales Wohnumfeld sowie die Lebenswelt bzw. das Setting Gefängnis.

Das Logo der Ottawa-Charta zeigt anschaulich, wie alle Aktionsbereiche und Strategien zur Förderung der Gesundheit miteinander verknüpft und als Einheit zu sehen sind. Im Zentrum stehen die gesundheitsfördernden Handlungsstrategien der „Ermöglichung", „Vermittlung und Vernetzung" und der „gesundheitlichen Interessenvertretung und Durchsetzung". In zunehmendem Maße umfassen die erfolgreichen gesundheitsfördernden Aktivitäten heutzutage einen „Handlungs- und Strategienmix" auf nationaler, regionaler oder kommunaler Ebene.

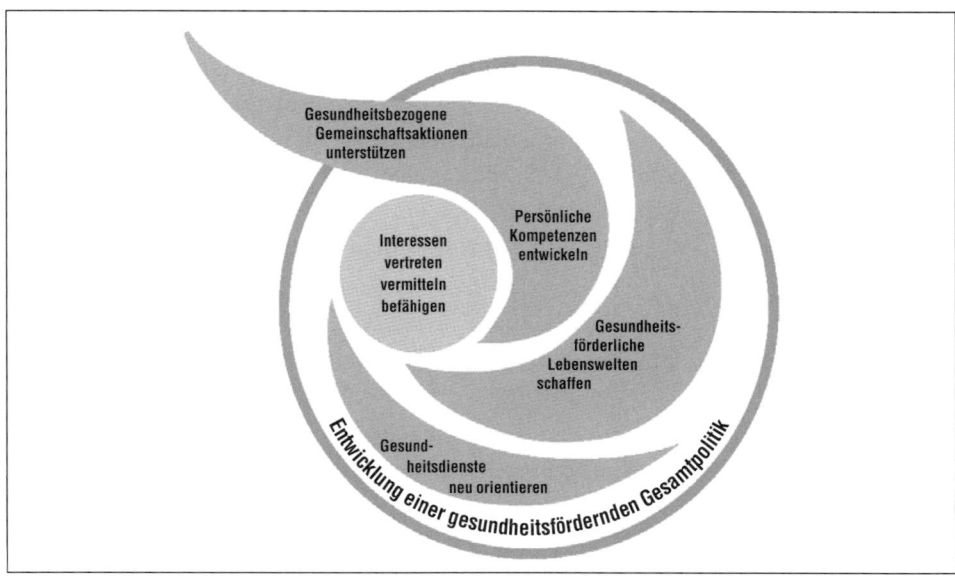

Abb. 8.1: Logo der Ottawa-Charta mit den zentralen Handlungsbereichen und Schlüsselstrategien

8 Gesundheitsdienste neu orientieren

Kernpunkte

- Gründe und Barrieren
- Primäre Gesundheitsversorgung und Gesundheitsförderung
  - Grundsätze
  - Strategien
  - Dienstleistungen
- Gesundheitsfachkräfte im Public-Health-Bereich und der Gesundheitsförderung

Übersicht

Viele Einrichtungen, Dienste und Berufe tragen zur Förderung der Gesundheit bei und in diesem Kapitel gehen wir auf diese verschiedenen Träger und Berufsgruppen ein. Die stärkere präventive Ausrichtung der Gesundheitsdienste war eines der fünf in der Ottawa-Charta geforderten Aktionsfelder der Gesundheitsförderung (WHO 1986). Heute müssen wir leider feststellen, dass die Umsetzung dieses Aktionsfeldes im Vergleich zu den anderen vier Aktionsfeldern bisher am wenigsten gelungen ist. Erreicht werden sollten eigentlich folgende Ziele:

- die generelle Ausdehnung der Kerngeschäfte der Gesundheitsdienste vom medizinisch-klinischen Behandlungsbereich hin zur stärkeren Förderung der Lebensqualität der Patientinnen und Patienten,

- die Einbeziehung der Gesundheit der Mitarbeiter und Mitarbeiterinnen in den Gesundheitsdiensten sowie deren gesundheitlichen Bezüge zum kommunalen Umfeld und seinen sozialen Gemeinschaften,

- die Integration der Prävention und Gesundheitsförderung in die Bereiche der medizinischen Behandlung und Pflege.

Dies ist nur durch die Veränderung der Organisations- und Finanzierungsstrukturen der Gesundheitsdienste zu erreichen. Dieses Kapitel beschreibt einerseits die damit verbundenen Herausforderungen an das Personal und die Träger dieser Einrichtungen und andererseits, wie deren gesundheitsfördernden Beiträge aussehen und in die Alltagspraxis der Gesundheitsdienste integriert und damit zur Routine gemacht werden können. Da sich die Gesundheits- und Sozialdienste in den einzelnen Ländern sehr voneinander unterscheiden, werden wir uns in diesem Kapitel vor allem an den Erfahrungen in Großbritannien orientieren.

Zur Übertragung auf die Gesundheitsdienste in Deutschland

Von den in Großbritannien gemachten Erfahrungen treffen viele direkt oder indirekt auch für die Gesundheitsdienste in Deutschland zu. Dort, wo es gravierende Unterschiede gibt, werden wir versuchen, darauf hinzuweisen. Zudem mag es für viele Gesundheitsberufe nicht uninteressant sein zu erfahren, wie die Gesundheitsdienste in einem anderen Land der Europäischen Gemeinschaft organisiert sind und welche Berufsgruppen sie umsetzen.

Einführung

Historisch gesehen hatte die Behandlung und Heilung von Krankheiten schon immer den Vorrang vor der Vermeidung von Erkrankungen oder der Förderung der Gesundheit. Die meisten Menschen denken bei den Gesundheitsdiensten an Krankenhäuser oder Haus- bzw. Fachärzte, an neue Operationsmöglichkeiten und wirksamere Medikamente. Zwar wird allgemein anerkannt, dass Vorsorgen besser als Heilen ist, aber eine jüngste Untersuchung stellte fest, dass in England jedes Jahr 1,5 Millionen Pfund bzw. knapp 2 Millionen Euro für die Prävention und Gesundheitsförderung ausgegeben werden, der gleiche Betrag aber vom Nationalen Gesundheitsdienst (NHS) innerhalb von 1 $^1/_2$ Tagen (Wanless 2007). Für Deutschland fehlen vergleichbare Umrechnungen, doch auch hier besteht ein eindeutiges Missverhältnis zwischen den direkten Gesundheitsaufgaben für Prävention und Kuration. Im Jahr 2007 beliefen sich nach Angaben des Statistischen Bundesamtes alle Gesundheitsausgaben auf ca. 252 Mrd. Euro, wovon aber nur 10,1 Mrd. für Prävention (incl. Schutzimpfungen) ausgegeben wurden. Einer der Gründe für die Abneigung, mehr in die Prävention zu investieren, ist der Umstand, dass sich deren Nutzen häufig erst über einen längeren Zeitraum zeigt. Aufgrund der begrenzten Ressourcen für die Prävention und Gesundheitsförderung und dem Druck, schnell sichtbare Ergebnisse vorzuweisen, ergibt sich eine Schieflage in den Gesundheitsdiensten zugunsten der akuten Heilung und Versorgung.

Zweifelsohne tragen die Gesundheitsdienste entscheidend zur Verlängerung des Lebens bei, aber wie wir im Kapitel 2 dargelegt haben, gibt es noch viele andere, nicht mit den Gesundheitsdiensten zusammenhängende Faktoren, die einen tief greifenden Einfluss auf die Gesundheit haben. Für viele Gesundheitsförderinnen und Gesundheitsförderer ist der Beitrag der Gesundheitsdienste zur Veränderung der grundlegenden Determinanten der Gesundheit eher marginal (Wise & Nutbeam 2007). Dennoch können die Gesundheitsdienste auch in dieser Hinsicht einen einzigartigen und bedeutenden Beitrag zur Verbesserung der Gesundheit der Bevölkerung leisten. Dieses Kapitel geht davon aus, dass die Gesundheitsdienste, definiert als „alle Aktivitäten, deren vorrangiger Zweck es ist, die Gesundheit zu fördern, wiederherzustellen und zu erhalten" (WHO 2000), von entscheidender Bedeutung für die Gesundheit und soziale Entwicklung der Menschen sind.

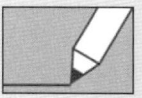 **Die Kommission der WHO (2007) hat den Beitrag der Gesundheitssysteme zur sozialen Gerechtigkeit untersucht. Entscheiden Sie sich in Zweiergruppen für A oder B und entwickeln Sie dann einige Beispiele und Argumente zur Unterstützung der folgenden Aussagen:**

A. Gesundheitssysteme „widmen sich insbesondere den Lebensverhältnissen der sozial benachteiligten Gruppen sowie den Randgruppen in der Bevölkerung, besonders aber auch den Frauen, den Einkommensschwachen sowie den anderen durch Stigmatisierung und Diskriminierung ausgegrenzten Gruppen. Sie schaffen dabei auch einen breiteren Nutzen: ein Gefühl der Sicherheit, des Wohlbefindens, der sozialen Zugehörigkeit sowie des Vertrauens, im Falle der Erkrankung gut versorgt zu werden".

> **B.** Gesundheitssysteme „setzen ihr Expertenwissen nicht zur Bekämpfung der sozialen Determinanten der Gesundheit ein, tragen nicht zum Empowerment ihrer Klientel bei; treffen Vereinbarungen zur gesundheitlichen Versorgung, die durch finanzielle und räumliche Barrieren den sozial Benachteiligten die Zugänge zu den Versorgungsleistungen weiter erschweren, entfremden Personen mit Migrationshintergrund durch kulturinadäquate Versorgungsangebote und Durchführungspraktiken und tragen damit zur noch größeren Armut der Armen bei, während sie es den Reichen ermöglichen, sich einen noch größeren Anteil an den öffentlichen Ausgaben für die Gesundheitsversorgung zu verschaffen".

Diese Aussagen verdeutlichen, dass die Gesundheitsdienste in jeder Gesellschaft zwar einen hohen Stellenwert und ein entsprechendes Vertrauen genießen mögen, zugleich aber direkt oder indirekt zur gesundheitlichen Chancenungleichheit beitragen. Im Kapitel 4 haben wir die Ziele der Ottawa-Charta beschrieben. Dazu gehörte, dass die Gesundheitsversorgung die traditionellen Dienste zur Gesundheitsaufklärung, Krankheitsprävention und Rehabilitation umfassen sollte, aber auch „die Stärkung der Gesundheit durch das Empowerment der Patienten und Patientinnen, Angehörigen und Beschäftigten, um ihnen ein höheres Maß an Selbstbestimmung über ihre Gesundheit zu ermöglichen". Dies würde nicht nur „die Ausschöpfung der Möglichkeiten einer besseren Kooperation zwischen dem Gesundheitssektor und den anderen gesundheitsrelevanten sozialen, politischen und ökonomischen Kräften bzw. Sektoren" erfordern, sondern auch eine „Veränderung der Einstellungen und Organisationsformen der Gesundheitsdienste, die sich an den Bedürfnissen der Menschen als ganzheitliche Persönlichkeiten orientieren" müssten.

> **Die Neuorientierung der Gesundheitsdienste ist unter den fünf Handlungsfeldern der Ottawa-Charta der bisher am wenigsten erfolgreich umgesetzte Bereich (Wise & Nutbeam 2007).**
>
> Was könnten die Gründe dafür sein? Ist es notwendig, sich weiterhin und noch stärker um die Neuorientierung der Gesundheitsdienste zu kümmern?

Die Widerstände zur Neuorientierung der Gesundheitsdienste sind in erster Linie auf die traditionellen Strukturen und Kulturen dieser Dienste zurückzuführen. Das Paradigma der Akutversorgung führt allzu häufig dazu, dass die Gesundheitsberufe ihre Aufgabe vor allem darin sehen, die Menschen „mit dem medizinisch Notwendigen" zu versorgen. Prävention bedeutet dabei häufig „den Menschen zu sagen, was gut für sie wäre" und die Befolgung dieser Ratschläge als ihr vorrangiges Ziel anzusehen. Diejenigen, die sich diesen Ratschlägen widersetzen, werden eher als anstrengend oder zu anspruchsvoll betrachtet, oder es wird in bestimmten Fällen sogar darüber nachgedacht, ihnen die weitere Behandlung zu verweigern, wenn sie den empfohlenen Verhaltensänderungen nicht folgen. In Ländern mit einem Sozialversicherungssystem, wie z. B. in Deutschland, in dem die Gesundheitsberufe über Honorare bezahlt werden, gibt es wenig Anreize für präventive Maßnahmen oder für das integrierte Management chronischer Erkrankungen, da der dazu notwendige Zeitaufwand nicht entsprechend vergütet wird.

Es gibt allerdings einige Hinweise für Veränderungen und die Notwendigkeit, die nationalen Gesundheitsdienste nicht nur als „Krankheitsdienste", sondern verstärkt auch als „Gesundheitsdienste" zu verstehen (Department of Health 2005a, S. 119). Dies zeigt sich (in Großbritannien wie in Deutschland) an der Verlagerung der Dienste von der Akutversorgung hin zu Diensten des Managements chronischer Erkrankungen zur Aufrechterhaltung eines Optimums an Gesundheit. In jüngster Zeit werden Konzepte wie das „Selbstmanagement", die „integrierte Gesundheitsversorgung", die „gemeinsame Entscheidungsfindung" und der „mündige Patient" zunehmend in das Management chronischer Erkrankungen aufgenommen. In Deutschland sind diese Entwicklungen auch unter den Begriffen „Chronikerprogramme", „Disease-Management-Programme", „Durchführung von strukturierten Behandlungsprogrammen" bekannt (zur weiteren Information siehe: http://www.g-ba.de/informationen/chronikerprogramme/).

„Disease-Management-Programme"

In Deutschland wurden 2001 die Rechtsgrundlagen für strukturierte Behandlungsprogramme durch das Gesetz zur Reform des Risikostrukturausgleichs in der gesetzlichen Krankenversicherung geschaffen. Bei den „Disease-" bzw. den „Krankheitsmanagement-Programmen" geht es nicht um die traditionelle ärztliche Intervention in Krisensituationen, sondern um die langfristige Planung und Strukturierung einer die verschiedenen Versorgungssektoren übergreifenden Betreuung der Patienten und Patientinnen. Unter „Disease-Management" wird deshalb eine Versorgungsform verstanden, die auf verbindlichen und aufeinander abgestimmten Behandlungs- und Betreuungsschritten beruht und sektorenübergreifend angelegt ist. Zugleich sollen Eigenaktivität und Gesundheitskompetenzen der Patienten und Patientinnen unterstützt werden. Bei alledem sollen die zur Verfügung stehenden Ressourcen so eingesetzt werden, dass sie in einem angemessenen Kosten-Nutzen-Verhältnis stehen (Specke 2005).

Therapieziele können z. B. sein:

- *Individuelle Therapieempfehlungen* auf der Basis einer *Risikostratifizierung.*
- *Schulungen* für Dienstleister sowie Patienten und Patientinnen.
- *Remindersysteme* zur Gewährleistung der Behandlungskontinuität.
- Das *Schnittstellenmanagement* im Sinne guter Kooperationsstrukturen zwischen den Sektoren und Fachdisziplinen.
- Informationssysteme für Ärztinnen bzw. Ärzte sowie Patientinnen und Patienten.
- Regelmäßige *Prozess- und Outcome-Messungen* und eine umfassende *Dokumentation.*

Zitiert nach Lauterbach et al. 2001. In: Handbuch Gesundheitswissenschaften (Hrsg. Hurrelmann et al.), 4. Aufl. 2006.

Eine der wichtigsten Antriebskräfte für die Neuorientierung der Gesundheitsdienste ist ökonomischer Natur. Die Verlängerung der Lebensspanne und Lebenserwartung der Menschen und der damit verbundene Kostenanstieg haben bei den Gesundheitsdiensten zu einem höheren Kostenbewusstsein geführt. Es gibt zunehmende Belege dafür, dass sich eine stärkere Verlagerung der Schwerpunkte von der Behandlung hin zur Prävention und Gesundheitsförderung auch ökonomisch rechnet. Eine der wichtigsten Untersuchungen für den zukünftigen Finanzierungsbedarf der Gesundheitsdienste in England (Wanless 2002) kam zu dem Ergebnis, dass ein „voll ausgeschöpftes Szenario", in dem die Menschen ihre Gesundheit mitverantwortlich regeln und der „Nationale Gesundheitsdienst" (NHS) die Prävention mit umfasst, der kostengünstigste Weg ist.

Die Ziele zur Neuorientierung der Gesundheitsdienste sind:

- die Erreichung eines ausgewogeneren Verhältnisses zwischen den Maßnahmen zur Prävention und Behandlung,

- die Fokussierung auf die Verbesserung der Gesundheit der gesamten Bevölkerung neben der Gesundheit für die Individuen,

- die Erreichung kostenwirksamerer Dienste,

- die Integration von Diensten zur Maximierung der Leistungen aller in den Gesundheitsdiensten tätigen Mitarbeiterinnen und Mitarbeiter,

- die Wahrnehmung und Behandlung der psychosozialen Dimensionen (Lebensqualität) neben den naturwissenschaftlich-medizinischen Seiten von Krankheiten (Trojan 2002, S. 220).

Die Förderung der Gesundheit innerhalb der Gesundheitsdienste und durch die Gesundheitsdienste

Neben ihrer Aufgabe als Anbieter von Gesundheitsdienstleistungen spielen die Gesundheitsdienste aber auch eine große Rolle im Hinblick auf die allgemeine Gesundheit der Bevölkerung und zwar als:

- Wichtiger Arbeitgeber für z. B. 1,3 Millionen Menschen in England (Sustainable Development Commission 2006) bzw. für 4,2 Millionen Menschen in Deutschland, das sind fast 11 % aller Beschäftigten (Statistisches Bundesamt 2005).

- Einkäufer einer Vielfalt von Gütern und damit potenzieller Unterstützer der lokalen Wirtschaft. Das jährliche Wirtschaftsvolumen des englischen Gesundheitsdienstes (NHS) wird auf 17 Milliarden englische Pfund geschätzt, dazu gehören unter anderem die Ausgaben für Lebensmittel, Möbel, medizinische Ausstattungen, Reinigung und Büromaterialien sowie die Ausgaben für den Fuhrpark und den Gebäudebau (Coote 2002).

- Großer Energieverbraucher und Erzeuger von Abfall und Kohlenstoffemissionen. Der NHS verbraucht abgesehen von Wasser und Luft etwa 2,4 Millionen Tonnen an Ressourcen, von denen 15 % als Müll anfallen und 1 % gelagert bleiben. Außerdem erzeugt er 3,2 Millionen an Emissionen, das meiste davon ist Kohlendioxid (Royal Society for Nature Conservation 2004).

- Direkte Anbieter von Gesundheitsförderungsdiensten.

- Ansprechpartner für eine große Anzahl von Menschen, seien es Patienten und Patientinnen und deren Familienmitglieder, Beschäftigte, Entscheidungsträger, Versorger oder Gesundheitsberufe.

- Ein gesellschaftlich hoch angesehener Bereich der Versorgung, der in allen Gesellschaften zum sozialen Zusammenhalt beiträgt.

Gesundheitsdienste sind wie Schulen oder Betriebe soziale Settings. Sie haben ihre eigenen Organisationsformen, Werte und Traditionen. Deshalb bedarf es Veränderungen in allen diesen Bereichen, um das Ziel der Gesundheit und nicht nur der Behandlung von Krankheiten erfolgreich in diese Dienste zu integrieren.

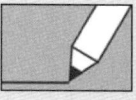
Stellen Sie sich die Möglichkeiten der Gesundheitsförderung vor und überlegen Sie, wie die Gesundheitsdienste zu folgenden Themen beitragen:

- Chancengleichheit?
- Erreichbarkeit?
- Glaubwürdigkeit?
- Kompetenz?

Für die Gesundheitsförderung sind die Gesundheitsdienste ein wichtiges Setting. Sie bieten einer breiten Palette von Berufen die Möglichkeit zur Integration der Gesundheitsförderung in ihre Alltagsarbeit. Das Setting Gesundheitsdienst hat mehrere besondere Merkmale, das es zur Förderung der Gesundheit prädestiniert. Jeder Bürger bzw. jede Bürgerin kommt irgendwann im Leben mit einem Gesundheitsdienst in Kontakt. Für gesundheitlich anfällige Gruppen wie z. B. jenen mit chronischen Erkrankungen, ist dieser Kontakt häufig oder gar dauerhaft. In England hatten 97 % der Bevölkerung bereits Kontakt mit den Hausärzten und 70 % besuchen ihren Hausarzt zumindest einmal im Jahr. In Deutschland konsultieren ca. 80 % der Bevölkerung mindestens einmal im Jahr einen praktischen Arzt, wobei der Anteil derjenigen, die angeben, einen Hausarzt zu haben, bei 94 % liegt (v. Troschke u. Mühlbacher 2005, S. 60). Hausärzte und Hausärztinnen genießen ein hohes Maß an Ansehen und Glaubwürdigkeit in der Bevölkerung und haben deshalb die Möglichkeit, deren Wissen, Einstellungen und Überzeugungen zu beeinflussen.

Alle diese Faktoren sprechen dafür, die Gesundheitsdienste als vorrangige Settings der Gesundheitsförderung zu betrachten. Im Kapitel 16 werden wir uns noch mit dem spezifischen Setting Krankenhaus beschäftigen. Im folgenden Abschnitt geht es um einen weiteren spezifischen Teil der Gesundheitsdienste, nämlich dem der primären Gesundheitsversorgung (Primary Health Care). Dieses 1978 im Zuge der neuen „Gesundheit für alle"-Strategie der WHO entwickelte Konzept, hat sich in Deutschland im Laufe der Jahre auf zwei alternative Praxisebenen reduziert:

- als „gesundheitsorientiertes Entwicklungskonzept", dessen zentrale Forderungen die Teilhabe der Bevölkerung und die soziale Gerechtigkeit sind, und das neben dem Gesundheitswesen weitere gesundheitsrelevante Bereiche, wie Bildung, Wirtschaft, Infrastruktur, Verwaltung und Politik umfasst,

- als „Reformprozess der Gesundheitsdienste" weg von einer einseitig kurativ und krankenhausorientierten Medizin (Diesfeld und Jahn 2006, S. 1212).

Primäre Gesundheitsversorgung und Gesundheitsförderung

Der Begriff der primären Gesundheitsversorgung wurde erstmals 1978 in der Alma-Ata-Deklaration der WHO benutzt und wie folgt definiert:

Die primäre Gesundheitsversorgung sieht den Erstkontakt der Menschen mit dem Gesundheitssystem nicht erst beim ersten Kontakt mit dem traditionellen System der medizinischen Versorgung, sondern eine Ebene davor, in der die Gesundheit bereits entscheidend geprägt wird, nämlich beim Erstkontakt mit dem gesundheitlichen Laien- und Sozialsystem. Damit versucht die primäre Gesundheitsversorgung die gesundheitlichen Probleme bereits in einem frühen Stadium anzupacken und zu vermeiden. Zu den Diensten der primären Gesundheitsversorgung gehören deshalb die kontinuierliche Sorge um die Gesundheit vor Ort, die Gesundheitsförderung und Gesundheitsaufklärung, die Integration der Prävention in Maßnahmen der Behandlung, die Sorge für die Gesundheit der Bevölkerung als Ganzes wie auch für die des Einzelnen, die Einbeziehung der Ressourcen der sozialen Gruppen und Gemeinschaften und der Einsatz von Methoden und Technologien, die für die Menschen auch erschwinglich sind.

Zur Übertragung auf das System der Gesundheitsversorgung in Deutschland

Die im Folgenden beschriebenen Prinzipien, Strategien, Strukturen und Berufsbilder der primären Gesundheitsversorgung (PHC) können nicht direkt auf deutsche Verhältnisse übertragen werden. Das deutsche Gesundheitssystem enthält keine staatlich-zentralistische Komponente wie den Nationalen Gesundheitsdienst (NHS) in Großbritannien, auch existieren keine vergleichbaren lokalen und regionalen Dienste der primären Gesundheitsversorgung wie etwa der Primary Health Care Trust oder die lokalen Polikliniken. Ebenso wenig gibt es in Deutschland spezielle PHC-Ärzte oder Fachkräfte analog zu den „Gemeindegesundheitsschwestern" in England und Frankreich. Die Gesundheitssicherung in Deutschland ist gekennzeichnet durch eine hohe Fragmentierung und die Aufsplitterung in verschiedene Subsysteme mit deutlicher Dominanz medizinisch-ärztlicher Versorgungsstrukturen sowie der weitgehenden Trennung von ambulanter und stationärer Versorgung. Das Konzept der primären Gesundheitsversorgung ist derzeit weder ein Leitziel der Gesundheitspolitik noch relevant bei der Reform der Versorgungsstrukturen.

Diese Situation begründet sich in den nationalen und historischen Besonderheiten der Entstehung und des Fortbestandes des deutschen Gesundheitswesens seit dem Ende des 19. Jahrhunderts (v. a. Selbstverwaltung und Korporatismus als „Erbe" der Bismarckschen Sozialgesetzgebung im Gegensatz zu staatlichen, steuerfinanzierten Gesundheitssystemen wie in Großbritannien und primär marktwirtschaftlich regulierten Systemen wie in den USA). Zur Orientierung über die Gesundheitspolitik in Deutschland sowie Struktur und Funktionsweise des deutschen Gesundheitswesens wird verwiesen auf die Lehrbücher von Rosenbrock u. Gerlinger (2006), Beske (2007) und Simon (2007). Ausführliche, stetig aktualisierte und gut verständliche, dabei wissenschaftlich fundierte Dossiers zu den Strukturen, Berufsgruppen und Funktionsprinzipien von Gesundheitspolitik und Gesundheitswesen in Deutschland bietet die Bundeszentrale für politische Bildung im Format vernetzter multimedialer Lernstationen unter: http://www.bpb.de/themen/X9C5R7,0,0,Gesundheitspolitik.html.

Die primäre Gesundheitsversorgung zielt auf ein breites Angebot von Diensten durch multidisziplinäre Teams der Gesundheits- und Sozialversorgung, die vor allem auf der Gemeindeebene tätig werden. Das „Royal College of General Practitioners" (www.rcgp.org.uk) beschreibt die Aufgaben eines Teams der primären Gesundheitsversorgung so:

- Diagnose und Management akuter und chronischer Erkrankungen, Behandlung in Notfällen, notfalls auch zu Hause.

- Vor- und Nachsorge bei Schwangeren, einschließlich der Versorgung mit empfängnisverhütenden Mitteln.

- Prävention von Krankheiten und Behinderungen.

- Nachsorge und fortlaufende Pflege bei chronischen und wiederkehrenden Krankheiten.

- Rehabilitationsmaßnahmen nach Erkrankungen.

- Pflege bei Erkrankungen im Endstadium.

- Koordinierung der Angebote für Risikopersonen, einschließlich jener für Kinder, psychisch Kranke, Trauernde, alte Menschen, Behinderte und deren Angehörige, die für sie sorgen.

- Hilfen für Patienten und Patientinnen und ihren Angehörigen bei der Suche nach geeigneten Fachärzt/-innen sowie Pflege- und Sozialdiensten.

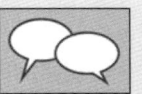

In Frankreich gibt es 60.000 Ärzt/-innen der primären Gesundheitsversorgung (PHC), d. h. etwa 1,7 Ärzt/-innen per 1000 Einwohner/-innen und damit doppelt so viele wie in England. Andererseits verfügen jene im Durchschnitt nur über etwas mehr als zwei PHC-Pflegemitarbeiter/-innen. In Großbritannien ist dieser Anteil doppelt so hoch.

Welche Auswirkung könnte das auf die Gesundheitsförderung haben?

In Frankreich, wie in vielen anderen europäischen Ländern, ist eine Verlagerung von der primären Gesundheitsversorgung zur zentralisierten Krankenhausversorgung festzustellen. Die gemeindenahe Gesundheitsversorgung wird jetzt durch die Hausärzte geleistet, die sich viel weniger für eine breit angelegte primäre Gesundheitsversorgung einsetzen, bei der die Gesundheitsförderung im Mittelpunkt steht.

Grundsätze der primären Gesundheitsversorgung (PHC)

Zu den Grundsätzen der primären Gesundheitsversorgung gehören:

- ein ganzheitliches Verständnis von Gesundheit als Wohlbefinden und nicht nur als die Abwesenheit von Krankheit,

- die Anerkennung, dass die Gesundheit von vielfältigen Faktoren abhängt. Die Gesundheitsdienste spielen dabei zwar eine wichtige Rolle, aber dies gilt gleichermaßen auch für die Wohnverhältnisse, die Ausbildung und Erziehung, die Landwirtschaft und andere gesellschaftliche Bereiche und Dienste,

- die Gesundheitsdienste spiegeln die lokalen Bedürfnisse wider und müssen deshalb die lokalen Gemeinschaften und Individuen auf allen Ebenen der Planung und Umsetzung einbeziehen,

- die Dienste und eingesetzten Technologien müssen für die lokalen Gemeinschaften erschwinglich, zugänglich und akzeptabel sein,

- die Gesundheitsdienste bemühen sich um gesundheitliche Chancengleichheit und räumen den Diensten für die Menschen, die sie am nötigsten brauchen entsprechenden Vorrang ein.

Strategien der primären Gesundheitsversorgung (PHC)

Die Strategien der primären Gesundheitsversorgung sollten mit den Grundsätzen der Gesundheitsförderung übereinstimmen. Im Kapitel 5 haben wir verschiedene Ansätze zur Förderung der Gesundheit vorgestellt, zu denen auch die gesundheitliche Aufklärung und Erziehung gehörten. Durch diese beiden Ansätze kann den Individuen und sozialen Gemeinschaften ein besseres Verständnis der Faktoren vermittelt werden, die ihre Gesundheit beeinflussen. Dies wiederum kann ein erster Schritt sein, um ihnen mehr Kontrolle über ihre Gesundheit zu verschaffen. Dabei wird der Begriff Empowerment häufig zur Beschreibung der Patientenaufklärung oder irgendeiner anderen Kommunikation mit den Patientinnen und Patienten benutzt, die als „patientenzentriert" bezeichnet wird. Der Empowermentansatz erfordert aber auch Änderungen in den Organisationsstrukturen der Dienste sowie den sozialen und wirtschaftlichen Verhältnissen der Patienten und Patientinnen.

Die Abb. 8.2 zeigt, wie ein Stück mehr an Empowerment und Gesundheitsgewinn in die Arbeit der Gesundheits- und Krankenpflegekräfte mit ihren Patienten und Patientinnen integriert werden kann. Diese Arbeitsprozesse treffen wegen anderer Versorgungsstrukturen zwar nicht direkt auf die Verhältnisse in Deutschland zu, aber prinzipiell vergleichbare und übertragbare Vorgehensweisen gibt es z. B. in Modellprojekten zum „präventiven Hausbesuch" in der gemeindenahen Gesundheitsversorgung und Prävention für selbstständig lebende, (noch) nichtpflegebedürftige ältere Menschen (vgl. hierzu Deutscher Präventionspreis 2005, Meier-Baumgartner et al. 2005, DIP 2008).

- Welche Faktoren könnten es für die in der primären Gesundheitsversorgung tätigen Krankenpflegekräfte schwierig machen, so zu handeln, dass sie zum „Empowerment" und „Gesundheitsgewinn" ihrer Patienten und Patientinnen beitragen?

- Wie könnten sie die Aspekte des „Empowerment" und „Gesundheitsgewinns" in ihrer Arbeit mit den Patienten und Patientinnen verstärken?

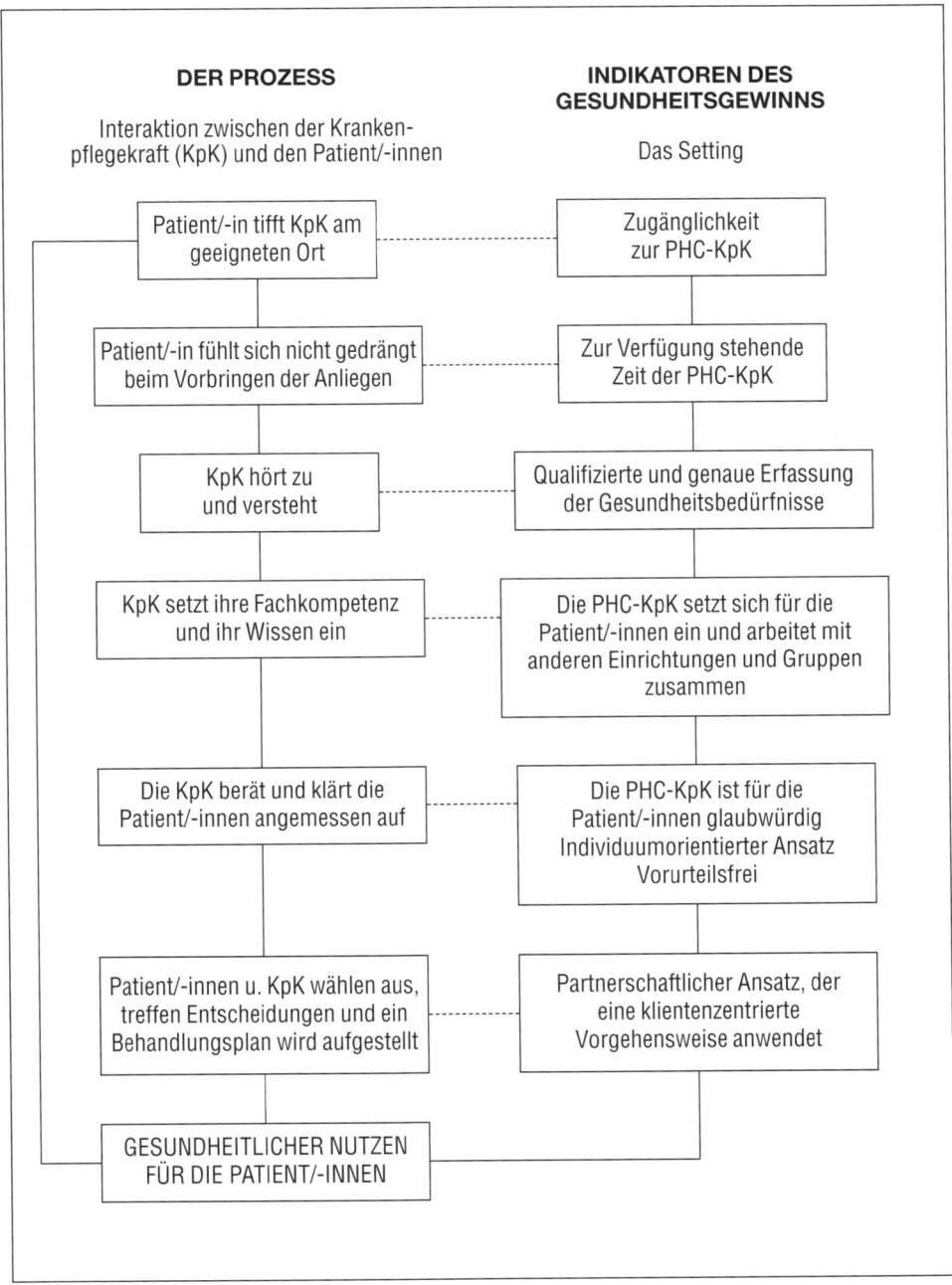

Abb. 8.2 Integration der Gesundheitsförderung in die Interaktionen zwischen der Krankenpflegekraft (KpK) und ihren Patient/-innen. Entnommen aus Health Education Authority (HEA 1998).

Die meisten Maßnahmen zur Gesundheitsförderung werden in der primären Gesundheitsversorgung in Großbritannien von Krankenschwestern bzw. Krankenpflegern durchgeführt. Vieles davon wird aber nicht systematisch, sondern nur gelegentlich oder zufällig durchgeführt. Die Patienten oder Patientinnen bekommen einen Termin und werden an eine Mitarbeiterin oder einen Mitarbeiter des Teams der primären Gesundheitsversorgung weitergeleitet und als „Risikoperson" eingestuft. Diese nutzen dann die Gelegenheit zur Gesundheitsberatung. In einigen Fällen mag es zu einer Reihe kurzer Motivierungsgespräche kommen, um die Bereitschaft der „Risikopersonen" zur Verhaltensänderung festzustellen (siehe Kapitel 9).

> 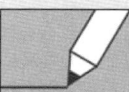 **Welche Vor- und Nachteile einer nur gelegentlich bzw. unsystematisch durchgeführten Gesundheitsförderung können Sie sehen?**
>
> Sie haben dabei vielleicht an einige der folgenden Punkte gedacht:
>
> - Gelegentlich durchgeführte Gesundheitsförderung hängt letztlich von der individuellen Entscheidung der Praktiker/-innen ab. Dies führt zu einer bruchstückhaften und ungleichmäßigen Durchführung, die mehr auf Zufall als auf dem wirklichen Bedarf beruht.
>
> - Gesundheitsförderung wird zum „Luxus am Rande", der am Ende einer Beratung noch angefügt wird, falls dafür noch Zeit ist. Untersuchungen zeigten, dass der Zeitmangel ein wichtiger Faktor ist, der die Gesundheitsförderung durch die Ärzte und Ärztinnen sowie die Krankenpflegekräfte einschränkt.
>
> - Es gibt ethische Bedenken gegenüber einer nur gelegentlich bzw. am Rande durchgeführten Gesundheitsförderung, z. B. wenn die Patient/-innen mit dem Thema Rauchen konfrontiert werden, obwohl sie wegen ganz anderer Dinge zur Beratung oder Behandlung kamen.
>
> Zu den Vorteilen einer gelegentlich durchgeführten Gesundheitsförderung gehören:
>
> - unmittelbare Relevanz der Aufklärung beim konkreten Fall,
> - hoch motivierte Patienten und Patientinnen,
> - die Möglichkeit, die Aufklärung direkt an den individuellen Bedürfnissen des Patienten bzw. der Patientin auszurichten.

In jüngster Zeit haben sich die Bestrebungen stärker auf die Entwicklung systematisch geplanter Maßnahmen der Gesundheitsförderung konzentriert. Die Risikobewertung wird zu einer Schlüsselkompetenz, die es den in der primären Gesundheitsversorgung Tätigen ermöglicht, gesundheitsfördernde Maßnahmen gezielter einzusetzen. Zum Beispiel besucht nur eine Minderheit der Risikopersonen für sexuell übertragbare Krankheiten einen Urologen, während die Mehrheit der Erwachsenen jedes Jahr die Dienste der primären Gesundheitsversorgung in Anspruch nimmt. Matthews & Fletscher (2001) schlagen deshalb vor, dass die Ärzte und Ärztinnen, die wahrscheinlich auf viele Patienten und Patientinnen mit diesem Risikoprofil treffen, nach Wegen suchen sollten, wie sie das Thema der sexuellen Risiken bei allen ihren Patienten und Patientinnen ansprechen können.

Dienste der primären Gesundheitsversorgung

Die primäre Gesundheitsversorgung ist in Großbritannien die erste Ebene der Gesundheitsversorgung, die für die Bürgerinnen und Bürger in ihren Gemeinden direkt zugänglich ist. Deshalb müssen wirksame Dienste der primären Gesundheitsversorgung gemeindenah eingerichtet sein, dort wo die Menschen leben und arbeiten und für sie leicht zugänglich sind. Als die erste Ebene der gesundheitlichen Versorgung muss sie eng mit den anderen Ebenen der sekundären und tertiären Gesundheitsdienste verknüpft sein, damit gesundheitliche Probleme schnell abgeklärt und ggf. anderen Fachdiensten zugeführt werden können, um die Kontinuität der Versorgung über alle Bereiche des Gesundheitssystems sicherzustellen. Der zunehmende Anstieg chronischer und komplexer Erkrankungen, einschließlich jener der besonders anfälligen alten Menschen, erfordert eine gemeindenahe Gesundheitsversorgung.

Die beiden folgenden Beispiele primärer Gesundheitsversorgungsdienste beschreiben das „Peckham-Experiment" aus den 1930er-Jahren sowie den jüngsten Vorschlag zur Reorganisierung der Gesundheitsversorgung in London, in deren Mittelpunkt die Polikliniken stehen sollen.

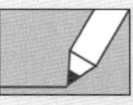

Das „Peckham-Experiment"

Das erste Gesundheitszentrum wurde in den 30er-Jahren von zwei Ärzten gegründet, die über den Gesundheitszustand der Armen im Süden Londons besorgt waren. Bekannt wurde es unter dem Namen „Peckham-Experiment", weil es einen ganzheitlichen Ansatz von Gesundheit anzuwenden versuchte. Das Gesundheitszentrum umfasste einen Fitness-Klub, ein Theater, eine Turnhalle, ein Schwimmbad, Billardtische, eine Kindertagesstätte, eine Cafeteria, die gesunde und preisgünstige Mahlzeiten anbot, eine Bibliothek und ein Ärztesprechzimmer. Für einen Schilling pro Woche und Familie konnte das Zentrum genutzt werden. 1938 machten über 600 Familien davon Gebrauch. Das Zentrum blieb während des Zweiten Weltkrieges geschlossen und öffnete erst wieder 1946 mit der zusätzlichen Einrichtung eines Kindergartens, Jugendclubs, einer Bürger- und Eheberatungsstelle sowie einer Elternschule. 1950 wurde das Zentrum wieder geschlossen, weil es nicht in die Organisationsstrukturen des neuen Nationalen Gesundheitsdienstes passte. Jüngst wurde das Zentrum unter dem neuen Namen „Impulse zur Gesundheit und Freizeit" als Partnerschaftsprojekt des Stadtrates von Southwark und Lambeth und der Gesundheitsbehörde von Southwalk mit 3,2 Mill. Pfund Lotteriegeldern wieder reaktiviert. Das Ziel ist jetzt, „ein Freizeit-, Gesundheits- und Fitnessangebot zu schaffen, das die Bürger vor Ort ermutigt, etwas für ihre eigene Gesundheit und ihr Wohlbefinden zu tun". Diese neue Partnerschaft legt die Verantwortung für Gesundheit wieder voll in die Hände des Einzelnen zurück.

Polikliniken

Polikliniken sollen nicht nur hausärztliche Dienste anbieten, sondern auch „die Vor- und Nachsorge für schwangere Frauen, Informationsdienste für ein gesundes Leben, sozialpsychiatrische Dienste, Gemeindepflege, Sozialdienste und die fachärztliche Beratung, und dies alles unter einem Dach. Sie sollen die Infrastrukturen anbieten (wie z. B. Diagnostikeinrichtungen und Beratungsräume für ambulante Behandlungen von Patienten und Patientinnen) zur Verlagerung von Diensten aus dem Krankenhausbereich. Sie sollen dort angesiedelt werden, wo sich die Mehrheit der Gesundheitszentren befinden und sie sollen die integrierte ‚one-stop-shop'-Gesundheitsversorgung anbieten, die wir uns für Menschen mit längerfristigen Erkrankungen vorstellen" (Darzi 2007, S. 11).

Das Personal jeder Poliklinik soll bestehen aus Ärzten und Ärztinnen der Allgemein-, Zahn-, Augen- und Notfallmedizin, Therapeuten und Therapeutinnen, psychiatrischen Fachkräften, Hebammen sowie Sozialarbeitern und Sozialarbeiterinnen (Darzi 2007, S. 92). Die Verlagerung vieler Dienste aus dem Krankenhausbereich wird dazu führen, dass zukünftig „der größte Teil der Gesundheitsversorgung in den Polikliniken stattfinden wird" (Darzi 2007, S. 107).

Beide Beispiele sind von der Idee geprägt, dass die gesundheitliche Versorgung mit einer breiten Palette von Diensten zur Gesundheitsförderung näher an die Menschen gebracht werden muss. Während das „Peckham-Experiment" von einer ganzheitlichen Sicht individueller und kommunaler Gesundheitsbedürfnisse ausgeht, basiert das Konzept der Poliklinik auf dem klassischen Modell medizinischer Versorgung. Das Peckham-Gesundheitszentrum entstand aus der Gemeinde heraus und war daher eng mit ihr verbunden. Das Beispiel der Poliklinik basiert dagegen mehr auf der lokalen Zentralisierung medizinischer Dienste und verliert damit unvermeidlich an Nähe und Zugänglichkeit für die örtlich und sozial benachteiligten Gebiete in den Gemeinden, die die primäre Gesundheitsversorgung am meisten nutzen und brauchen.

Beiden Beispielen gemeinsam ist die Vorstellung, dass eine adäquate Bereitstellung von Diensten der primären Gesundheitsversorgung die Krankenhausdienste entlastet. So könnte man durch eine gute Organisation und Überwachung chronischer Erkrankungen wie Diabetes oder Asthma frühzeitiger auf Krisensituationen reagieren und damit entsprechende Krankenhauseinweisungen vermeiden. Auch durch die Verkürzung der Aufenthaltsdauer in den Krankenhäusern gewinnt die Arbeit der Teams der primären Gesundheitsversorgung an Bedeutung.

Die traditionellen Formen der primären Gesundheitsversorgung gingen davon aus, dass die Gesundheitsberufe im Laufe der Zeit ein umfassendes Wissen über ihre Klientel gewännen und diese zu Hause aufsuchen würden. Diese Vorstellung verliert immer mehr an Bedeutung und ist für die heutzutage mobile und multikulturelle Gesellschaft vielleicht auch nicht mehr geeignet. Die ärztlichen Beratungen sind in England im Vergleich zu anderen Ländern relativ kurz (8 bis 9 Minuten). In einer so kurzen Zeit ist es kaum möglich, die Breite der psychosozialen Probleme, vor allem bei den sozial benachteiligten Bevölkerungsgruppen, angemessen anzusprechen. Auch das Wissen der Ärzteschaft über die vielfältigen lokalen Unterstützungsmöglichkeiten ist sehr begrenzt (Popay 2007). Allerdings gibt es auch innovative Projekte zur „sozialen Verschreibung", wie z. B. das Projekt in Stockport, bei dem ein Hausarzt auf solche Dinge wie Kunstgewerbe- und Gartenbauprojekte oder Bildungs- und Selbsthilfebibliotheken verweisen kann.

 **Bürgerbeteiligung, multisektorale Zusammenarbeit, Empowerment und Chancengleichheit gehören zu den elementaren Grundsätzen der Gesundheitsförderung.**

- Wie können die Menschen mehr Selbstbestimmung über ihre Gesundheit gewinnen und damit zur Stärkung ihrer Gesundheit befähigt werden?
- Wie kann die Mitwirkung und Mitentscheidung der Bürgerinnen und Bürger bei der Planung und Umsetzung der Gesundheitsversorgung verbessert werden?
- Wie kann der Beitrag der vor Ort tätigen Mitarbeiter und Mitarbeiterinnen der primären Gesundheitsversorgung zur Erreichung dieser Ziele gesteigert werden?
- Wie kann die Gesundheits- und Sozialversorgung zur Erreichung einer „nachhaltigen gesundheitlichen Entwicklung" beitragen?
- Wie kann die primäre Gesundheitsversorgung zur gesundheitlichen Chancengleichheit und einer gerechten Verteilung der Ressourcen beitragen?

Mitwirkung und Mitentscheidung

Es ist heute allgemein anerkannt, dass die Bürgerinnen und Bürger im Zuge der Planung und Umsetzung von Maßnahmen zur gesundheitlichen Versorgung ein Mitspracherecht haben. Dieses Recht wird in der Praxis allerdings sehr unterschiedlich angewandt und reicht von der einmaligen Befragung bis hin zur regelmäßigen Mitwirkung und Mitentscheidung. Jede der folgenden Aktivitäten zur Erweiterung der Bürgerbeteiligung wäre ein Schritt zur Förderung der öffentlichen Gesundheitspflege und Versorgung (Public Health):

- die Unterstützung von Patientengruppen durch die Berufsgruppen der öffentlichen Gesundheitsdienste, einschließlich der Berücksichtigung der Laienansichten bei der Erstellung kommunaler Gesundheitspläne,

- das Suchen und Zusammentragen von Rückmeldungen aus den kommunalen Gemeinschaften über die Qualität der Gesundheitsdienste und deren Nutzung als Grundlage für Vorschläge zur Veränderung der gegenwärtigen Praxis,

- die Unterstützung von Selbsthilfegruppen in den lokalen Gemeinschaften,

- die Arbeit mit lokalen Gruppen zu Themen und Problemen der Gesundheit.

Gerechtigkeit

Im Kapitel 2 haben wir bereits gesehen, dass es gute Gründe gibt, sich zur Förderung der Gesundheit für mehr soziale und wirtschaftliche Gerechtigkeit einzusetzen. Dazu gehörten die gerechte Verteilung der Ressourcen, aber auch von Macht und Einfluss. Soziale Gerechtigkeit bedeutet nicht soziale Gleichheit. Während soziale Gleichheit kaum zu erreichen ist, ist jedoch die Erreichung gleicher Dienste für Menschen mit gleichen Bedürfnissen ein realistisches Ziel zur Reduzierung gesundheitlicher Chancenungleichheiten.

Wie können Sie als Gesundheitsförderin oder Gesundheitsförderer zur Erreichung von mehr sozialer Gerechtigkeit beitragen?

Die meisten in der Gesundheitsförderung Tätigen sehen die Förderung von sozialer Gerechtigkeit als eine politische Aufgabe an, die ihren Aufgaben- und Kompetenzbereich übersteigt. Allerdings können auch kleine Schritte zu mehr sozialer Gerechtigkeit beitragen. Dafür zu sorgen, dass alle ihre Klienten und Klientinnen ihre sozialen Unterstützungsmöglichkeiten kennen und in Anspruch nehmen und ihnen bei der Einreichung der notwendigen Anträge zu helfen, sind z. B. Aktivitäten zur Verbesserung ihrer materiellen und sozialen Lebensbedingungen. Ein anderes Beispiel ist die Erkennung von sozial benachteiligten Stadt- oder Gemeindeteilen, für die mehr getan werden sollte. Für eine erste Orientierung zu deutschen Projekten und Maßnahmen wird verwiesen auf die Gesundheitsförderungsprojekte im Bund-Länder-Programm „Stadtteile mit besonderem Entwicklungsbedarf – Soziale Stadt" (http://www.sozialestadt.de/veroeffentlichungen/endbericht/5.7.phtml), die Dokumentationen der jährlichen, von Gesundheit Berlin ausgerichteten Kongresse „Armut und Gesundheit" (www.gesundheitberlin.de) sowie auf die Projektdatenbank auf der von Gesundheit Berlin im Auftrag der BZgA betriebenen Internetplattform www.gesundheitliche-chancengleichheit.de.

Partnerschaftliche Zusammenarbeit

Die multisektorale und partnerschaftliche Zusammenarbeit ist ein weiterer elementarer Grundsatz der Gesundheitsförderung. Dazu gehört z. B. die Zusammenarbeit mit anderen an gemeinsamen Projekten. Solche Kooperationen sind aufgrund der vielfältigen Einflussfaktoren auf die Gesundheit unerlässlich, da jede Einrichtung oder Organisation immer nur einen begrenzten Einfluss auf die Gesundheit ausüben kann. Grundlegendere Veränderungen lassen sich nur durch die partnerschaftliche Zusammenarbeit erreichen. Die englische Regierung hat deshalb die Notwendigkeit betont, dass sich die kommunalen Behörden eng mit einer Vielzahl kommunaler Einrichtungen und sozialen Gruppen abstimmen müssen, um neben dem Nationalen Gesundheitsdienst (NHS) die Gesundheit in den Kommunen zu fördern. Beispiele hierfür sind: der Abbau von Verwaltungsgrenzen, die gemeinsame Berufung der Führungspersonen für den öffentlichen Gesundheitsbereich (Public Health) oder die satzungsgemäß vorgeschriebene Zusammenarbeit bei der kommunalen Planung und ein Rahmen für die Auftragsvergabe von Diensten zur Förderung der Gesundheit in den Kommunen. Weitere Informationen zu den gegenwärtigen Strategien der englischen Regierung zur Weiterentwicklung der lokalen Gesundheitsdienste und Behörden finden Sie auf der Internetseite des Gesundheitsministeriums (www.dh.gov.uk), der kommunalen Behörden (www.idea.gov.uk) und des Bündnisses für den Nationalen Gesundheitsdienst/NHS (www.nhsconfed.org).

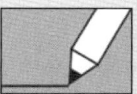 **Denken Sie an eine Maßnahme, die Sie für einen Nutzer oder eine Nutzerin Ihres Dienstes durchgeführt haben:**

- Denken Sie noch einmal darüber nach, warum Sie diese Maßnahme durchgeführt haben und was Sie da konkret gemacht haben.

- Hätten Sie dabei auch etwas anders machen können?

- Hätten Ihre Kolleg/-innen das Gleiche gemacht wie Sie?

Welche Aspekte Ihrer Maßnahmen hätten sich geändert, wenn Sie einen „Public-Health-Ansatz" zur Förderung der öffentlichen Gesundheitspflege und Versorgung gewählt hätten?

Wie könnten Sie:

- Eine größere Beteiligung der Bürgerinnen und Bürger erreichen?

- Zur Förderung von mehr sozialer Gerechtigkeit beitragen?

- Die partnerschaftliche Zusammenarbeit verstärken?

Der schottische Nationale Gesundheitsdienst hat einen Rahmen zur Unterstützung der Entwicklung gesundheitsfördernder Dienstleistungen konzipiert, der in der folgenden Abb. 8.3 dargestellt ist.

Abb. 8.3 Baum der Gesundheitsförderung

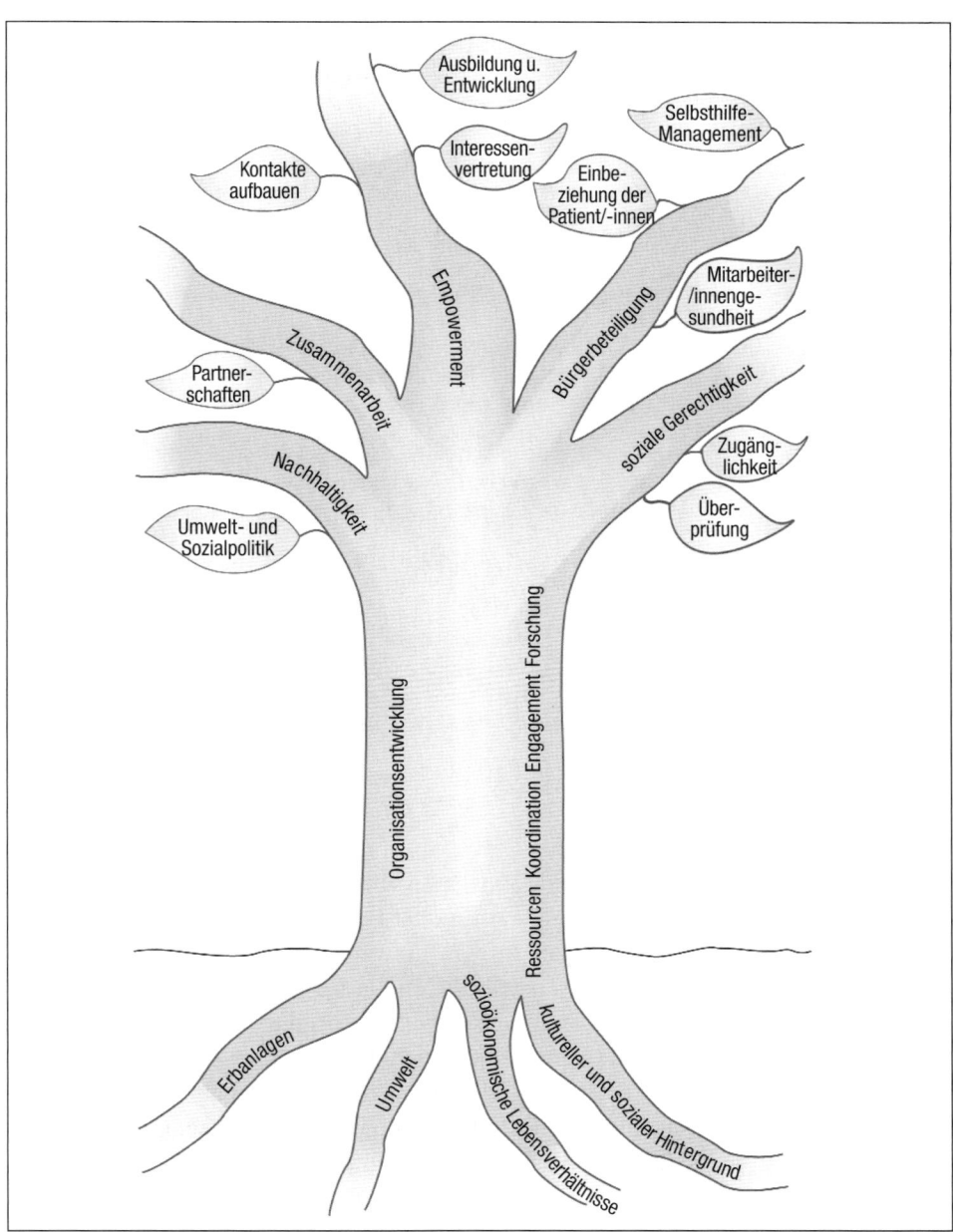

Die Wurzeln des Baumes stehen für die Notwendigkeit, die grundlegenden Determinanten von Gesundheit und Krankheit zu verstehen:

- Erbanlagen,
- Umwelteinflüsse,
- kulturelle, soziale, politische und wirtschaftliche Einflüsse.

Der Stamm des Baumes steht für die Bedeutung der Ressourcen, Koordination und Forschung und die Notwendigkeit der Organisationsentwicklung zur Verbesserung der Gesundheit. Die Äste stehen für die Grundsätze der Gesundheitsförderung und die Zweige für die einzelnen Elemente, die zur Förderung der Gesundheit beitragen können.

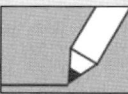 **Zur Reduzierung der Kosten für die Gesundheitsdienste gibt es eine Reihe von Maßnahmen zur Vermeidung von Krankheiten. Was sind deren Vor- und Nachteile?**

- Entwicklung von Kampagnen zu den vorrangigsten Gesundheitsproblemen, um die Bevölkerung zu einem besseren Gesundheitsverhalten zu bewegen.

- Rauchverbote in öffentlichen Einrichtungen.

- Integration der Gesundheitsförderung in die Kernaufgaben der Gemeindeschwestern.

- Bonuszahlungen für die Ärzte und Ärztinnen in der primären Gesundheitsversorgung, damit sie Risikopersonen (z. B. Männer im Alter von 25 bis 40 Jahren) zur Untersuchung in ihre Praxis bitten.

- Bezahlung der Ärzte und Ärztinnen in der primären Gesundheitsversorgung, damit sie alle Patienten und Patientinnen mit einem hohen Erkrankungsrisiko für bestimmte Krankheiten, wie z. B. Diabetes, Nierenerkrankungen oder Schlaganfall, untersuchen.

- Finanzielle Anreize der Krankenkassen für Personen, die nachweislich ein gesundes Leben führen.

- Mit den Ärzten und Ärztinnen in der primären Gesundheitsversorgung zusammenarbeiten, um sie dafür zu sensibilisieren, noch genauer auf ihre Diagnosen zu achten und die Notwendigkeit sich daraus ergebender kostenträchtiger medizinischer Behandlungen und Medikationen zu überlegen.

- Entwicklung von Qualitätskriterien für die primäre Gesundheitsversorgung.

Für alle diese Maßnahmen gibt es bereits Umsetzungserfahrungen. Diese zeigen, dass es finanzieller Anreize oder Leistungsüberprüfungen bedarf, um die Gesundheitseinrichtungen zur Integration gesundheitsfördernder Strategien zu bewegen. Da die Anforderungsprofile des englischen Gesundheitsministeriums (2004) für Maßnahmen der öffentlichen Gesundheitsversorgung (Public Health) nicht näher definierte Projekte zur Krankheitsvermeidung und Gesundheitsförderung verlangen (Übergewicht, Rauchen, Drogenmissbrauch, sexuell übertragbare Krankheiten), können die damit verbundenen Maßnahmen sehr unterschiedlich sein, von der traditionellen Gesundheitsaufklärung bis hin zur Rehabilitationstherapie.

Übergewicht ist zum Beispiel eines der vorrangigen Public-Health-Probleme. Obwohl in der primären Gesundheitsversorgung sicherlich genügend Potenziale zur Gesundheitsförderung stecken, ist deren Umsetzung durch vielfältige Barrieren eingeschränkt. Maryon-Davis (2005, S. 97) sieht dafür folgende Gründe:

- der Zeitdruck in den Beratungsgesprächen,
- der Mangel an entsprechend ausgebildeten Mitarbeiter/-innen,
- der Mangel an kommunal tätigen Ernährungsberater/-innen,
- die große Arbeitsbelastung,
- die Sprach- und Kulturbarrieren,
- die schwer zu verändernden Ess- und Bewegungsgewohnheiten.

Was könnte man tun, damit die primären Gesundheitsdienste ihre Probleme mit der Veränderung von Lebensweisen besser bewältigen können?

Zur Überwindung dieser Schwierigkeiten schlägt Maryon-Davis (2005) am Beispiel des Übergewichts folgende Maßnahmen vor, die aber auch zur Bewältigung anderer Gesundheitsprobleme genutzt werden könnten:

- bessere medizinische Richtlinien
- bessere Ausbildung der Mitarbeiter/-innen
- ein Register für Risikopatient/-innen
- Methoden zur leichteren Auffindung von Daten
- neue Anreize zur Qualitätsverbesserung
- engere Zusammenarbeit mit anderen Gesundheitsberufen, z. B. Ernährungsberater/-innen, Therapeut/-innen und Apotheker/-innen
- mehr ausgelagerte und vor Ort angebotene Krankenhausdienste
- Erweiterung der Vermittlungsmöglichkeiten für Bewegungsangebote, z. B. zu privaten Anbieter/-innen von Freizeitangeboten
- Beihilfen bei Inanspruchnahme kommerzieller Kurse zur Gewichtsabnahme
- Bessere Nutzung der Potenziale von Patientengruppen, freiwilligen Helfer/-innen und Gemeinwesenarbeiter/-innen

Wer fördert die Gesundheit?

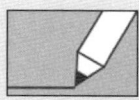

„Gesundheit ist der Zustand eines vollkommenen körperlichen, seelischen und sozialen Wohlbefindens und nicht nur die Abwesenheit von Krankheit oder Gebrechlichkeit." (Weltgesundheitsorganisation 1946)

Gehen Sie von dieser bekannten Definition der Gesundheit aus und stellen Sie eine Liste auf, wer aufgrund dieser Definition an der Förderung und dem Schutz der Gesundheit in Ihrem Land involviert sein sollte.

Die Benennung der Akteure und Akteurinnen zur Förderung der Gesundheit hängt davon ab, wie Gesundheit definiert wird. Wenn Sie von dem in der Regel sehr engen medizinischen Begriff der Gesundheit ausgehen, dann denken Sie vielleicht an eine Reihe von Berufsgruppen aus dem medizinischen Bereich, wie z. B. Ärzte und Ärztinnen, Pflegekräfte oder Hebammen. Wenn Sie jedoch von einer erweiterten Definition von Gesundheit ausgehen, welche die sozialen, politischen und ökonomischen Determinanten der Gesundheit mit umfasst, dann ergibt sich eine viel breitere Palette von Akteuren und Akteurinnen zur Förderung der Gesundheit. Wenngleich viele davon die Gesundheit nicht als ihr Kerngeschäft betrachten mögen, so können sie doch einen wesentlichen Beitrag zur Förderung der Gesundheit in der Gesellschaft leisten. Zur gesundheitlichen Neuorientierung dieser Dienste würde gehören, ihnen ihre gesundheitsfördernde Rolle auch deutlich zu machen und explizit die damit verbundenen Ziele und Einflussmöglichkeiten herauszuarbeiten und entsprechend zu formulieren.

Internationale Akteure und Akteurinnen

Für viele internationale Einrichtungen wie die Weltgesundheits- oder Welternährungsorganisation steht die Gesundheitsförderung im Mittelpunkt ihrer Arbeit. Andere Einrichtungen wie die Welthandelsorganisation, die für den freien Welthandel und internationale Investitionsvereinbarungen verantwortlich ist, beeinflussen den Ressourcenverbrauch, die Umweltbedingungen sowie das Lohnniveau und damit auch die Anstrengungen der einzelnen Länder für mehr soziale Gerechtigkeit. Die Weltbank gewährt Kredite zur finanziellen Unterstützung der einkommensschwachen Länder und ist einer der wichtigsten Sponsoren für Gesundheitsprojekte, wie z. B. für Impfkampagnen und Programme zur Bekämpfung der Malaria. Einen guten Überblick über die Ziele und Aufgaben der internationalen Gesundheitsorganisationen (WHO, UNICEF, Weltbank, UN-Entwicklungsfonds, UN-Bevölkerungsfonds, Internationale Arbeitsorganisation, Organisation für wirtschaftliche Zusammenarbeit/OECD und die Europäische Union bzw. Kommission) bieten Diesfeld und Jahn (2006, S. 1201).

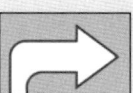

Kriege und öffentliche Gesundheit (Public Health)

Die globale Vernetzung führte dazu, dass regionale Kriege auch weit davon entfernte Länder beeinflussen können, z. B. durch entsprechende Auswirkungen auf ihre Wirtschaft, ihre Zu- oder Auswanderungsraten oder auch unmittelbar durch terroristische Anschläge. Seit dem Zweiten Weltkrieg wurden fast alle Kriege in den Entwicklungsländern geführt und damit von den Industrieländern eher als außergewöhnliches Ereignis und nicht als ein Problem für die öffentliche Gesundheit angesehen. Und dies trotz der Tatsache, dass bereits im Jahre 1990 die Auswirkungen der Kriege an 16. Stelle der globalen Belastungen durch Krankheit rangierten (Murray & Lopez 1997). Bis zum Jahr 2020 wird vorhergesagt, dass diese Belastungen auf Platz 8 vorrücken und damit größer werden als die globalen Belastungen durch HIV/Aids. Diese Kriege führten auch zu enormen Ausgaben in den Entwicklungsländern, die fast 85 % der weltweiten Waffenproduktion aufkaufen. Viele dieser Länder geben mehr für Waffen aus als für die Bildung und Gesundheit ihrer Bürgerinnen und Bürger (Levy & Sidel 2002). China, Frankreich, Russland, England und die USA stellen 90 % aller Waffen her, und der Handel mit diesen Waffen trägt nicht unerheblich zur Fortsetzung der Kriege bei.

(Bunton & Wills 2005)

Nationale Akteure und Akteurinnen

„Wegweiser Gesundheitsförderung" der BZgA (www.wegweiser.bzga.de)

Hier finden Sie eine Liste von ca. 230 überregional tätigen Fachinstitutionen der Gesundheitsförderung und Prävention aus 23 Themenbereichen. Der Wegweiser hilft Ihnen bei der Beschaffung von Fachinformationen, bei der Suche nach Kooperationspartnerinnen und -partnern sowie bei der Beschaffung von Referent/-innen und Medien für die Beratungsarbeit, Veranstaltungen und Mediotheken. Ein Übersichtsregister hilft Ihnen bei der Suche, welche Institutionen welche Themengebiete bearbeiten. Das Online-Angebot ist aus dem gedruckten „Wegweiser Gesundheitsförderung" hervorgegangen, in dem ca. 220 Institutionen mit ihren Aufgaben, Zielen und Angeboten beschrieben werden. Das Druckwerk (4. Aufl. 2004, über 650 Seiten) ist nur beim Verlag für Gesundheitsförderung, Gamburg, zu beziehen (s. auch Kapitel 7, „System der Gesundheitsförderung in Deutschland" S. 156).

Eine ganze Reihe von Ministerien beeinflusst die Gesundheit. Die Einsetzung eines Ministers für die öffentliche Gesundheit (Public Health) in England im Jahre 1997 zielte auf die Sicherstellung der Koordination zwischen den einzelnen Ministerien ab. Die Erfassung und Abschätzung der Folgen einer breiten Palette von Regierungsmaßnahmen auf die Gesundheit (Health Impact Assessment) soll dabei helfen, bereits bei der Planung und Entwicklung dieser Maßnahmen deren Auswirkungen auf die Gesundheit zu berücksichtigen.

Welche Rolle spielen die folgenden Ministerien für die Förderung der Gesundheit?

- Finanzen
- Verkehr
- Familien
- Arbeit
- Bildung

Könnten und sollten deren gesundheitsfördernden Rollen deutlicher gemacht und weiterentwickelt werden, und wie könnte das aussehen?

In fast allen Ländern gibt es eine Reihe von Regierungseinrichtungen mit einem speziellen Auftrag zu bestimmten Problemen der Gesundheit. In Großbritannien sind dies z. B.:

- die „Food Standards Agency" zur Überwachung der Kennzeichnung und Sicherheit der Lebensmittel,
- das „National Institute for Health and Clinical Excellence" zur Erfassung der Nachweise für wirksame gesundheitliche bzw. medizinische Interventionen,
- die „Health Protection Agency" zur Überwachung der gesundheitlichen Gefahren durch Infektionskrankheiten, Strahlenbelastungen, chemische und Umweltgifte sowie durch Katastrophen.

Vergleichbare Einrichtungen in Deutschland sind das „Bundesinstitut für gesundheitlichen Verbraucherschutz und Veterinärmedizin", das „Institut für Qualität und Wirtschaftlichkeit im Gesundheitswesen" und das „Robert Koch-Institut".

Seit der Auflösung der „Health Development Agency" gibt es in England zur Förderung der Gesundheit keine führende Einrichtung mehr. In anderen Ländern gibt es nationale Zentren zur Koordination der Forschung und zur Vertretung der Anliegen der Gesundheitsförderung und ihrer Akteure und Akteurinnen, wie z. B. die „Public Health Agency" in Kanada oder die „Bundeszentrale für gesundheitliche Aufklärung" in Deutschland.

In zunehmendem Maße erkennt auch die Privatwirtschaft den Marktwert der Gesundheit. In den vergangenen Jahren gab es deshalb eine Expansion der Mitgliedschaften in den Fitness-Studios, des Verkaufs von Fitnessgeräten und Bioprodukten, und Supermärkte werben für ihre Produkte auf der Basis ihres Wertes zur Förderung der Gesundheit. Damit gewinnen die Berufe zur Förderung der Gesundheit und Umwelt auf dem Arbeitsmarkt zunehmend an Bedeutung.

Lokale Akteure und Akteurinnen

Die beiden Organisationsstrukturen des englischen Nationalen Gesundheitsdienstes (NHS) auf lokaler Ebene sind die Gesundheitsbehörden (HAs) und die finanziell eigenverantwortlichen, aber vom staatlichen Gesundheitswesen getragenen Gesundheitseinrichtungen (Trusts). Über das ganze Land verteilt gibt es zehn zentrale bzw. „strategische Gesundheitsbehörden" (SHAs). Diese Behörden wurden 2002 eingerichtet, um Konzepte und Pläne zur Verbesserung der Gesundheitsdienste in der jeweiligen Region zu entwickeln und um sicherzustellen, dass die lokalen Dienste des NHS ihre Aufgaben auch entsprechend erfüllen. Auf der Website des Nationalen Gesundheitsdienstes (NHS) (http://www.nhs.uk/aboutnhs/howthe NHSworks/) finden Sie Details über den gegenwärtigen Aufbau des NHS sowie über die verschiedenen Einrichtungen (Trusts) der Krankenhaus- und der ambulanten Versorgung, Notdienste, Psychiatrischen Dienste und Dienste der primären Gesundheitsversorgung (Primary Health Care Trust, PCTs).

Die PCTs stehen heute im Mittelpunkt des NHS in Großbritannien und nehmen 80 % von dessen gesamtem Etat in Anspruch. Sie sind lokale Einrichtungen mit dem Auftrag, die Gesundheitsbedürfnisse und Probleme der gesundheitlichen Chancenungleichheit vor Ort zu erfassen und für die notwendigen Überweisungen an andere Dienste zu sorgen. Im Einzelnen erfüllen sie folgende Aufgaben:

- Unterstützung der Hausarztpraxen und deren Weiterentwicklung.
- Durchführung einer Reihe von lokalen Pflege- und Sozialdiensten.
- Überweisungen ins Krankenhaus und an die fachärztlichen Dienste.
- Unmittelbare Durchführung einiger spezieller Dienste.

Alle Einrichtungen des Nationalen Gesundheitsdienstes haben die gesetzliche Pflicht, die Öffentlichkeit in ihre Entscheidungen einzubeziehen. Foren zur Beteiligung der Bürger und Bürgerinnen wurden für alle Gesundheitseinrichtungen (Trusts) und PCTs etabliert, um die Ansichten über die lokalen Gesundheitsdienste zu erfassen und sie mit Vertretern des Nationalen Gesundheitsdienstes zu diskutieren. Für jede lokale Behörde, die mit der Durchführung von Sozialdiensten befasst ist, sollen lokale Beteiligungsnetzwerke etabliert werden. Sie sollen die Bürgerinnen und Bürger vor Ort bei ihrer Mitwirkung und Mitentscheidung an der Planung und Entwicklung der lokalen Dienste unterstützen und deren adäquate Umsetzung überwachen und sicherstellen. Ein Gesundheitskomitee kann alle Angelegenheiten der Planung, Bereitstellung oder Durchführung der lokalen Dienste überprüfen und ggf. genauer untersuchen.

Wichtige Bereiche, die erwiesenermaßen einen großen Einfluss auf die Gesundheit haben, wie z. B. der Wohnungs- und Verkehrsbereich oder der Sport- und Freizeitbereich, liegen in der Verantwortung der lokalen Behörden (LAs). Vor 1970 lagen auch die Aufgaben der öffentlichen Gesundheitspflege und Versorgung (Public Health) im Verantwortungsbereich der LAs, bis diese 1974 dem NHS übertragen wurden. Die lokalen Behörden und die Dienste der primären Gesundheitsversorgung (PCTs) müssen heute bei der Planung und Einrichtung der Dienste zunehmend zusammenarbeiten.

In einigen Kommunen kann der Leiter für die öffentliche Gesundheitspflege und Versorgung (Public Health) von den LAs und PCTs gemeinsam ausgewählt und berufen werden. Das Gesetz zur Einbeziehung der Öffentlichkeit in die Entscheidungen der lokalen Behörden (2006) verlangt eine gemeinsame „strategische Beurteilung" der gesundheitlichen und sozialen Versorgungsbedürfnisse in den Kommunen. Die lokalen Behörden müssen in Abstimmung mit den öffentlichen, privaten und anderen Trägern lokaler Organisationen einen Plan zur Verbesserung der Gesundheit in den Kommunen erstellen. Dieser Plan legt für jeweils drei Jahre die Arbeitsschwerpunkte fest. Sie umfassen in der Regel vier grundlegende Themen:

- Kinder und Jugendliche.

- Sichere und aktivere kommunale Gemeinschaften.

- Gesündere Gemeinschaften, vor allem auch mit Blick auf die alten Menschen.

- Unternehmens- und Wirtschaftsentwicklung.

Die Vielfalt der Akteure und Akteurinnen der Gesundheitsförderung auf kommunaler Ebene in Deutschland

z. B. in den Bereichen	durch Einrichtungen wie:
Bildung	Kindergärten, Schulen, Erwachsenenbildung (z. B. Volkshochschulen).
Freizeit	Sportvereine, Kultur- und Bildungsvereine, Gesundheitsvereine, Schwimmbäder, Jugendhäuser, Fitnesscenter, Touristikvereine.
Medizinische Versorgung	Gesundheitsämter, Apotheken, niedergelassene Ärzte/Ärztinnen, Krankenhäuser, Sozialstationen (z. B. AWO, Caritas, Diakonisches Werk, DRK), Krankenkassen, Unfall- und Rentenversicherungsträger, Selbsthilfegruppen und Vereine.
Psychosoziale Versorgung	Beratungsstellen der Wohlfahrtsverbände, Pflegeheime, Selbsthilfegruppen.
Kommunalverwaltung	Jugend-, Sozial-, Sport-,Umwelt- und Verkehrsämter, Gemeinderäte.
Politische Parteien	Ortsverbände der verschiedenen politischen Parteien.
Religionsgemeinschaften	Evangelische, katholische und andere Kirchen.
Einzelhandel	Reformhäuser, Gesundheits- und Bioläden, Gaststätten, Buchhändler.
Betriebe	Betriebs- und werksärztliche Dienste, Kantinen, Betriebs- (sport-)Vereine.
Verbraucherberatung	Verbraucher-, Ernährungs- und Umweltberatungsstellen.

In abgewandelter Form entnommen von Walter u. Schwartz 2003. In: Das Public Health Buch. Gesundheit und Gesundheitswesen, S. 263.

Gesundheitsfördernd tätige Personen in der öffentlichen Gesundheitspflege und Versorgung (Public Health)

Die Dienste der primären Gesundheitsversorgung erfordern eine ausgewogene Balance zwischen den Bereichen der Gesundheitsförderung, Prävention und Behandlung. Diese lässt sich am besten durch ein multidiziplinäres Team erreichen, das nicht nur die medizinischen und Pflegeberufe umfasst, sondern auch die in der Gemeinwesenarbeit, Öffentlichkeitsarbeit sowie im Bildungs-, Sozial- und Umweltbereich tätigen Berufsgruppen.

Der Projektbericht des leitenden Medizinalbeamten zur Stärkung der öffentlichen Gesundheitspflege und Versorgung (Public Health) erstellte einen Rahmen zur Bewertung des Beitrages der in diesem Bereich tätigen Personen (engl. Gesundheitsministerium, Department of Health 2001). Dieser Bericht stellte vor allem drei Personengruppen heraus:

- außerhalb des traditionellen Gesundheitsbereichs tätige Berufsgruppen,
- innerhalb des traditionellen Gesundheitsbereichs tätige Berufsgruppen,
- spezielle Fachkräfte.

Außerhalb des traditionellen Gesundheitsbereichs tätige Berufsgruppen

Dazu gehören alle Berufsgruppen, die auf die Gesundheit der Menschen einwirken, wenngleich es ihnen weniger bewusst sein mag, wie z. B. die im Bereich der Pädagogik oder Sozialarbeit tätigen Berufsgruppen. Diese Berufsgruppen sind deshalb besonders wichtig, da sie Zugang zu Menschen haben, die von den traditionellen Gesundheitsberufen in der Regel nicht erreicht werden. Um deren Beitrag zur Gesundheit voll auszuschöpfen, müssen die gesundheitlichen Aspekte ihrer Arbeit stärker anerkannt und in den Vordergrund gestellt werden. Die Lehrer und Lehrerinnen in den allgemeinbildenden Schulen sind ein gutes Beispiel dafür, dass dies noch nicht in ausreichendem Maße geschieht. Obwohl die Schulen in vielen Ländern als Schlüsselsetting zur Förderung der Gesundheit betrachtet werden, gehört die Gesundheitsförderung in vielen Ländern nicht zur Grundausbildung der Lehrer und Lehrerinnen (s. Kapitel 13, Gesundheitsförderung in Schulen).

Daneben gibt es aber auch eine Vielzahl anderer Personen- und Berufsgruppen, die zur Förderung der Gesundheit beitragen. Dazu gehören vor allem die Mitarbeiter und Mitarbeiterinnen der vielfältigen Verbände und Vereine (NGOs), die als Dienstleister, Selbsthilfegruppen, Lobbyisten und Anbieter von Informationen und Fortbildungen tätig sind. Sie sind in der Regel gut in die lokalen Strukturen eingebunden und unter anderem auch in die Erstellung der kommunalen Sozial- und Gesundheitspläne. Außerdem stehen sie häufig in engem Kontakt zu Rand- und sozial benachteiligten Gruppen. Sie können zusätzliche Hinweise zu deren Bedürfnissen geben und damit als Katalysator für Veränderungen wirken. Viele dieser Vereine müssen jedoch für die Erhaltung ihrer öffentlichen Mittel und der Suche nach neuen Sponsoren sehr viel Zeit aufwenden. Dies macht langfristige Planungen sehr schwierig und kann zur Reduzierung ihres Engagements führen.

Innerhalb des traditionellen Gesundheitsbereichs tätige Berufsgruppen

Diese Berufsgruppen arbeiten voll oder zumindest überwiegend in den traditionellen Bereichen des Gesundheits- und Sozialwesens. Durch neue Gesetze und vertragliche Vereinbarungen in der Gesundheits- und Sozialversorgung unterliegen ihre Aufgaben ständigen Veränderungen. Jede Beschreibung ihrer Aufgaben läuft deshalb Gefahr, zu eng oder in naher Zukunft nicht mehr relevant zu sein. Außerdem werden ihre Aufgaben zunehmend fachübergreifend ausgerichtet, wie z. B. beim Thema Kindergesundheit. Dadurch gleichen sich die dafür notwendigen Fähigkeiten und Kompetenzen sowie das dafür notwendige Wissen, unabhängig von dem jeweiligen beruflichen Hintergrund, immer mehr an und sind für eine Vielzahl von Berufsgruppen gleichermaßen relevant wie z. B. für Hebammen oder für Berater und Beraterinnen im Jugend-, Familien-, Erziehungs-, Drogen- und Suchtbereich.

Zum Gesundheitspersonal in Deutschland

In Deutschland ist die Berufsgruppe der Ärzte und Arztinnen zwar die einflussreichste, aber mit 7,3 % der Gesamtzahl von 4,2 Millionen Berufstätigen im Gesundheitswesen bei Weitem nicht die größte, wie die folgenden Zahlen zeigen:

Berufsgruppe	Anzahl der Personen
Krankenschwestern, Krankenpfleger und Hebammen	705 000
Arzt- und Zahnarzthelfer/-innen	503 000
Ärzte und Ärztinnen	301 000
Krankenpflegehelfer/-innen	229 000
Physiotherapeuten, Masseure, Bademeister	130 000
Medizinisch-technische Assistenten/Assistentinnen	96 000
Zahntechniker/-innen	71 000
Andere therapeutische Berufe	59 000
Apotheker und Apothekerinnen	54 000
Pharmazeutisch-technische Assistenten/Assistentinnen	41 000
Augenoptiker und Augenoptikerinnen	40 000
Heilpraktiker und Heilpraktikerinnen	18 000
andere Gesundheitshandwerker/-innen	17 000
Gesundheitsingenieure und Ingenieurinnen	15 000
gesundheitssichernde Berufe	15 000
Heilpädagogen und Heilpädagoginnen	13 000
Diätassistenten und Diätassistentinnen	12 000
Gesundheitstechniker/-innen	9 000
Orthopädiemechaniker/-innen	9 000
Heilerziehungspfleger/-innen	7 000
Pharmakanten/Pharmakantinnen	5 000
Verwaltungs-, Reinigungs- und Küchenpersonal	1 433

Quelle: Statistisches Bundesamt (Stand 2002)

* Beispiele speziell für den Pflegebereich bietet das Buch von M. Hasseler und M. Meyer „Prävention und Gesundheitsförderung – Neue Aufgaben für die Pflege". Schlütersche Verlagsgesellschaft, Hannover, 2006.

In den folgenden Abschnitten werden wir auf einige typische Berufsbilder im englischen Gesundheitswesen eingehen und deren gesundheitsfördernde Rollen, aber auch deren Probleme aufzeigen und untersuchen, warum bei vielen von ihnen die Gesundheitsförderung häufig ans Ende ihrer Arbeitsprioritäten rutscht. Einige der vorgestellten Berufsbilder existieren zwar in dieser Form in Deutschland nicht, aber deren Aufgaben und Probleme finden sich in vielen vergleichbaren Arbeitsbereichen der Gesundheits- und Sozialversorgung in Deutschland.*

Fachkräfte der kommunalen Gesundheits- und Krankenpflege
(Specialist community public health nurses)

Die Gesundheitsförderung ist eine der Hauptaufgaben dieser Fachkräfte, zu denen z. B. die Gemeindefürsorgerinnen und -fürsorger (health visitors) und Schulkrankenschwestern und -pfleger (school nurses) gehören.

Aufgabe der Fachkräfte der kommunalen Gesundheits- und Krankenpflege ist die Reduzierung gesundheitlicher Chancenungleichheiten durch ihre Arbeit mit Familien und sozialen Gemeinschaften zur Förderung und zum Schutz ihrer Gesundheit und zur Vermeidung von Krankheiten. Die Betonung liegt auf der partnerschaftlichen Zusammenarbeit, die berufliche und administrative Grenzen überwindet und Einfluss nimmt auf die etablierten sozialen und politischen Strukturen in den Kommunen, um die Determinanten der Gesundheit zu beeinflussen und damit die Gesundheit aller Einwohner und Einwohnerinnen fördert (www.nmc-uk.org).

In zunehmendem Maße wird von den kommunalen Gesundheits- und Krankenpflegekräften eine Fokussierung auf breitere Bevölkerungskreise erwartet und damit der Einsatz von Methoden der Gemeinwesenentwicklung, das Erkennen lokaler Bedürfnisse und die Unterstützung kommunaler Gruppen und Vereine. Kommunale Gesundheits- und Krankenpflegekräfte gehören dem Team der primären Gesundheitsversorgung an und sollen eng mit anderen Berufsgruppen der Medizin, Pflege und Sozialarbeit zusammenarbeiten. Leider steht dabei die Koordinierung der Gesundheitsförderung nicht immer im Vordergrund, da diese Berufsgruppen dazu neigen, sich mehr auf ihre eigene Fallarbeit zu konzentrieren.

Kommunale Gesundheits- und Krankenpflegekräfte machen Hausbesuche und haben damit die Möglichkeit, über längere Zeit eine enge Beziehung mit ihrer Klientel aufzubauen und persönliche Gesundheitsberatungen durchzuführen. Bezirkskrankenschwestern bzw. Pfleger (distrikt nurses) besuchen vor allem Menschen mit chronischen Erkrankungen oder Behinderungen und haben Kontakt zu vielen älteren Menschen. Dieser Kontakt bietet zwar gute Möglichkeiten zur Gesundheitsförderung, die aber durch den Arbeits- und Zeitdruck nicht immer genutzt werden. Außerdem wird durch die Konzentrierung auf den Einzelfall auch die „Public-Health-Perspektive" der Bezirkskrankenschwestern eingeschränkt. Eine Bezirkskrankenschwester drückt dies im Rahmen einer Studie so aus: „Public Health (öffentliche Gesundheitspflege und Versorgung) ... das kann alles sein, oder nichts ... uns ist nur nicht klar, dass wir es tun ... ich denke, wir sollten uns mehr darüber im Klaren sein, welche Fähigkeiten wir diesbezüglich eigentlich haben." (Arnold 2004)

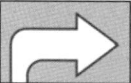 **Aufgaben der Bezirkskrankenschwestern bzw. -pfleger**

1. Verbesserung der Gesundheitskompetenzen der Bürgerinnen und Bürger sowie der sozialen Gruppen und Gemeinschaften in ihren jeweiligen Bezirken:
   - Informationsaustausch über die Bedürfnisse der älteren Menschen
   - Anwendung eines breiten „Public-Health-Ansatzes" bei der Beurteilung der Bedürfnisse der Menschen, z. B. im Hinblick auf die Verkehrsverbindungen für Einkäufe oder die Sicherheit auf den Straßen
   - Zugang zu den individuellen Gesundheitsdaten und Berichten

2. Strategien zur Verbesserung des Zugangs und der Beteiligung an den Gesundheitsdiensten:
   - für die gesundheitlich besonders anfälligen und die in der Regel nur wenig beachteten Bürgerinnen und Bürger
   - für die breite Bevölkerung der Gesunden und Kranken

3. Partnerschaftliche Zusammenarbeit mit den Zielgruppen
   - Mit den „aufgeklärten Patient/-innen" und der Unterstützung durch die Bezirkskrankenschwestern bzw. -pfleger werden die Probleme gemeinsam bewältigt und dabei die anderen daran beteiligten Personen mit aufgeklärt.

Gemeindepsychiatrische Krankenschwester/-pfleger (mental health nurse)

Die Förderung der psychischen Gesundheit erfordert eine enge Zusammenarbeit mit einer Vielfalt von Einrichtungen und Berufen. Häufig wird sie jedoch nur im Kontext der Gesundheits- und Sozialdienste zur Versorgung und Behandlung von Menschen mit psychischen Problemen gesehen. Die Versorgung und Behandlung psychisch Kranker ist zwar ein wichtiger Bestandteil, aber im Rahmen der Förderung der psychischen Gesundheit geht es auch um die Erhaltung und Förderung des psychischen Wohlbefindens aller Bevölkerungsgruppen. Sie muss deshalb bei einer Vielzahl unterschiedlicher Settings ansetzen, wie den Schulen, Betrieben und der größeren kommunalen Gemeinschaft sowie den spezifischen Versorgungseinrichtungen, wie den Altenheimen und Gefängnissen (s. hierzu das Netzwerk zur Förderung der psychischen Gesundheit in Wales unter: www.wales.nhs.uk).

Schulkrankenschwestern bzw. -pfleger (school nurses)

Sie sind Teil des kommunalen Pflegedienstes, allerdings mit sehr unterschiedlichen Aufgaben. Ursprünglich sollten sie sich um die Feststellung und Beseitigung von hygienischen Mängeln, Parasitenbefall und schlechter Ernährung kümmern. Daraus entwickelten sich dann die neuen Aufgaben zur Durchführung der Routineüberwachungs- und Vorsorgeuntersuchungen.

Heute richtet sich die Arbeit der Schulkrankenpflege immer mehr auf die Erfassung der Gesundheitsbedürfnisse und deren zielgerichteten Befriedigung, z. B. durch die Unterstützung der Kinder mit chronischen Erkrankungen oder die Aufklärung und Beratung über spezifische Themen, wie z. B. zur sexuellen Gesundheit. In einigen Regionen des NHS wird der Lebensphasenansatz angewandt, bei dem die Schulkrankenpflege die Rolle eines „Gesundheitsnavigators" für die Kinder über deren gesamte Schulzeit hinweg übernimmt.

Welche Herausforderungen und Umsetzungshindernisse könnten sich bei den unten aufgeführten Aktivitäten ergeben, wenn die Schulkrankenpflege ihre Arbeit auf diese Bereiche ausdehnen würde?

- Gesundheitsförderung
- Beratungs-Cafés (drop-in clinics)
- selbstständig durchgeführte Schulimpfungen
- Erstellung von Schulgesundheitsprofilen
- selbstständig durchgeführte Gesundheitsinterviews, z. B. bei den Schulanfängern

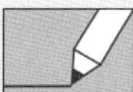

Gemeindefürsorgerin bzw. -fürsorger (health visitor), Schulkrankenschwester bzw. -pfleger (school nurse), Bezirkskrankenschwester bzw. -pfleger (district nurse), Gemeindepsychiatrische Krankenschwester bzw. Pfleger (mental health nurse)

Halten Sie die Einführung dieser gemeindebezogenen Berufsbilder und Versorgungsformen auch in Deutschland für sinnvoll? Was spräche aus Ihrer Sicht dafür, was dagegen?

Hebammen (Midwives)

Krankenhaushebammen wirken bei Schwangerschaftskursen und der Geburt der Kinder mit. Gemeindehebammen besuchen nach der Entbindung alle Mütter in ihrem Gebiet, bieten ihnen Unterstützung und Aufklärung an und überwachen die Gesundheit der Mütter und Kinder.

> Hebammen sind in der idealen Position, sowohl Ehepaare, die ein Kind erwarten, als auch die neue Familienkonstellation zu unterstützen und Dienste anzubieten, die den Eltern leichteren Zugang zu Informationen verschaffen und ihnen helfen, diese zur Förderung der Gesundheit ihrer Familie zu nutzen. Sie haben jedoch auch die wichtige Aufgabe, das Augenmerk der Öffentlichkeit auf jene Probleme zu richten, welche die einzelne Familie nicht allein verändern kann, wie z. B. schlechte soziale und physische Umweltbedingungen (Crafter 1997, S. 3).

Hausärzte und Hausärztinnen (General practitioners, GPs)

Zur Praxis der Hausärzte und Hausärztinnen gehört traditionell das private und persönliche Gespräch mit den Patienten und Patientinnen. Die Gesundheitsförderung kam dabei bisher nur in Form gelegentlicher Ratschläge oder Aufklärungen vor, häufig begrenzt durch den Zeitdruck oder die Sorge, nicht zu sehr die Privatsphäre zu verletzen. Die Verträge mit den Hausärzten und Ärztinnen bieten für ihre präventive Arbeit eine zusätzliche Honorierung an, z. B. für Impfungen, Gesundheits-Checks oder Beratungsgespräche. Diese Möglichkeiten haben zugenommen und es gibt viele Beispiele für Verschreibungen bzw. Überweisungen zu mehr körperlicher Bewegung und „Lifestyle-Management-Programmen".

„Hausarztzentrierte Versorgung" in Deutschland

Mit dem GKV-Gesundheitsreformgesetz 2000 wurde der Versuch unternommen, die Stellung der Hausärzte und Hausärztinnen in der vertraglichen Versorgung aufzuwerten. In dem differenzierten und weit verzweigten Gesundheitswesen für die Patienten und Patientinnen sollen sie eine „Lotsenfunktion" übernehmen und zwar insbesondere durch eine Verbesserung der Kommunikation und Abstimmung mit den Fachärzten und Fachärztinnen und den anderen Leistungserbringern. Durch Verträge mit den Krankenkassen über die „hausarztzentrierte Versorgung" können die Hausärzte und Hausärztinnen für die Versicherten verbindliche „Koordinations- und Fall-Management-Aufgaben" übernehmen. Solche Aufgaben kommen auch bei „Disease-Management-Programmen" oder im Rahmen der „integrierten Versorgung" in Betracht.

2004 ist im Rhein-Neckar-Kreis mit über 100 daran beteiligten Hausärzten und Hausärztinnen ein „Qualitäts- und Kooperationsmodell in der hausärztlichen Versorgung" angelaufen. Träger des wissenschaftlich begleiteten Modells sind die Kassenärztliche Vereinigung Nordbaden, das „Mannheimer Ärztenetz Qu@linet" und die AOK Baden-Württemberg. Ein erstes landesweites Modell mit gleicher Zielsetzung gibt es bereits in Sachsen-Anhalt (weitere Informationen hierzu finden Sie unter www.hausaerzteverband.de sowie unter www.aok.de, Landesverbände, hausarztzentrierte Versorgung).

Arztschwestern bzw. -pfleger (practice nurses)

Arztschwestern bzw. -pfleger werden direkt von den GPs eingestellt. Diese erweiterte Form der in Deutschland bestehenden Arzthelfer/-in, ist in England ein relativ neuer Berufszweig, obwohl es von ihnen mittlerweile schon über 25 000 gibt. Ihre gesundheitsfördernden Aufgaben sind weitgehend begrenzt auf Impfungen, Blutentnahmen, Lebensweisenberatung, Reise- und Gesundheits-Checks. Zunehmend werden sie auch in kleinen Versorgungszentren eingestellt.

Zahnärztinnen und Zahnärzte

Insbesondere bei Kindern wird der zahnärztlichen Prävention immer größere Aufmerksamkeit geschenkt. Zahnärzte und Zahnärztinnen erhalten in Großbritannien nur eine Einmalzahlung für jedes Kind und haben so ein Interesse daran, die Zähne der Kinder gesund und damit behandlungsfrei zu erhalten. Viele Zahnarztpraxen beschäftigen einen Zahnhygieniker oder eine Zahnhygienikerin zur Aufklärung über die Zahngesundheit. Auch die Gesundheitsbehörden unterhalten einen kommunalen Zahngesundheitsdienst, der für Schulen und Heime Maßnahmen zur Förderung der Zahngesundheit anbietet.

Apothekerinnen und Apotheker

Die Potenziale der Apotheken zur Förderung der Gesundheit in den Kommunen wurden in einem nationalen Strategiepapier besonders hervorgehoben (Department of Health 2005b). Apotheken beraten ihre Kunden über die richtige und sichere Nutzung der Medikamente, bei kleineren Unpässlichkeiten und über gesunde Lebensweisen. Sie können im Rahmen des nationalen Gesundheitsdienstes (NHS) auch spezifische Maßnahmen für die breitere Öffentlichkeit durchführen, z. B. Kurse zur Gewichtsreduktion, Raucherentwöhnung oder Suchtprävention. Um ihre Kompetenzen voll auszuschöpfen sollten alle Apotheken einen separaten Bereich haben, wo sich die Bürgerinnen und Bürger in privater Atmosphäre von der Apothekerin bzw. dem Apotheker beraten lassen können.

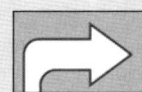

Die gesundheitsfördernden Aktivitäten der Apotheken

Sie umfassen die Aufklärung und Beratung zu folgenden Themen:

- gesunde Lebensweisen (z. B. Familienplanung, Raucherentwöhnung)
- Asthma/Atemwegserkrankungen (z. B. chronische Bronchitis, Allergien, Inhalierung und Medikamente)
- gesundes Herz (z. B. gesunde Ernährung, körperliche Aktivität, Bluthochdruck, Angina und die richtige Nutzung von Herzmedikamenten)
- sexuelle Gesundheit (z. B. HIV/Aids, sicherer Sex, Unfruchtbarkeit, sexuell übertragbare Krankheiten, Verhütungsmittel und emotionale Unterstützung)
- Sicherheitsvorkehrungen (z. B. Entsorgung alter Medikamente, Auslandsreisen, Erste Hilfe, Unfallvermeidung und Sportverletzungen)
- Drogenmissbrauch (z. B. Lösungsmittel, Alkohol, illegale und legale Drogen, Spritzenaustausch)
- Ältere Menschen (z. B. Pflegeratschläge, Medikamenteneinhaltung, Bewegungshilfen, Inkontinenz, Stomaversorgung, Erkältungen und Fußpflege)
- Eltern und ihre Babys (z. B. Stillen, Milchersatzprodukte, Folsäure, Impfungen, Windeldermatitis und Zahnen)
- Kinder (z. B. Kopfläuse, Parasiten, Meningitis, Impfungen, Vitamine, Zucker und Salz in der Kinderernährung)
- Gesundheit der Frauen (Brust- u. Gebärmutterhalskrebs, Migräne, Stressinkontinenz, vaginale Infektionen, Blasenentzündungen, Menopause und Osteoporose)
- Gesundheit der Männer (z. B. Prostataprobleme, Herzattacken, Lungenkrebs, Stress, Verdauungsstörungen und Sodbrennen)
- Mundgesundheit (Mundkrebs, Mundgeschwüre, Kinderzähne, Zahnprothesen, Zahnversorgung, Herpes und zuckerfreie Medikamente)
- Hautpflege (Hautkrebs, Ekzeme, Schuppenflechten, Akne und Sonnenschutzmittel (http./www.rpsgb.org.uk/pdfs/publthguidcommph.pdf)

> 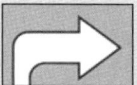 **Umweltgesundheit und Umweltschutz**
>
> Die Aufgaben des Umweltschutzes sind sehr umfassend. Dazu gehören gesetzliche Befugnisse zur Lebensmittelüberwachung, zur Luftreinhaltung, zum Lärmschutz, zur Sicherheit am Arbeitsplatz und von Freizeiteinrichtungen sowie das Recycling und Streben nach Nachhaltigkeit. Die in diesen Bereichen Tätigen haben weitreichende Machtbefugnisse. Ihre gesundheitsfördernde Arbeit besteht hauptsächlich darin, die Menschen und Einrichtungen über die gesetzlichen Bestimmungen zu informieren und aufzuklären und sie zu unterstützen und zu befähigen, diese zu erfüllen. Zu ihren Aufgaben können auch entsprechende Fortbildungen und Beratungen gehören.

Heilhilfsberufe

Viele andere mit der Medizin verbundene Berufe, wie z. B. die Mitarbeiter und Mitarbeiterinnen in der Sprachtherapie, Chiropraktik, Physiotherapie, Radiologie und Ernährungsberatung leisten einen Beitrag zur Gesundheitsförderung, insbesondere zur Information und Aufklärung der Patienten und Patientinnen.

Altenpfleger und Altenpflegerinnen

Hochrechnungen zur Entwicklung der Bevölkerung weisen auf einen zukünftig höheren Anteil an älteren Menschen hin. Bis zum Jahr 2031 wird in England der Anteil der über 85-Jährigen 3,8 % der Gesamtbevölkerung betragen, und die Mehrheit dieser Menschen wird eine Pflege in den Altenheimen benötigen. Tendenziell trifft dies auch auf Deutschland und alle anderen europäischen Länder zu.

Altenpfleger und Altenpflegerinnen haben eine gesundheitsfördernde Schlüsselrolle zur Verbesserung der Fitness und Ernährung dieser Menschen, um Erkrankungen und Abhängigkeiten zu minimieren. Sie tragen aber auch eine große Verantwortung zur Förderung der psychischen Gesundheit der älteren Menschen und zu deren Empowerment, damit sie einen möglichst hohen Grad an Selbstständigkeit und Kontrolle über ihr Leben beibehalten können. Ebenso wichtig ist ihr Beitrag zur Vermeidung von Stürzen und Decubitus. Sie arbeiten eng mit der hausärztlichen Versorgung, der Sozialarbeit, Physiotherapie, Chiropraktik sowie dem Verpflegungs- und Küchenpersonal in den Altenheimen zusammen.

Andere spezialisierte Fachkräfte

Berater zur öffentlichen Gesundheitspflege und Versorgung (Public Health) sind in der Regel „Public Health Consultants" und andere Spezialisten, die auf den Führungsebenen arbeiten. Sie helfen bei der Entwicklung von Public-Health-Programmen und haben häufig eine wissenschaftliche Ausbildung und Expertise.

Die Abteilungen für Gesundheitsförderung sind Teil der Gesundheitsbehörden und in der Regel dem Leiter der öffentlichen Gesundheitspflege und Versorgung (Public Health) verantwortlich. Die Anzahl der Mitarbeiter und Mitarbeiterinnen in diesen Abteilungen ist sehr unterschiedlich. Sie reicht von vier oder fünf bis hin zu 50 Personen. Die meisten von ihnen sind speziell ausgebildete Fachkräfte der Gesundheitsförderung, die von verschiedenen Verwaltungskräften unterstützt werden. Sie haben die Führungsrolle bei der Entwicklung und Koordinierung der gesundheitsfördernden Maßnahmen in ihrem örtlichen oder regionalen Zuständigkeitsbereich. Die Abteilungen für Gesundheitsförderung vergeben Aufträge, führen sie selbst durch oder erfüllen beide Funktionen. Zu ihren Aufgaben gehören:

a) im Zuge der Auftragsvergabe:

- die Erfassung und Bewertung des Gesundheitsbedarfs
- Beiträge zu den Strategie- und Umsetzungsplänen der Gesundheitsbehörden
- Durchsicht der Versorgungsvereinbarungen zur Sicherstellung, dass diese auch zur Gesundheitsförderung beitragen
- Koordination der Pläne und Dienstleistungen unterschiedlicher Einrichtungen

b) im Zuge der Durchführung eigener Maßnahmen:

- Durchführung von Gesundheitsförderungsprogrammen zu Themen wie HIV/Aids, Raucherentwöhnung oder Herz-Kreislauf-Krankheiten
- Beratung öffentlicher Einrichtungen und Entscheidungsträger
- Ausbildung, Unterstützung und Beratung für alle in der Gesundheitsförderung tätigen Berufsgruppen, Einrichtungen und Organisationen

Schlussfolgerungen

Die Neuorientierung der Gesundheitsdienste ist eine große Herausforderung, bei der bisher nur wenig Fortschritte gemacht werden konnten, wofür es vielfältige Gründe gibt. Die in Großbritanniens staatlichem Gesundheitssystem verankerte primäre Gesundheitsversorgung, häufig auch als Basisversorgung bezeichnet, ist ein System mit seinen eigenen sozialen Strukturen und Werten, die letztlich die Wege bestimmen, wie die Probleme der Gesundheit und Krankheit angegangen werden. Die Kooperation der Gesundheitsdienste orientiert sich stärker an den einzelnen Patienten und Patientinnen als an der breiteren Bevölkerung. Obwohl sie ihre Basis *in* den Kommunen haben, bedeutet das nicht automatisch, dass sie auch *mit* den Kommunen und ihren vielfältigen sozialen Gemeinschaften zusammenarbeiten. Das System der gesundheitlichen Basisversorgung wird stärker vom medizinischen Modell als vom sozialen Modell der Gesundheit geleitet. Dementsprechend orientieren sich die Evaluierungen auch mehr an den erreichten Rückgängen der Morbidität und Mortalität als an den erreichten Gesundheitsgewinnen bzw. den Prozessen zur Förderung der Gesundheit. Der Schwerpunkt liegt auf der medizinischen Behandlung, und damit wird auf deren Umsetzung (compliance) mehr Wert gelegt als auf die Beteiligung und Autonomie der Patienten und Patientinnen.

Im Hinblick auf die Anerkennung und Notwendigkeit gesundheitsfördernder Maßnahmen gab es zwar Fortschritte, aber dabei wurde die Gesundheitsförderung häufig nur an die Kernaufgaben „angeklebt" und nicht als ein fester und integrierter Bestandteil aller Berufsgruppen und Dienste betrachtet und durchgeführt. Elementare gesundheitsfördernde Aktivitäten wie die Reduzierung gesundheitlicher Chancenungleichheiten werden nicht verfolgt. Stattdessen wird der Schwerpunkt auf die Befriedigung der Ansprüche der einzelnen Patienten und Patientinnen gelegt. Da Personen mit höherer Bildung ihre Ansprüche besser formulieren und durchsetzen können, führt dies zu noch mehr Diensten für diese privilegierten Personengruppen und damit zu noch größeren gesundheitlichen Chancenungleichheiten. In Deutschland spricht man in diesem Zusammenhang von der „Mittelstandsorientierung in der Gesundheitsförderung". Der wichtigste Grund für die begrenzten Erfolge bei der Neuorientierung der Gesundheitsdienste ist vielleicht das Trägheitsmoment bzw. die einfache Orientierung an den bisher eingeschlagenen Wegen.

Auf der Habenseite ist festzuhalten, dass es mittlerweile einen großen Pool an gesundheitsfördernden Akteuren und Akteurinnen in den primären, sekundären und tertiären Bereichen der medizinischen Versorgung, Pflege und Sozialarbeit gibt. Die wirksame Durchführung gesundheitsfördernder Maßnahmen würde auf längere Sicht in diesen Bereichen zu einer Arbeitsentlastung führen und vielen Menschen ein gesünderes und längeres Leben ermöglichen. Die Gesundheitsförderung unterstützt und verstärkt die von vielen Berufsgruppen bereits unternommenen Anstrengungen zur multisektoralen und partnerschaftlichen Zusammenarbeit. Die Ökonomisierung der Gesellschaft gilt auch für den Gesundheitsbereich und ist ein gewichtiges Argument zur Neuorientierung der Gesundheitsdienste. Die Erreichung des Zusammenwirkens aller dieser positiven Faktoren ist eine schwierige und langfristige Aufgabe, aber viele kleine Schritte wurden auf diesem Weg bereits unternommen. Es bleibt die Herausforderung, die Neuorientierung der Gesundheitsdienste weiterhin ganz oben auf die Tagesordnung zu setzen und weiter nach neuen Strategien zur Erreichung dieses Ziels zu suchen.

Fragen zur weiteren Diskussion

- Was kann getan werden, damit der Bereich der Gesundheitsversorgung mehr Verantwortung für die Förderung der Gesundheit übernimmt?
- Wo liegen die Chancen und Probleme der multisektoralen und partnerschaftlichen Zusammenarbeit zur Gesundheitsförderung in Ihrem Arbeitsbereich?
- Was können die öffentliche Gesundheitspflege und Versorgung (Public Health) und die Gesundheitsförderung tun, um die Möglichkeiten und Kompetenzen der vielen gesundheitsrelevanten Berufsgruppen noch besser zu nutzen und für die gesundheitsfördernde Arbeit zu gewinnen?
- Könnten und sollten auch im deutschen Gesundheitswesen kommunale Strukturen und Berufsbilder der primären Gesundheitsversorgung (wie hier für Großbritannien vorgestellt) gefördert und eingeführt werden?

Zusammenfassung

Dieses Kapitel hat sich mit den gesundheitsfördernden Möglichkeiten und Potenzialen der Gesundheitsdienste beschäftigt sowie den Herausforderungen, die sich durch das medizinische Modell der Gesundheit ergeben. Außerdem hat es die Beiträge der unterschiedlichen Einrichtungen, Berufsgruppen und vor Ort tätigen Praktiker und Praktikerinnen zur Gesundheitsförderung aufgezeigt.

Literatur und Websites

1. Weiterführende deutschsprachige Literaturempfehlungen und Websites

Hasseler, M., Meyer, M. 2006. „Prävention und Gesundheitsförderung – Neue Aufgaben für die Pflege". Schlütersche Verlagsgesellschaft, Hannover. *Das Buch beschreibt die Aufgaben und Potenziale der Gesundheitsförderung und Prävention in der Pflege, die sich über das ganze Spektrum der Gesundheitsversorgung erstrecken und nicht nur auf die Pflegeversicherung. Zudem stützt es sich auf internationale Erfahrungen und Beispiele, im Rahmen dessen auch die in diesem Kapitel vorgestellten gemeindenahen Berufsbilder diskutiert werden.*

Specke, H. K. 2005. Der Gesundheitsmarkt in Deutschland. Daten – Fakten – Akteure. 3. Aufl., Verlag Hans Huber, Bern. *Dieses Handbuch bietet übersichtliche Zusammenfassungen zu vielen in diesem Kapitel angesprochenen Themen, wie z. B. zu den Einrichtungen, Berufsgruppen und Patienten und Patientinnen im deutschen Gesundheitswesen, den Disease-Management-Programmen und der hausarztzentrierten Versorgung, einschließlich einer Vielzahl von Websites.*

Walter, U., Schwartz. F. W. 2003. In: Das Public Health Buch. Gesundheit und Gesundheitswesen. 2. Aufl., Urban & Fischer. *Das Handbuch beschreibt im Kapitel 12 Einrichtungen und Strukturen der Gesundheitsförderung und Prävention in Deutschland auf Bundes-, Landes- und kommunaler Ebene, einschließlich der Websites vieler dieser Einrichtungen.*

www.wegweiser.bzga.de *Übersicht über Fachinstitutionen der Gesundheitsförderung und Prävention in Deutschland.*

2. Literaturempfehlungen der englischen Originalausgabe

Naidoo J 2007 Who promotes health? In: Earle S, Lloyd C E, Sidell M (ed) Theory and research in promoting public health. Sage/Open University, London, S. 101–129. *Eine solide Übersicht über eine Reihe von Einrichtungen, welche die Gesundheit fördern.*

Scriven A, Orme J (ed) 2001 Health Promotion: Professional perspectives. Macmillan/ Open University, Basingstoke. *Ein nützlicher Einblick in die Bedeutung der Gesundheitsförderung für verschiedene Settings. Interessante Praxisberichte verhelfen zu einem besseren Verständnis der partnerschaftlichen Zusammenarbeit.*

Scriven A (ed) 2005 Health promotion practice: the contribution of nurses and allied health professionals. Palgrave Macmillan, Basingstoke. *Praxisbeispiele, wie sich die unterschiedlichen Berufe die Gesundheitsförderung vorstellen und für ihren Bereich begrifflich zu erfassen versuchen.*

3. Neu eingefügte deutschsprachige Quellenangaben und Websites

Beske, F. 2007. Das Gesundheitswesen in Deutschland. Deutscher Ärzte-Verlag, Köln, 4. Auflage.

Deutscher Präventionspreis 2005 (2005): Gesund in der zweiten Lebenshälfte (50plus) – Die Preisträger und die Nominierten. Herausgegeben von der Bertelsmann Stiftung, dem Bundesministerium für Gesundheit und der Bundeszentrale für gesundheitliche Aufklärung. Bad Salzuflen: Geschäftsstelle des Deutschen Präventionspreises.
(http://www.deutscher-praeventionspreis.de/presse/2005/index.php)

Diesfeld, H. J., Jahn, A. 2006. Internationale Gesundheitsorganisationen. In: Handbuch Gesundheitswissenschaften (Hrsg. Hurrelmann, Laaser, Razum), 4. Aufl., Juventa, Weinheim.

DIP Deutsches Institut für angewandte Pflegeforschung 2008: Präventive Hausbesuche bei Senioren – Handbuch für Berater. Schlütersche Verlagsgesellschaft, Hannover.

Lauterbach 2001. In: Handbuch Gesundheitswissenschaften (Hrsg. Hurrelmann, Laaser, Razum), 4. Aufl., Juventa, Weinheim.

Meier-Baumgartner, P., Dapp, U., Anders, J. 2005. Aktive Gesundheitsförderung im Alter. Kohlhammer, Stuttgart.

Rosenbrock, R., Gerlinger, T. 2006. Gesundheitspolitik. 2. überarb. Auflage. Huber, Bern Göttingen.

Simon, 2007. Das Gesundheitssystem in Deutschland. 2. überarb. Auflage. Huber, Bern Göttingen.

Statistisches Bundesamt 2005.

Trojan, A. 2002. Prävention und Gesundheitsförderung. In: Kolip, P. (Hrsg.). Gesundheitswissenschaften. Eine Einführung, S. 220. Juventa, Weinheim und München.

v. Troschke, J., Mühlbacher, A. 2005. Grundwissen Gesundheitsökonomie, Gesundheitssystem, Öffentliche Gesundheitspflege. Verlag Hans Huber, Bern.

Neu eingefügte Websites:
- www.bpd.de (Bundeszentrale für politische Bildung)
- www.sozialestadt.de
- www.gesundheitberlin.de
- www.gesundheitliche-chancengleichheit.de
- www.gesundheitsfoerdernde-hochschulen.de
- www.hausaerzteverband.de
- www.aok.de *Landesverbände, hausarztzentrierte Versorgung*

4. Quellenangaben der englischen Originalausgabe

Arnold P, Topping A, Honey S et al. 2004 Exploring the contribution of district nurses to public health. British Journal of Community Nursing 9: 216–223.

Bunton R, Wills J 2005 War and public health. Critical Public Health 15: 79–81.

Coote A 2002 Claiming the health dividend: unlocking the benefits of NHS spending. Kings Fund, London.

Crafter H 1997 Health promotion in midwifery. Arnold, London.

Darzi A 2007 Healthcare for London: a framework for action. NHS London, London.

Department of Health 2001 The report of the Chief Medical Officer's project to strengthen the public health function. Department of Health, London.

Department of Health 2004 Standards for better health. Department of Health, London.

Department of Health 2005a Our health, our care, our say. Department of Health, London.

Department of Health 2005b Choosing health through pharmacy. A programme for pharmaceutical public health 2005–2015. Department of Health, London.

Health Education Authority 1998 Promoting health through primary health care nursing. HEA, London.

Levy S B, Sidel W 2002 The health and social consequences of diversion of economic resources to war and preparation for war. In: Taipale I (ed) War or health? A reader. Zed Books, London.

Maryon-Davis A 2005 Weight management in primary care: how can it be made more effective? Proceedings of the Nutrition Society 64: 97–103.

Matthews P, Fletcher J 2001 Sexually transmitted infections in primary care: a need for education. British Journal of General Practice 51: 52–56.

Murray C J, Lopez A D 1997 Mortality by cause for eight regions of the world: Global Burden of Disease study. Lancet 349: 1269–1276.

Naidoo J, Wills J 2005 Public health and health promotion: developing practice. Baillière Tindall, London.

Popay J, Kowarzik U, Mallinson S et al. 2007 Social problems, primary care and pathways to help and support: addressing health inequalities at the individual level: the GP perspective. Journal of Epidemiology and Community Health 61: 966–971.

Royal Society for Nature Conservation 2004 Material health: a mass balance and ecological footprint analysis of the NHS in England and Wales. Available online at: www.material-health.com/download.htm.

Scottish Office Department of Health 2001 Nursing for health. A review of the contribution of nurses, midwives and health visitors to improving the public's health. Stationery Office, Edinburgh.

Sustainable Development Commission 2006 NHS good corporate citizenship assessment model. Available online at: www.corporatecitizen.nhs.uk.

Wanless D 2002 Securing our future health. Taking a long term view. HM Treasury, London.

Wanless D, Appleby J, Harrison A et al. 2007 Our future health secured? Kings Fund, London.

Wise M, Nutbeam D 2007 Enabling health systems transformation: what progress has been made to re-orienting health services? Promotion and Education 2 (suppl): 23–28.

World Health Organization 1946 Constitution. WHO, Geneva.

World Health Organization 1978 Declaration of Alma Ata, international conference on primary health care, Alma Ata, 6–12 September. World Health Organization, Geneva.

World Health Organization 1986 Ottawa charter for health promotion. Journal of Health Promotion 1: 1–4.

World Health Organization 2000 The world health report 2000 health systems: improving performance. WHO, Geneva.

World Health Organization 2007 Challenging inequity through health systems. Final report. Knowledge network on health systems. WHO, Geneva.

9 Gesundheitskompetenzen entwickeln

Kernpunkte

- Einstellungen und Werte und ihr Einfluss auf das Gesundheitsverhalten
- Einfluss sozialer Normen auf das Gesundheitsverhalten
- Konzept der wahrgenommenen Kontrolle über das eigene Leben
- Strategien zur Veränderung von Einstellungen und Verhaltensweisen

Übersicht

Die Lebensweisen der Menschen werden heute als Ursache vieler Krankheiten gesehen. Deshalb liegt ein Schwerpunkt gegenwärtiger Gesundheitsförderung auf der Veränderung der Verhaltensweisen, von denen bekannt ist, dass sie sich auf die Gesundheit auswirken. In den vorherigen Kapiteln haben wir die Auffassung vertreten, dass ein solcher Ansatz wahrscheinlich nur von geringer Wirkung ist, wenn er nicht zugleich berücksichtigt, dass das Verhalten der Menschen eine Reaktion auf ihre Umwelt ist und von dieser mitbestimmt und aufrechterhalten wird. Viele Gesundheitsförderinnen und Gesundheitsförderer sehen ihre Aufgabe jedoch mehr darin, den Menschen bei der Verbesserung ihrer Lebensqualität zu helfen und dazu können auch Veränderungen ihres Gesundheitsverhaltens gehören.

Dieses Kapitel befasst sich mit jenen Aspekten des Gesundheitsverhaltens, auf die der Einzelne auch einen Einfluss hat. Zu verstehen, warum sich die Menschen in bestimmter Weise verhalten und wie man ihnen helfen kann, einmal geänderte Verhaltensweisen auch beizubehalten, ist für ihr „Empowerment" von entscheidender Bedeutung. Das Kapitel untersucht die Nützlichkeit verschiedener gesundheits- und sozialpsychologischer Theorien und Modelle zur Veränderung des Verhaltens. (Für eine aktuelle Übersicht über den deutschsprachigen Stand in diesem Feld, einschließlich der Vorstellung weiterer, in diesem Kapitel nicht behandelter Veränderungsmodelle von gesundheitsrelevanten Einstellungen und Verhaltensweisen vgl. Schwarzer 2004, Faltermaier 2005, Lippke u. Renneberg 2006.) Selbst wenn diese Modelle das Verhalten der Menschen nicht vorhersagen können, so können sie doch zu unserem Verständnis beitragen, wie sie ihre Gesundheitsentscheidungen treffen. Dies kann bei der Planung gesundheitsfördernder Maßnahmen hilfreich sein. Der Einfluss bestimmter Faktoren, wie z. B. das Selbstwertgefühl oder inwieweit jemand meint, sein Leben beeinflussen zu können, muss von den Gesundheitsförderinnen und Gesundheitsförderern berücksichtigt werden, um Menschen bei ihren Gesundheitsentscheidungen wirksam unterstützen zu können.

Empowerment ist ein Begriff, der in der Gesundheitsförderung häufig benutzt wird. Dahinter verbirgt sich ein komplexes Konzept zur Erreichung von Veränderungen auf verschiedenen Arbeitsebenen:

- die Arbeit *mit* den einzelnen Bürgerinnen und Bürgern, um deren Zuversicht in die Möglichkeiten der Veränderung ihrer gesundheitlichen Situation zu stärken (individuelle Ebene),
- die Arbeit mit den unterschiedlichen sozialen Gruppen und Gemeinschaften (Gemeinschafts- bzw. kommunale Ebene, siehe hierzu das Kapitel 10 „Gesundheitsbezogene Gemeinwesenarbeit und Empowerment fördern"),

- die Arbeit auf der Ebene der Organisationsentwicklung in den Settings zur Schaffung unterstützender Umwelten für die Gesundheit (Settingsebene, siehe hierzu Teil 3 „Gesundheitsförderung in Settings").

Für manche Gesundheitsberufe ist die Veränderung des Gesundheitsverhaltens häufig nur mit der entsprechenden Aufklärung und Erziehung der Menschen verbunden. Solche Programme werden von Keleher (2007) beschrieben und betreffen in der Regel Kurzinterventionen oder eine Reihe von Beratungsgesprächen über die Themen, die von den Gesundheitsberufen als wichtig angesehen werden, mit dem Ziel der Befolgung ihrer Ratschläge und Empfehlungen.

Klientenzentrierte Aufklärung und Beratung befasst sich mit den Fähigkeiten und Kompetenzen der Menschen, damit sie die gewünschten Entscheidungen zur Verhaltensänderung auch wirklich treffen können. Dieser Ansatz geht davon aus, dass die Menschen durch die Vermittlung von Wissen, Fähigkeiten und Selbstvertrauen mehr Einfluss auf ihre Lebensweisen nehmen können und vielleicht auch die Barrieren und Möglichkeiten zur Förderung der Gesundheit in ihrer spezifischen Lebenssituation besser erkennen können. Die spezifische Form der Aufklärung und Erziehung zum Empowerment wurde von Paolo Freire im Zuge seiner fundamentalen Erwachsenenpädagogik beschrieben (siehe Kapitel 10). Meistens wird jedoch die Entwicklung persönlicher Kompetenzen mit den Strategien der Verhaltensänderung gleichgesetzt, die sich auf die gesundheits- und sozialpsychologischen Modelle und Theorien der Motivation, Selbstgestaltung und Verhaltensänderung stützen.

Einige dieser verhaltenstheoretischen Modelle haben versucht, den Einfluss verschiedener Faktoren auf das Gesundheitsverhalten der Menschen zu erklären. Dazu gehören:

- das Modell der gesundheitlichen Überzeugungen (Becker 1974),
- die Theorie des rationalen Handelns (Ajzen & Fishbein 1980),
- das Modell der Stadien der Veränderung (Prochaska & DiClemente 1984).

Dieses Kapitel untersucht die Potenziale dieser Modelle und Theorien für die Praxis der Gesundheitsförderung zur Änderung des Gesundheitsverhalten der Menschen sowie deren Einbindung in die Strategien der gesundheitlichen Aufklärung und des Empowerments.

Begriffsbestimmungen

Gesundheits- und sozialpsychologische Theorien gehen davon aus, dass das Verhalten der Menschen zum Teil durch ihre Einstellung zu diesem Verhalten bestimmt wird. Diese Einstellung wird bestimmt durch ihre **Ansichten** und **Motivation,** die das Ergebnis ihrer **Wertvorstellungen, Einstellungen** und **Antriebe** oder **Instinkte** sind und von **sozialen Normen** beeinflusst werden.

Ansichten. Eine Ansicht oder Überzeugung basiert auf der Information, die eine Person über eine Sache oder Handlung hat. Sie verbindet diese Sache mit einem bestimmten Merkmal. Jemand glaubt z. B., dass Kartoffeln (Sache) dick machen (Merkmal). Theorien der Verhaltensänderung gehen von der Annahme aus, dass sich das Verhalten des Einzelnen auf seine Ansichten oder Überzeugungen stützt.

In unserem Beispiel wird die Person ihren Kartoffelkonsum reduzieren, wenn sie abnehmen möchte. Wird sie jedoch davon überzeugt, dass Kartoffeln nicht dick machen, sondern vielmehr nützliche Ballaststoffe liefern, wird sie diese vielleicht in ihren Speiseplan aufnehmen. Das heißt, eine Information kann Ansichten ändern, die zur Verhaltensänderung führen. Dieses Modell wird als „Modell des direkten Zusammenhangs von Wissen, Einstellungen und Verhalten" bezeichnet. Leider laufen die Verhaltensänderungen nicht immer so einfach ab. Die Information oder das Wissen sind für sich allein weder eine notwendige noch ausreichende Bedingung für eine Verhaltensänderung. Die Gesundheitsrisiken des Rauchens sind praktisch allen bekannt, dennoch rauchen weiterhin über 30 % der Bevölkerung.

Wertvorstellungen. Sie werden im Zuge der Sozialisation erworben und sind jene emotional stark verankerte Ansichten, von denen der Einzelne überzeugt ist, dass sie wichtig sind. Die Wertvorstellungen eines Menschen beeinflussen seine Ansichten über Familie, Freundschaften, beruflichen Erfolg und vieles andere mehr. Wertvorstellungen über Sexualität und das Verhältnis von Mann und Frau führen zum Beispiel zu einer Reihe von Einstellungen zur Mutterschaft, zur Frauenarbeit, zum Aussehen, zum Stillen und zur Sexualität.

Einstellungen sind spezifischer als Wertvorstellungen und beschreiben relativ stabile Gefühle gegenüber bestimmten Sachverhalten. Es gibt keinen eindeutigen Zusammenhang zwischen den Einstellungen der Menschen und ihren Verhaltensweisen. Manchmal können Einstellungsänderungen zu Verhaltensänderungen führen und manchmal können auch umgekehrt Verhaltensänderungen zu Einstellungsänderungen führen. Zum Beispiel geben viele nicht das Rauchen auf, obwohl sie es nicht gut finden bzw. eine negative Einstellung dazu haben. Wenn sie aber das Rauchen aufgeben, dann entwickeln sie häufig ausgeprägte Nichtrauchereinstellungen. Die Einstellungen der Menschen bilden sich aus zwei Komponenten:

- der kognitiven Komponente, d. h. ihrem Wissen und ihren Informationen und
- der affektiven Komponente, d. h. ihren Gefühlen und ihrer Bewertung dessen, was sie als wichtig ansehen.

Einstellungen sind sehr schwer zu verändern. Sie können durch neue oder anderslautende Informationen oder durch die Verbesserung der Fähigkeiten und Fertigkeiten einer Person verändert werden. Zum Beispiel kann die Einstellung einer Person zur körperlichen Aktivität dadurch verändert werden, indem man sie über die verschiedenen Arten von Bewegung und deren Auswirkungen auf den Körper aufklärt. Sie könnte aber auch durch verbesserte körperliche Leistungen verändert werden, die sie oder ihn ermutigen, darüber nachzudenken, dass mehr Bewegung auch mit Spaß und Freude verbunden sein kann.

Festinger (1957) führte den Begriff der „kognitiven Dissonanz" ein, um den Zustand eines Menschen zu beschreiben, dem eine neue Information gegeben wird, die nicht mit seinem vorhandenen Wissen im Einklang steht. Dies veranlasst ihn, diese neue Information entweder als nicht verlässlich oder unangebracht abzulehnen oder diese kognitive Dissonanz dadurch zu beheben, dass er seine Einstellung oder sein Verhalten entsprechend verändert.

Wie reagieren Menschen auf Informationen über Gesundheitsrisiken, die mit ihren Verhaltensweisen zusammenhängen?

Einige Menschen sind vielleicht darüber besorgt und ändern ihr Verhalten. Andere nehmen vielleicht nur gewisse Änderungen vor, indem sie auf weniger risikoreiche Alternativen umsteigen (z. B. weniger fettreiche Brotaufstriche). Und andere wiederum streiten das Gesundheitsrisiko einfach ab, weil sie die Häufigkeit oder den Umfang ihres Risikoverhaltens unterschätzen.

Antriebe. Der Begriff der „Antriebe" wird in dem „Modell der Gesundheitsaktionen" benutzt (Tones & Tilford 2001), um solche stark motivierenden Faktoren wie Hunger, Durst, Geschlechtstrieb und Schmerzen zu beschreiben. Er wird auch zur Beschreibung von Antrieben benutzt, die z. B. zu Süchten werden können. Einige Untersuchungen weisen darauf hin, dass Süchte die Folge häufig wiederholter Handlungen sind, die zur Gewohnheit werden und deren Ursachen psychologische Ängste und Entzugserscheinungen sind (Davies 1997). Die soziale Lerntheorie (Bandura 1977) benutzt den Begriff des „Instinkts" zur Beschreibung eines Verhaltens, das nicht gelernt wird, sondern bereits von Geburt an vorhanden ist. Antriebe bzw. Instinkte können sich über Einstellungen und Überzeugungen hinwegsetzen. Zum Beispiel kann sich ein starkes Hungergefühl über jede positive Einstellung oder Absicht zu einer vernünftigen Ernährung hinwegsetzen.

Welche Kompetenzen braucht man, um seine Gesundheit besser kontrollieren zu können?

Überlegen Sie diese Frage anhand einer Verhaltensänderung, die Sie selbst vollzogen haben.

Um solche Probleme wirksam anzugehen, ist es für die Gesundheitsförderinnen und Gesundheitsförderer wichtig zu wissen bzw. zu verstehen, welche Vorstellungen das Verhalten der Menschen beeinflussen. Nehmen Sie das Beispiel Rauchen:

- Wenn Sie das Rauchen als eine Sucht ansehen (50 % der Raucher bzw. Raucherinnen rauchen tagsüber nach 30 Minuten wenigstens eine Zigarette), dann muss es das Ziel sein, den Rauchern und Raucherinnen zu helfen, ihr Suchtverhalten zu kontrollieren.

- Wenn Sie das Rauchen als ein gelerntes Verhalten ansehen, das der Raucher bzw. die Raucherin mit bestimmten Handlungen oder Belohnungen verbindet (z. B. Entspannung, weniger Stress), dann muss es das Ziel sein, diese Handlungsauslöser anzugehen, z. B. durch die Vermittlung von Entspannungstechniken oder Strategien zur Stressbewältigung.

- Wenn Sie das Rauchen als ein wichtiges Sozialverhalten ansehen (z. B. sehen junge Frauen das Rauchen als ein Statussymbol an), dann muss es das Ziel sein, diesen Zusammenhang ab- bzw. aufzuklären.

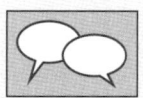

Wie erklären Sie sich die Ergebnisse vieler Studien, die immer wieder die Diskrepanz zwischen dem Wissen und Verhalten zeigen, z. B. beim Raucher- oder Essverhalten?

Gesundheitsförderinnen und Gesundheitsförderer müssen die Faktoren kennen, die bei den Gesundheitsentscheidungen der Menschen eine Rolle spielen und wissen, welche von ihnen sie für Verhaltensänderungen zugänglicher machen als andere. Die Modelle zur subjektiven Wahrnehmung der Menschen, auf die wir jetzt eingehen werden, stellen folgende Faktoren als wichtig heraus:

- ihre Ansichten über die Ursachen und Prävention von Erkrankungen,
- inwieweit sie glauben, ihr Leben beeinflussen und verändern zu können,
- ob sie glauben, dass eine Veränderung überhaupt notwendig ist und
- ob sie glauben, dass eine Veränderung für sie langfristig von Nutzen ist und die damit verbundenen Schwierigkeiten und Probleme aufwiegt.

Viele Untersuchungen zeigen, dass das Wissen über einen gesundheitlichen Nutzen nur relativ selten mit einer entsprechenden Verhaltensänderung verbunden ist. Dies trifft auch auf die wohlhabenden Bevölkerungsgruppen zu, obwohl diese sicherlich die besten Voraussetzungen für Verhaltensänderungen haben. Das Verständnis der kulturellen Rahmenbedingungen, die den Entscheidungsprozessen zugrunde liegen, wie z. B. Spaß, Bequemlichkeit und Praktikabilität, ist eine entscheidende Voraussetzung zur Motivation der Individuen und sozialen Gruppen. Die folgenden Modelle versuchen die Bedeutung dieser Faktoren aufzuzeigen. Sie berücksichtigen dabei, dass die Menschen nicht immer das tun, was sie sagen und dass es eine Vielzahl situationsspezifischer Variablen zur Verhaltensänderung gibt.

Das Modell gesundheitlicher Überzeugungen (Health Belief Model)

Das Modell gesundheitlicher Überzeugungen ist das wohl bekannteste theoretische Modell zur Erklärung der Einflüsse gesundheitlicher Sichtweisen und Überzeugungen auf das Gesundheitsverhalten (s. Abb. 9.1). Das ursprünglich von Rosenstock (1966) entwickelte und später von Becker (1974) modifizierte Modell wurde zur Vorhersage des Vorsorgeverhaltens (z. B. der Teilnahme an Vorsorgeuntersuchungen oder Impfprogrammen) und der Compliance mit medizinischen Ratschlägen angewandt (z. B. Gillam 1991). Das Modell geht davon aus, dass die Entscheidungen zur Verhaltensänderung von der Beurteilung ihrer Machbarkeit und dem damit verbundenen Nutzen abhängen. Das heißt, die Menschen führen eine Art Kosten-Nutzen-Analyse durch. Diese umfasst die Einschätzung des Risikos einer Erkrankung (ihre Empfänglichkeit), deren Ernsthaftigkeit und die Wirksamkeit einer Verhaltensänderung. Damit eine Verhaltensänderung stattfindet, müssen Individuen:

- einen Anreiz zur Verhaltensänderung haben,
- sich durch ihr gegenwärtiges Verhalten bedroht fühlen,
- überzeugt sein, dass eine Verhaltensänderung für sie vorteilhaft wäre und nur wenige negative Folgen mit sich bringen würde,
- sich kompetent fühlen bzw. in der Lage sehen, diese Verhaltensänderung auch praktisch durchführen zu können.

Abb. 9.1
Modell der gesundheitlichen Überzeugungen. Entnommen von Becker 1974.

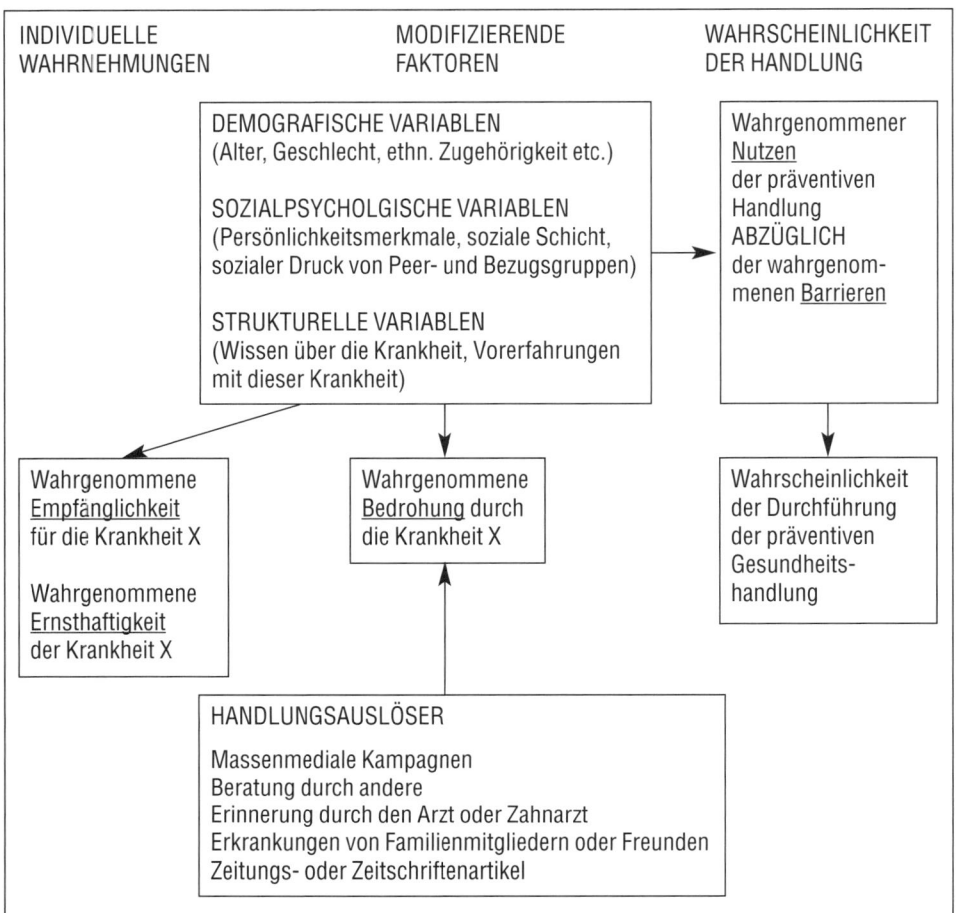

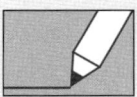 **Versuchen Sie, das Modell der gesundheitlichen Überzeugungen auf die folgende Situation anzuwenden, um zu sehen, ob Sie vorhersagen können, wie die Frau sich verhalten würde.**

Eine Mutter mit drei Kindern unter fünf Jahren erhält von ihrem Hausarzt eine Postkarte mit der Mitteilung, dass ihr jüngstes Kind eine Haemophilus-influenzae-B-(Hib)-Impfung erhalten sollte, um es gegen Meningitis zu schützen. Die Frau arbeitet in einer örtlichen Fabrik als Verpackerin mit Stundenlohn. Während sie bei der Arbeit ist, kümmert sich ihre Mutter um die Kinder. Diese verfügt jedoch nicht über eine eigene Fahrgelegenheit.

Nach dem Modell ist die Mutter als eine rationale Problemlöserin zu sehen, die sich nicht nur der Folgen der Meningitis durch den Hib- bzw. Pfeiffer-Bazillus bewusst ist, sondern auch des Erkrankungsrisikos für ihr Kind (Empfänglichkeit und Ernsthaftigkeit). Wir würden weiter davon ausgehen, dass der Mutter die Effizienz dieser Impfung klar gemacht wurde und ihr bewusst ist, dass diese nur gegen einen bestimmten Meningitistyp schützt. Auch wären ihr die möglichen Nebenwirkungen bewusst. Wenn die Mutter bereits ihre beiden anderen Kinder ohne nachteilige Folgen gegen Meningitis oder andere Krankheiten hat impfen lassen, dann wird sie diese Impfung positiv bewerten und Vertrauen in deren Wirksamkeit haben. Wenn wir dieses Modell zur Vorhersage des Verhaltens benutzen, dann müssen wir jedoch auch die Verhaltensbarrieren berücksichtigen. Das heißt, die Frau müsste ihre eigene Mutter bitten, das Kind zum Arzt zu bringen. Die Großmutter mag aber vielleicht nicht bereit sein, mit drei Kindern die öffentlichen Verkehrsmittel zu benutzen. Oder die Frau müsste ihre Arbeit unterbrechen und damit einen Verdienstausfall in Kauf nehmen.

Die meisten Lerntheorien basieren auf der Annahme, dass das Verhalten der Menschen von den Konsequenzen ihres Verhaltens bestimmt wird. Sind diese positiv oder werden sie als positiv betrachtet, dann werden sie sich eher dementsprechend verhalten. Solche Erklärungen, welche das Verhalten als eine simple Reaktion auf positive oder negative Belohnungen sehen, scheinen nicht die Hartnäckigkeit des gesundheitsschädigenden Verhaltens zu berücksichtigen, das mit negativen Folgen verbunden ist, wie z. B. das Zigarettenrauchen oder das Autofahren unter Alkoholeinfluss. Offenbar sind kurzfristige Belohnungen ein größerer Anreiz als mögliche langfristige Schädigungen. Becker vertritt deshalb die Ansicht, dass Individuen dadurch beeinflusst werden, wie groß sie ihre Anfälligkeit für eine bestimmte Krankheit, Verletzung oder Gesundheitsgefahr einschätzen (ihre **Empfänglichkeit**) und als wie ernst sie diese betrachten (**Ernsthaftigkeit**). Die subjektive Risikowahrnehmung und deren Bewertung ist entscheidend für die Anwendung dieses Modells. Die meisten Menschen führen eine grobe Bewertung ihres Gesundheitsrisikos durch. Diese Bewertung scheint durch vier Faktoren beeinflusst zu sein:

1. ihre eigenen Erfahrungen,
2. die Einschätzung ihrer Möglichkeiten zur Reduzierung des Gesundheitsrisikos,
3. ihre Einschätzung des Gesundheitsrisikos, dass die damit ggf. verbundenen Krankheiten oder Gefahren eher selten seien,
4. ihre Einschätzung der Unmittelbarkeit dieser Gefahren für ihre Gesundheit.

In vielen Fällen haben die Menschen in ihrer Bewertung jedoch einen unrealistischen Optimismus, dass ihnen „das nicht passieren wird" (Weinstein 1984).

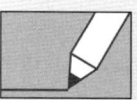

Es gibt in Deutschland pro Jahr etwa 2 250 000 Verkehrsunfälle, davon sind 320 000 bis 330 000 Unfälle mit Personenschäden, bei denen pro Jahr 4500 bis 5000 Verkehrstote zu beklagen sind (Angaben des Statistischen Bundesamtes für die Jahre 2005–2008). Überhöhte Geschwindigkeit ist eine der wesentlichen Ursachen. Weltweit geben die meisten Autofahrer/-innen in Befragungen zu, dass sie zumindest gelegentlich in geschlossenen Ortschaften statt der vorgeschriebenen 50 über 60 km/h fahren. Zu den Maßnahmen zur Geschwindigkeitsbegrenzung gehören:

- Maßnahmen zur Verkehrsberuhigung,
- verstärkte Polizeikontrollen,
- Medienkampagnen (z. B. „überhöhte Geschwindigkeit kann tödlich sein").

Wie könnte ein besseres Verständnis der sozialen und subjektiven Wahrnehmungen bei der Entwicklung einer Strategie für mehr Sicherheit im Straßenverkehr helfen? Vielleicht haben Sie dabei an folgende Überlegungen der Menschen gedacht:

- die Folgen eines Unfalls,
- das Risiko, von der Polizei erfasst und bestraft zu werden,
- das Risiko, andere Verkehrsteilnehmer zu gefährden,
- die gesellschaftliche Missbilligung,
- die Einschätzung der eigenen Fahrtüchtigkeit.

Da die Ansichten und Überlegungen der Menschen von ihren persönlichen Erfahrungen beeinflusst werden, können direkte Kontakte mit Betroffenen sehr stark die eigenen Einstellungen beeinflussen und Stereotypen und Vorurteile infrage stellen. Persönliche Kontakte mit HIV-Positiven oder jemandem, der mit Aids lebt, können die Ansichten über den tödlichen Verlauf von Aids verändern sowie die Vorstellungen darüber, wen diese Krankheit treffen kann und in welcher Form.

Wer mit jungen Menschen arbeitet, weiß, wie unterschiedlich deren Risikowahrnehmung ist. Risikobereitschaft ist ein wichtiges Merkmal unter Heranwachsenden und Teil ihrer Lösung vom Elternhaus. Für junge Menschen ist es z. B. nicht leicht, die Langzeiteffekte des Rauchens richtig einzuschätzen, wenn von ihnen ein 25-Jähriger bereits als alt betrachtet wird.

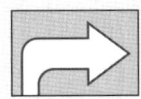

Interviewer: „Was glauben Sie, wie Ihr Gesundheitszustand in 10 Jahren sein wird?"

K (16 Jahre) „Da bin ich schon tot!"

T (15 Jahre) „Ich möchte nicht darüber nachdenken, was mir der nächste Tag bringt und schon gar nicht, was in 10 Jahren sein wird."

Viele Aufklärungskampagnen haben das Verhalten der Menschen durch Furchtappelle und Schuldzuweisungen zu verändern versucht. Kampagnen zum Alkohol am Steuer während der Weihnachtszeit haben die verheerenden Folgen eines tödlichen Autounfalls für die Familie herausgestellt, und Plakate zur Prävention des Rauchens fordern die Eltern auf, „ihren Kindern nicht zu zeigen, wie man raucht". In zunehmendem Maße werden drastischere Aufklärungskampagnen eingesetzt, unter anderem auch zur Bekämpfung des sogenannten „Komatrinkens", des Rauchens und des Drogenmissbrauchs. Ob solche angsteinflößenden „Schockkampagnen" wirklich erfolgreich sind, das Verhalten der Menschen zu ändern, ist wissenschaftlich weiter umstritten (siehe z. B. Hill 1998). Obwohl Ängste eine negative Einstellung verändern und sogar eine Absicht zur Veränderung hervorrufen können, gehen solche Gefühle mit der Zeit verloren und fließen auch nicht mehr ein, wenn eine konkrete Entscheidungssituation vorliegt. Zu viel Angsteinflößung kann zur Ablehnung bis hin zur bewussten Vermeidung entsprechender Informationen führen. Motivationstheorien zu Schutzmechanismen (Rogers 1975) weisen darauf hin, dass Furchtappelle nur dann ihre Wirkung zeigen, wenn jemand seine Bedrohung als sehr ernst wahrnimmt und sie wahrscheinlich unmittelbar eintritt, falls er dem empfohlenen Rat nicht folgt.

Das Modell der gesundheitlichen Überzeugungen geht außerdem davon aus, dass die Menschen eine Art Handlungsauslöser brauchen, um ihr Verhalten zu ändern oder eine Entscheidung zu treffen. Die Angelegenheit muss aktuell herausragend oder relevant sein. Ein solcher Handlungsauslöser kann eine Veränderung sein, die jemand bei sich selbst feststellt. Zum Beispiel eine schwangere Frau, die mit dem Rauchen aufhört, wenn sie zum ersten Mal ihr Kind im Mutterleib spürt. Es kann aber auch ein externer Auslöser sein, wie z. B. eine Änderung der Lebensumstände durch einen Arbeitsplatzwechsel, eine Einkommensveränderung, der Tod oder die Erkrankung eines nahe stehenden Menschen. Ein Handlungsauslöser kann eine Bemerkung eines „wichtigen anderen" oder ein Zeitungsartikel sein. Mitarbeiter der Gesundheitsdienste können solche „wichtigen anderen" sein. Zum Beispiel ein Hausarzt, dessen Rat ernst genommen wird. Er besitzt Fachwissen, ist vertrauenswürdig und hat Autorität, was den Patienten motiviert, seinem Rat zu folgen. Im Kapitel 12 über die Massenmedien werden die Wirkungen der Kommunikation auf die Einstellungen der Menschen nochmals genauer dargestellt.

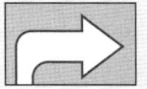

Eine 2005 durchgeführte Umfrage zum Sexualverhalten homosexueller Männer (Sigma Research 2005) ergab, dass 50 % der sexuell aktiven homosexuellen Männer im Jahr davor ungeschützten Analsex hatten. 40 % dieser Männer wussten nicht, dass sie HIV-infiziert waren. Wie lässt sich dieses Verhalten durch das Modell der gesundheitlichen Überzeugungen erklären?

Welche Gründe könnten Sie diesen Personen nennen, die ihrer Absicht nicht folgen, sich so verhalten, wie es als nützlich für ihre Gesundheit angesehen wird? Zu den Faktoren, die mit ungeschütztem Sex HIV-positiver Männer verbunden sind, gehören:

- Leben in einer Beziehung, in der nur ein Partner HIV-infiziert ist oder in der der HIV-Status gar nicht bekannt ist.
- Verkehr mit 30 oder mehr sexuellen Partnern haben.
- Einschätzung der eigenen Attraktivität als sehr hoch.
- Einnahme von Drogen.

Einer der Kritikpunkte des Modells der gesundheitlichen Überzeugungen betrifft die mangelnde Gewichtung seiner unterschiedlichen Faktoren. So werden alle Auslöser für vorbeugende Handlungen als gleich bedeutsam angesehen. Rogers (1975) geht mit den psychologischen Modellen besonders hart ins Gericht. Er geht bei der Erklärung von komplexem Verhalten davon aus, dass „das Ganze nicht mehr ist als die – wenngleich komplexe – Summe seiner Teile und versuchen das Verhalten aufgrund einer Reihe von abstrakten Komponenten vorherzusagen, die miteinander in keinerlei Verbindung stehen. In psychologischen Modellen gibt es keinen Platz für eng miteinander verflochtene Argumente und Geschichten, welche die Struktur eines Gesprächs oder einer Medienbotschaft ausmachen" (Rogers 1975). Das Modell der gesundheitlichen Überzeugungen ist vielleicht nicht besonders hilfreich zur Vorhersage des Verhaltens oder zur Identifizierung jener Elemente, die zur Beeinflussung des Verhaltens der Menschen besonders wichtig sind, aber es zeigt die Breite und Komplexität der dabei involvierten Faktoren auf.

Die Theorie des rationalen und geplanten Verhaltens

Nach der Theorie des rationalen Handelns (Theory of Reasoned Action, Ajzen & Fishbein 1980) ist das Verhalten der Menschen von zwei Variablen abhängig:
- Ihren Einstellungen, d. h. ihren Ansichten über die Folgen des Verhaltens und ihrer Bewertung der positiven und negativen Aspekte der Verhaltensänderung.
- Ihren subjektiven Einschätzungen der bestehenden sozialen Normen, d. h. was „wichtige andere" tun und von ihnen erwarten und inwieweit sie diese Normen erfüllen und so sein möchten wie die anderen.

Diese beiden Variablen bilden zusammen eine Verhaltensabsicht. Ajzen & Fishbein (1980) sind sich jedoch darüber bewusst, dass sich die Menschen nicht immer im Einklang mit ihren Absichten verhalten. Die Möglichkeit, das Verhalten vorherzusagen wird deshalb von der Stabilität der Ansichten einer Person beeinflusst. Diese wird bestimmt durch die Stärke der Ansicht oder Überzeugung: Wie lange wird sie schon vertreten; wird sie von Gruppen unterstützt, denen der Einzelne angehört; wie stark hängt sie mit seinen anderen Einstellungen und Überzeugungen zusammen bzw. ist in diese integriert, und wie klar oder strukturiert ist die Ansicht?

Die Theorie des rationalen Handelns unterscheidet sich vom Modell der gesundheitlichen Überzeugungen dadurch, dass sie die Bedeutung sozialer Normen als einen Haupteinflussfaktor auf das Verhalten des Einzelnen hervorhebt. Abb. 9.2 zeigt die Bedeutung dieses Faktors für die Theorie des rationalen Handelns. Sozialer Druck kann ausgeübt werden durch allgemeine gesellschaftliche Normen (wie z. B. jene, die sich auf das Körpergewicht und das Aussehen beziehen), durch spezifische Normen des sozialen Umfeldes oder der „Peergruppen" und Ansichten „wichtiger anderer" (wie z. B. der Eltern oder des Lebenspartners).

Abb. 9.2
Theorie des rationalen Handelns. Aus Ajzen & Fishbein 1980.

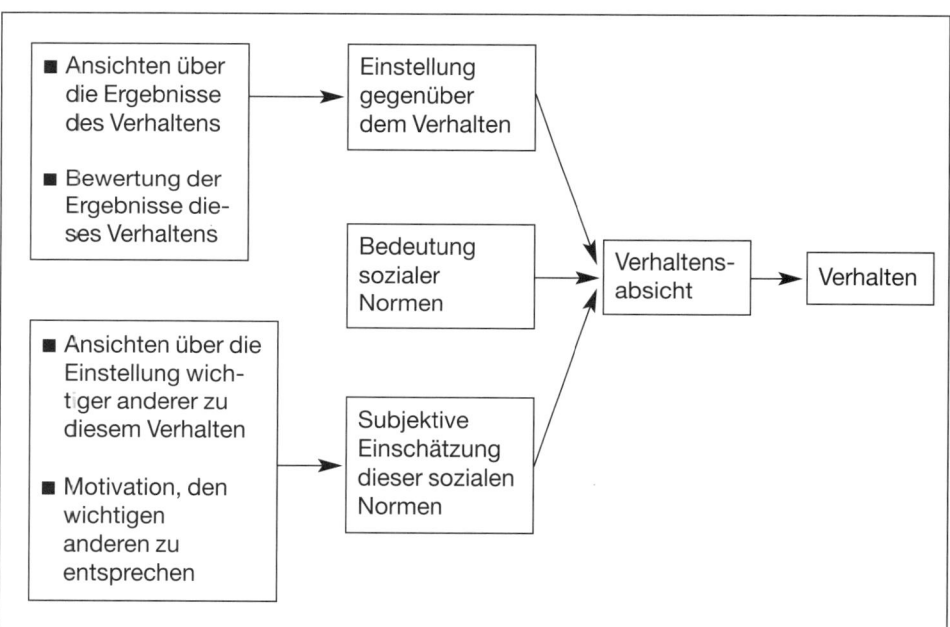

Der wahrgenommene soziale Druck durch „wichtige andere" kann den Einzelnen veranlassen, sich so zu verhalten, wie er glaubt, dass diese anderen oder Gruppen es für richtig halten. Der Einfluss sogenannter „Peergruppen" (selbst wenn von diesen kein direkter Druck ausgeübt wird) kann in kleinen Gruppen sehr groß sein, wenn der Einzelne die Mitgliedschaft in dieser Gruppe hoch bewertet oder dieser unbedingt angehören möchte. Jugendliche haben ein großes Potenzial, durch „Peergruppen" beeinflusst zu werden, und spüren einen zunehmenden sozialen Wettbewerbsdruck durch solche Internetseiten wie „MySpace" und „Facebook" und sind zudem der Werbung ausgesetzt, die zu einer frühen Annahme von „Teenager-Lebensstilen" ermutigt.

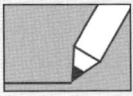 **Denken Sie an eine Gelegenheit, wo soziale Normen Ihr eigenes Gesundheitsverhalten beeinflusst haben. Was war für Sie der wichtigste Aspekt dieses Einflusses? Betrachten Sie die folgenden Beispiele der Konformität mit sozialen Normen.**

- Ein Beispiel von sozialem Druck und eigener Autonomie: „Anne fährt mit einer Gruppe von Bekannten in die Ferien. Am ersten Abend wird deutlich, dass keiner von ihnen raucht. Anstatt zu fragen, ob jemand was dagegen hat, dass sie raucht, geht Anne frühzeitig zu Bett und raucht dort für sich allein eine Zigarette."

- Ein Beispiel einer vorübergehenden Akzeptanz von Gruppennormen: „Bill arbeitet in einem Büro, in dem vorwiegend Männer arbeiten. Nach Büroschluss verabreden sich fünf oder sechs von ihnen in einer örtlichen Kneipe. Die Männer können es kaum erwarten, sich zu etablieren, indem sie eine Runde Bier spendieren. Bill wartet, bis jeder sein Bier ausgetrunken hat, um dann selbst eine Runde zu spendieren. In der Zwischenzeit hat dies jedoch schon ein anderer an der Theke getan. Bill trinkt gewöhnlich nur ein Glas Bier, aber er bleibt, bis jeder seine Runde ausgegeben hat – sechs Glas."

Die Rolle des Vorbildes ist in der Gesundheitsförderung von besonderer Bedeutung. Es wird die Ansicht vertreten, dass von den Medien eine indirekte Vorbildwirkung ausgeht. So trinken z. B. die Leute im Fernsehen sehr viel, ohne dass bei ihnen die Auswirkungen des Alkoholkonsums zu erkennen sind (Hansen 2003). Eine Untersuchung über den Tabakkonsum in Filmen hat gezeigt, dass dieser bei Weitem höher ist, als es dem tatsächlichen Vorkommen in der Gesellschaft entspricht. In den Jahren von 1991 bis 1996 rauchten in den Filmen 80 % der männlichen Hauptdarsteller. Dies ist inzwischen zumindest für Deutschland und in die meisten amerikanischen „Blockbuster"-Produktionen durch die Selbstbeschränkungen der TV-Produzenten nicht mehr in dem Maße der Fall. Es gibt aber auch die Meinung, dass die direkte Vorbildwirkung weniger einflussreich ist. Dennoch werden Vorbilder mit Status und Glaubwürdigkeit, wie z. B. Musiker, Schauspieler und Sportler, zur Präsentierung gesundheitsfördernder Botschaften eingesetzt. Wenn die Menschen durch Vorbilder beeinflusst werden, dann können auch Gesundheitsförderinnen und Gesundheitsförderer als Vorbilder betrachtet werden.

 **Sollten die in der Gesundheitsförderung Tätigen auch das praktizieren, was sie predigen?**

Denken Sie an einige Beispiele, bei denen das Verhalten der Gesundheitsförderinnen und Gesundheitsförderer nicht im Einklang mit dem steht, was sie eigentlich fördern möchten.

Einige Programme zur Gesundheitsförderung nutzen den Einfluss von „Peergruppen" zur Förderung eines positiven Konzepts von Gesundheit (z. B. Nichtraucher-Klubs in Schulen). In den USA wurden Homosexuelle, die sich als populäre Meinungsführer erwiesen haben („gay heroes"), speziell ausgebildet, um homosexuellen Gruppen positive Botschaften über sicheren Sex zu vermitteln. Die Begründung ist, dass „wichtige andere" Glaubwürdigkeit besitzen, angemessen kommunizieren und als Vorbild dienen können, wenngleich man gewisse Zweifel an den Fähigkeiten und dem gesundheitlichen Wissen haben mag, das solche „Peererzieher" besitzen (Wilton et al. 1995, Harden et al. 1999).

Soziale Normen umfassen die spezifischen Normen von „Peergruppen" oder Familien, aber auch die allgemeinen Normen, wie sie z. B. durch die Massenmedien vermittelt werden. Dabei ist wichtig, was der Einzelne glaubt, was andere tun und nicht so sehr die Intensität der jeweiligen Aktivität. Eine Still-Initiative klagte z. B. darüber, dass die geringe Zahl der stillenden Mütter darauf zurückzuführen sei, dass viele von ihnen sehen, wie andere Mütter die Flasche geben. Die WHO hat auf die Bedeutung formeller und informeller sozialer Netze hingewiesen, welche die Menschen unterstützen und ihnen bei der Erreichung einer besseren Gesundheit helfen können (Wilkinson & Marmot 2003). Gruppenmethoden, wie sie z. B. bei den Anonymen Alkoholikern zur Anwendung kommen, scheinen erfolgreich zu sein. Sie bringen ihre Klientel durch eine persönliche und öffentliche Erklärung dazu, sich mit der Gruppe zu identifizieren, was dann die Gruppenmitglieder ermutigt, sie zu unterstützen.

Nach Banduras sozialer Lerntheorie (1977) sind die Gesundheitsentscheidungen der Menschen abhängig von:

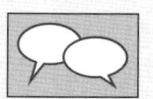

Wie könnte die Beobachtung des Verhaltens anderer unser eigenes beeinflussen?

Inwieweit stimmt das Sprichwort, dass „der Glaube Berge versetzen kann"?

Wie beeinflusst unser Denken unser Verhalten?

- den Ergebniserwartungen (ob die Handlung zu einem bestimmten Ergebnis führt) und von
- dem Glauben an die eigene Handlungskompetenz (ob sie glauben, dass sie sich verändern können).

Die Wahrnehmung der eigenen Handlungskompetenz basiert auf der Selbstbewertung. Das heißt, ob Menschen glauben, dass sie das Wissen und die Fähigkeiten haben, ihr Verhalten zu ändern und ob externe Faktoren, wie Zeit oder Geld, ihnen eine solche Veränderung ermöglichen. Diese Bewertung der eigenen Handlungsfähigkeiten und Kompetenzen wird bestimmt durch:

- unsere bisherigen positiven und negativen Erfahrungen (Erfolge/Misserfolge), z. B. „wir haben es schon mal geschafft abzunehmen",
- die relevanten Erfahrungen anderer Personen (z. B. wenn man gesehen hat, wie jemand erfolgreich abgenommen hat),
- die verbale bzw. soziale Überzeugung durch andere Personen (z. B. jemand sagt einem, dass man es schaffen kann),
- die emotionale Erregung (z. B. Ängste).

Die Selbstbewertung, die sich in den Einstellungen gegenüber sich selbst ausdrückt, ist Teil des Gefühls der eigenen Handlungsfähigkeit und Kompetenz. Wir reden von einem hohen oder niedrigem Selbstwertgefühl, das uns sagt, inwieweit wir uns als wertvoll und von anderen geschätzt ansehen. Das Selbstwertgefühl ist ein genereller Begriff, der sich auf alle Ansichten und Überzeugungen bezieht, die Menschen von sich selbst, ihren Fähigkeiten und Charakteristika haben. Er umfasst die Vorstellungen über das eigene Aussehen, die eigene Intelligenz und die vorhandenen körperlichen Fähigkeiten. Unser Selbstwertgefühl wird aufgebaut und verändert durch unsere Wahrnehmungen, wie sich andere Menschen uns gegenüber verhalten, wie wir von anderen akzeptiert und bestätigt oder abgelehnt und kritisiert werden. Unser Selbstwertgefühl wird deshalb auch durch unsere sozialen Netze beeinflusst.

Die Stärkung des Selbstwertgefühls stand schon immer im Mittelpunkt der gesundheitserzieherischen und gesundheitsfördernden Arbeit. Dabei geht man davon aus, dass Menschen mit einem hohen Selbstwertgefühl mit sich selbst zufriedener sind und soziale und andere Fähigkeiten der Lebensbewältigung haben, die ihr Gefühl der eigenen Handlungskompetenz verstärken. Aufgrund dieses Gefühls persönlicher Eigenständigkeit wird auch das Selbstwertgefühl gestärkt.

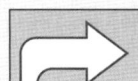

„Patientinnen und Patienten als Expertinnen und Experten"

Dies ist ein Trainingsprogramm des Nationalen Gesundheitsdienstes, das Menschen mit chronischen Erkrankungen zusätzliche Fähigkeiten und Fertigkeiten vermitteln soll, damit sie:

- den Alltag mit ihren Erkrankungen besser bewältigen können,
- selbst zu den wichtigsten Entscheidungsträgern ihrer Versorgung werden und
- damit mehr Kontrolle über ihr Leben gewinnen.

In Deutschland sind Schulungen der Patienten und Patientinnen in vielen Bereichen etabliert, z. B. bei Krankheiten wie Alzheimer, Asthma bronchiale, COPD, Diabetes, Hypertonie, Neurodermitis, Rheuma und Schmerzerkrankungen oder Gelenkverschleißerkrankungen. Handlungsfelder, in denen sich solche Schulungsprogramme bewährt haben, sind die kardiologische Rehabilitation, die Rehabilitation von Querschnittgelähmten oder Schlaganfallpatienten, die Behandlung bei chronischen Hautkrankheiten, die Rehabilitation nach Organtransplantationen und die häusliche Pflege. Aktuelle Übersichten und detaillierte Informationen zu Patientenschulungen und zum Patientenselbstmanagement in Deutschland finden sich unter: www.patientenschulungsprogramme.de.

Viele Aufklärungsprogramme, besonders jene für Jugendliche, gehen davon aus, dass es einen Zusammenhang zwischen dem Selbstwertgefühl und dem Gesundheitsverhalten gibt. Eine Befragung der Joseph Rowntree Foundation (Perri et al. 1997) ergab jedoch, dass Jugendliche, die bereits einmal Drogen genommen hatten, den gleichen Level an Selbstwertgefühl hatten wie die anderen Jugendlichen, zugleich aber eine entspanntere Einstellung im Hinblick auf ihre Zukunftserwartungen zeigten. Aufgrund dessen ist nicht davon auszugehen, dass Programme zur Stärkung des Selbstwertgefühls von Jugendlichen, die ihnen Fähigkeiten vermitteln, damit sie dem sozialen Gruppendruck besser widerstehen und ihre eigenen Entscheidungen treffen können, in der Lage sind, den Einstieg in den Gebrauch von Drogen zu verhindern.

>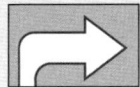
> **Handlungsabsicht und Verhalten bei Entscheidungen zum Sexualverhalten**
>
> - Individuelle und vielfältige andere situationsspezifische Faktoren werden bei unseren Problemlösungen gegeneinander abgewogen, aber unsere letztendliche Entscheidung wird häufig nicht durch solche rationalen Abwägungen bestimmt.
> - Eine Studie zum Sexualverhalten von HIV-positiven Personen (Ridge et al. 2007) ergab, dass diese Personen möglicherweise die Absicht hatten, Kondome zu benutzen, diese rationale Risikowahrnehmung aber durch „irrationale Faktoren" wie Intimität, Vertrauen oder Verlangen noch beeinflusst und geändert werden kann.

Ajzen entwickelte die Theorie des rationalen Handelns weiter und formte sie zur Theorie des geplanten Verhaltens um (Theory of Planned Behaviour, Ajzen 1991, siehe Abb. 9.3). Dieses Modell führte eine weitere Variable ein, nämlich dass das Verhalten eine Konsequenz der wahrgenommenen Kontrolle über das eigene Leben ist. Menschen unterscheiden sich durch den Grad ihrer Selbstkontrolle, d. h. inwieweit sie glauben, ihr Leben verändern zu können. Die Art und Weise, wie sie die Dinge erklären, die ihnen passieren, ist für die soziale Lerntheorie das Ergebnis ihrer Kindheitserfahrungen. Jene Personen, die für ihre Erfolge immer belohnt und für ihre Fehler immer konsequent und halbwegs gerecht bestraft wurden, kommen zu der Überzeugung, dass sie ihr Leben beeinflussen können. Jene dagegen, die unabhängig von ihrem Verhalten inkonsequente Belohnungen oder Bestrafungen erhalten haben, sehen die Dinge eher als eine Folge von Zufällen und ihre eigene Rolle dabei als irrelevant an (Rotter 1954).

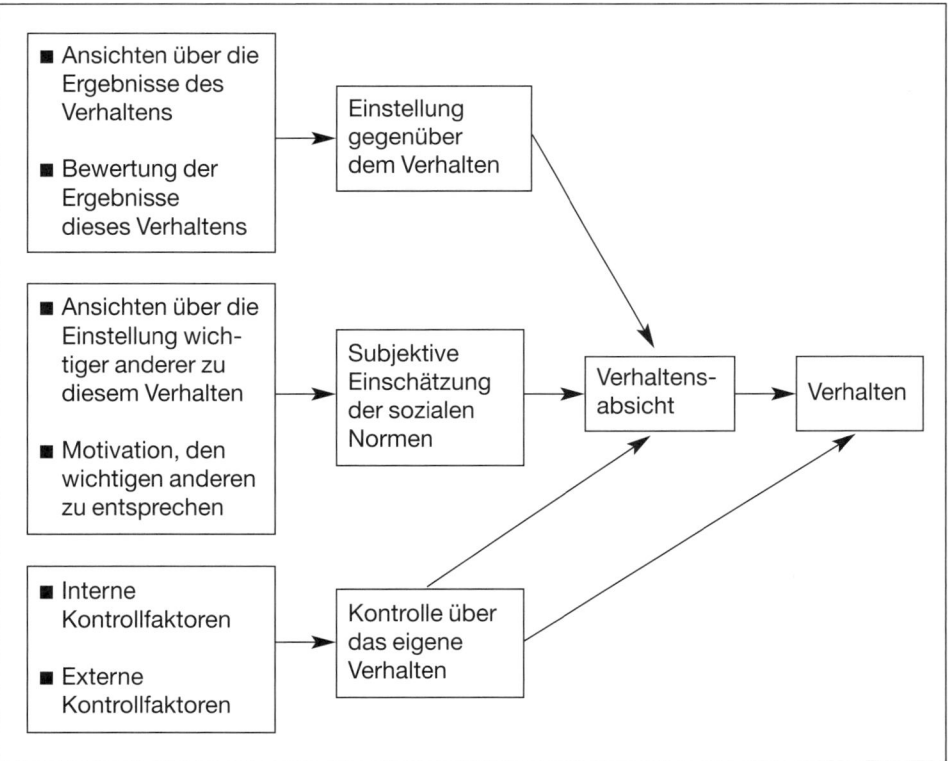

Abb. 9.3 Theorie des geplanten Verhaltens. Entnommen von Ajzen 1991.

Im Zusammenhang mit der Gesundheit kann die Kontrolle über das eigene Verhalten gesehen werden als:

- interne Verhaltenskontrolle (der Grad, bis zu dem der Einzelne glaubt, für seine Gesundheit verantwortlich zu sein),

- externe Verhaltenskontrolle (Menschen, die glauben, dass ihr Handeln durch mächtige andere, Zufall, Schicksal oder Glück beeinflusst wird).

Die Forschung konzentrierte sich auf die Klassifizierung von Gesundheitseinstellungen, indem sie Indikatoren der Verhaltenskontrolle benutzte und diese z. B. durch einen Fragebogen mit Mehrfach-Antwortmöglichkeiten erfasste. Dabei wird davon ausgegangen, dass Menschen mit einer hohen internen Verhaltenskontrolle glauben, besser mit dem Leben zurechtzukommen, entschiedener und kompetenter handeln zu können und dies dann auch jene sind, die eher präventiv handeln oder ihr Gesundheitsverhalten ändern. Bisher konnte aber nur ein schwacher genereller Zusammenhang zwischen der selbst eingeschätzten Verhaltenskontrolle und spezifischen Verhaltensweisen festgestellt werden.

In Bezug auf das Aufgeben des Rauchens, Gewichtsreduzierungen und die Nutzung präventiv-medizinischer Angebote konnte ein solcher Zusammenhang allerdings festgestellt werden (Wallston et al. 1978). Auch eine Umfrage unter 9000 Erwachsenen über deren Lebensweisen ergab, dass „ungesündere" Verhaltensweisen häufiger mit einem niedrigen Grad interner Verhaltenskontrolle verbunden sind (Blaxter 1990). Umgekehrt hatten jene mit positiven und verantwortungsvollen Gesundheitseinstellungen häufiger einen höheren Grad der Selbstkontrolle. Dies bestätigt die anfangs in diesem Kapitel geäußerte Meinung, dass das Verhalten nicht immer von den Einstellungen abgeleitet werden kann. Die untersuchten Personen, die auf der multidimensionalen Skala der Selbstkontrolle über ihr Gesundheitsverhalten als „extern kontrolliert" erfasst wurden, waren Personen aus den unteren Sozialschichten mit einem niedrigeren Bildungsstand und geringem Einkommen. Mit anderen Worten also Menschen, die allen Grund haben zu glauben, dass sie nicht viel Kontrolle über ihr Leben oder ihren Gesundheitszustand haben.

 **Welche Strategien können die in der Gesundheitsförderung Tätigen nutzen, um bei ihren Klient/-innen das Selbstvertrauen aufzubauen, das ihnen die Änderung ihres Gesundheitsverhaltens erleichtert?**

Die folgende Abb. 9.4 ist eine schematische Darstellung der Einflüsse auf die Entscheidung einer Frau, sich an einem Bewegungsprogramm zu beteiligen. Es zeigt, wie die Zuversicht, sich mehr zu bewegen, durch solche Attribute wie Fitness, Gewichtsabnahme sowie eine erfolgreiche Durchführung des Bewegungsprogramms aufgebaut und gefördert werden kann. Soziale Unterstützungssysteme spielen dabei besonders für die Beibehaltung dieser neuen Bewegungsaktivitäten eine sehr wichtige Rolle.

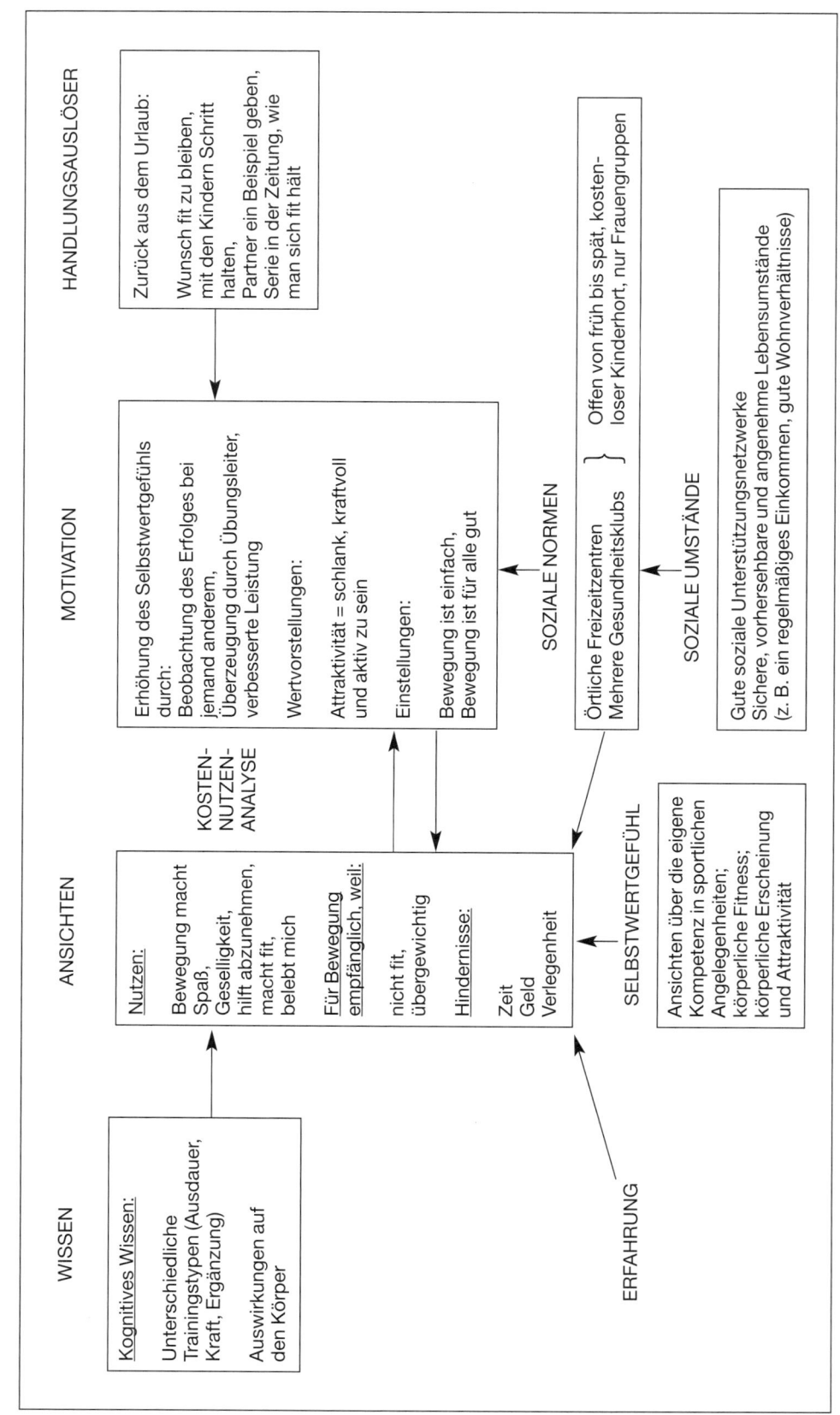

Abb. 9.4
Gesundheitsbezogene Verhaltensänderung am Beispiel der körperlichen Aktivität von Frauen

Das Modell der Stadien der Veränderung

Bis jetzt haben wir in diesem Kapitel nur die einzelnen Faktoren untersucht, welche die Entscheidungen der Menschen im Hinblick auf ihre Gesundheit beeinflussen. Das folgende Modell von Prochaska & DiClemente (1984, 1986 und 1992) unterscheidet sich dadurch, dass es auch auf den Prozess der Veränderung eingeht. Die Autoren haben das Modell auf der Basis ihrer Arbeit zur Veränderung des Suchtverhaltens entwickelt. Es kann aber auch zum Aufzeigen der Stadien benutzt werden, welche die meisten Menschen durchlaufen, wenn sie versuchen, ihr Verhalten zu ändern oder ein neues Verhalten zu entwickeln.

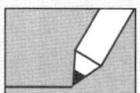

Viele Menschen kennen die Erfahrung, dass sie eigentlich wissen, was sie tun sollten, es aber nicht tun. Die meisten von ihnen haben irgendwann in ihrem Leben schon mal versucht, ihr Gesundheitsverhalten zu ändern und sind dabei gescheitert, wie z. B. beim Aufgeben des Rauchens oder beim Wunsch abzunehmen.

Denken Sie an eine solche Erfahrung, wo es Ihnen nicht gelungen ist, Ihr Verhalten zu ändern. Was glauben Sie, warum es Ihnen nicht gelungen ist?

- Mangelnde Motivation?
- Mangelnde Unterstützung?
- Mangelndes Wissen?
- Mangel an Zeit oder anderen Ressourcen?

Denken Sie jetzt über eine Verhaltensänderung nach, bei der Sie erfolgreich waren. Was glauben Sie, warum Sie dieses Verhalten beibehalten haben?

Das Modell der Stadien der Verhaltensänderung (Stages of Change Model) ist insofern von Bedeutung, da es zeigt, dass Veränderungen nie einen Endpunkt darstellen, sondern immer nur Teil eines ständigen Kreislaufes sind.

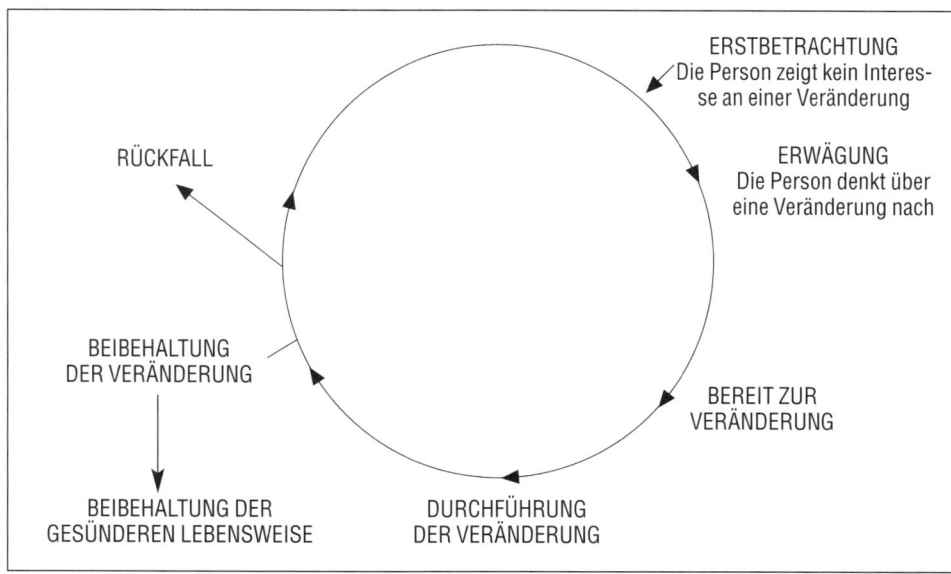

Abb. 9.5 Modell der Stadien der Veränderung. Nach Prochaska & DiClemente 1984

Die Abb. 9.5 veranschaulicht diesen Prozess und zeigt die folgenden Stadien auf:

Erstbetrachtung. Menschen, die sich im Stadium der Erstbetrachtung befinden, denken noch nicht an eine Änderung ihrer Lebensweisen und sind sich auch noch keiner potenziellen Gefahren durch ihr Gesundheitsverhalten bewusst. Erst wenn sie für sich ein Problem sehen, führt sie dies vielleicht in das nächste Stadium.

Erwägung. Obwohl jemandem der Nutzen einer Veränderung bewusst sein mag, ist er zu dieser noch nicht bereit und sucht nach weiteren Informationen oder Entscheidungshilfen. Dieses Stadium kann sehr kurz sein oder sich über mehrere Jahre hinziehen. Manche Menschen kommen über dieses Stadium nie hinaus.

Vorbereitung zur Veränderung. Wenn der wahrgenommene Nutzen größer eingeschätzt wird als der damit verbundene Aufwand und die Veränderung als machbar und der Mühe wert erscheint, dann ist der Einzelne zur Veränderung bereit und sucht vielleicht nur noch nach einer zusätzlichen Unterstützung.

Durchführung der Veränderung. Die ersten Tage der Veränderung erfordern Entscheidungen, die Dinge anders zu machen. Ein klares Ziel, ein realistischer Plan, Unterstützungen und Belohnungen sind die Merkmale dieses Stadiums.

Beibehaltung der Veränderung. Das neue Verhalten wird beibehalten und die jeweilige Person praktiziert eine gesündere Lebensweise. Für manche Menschen kann die Beibehaltung des neuen Verhaltens jedoch schwierig sein und lässt sie dann wieder in irgendeines der vorangegangenen Stadien zurückfallen.

Prochaska et al. (1992) vertreten die Auffassung, dass zwar nur wenige Menschen diese Stadien in systematischer Reihenfolge durchlaufen, aber dass sie früher oder später alle diese Stadien durchlaufen. Dies war für viele Gesundheitsberufe insofern hilfreich, da ihnen damit noch mal bewusst gemacht wurde, dass ein „Rückfall" bei ihren Klienten kein Versagen ist, sondern dass sie in diesem Kreislauf der Veränderung sowohl vorwärts als auch rückwärts gehen können, ähnlich einer Drehtür. So kann ein Raucher viele Male das Rauchen einstellen, bevor er es letztlich endgültig aufgibt. Dennoch ist er immer vom Nutzen des Nichtrauchens überzeugt und die im Gesundheitsbereich Tätigen können sich auf solche kleinen Schritte der Veränderung konzentrieren, die ihnen selbst und ihren Klienten ein Gefühl des Erfolges und sichtbaren Fortschrittes geben können.

Wenngleich sich der Einzelne über diese verschiedenen Stadien der Erwägung, Handlung und Beibehaltung von Veränderungen nicht bewusst sein mag, wird seine Handlungsabsicht immer von der Entscheidung geleitet, dass die Veränderung zu seinem besten Nutzen ist. Der Schlüssel zu erfolgreichen Interventionen ist deshalb die Motivation der Klienten. Gesundheitsförderinnen und Gesundheitsförderer sollten dabei jedoch nicht vergessen, dass ihre eigenen Ansichten über den Wert eines bestimmten Verhaltens nicht immer von ihren Klienten geteilt werden.

Das motivierende Gespräch ist eine patientenorientierte Form der Beratung, die darauf zielt, die Ambivalenzen der Patientinnen und Patienten zur Veränderung ihres Verhaltens zu ergründen. Es beginnt mit der Ergründung deren Bereitschaft zur Verhaltensänderung und der Feststellung, wie wichtig ihnen das gegenwärtige Verhalten bzw. der Wunsch nach einer Verhaltensänderung ist (Miller & Rollnick 2002).

„Kurzintervention bei Patienten und Patientinnen mit Alkoholproblemen"

Ein vielfach erprobtes und bewährtes deutsches Beispiel für den Einsatz der motivierenden Gesprächsführung ist das Manual „Kurzintervention bei Patienten und Patientinnen mit Alkoholproblemen". Das Manual ist ein Beratungsleitfaden für die ärztliche Praxis, der von der Bundeszentrale für gesundheitliche Aufklärung (BZgA) und der Bundesärztekammer in Zusammenarbeit mit der Deutschen Hauptstelle gegen die Suchtgefahren entwickelt wurde (BZgA & BÄK 2002 – Download unter: www.bzga.de). Die Anwendung im Handlungsfeld Suchtprävention dokumentieren Marzinzik und Fiedler in Band 28 der BZgA-Reihe „Forschung und Praxis der Gesundheitsförderung" (MOVE – Motivierende Kurzintervention bei konsumierenden Jugendlichen – Evaluationsergebnisse des Fortbildungsmanuals sowie der ersten Implementierungsphase. BZgA, Köln 2005).

Im Mittelpunkt dieser Gesprächstechnik steht, dass die Patienten und Patientinnen bei der Darlegung der Vor- und Nachteile für ihre Verhaltensänderung entsprechend motiviert und unterstützt werden. Ihre Zuversicht für eine Verhaltensänderung wird gestärkt durch Angebote zur Unterstützung, die Diskussion vorgetragener Barrieren sowie das Aushandeln entsprechender Handlungsmöglichkeiten. Diese Techniken werden häufig angewandt. Einige davon ähneln sehr den in der Tabelle 9.1 zusammengefassten Leitlinien für Beratungsgespräche. Einer der Ausgangspunkte für das motivierende Gespräch ist der Umstand, dass die Personen häufig nicht genau wissen, wie sie sich gesundheitlich verhalten sollen. Einer der Wege, diesen Personen in ihrer ambivalenten Situation zu helfen, ist die Nutzung einer Entscheidungsmatrix, mit deren Hilfe die Personen selbst die Vor- und Nachteile einer Verhaltensänderung abwägen können, wie wir es in der Abb. 9.6. am Beispiel der Einnahme von Cannabis aufgezeigt haben.

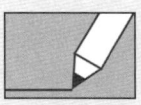

Wie könnten Sie jemandem bei seiner Entscheidung helfen, sein Gesundheitsverhalten zu verändern?

- Welche Fragen könnten Sie stellen, um den Klienten und Klientinnen bei der Analyse ihrer Verhaltenssituation zu helfen?
- Wie würden Sie seine Bereitschaft zur Verhaltensänderung feststellen?
- Wie würden Sie jemandem bei der Abwägung der Vor- und Nachteile seiner Verhaltensänderung helfen?
- Welche Unterstützung würden Sie anbieten, um jemandem zu helfen, seine erreichte Verhaltensänderung auch beizubehalten?
- Wie würden Sie jemandem helfen, mit schwirigen Situationen oder Rückschlägen fertigzuwerden?

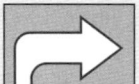

Health trainers („Gesundheitstrainer")

In einem Weißbuch der englischen Regierung zur Verbesserung der Gesundheit wird die neue Rolle des „Health trainer" vorgeschlagen (Department of Health 2004). Dabei handelt es sich um Personen aus dem lokalen Einzugsbereich, die dafür ausgebildet werden, jene Bürgerinnen und Bürger zu erreichen, die gern ihre gesundheitlichen Lebensweisen ändern möchten, aber dazu nicht notwendigerweise die lokalen Gesundheitsdienste in Anspruch nehmen wollen.

Nutzung klientenzentrierter Gesprächstechniken	
Richtig	**Falsch**
Zusammenfassung Ihres Verständnisses der Gedanken und Gefühle der Klient/-innen	Satzunterbrechungen
Interesse zeigen und auch interessiert klingen	Den Klient/-innen sagen oder raten, was sie zu tun hätten
Augenkontakt halten und eine positive Körpersprache zeigen	Offen zu widersprechen (stattdessen Alternativen aufzeigen)
Die Dinge aus der Sicht der Klient/-innen betrachten	Ihre eigenen Überzeugungen und Gefühle auf die Klient/-innen übertragen
Offene Fragen stellen, um mehr Informationen zu erhalten	Davon ausgehen, dass Ihre eigenen Erfahrungen die gleichen wären wie die Ihrer Klient/-innen
Eher neugierig als einmischend auftreten	Ständige Wiederholung der gleichen Wortwendungen, wie „es klingt, als ob", „Sie machen den Eindruck, als wenn"
Den Klient/-innen Zeit zum Nachdenken und Erzählen geben	So tun, als ob Sie es verstehen würden, wenn Sie es in Wirklichkeit nicht tun (fragen Sie stattdessen nach mehr Erklärung)
Auf das, was die Klient/-innen sagen, auch eingehen, statt zu versuchen, das Gespräch zu bestimmen	

Quelle: Michie et al. (2006)

Im Mittelpunkt des Empowerment-Ansatzes steht die Partizipation. Sie ermöglicht den Personen, ihre eigenen Werte und Überzeugungen zu hinterfragen, die Faktoren zu erkennen, die ihre Verhaltensentscheidungen beeinflussen sowie die Kompetenzen für die gewünschten Verhaltensänderungen zu erwerben. Neben den Methoden des motivierenden Gesprächs und der klientenzentrierten Beratung können auch solche Methoden wie das Schauspiel, die Geschichtenerzählung oder das Einüben von Fähigkeiten zur Verbesserung der Verhandlungs-, Durchsetzungs- und Problemlösungskompetenzen genutzt werden.

Abb. 9.6 Abwägung der weiteren Einnahme von Cannabis

	Vorteile	**Nachteile**
Absetzen	Könnte vielleicht abnehmen, würde mich gesünder fühlen, würde etwas Geld sparen.	Meine Freunde könnten denken, dass ich langweilig bin; könnte mich selbst langweilen.
Weiter einnehmen	Fühle mich entspannter, habe was zu tun, bin in meinem Freundeskreis, schlafe besser.	Nehme an Gewicht zu, fühle mich manchmal paranoid, Streit mit meinen Freunden, Raucherhusten.

Grundvoraussetzungen für Verhaltensänderungen

Alle hier genannten Modelle der Verhaltensänderung gehen davon aus, dass die Menschen einen rationalen Prozess der Informationsverarbeitung durchlaufen, bevor sie eine Entscheidung treffen. In Wirklichkeit verhalten sie sich jedoch nicht immer so bewusst rational, wie dies die folgende Untersuchung über das Gesundheitsverhalten von Müttern aus der Arbeiterschicht in South Wales verdeutlicht:

> *Bei den Müttern der Studie fanden wir nur wenig Hinweise für einen ausschließlich rationalen Prozess ihrer Entscheidungsfindung, d. h. ein Abwägen der Vor- und Nachteile einer Verhaltensänderung, dem dann eine Verhaltensentscheidung folgt. Veränderungen waren nicht nur das Ergebnis rationaler Überlegungen, sondern ergaben sich vielmehr aus dem für das menschliche Verhalten typischen Zusammenspiel von Gefühlen, Gewohnheiten, spontaner Eingebung, sozialen Einflüssen und mangelnder Weitsicht.*
> (Pill & Stott 1990)

Die Untersuchung von Pill & Stott zur Änderung des Gesundheitsverhaltens, das die Frauen von sich aus vorgenommen haben, verweist auf die Bedeutung plötzlich eintretender Lebensereignisse (life events) und die relativ geringe Rolle, die rein gesundheitliche Überlegungen dabei spielten. Die Frauen gaben z. B. das Rauchen auf, um Geld zu sparen und die, die sich für mehr körperliche Aktivität entschieden, taten dies, um etwas Gemeinsames mit ihren Kindern zu unternehmen. Die Untersuchung macht deutlich, wie wichtig es ist, das Verhalten der Menschen immer im sozialen Kontext ihres alltäglichen Lebens zu sehen. Die meisten Frauen, die wieder in ihr ursprüngliches Verhalten zurückfielen, taten dies aufgrund der Einflüsse durch ihren Partner oder ihre Kinder oder weil es für sie zu schwierig war, ihre persönlichen Prioritäten mit denen ihrer Familie in Einklang zu bringen. Die Belege über Änderungen des Gesundheitsverhaltens legen nahe, dass dafür bestimmte Minimalvoraussetzungen vorliegen müssen:

1. Die Veränderung muss vom Einzelnen gewollt sein.

Manche Menschen reagieren feindselig oder wiegeln jeden Versuch ab, sich mit ihrem „ungesunden Verhalten" zu beschäftigen. Andere sehen ihr Verhalten überhaupt nicht als „ungesund" an, sondern vielmehr als Quelle ihres Wohlbefindens, dessen Nutzen bei Weitem die damit verbundenen Risiken aufwiegt. Hier liegt eine klare Botschaft für jene Gesundheitsförderinnen und Gesundheitsförder, denen manchmal vorgeworfen wird, dass sie „den Menschen vorschreiben, was sie tun sollen". Menschen werden sich nur dann ändern, wenn sie dies auch wollen.

2. Das Verhalten muss zu einem aktuellen Thema werden.

Das meiste gesundheitsbezogene Verhalten wie Rauchen, Alkoholkonsum, Essen und mangelnde Bewegung ist Gewohnheitsverhalten und fester Bestandteil des alltäglichen Lebens, über das der Einzelne nicht viel nachdenkt. Damit eine Veränderung stattfinden kann, muss dieses Verhalten durch eine andere Aktivität oder ein anderes Ereignis infrage gestellt werden, sodass es „zum Thema" wird. Zieht z. B. ein Raucher mit einem Nichtraucher zusammen, dann wird dies zu einer Neubewertung seines Rauchverhaltens führen. Ähnlich kann der Tod einer nahen Verwandten durch Brustkrebs eine Frau zur Teilnahme an einer Vorsorgeuntersuchung bewegen.

3. Die Thematisierung des Verhaltens muss über einen längeren Zeitraum hinweg erfolgen.

Die Beibehaltung eines Gewohnheitsverhaltens muss schwirig werden. Umgekehrt muss das neue Verhalten Teil des alltäglichen Lebens werden. Warum Menschen, die gerade eine Diät machen, ihre ursprünglichen Essgewohnheiten häufig wieder aufnehmen, ist z. B. der Umstand, dass ihnen diese Diät ständig ins Bewusstsein gerufen wird und damit nicht zum Gewohnheitsverhalten wird. Gleiches gilt für körperliche Aktivitäten, die häufig nicht beibehalten werden, weil sie immer wieder als besondere Anstrengungen betrachtet werden. Deshalb der Rat an „Sofamuffel", die körperliche Aktivität in ihr alltägliches Leben einzubauen (z. B. indem man zu Fuß zur Arbeit geht oder die Treppen und nicht den Aufzug benutzt), anstatt ihnen zu empfehlen, ein Schwimmbad oder eine Sporthalle aufzusuchen.

4. Das Verhalten muss Teil der Strategien zur Alltagsbewältigung werden.

Menschen haben verschiedene Routinen für ihr alltägliches Wohlbefinden und wo sie ggf. Trost finden. Sie werden sich deshalb zunächst jedweder Änderung solcher Routinestrategien zur Bewältigung ihres Alltags widersetzen. Manchmal kann man ihnen jedoch bei der Entwicklung alternativer Bewältigungsstrategien helfen. Jemand, der zur Schokolade greift, wenn er sich niedergeschlagen fühlt, könnte z. B. dazu ermutigt werden, sich körperlich wieder aufzurappeln, indem er joggen geht.

5. Das Leben des Betreffenden darf nicht mit besonderen Problemen oder Ungewissheiten belastet sein.

Die Veränderungsfähigkeiten der Menschen sind begrenzt. Jemand, der mit einem sehr niedrigen Einkommen auskommen muss, wird voll mit der Bewältigung seiner Armut und den damit verbundenen Unsicherheiten beschäftigt sein. Unter diesen Umständen noch Veränderungen seines Gesundheitsverhaltens zu verlangen, ist von ihm, dessen Leben bereits voller Probleme ist, nicht mehr zu erwarten.

6. Das Vorhandensein von sozialer Unterstützung.

Die Gegenwart und das Interesse anderer Menschen wirken ermutigend und sorgen dafür, dass die eigenen Verhaltensweisen im Blickfeld bleiben. Verhaltensänderungen können mit viel Stress verbunden sein und bedürfen deshalb der sozialen Unterstützung. Psychologische Verhaltenstheorien schenken der sozialen Kontrolle und Unterstützung durch „Peergruppen" nicht genügend Aufmerksamkeit.

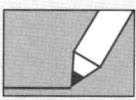 **Denken Sie an irgendeinen Versuch, den Sie zur Verbesserung Ihrer Gesundheit unternommen haben, z. B. nicht mehr zu rauchen.**

- War Ihr Versuch zur Verhaltensänderung von Erfolg gekrönt?
- Was hat Sie zu dieser Verhaltensänderung bewegt?
- Können Sie irgendwelche spezifische Handlungsauslöser angeben, die Sie zur Änderung Ihres Verhaltens bewegt haben?
- Wie sehen Ihre Familie und Freunde dieses neue Verhalten?
- Was waren der Preis und der Nutzen dieser Verhaltensänderung?

Gehen Sie die Liste der oben genannten Minimalvoraussetzungen für Verhaltensänderungen durch. Kann irgendeiner dieser Faktoren Ihren Erfolg oder Misserfolg bei der Veränderung Ihres gesundheitsbezogenen Verhaltens erklären helfen?

Schlussfolgerung

Bei den in diesem Kapitel vorgestellten psychologischen Verhaltenstheorien wurde deutlich, dass keine von ihnen das Verhalten vollständig erklären kann. Dennoch spielen die in diesen Modellen aufgezeigten Variablen bei den Entscheidungen der Menschen über ihr Gesundheitsverhalten eine Rolle, nämlich:

- ihre Einschätzung des Gesundheitsrisikos bzw. ihre Empfänglichkeit dafür,
- ihre Einschätzung der Schwere bzw. Ernsthaftigkeit einer Krankheit,
- ihre Einschätzung der Wirksamkeit einer Verhaltensänderung bzw. inwieweit sie glauben, dass damit ihre Gesundheit verbessert wird,
- ihre Einschätzung der eigenen Fähigkeiten zur Änderung ihres Verhaltens,
- ihre Einschätzung, wie „wichtige andere" ihr Gesundheitsverhalten bewerten.

Wenngleich uns diese Theorien und Modelle vielleicht nicht vorhersagen können, wer sich letztlich gesundheitsfördernd verhalten wird, so können sie uns doch bei der Planung von Gesundheitsförderungsprogrammen helfen, indem sie jene Faktoren aufzeigen, welche die Verhaltensentscheidungen der Menschen beeinflussen. (Zum generellen Konzept der Gesundheitskompetenz verweisen wir auf das Kapitel 4 in diesem Buch, in dem u.a. fünf zentrale Bereiche der Gesundheitskompetenz beschrieben wurden; Kickbusch 2006.)

Wir haben in diesem Buch an anderer Stelle bereits den Standpunkt vertreten, dass eine Fokussierung auf die Lebensweisen der Menschen zur Minimierung der strukturellen Faktoren wie Armut oder soziale Ausgrenzung beitragen kann, die es für einige Gruppen besonders schwierig macht, sich für ein gesünderes Verhalten zu entscheiden. Der beschriebene klientenzentrierte Ansatz zeigt einen Weg auf, wie die traditionellen didaktischen Ansätze zur bloßen Überredung der Menschen, sich gesünder zu verhalten, überwunden werden. Diese gehen davon aus, dass die Menschen das notwendige Verständnis und die notwendigen Fähigkeiten haben, ihre Verhaltensabsichten auch praktisch umzusetzen. Davon profitieren in der Regel aber nur Personen mit einer hohen Bildung und sozialen Kompetenz sowie entsprechenden sozialen Unterstützungssystemen und wirtschaftlichen Ressourcen. Deshalb müssen solche Ansätze durch breiter angelegte Programme ergänzt werden, die auch den weniger begünstigten Bürgerinnen und Bürgern die Entscheidung für eine gesündere Lebensweise erleichtern helfen.

Fragen zur weiteren Diskussion

- Helfen Ihnen die gesundheits- und sozialpsychologischen Theorien, besser zu verstehen, warum jemand sein Gesundheitsverhalten ändert oder warum er oder sie es nicht tun?
- Auf welche Faktoren sollten Gesundheitsförderinnen und Gesundheitsförderer achten, wenn sie ihren Zielpersonen oder Zielgruppen dabei helfen wollen, ihr Gesundheitsverhalten zu ändern?

Zusammenfassung

Dieses Kapitel gab einen Überblick über die Einflüsse psychosozialer Faktoren auf das Gesundheitsverhalten und hat dazu drei Modelle vorgestellt. Diese wurden zur Erklärung und Vorhersage gesundheitsbezogener Entscheidungen genutzt, wie z. B. der Teilnahme an Vorsorgeuntersuchungen oder der Befolgung ärztlicher Anweisungen. Sie weisen alle auf einige gemeinsame Variablen hin, welche das Gesundheitsverhalten der Menschen beeinflussen: ihre Ansichten über die Wirksamkeit des neuen Verhaltens; ihre Motivation und ob sie den Wert ihrer Gesundheit hoch genug einschätzen, um ihr Verhalten entsprechend zu ändern, sowie normative Zwänge und die Einflüsse „wichtiger anderer" ihres sozialen Umfelds. Die Grenzen gesundheits- und sozialpsychologischer Theorien für die Gesundheitsförderung wurden aufgezeigt. Dennoch möchten wir damit schließen, dass das Verständnis der Faktoren, die das Verhalten der Menschen beeinflussen, uns bei der Planung geeigneter Maßnahmen zur Förderung der Gesundheit helfen kann.

Literatur und Websites

1. Weiterführende deutschsprachige Literaturempfehlungen und Websites

Faltermaier, T. 2005. Gesundheitspsychologie. Kohlhammer, Stuttgart. *Das Buch bietet aus psychologischer Sicht eine umfassende Übersicht über die Theorien und Modelle des Gesundheits- und Krankheitsverhaltens und die Anwendung von gesundheitspsychologischen Praxisansätzen zur Prävention und Gesundheitsförderung.*

Kickbusch, I. 2006. Die Gesundheitsgesellschaft. Verlag für Gesundheitsförderung, Gamburg. *Das Buch bietet in dem Kapitel „Gesundheit als Entscheidung: die Bedeutung der Gesundheitskompetenz" einen grundsätzlichen Einstieg zur Relevanz der Gesundheitskompetenzen für die Bürgerinnen und Bürger, aber auch für die Gesundheitsberufe.*

Leitbegriffe der Gesundheitsförderung der Bundeszentrale für gesundheitliche Aufklärung (BZgA). *Unter www.leitbegriffe.bzga.de finden Sie zusätzliche Erläuterungen zu einer Reihe zentraler Begriffe dieses Kapitels, wie z. B. „Health Literacy/Gesundheitskompetenz", „Kompetenzförderung als Strategie der Gesundheitsförderung", „Health Belief Model", „Lern- und verhaltenstheoretische Perspektive", „Patientenberatung" und „Peer Education".*

2. Literaturempfehlungen der englischen Originalausgabe

Bennett P, Murphy S 1997 Psychology and health promotion. Open University, Buckingham. *Ein sehr nützliches Lehrbuch, das untersucht, wie Verhalten und das soziale Umfeld zum Gesundheitszustand beitragen.*

Ogden J 2007 Health psychology: ein Lehrbuch. 4. Auflage. Open University, Buckingham. *Ein gut lesbares Lehrbuch über psychologische Theorien, das auch Fallstudien und Beispiele wissenschaftlicher Untersuchungen enthält.*

Payne S, Walker J 1996 Psychology for nurses and the caring professions. Open University, Buckingham. *Eine umfassende Einführung in die Sozialpsychologie.*

Pitts M, Philipps I K 1998 The Psychology of health, 2nd edn. Routledge, London. *Ein nützliches Lehrbuch mit besonderem Schwerpunkt auf den Themen Bewegung, Ernährung und Drogen.*

Rollnick S, Mason P, Butler C 1999 Health behaviour change: a guide for practitioners. Churchill Livingstone, Edinburgh. *Ein besonders für Praktiker/-innen sehr nützlicher Leitfaden mit konkreten Maßnahmen für Klient/-innen, der die Methoden beschreibt und entsprechende Fallstudien enthält.*

3. Neu eingefügte deutschsprachige Quellenangaben

Bundeszentrale für gesundheitliche Aufklärung & Bundesärztekammer (Hrsg.) 2002. Kurzintervention bei Patienten mit Alkoholproblemen. Ein Beratungsleitfaden für die ärztliche Praxis. BZgA & BÄK, Köln.

Lippke, S., Renneberg, B. 2006. Theorien und Modelle des Gesundheitsverhaltens. Kap. 5. In: Renneberg, B. & Hammelstein, P. (Hrsg.): Gesundheitspsychologie. Springer, Heidelberg, S. 35–61.

Schwarzer, R. 2004: Psychologie des Gesundheitsverhaltens. Hogrefe, Göttingen, 3. überarb. u. erweit. Aufl.

4. Quellenangaben der englischen Originalausgabe

Ajzen I 1991 The theory of planned behaviour. Organisational Behaviour and Human Decision Processes 50: 179–211.

Ajzen I, Fishbein M 1980 Understanding attitudes and predicting social behaviour. Prentice Hall, Englewood Cliffs, New Jersey.

Bandura A 1977 Social learning theory. Prentice Hall, Englewood Cliffs, New Jersey.

Becker M H (ed) 1974 The Health Belief Model and personal health behaviour. Slack, Thorofare, New Jersey.

Blaxter M 1990 Health and lifestyles. Tavistock/Routledge, London.

Davies J B 1997 The myth of addiction, 2nd edn. Harwood, Reading.

Department of Health 2004 Choosing health: making healthy choices easier. Stationery Office, London.

Festinger L 1957 A theory of cognitive dissonance. University Press, Stanford.

Gillam S 1991 Understanding the uptake of cervical cancer screening: the contribution of Health Belief Model. British Journal of General Practice 41: 510–513.

Hansen A 2003 The portrayal of alcohol and alcohol consumption in television news and drama programmes. Alcohol Concern, London.

Harden A, Weston R, Oakley A 1999 A review of the appropriateness of peer delivered health promotion interventions for young people. EPPI Centre Social Science Research Unit, Institute of Education, University of London, London.

Health Education Authority 1993 The health action pack. HEA, London.

Hill D, Chapman S, Donavan R 1998 The return of scare tactics. Tobacco Control 7: 5–8.

Keleher H 2007 Empowerment and health education. In: Keleher H, MacDougall C, Murphy B (eds) Understanding health promotion. Oxford University Press, Melbourne, 141–152.

Michie S, Rumsey N, Fussell A et al. 2006 Improving health: changing behaviour. NHS Health Trainer Handbook. Available online at: www.nsms.org.uk/public/CSDDownload.aspx?casestudy 53 & document 29.

Miller W, Rollnick S 2002 Motivational interviewing: preparing people to change, 2nd edn. Guildford Press, London.

Perri S, Jupp B, Perry H et al. 1997 The substance of youth: the role of drugs in young people's lives today. Joseph Rowntree Foundation, London.

Pill R M, Stott N C H 1990 Making changes: a study of working class mothers and the changes made in their health related behaviour over five years. University of Wales College of Medicine, Cardiff.

Prochaska J O, DiClemente C 1984 The transtheoretical approach: crossing traditional foundations of change. Don Jones/Irwin, Harnewood, IL.

Prochaska J O, DiClemente C C 1986 Towards a comprehensive model of change. In: Miller W R, Heather N (eds) Treating addictive behaviours: processes of change. Plenum, New York.

Prochaska J O, DiClemente C, Norcross J C 1992 In search of how people change. American Psychologist 47: 1102–1114.

Ridge D, Ziebland S, Williams J et al. 2007 Positive prevention: contemporary issues facing HIV positive people negotiating sex in the UK. Social Science and Medicine 65: 755–770.

Rogers R W 1975 A protection motivation theory of fear appeals and attitude change. Journal of Psychology 91: 93–114.

Rosenstock I 1966 Why people use health services. Millbank Memorial Fund Quarterly 44: 94–121.

Rotter J B 1954 Social learning and clinical psychology. Prentice Hall, Englewood Cliffs.

Scottish Executive 2005 The Scottish Health Survey 2003. Blackwells, London.

Scottish Office 1998 The speeding driver. Scottish Office, Edinburgh.

Sigma Research 2005 Consuming passions. Sigma, London. Tones K, Tilford S 2001 Health education; effectiveness, efficiency and equity, 3rd edn. Nelson Thornes, London.

Tones K, Tilford S 2001 Health aducation; effectivness, eficiency and equity, 3rd edn. Nelson Thornes, London.

Wallston K A, Wallston B S, DeVellis R F 1978 Locus of control and health: a review of the literature. Health Education Monographs 6: 107–117.

Weinstein N 1984 Why it won't happen to me; perceptions of risk factors and susceptibility. Health Psychology 3: 431–457.

Wilkinson R, Marmot R 2003 The social determinants of health: the solid facts, 2nd edn. WHO Europe, Copenhagen.

Wilton T, Keeble S, Doyal L et al. 1995 The effectiveness of peer education in health promotion: theory and practice. HEA, London.

10 Gesundheitsbezogene Gemeinwesenarbeit und Empowerment fördern

Kernpunkte
- Definition der Gemeinwesenarbeit
- Gemeinwesenarbeit und Gesundheitsförderung
- Die Arbeit mit dem Ansatz der Gemeinwesenarbeit
- Handlungsbereiche
- Dilemmata bei der praktischen Umsetzung

Übersicht

In den vorangegangenen Kapiteln haben wir bereits gesehen, dass es sehr viele unterschiedliche Wege zur Förderung der Gesundheit gibt. Die Förderung gesundheitsbezogener Gemeinschaftsaktionen ist einer der fünf in der Ottawa-Charta genannten Schlüsselbereiche für ein aktives gesundheitsförderndes Handeln (WHO 1986). Im Mittelpunkt dieses Kapitels steht die Gemeinwesenarbeit – eine Strategie, Menschen zu befähigen bzw. zu „empowern", damit sie auf die Faktoren, die ihre Gesundheit bestimmen, auch Einfluss nehmen können. Die Gemeinwesenarbeit zur Verbesserung der Beteiligungs- und Mitentscheidungsmöglichkeiten der Menschen an den Belangen, die ihre Gesundheit betreffen, ist ein wesentlicher Teil der Gesundheitsförderung. Wir werden zunächst klären, was wir unter dem Begriff des „Gemeinwesens" verstehen und dann auf die verschiedenen Möglichkeiten der Gemeinwesenarbeit eingehen. Abschließend werden wir einige Dilemmata aufzeigen, mit denen Gesundheitsförderinnen und Gesundheitsförderer bei ihrer Gemeinwesenarbeit konfrontiert sind und dies anhand von Projektbeispielen verdeutlichen.

Was ist ein Gemeinwesen bzw. eine „Community?"

- Welchem Gemeinwesen gehören Sie selbst an?
- Gehören Ihre Eltern dem gleichen Gemeinwesen an?
- Welches sind die wichtigsten Merkmale solcher Gemeinwesen bzw. „Communities"?

Zum englischen Begriff der „Community"

Darunter wird eine Gruppe von Menschen verstanden, die in der Regel in dem gleichen geografischen Gebiet leben und gemeinsame kulturelle Normen und Werte haben. Die Mitglieder dieses Gemeinwesens haben gemeinsame soziale Netzwerke und leiten ihre soziale Identität von der Mitgliedschaft in dieser Gemeinschaft ab. In modernen Gesellschaften können die Menschen mehreren solchen Gemeinschaften angehören, entsprechend ihrer Zugehörigkeit zu bestimmten Betrieben, Nachbarschaften, Religionsgemeinden oder ihrer Freizeitgruppen.

Der Gemeinwesen- und speziell der Gemeindebegriff werden in Diskussionen über die Gesundheit und gesundheitliche Versorgung verwendet. Im Allgemeinen wird dieser gemeindenahe Kontext als wünschenswert betrachtet. Deshalb sprechen wir über eine gemeindenahe Versorgung, Politikentwicklung, Bildung und Erziehung, die denkbaren „nicht-gemeindenahen" Ansätzen vorgezogen werden. Im Vergleich zu den staatlichen oder anderen Diensten großer bürokratischer Organisationen werden die gemeindenahen Dienste als angemessener und sensibler bzw. bürgernäher betrachtet. Aber wie definieren wir diese Gemeinwesen bzw. Gemeinden, auf die wir uns so oft beziehen?

Es gibt verschiedene Möglichkeiten zur Definition eines Gemeinwesens, aber die hierfür am häufigsten herangezogenen Faktoren sind verwaltungsrechtliche, geografische, kulturelle und sozialstrukturelle Faktoren. Mit Ausnahme der rechtlichen Rahmensetzungen zeichnen sich diese Faktoren vor allem durch ihren engen Zusammenhang mit dem Gefühl der sozialen Zugehörigkeit oder sozialen Identität aus, die den Begriff des Gemeinwesens charakterisieren. Andere Merkmale beziehen sich auf die sozialen Netze und Beziehungssysteme oder bestehenden Potenziale an Ressourcen, wie z. B. das Wissen und die Fähigkeiten und Fertigkeiten der in dem jeweiligen Gemeinwesen lebenden Menschen.

Geografische Lage

Ein Gemeinwesen kann aufgrund einer geografischen Lage oder Wohngegend definiert werden (siehe Kapitel 15). Der Begriff des Gemeinwesens ist jedoch nicht auf bestimmte Arbeiterviertel, Wohnquartiere oder Stadtteile beschränkt. Es ist aber genau diese räumliche Auslegung des Gemeinwesenbegriffs, die zu den „räumlich definierten" Arbeitsbereichen führt, in denen dann die Berufsgruppen der Sozialarbeit, Polizei oder Gesundheitsfürsorge nur für ein geografisch abgegrenztes Gebiet zuständig sind. Dabei wird unterstellt, dass die Menschen, die in dem gleichen geografisch abgegrenzten Gebiet leben, aufgrund ihrer örtlichen Nähe, auch die gleichen Probleme haben. Dies wiederum beruht auf der Annahme, dass die jeweilige Umwelt einer der Schlüsselfaktoren ist, die unsere Gesundheit und unsere soziale Identität entscheidend beeinflussen.

Kultur

Ein Gemeinwesen kann auch unter kulturellen Gesichtspunkten definiert werden, z. B. als „Das Viertel der Chinesen", „Klein-Türkei" oder „Die jüdische Gemeinde". In diesem Fall wird davon ausgegangen, dass gemeinsame kulturelle Werte geografische oder andere Abgrenzungen überschreiten und ansonsten verstreute soziale Gruppen vereinen. Von den Mitgliedern einer kulturellen Gemeinde wird erwartet, dass sie sich gegenseitig unterstützen und ihre Ressourcen miteinander teilen. Zu den am häufigsten genannten Elementen eines gemeinsamen kulturellen Erbes gehören die ethnische Herkunft, Sprache, Religion und Sitten und Gebräuche.

Sozialstruktur und soziale Netzwerke

Ein Gemeinwesen oder eine soziale Gemeinschaft kann auch aus einer gemeinsamen Interessenslage hervorgehen, die sich in der Regel aufgrund sozialer Strukturen ergeben. Beispiele hierfür sind der „Arbeiterverein" oder die „Gay-Gemeinde". Diese Definition unterstellt, dass die Mitglieder eines solchen Gemeinwesens soziale Unterstützungsnetze, spezifische Kenntnisse und Ressourcen teilen, die selbst nationale Grenzen überschreiten können.

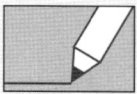 **Welcher Gemeinwesenbegriff wird in den folgenden Zitaten benutzt?**

- „Eine Anzahl von Individuen, die etwas gemeinsam haben und sich offen dazu bekennen oder dies ggf. auch nicht tun." (Health Education Authority, HEA 1987)

- „Eine Gruppe von Menschen mit einer gemeinsamen Kultur von sozialen Werten und Normen, die sich in einer spezifischen Sozialstruktur niederschlagen, die sich über einen bestimmten Zeitraum aus dem Zusammenleben dieser Menschen entwickelt hat." (Nutbeam 1998)

- „Eine Gegend, in der es formelle und informelle Beziehungsnetze gibt, welche die Fähigkeit besitzen, individuelle und kollektive Reaktionen auf öffentliche Missstände zu mobilisieren." (Barclay Report 1982)

- „Menschen, die ein gemeinsames Interesse und Netz persönlicher Beziehungen verbindet und die sich entweder auf örtlicher Basis oder aufgrund einer gemeinsam geteilten Sorge zusammentun." (Smithies & Adams 1990, S. 9)

- „Die kleinste administrative Einheit der staatlichen Verwaltung, unterste Stufe im staatlichen Verwaltungsaufbau und Träger der kommunalen Selbstverwaltung." (Wikipedia deutsch, Mai 2009)

Die meisten Definitionen eines Gemeinwesens tendieren dazu, dieses als eine homogene Einheit zu sehen. Jedes geografisch oder verwaltungsrechtlich definierte Gemeinwesen schließt jedoch immer auch Menschen mit ein, deren primäre Identität durch solch unterschiedliche Faktoren wie Sozialschicht, ethnische Zugehörigkeit, Geschlecht oder Sexualorientierung bestimmt wird. Andererseits sind Menschen, die sich aufgrund eines gemeinsamen Interesses miteinander verbunden fühlen, wie z. B. Ruheständler oder Arbeitslose, zugleich auch Mitglieder anderer Gemeinwesen. Das heißt, die Menschen können mehreren unterschiedlichen Gemeinwesen angehören, denen der Einzelne mehr oder weniger Bedeutung beimessen mag. Es ist auch möglich, dass sich ihre Loyalität zu diesen Gemeinschaften im Laufe ihres Lebens verändert oder verlagert.

Die Bedeutung und der Stellenwert eines Gemeinwesens unterliegen großen Schwankungen. Es ist deshalb wichtig, wie man ein Gemeinwesen definiert. Dies beeinflusst nicht nur das Verständnis der Gesundheitsförderinnen und Gesundheitsförderer über die spezifischen sozialen Abläufe in dem jeweiligen Gemeinwesen, sondern zeigt ihnen zugleich auch die möglichen Hindernisse, aber auch sozialen Potenziale auf, wenn sie mit diesem Gemeinwesen wirksam zusammenarbeiten wollen. Mit manchen Gemeinwesen lässt sich leichter zusammenarbeiten als mit anderen und die einzelnen Gesundheitsförderer und Gesundheitsförderinnen fühlen sich manchmal auch wohler, eher mit den einen als den anderen sozialen Gruppen eines Gemeinwesens zusammenzuarbeiten.

Definition der Gemeinwesenarbeit

Gesundheitsbezogene Gemeinwesenarbeit und ihre Grundprinzipien

„Gemeinwesenarbeit ist im Kern als Methode und Arbeitsprinzip der sozialen Arbeit anzusehen. Während sie ursprünglich neben der sozialen Einzelfallarbeit und der sozialen Gruppenarbeit als dritte Methode der sozialen Arbeit definiert wurde, überwiegt heute eher ein Verständnis der Gemeinwesenarbeit als Arbeitsprinzip, d. h. als eine Grundorientierung, eine Sicht- und Herangehensweise an soziale Probleme in einem kleineren sozialräumlichen Bereich, dem Quartier, im Stadtteil, der Kommune oder einem besonderen ‚Milieu'."

„Grundprinzipien der Gemeinwesenarbeit sind: **lokale Orientierung, Koordination und Vernetzung, Anknüpfung an Ressourcen in der Lebenswelt, Mobilisierung von Selbsthilfe, Aktivierung von Betroffenen, Vermittlung zwischen der Makro- und Mikroebene, befähigende und aktivierende Interventionen**".

In jüngster Zeit werden vonseiten der Ressorts für Stadtentwicklung Ansätze der Gemeinwesenarbeit vor allem unter den Stichworten Quartiersentwicklung bzw. Stadtteilmanagement wiederbelebt. Dazu hat maßgeblich das bundesweite Förderprogramm ‚Stadtteile mit besonderem Entwicklungsbedarf – die soziale Stadt' beigetragen (www.sozialestadt.de).

Quelle: Trojan in: Leitbegriffe der Gesundheitsförderung. www.leitbegriffe.bzga.de

Gemeinwesenarbeit wird auch definiert als:

> *der Aufbau eines aktiven und auf Dauerhaftigkeit gerichteten Gemeinwesens, das von sozialer Gerechtigkeit und gegenseitigem Respekt getragen wird. Dabei geht es um Veränderungen von Macht- und Einflussstrukturen zur Beseitigung der Schranken, die die Menschen daran hindern, sich angemessen an der Bewältigung der Probleme zu beteiligen, die ihr Leben beeinflussen. Gemeinwesenarbeiterinnen und -arbeiter unterstützen die Individuen, sozialen Gruppen und Organisationen des Gemeinwesens in diesem gesellschaftlichen Entwicklungsprozess.*
> *(Standing Conference for Community Development 2001)*

Gemeinwesenentwicklung ist sowohl eine Philosophie als auch eine Methode. Grundzüge der Gemeinwesenarbeit als eine Philosophie sind:

- Die Verpflichtung zur Chancengleichheit und die Auflösung von hierarchischen Strukturen und Machtkartellen.

- Die Betonung der Partizipation und der Ermöglichung, dass die Anliegen aller Mitglieder eines Gemeinwesens zum Tragen kommen.

- Die besondere Beachtung des Laienwissens und die Wertschätzung der Erfahrungen der Gemeinwesenmitglieder.

- Der Erfahrungsaustausch und die Bewusstmachung gleicher Problemlagen sowie die Zusammenarbeit zur Erkennung der Bedürfnisse und Umsetzung der entsprechenden Maßnahmen.

- Die Anerkennung der Kompetenzen, Erfahrungen und Expertise, die die Gemeinwesenmitglieder besitzen und beisteuern.

- Die Befähigung und Stärkung (Empowerment) der Individuen und des Gemeinwesens durch Information und Aufklärung, Kompetenzentwicklung und die Teilnahme an Gemeinschaftsaktionen.

Es ist wichtig darauf hinzuweisen, dass es einen Unterschied gibt zwischen der „gesundheitsfördernden Arbeit *in* dem Setting Gemeinwesen" und der „gesundheitsfördernden Arbeit *mit* dem Setting Gemeinwesen". Viele Gesundheitsförderer und Gesundheitsförderinnen arbeiten zwar in und für das Gemeinwesen, organisieren Gesundheitsprojekte oder versuchen bestimmte Dienste den Menschen des Gemeinwesens zugänglicher zu machen. Diese Arbeit ist aber nicht zu vergleichen mit der „Gemeinwesenarbeit" bzw. der „Entwicklung eines gesundheitsfördernden Gemeinwesens". Die Abb. 10.1 zeigt einige Merkmale dieser unterschiedlichen Ansätze der Arbeit in und mit dem Gemeinwesen auf.

Abb. 10.1 Merkmale der unterschiedlichen Ansätze der Gemeinwesenarbeit

Die Arbeit *im* Gemeinwesen	Die Arbeit *mit* dem Gemeinwesen
Probleme, Ziele und Maßnahmen werden vom finanziellen Träger bestimmt.	Probleme, Ziele und Maßnahmen werden vom Gemeinwesen bestimmt.
Das Gemeinwesen wird als Medium, Ort oder Setting für Interventionen gesehen.	Das Gemeinwesen ist selbst das Ziel der Intervention z. B. in Bezug auf dessen Kapazitätenbildung und Empowerment.
Der Begriff „Gemeinwesen" wird relativ undifferenziert gesehen.	Der Begriff „Gemeinwesen" wird als komplexes Gebilde betrachtet, das sich ständig verändert und Gegenstand von Machtkämpfen und Konflikten ist.
Die Ziele sind meistens die Individuen in bestimmten Bereichen oder spezielle vom finanziellen Träger ausgewählte Zielgruppen.	Die Ziele können die Strukturen oder Dienste des Gemeinwesens sein sowie die Politiken, die auf die Gesundheit des Gemeinwesens einwirken.
Die Aktivitäten sind eng auf die Gesundheit bezogen.	Die Aktivitäten können auf viel breitere Determinanten der Gesundheit gerichtet sein, die aber direkt oder indirekt maßgeblich die Gesundheit bestimmen (z. B. Empowerment, Sozialkapital).

Der Ansatz der Gemeinwesenentwicklung wurde durch die Arbeiten von Paulo Freire beeinflusst, einem brasilianischen Pädagogen, der während der 70er-Jahre an Bildungsprogrammen für verarmte Bauern in Peru und Brasilien arbeitete. Für Freire war die Aufklärung ein Weg zur Befreiung der Menschen aus dem Kreislauf ihrer Unterdrückung. Er versuchte, das kritische Bewusstsein der Menschen zu erhöhen bzw. deren „politische Ängste" abzubauen, indem er ihnen half, ihre Lebensverhältnisse zu verstehen, die Gründe ihrer Unterdrückung zu erkennen und einen Dialog unter den Gruppenmitgliedern und mit dem Moderator aufzubauen.

Dieser Prozess beginnt mit Gruppen, die sich bestimmten Problemen stellen und bei deren Lösung versuchen müssen, bestehende Hindernisse abzubauen. Schließlich wird ein Stadium der „Praxis" erreicht, indem es ein gemeinsames Verständnis gibt und Aktivitäten entwickelt werden, mit denen die Menschen ihre Lage gemeinschaftlich verändern können. Dieser Prozess wird zusammengefasst als:

- das Nachdenken über Aspekte der Lebensrealität,

- die gemeinsame Suche und das Erkennen der Ursachen, die für diese Lebensrealität letztlich verantwortlich sind,

- die Überprüfung deren Konsequenzen und

- die Entwicklung eines Aktionsplanes zur Veränderung dieser Realität.

Die Gemeinwesenentwicklung ist eine anerkannte Arbeitsmethode und führte zum spezifischen Berufsfeld des Gemeinwesenarbeiters bzw. der Gemeinwesenarbeiterin. Diese werden in der Regel von den kommunalen Behörden eingestellt, um die in diesen Gemeinwesen lebenden Menschen und sozialen Gruppen zu unterstützen, zu befähigen und zu stärken (Empowerment). Sie haben in Großbritannien ihre eigenen Ausbildungsgänge, Qualifikationen und Berufsverbände. Auch in Deutschland ist die Gemeinwesenarbeit ein elementares Arbeitsprinzip der sozialen Arbeit und gehört zu ihren zentralen Professionsanforderungen (DBSH 2009).

Gemeinwesenentwicklung und Gesundheitsförderung

Gemeinwesenentwicklung ist in der Gesundheitsförderung ein immer wiederkehrendes Thema. In den 60er-Jahren betonte die Frauenbewegung das Recht der Frauen auf mehr Wissen und Selbstbestimmung über ihren Körper und ihr Leben. Der Erfahrungsaustausch unter den Frauen führte zu einem neuen Verständnis ihrer Gesundheitsprobleme und bei den Anhängern dieser Bewegung zu positiven Auswirkungen und einem neuen Gefühl der Zusammengehörigkeit. Verschiedene ethnische Gruppen griffen ebenfalls Fragen ihrer Gesundheit auf, insbesondere solche, die sich mit den Auswirkungen der Diskriminierung in den Gesundheitsdiensten beschäftigten (Jones 1991).

In den 70er- und frühen 80er-Jahren wurden in Großbritannien zahlreiche Projekte zur Gemeinwesenentwicklung eingeleitet. Die meisten von ihnen wurden von Einrichtungen außerhalb des Nationalen Gesundheitsdienstes finanziert und durchgeführt. Die Verschlechterungen der Lebensbedingungen in den Innenstädten führten zu mehr Jugendarbeit, Nachbarschaftszentren und Arbeitsgruppen, welche die Aufmerksamkeit auf die Zusammenhänge zwischen Armut, Gesundheit und die ungleichen Zugänge zu den Versorgungsangeboten lenkten (Rosenthal 1983). Innerhalb der Gesundheitsdienste blieben die Ansätze der Gemeinwesenentwicklung jedoch nur eine Randerscheinung. Ende der 80er-Jahre gab es weit verbreitete Lippenbekenntnisse zum Ansatz der Gemeinwesenentwicklung, die zum Teil durch die Initiativen der Weltgesundheitsorganisation hervorgerufen wurden.

> 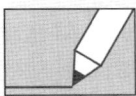 **Lesen Sie die folgenden Erklärungen der WHO über die Bedeutung der Gemeinwesenentwicklung und Beteiligung der Bürgerinnen und Bürger. Was hat Ihrer Meinung nach zu der neuen Betonung der Arbeit mit den Gemeinwesen geführt?**
>
> „Die Menschen haben das Recht und die Pflicht, sich individuell oder gemeinsam an der Planung und Umsetzung ihrer gesundheitlichen Versorgung zu beteiligen" (WHO 1978).
>
> „Gesundheit für alle lässt sich nur durch die Menschen selbst erreichen. Gut informierte, motivierte und sich aktiv einsetzende Gemeinwesen oder Gemeinden sind ein Kernelement zur Erreichung des gemeinsamen Ziels" (WHO 1985, S. 5).
>
> „Gesundheitsförderung wird durch konkrete und effektive Gemeinschaftsaktionen realisiert, die zur Erreichung einer besseren Gesundheit Prioritäten setzen, Entscheidungen treffen und Strategien zu deren Umsetzung entwickeln. Im Mittelpunkt dieses Prozesses steht das ‚Empowerment' der Gemeinwesen sowie deren Recht auf Selbstbestimmung und Kontrolle über ihre eigenen gesundheitlichen Belange und Geschicke" (WHO 1986).
>
> „Gesundheitsbezogene Gemeinschaftsaktionen sind ein zentrales Element einer gesundheitsfördernden Gesamtpolitik" (WHO, Adelaide Empfehlungen, 1988).
>
> „Gesundheitsförderung wird von und mit den Menschen durchgeführt und nicht über oder für die Menschen. Sie verbessert die Handlungskompetenzen des Einzelnen und die Fähigkeiten von Gruppen, Organisationen und Gemeinden zur Beeinflussung der Faktoren, die ihre Gesundheit bestimmen. Die Verbesserung der Fähigkeiten solcher Gemeinwesen erfordert Ausbildung, Führungsfähigkeiten und Zugänge zu Ressourcen" (Jakarta Erklärung zur Gesundheitsförderung für das 21. Jh., WHO 1997).

Die Gemeinwesenentwicklung wurde zeitweise als der zentrale Ansatz der Gesundheitsförderung gesehen (Green & Raeburn 1990). Mitte der 80er-Jahre schätzte die „Unterstützungsstelle für gemeinwesen-orientierte Gesundheitsinitiativen" die Zahl der lokalen Projekte in England auf 10.000. Mitte der 90er-Jahre gerieten führende Einrichtungen der Gesundheitsförderung massiv unter Druck, da die von ihnen propagierten Strategien gesundheitsbezogener Gemeinwesenarbeit als zu radikale Veränderungsstrategien betrachtet wurden. Deren Fokussierung auf die strukturellen Ursachen gesundheitlicher Chancenungleichheiten, wie soziale Schicht, ethnische Zugehörigkeit und Geschlecht, war für die politische Ideologie der „Neo-Liberalen" nicht akzeptierbar (s. die Ausführungen im Kapitel 7). Die Abteilung für Gemeinwesenentwicklung der staatlichen Gesundheitsförderungsbehörde (HEA) wurde daraufhin aufgelöst. Damit verlor auch die „Nationale Unterstützungsstelle für gemeinwesen-orientierte Gesundheitsinitiativen" ihre finanzielle Unterstützung durch diese Behörde und das Ministerium stellte die Finanzierung der „Gesundheitsbezogenen Gemeinwesenarbeit in Großbritannien" ein.

Dennoch erlebten die 90er-Jahre eine Betonung des Gemeinwesenbegriffs. Strategien zur Gesundheitsversorgung wurden mit der Idee des Gemeinwesens verbunden und die Gemeinwesenversorgung, -politik und -aufklärung wurden zu gesundheitspolitischen Kernstrategien. Diese neue Fokussierung auf die Bedürfnisse der Gemeinwesen ist allerdings im Zusammenhang mit der aufkommenden Krise sozialstaatlicher Versorgung sowie den Diskussionen über die sozialstaatliche Verantwortlichkeit zu sehen. Im Kapitel 7 haben wir gezeigt, wie das politische Interesse der „Neo-Liberalen", sich aus ihrer sozialstaatlichen Verantwortung zurückzuziehen, mit der Fokussierung auf den Einzelnen als Konsumenten der Gesundheitsdienste verknüpft war. Die lokale Planung, die primäre Gesundheitsversorgung und die Betonung der Partizipation und „Einbeziehung der Verbraucher" waren die Strategien zur Erreichung ihrer politischen Ziele.

Die neue englische Politik des „dritten Weges" zwischen Sozialismus und Neoliberalismus stützt sich auf die Ideen des „Kommunitarismus", nach denen wir als Bürgerinnen und Bürger alle eng miteinander verbunden sind („Bürgergesellschaft"). Bürgertugenden wie z. B. gegenseitiges Vertrauen gewinnen einen hohen Stellenwert und Maßnahmen der englischen Regierung zielen auf eine Stärkung des „Sozialkapitals" (siehe hierzu die Erläuterungen im Kapitel 15, wie das soziale Wohnumfeld zu einem Schwerpunkt der Politik und Analyse wurde).

Zu diesem Zweck wurde ein neues Ministerium für lokale Gemeinschaftsaufgaben eingerichtet und eine Vereinbarung mit den öffentlichen Diensten getroffen. Diese Regelung soll dafür sorgen, den Zusammenhalt in den kommunalen Gemeinschaften zu stärken und sie zu aktiven und „empowered communities" zu entwickeln. Auch die im Kapitel 4 erläuterte neue Regierungsstrategie „Gesundheit wählen" bzw. die gesündere Alternative zur leichteren Wahl zu machen, stützt sich auf das Empowerment der Bürgerinnen und Bürger. Dies sind nur einige Beispiele für das neue Engagement mit und nicht nur für die Gemeinschaften zu arbeiten, um eine stabile und eng miteinander verbundene Bürgergesellschaft zu schaffen.

Die Gemeinwesenentwicklung hat sozialreformerische Wurzeln und ist eng mit der Arbeit verbunden, den gesellschaftlichen Status quo in Frage zu stellen, die vorhandenen Ressourcen umzuverteilen und die ungleichen Machtverhältnisse in der Gesellschaft zu verändern. Obwohl die einstmals „umstürzlerischen" Begriffe wie Empowerment und Bürgerbeteiligung mittlerweile Eingang in den politischen Sprachgebrauch gefunden haben, gibt es kritische Stimmen, dass durch diese Etablierung der Gemeinwesenentwicklung deren Ziele und Prozesse verwässert wurden und zu einer entsprechenden Kluft zwischen der Theorie und der Praxis geführt haben (Berner & Philips 2005). Es werden auch Bedenken geäußert, dass diese „staatlich verordnete" Gemeinwesenentwicklung zu einer „Regierung mit den Gemeinwesen und nicht durch die Gemeinwesen" führt (Shaw 2005).

Die Politisierung der Gemeinwesen zur Erreichung von Veränderungen (z. B. durch Konzepte wie die Stadterneuerung oder Bekämpfung unsozialen Verhaltens) führt dazu, dass letztlich nur noch die Gemeinwesen und nicht die Gesellschaft als Ganzes für die Probleme verantwortlich gemacht werden. Dies birgt die Gefahr, dass der ursprünglich nur auf das Individuum bezogene Ansatz, „dem Opfer die Schuld anzulasten", jetzt auf die einzelnen Gemeinwesen übertragen wird.

Die Arbeit mit dem Ansatz der Gemeinwesenentwicklung

Seit Anfang 2009 stehen in Deutschland 5 Arbeitshilfen „Aktiv werden für Gesundheit – Arbeitshilfen für Prävention und Gesundheitsförderung im Quartier" auf der Internetplattform www.gesundheitliche-chancengleichheit.de bereit. Diese wurden durch eine Förderung des Bundesministeriums für Gesundheit und mit Unterstützung der BZgA im Rahmen des bundesweiten Kooperationsverbundes „Gesundheitsförderung bei sozial Benachteiligten" entwickelt. Menschen, die in Stadtteilen „mit besonderem Entwicklungsbedarf" leben, sind meist besonderen gesundheitlichen Belastungen ausgesetzt. Die Arbeitshilfen zeigen, wie unter schwierigen Bedingungen erfolgreich Prävention gestaltet werden kann. Sie stellen wirksame Maßnahmen vor und geben Hinweise und Tipps für die Umsetzung und hilfreiche Kooperationen. Die Wege zur Umsetzung des Gemeinwesenansatzes sind sehr unterschiedlich. Es gibt jedoch eine Reihe von Grundsätzen der Gemeinwesenentwicklung, die eng miteinander verknüpft sind. Dazu gehören:

- die Beteiligung der Bürgerinnen und Bürger,
- das Empowerment des Gemeinwesens,
- die durch das Gemeinwesen mitbestimmte Entwicklung und
- die soziale Gerechtigkeit.

Die Beteiligung der Bürgerinnen und Bürger

Beteiligung, Engagement und Mitwirkung sind Begriffe, die im Gesundheitsbereich häufig benutzt werden. Wenngleich diese Begriffe unterschiedliche Bedeutungen haben, beziehen sie sich auf einen zentralen Punkt der Gemeinwesenentwicklung, nämlich die stärkere Einbeziehung der Bürgerinnen und Bürger in die Entscheidungen der Planung, Gestaltung und Umsetzung der Gesundheitsdienste. Diese Beteiligung der Bürgerinnen und Bürger kann als eine Art Stufenleiter gesehen werden, die viele unterschiedliche Beteiligungsformen umfasst (s. Abb. 10.2).

Abb. 10.2 Arnsteins Stufen der Beteiligung. Entnommen aus Arnstein (1971).

Stufe		
8 Kontrolle der Bürger/-innen	Formen der Bürgermacht	Bürger/-innen sind in die Planung und Entscheidungsfindung einbezogen durch gemeinsame Ausschüsse, Delegierte oder die vollständige Kontrollmacht.
7 Delegierte Macht		
6 Partnerschaft		
5 Besänftigung	Formen der Alibifunktion	Bürger/-innen haben eine Stimme, die aber keine Beachtung findet.
4 Konsultierung		
3 Informierung		
2 Therapie	Nicht-Beteiligung	Diejenigen, welche die Macht haben, klären auf oder heilen. Bürger/-innen sind nur die Empfänger.
1 Manipulation		

> 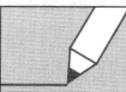 **Gehen Sie die folgenden Beispiele der Beteiligung durch. Wo würden Sie diese auf der Stufenleiter von Arnstein einordnen? Wie könnten sie auf dieser Leiter ein Stück höher gebracht werden?**
>
> - Ein öffentliches Forum diskutiert die Einrichtung von Diensten zur psychischen Gesundheit.
>
> - Teilnahme einer Mutter bei der Gerichtsverhandlung zur Betreuung ihres Kindes.
>
> - Der Einsatz von Pflegeplänen für ältere Menschen, die in Heimen leben.
>
> - Ein innerstädtisches Projekt, finanziert durch die Lokal- und Gesundheitsbehörde: einer Gesundheitsfürsorgerin wird eine halbtägige Versetzung zur Leitung des Projektes eingeräumt. Im Mittelpunkt steht die Bereitstellung von adäquaten Präventionsdiensten.

Empowerment des Gemeinwesens

Empowerment als Ansatz der Gesundheitsförderung wurde bereits im Kapitel 5 erläutert. Dabei wurde unterschieden zwischen dem Empowerment des Einzelnen und dem des Gemeinwesens. Das Empowerment des Gemeinwesens ist ein elementarer Grundsatz der Gemeinwesenentwicklung und wurde wie folgt definiert:

> *ein Prozess, durch den die Mitglieder des Gemeinwesens mehr Kontrolle über die Entscheidungen und Ressourcen gewinnen, die ihr Leben beeinflussen, einschließlich den grundlegenden Determinanten der Gesundheit. Empowerment des Gemeinwesens entwickelt sich vom Empowerment des Einzelnen, über das der sozialen Gruppen bis hin zum Empowerment des gesamten Gemeinwesens mit dem Ziel, soziale und politische Veränderungen herbeizuführen (Laverack 2010).*

Der Empowermentprozess des Gemeinwesens beginnt mit der Phase, in der die einzelnen Mitglieder und sozialen Gruppen des Gemeinwesens ihre Lebenssituation hinterfragen und soziale Ungerechtigkeiten einklagen (Ledwith 2005). Laverack (2010) stellt für diesen Prozess neun Aktionsbereiche heraus:

1. Verbesserung der Mitwirkung der Gemeinwesenmitglieder.

2. Entwicklung lokaler Führungspersonen.

3. Aufbau von Organisationsstrukturen, die Macht und Einfluss verleihen.

4. Stärkung der Kompetenzen der Gemeinwesenmitglieder zur besseren Erfassung und Bewertung ihrer Probleme.

5. Förderung ihrer Fähigkeiten des kritischen Hinterfragens.

6. Verbesserung der Mobilisierung vorhandener Ressourcen.

7. Stärkung der Verbindungen zu wichtigen lokalen Organisationen.

8. Schaffung von Beziehungen mit lokal übergeordneten Einrichtungen.

9. Mehr Einfluss auf die Durchführung von Programmen.

Wie wichtig ist Ihrer Meinung nach die Gemeinwesenentwicklung als strategischer Ansatz der Gesundheitsförderung?

Wodurch unterscheidet er sich von den anderen Ansätzen, wie der medizinischen Prävention, dem „Empowerment" des Einzelnen, der gesundheitlichen Aufklärung, der Verhaltensänderung oder der Veränderung gesellschaftlicher Verhältnisse?

Mitbestimmung der Entwicklung durch das Gemeinwesen

Im Gegensatz zur Festlegung der Prioritäten durch die Gesundheitsberufe beginnt der Ansatz der Gemeinwesenentwicklung mit der Feststellung der Prioritäten durch das Gemeinwesen bzw. den aus ihrer Sicht vorrangigen Problemen. Diese Strategie der Mitbestimmung der Entwicklung durch das Gemeinwesen verlangt von uns die Anerkennung der Kompetenzen und Erfahrungen der Gemeinwesenmitglieder, d. h. die Bereitschaft, von ihnen zu lernen, ihnen Rechenschaft abzulegen und mit ihnen zusammenzuarbeiten. Dies verläuft in der Regel nicht problemlos, z. B. wenn sich die von den Gemeinwesenmitgliedern definierten Bedürfnisse und Prioritäten nicht mit denen der gesetzlichen und finanziellen Träger in dem Gemeinwesen decken. Ein wichtiger Aspekt der Gemeinwesenentwicklung ist deshalb die Anerkennung der Erfahrungen und des Wissens der Gemeinwesenmitglieder über Gesundheit und Krankheit und die Bereitschaft, diesem Wissen auch entsprechende Geltung zu verschaffen. Dies fordert nicht nur die medizinische Dominanz heraus, sondern unterscheidet sich zugleich auch von unserer systematischen Erfassung der Gesundheitsbedürfnisse, wie in Kapitel 18 beschrieben.

Soziale Gerechtigkeit

Die Gemeinwesenentwicklung anerkennt die Existenz sozialer und gesundheitlicher Chancenungleichheiten in der Gesellschaft, die zur Folge hat, dass es Gemeinwesen gibt, die weniger benachteiligt und besser ausgestattet sind als andere Gemeinwesen und damit auch gesünder sind. Da diese Ungleichheiten gesellschaftlichen Ursprungs sind, können sie durch die Gesellschaft auch wieder verändert werden. Die Gemeinwesenentwicklung versucht auf demokratischen und partizipativen Wegen die Bürgergesellschaft zu stärken, indem sie den Anliegen der sozial benachteiligten Gemeinwesen entsprechende Geltung verschafft (Craig et al. 2004). Dabei liegt ihr Schwerpunkt auf der Veränderung der grundlegenden Determinanten der Gesundheit und weniger auf der Veränderung der individuellen Lebens- und Verhaltensweisen.

Damit ist zum Beispiel gemeint:

- Die Arbeit mit benachteiligten Gruppen zur Förderung ihrer Gesundheit.
- Die Verbesserung der Zugänge zu den entsprechenden Diensten.
- Die Beeinflussung der Vergabe von Dienstleistungsaufträgen.
- Das anwaltschaftliche Eintreten für die Interessen der benachteiligten Gruppen.
- Die Erstellung eines Sozialprofils des Gemeinwesens, das den Zusammenhang zwischen der sozialen Lage und dem Gesundheitszustand herausstellt.

Der Ansatz der Gemeinwesenentwicklung ist verlockend, aber auch schwierig. Er bietet die Aussicht auf Verbesserungen der Gesundheit, aber es gibt viele praktische Probleme, die es dabei zu überwinden gilt (s. Tabelle 10.3).

Abb. 10.3
Vor- und Nachteile des Ansatzes der gesundheitsbezogenen Gemeinwesenarbeit

Vorteile	Nachteile
Setzt bei den Problemen der Menschen an und wird daher wahrscheinlich von ihnen eher unterstützt.	Ist sehr zeitaufwendig.
Zielt auf die Ursachen und nicht die Symptome von Erkrankungen.	Ergebnisse sind häufig nicht leicht greifbar oder quantifizierbar.
Schafft Bewusstsein über die gesellschaftlichen Ursachen der Erkrankungen.	Evaluierung ist schwierig.
Der Prozess der Beteiligung wirkt befähigend und schafft mehr Zuversicht und Selbstvertrauen.	Ohne eine Evaluierung ist es schwierig Geldgeber zu finden.
Der Prozess schließt den Erwerb von Fähigkeiten mit ein, die übertragbar sind, z. B. Kommunikationsfähigkeiten und Fähigkeiten der Lobbyarbeit.	Gesundheitsförder/-innen mögen ihre Rolle als widersprüchlich empfinden. Wem sind sie letztlich rechenschaftspflichtig – ihrem Arbeitgeber oder dem Gemeinwesen?
Wenn Gesundheitsberufe u. Bürger/-innen als Gleichberechtigte zusammenkommen, wird damit der demokratische Grundsatz der Rechenschaftspflicht besser erfüllt.	Die Arbeit geschieht in der Regel nur mit kleinen Gruppen von Menschen. Lenkt von den größeren Problemzusammenhängen ab und verliert sich vielleicht in der Arbeit mit Kleingruppen.

Typische Handlungsbereiche der Gemeinwesenarbeit

Unter dem Begriff der Gemeinwesenarbeit lässt sich eine Vielzahl von Aktivitäten subsumieren:

- Erstellung von Profilen des Gemeinwesens.
- Entwicklung der Ressourcen und Kompetenzen des Gemeinwesens.
- Organisatorische Unterstützung der Aktivitäten des Gemeinwesens.
- Aufbau von Netzwerken in den Gemeinwesen.
- Vermittlung zwischen den unterschiedlichen Interessen des Gemeinwesens.

Erstellung von Profilen des Gemeinwesens

Die Erstellung eines Profils des Gemeinwesens umfasst wesentlich mehr als nur die Ermittlung des Gesundheitsbedarfs. Es erfasst alle Einrichtungen, Organisationen und Vereine des Gemeinwesens, um auf dieser Basis die Bedürfnisse, Probleme und Ressourcen des Gemeinwesens zu ermitteln und ist einer der ersten Schritte zur Gemeinwesenentwicklung. Die Erstellung eines solchen Profils schafft ein besseres Verständnis über die Stärken und Schwächen des Gemeinwesens und fördert zugleich die Entwicklung der Kompetenzen der Gemeinwesenmitglieder (Hawtin & Percy-Smith 2007). Aufgabe der in der Gemeinwesenentwicklung Tätigen ist es, sich ein klares Bild über das komplexe System eines Gemeinwesens zu machen, d. h. über seine wichtigsten Führungspersonen, Gruppen und Ressourcen, um einen Einblick in alle formellen und informellen Systeme des Gemeinwesens zu bekommen. Dies kostet sehr viel Zeit. Zudem müssen dann auf dieser Basis noch die relevanten Personen kontaktiert werden, um mit ihnen die erkannten Probleme und Bedürfnisse zu besprechen und geeignete Lösungen zu entwickeln.

Entwicklung der Ressourcen und Kompetenzen des Gemeinwesens

Diese umfasst die Arbeit mit den Individuen und sozialen Gruppen des Gemeinwesens zur Erkennung und Förderung ihrer Fähigkeiten und Ressourcen. Dabei stehen vor allem zwei Arbeitsbereiche im Vordergrund:

1. für die Mitglieder des Gemeinwesens Möglichkeiten zum Erfahrungsaustausch zu schaffen, d. h. Gelegenheiten zum Lernen, die sie sonst nicht hätten,
2. sie in gemeinsame Aktivitäten einzubinden, um ihr Selbstvertrauen in ihre eigenen Fähigkeiten und Kompetenzen zu stärken sowie ihre Fähigkeiten Entscheidungen zu beeinflussen, die ihre spezifische Lebenssituation betreffen.

Organisatorische Unterstützung der Aktivitäten des Gemeinwesens

Ein anderer wichtiger Arbeitsaspekt der in der Gemeinwesenarbeit Tätigen ist es, die verschiedenen Akteure und Akteurinnen des Gemeinwesens zu unterstützen, damit sie effektiv zusammenarbeiten. Dies kann z. B. die Unterstützung beim Aufbau von Selbsthilfegruppen oder bei der Organisation von Gesundheitsforen sein.

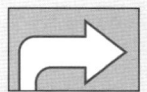 **Ein Gemeinwesenarbeiter zur Unterstützung von Flüchtlingen beschreibt seine Aufgabe wie folgt:**

Die Gemeinwesenentwicklung ist häufig eine Arbeit, die im Hintergrund abläuft, aber die Beziehungen, die du über die Monate und Jahre mit den Gruppen des Gemeinwesens aufbaust, sind von entscheidender Bedeutung. Wenn du mit den verschiedenen Gruppen in Kontakt kommst, lernst du deren Probleme kennen und geeignete Möglichkeiten der Unterstützung und Zusammenarbeit zu entwickeln. Auf der einen Seite haben wir die etablierten Unterstützungsdienste und auf der anderen Seite die Aktivitäten der Bürgerinnen und Bürger an der Basis und die Gemeinwesenentwicklung steht irgendwo dazwischen. Nimmst du dieses verknüpfende Band heraus, dann brechen diese Strukturen auseinander und die Probleme erreichen nicht mehr die Entscheidungsträger ... Eines der Dinge, die ich getan habe, war die Unterstützung beim Aufbau eines Flüchtlingsforums. Dies bringt jetzt die verschiedenen Organisationen und Interessengruppen des Gemeinwesens zu diesem Thema zusammen, ermöglicht den Erfahrungsaustausch und die Entwicklung gemeinsamer Aktionen, die ihrem Anliegen größere Geltung verschaffen (Mani Thapa, Gemeinwesenarbeiter für Flüchtlingsprobleme, entnommen aus „Community Development Exchange", undatiert).

Aufbau von Netzwerken in den Gemeinwesen

Netzwerke verbinden die Menschen in den Gemeinwesen. Gilchrist (2004, 2007) unterscheidet zwei Typen von Netzwerken: solche mit engen sozialen Bindungen und solche, die nur lose miteinander verknüpft sind. Netzwerke mit engen sozialen Bindungen stützen sich auf Freundschafts- und Familienbeziehungen und werden in der Regel zur Unterstützung bei Alltagsproblemen genutzt. Netzwerke mit eher losen Verbindungen fassen unterschiedliche Netzwerkgruppen zusammen. Sie operieren als Brückeninstanzen zwischen den verschiedenen Organisationen des Gemeinwesens.

Beide Netzwerktypen sind wichtige Ressourcen und Indikatoren für die Größe des Sozialkapitals in einem Gemeinwesen. Ausgeprägte Netzwerke bieten gute Möglichkeiten für den Austausch von Fähigkeiten, Informationen und Erfahrungen und schaffen zudem synergetische Effekte, die zu mehr und wirksameren Aktivitäten in dem Gemeinwesen führen. Der Aufbau solcher Netzwerke durch die Schaffung der entsprechenden Kontakte zwischen den einzelnen Mitgliedern, Gruppen und Organisationen in den Gemeinwesen ist deshalb ein wichtiger Aufgabenbereich der in der Gemeinwesenarbeit tätigen Berufsgruppen.

Vermittlung zwischen den unterschiedlichen Interessen in den Gemeinwesen

Die Gemeinwesenentwicklung anerkennt die Vielfalt der Teile und Strukturen eines Gemeinwesens. Gemeinwesen sind keine homogenen Einheiten, sondern umfassen unterschiedliche Hierarchien, Machtverhältnisse und soziale Gruppierungen. Diese Vielfältigkeit bedarf der Vermittlung, Verhandlung und Organisation zur Erreichung eines Konsenses, insbesondere im Hinblick auf die Festlegung von gesundheitlichen Prioritäten und die Einigung darüber, mit welchen Maßnahmen diese am besten erreicht werden können. Die in der Gemeinwesenarbeit Tätigen müssen dabei nicht nur zwischen den unterschiedlichen Interessen innerhalb des Gemeinwesens vermitteln, sondern auch die Interessen des Gemeinwesens als Ganzes nach außen vertreten. Dazu können Verhandlungen mit Sponsoren und öffentlichen Einrichtungen gehören, um sicherzustellen, dass die Anliegen und Ansichten des Gemeinwesens auch gehört und beachtet werden.

Projektdatenbanken www.sozialestadt.de und www.gesundheitliche-chancengleichheit.de

Die Bund-Länder-Initiative „Soziale Stadt" wurde 1996 beschlossen, um einer sozialen Polarisierung in den Städten entgegenzuwirken. Das Ziel ist die Erreichung einer nachhaltigen Entwicklung in Stadt- und Ortsteilen mit besonderen sozialen, wirtschaftlichen und städtebaulichen Problemen. Die Datenbank www.sozialestadt.de enthält viele Projekte, die vor allem unter dem Aspekt der sozialen Determinanten der Gesundheit für die Gesundheitsförderung relevant sind (s. das Beispiel auf der nächsten Seite).

Um dem Mangel an Transparenz über die Praxis der Gesundheitsförderung für sozial Benachteiligte zu begegnen, beauftragte die Bundeszentrale für gesundheitliche Aufklärung Ende 2002 Gesundheit Berlin e.V., eine über das Internet recherchierbare Projektdatenbank aufzubauen. Nach einer breit angelegten Erhebungsphase kann seit August 2003 im Internet auf die Datenbank unter www.gesundheitliche-chancengleichheit.de mit einer Fülle von Projekten zugegriffen werden.

Das „sozial- und bewohnerorientierte Stadtteilentwicklungsprojekt" in Hamm-Norden

Das Projekt blickt mittlerweile auf eine über zehnjährige Geschichte zurück. Aufgrund grassierender Jugendgewalt zu Beginn der 90er-Jahre schlossen sich unter der Leitung des Rektors der Karlschule Mitarbeiter aus dem Bereich der Erziehung, Kirche sowie der Jugend- und Sozialverwaltung zusammen und gründeten den „Präventivkreis Hamm-Norden", dessen Aktivitäten zu diesem Projekt führten. Ursachen für die Probleme waren städtebauliche Fehlentwicklungen und die Konzentration von Personen mit vielfältigen Problemen in einigen Quartieren des Hammer Nordens. Durch die politische Vernachlässigung aufgrund dessen Zugehörigkeit zu zwei verschiedenen Stadtbezirken, fand eine politische Gegensteuerung nicht rechtzeitig statt. So entwickelten sich in den 80er-Jahren Teilbereiche des Hammer Nordens zu sozialen Brennpunkten.

Hauptakteure und Leitziele

1993 öffnete sich der „Arbeitskreis Hamm-Norden", der zunächst in der Verwaltung gegründet wurde, für alle freien Träger und die sonst im Stadtteil tätigen Menschen. Dort arbeiten sie an der Weiterentwicklung des Stadtteil-Projektes. Diese sozialraumbezogene Vernetzungsstruktur hat mittlerweile Vorbildcharakter für viele andere Stadtteile in der Bundesrepublik bekommen. 1998 formulierte der Präventivkreis das Leitbild der Arbeit neu: Die „Verbesserung der Lebensqualität" für die im Stadtteil lebenden Menschen soll durch die Befriedigung der existentiellen Bedürfnisse (u. a. Arbeit, Wohnen, Sicherheit), ihre gesellschaftliche Beteiligung sowie die Lösung aktueller Konflikte erreicht werden. Eine Zielüberprüfung 2000 ergab vor allem Handlungsbedarf in den Bereichen „Arbeiten", „Wohnen", „Beteiligung" und „soziale und kulturelle Integration". Heute hat sich eine differenzierte Angebotsstruktur für die Bürgerinnen und Bürger entwickelt, mit der die strukturbedingten Defizite zumindest teilweise ausgeglichen werden. Mit der „Verortung" des Sozialamtes und der Familienhilfe des Jugendamtes im Stadtteil sind wichtige Verwaltungseinheiten näher an die Bewohner/-innen im Stadtteil herangerückt. Neue Angebote, wie die mobile Jugendarbeit, ein Drogenpräventionsangebot in einem Baucontainer oder die intensive Betreuung von Familien mit Wohnproblemen, gehen auf aktuelle Bedürfnisse und Problemlagen ein. Mit der „Spiel- und Lernhilfe" des Stadtteilbüros wird ein intensiver Schwerpunkt auf eine frühzeitige Förderung von Grundschulkindern gelegt.

Eigenverantwortung, Selbsthilfe, politische Beteiligung und integrierte Stadtteilarbeit

Der Grundsatz der Aktivierung zu Eigenverantwortung und Selbsthilfe und zur politischen Beteiligung hat einen hohen Stellenwert. Statt fürsorgerischer Entmündigung werden die Bewohner angeleitet, ihr eigenes Leben in die Hand zu nehmen. So werden sie in Stadtteilkonferenzen informiert und bei der Wohnumfeldgestaltung und anderen Bauprojekten einbezogen. Die in der Schottschleife und im Schlagenkamp gegründete „Mieter/-innen-Initiative" wird nach besten Kräften unterstützt. Mit dem Beteiligungs- und Aktivierungsansatz tun sich allerdings auch die Profis manchmal sehr schwer, da von ihnen ein neues Rollenverständnis mit entsprechenden neuen Verhaltensweisen gefordert wird.

Integrierte Stadtteilentwicklung bedeutet, dass im Hammer Norden die Sozial- und Bauverwaltung vorbildlich zusammenarbeiten. Die „Stadterneuerer" haben erkannt, dass es nicht ausreicht, mit baulichen Maßnahmen Stadtverschönerung zu betreiben und die Sozialpädagogen wissen mittlerweile zu schätzen, dass mit Wohnumfeldgestaltung, Spielraumentwicklung und Verbesserung der Verkehrssicherheit strukturelle Defizite der Lebensqualität beseitigt werden. Bei der Planung und Umsetzung von Bauprojekten arbeiten Stadtplaner mit den sozialen Projekten eng zusammen. Das Stadtteilprojekt wird mit Mitteln des Stadterneuerungsetats der Landesregierung unterstützt. Aber auch andere Verwaltungsbereiche sind heute in die Stadtteilarbeit integriert. Die Zusammenarbeit mit der Polizei, den Ordnungsbehörden, den Wohlfahrtsverbänden und den Nordener Vereinen hat eine Selbstverständlichkeit gewonnen, mit der viele Aufgaben besser zu lösen sind.

Messbare Erfolge

In den letzten Jahren ließ sich der Erfolg der Arbeit in einem wichtigen Bereich belegen: In der Jugendhilfestatistik ist ein deutlicher Rückgang der Kinder- und Jugendkriminalität auf „Normalmaß" zu verzeichnen. Auch wurde in der letzten Stadtteilkonferenz und durch die Stadtteilfeste, bei denen Nordener Vereine, Institutionen und das Stadtteilprojekt mittlerweile eng zusammenarbeiten, durch die Reaktionen der Besucher deutlich, dass sich die Stimmung im Stadtteil zum Positiven gewandelt hat. Die Bewohnerinnen und Bewohner wehren sich mehr und mehr dagegen, dass ihr Stadtteil durch eine zu starke Fixierung auf die Problembereiche in einem überwiegend negativen Licht erscheint. Zurzeit wird ein Controllingsystem für die Stadtteilarbeit entwickelt, um eine bessere Selbststeuerung zu ermöglichen, die Arbeit für die politischen Entscheidungsgremien transparenter zu machen und die Erfolge der Arbeit differenzierter zu dokumentieren.

Quelle: http//www.sozialestadt.de/praxisdatenbank/suche/ausgabe.php?id=3&Hamm-Norden

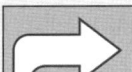 **Eine britische Gemeinwesenarbeiterin beschreibt ihre Arbeit so:**

Frage: Bitte erklären Sie ihre Arbeit so einfach wie möglich.

Antwort: Wenn die Menschen in ihrem Gemeinwesen gesünder leben und Krankheiten vermeiden wollen, dann helfe ich ihnen bei der Initiierung von Aktionsgruppen und sorge dafür, dass diese auch beständig weiterarbeiten, indem ich sie ermutige und ihnen bei der Lösung von Problemen helfe.

Frage: Bitte beschreiben Sie eine typische Arbeitswoche

Antwort:

Montag: Arbeit an der Evaluierung des Einflusses von Gemeinwesengruppen auf die Gesundheit. Danach treffe ich mich mit einer Wandergruppe, um ihr bei der Suche nach Sponsoren und der Weiterentwicklung ihrer Gruppe zu helfen.

Dienstag: Bereite meine Materialien für ein Treffen am Donnerstag vor. Danach nehme ich an der Sitzung einer lokalen Obstbauerngruppe teil. Diskutiere mit ihnen Versicherungsprobleme, den Pachtvertrag und das jährliche Budget. Stimme zu, mit dem Schriftführer der Gruppe einen Entwurf für einen Antrag zur finanziellen Unterstützung der Gruppe zu formulieren, und helfe ihnen, Kontakt mit anderen ähnlichen Gruppen aufzunehmen, damit sie ihre Erfahrungen austauschen können.

Mittwoch: Erledige die angefallenen Schreibarbeiten und E-mails. Am Nachmittag Teamsitzung. Wir sind ein Team von vier Gemeinwesenarbeiterinnen für den Gesundheitsbereich und versuchen eine Stadt mit 250 000 Menschen abzudecken.

Donnerstag: Mehr Schreibarbeiten und Durchlesen der neuesten Informationen über die Umorganisation der öffentlichen Gesundheitsversorgung (Public Health) in Hull. Danach nehme ich an einer Gesundheitsveranstaltung in einem Gemeinwesenzentrum teil, führe ein Quiz zur Lebensmittelkennzeichnung durch und biete Kostproben von verschiedenen Fruchtgetränken an. Diskutiere mit den Leuten Probleme der Ernährung, Bewegung und Gewichtsreduktion. Mein eigentliches Ziel dabei ist die Propagierung von Aktionsgruppen mit Anregungen, die vielleicht zu neuen Projekten führen könnten. Am Abend besuche ich ein Nachbarschaftstreffen. Ein gut besuchtes Treffen durch die Anwohner/-innen, von Mitarbeiter/-innen der Stadtverwaltung, des „Gemeinwesen-Empowerment-Netzwerkes" u. a. m. Ich helfe den Anwohner/-innen ihre Ideen und Vorschläge zu Papier zu bringen.

Freitag: Treffen mit dem Schriftführer der lokalen Obstbauerngruppe zur Erstellung eines Haushaltsentwurfs und zur Unterstützung beim Ausfüllen des Antrags für eine finanzielle Unterstützung. Außerdem unterhielten wir uns darüber, wie wir die Gruppe auch während der Winterzeit motivieren können, wenn in den Obstgärten weniger Arbeit anfällt. Danach arbeite ich an unserem „Newsletter" für die verschiedenen lokalen Gruppen.

Frage: Was ist aus Ihrer Sicht das Besondere an der Gemeinwesenentwicklung?

Antwort: Gemeinwesenarbeit schafft und hinterlässt Organisationsformen und soziale Strukturen, die es vorher so nicht gab, und diese werden von den Mitgliedern des Gemeinwesens selbst getragen und gemanagt. Ein wesentlicher Teil der Gemeinwesenarbeit ist die Unterstützung der Individuen zur Erlangung der Fähigkeiten und Kompetenzen, die sie zum Aufbau von Gruppen, Organisationsstrukturen und Netzwerken in ihrem Gemeinwesen brauchen. Wenn man mich um die Übernahme einer neuen Aufgabe bittet, dann frage ich mich immer: „Enthält diese Aufgabe das Potenzial für ein neues Projekt, das letztlich auch von den Mitgliedern des Gemeinwesens getragen wird, für die es gedacht ist und denen es dienen soll?" Wenn dies nicht der Fall ist, dann ist dies für mich keine Gemeinwesenarbeit. Man muss die Kompetenz des Gemeinwesens, mit dem man arbeitet, respektieren, seine eigenen Entscheidungen zu treffen.

>  **Diskutieren Sie nach dem Durchlesen des oben beschriebenen Beispiels folgende Fragen:**
>
> - Welche positiven Ergebnisse wurden den Projekten zur gesundheitsbezogenen Gemeinwesenarbeit zugeschrieben?
> - Sind diese Ergebnisse nur durch die Gemeinwesenarbeit zu erreichen?

Dilemmata bei der praktischen Umsetzung der Gemeinwesenarbeit

Die Frage, ob sich die in der Gemeinwesenarbeit Tätigen wirklich für grundlegende Veränderungen einsetzen oder nur den Status quo unterstützen, bildet den Kern vieler Unklarheiten, welche die Praxis der Gemeinwesenarbeit umgeben. Zu den Problemen, mit denen die in der Gemeinwesenarbeit Tätigen immer wieder konfrontiert werden, gehören die Finanzierung, Rechenschaftspflicht, Akzeptanz, das berufliche Rollenverständnis und die Evaluierung ihrer Arbeit.

Finanzierung

Die meisten Projekte zur Gemeinwesenentwicklung werden von den Gesundheits- oder Sozialbehörden finanziert. Andere Projekte, die unter dem Begriff der „Gemeinwesenentwicklung" durchgeführt werden, fallen in den Bereich der freien Träger und werden von einer Vielzahl unterschiedlicher Geldgeber unterstützt. Dazu können auch staatliche Zuschüsse oder die Finanzierung durch Sponsoren gehören. Die meisten von ihnen werden jedoch immer nur kurzfristig finanziert. Mangelnde Sicherheit und die Unmöglichkeit, eine Weiterfinanzierung garantieren zu können, erhöhen die Probleme der Planung und Evaluierung dieser Arbeit. Unsichere Finanzierungszusagen können auch die Projektziele untergraben, indem die Gemeinwesenarbeiter und Gemeinwesenarbeiterinnen ihre Zeit mit der Beschaffung von Projektmitteln verbringen, anstatt mit der Durchführung ihrer eigentlichen Projektarbeit.

Rechenschaftspflicht

Alle Gemeinwesenarbeiterinnen und Gemeinwesenarbeiter sind doppelt rechenschaftspflichtig, gegenüber ihren Arbeitgebern und gegenüber ihrem Gemeinwesen. Projektträger verlangen naturgemäß ein Mitspracherecht und dies kann zu Problemen führen, wenn sich die Prioritäten des Gemeinwesens mit denen der geldgebenden Projektträger nicht decken. Ziele der Projektträger, wie z. B. die Inanspruchnahme ihrer Dienste, können dann Teil ihrer Aufgaben werden.

Zwischen den Mitgliedern des Gemeinwesens und den im Gemeinwesen Tätigen kann es auch zu Differenzen kommen. Zum Beispiel kann für beide die Sicherheit in einem

Gemeinwesen ein vorrangiges Problem sein. Für die in der Gemeinwesenarbeit Tätigen mag die Lösung des Problems mehr in strukturellen Veränderungen liegen, wie z. B. einer besseren Beleuchtung oder der Übernahme einer gemeinsamen Verantwortung für bestimmte Sicherheitszonen. Die Mitglieder des Gemeinwesens mögen dagegen für eine stärkere Bewachung plädieren oder gar den Ausschluss bestimmter Gruppen, Familien oder Individuen fordern. Die in der Gemeinwesenarbeit Tätigen können bei ihrer Vermittlerrolle auch in die Zwickmühle geraten. Einerseits sollen sie die öffentlichen Dienste über die Bedürfnisse des Gemeinwesens informieren und andererseits sollen sie den Mitgliedern ihres Gemeinwesens sagen, wie sie am besten von diesen Diensten profitieren können.

Akzeptanz

Behörden sehen die Gemeinwesenarbeit häufig als etwas „wenig Solides" an, das einen großen Aufwand an Zeit und Ressourcen für nicht eindeutig nachweisbare Ergebnisse verschlingt. Gemeinwesenarbeit neigt zudem zur Fokussierung auf kleinere Gruppen, während die Behörden ihre Verantwortung für die breitere Bevölkerung im Blick haben. Der langfristige Charakter und die damit nicht immer gleich greifbaren Ergebnisse der Gemeinwesenentwicklung vertragen sich nur schwer mit den Zwängen der geldgebenden Behörden oder anderer Organisationen, die ihnen zur Verfügung stehenden Mittel nur auf der Basis nachweisbarer Erfolge zu vergeben.

Die Probleme, die durch den Ansatz der Gemeinwesenentwicklung ans Tageslicht gebracht werden (wie z. B. eine ungleiche Versorgung durch die öffentlichen Dienste), mögen bei den Behörden wenig Anerkennung finden. Und wenn sich Gemeinwesenarbeiter mit Andersdenkenden zusammentun, können sie schnell als „Netzbeschmutzer" diffamiert werden. Gemeinwesenarbeiter oder Gemeinwesenarbeiterinnen mag auch bewusst werden, dass sie ihre Rolle zuerst mit den Mitgliedern des Gemeinwesens klären und abstimmen müssen, bevor sie von diesen akzeptiert werden können. Ihre Rolle ist dabei nicht ganz einfach. Ihr beruflicher Status und ihr Beschäftigungsverhältnis unterscheiden sie von den Mitgliedern des Gemeinwesens. Bevor sie mit ihrer Arbeit beginnen können, wird es deshalb notwendig sein, zuerst ein Klima des gegenseitigen Vertrauens zu schaffen.

Berufliches Rollenverständnis

Die Gemeinwesenarbeit stellt vor allem diejenigen vor Probleme, deren berufliche Ausbildung in anderen Bereichen erfolgte. Probleme können entstehen aufgrund der unterschiedlichen Art der Arbeitsbeziehung mit Klienten und Klientinnen, die im Verlauf ihrer Berufsausbildung gelernt und dann bei der Gemeinwesenarbeit entsprechend zum Tragen kommen. Den einzelnen Berufsgruppen wird ein bestimmtes Expertenwissen vermittelt und damit tendenziell zugleich unterstellt, dass sie jetzt wüssten, was für ihre Klientel am besten ist. Wenngleich die Vertreter oder Vertreterinnen dieser Berufsgruppen ein Gefühl für die individuellen Umstände mitbringen mögen, kann die in der Berufsausbildung durchlaufene sekundäre Sozialisation diese Expertensichtweise immer wieder zum Vorschein bringen.

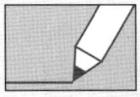 **Eine Mitarbeiterin des Gesundheitsamtes möchte den Ansatz der Gemeinwesenentwicklung für ihre Arbeit nutzen und hat den Aufbau einer post-natalen Müttergruppe als dafür geeignetes Projekt ausgewählt.**

- Wie könnte sie diese Art der Arbeit begründen?
- Welche Argumente könnte ihr Vorgesetzter dagegen einwenden?

Sie könnte argumentieren, dass diese Art der Arbeit für die Gesundheit wichtig ist, da sie zur Stärkung der Selbstachtung, Eigenständigkeit und Zuversicht der jungen Mütter beiträgt und ihnen ein Gefühl der Zugehörigkeit vermittelt oder dass sich diese Arbeit bereits als wirksam erwiesen hat. Zum Beispiel kann das Zusammenbringen der Mütter nach der Geburt ihrer Kinder dazu beitragen, die psychischen Erkrankungen in dieser Klientengruppe zu reduzieren. Sie könnte auch argumentieren, dass die Zeit, die sie zunächst für den Aufbau dieser Müttergruppe braucht, ihre zukünftige Inanspruchnahme durch diese Mütter reduzieren würde und dies deshalb eine kostenwirksame Option sei.

Der Vorgesetzte könnte dagegen einwenden, dass im Moment für diese Arbeit nicht die notwendige Zeit zur Verfügung steht. Die Arbeitsauslastung und viele andere vorrangige Arbeiten (wie die Hausbesuche aller neuen Mütter und Gesundheitsuntersuchungen ihrer Kinder) lassen einfach keinen Raum mehr für zusätzliche Aktivitäten. Er könnte auch einwenden, dass diese Art der Arbeit erst gründlich evaluiert und der Erfolg nachgewiesen sein müsste, bevor entsprechende Mittel dafür ausgegeben werden könnten.

Soziologen vertreten die Auffassung, dass die Berufsausbildung in Wirklichkeit eine Strategie ist, um den Status und die Vergütungen eines Berufsstandes zu erhöhen (Freidson 1986, Johnson 1972). Durch den Erwerb von Fachwissen und Fachqualifikationen können die Berufsgruppen ihre Berufsausübung rechtfertigen und ihr Arbeitsgebiet gegenüber anderen besser verteidigen. Im Gegensatz dazu verstehen die in der Gemeinwesenarbeit Tätigen ihre Rolle mehr als Vermittler und Unterstützer und weniger als dominierende Experten. Ihre Aufgabe ist es, die Menschen in dem Gemeinwesen zu befähigen ihre Bedürfnisse auszudrücken und sie zu unterstützen bzw. in die Lage zu versetzen, dass sie diese auch befriedigen können. Dies erfordert andere Arbeitsbeziehungen, die auf der Gleichstellung und dem Wissensaustausch beruhen. Für Berufsgruppen, deren Rollenverständnis zwangsläufig mit ihrem ursprünglichen Beruf verbunden ist, kann dies eine schwierige Umstellung sein. Auch die in der Gemeinwesenarbeit gefragten Fähigkeiten unterscheiden sich von denen der ursprünglichen Berufsausbildung (falls dies nicht die Gemeinwesenarbeit war). Das heißt, die notwendigen Qualifikationen umfassen weniger die inhaltlichen Kompetenzen, sondern mehr die Prozesskompetenzen:

- Fähigkeiten der Organisationsentwicklung, wie den Aufbau von geeigneten Managementstrukturen, z. B. von Ausschüssen und Steuerungsgruppen.
- Kommunikationsfähigkeiten, wie die Konsultation und Kommunikation mit einer Vielzahl unterschiedlicher sozialer Gruppen in den Kommunen, den geldgebenden Einrichtungen und den Kollegen und Kolleginnen.
- Evaluierungsfähigkeiten, wie z. B. die Überwachung der Auswirkungen einer Maßnahme und die Evaluierung der eigenen Person.

- Welche der eben genannten Fähigkeiten werden Ihnen im Rahmen Ihrer Berufsausbildung vermittelt?
- Wie viel Zeit wird für diese Bereiche im Lehrplan im Vergleich zu anderen Bereichen aufgewandt?
- Glauben Sie, dass Ihre Berufsausbildung Sie mit den Fähigkeiten ausgestattet hat, gesundheitsbezogene Gemeinwesenarbeit durchzuführen?

Evaluation

Die Gemeinwesenarbeit wird häufig als schwer evaluierbar angesehen, weil sie auf vielen unterschiedlichen Ebenen tätig ist, strategisch langfristig angelegt ist und eine Vielzahl von Arbeitsfeldern umfasst. Viele der im Kapitel 20 beschriebenen Grundsätze zur Evaluierung der Gesundheitsförderung sind jedoch auch für die Evaluierung der Gemeinwesenarbeit relevant. Barr (2002) entwickelte eine nützliche Checkliste von Fragen, wenn es um die Evaluierung der Gemeinwesenarbeit geht, die zugleich die Grundsätze und Ziele dieses Ansatzes widerspiegeln:

- Erweitern wir damit unser Verständnis der Probleme und Bedürfnisse des Gemeinwesens?
- Können wir diese effektiv bewältigen?
- Gehen wir dabei umfassend vor?
- Werden die beteiligten Gemeinwesenmitglieder ihre persönlichen Ziele erreichen?
- Bauen wir die Ressourcen und das Sozialkapital des Gemeinwesens auf?
- Dient unsere Arbeit dem Empowerment der Gemeinwesenmitglieder?
- Bauen wir eine Kultur der Zusammenarbeit, Beteiligung und dauerhaften Veränderung auf?
- Können wir damit unser Wissen erweitern?
- Tragen wir zur Gesundheit und zum Wohlbefinden der Gemeinwesenmitglieder bei?
- Nutzen wir damit unsere vorhandenen Ressourcen bestmöglichst aus?
- Haben wir Belege dafür, dass wir damit zukünftige Entscheidungen beeinflussen können?

Im Zuge der Anstrengungen für eine evidenz-basierte Gemeinwesenarbeit wurden zur Unterstützung der in diesem Bereich Tätigen eine Reihe von Evaluierungsmodellen entwickelt. Von dem schottischen Zentrum für die Gemeinwesenentwicklung wurde das „ABCD-Modell" vorgeschlagen, das bei der Planung und Projektevaluation helfen soll und einen konzeptionellen Rahmen zur Messung der Beteiligung und des Empowerments der Mitglieder des Gemeinwesens anbietet (Barr & Hashagen 2000). Dieses Evaluationsmodell diente als Grundlage für das LEAP-Modell (Lernen, Evaluieren und Planen). Es bietet eine Strategie an, mit deren Hilfe die Mitglieder des Gemeinwesens und die in der Gemeinwesenarbeit tätigen Berufsgruppen gemeinsam über folgende Fragen nachdenken können:

- Was gilt es zu verändern?
- Woran können wir später erkennen, dass diese Veränderungen auch eingetreten sind?
- Wie können wir diese Veränderungen erreichen?
- Wie verfolgen und überwachen wir, was wir da tun?
- Was können wir ggf. aus dieser Arbeit lernen?

Die Antworten auf diese Fragen dienen der Entwicklung eines konzeptionellen Rahmens, auf dessen Grundlage die Gemeinwesenarbeit geplant, überwacht und evaluiert werden kann.

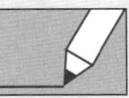

Gehen Sie die folgenden Aussagen durch. Bei der Gemeinwesenarbeit geht es darum:

- ein gesünderes Gemeinwesen zu erreichen,
- dafür zu sorgen, dass die Gemeinwesen auch das umsetzen, was die Behörden ihnen vorschlagen,
- für alle den gleichen Zugang zu den Ressourcen durchzusetzen,
- dafür zu sorgen, dass das Gemeinwesen Verantwortung für seine Probleme übernimmt,
- einen politischen Prozess zur Veränderung einzuleiten,
- politische Unruhen durch verschiedene Interventionsmaßnahmen zu vermeiden,
- den Gemeinwesenmitgliedern bei der Erkennung der grundlegenden Ursachen ihrer Probleme zu helfen,
- für die Gemeinwesenmitglieder Möglichkeiten zu schaffen, damit sie stärker in die sie betreffenden Entscheidungsprozesse einbezogen werden.

Welche Aussagen sind Ihrer Meinung nach richtig? Welche Probleme oder Dilemmata stellten sich für Sie, wenn Sie über diese Aussagen nachdächten?

Schlussfolgerung

Gesundheitsbezogene Gemeinwesenarbeit fügt sich nicht nahtlos in die Arbeit der meisten Gesundheitsförderinnen und Gesundheitsförderer ein. Sie stützt sich auf eine Reihe von Annahmen über das Wesen der Gesundheit und auf Fähigkeiten und Fertigkeiten, die nicht Bestandteil der meisten Aus- und Fortbildungen zur Gesundheitsförderung sind. Dies kann bei der praktischen Umsetzung der Gemeinwesenarbeit zu Problemen führen. Gesundheitsförderinnen und Gesundheitsförderer, die sich jedoch der Gemeinwesenarbeit verschrieben haben, sind von deren Möglichkeiten und ihren damit erzielten Ergebnissen vollauf zufrieden. Sie sind der Ansicht, dass die Gemeinwesenarbeit die ethischste und effektivste Form der Gesundheitsförderung ist und das Leben der Menschen wirklich verändert.

Innerstädtische gemeinwesen-orientierte Gesundheitsprojekte schaffen letztlich ein Klima, das es den am meisten unterdrückten und benachteiligten Gruppen städtischer Gemeinwesen ermöglicht, die politischen Kräfte herauszufordern, die sowohl ihre Gesundheit als auch den Umfang und die Qualität der ihnen zugänglich gemachten Gesundheitsdienste bestimmen (Rosenthal 1983).

Es scheint, dass die gesundheitsbezogene Gemeinwesenarbeit viele der Probleme aufgreift, die auch von den traditionellen Ansätzen der Gesundheitsförderung gesehen werden. Sie vermeidet „dem Opfer die Schuld anzulasten", zielt auf die strukturellen Ursachen gesundheitlicher Chancenungleichheiten und versucht, die Einflussmöglichkeiten der Menschen auf ihre Gesundheit zu stärken (Empowerment). Dies ist sicherlich einer der Gründe für die Popularität der Gemeinwesenarbeit bei vielen Gesundheitsförderinnen und Gesundheitsförderern.

Die Gemeinwesenarbeit fand durch die WHO ihre Anerkennung sowohl auf der internationalen als auch auf der lokalen Ebene durch die an den gesundheitsbezogenen Gemeinwesenprojekten beteiligten Personen und Gruppen. Weniger populär ist sie auf der mittleren Managementebene großer Organisationen, einschließlich der des Nationalen Gesundheitsdienstes (NHS) in Großbritannien. Dies ist zum Teil auf die Schwierigkeiten ihrer praktischen Umsetzung und Evaluation zurückzuführen. Aber es gibt auch ideologische Gründe, die einer praktischen Umsetzung der Gemeinwesenarbeit im NHS entgegenstehen. Wir haben bereits darauf hingewiesen, dass die Gemeinwesenarbeit eine Herausforderung für das medizinisch-naturwissenschaftliche Modell der Gesundheit darstellt und frühere Erfahrungen in Großbritannien zeigten auch, dass die Gemeinwesenarbeit in der Tat als eine politische Strategie verstanden wird. Die politischen Implikationen der Gemeinwesenarbeit wurden von Vertretern und Vertreterinnen aus dem rechten, wie dem linken politischen Lager scharf kritisiert. Von den einen wurde sie als eine subversive links-gerichtete Aktivität gesehen und von den anderen als eine subtile Methode zur Steuerung und Kontrolle sozialer Gruppen und Gemeinschaften.

Eine globale Auswertung von Projekten gesundheitsbezogener Gemeinwesenarbeit machte deutlich, dass diese in der Tat die umfassenderen Einflüsse auf die Gesundheit haben und Veränderungen des Gesundheitsverhalten der Menschen fördern helfen (Gillies 1997).

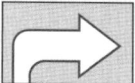 **Gemeinwesenentwicklung in Costa Rica**

Ein umfassendes Programm zur Gemeinwesenentwicklung in Costa Rica stützte sich auf die multisektorale Zusammenarbeit zwischen Ministerien, Gesundheits- und Lokalbehörden und den Mitgliedern des Gemeinwesens, die durch lokale Aktionskomitees, Bedarfserhebungen, Informations- und Aufklärungsmöglichkeiten für Frauen und den Aufbau von Kleinbetrieben zur Anhebung der Einkommen in den Gruppen der Ärmsten beitrugen. Das Programm führte zu einer Reduzierung der Kindersterblichkeit, einem verbesserten Zugang zu den Gesundheits- und Sozialdiensten und zu einer Verbesserung der physischen, sozialen und ökonomischen Lebensverhältnisse in den betreffenden Gemeinwesen. Die Schlüsselfaktoren für diesen Erfolg waren:

- Die Einbeziehung der Menschen vor Ort bei der Erfassung ihrer Bedürfnisse.
- Die engagierte und offene Partnerschaft zwischen den verschiedenen Einrichtungen.
- Die Beteiligung der Menschen vor Ort an der Planung und Umsetzung der Programme durch lokale Aktionskomitees.
- Die Ausbildung und Unterstützung von Freiwilligen, „Peer-Gesundheitsaufklärern" und lokalen Netzwerken.

Quelle: Gillies (1997)

Fragen zur weiteren Diskussion

- Würden Sie den Ansatz der gesundheitsbezogenen Gemeinwesenarbeit für Ihre praktische Arbeit mit in Betracht ziehen?
- Welche Vorteile oder welche Nachteile hat der Ansatz der Gemeinwesenarbeit gegenüber anderen Strategien der Gesundheitsförderung für Sie?

Zusammenfassung

Dieses Kapitel hat die Entwicklung und den theoretischen Hintergrund der gesundheitsbezogenen Gemeinwesenarbeit als Ansatz der Gesundheitsförderung untersucht. Wir haben gesehen, dass die in diesem Bereich tätigen Personen diesen Ansatz häufig als die ethischste und effektivste Methode zur Förderung der Gesundheit betrachten. Zugleich werden die in der Gemeinwesenarbeit tätigen Gesundheitsförderinnen und Gesundheitsförderer mit einigen Dilemmata konfrontiert und die Evaluierung der Gemeinwesenarbeit wirft viele Fragen auf. Wir sind jedoch der Auffassung, dass die für die besondere Stellung der Gemeinwesenarbeit in der Gesundheitsförderung vorgetragenen Argumente begründet sind. Schwierigkeiten bei der praktischen Umsetzung sollten uns nicht an der Weiterentwicklung und Ausdehnung dieser Gesundheitsförderungsstrategie hindern. Im Gegenteil, was wir brauchen, ist eine offenere Einstellung der etablierten Einrichtungen und Organisationen und deren Bereitschaft, diese Form der Förderung der Gesundheit auch aufzugreifen und auszuprobieren.

Literatur und Websites

1. Weiterführende deutschsprachige Literaturempfehlungen und Websites

Bund-Länder-Programm „Stadtteile mit besonderem Entwicklungsbedarf – die soziale Stadt. www.sozialestadt.de

Datenbank für Gesundheitsprojekte von sozial benachteiligten Zielgruppen. www.gesundheitliche-chancengleichheit.de

Deutscher Präventionspreis 2007: „prävention stärken – lokal und regional". Kommunale und regionale Programme der Gesundheitsförderung und Prävention zur Förderung eines gesunden Lebensstils der Bevölkerung. www.deutscher-praeventionspreis.de/praeventionspreis/2007/index.php

Deutsches Gesunde Städte Netzwerk. www.gesunde-staedte-netzwerk.de

2. Literaturempfehlungen der englischen Originalausgabe

Lloyd C E, Handsley S, Douglas J 2007 Policy and practice in promoting public health. Sage/Open University, London. *Ein ansprechendes Lehrbuch, dass die Mitwirkungsmöglichkeiten von Gemeinwesen zur Förderung ihrer Gesundheit untersucht.*

Henderson P, Thomas D 2001 Skills in neighbourhood work, 3rd ed. Routledge, London. *Beschreibt die Kompetenzen und Methoden, die für die Arbeit in und mit den Gemeinwesen notwendig sind.*

Nützliche englische Internetseiten:

Erfahrungsaustausch zur Gemeinwesenentwicklung	www.cdx.org.uk
Grundlagen der Gemeinwesenentwicklung	www.cdf.org.uk
Bürgerbeteiligung	www.peopleandparticipation.net
Schottisches Zentrum zur Gemeinwesenentwicklung	www.scdc.org.uk

3. Neu eingefügte deutschsprachige Quellenangaben und Websites

Deutscher Berufsverband für Soziale Arbeit e.V. (DBSH) 2009. Berufsbild für Sozialarbeiter/-innen und Sozialpädagogen/-innen, Stand Januar 2009. http://www.dbsh.de/html/berufsbild.html.

Laverack, G. (Hrsg.) 2010. Gesundheitsförderung & Empowerment. Grundlagen und Methoden mit vielen Beispielen aus der praktischen Arbeit. Verlag für Gesundheitsförderung, Gamburg.

Trojan, A. Gesundheitsbezogene Gemeinwesenarbeit. In: Leitgebriffe der Gesundheits-Förderung (www.leitbegriffe.bzga.de).

WHO-autorisierte englische und deutsche Fassung der Jakarta-Erklärung 1997. Verlag für Gesundheitsförderung, Gamburg.

Wikipedia deutsch, Mai 2009

4. Quellenangaben der englischen Originalausgabe

Arnstein S R 1971 Eight rungs on the ladder of citizen participation. In: Cahn S E, Passelt B A (eds) Citizen participation: effecting community change. Praeger, New York.

Barclay Report on Social Work 1982 National Institute for Social Work. Social workers: their role and tasks. Bedford Square Press, London.

Barr A 2002 Learning evaluation and planning. A handbook for partners in community learning. Community Development Foundation, London.

Barr A, Hashagen S 2000 ABCD Handbook. A framework for evaluating community development. Community Development Foundation, London.

Berner E, Philips B 2005 Left to their own devices? Community self help between alternative development and neo-liberalism. Community Development Journal 40: 17–29.

Charity Commission 2000 The promotion of community capacity building. London.

Community Development Exchange (undated) CDX information sheet; community development in action. CDX, Sheffield.

Community Development Exchange (CDX) information sheet. Available online: at http://www.cdx.org.uk/files/u1/cd_in_action_07__2_pdf

Community Health Initiatives Resource Unit/London Community Health Resource 1987 Guide to community health projects. NCVO, London.

Craig G, Gorman M, Vercseg I 2004 The Budapest Declaration; building European civil society through community development. Available online at: http://www.iacdglobal.org/documents/general/BudapestDeclaration4683D.pdf#search%22The%20Budapest%20Declaration%22 on 9/2/08

Department of Health 2004 Choosing health: making healthy choices easier. Stationery Office, London.

Freidson E 1986 Professional power. The institutionalization of knowledge. Chicago University Press, Chicago.

Freire P 1972 Pedagogy of the oppressed. Penguin, Harmondsworth.

Gilchrist A 2004 The well connected community. A networking approach to community. Policy Press, Bristol.

Gilchrist A et al. 2007 Community development and networking for health. In: Orme J, Powell J, Taylor P (eds) Public health for the 21st century. Open University/McGraw Hill, Maidenhead.

Gillies P 1997 The effectiveness of alliances or partnerships for health promotion. Conference working paper. 4th International Conference on Health Promotion, Jakarta, Indonesia.

Green L W, Raeburn J 1990 Community wide change: theory and practice. In: Bracht N (ed) Health promotion at the community level. Sage, California.

Hawtin M, Percy-Smith J 2007 Community profiling; a practical guide. Open University Press, Buckingham.

Health Education Authority 1987 Leaflet on community department. HEC, London.

Johnson T J 1972 Professions and power. Macmillan, Basingstoke.

Jones J 1991 Community development and health education: concepts and philosophy. In: Community development and health education, vol. 1. Open University Press, Milton Keynes.

Labonte R 1998 A community development approach to health promotion: a background paper on practice tensions, strategic models and accountability requirements for health authority work in the broad determinants of health. Prepared for Health Education Board of Scotland, Research Unit on Health and Behaviour Change, University of Edinburgh.

Laverack G 2007 Health promotion practice; building empowered communities. Open University Press, Buckingham.

Ledwith M 2005 Community development; a critical approach. Policy Press, Bristol.

Nutbeam D 1998 Health promotion glossary. WHO, Geneva.

Rosenthal H 1983 Neighbourhood health projects – some new approaches to health and community work in some parts of the United Kingdom. Community Development Journal 18: 120–130.

Shaw M 2005 Political, professional, powerful: understanding community development. Transcript of introductory presentation – Community Development Exchange Annual Conference, 23–25 September 2005, Leeds.

Smithies J, Adams L 1990 Community participation in health promotion. HEA, London.

Standing Conference for Community Development 2001 Strategic framework for community development. SCCD, Sheffield.

World Health Organization 1978 Alma Ata 1978: primary health care. WHO, Geneva.

World Health Organization 1985 Targets for health for all. WHO Regional Office for Europe, Copenhagen.

World Health Organization 1986 The Ottawa charter for health promotion. Health Promotion 1: iii–v.

World Health Organization 1988 Adelaide recommendation on health public policy. WHO, Adelaide.

World Health Organization 1997 New players for a new era: leading health promotion into the 21st century.

4th International Conference on Health Promotion, Jakarta, Indonesia 21–25 July 1997. Conference Report World Health Organization, Geneva/Ministry of Health, Indonesia.

11 Entwicklung einer gesundheitsfördernden Gesamtpolitik

Kernpunkte

- Definition einer gesundheitsfördernden Gesamtpolitik (GGP)
- Vorteile und Hindernisse des Ansatzes der GGP
- Zur Geschichte der GGP
- GGP auf globaler, nationaler und lokaler Ebene
- Die Potenziale der GGP zur Förderung der Gesundheit
- Notwendige Ressourcen und Kompetenzen zur Umsetzung einer GGP
- Rolle der Praktiker und Praktikerinnen
- Evaluation der Wirksamkeit einer GPP

Übersicht

Die Entwicklung einer gesundheitsfördernden Gesamtpolitik (GGP) war eine der 1986 in der Ottawa Charta formulierten Schlüsselstrategien zur Förderung der Gesundheit. Die gesundheitsfördernde Gesamtpolitik zielt auf die Veränderung der Lebens- und Umweltverhältnisse, um den Menschen die gesündere Alternative zur leichten Wahl zu machen.

Jeder hat das Recht auf einen Lebensstandard, der seine und seiner Familie Gesundheit und Wohl gewährleistet. Dazu gehören Nahrung, Kleidung, Wohnung, medizinische Versorgung und soziale Dienste sowie das Recht auf Sicherheit und Unterstützung im Falle von Arbeitslosigkeit, Krankheit, Behinderung oder Verwitwung, Altersschwäche oder irgend einem anderen Mangel zur Bewältigung seines Lebensunterhaltes, der außerhalb seiner Verantwortung liegt.

(Menschenrechtserklärung, Artikel 25).

Die Gesundheit wird durch viele unterschiedliche Politikbereiche beeinflusst. Eine gesundheitsfördernde Gesamtpolitik umfasst deshalb alle Politikbereiche, die in der Verantwortung einer demokratischen Regierung liegen: Arbeit, Wohlfahrt, Bildung, Verkehr, Ernährung, Gesundheit und soziale Dienste. Dazu gehören auch die Politikbereiche, die privaten oder öffentlichen Organisationen bzw. Einrichtungen übertragen wurden.

Die Förderung einer gesundheitsfördernden Gesamtpolitik über alle diese Organisationen und Themen hinweg mag als kaum zu bewältigende Aufgabe erscheinen. Wie man in diesen Bereich der Gesundheitsförderung eindringen kann, ist Gegenstand dieses Kapitels. Es untersucht die notwendigen Infrastrukturen zur Umsetzung einer gesundheitsfördernden Gesamtpolitik und die Rolle der dabei involvierten Praktiker und Praktikerinnen vor Ort sowie die Potenziale dieses Ansatzes zur Förderung präventiver und gesundheitsfördernder Maßnahmen.

Für eine ausführlichere Diskussion dieser Politikprozesse verweisen die Autorinnen auf das Kapitel 4 ihres Ergänzungsbandes („Public health and health promotion: developing practice", Naidoo & Wills 2005, zweite Auflage bei Baillière Tindall, London).

Definition einer gesundheitsfördernden Gesamtpolitik

Politik ist ein breiter Begriff und seine Inhalte reichen von Absichtserklärungen über Entscheidungen bis hin zu strategischen Zielen. Milio (2001, S. 622) beschreibt ihn als „Aktionsrahmen für mögliche Veränderungen und Entscheidung über den Umfang und die Verteilung von Ressourcen: der Umfang betrifft den Willen sich um bestimmte Bereiche zu kümmern und die Verteilung zeigt die Prioritäten der politischen Entscheidungsträger auf. D. h. die Politik setzt Prioritäten und entscheidet über die Verteilung der Ressourcen." Wir werden in diesem Kapitel von einer breiteren Definition des Politikbegriffs ausgehen, nämlich als Handlungsrahmen für Entscheidungen und Aktivitäten.

Politik kann auf vielen unterschiedlichen Ebenen entwickelt und umgesetzt werden, sei es auf der Ebene der vielfältigen Organisationen, der kommunalen, nationalen oder internationalen Ebene. Wenngleich die Politik bestimmten Handlungsfeldern zugeordnet werden kann, wie z. B. dem Gesundheits-, Bildungs- oder Verkehrswesen, sind deren praktische Auswirkungen häufig viel weitreichender und gehen über den ursprünglich anvisierten Zielbereich hinaus. Die Abb. 7.1 im Kapitel 7 zeigt die Vielfalt der Einrichtungen und Organisationen, die in irgendeiner Form zur Förderung der Gesundheit beitragen. Auf der Regierungsebene versucht z. B. der Finanzminister durch die Besteuerung ungesunder Produkte das Verhalten der Menschen zu beeinflussen und das Familien- oder Bildungsministerium versucht dies durch die Gesundheitserziehung in den Schulen. Gesamtpolitik ist der Begriff zur Bezeichnung einer integrierten Politik, die mehrere Politikbereiche miteinander zu verbinden versucht. Eine solche Politik ist vor allem für den Gesundheitsbereich wichtig, da die Gesundheitsdeterminanten über viele Politikbereiche verstreut und eng miteinander verbunden sind. Eine wirksame und dauerhafte Beeinflussung der grundlegenden Determinanten der Gesundheit lässt sich deshalb nur über eine solche integrierte Gesamtpolitik erreichen. (Für Deutschland seien die Leserinnen und Leser zu diesem Themenkomplex auf folgende exemplarische Übersichten verwiesen: Rosenbrock u. Gerlinger 2006, Rosenbrock u. Michel 2007, Schmidt u. Kolip 2007, siehe die Literaturhinweise zu diesem Kapitel.)

Häufig wird davon ausgegangen, dass einmal getroffene politische Entscheidungen, die durch die entsprechenden öffentlichen oder privaten Einrichtungen umgesetzt werden sollen, in der Praxis reibungslos durchgeführt werden und die beabsichtigen Ziele und Ergebnisse auch erreichen. Dies ist jedoch eher die Ausnahme als die Regel, da die neue Politik auf allen Ebenen neu diskutiert und neu interpretiert wird und deren praktische Umsetzung dann von den ursprünglichen Zielen entsprechend abweichen kann. Deshalb reicht es nicht aus, sich allein um die Erreichung der gewünschten politischen Entscheidung zu kümmern, sondern man muss deren praktische Umsetzung weiter verfolgen und durch entsprechende Maßnahmen der Ausbildung und Ressourcenverteilung unterstützen.

Die WHO hat die gesundheitsfördernde Gesamtpolitik (GGP) so definiert: „Gesundheit muss in allen gesellschaftlichen Bereichen und auf allen Ebenen auf die politische Tagesordnung der Entscheidungsträger gesetzt werden, um ihnen die gesundheitlichen Konsequenzen ihrer Entscheidungen bewusst zu machen und sie dazu zu bewegen, ihre

Mitverantwortung für die Gesundheit zu akzeptieren" (WHO 1986, S. 2). Dies ist eine sehr breite Definition der GGP, ebenso wie die in der Ottawa Charta (WHO 1986), in der die GGP als zentraler Programmpunkt der Gesundheitsförderung herausgestellt wird. In diesem Zusammenhang listet sie die grundlegenden Determinanten der Gesundheit auf. Dazu gehören Frieden, angemessene Wohnbedingungen, Ernährung, Bildung, ein stabiles Ökosystem und eine sorgfältige Verwendung der begrenzten Naturressourcen sowie soziale Gerechtigkeit und Chancengleichheit. Diese Determinanten der Gesundheit umfassen letztlich alle Gesellschaftsbereiche, außer interessanterweise die medizinische Versorgung, wenngleich diese unter den Bereich der sozialen Gerechtigkeit und Chancengleichheit subsumiert werden könnte.

Bei der zweiten „Internationalen Konferenz zur Gesundheitsförderung" in Adelaide in Australien (WHO 1988) stand die gesundheitsfördernde Gesamtpolitik im Mittelpunkt. Die Konferenzteilnehmer riefen alle Politiksektoren dazu auf, sich ihrer Verantwortung für die Gesundheit zu stellen und forderten eine explizite Rechenschaftspflicht über die gesundheitlichen Auswirkungen aller ihrer Maßnahmen (Health Impact Assessment).

Das „Health Impact Assessment" bzw. die Gesundheitsverträglichkeitsprüfung

Das Health Impact Assessment (HIA) bzw. die Gesundheitsverträglichkeitsprüfung (GVP), wie das HIA in Deutschland häufig genannt wird, gehört zu den Instrumenten einer gesundheitsförderlichen Politikberatung. Im sogenannten Gothenburg Konsensus von 2001 wurde dieses Instrument definiert als „Kombination von Verfahren, Methoden und Werkzeugen, mit denen eine Politik, ein Programm oder ein Projekt auf potenzielle Gesundheitseffekte und deren Verteilung auf die Bevölkerung beurteilt werden kann" (Wismar 2003, S. 26). Ein Health Impact Assessment bzw. eine Gesundheitsverträglichkeitsprüfung besteht aus sechs Praxisschritten: Überprüfung, Umfang und Ausmaß, Risikobewertung, Vorbereiten des Berichts, Einreichen des Berichts, Überwachung und Evaluation.

Dieses Verfahren stellt die Gesundheitsdeterminanten bei Politiken, Programmen und anderen Interventionen in den Mittelpunkt und ist damit ein wichtiger Teil moderner Gesundheitsförderung (Wismar 2003, vgl. weiterführend auch den Sammelband zur „Ökologischen Prävention und Gesundheitsförderung" von Fehr et al. 2005).

Die weiteren internationalen Konferenzen zur Gesundheitsförderung stellten die Globalisierung der Gesundheit in ihren Mittelpunkt sowie die Notwendigkeit der internationalen Zusammenarbeit zur Verbesserung der Determinanten der Gesundheit. Die Konferenz in Sundsvall konzentrierte sich auf die vielfältigen Veränderungen der Umwelt, die eng mit der Förderung der Gesundheit verknüpft sind (WHO 1991) und die WHO-Konferenzen in Jakarta (Indonesien, 1997) und Mexiko (2000) auf die ebenfalls eng mit der Gesundheit verknüpften Bereiche der sozialen, ökonomischen und politischen Entwicklung.

Die Konferenz in Bangkok (2005) versuchte schließlich, die Gesundheitsförderung zu einem zentralen Thema der globalen Entwicklung zu machen und rief die Regierungen sowie die öffentlichen und privaten Sektoren dazu auf, sich stärker um die grundlegenden Determinanten der Gesundheit zu kümmern und zur Reduzierung der vorhandenen gesundheitlichen Chancenungleichheiten beizutragen.

Gibt es bestimmte Grundwerte, die zur Begründung einer gesundheitsfördernden Gesamtpolitik herangezogen werden können?

Und wenn ja, um welche handelt es sich dabei?

Einige der grundlegenden Werte, die zur Begründung einer gesundheitsfördernden Gesamtpolitik herangezogen werden können, lassen sich aus den Abschlusserklärungen der oben aufgeführten WHO-Konferenzen ableiten. Dazu gehören:

- die Chancengleichheit, d. h. die Umverteilung der für ein gesundes Leben notwendigen materiellen Ressourcen, wie z. B. Einkommen und Wohnung,

- der „Blick flussaufwärts", d. h. die Konzentration auf die sozioökonomischen Determinanten der Gesundheit anstatt auf die individuellen Lebensweisen,

- die Beteiligung, d. h. die Einbeziehung aller Interessengruppen an Maßnahmen zur Förderung der Gesundheit,

- die Zusammenarbeit, d. h. vor allem die Zusammenarbeit über die traditionellen Organisations-, Verwaltungs- oder Ländergrenzen hinweg zur Ereichung der gesetzten Ziele,

- die Nachhaltigkeit, d. h. die Erfüllung bestehender Bedürfnisse, ohne damit die Befriedigung der Bedürfnisse zukünftiger Generationen zu gefährden.

Diese aus den internationalen Konferenzen der WHO abgeleiteten Grundorientierungen machen den breiten Rahmen für eine gesundheitsfördernde Gesamtpolitik deutlich. Sie gelten für alle Ebenen, von der internationalen über die nationale bis hin zur lokalen Ebene und deren vielfältigen Settings (siehe Teil 3 dieses Buches).

Keine von der Politik durchgesetzte Maßnahme würde von sich aus reklamieren, dass sie negative Auswirkungen auf die Gesundheit hat, dennoch können viele politische Entscheidungen negative Folgen für die Gesundheit haben. Zum Beispiel wurde argumentiert, dass die gesamtwirtschaftlichen Auswirkungen einer Reduzierung des Rauchens sich letztlich negativ auf die Gesundheit der Bevölkerung auswirken würden. Zum einen durch die reduzierten Steuereinnahmen aus dem Tabakkonsum, die noch weniger Spielraum für notwendige Investitionen – auch im Gesundheitsbereich – zuließen, und zum anderen würde diese Situation noch verschlimmert durch die zusätzlichen Ausgaben für die verschiedenen Dienste, die im Zuge der Lebensverlängerung anfielen. Wirtschaftspolitische Maßnahmen, die vor allem die Einkommen der Wohlhabenden erhöhen, wurden damit begründet, dass diese Strkung der sogenannten „Leistungsträger" zur Verbesserung der gesamtwirtschaftlichen Leistung beitrage und damit die ökonomisch wirksamste Methode sei, um auch das Einkommen der unteren Einkommensgruppen zu verbessern, trotz der Belege, dass selbst eine relative Einkommensungleichheit sich nachteilig auf die Gesundheit auswirkt (Wilkinson 1996). Ein weiteres Beispiel ist die strikte Durchsetzung von Tier- und Umweltschutzbestimmungen, die in vielen Ländern Westeuropas zu einer Erhöhung der Fleischimporte aus Ländern geführt hat, in denen es solche strengen Vorschriften nicht gibt.

Die Folgen politischer Maßnahmen müssen deshalb sehr genau untersucht werden. Genau dies ist mit den Methoden zur Erfassung und Bewertung der negativen Auswirkungen auf die Gesundheit möglich (Health Impact Assessment). Sie ermöglichen die Feststellung, Vorhersage und Evaluierung wahrscheinlicher sofortiger oder zukünftiger gesundheitlicher Veränderungen als Folge bestimmter politischer Maßnahmen oder Pläne. Diese Methode erkennt an, dass die Gesundheit durch eine breite Palette von Determinanten beeinflusst wird, die zudem in vielfältiger Weise miteinander verbunden sind. Die Bewertung politischer Überlegungen zur Verlängerung der Öffnungszeiten von Gaststätten würde z. B. die Vor- und Nachteile einer solchen Maßnahme für den Einzelnen, die kommunale Gemeinschaft, die Umwelt und die Wirtschaft abwägen. Wenngleich diese Maßnahme möglicherweise für die lokale Wirtschaft von Nutzen sein mag, wird sie wahrscheinlich für die Gesundheit, die Sicherheit und Ordnung und den sozialen Zusammenhalt eher von Nachteil sein.

Diese Methode der Abschätzung der gesundheitlichen Folgen wird wahrscheinlich immer häufiger zur Anwendung kommen, da immer mehr internationale und nationale Einrichtungen eine solche Bewertung der Auswirkungen ihrer politischen Maßnahmen und Programme verlangen. So verlangt z. B. die EU die Etablierung von Mechanismen zur Sicherstellung eines weitreichenden Schutzes der Gesundheit für alle ihre Politiken bzw. Maßnahmen (Artikel 152 des Vertrages von Rom).

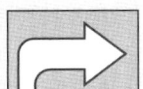 **Zwei Beispiele zur Erfassung und Bewertung der gesundheitlichen Auswirkungen (Health Impact Assessments).**

City-Mautgebühr in London

Im Vorfeld der Einführung einer Mautgebühr für die Autofahrer in London kam eine Studie zur Erfassung der gesundheitlichen Auswirkungen zu dem Ergebnis, dass diese Maßnahme Potenziale zur Verbesserung der Gesundheit in sich birgt und zwar durch:

- die Förderung anderer Beförderungsmittel, wie Fahrradfahren oder zu Fuß gehen,
- die Reduzierung von Emissionen,
- die Verlagerung des Lkw-Verkehrs auf andere Straßentrassen,
- die wirksamere Verbindung zwischen den verschiedenen Beförderungsmitteln,
- die Verbesserung der Verkehrsanbindungen zur Förderung des Zusammenhalts ökonomischer und sozialer Gemeinschaften in der Stadt London
  http://www.londonshealth.gov.uk/pdf/transport.pdf

Ausrichtung der Olympischen Spiele 2012 in London

Man ging davon aus, dass die Ausrichtung der Olympischen Spiele der Stadt und seinen Bürgern und Bürgerinnen einen wirtschaftlichen Nutzen bringen würde. Man könnte vermuten, dass der Bau neuer Sporteinrichtungen die Möglichkeiten der Londoner verbessern würde, sich sportlich und körperlich stärker zu engagieren. Dies muss jedoch nicht unbedingt der Fall sein. Inwieweit die Londoner diese neuen Möglichkeiten nutzen werden, ist im Voraus kaum zu quantifizieren. Außerdem kann es während der Bauphase auch zu negativen Auswirkungen für ihre Gesundheit kommen, z. B. durch die Luftverschmutzung und Lärmbelastungen. Ein rasch durchgeführtes Health Impact Assessment kam zu dem Schluss, dass der Nutzen für die Bürgerinnen und Bürger insgesamt eher positiv sei: „durch die zunehmenden Beschäftigungs- und Einkommensmöglichkeiten, den Anstieg sportlicher bzw. körperlicher Aktivitäten sowie die Verbesserung des Gefühls der sozialen Zusammengehörigkeit wird der Nutzen für sie größer sein, als die zu erwartenden Nachteile."

http://www.londonshealth.gov.uk/PDF/Olympic_HIA.pdf

Health Impact Assessment und Gesundheitsverträglichkeitsprüfung in Deutschland

Aspekte des Health Impact Assessment (HIA) und der Gesundheitsverträglichkeitsprüfung (GVP) sind heute in Deutschland vor allem in die Umweltverträglichkeitsprüfung (UVP) integriert. Eine wesentliche Rolle bei der Entwicklung und Durchführung von HIA/GVP spielt der Öffentliche Gesundheitsdienst (ÖGD). Da aber der Gesundheitsaspekt nicht immer angemessen in der UVP repräsentiert ist und HIA über den gegenwärtigen Zuständigkeitsbereich der UVP hinausgeht, kann noch nicht von einer effektiven Implementierung gesprochen werden. Allerdings lassen die tradierte Zuständigkeit sowie die Rechtsgrundlage des ÖGD in den meisten Bundesländern auf eine verbesserte Institutionalisierung hoffen.

In Deutschland hat die GVP einen wesentlichen Impuls durch die Etablierung der UVP erhalten. Diese wurde 1990 gesetzlich verankert und setzt eine Richtlinie der Europäischen Wirtschaftsgemeinschaft aus dem Jahr 1985 um. Die UVP umfasst die Ermittlung, Beschreibung und Bewertung der unmittelbaren und mittelbaren Auswirkungen eines Vorhabens auf

- Menschen, Tiere und Pflanzen,
- Boden, Wasser, Luft, Klima und Landschaft,
- Kulturgüter und sonstige Sachgüter,
- die Wechselwirkung zwischen den vorgenannten Schutzgütern.

An der gesetzlich vorgeschriebenen UVP wird auch das Gesundheitsamt beteiligt. Die Zuständigkeit des ÖGD geht jedoch über die UVP hinaus. In den meisten Bundesländern liegen hierzu landesrechtliche Bestimmungen vor. Auch die Beteiligung an Planungsvorhaben ist rechtlich vorgesehen. Dies wird als eine lang tradierte und fortbestehende Querschnittsaufgabe und Kernkompetenz des ÖGD angesehen. Dessen Aktivitäten sind somit keineswegs nur auf die UVP beschränkt *(Neuss 2002)*. Dabei wird angestrebt, im Rahmen der UVP die GVP zu etablieren, die dem ÖGD eine bessere Grundlage für seine Stellungnahme an die Hand gibt *(Brand et al. 2003)*. HIA/GVP werden länderübergreifend unterstützt. So hat die Gesundheitsministerkonferenz (GMK) 1992 die Regelbeteiligung der Gesundheitsämter und die Einführung der GVP gefordert. Wichtige politische und fachliche Scharniere zwischen den Ländern sind neben der GMK die Arbeitsgemeinschaft der Obersten Landesgesundheitsbehörden (AOLG) und die Länderarbeitsgruppe „Umweltbezogener Gesundheitsschutz" (LAUG) *(Fehr 2002)*. Aus verschiedenen Bundesländern und Kommunen liegen erste Erfahrungsberichte mit der GVP vor. Dabei scheint allerdings eine gewisse Beliebigkeit bei der Einbeziehung der unteren Gesundheitsbehörden in kommunale Planungsverfahren vorzuherrschen. Wird eine UVP nicht durchgeführt, so sinkt auch die Chance einer gesundheitsbezogenen Stellungnahme im Planungsprozess. Würde die UVP nach dem Sinn und Buchstaben des Gesetzes durchgeführt, bestünde kein Grund, eine selbstständige GVP einzuführen *(Engeler 2002)*.

Auf Bundesebene finden HIA und GVP Unterstützung durch das Aktionsprogramm Umwelt und Gesundheit, das von den Bundesministerien für Gesundheit und Soziale Sicherung und für Umwelt, Naturschutz und Reaktorsicherheit gefördert wird. Unterstützt wird das Programm durch das Bundesamt für Strahlenschutz, das Bundesinstitut für Risikobewertung, das Robert Koch-Institut und das Umwelt-Bundesamt. Das Programm umfasst folgende Themen:

- umweltbezogene Gesundheitsbeobachtung und -berichterstattung,
- Informationsmanagement,
- Umgang mit Risiken,
- Umweltmedizin,
- Verbesserung der bestehenden Behördenstrukturen und internationale Zusammenarbeit.

Das Programm enthält zudem verschiedene medien- und stoffbezogene Qualitätsziele zu den Themen Außenluft und Klima, Innenraumluft, Wasserressourcen, Boden, Lebensmittel, ionisierende Strahlung, Lärm, Stoffe und Zubereitungen. Das Programm soll eine Arbeitsgrundlage für die weitere Entwicklung des Politikfeldes Umwelt und Gesundheit bilden.

Quelle: Kap. 4.6 aus Wismar (2003) – im Folgenden als noch nicht lektorierte Direktkopie aus der Original-PDF unter http://wido.de/fileadmin/wido/downloads/pdf_ggw/GGW_4-03_25-35.pdf

Zur Geschichte der gesundheitsfördernden Gesamtpolitik

Die gesundheitsfördernde Gesamtpolitik hat eine lange und erfolgreiche Geschichte. Viele sehen deren Anfang mit dem Beginn der sanitären Reformbewegung, die im 19. Jahrhundert in England, aber auch in anderen europäischen Ländern durch die Sorge vor der Ausbreitung von Krankheiten in den überfüllten städtischen Vororten der Industriearbeiter ausgelöst wurde. In England machte Edwin Chadwicks „Bericht über die sanitären Verhältnisse der Arbeiterschaft" aus dem Jahre 1842 deutlich, dass diese weder die Macht noch den Einfluss hatten, ihre Verhältnisse aus eigener Kraft zu verbessern. Deshalb war es die Aufgabe der lokalen Behörden, deren Gesundheit entsprechend zu schützen und zu fördern.

Der Bericht Rudolf Virchows von 1848 zur Lage der an Hungertyphus leidenden Bevölkerung in den oberschlesischen Wohngebieten hatte für Deutschland vergleichbare Wirkung und Sprengkraft. Virchows Bericht ist das konstitutive Dokument der deutschen Sozialhygiene, die von der Mitte des 19. Jahrhunderts bis zum Ende der Weimarer Republik im ersten Drittel des 20. Jahrhunderts eine erfolgreiche Tradition der Bevölkerungsmedizin im Sinne von „Volksgesundheitspflege" und „Sozialhygiene" begründete (einen umfassenden Überblick über die Geschichte der Gesundheitswissenschaften in Deutschland liefern Labisch u. Woelk 2006).

Das 19. Jahrhundert erlebte eine Fülle von Gesetzen und Bestimmungen zum Schutz und zur Förderung der Gesundheit. Ein Trend der letztlich bis ins 21. Jahrhundert verfolgt werden kann (siehe die exemplarische Auflistung für England auf der nächsten Seite). Im 19. Jahrhundert wurde die Sichtweise der öffentlichen Gesundheitspflege und Versorgung (Public Health) vor allem durch die Auswirkungen der physischen Umwelt auf die Gesundheit bestimmt. Im 21. Jahrhundert wird sie dagegen mehr von einer ökologischen Sichtweise geprägt, bei der die eng miteinander verbundenen Einflüsse der wirtschaftlichen, physischen und sozialen Umwelt auf die Gesundheit im Vordergrund stehen. Zu den gegenwärtigen Gesundheitsproblemen gehören die Sicherung einer gesunden Umwelt und die Sicherheit im Straßenverkehr sowie die Versorgung mit sauberem Trinkwasser für alle Bürgerinnen und Bürger. Diese sollten Zugang zu erneuerbaren Energien und Methoden des Recyclings haben sowie die Möglichkeit, den Abfall und Müll auf ein Minimum zu reduzieren.

Gesetzliche Regelungen sind jedoch nur einer der Wege, wie die Politik zur Förderung der Gesundheit beitragen kann. Regierungen können auch fiskalische Möglichkeiten nutzen, wie z. B. die Besteuerung von ungesunden Produkten oder die zusätzliche Belastung des Autofahrens zur Förderung des Fahrradfahrens oder anderer Fortbewegungsmöglichkeiten.

Neben diesen Interventionen durch die nationalen Regierungen gibt es aber auch einen großen Bedarf an innovativen Leistungen zur Verbesserung der Gesundheit durch herausragende Persönlichkeiten. Ein Beispiel dafür ist die Geschichte von John Snow, der 1854 die Choleraepidemie in Soho eindämmte, indem er den Schwengel der Wasser-

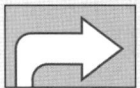 **Meilensteine einer gesundheitsfördernden Gesamtpolitik in England im 19., 20. und 21. Jahrhundert.**

1842 Edwin Chadwicks „Bericht über die sanitären Verhältnisse der Arbeiterschaft in England" wird veröffentlicht.

1843 Der Untersuchungsausschuss über die Gesundheit in den Städten wird etabliert.

1844 Die Gesellschaft zur Gesundheit in den Städten wird gegründet.

1845 Der Abschlussbericht des Untersuchungsausschusses über die Gesundheit in den Städten wird veröffentlicht.

1848 Ein Gesetz zur öffentlichen Gesundheit in England und Wales verpflichtet die kommunalen Behörden zur Bereitstellung einer sauberen Trinkwasserversorgung und eines Abfallbeseitigungssystems und schreibt die Einstellung von Medizinalbeamten zur Überwachung der Gesundheit in den Städten vor.

1854 John Snow dämmt einen Choleraausbruch in London ein, indem er eine verseuchte Wasserpumpe entfernt.

1866 Hygienegesetz – Kommunalbehörden müssen ihre Kommune inspizieren.

1868 Hauseigentümergesetz – Kommunalbehörden können Eigentümer zwingen, ihre Häuser in einem guten Zustand zu halten.

1871 Der Regierungsausschuss für die Städte und Kommunen (der 1919 zum Ministerium für Gesundheit umgewandelt wird) wurde eingerichtet.

1872 Ein Gesetz zur öffentlichen Gesundheit schreibt für jeden Bezirk die Einstellung von Medizinalbeamten vor.

1875 Ein Gesetz zur öffentlichen Gesundheit festigt und verschärft die bisherigen Vorschriften, indem es den Kommunalbehörden nicht nur Maßnahmen zur öffentlichen Gesundheit erlaubt, sondern sie dazu verpflichtet.

1906 Ein Schulgesetz führt die Versorgung mit Schulmahlzeiten ein.

1907 Ein Schulgesetz führt den Schulgesundheitsdienst ein und fördert die Meldung von Neugeborenen und Hausbesuchen (Health visiting).

1967 Ein Gesetz zur Sicherheit auf den Straßen setzte die 0,8 Promillegrenze sowie eine Geschwindigkeitsbegrenzung auf 70 Meilen = 112,63 km fest.

1968 Ein Gesetz zur Reduzierung der Luftverschmutzung und Atemwegserkrankungen.

1974 Reorganisation des Nationalen Gesundheitsdienstes (NHS), mit der die lokalen Gesundheitsdienste in den Kommunen auf den NHS übertragen wurden.

1974 Ein Gesetz zur Sicherheit und Gesundheit am Arbeitsplatz verpflichtet alle Arbeitgeber, die Gesundheit und Sicherheit ihrer Beschäftigten zu schützen.

1977 Ein Obdachlosengesetz verpflichtet die lokalen Behörden, für alle Obdachlosen eine Unterkunft bereitzustellen.

1983 Ein Gesetz zur Anschnallpflicht im Auto. Diese wurde 1991 auch für Personen auf dem Rücksitz eingeführt und 2006 folgte die Kindersitzpflicht.

1988 Ein Wasserverordnung verpflichtet die privaten Wasserversorger zur Einhaltung festgelegter Gesundheitsstandards.

1989 Steuervergünstigungen für bleifreies Benzin.

2000 Ein unabhängiges Büro für Ernährungsfragen wird eingerichtet zum Schutz der öffentlichen Gesundheit und der Interessen der Verbraucher.

2005 Ein Gesetz erlaubt und anerkennt gleichgeschlechtliche Partnerschaften.

2006 Ein Gesetz erweitert den bezahlten Urlaub nach der Geburt eines Kindes von 6 auf 9 Monate, der von der Mutter oder dem Vater beansprucht werden kann.

2007 Einführung eines Rauchverbotes in allen öffentlichen Einrichtungen in England.

2007 Verbot der Werbung für ungesundes Essen (junk food) in allen Fernsehprogrammen für 4- bis 9-jährige Kinder.

pumpe in der Broad Street entfernte. Es veranschaulicht die Bedeutung des epidemiologischen Ansatzes (Aufzeichnen und Überwachen der Inzidenz und Prävalenz von Krankheiten) für die öffentliche Gesundheit (s. Abb. 11.1).

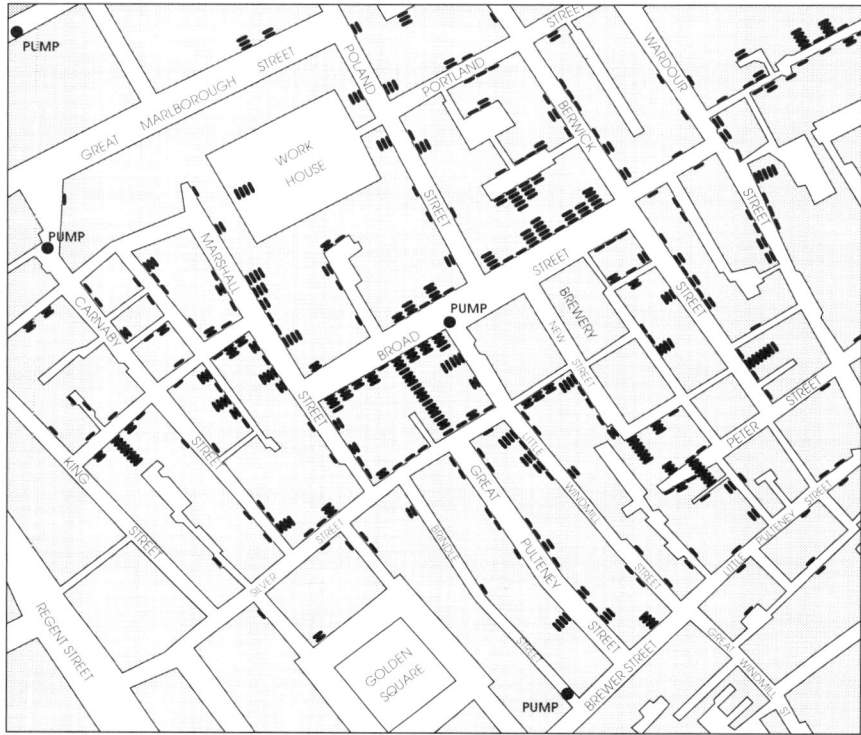

Abb. 11.1
Ein Ausschnitt aus der Karte von Snow über die Ausbreitung der Cholera in Soho. Die schwarzen Balken zeigen die Zahl der Todesfälle in jedem Haus. Der Standort der Trinkwasserpumpe in der Broad Street, von der alle Opfer ihr Trinkwasser holten, ist ebenfalls verzeichnet.

Solche herausragenden Leistungen werden heutzutage aber auch von den vielfältigen Interessengruppen, Vereinen und Organisationen vollbracht, die durch ihre spezifische Lobbyarbeit zur Durchsetzung bestimmter gesundheitlicher Interessen als neue Vorreiter zur Verbesserung der gesundheitlichen Verhältnisse agieren. Eine solche Vorreiterrolle erfüllt auch die Gesundheits- und Versorgungsforschung, insbesondere durch die neuen Gesundheitswissenschaften, die die Zusammenhänge zwischen den vielfältigen wirtschaftlichen und sozialen Determinanten der Gesundheit untersuchen, deren Bedeutung aufzeigen und die Wirksamkeit gesundheitlicher Maßnahmen hinterfragen (vgl. hierzu exemplarisch für Deutschland: Jahresgutachten des Sachverständigenrates zur Begutachtung der Entwicklung im Gesundheitswesen, SVR 2007; Badura et al. 2006).

Viele Einflussfaktoren auf die Gesundheit haben heute globale Ausmaße, wie z. B. die Infektionskrankheiten, die Armut, die Ernährungsprobleme, der Klimawandel und nicht zuletzt die regionalen Kriege auf der Welt. Deshalb haben solche internationalen Organisationen wie die UN, WHO, die Welthandelsorganisation, die Weltbank oder der Internationale Währungsfonds einen großen Einfluss auf die sozioökonomischen Determinanten der Gesundheit. Beispiele für die Entwicklung einer gesundheitsfördernden Gesamtpolitik auf globaler Ebene sind die Einrichtung einer Kommission zu den sozialen Determinanten der Gesundheit durch die WHO im Jahre 2005 und die Entwicklungsziele der UN für das 21. Jahrhundert. Sie umfassen Themen wie die Reduzierung der Armut, des Hungers auf der Welt, der Infektionskrankheiten und der Kinder- und Müttersterblichkeit sowie die Förderung der Ausbildung, der Chancengleichheit für die Frauen und der Entwicklung einer nachhaltigen Umweltpolitik (United Nations Development Programme 2006).

Der Einfluss dieser globalen Akteure auf die Gesundheit hat jedoch nicht nur positive Seiten. Zum Beispiel unterstützt die Welthandelsorganisation die Handelsfreiheit, von der eher die Länder mit mittleren und hohen Einkommen profitieren als die armen Länder. Der Internationale Währungsfonds hat den armen Ländern als Voraussetzung für deren Unterstützung bestimmte Anpassungsprogramme auferlegt, die zur Reduzierung ihrer öffentlichen Ausgaben führten, einschließlich jenen für die Gesundheit. Es gibt auch eine hohe Abwanderungsrate der gut ausgebildeten Gesundheitsberufe von den einkommensschwachen Ländern hin zu den Ländern mit einem mittleren und hohen Durchschnittseinkommen. Dies führt zu einer Abwärtsspirale in den Gesundheitsdiensten und zur weiteren Abwanderung qualifizierter Gesundheitsberufe in den Ländern, die sie am nötigsten hätten (Sanders 2003).

Die gesundheitsfördernde Gesamtpolitik wird häufig nur in Verbindung mit der Rolle des Staates gesehen, aber sie findet auch auf anderen Ebenen statt. Im Teil 3 dieses Buches werden wir darauf eingehen, wie die Settings Schulen, Betriebe und Krankenhäuser zur Entwicklung gesundheitsfördernder Lebenswelten beitragen können.

Drei miteinander verbundene Strategien einer gesundheitsfördernden Gesamtpolitik:

- **eine gesellschaftliche Strategie der Ressourcenentwicklung.** Sie ist auf die Sicherung der grundlegenden Lebensressourcen wie Arbeit und Einkommen für Nahrung, Wohnung und andere Grundbedürfnisse ausgerichtet, auf die Bekämpfung von Armut und Arbeitslosigkeit und auf die Erhaltung und Wiederherstellung einer sicheren Umwelt;

- **eine Strategie der Organisationsentwicklung.** Sie zielt auf die Etablierung und Förderung von Organisationsstrukturen in Kommunen, Schulen, Betrieben und anderen Settings, deren Aufgabe es ist, ‚vor Ort' gezielt Gesundheitsrisiken zu reduzieren, Gesundheitsressourcen zu entwickeln und gesundheitsförderliche Aktivitäten zu vernetzen. Eine wichtige Voraussetzung ist dabei die Einbindung der Entscheidungsträger und Hauptakteure in die Analyse und Gestaltung der jeweiligen gesundheitsrelevanten Bedingungen und Systemzusammenhänge und ihre professionelle Beratung und Unterstützung;

- **eine Strategie der personalen Entwicklung.** Sie zielt auf die Befähigung und Stärkung (Empowerment) der Menschen zu autonomem, gesundheitsförderlichem und sinnerfülltem Handeln, insbesondere zur Bewältigung von psychosozialen Belastungen und Krankheiten, zum Erkennen und Vermeiden von Gesundheitsrisiken, zur Nutzung und Entwicklung von Gesundheitsressourcen und vor allem zur Mitwirkung bei der Gestaltung einer gesundheitsfördernden Lebenswelt. Entsprechende Lern- und Beratungsangebote, lebensnahe Erfahrungsräume sowie angemessene sozio-emotionale Unterstützung sind optimale Voraussetzungen dafür (Noack u. Rosenbrock 1994, S. 141).

Vor- und Nachteile einer gesundheitsfördernden Gesamtpolitik

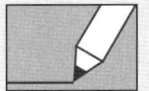

Nehmen Sie ein Thema wie z. B. Übergewicht, sexuelle Gesundheit oder Drogenmissbrauch. Stellen Sie eine Liste gesundheitsfördernder Maßnahmen zusammen, einschließlich solcher zur Aufklärung, Verhaltensänderung und Politikbeeinflussung. Was könnten die Vorteile des Ansatzes einer gesundheitsfördernden Gesamtpolitik sein? Und was könnten die Nachteile bei diesem Ansatz sein?

Der Ansatz einer gesundheitsfördernden Gesamtpolitik hat viele Stärken. Seine größte Stärke ist vielleicht die Anerkennung der vielfältigen sozioökonomischen Determinanten der Gesundheit sowie der Notwendigkeit, diese zur Förderung der Gesundheit entsprechend zu verändern. Mit dieser Anerkennung und Fokussierung „flussaufwärts" steht die Verpflichtung zur Reduzierung gesundheitlicher Chancenungleichheiten. Der Ansatz „flussaufwärts" zu schauen hat auch ökonomische Vorteile. Eine positive Beeinflussung der elementaren Gesundheitsdeterminanten verhindert viele Erkrankungen und reduziert damit die Kosten für Dienst- und Behandlungsleistungen. Die Prävention ist in der Regel weit kostengünstiger als die Behandlung.

Eine gesundheitsfördernde Gesamtpolitik hat auch das Potenzial, sichtbare Verbesserungen für den allgemeinen Gesundheitszustand der Bevölkerung zu erreichen. McPherson (2001) schätzt, dass 30 % der koronaren Herzerkrankungen und 25 % aller Krebserkrankungen durch eine aktive gesundheitsfördernde Gesamtpolitik vermieden werden könnten. Dies würde nicht nur zu einem hohen Gesundheitsgewinn führen, sondern auch zu enormen Kosteneinsparungen. Ein weiterer Grund für das breite Interesse an dem Ansatz einer gesundheitsfördernden Gesamtpolitik ist sein Potenzial zur Erreichung drastischer Einstellungs- und Verhaltensänderungen in der Bevölkerung (siehe das folgende Beispiel aus Irland).

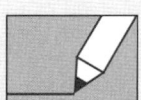

Rauchfreie Arbeitsplätze in Irland

Eine Evaluierung nach der Einführung des gesetzlichen Rauchverbotes am Arbeitsplatz im Jahre 2004 in Irland zeigte sehr positive Ergebnisse. Es gab drastische Rückgänge bei den Befragungen über das Rauchen in allen untersuchten Einrichtungen, einschließlich den Restaurants (von 85 % auf 3 %), Bars und Kneipen (von 98 % auf 5 %).

Die Unterstützung des Rauchverbotes durch die Raucherinnen und Raucher nahm zu. 83 % von ihnen gaben an, dass das Rauchverbot eine gute oder sehr gute Sache sei. Fast die Hälfte von ihnen (46 %) meinten, dass das Gesetz bei ihnen zu Überlegungen führte, das Rauchen aufzugeben und von den Rauchern und Raucherinnen, die aufgrund des Gesetzes das Rauchen aufgegeben hatten, gaben 80 % an, dass ihnen das Gesetz dabei geholfen hätte und 88 %, dass sie dadurch auch Nichtraucher geblieben wären (Fong et al. 2006).

Warum hat der Ansatz einer gesundheitsfördernden Gesamtpolitik, angesichts der oben dargestellten Ergebnisse, noch ein so vergleichsweise geringes Ansehen?

Es gibt viele Barrieren für die Umsetzung einer gesundheitsfördernden Gesamtpolitik. Hunter (2003) sieht unter anderem die Tendenz der Regierungen und Öffentlichkeit, sich mehr auf die Gesundheitsdienste als auf die öffentliche Gesundheit zu konzentrieren und hält die interministerielle Zusammenarbeit zur Förderung der öffentlichen Gesundheit eher für einen Anspruch als für die Wirklichkeit. Öffentliche Gesundheitsanliegen werden eher als „unangenehme Themen" betrachtet (Rittel & Webber 1973). Sie sind komplex, schwer verständlich und nicht leicht zu bearbeiten oder zu lösen. Themen wie die Nachhaltigkeit oder die Verringerung gesundheitlicher Chancenungleichheiten sind multidisziplinärer Natur und wirksame Maßnahmen erfordern einen strategisch langfristigen Ansatz, der häufig weit über die Regierungsverantwortung der jeweiligen Parteien hinausgeht. Hunter (2003, S. 17) fasst dies so zusammen: „Anliegen der öffentlichen Gesundheitspflege und Versorgung (Public Health) sind fast schon per Definition unangenehme Themen."

Gegner einer gesundheitsfördernden Gesamtpolitik könnten die Ansicht vertreten, dass damit die Verantwortung des Einzelnen untergraben und ein „Versorgungsstaat" gefördert wird, der seinen Bürgerinnen und Bürgern vorschreibt, was sie zu tun oder zu lassen hätten. Beattie (1993) beschreibt in seinen Modellansätzen der Gesundheitsförderung die gesetzgeberischen Maßnahmen in der Tat als autoritär und „top-down". Diese Ansicht wird vor allem von Politikern und Politikerinnen aus dem konservativen und liberalen Lager vertreten. Dies trifft auch auf die Vorschläge zu, dass Regierungen zwar als Verwalter zur Steuerung des Schutzes der öffentlichen Gesundheit agieren sollten, damit aber nicht die individuelle Verantwortung der Bürgerinnen und Bürger ersetzen dürften. Bei dieser „Verwaltungsfunktion" geht es um die kollektive Verantwortung, die Übereinstimmung darüber erfordert, was letztlich getan werden soll. Die WHO bewertet diese Rolle der Regierungen höher als die Bereitstellung oder Finanzierung von Gesundheitsdiensten, weil „die Gesamtverantwortung für das Gesundheitssystem eines Landes letztlich immer bei den jeweiligen Regierungen liegen muss" (WHO 2000b).

Joffe & Mindell (2004) vertreten die Ansicht, dass der Staat seinen Bürgerinnen und Bürgern weniger vorschreiben sollte, was sie zu tun oder zu lassen hätten, sondern ihnen vielmehr Optionen für ein gesünderes Leben bereitstellen sollte, d. h. einen Wandel vom bloßen „Versorgungsstaat" (nanny state) hin zu einem „cleveren Staat" (canny state), „der klug, besonnen, kompetent und geschickt" agieren sollte (Joffe & Mindell 2004, S. 967). So gesehen, gibt es unterschiedliche Rollen, die der Staat zur Durchsetzung einer gesundheitsfördernden Gesamtpolitik einnehmen kann. Einige, wie die des Versorgungsstaates, erscheinen veraltet und unpopulär zu sein. Andere, wie die des „cleveren Staates" erscheinen zeitgemäßer und decken sich mit den gegenwärtigen Vorstellungen von einer „Bürgergesellschaft", in der die Regierung „steuert", aber nicht „rudert" (Giddens 1998). Jede gesetzgeberische Maßnahme erfordert die Zustimmung der Öffentlichkeit. Für Tones (2001) ist deshalb eine gesundheitsfördernde Gesamtpolitik ohne Maßnahmen zur gesundheitlichen Aufklärung undenkbar. Sie kann nicht nur die Themen auf die Tagesordnung setzen, sondern kann zugleich zu „einem Klima in der öffentlichen Meinung beitragen, dass den Regierungen ermöglicht, entsprechende Maßnahmen einzuleiten und die damit verbundenen Änderungen als ihre Leistung zu verkaufen, ohne dabei Gefahr zu laufen, ihre Wiederwahl zu gefährden" (Tones 2001, S. 14).

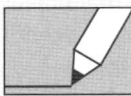
Suchen Sie sich ein Gesundheitsproblem Ihrer Wahl aus, z. B. Übergewicht, Alkohol, Rauchen oder psychische Erkrankungen.

Gehen Sie „flussaufwärts" und versuchen Sie, die sozioökonomischen Faktoren zu bestimmen, die mit diesem Gesundheitsproblem verbunden sind. Versuchen Sie dann festzustellen, welche Politikfelder „flussaufwärts" auf diese Faktoren Einfluss nehmen könnten. Welche Einrichtung ist für das jeweilige Politikfeld verantwortlich? Was könnten Sie tun, um auf das jeweilige Politikfeld zur Förderung der Gesundheit einzuwirken?

Notwendige Ressourcen und Kompetenzen zur Umsetzung einer gesundheitsfördernden Gesamtpolitik

Suchen Sie sich ein Beispiel für eine gesundheitsfördernde Gesamtpolitik aus, z. B. Rauchverbot, Lebensmittelkennzeichnung, verkehrspolitische Maßnahmen zur Förderung des Radfahrens, Laufens oder die Stadtteilerneuerung.

Welche Kompetenzen und Ressourcen sind notwendig, um für Ihr ausgewähltes Beispiel eine gesundheitsfördernde Gesamtpolitik zu entwickeln und zu formulieren?

Beeinflussen, Planen und Operationalisieren sind nur einige der vielen Kompetenzen, die zur Entwicklung einer gesundheitsfördernden Gesamtpolitik notwendig sind. Dazu gehören auch die gesundheitliche Aufklärung, die partnerschaftliche Zusammenarbeit, die Vertretung gesundheitlicher Interessen, das Management und die Öffentlichkeitsarbeit. Die Ottawa Charta (WHO 1986) hat drei zentrale Handlungsstrategien zur Förderung der Gesundheit formuliert: gesundheitliche Interessen vertreten und durchsetzen (advocate), befähigen und ermöglichen (enable) sowie vermitteln und vernetzen (mediate). Die Kompetenzen für Public-Health-Praktiker und -Praktikerinnen in England (siehe www.skillsforhealth.org.uk) umfassen unter anderem auch einen Schlüsselbereich zur Politik- und Strategieentwicklung und deren Umsetzung, der ein Verständnis der politischen Entscheidungsprozesse erfordert sowie der verschiedenen Methoden zur Erfassung und Bewertung der gesundheitlichen Auswirkungen von Interventionen (Health Impact Assessment) und der partnerschaftlichen Zusammenarbeit.

Politische Entscheidungsprozesse sind komplex. Zu den vier wichtigsten Entscheidungsphasen gehören (Walt 1994):

1. Die Problemerfassung und Anerkennung.
2. Die Formulierung der politischen Maßnahme.
3. Die politische Umsetzung dieser Maßnahme.
4. Die Evaluierung dieser politischen Maßnahme.

„Public Health Action Cycle"

Diesen sogenannten „Public Health Action Cycle" hat in Deutschland v. a. Rolf Rosenbrock eingeführt und propagiert (vgl. auch Rosenbrock u. Gerlinger 2006).

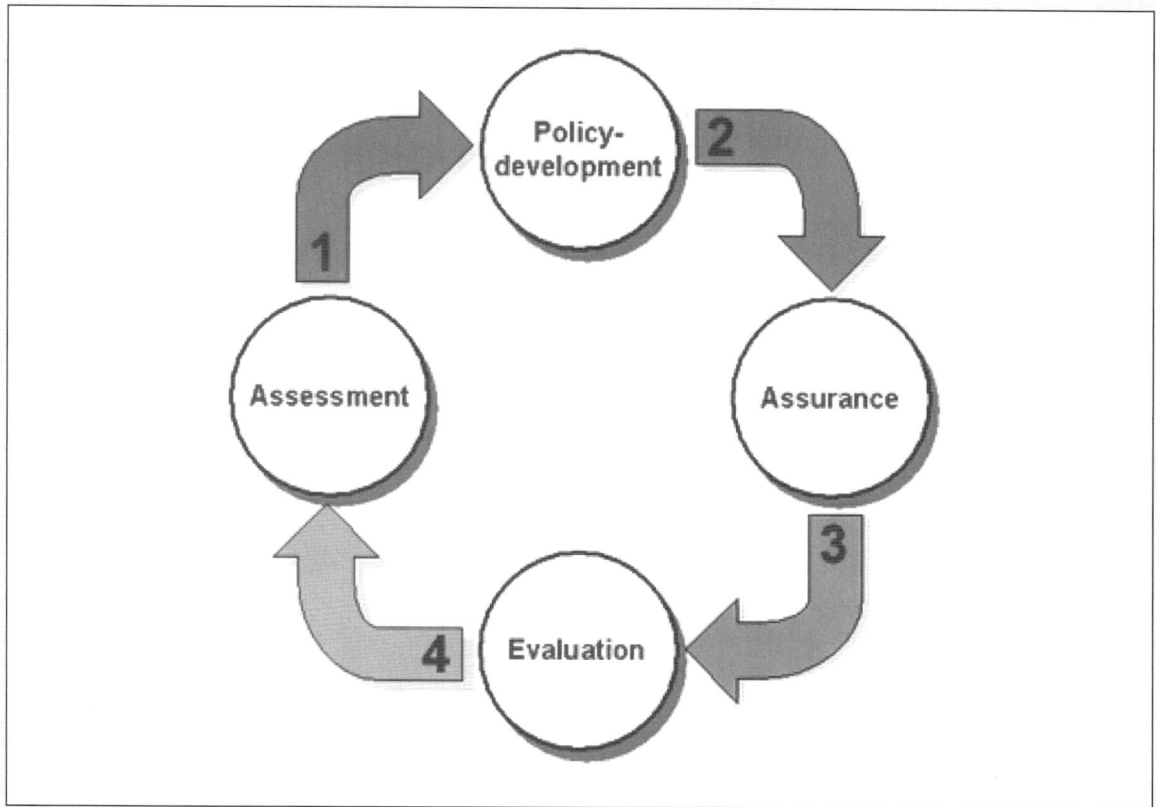

Die vier ineinandergreifenden und in einem ständigen Rückkopplungs-Prozess miteinander verbundenen Phasen werden dabei wie folgt charakterisiert:

1. Assessment (Problembeurteilung und Bewertung): Das Problem wird in seinen medizinischen, epidemiologischen und sozialen Aspekten abgeschätzt und beurteilt.

2. Policy-development (Politik- und Strategieentwicklung): Optionen, Strategien und Maßnahmen zur Problemlinderung oder Lösung werden entwickelt und formuliert.

3. Assurance (Sicherstellung der Umsetzung): Es wird dafür gesorgt, dass die aus Politik- und Strategieentwicklung resultierenden Maßnahmen und Strategien auch umgesetzt werden.

4. Evaluation: Die Wirkungen der umgesetzten Maßnahmen und Strategien werden gemessen und bewertet. Idealerweise folgt aus der Evaluation eine Neubewertung des Gesundheitsproblems und gegebenenfalls eine Anpassung der Strategien und der Maßnahmen; d. h. der Kreislauf beginnt damit von neuem.

Einer der wesentlichen Aspekte des Ansatzes ist die Erkenntnis, dass zwischen dem Konzept einer gesundheitsfördernden Gesamtpolitik (Healthy Public Policy) und ihrer Umsetzung in die Praxis gravierende Unterschiede bestehen können und oft große Hürden zu überwinden sind.

Das Verständnis politischer Entscheidungsprozesse ist von entscheidender Bedeutung. Für jede Entscheidungsphase bedarf es unterschiedlicher Kompetenzen. Die erste Entscheidungsphase kann wissenschaftliche Untersuchungen, Lobbying und die Durchsetzung gesundheitlicher Interessen erfordern, um die Aufmerksamkeit auf ein bestimmtes Gesundheitsproblem zu lenken. Analysen zur Erfassung und Bewertung der gesundheitlichen Auswirkungen dieses Problems (Health Impact Assessment) können dabei sehr hilfreich sein. Die partnerschaftliche Zusammenarbeit ist ein weiteres wichtiges Element für den politischen Entscheidungsprozess. Zu den Faktoren einer erfolgreichen partnerschaftlichen Zusammenarbeit können gehören:

- Die Partner müssen ausreichend Zeit für die Zusammenarbeit haben, sonst bleibt dafür wegen dringender anderer Arbeiten keine Zeit mehr übrig.

- Es sollte einen geeigneten Koordinator zur Aufrechterhaltung des Engagements und zur Identifizierung der vorhandenen Ressourcen geben.

- Die Mitglieder müssen genügend Status und Befugnisse zur Vertretung ihrer Einrichtung haben, damit sie auf die Entscheidungen auch Einfluss nehmen können, sonst wird die Zusammenarbeit zum bloßen Prozess der Vernetzung.

- Es muss ein von allen Partnern geteiltes Konzept der Gesundheit vorliegen. Die Erstellung eines solchen Konzepts muss eine der ersten Aufgaben eines jeden Gesundheitsbündnisses sein. Die meisten Gesundheitsbehörden stützen sich auf ein krankheits-orientiertes Modell der Gesundheit, während die Kommunalbehörden eher ein soziales Konzept der Gesundheit verfolgen.

- Es müssen spezifische Ziele zur Förderung der Gesundheit vorliegen, die von allen Partnern geteilt werden. Einige der Bündnispartner sind sich über ihre gesundheitsfördernden Möglichkeiten vielleicht noch nicht im Klaren oder haben ihre eigenen Ziele und Interessen. Es kommt deshalb nicht selten vor, dass Partner Jahre damit verbringen, ihre spezifischen Ziele festzulegen, die für die lokalen Bedürfnisse relevant, realistisch und mit den Interessen und Zielen der einzelnen Bündnispartner vereinbar sind.

- Es muss eine Unterstützung für die Zusammenarbeit geben und einen Mechanismus, der die Dinge praktisch voranbringt. Greifbare Ergebnisse fördern die weitere Zusammenarbeit.

- Es ist wichtig, das Erreichte deutlich herauszustellen. Dies kann sich auf die Darstellung des Prozesses der Zusammenarbeit beziehen (z. B. den Umfang der eingegangenen Verpflichtungen oder die Intensität der Mitarbeit), aber auch auf die Ergebnisse und die Beantwortung der Frage, inwieweit die gesetzten Ziele bereits erreicht wurden.

Weitere Faktoren, die zur Förderung von Gesundheitspartnerschaften beitragen können, sind:

- ein Verfahren zur Förderung des Aufbaus einer Partnerschaft,
- Netzwerke zur Stimulierung und Unterstützung von Veränderungen,
- materielle Ressourcen zur Unterstützung des Prozesses,
- eine engagierte zentrale Koordinationsgruppe oder Person und
- ein Konzept, wie man miteinander umgeht und kommuniziert.

Zur Durchsetzung der Interessen der öffentlichen Gesundheit gehört auch die Beeinflussung der öffentlichen Meinung und das Aufzeigen der erreichten Veränderungen, um den politischen Entscheidungsträgern die Beurteilung zu erleichtern, was politisch wünschenswert und letztlich auch durchsetzbar ist (Kemm 2001). Dazu kann es auch notwendig sein, dass Sie die Interessen Ihrer Klientel mit denen einflussreicher Personen oder Institutionen ausloten, um gemeinsame oder sich überschneidende Interessenfelder herauszufinden. Der Einsatz der Massenmedien zur Erreichung dieser Ziele wird im folgenden Kapitel 12 dargestellt.

Denken Sie an eine aktuelle Politikveränderung in Ihrem Arbeitsbereich. Wie wurde diese umgesetzt? Welche Widerstände gab es dabei? Verlief die Umsetzung erfolgreich?

Man kann nicht davon ausgehen, dass eine einmal getroffene positive politische Entscheidung in den nachfolgenden Phasen ihrer praktischen Umsetzung problemlos verläuft. Dies gilt vor allem für politische Entscheidungen, die sich auf die Organisationsstrukturen der jeweiligen Arbeitsbereiche auswirken. Die praktische Umsetzung erfordert die Zustimmung der dabei involvierten Praktiker und Praktikerinnen bzw. deren Bereitschaft, die damit verbundenen politischen Intentionen auch konkret und engagiert auf ihre eigene Arbeit zu übertragen. Häufig widersetzt sich gerade die Leitungsebene neuen Belastungen. Untersuchungen haben gezeigt, dass die vor Ort Tätigen eine Schlüsselrolle bei der Umsetzung politischer Entscheidungen spielen, da sie in der Lage sind, diese zu behindern oder zu fördern.

In einer idealen Welt wäre eine gesundheitsfördernde Gesamtpolitik ein rationaler Prozess, aber in Wirklichkeit läuft dieser Prozess nicht rational, sondern eher komplex und diffus ab, was als „muddling through" bzw. „sich durchwursteln" bezeichnet wird. Der Prozess läuft umso besser ab, je klarer das Problem, das politische Ziel und die zu erwartenden Ergebnisse sowie die Mittel zu deren Erreichung formuliert sind. Dazu ist eine objektive Bewertung aller Alternativen erforderlich.

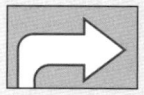

Das internationale Abkommen zur Bekämpfung des Tabakkonsums (WHO 2003).

Das internationale Abkommen zur Bekämpfung des Tabakkonsums aus dem Jahr 2003 versucht, den mächtigen ökonomischen Interessen der Tabakindustrie und Tabakpflanzer zum Schutz der Bevölkerung in den einzelnen Ländern entgegenzuwirken. Dazu bedurfte es fast vierjähriger Verhandlungen der WHO mit ihren Mitgliedstaaten. Die Lobbyisten aus dem Lager der Befürworter und Gegner dieses Abkommens, wie der Tabakindustrie, haben den Abschluss dieses Abkommens zu einer schwierigen Aufgabe gemacht. Ende 2004 wurde das Abkommen von 131 Ländern unterzeichnet und von 21 Ländern ratifiziert. Es ist das erste globale Gesundheitsabkommen, das 2005 in Kraft trat (Beaumont 2007).

Die Rolle der Praktiker und Praktikerinnen bei der Umsetzung einer gesundheitsfördernden Gesamtpolitik

Obwohl viele von Ihnen der Meinung sein könnten, dass die Entwicklung einer gesundheitsfördernden Gesamtpolitik nicht zu Ihrem Aufgabenbereich gehört, gibt es doch eine Reihe von Anlässen, die zu Ihrer Involvierung führen können. Die möglichen Rollen Ihrer Beteiligung hängen von Ihrer beruflichen Aufgabe und von den jeweiligen Organisationen oder Diensten ab, bei denen Sie beschäftigt sind. Sie reichen von einer Führungsrolle bei der Entwicklung einer gesundheitsfördernden Gesamtpolitik über die aktive Beteiligung an der politischen Durchsetzung dieser Politik bis hin zur gesundheitlichen Interessenvertretung und partnerschaftlichen Zusammenarbeit bei der Umsetzung dieser Politik.

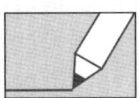

Umsetzung einer neuen kommunalen Politik zur Förderung des Radfahrens und des zu Fuß Gehens.

Ihr lokales Verkehrsamt stellt einen neuen Plan zur Förderung des Radfahrens und des zu Fuß Gehens vor. Der Plan umfasst Gebühren für die Autofahrenden, den Ausbau von Fahrradwegen und bestimmte Verkehrsspuren für Autos, die mehr als nur eine Person befördern. Für diesen Plan lässt sich argumentieren, dass diese Regelungen die Bürger und Bürgerinnen ermutigen wird, sich in ihrem Alltag nicht nur auf die Nutzung ihres Autos zu stützen, sondern auch die Möglichkeiten zu erwägen, ihre Ziele mit dem Fahrrad oder zu Fuß zu erreichen.

Gegen diesen Plan lässt sich anführen, dass solche Regelungen die finanziellen Belastungen der Autofahrenden weiter erhöhen und durch die eingeschränkten Autowege zu längeren Fahrzeiten und noch mehr Geschwindigkeitsbegrenzungen führen würden. Das Verkehrsamt lädt zu einem öffentlichen Hearing aller Interessengruppen ein.

- Welche Rolle würden Sie dabei als Praktiker bzw. Praktikerin für sich sehen?
- Würde sich diese Rolle überhaupt von Ihrer Rolle als Bürger bzw. Bürgerin dieser Kommune unterscheiden und wenn ja, wie?

Als vor Ort Tätige, die mit einer neuen Politik konfrontiert werden, die auch Ihre Klientel betreffen, würden Sie es wahrscheinlich als Ihre Pflicht ansehen, sich mit dieser neuen Politik im Hinblick auf deren gesundheitlichen Auswirkungen für Ihre Klientel zu beschäftigen. Dazu könnte z. B. gehören, dass Sie Diskussionen oder Gesprächsforen mit Ihren Zielgruppen initiieren, um deren Meinungen kennenzulernen oder eher ad hoc mit einzelnen Personen diese neue Politik besprechen, wann immer Sie es für notwendig erachten.

Vielleicht würden Sie auch versuchen, die zu dem jeweiligen Thema vorliegenden Forschungsergebnisse in eine für Ihre Klientel verständliche Sprache zu übersetzen oder ihnen die Auswirkungen dieser Politik darlegen. Sie könnten auch eine umgehende Erfassung und Bewertung der voraussichtlichen gesundheitlichen Folgen dieser Politik vorschlagen (Health Impact Assessment), die sicherstellen würde, dass auch die Ansichten der anderen kommunalen Gruppen gehört werden. Außerdem könnten Sie das Thema Ihrem Berufsverband vortragen, um diesen in diese Sache zu involvieren.

Als Bürger oder Bürgerin der Kommune wären Sie wahrscheinlich in das gleiche Spektrum der genannten Aktivitäten involviert, abgesehen von der Arbeit mit Ihrem Berufsverband. Allerdings wäre Ihre Rolle dabei eine andere, da Sie sich als interessiertes Mitglied der Kommune engagieren würden und nicht als Vertreter einer Organisation oder Berufsgruppe mit den entsprechenden Rechten und Pflichten. Dies gäbe Ihnen mehr Freiheiten bei der Darlegung Ihrer Meinung, Prinzipien und Wertvorstellungen.

Berufliche Ausbildung

- Wurden die Prozesse der politischen Entscheidungsbildung in Ihrer Ausbildung behandelt und wenn ja, wie?
- Wurden Ihnen in Ihrer Ausbildung Kompetenzen vermittelt, die Ihnen helfen, auf politische Entscheidungsprozesse angemessen einzuwirken?

Politische Zusammenhänge, Entscheidungs- und Umsetzungsprozesse bzw. die Vermittlung der notwendigen Kompetenzen, um sich in der Praxis politisch zu engagieren, sind in der Regel ein vernachlässigter Bereich in der Berufsausbildung. Dies ist bedauerlich, da gerade die Praktiker und Praktikerinnen bei der Erreichung politischer Ziele eine entscheidende Rolle spielen.

Politische Ziele müssen zur Erreichung der gewünschten Änderungen praktisch umgesetzt werden. Dies erfordert in der Regel Änderungen in den Arbeitsweisen, denen sich die davon betroffenen Organisationen häufig widersetzen. Veränderungen erfordern zusätzliche Arbeit und Zeit und wenn die davon betroffenen Personen nicht vom Nutzen des Aufwands überzeugt sind, kommt es zu den entsprechenden Widerständen.

Auch bürokratische Trägheit oder falsche Auslegungen der geforderten Veränderungen können dazu führen, dass die politisch gewünschten Ziele das Papier nicht wert sind, auf dem sie formuliert wurden. Für eine wirksame Umsetzung müssen die Praktiker und Praktikerinnen und Partner vor Ort „mit an Bord" sein. Dies wiederum hängt davon ab, inwieweit ihre Arbeitgeber sie darüber informiert und entsprechend auf die neue Sachlage eingestellt haben.

Die Gesundheitsdienste haben eine lange Geschichte der Veränderungen und Reorganisation hinter sich. Dies kann bei den Mitarbeitern und Mitarbeiterinnen zu Ermüdungserscheinungen und mangelndem Engagement bei neuen Veränderungswünschen führen. Viele von ihnen haben diese Veränderungen zudem nur als interne Reorganisation mit mehr Verwaltungsaufwand erlebt, was zu einer negativen Haltung gegenüber der Politik geführt hat. Dennoch ist die Politik ein einflussreiches Instrument und die Kompetenzen für einen wirksamen Umgang damit müssen in die Ausbildung der Gesundheitsberufe mit gesundheitsfördernden Ambitionen aufgenommen werden.

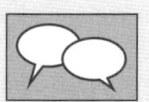

Wie würden Sie die Auswirkungen eines Werbeverbotes für „junk food" in den Fernsehprogrammen für Kinder evaluieren?

Evaluation einer gesundheitsfördernden Gesamtpolitik

Die Evaluation der Auswirkungen politischer Maßnahmen ist oft sehr schwierig. Die Gründe dafür sind die relativ langen Zeitspannen, der Mangel an Vergleichen sowie die komplexe Vielfalt der Faktoren und Beziehungen, die durch politische Veränderungen beeinflusst werden. Zu den Bereichen, die bei der Evaluierung solcher Veränderungen häufig untersucht werden, gehören:

- das Wissen über die jeweilige Politikveränderung,
- die Einstellungen für oder gegen diese Politikveränderung,
- die von den Bürger und Bürgerinnen angegebenen Verhaltensänderungen,
- die beobachteten Verhaltensänderungen, z. B. der Verkauf von Produkten oder die Nutzung von Dienstleistungen vor und nach der Maßnahme,
- die Berichterstattung in den Medien, z. B. Umfang, positiv oder negativ,
- das Kosten-Nutzen-Verhältnis der durchgeführten Maßnahmen.

Schlussfolgerung

Die gesundheitsfördernde Gesamtpolitik ist einer der Eckpfeiler der Gesundheitsförderung. Die Politik ist ein komplexes Thema, das auf vielen verschiedenen Ebenen zum Tragen kommt. Die gesundheitsfördernde Gesamtpolitik hat eine solide konzeptionelle Grundlage und kann einige bemerkenswerte Erfolge vorweisen, dennoch wird sie als Strategie der Gesundheitsförderung noch viel zu wenig genutzt. Ein Grund dafür ist sicherlich ihr komplexer Ansatz sowie die Tatsache, dass die Verantwortung für eine gesundheitsfördernde Gesamtpolitik sowohl bei den Einrichtungen und Organisationen liegt als auch bei den Praktikern und Praktikerinnen vor Ort. Zudem wird sie immer von den politischen Ansichten, Werten und Ideologien beeinflusst, die ständigen Veränderungen unterliegen. Dennoch sollten die Potenziale einer gesundheitsfördernden Gesamtpolitik als effektiver und effizienter Ansatz zur Förderung der Gesundheit und Vermeidung von Krankheit in die Ausbildungspläne der Gesundheitsberufe aufgenommen werden. Das heißt, die Fähigkeit, politische Entscheidungsprozesse zu verstehen und diese engagiert mitzugestalten, sollte ein Grundbestandteil der professionellen Kompetenzen jedes Gesundheitsförderers und jeder Gesundheitsförderin sein.

Charakteristika des neuen gesundheitspolitischen Handelns (Kickbusch 2006)

1. Gesundheitspolitik ist gesundheitsfördernde Gesamtpolitik und fest in allen Politikbereichen verankert.
2. Gesundheitspolitik ist langfristige Investitionspolitik.
3. Gesundheitspolitik vernetzt eine Vielzahl von Politikbereichen im öffentlichen und privaten Bereich.
4. Gesundheitspolitik fördert einen Gesundheitsmarkt, der zum wirtschaftlichen Wachstum, zur Gesundheit und Lebensqualität aller Bevölkerungsschichten beiträgt.
5. Gesundheitspolitik fördert die aktive Teilhabe der Bürger und Bürgerinnen an der Gesundheit und stärkt ihre Rechte und Kompetenzen im Gesundheitssystem und auf dem Gesundheitsmarkt.
6. Gesundheitspolitik zeigt globale Verantwortung.

Fragen zur weiteren Diskussion

- In welchem Ausmaß beschäftigen Sie sich als Praktiker bzw. Praktikerin vor Ort mit politischen Fragen? Möchten Sie diese Arbeit intensivieren oder lieber reduzieren?
- Wählen Sie eine neue kontroverse Politik zur Gesundheitsförderung aus (z. B. das Rauchverbot) und durchforsten Sie die Zeitungen, wie diese darüber berichten. Welche Aspekte werden dabei vor allem aufgegriffen?
- Sind Sie der Meinung, dass die zunehmenden politischen Eingriffe zum Thema Gesundheit Anzeichen für einen Versorgungsstaat (nanny state) sind oder nur die notwendige Steuerfunktion eines „cleveren Staates" (canny state) zur Verbesserung der Gesundheit der Bevölkerung? Wie würden Sie Ihre Position begründen?

Zusammenfassung

Dieses Kapitel hat aufgezeigt, was mit dem Begriff der gesundheitsfördernden Gesamtpolitik gemeint ist, auf welche historischen Wurzeln er sich stützen kann und wie nützlich dieser Ansatz zur Förderung der Gesundheit ist. Außerdem wurden die Hindernisse bei der Entwicklung und praktischen Umsetzung einer gesundheitsfördernden Gesamtpolitik aufgezeigt und die Aufgaben und notwendigen Kompetenzen der vor Ort tätigen Praktiker und Praktikerinnen in diesem politischen Prozess dargestellt.

Literatur und Websites

1. Weiterführende deutschsprachige Literaturhinweise

Kickbusch, I. 2006. Die Gesundheitsgesellschaft – Megatrends der Gesundheit und deren Konsequenzen für Politik und Gesellschaft. Verlag für Gesundheitsförderung, Gamburg. *Das Buch konzentriert sich auf die zentrale Rolle, die der Gesundheit in modernen Gesellschaften zukommt und erläutert die radikale gesundheitspolitische Umorientierung und Neugestaltung, die dadurch erforderlich wird. „Es braucht daher eine neue Gesundheitspolitik, die diesen Namen auch verdient."*

Rosenbrock, R., Gerlinger, T. 2006. Gesundheitspolitik. Huber, Bern, Göttingen, 2. Aufl. *Das Buch bietet eine systematische Einführung in die Gesundheits- und Präventionspolitik in Deutschland mit ihren Zielen und vielfältigen Akteuren und Akteurinnen.*

2. Literaturempfehlungen der englischen Originalausgabe

Hunter D J 2003 Public health policy. Polity Press, Cambridge. *Eine engagierte und umfassende Darstellung der gesundheitsfördernden Gesamtpolitik, die auch die nationalen, europäischen und internationalen Politiken zur Förderung der Gesundheit mit abdeckt.*

Lloyd C E, Handsley S, Douglas J (eds) 2007 Policy and practice in promoting public health. Sage and Open University Press, London. *Eine umfassende Darstellung gesundheitsfördernder Gesamtpolitik auf globaler, nationaler und lokaler Ebene sowie in verschiedenen Settings. Außerdem werden auch Grundsätze wie die partnerschaftliche und multisektorale Zusammenarbeit ausführlich beschrieben.*

Naidoo J, Wills J 2005 Public health and health promotion: developing practice 2nd edn. Baillière Tindall, London. *Im Kapitel 4 findet sich eine detaillierte Beschreibung des Politikprozesses, die auch auf die Realitäten des politischen Engagements eingeht.*

Pitt B, Lloyd L 2008 Social policy and health. In: Naidoo J, Wills J (eds) Health studies: an introduction, 2nd edn. Palgrave Macmillan, Hampshire. *Kapitel 7 gibt eine detaillierte Übersicht über das Fachgebiet der Sozialpolitik mit dem Schwerpunkt Gesundheit und einen Überblick zur Geschichte und untersucht einige methodische Probleme der Politikanalyse und des Politikprozesses.*

3. Neu eingefügte deutschsprachige Quellenangaben

Badura, B., Iseringhausen, O., Strodtholz, P. 2006. Soziologische Grundlagen der Gesundheitswissenschaften. In: Hurrelmann, K. et al. (Hrsg.), Handbuch Gesundheitswissenschaften. Juventa, Weinheim, 183–219.

Fehr, R., Neus, H., Heudorf, U. (Hrsg.) 2005. Gesundheit und Umwelt – Ökologische Prävention und Gesundheitsförderung. Huber, Bern, Göttingen.

Jahresgutachten des Sachverständigenrates zur Begutachtung der Entwicklung im Gesundheitswesen, SVR 2007.

Labisch, A., Woelk, W. 2006. Geschichte der Gesundheitswissenschaften. In: Hurrelmann, K. et al. (Hrsg.), Handbuch Gesundheitswissenschaften. Juventa, Weinheim, 49–91.

Noack, H., Rosenbrock, R. 1994. Stand und Zukunft der Berufspraxis im Bereich Public Health. In: Schaeffer, D. et al. (Hrsg.), Public Health und Pflege.

Rosenbrock, R., Michel, C. 2007. Primäre Prävention – Bausteine für eine systematische Gesundheitssicherung. MWV, Berlin.

Wismar, M. 2003. Health Impact Assessment – Politikberatung als Bindeglied zwischen Wissensproduktion und Entscheidungsfindung. In: GGW, 3. Jg., H. 4, 25–35.

Schmidt, B., Kolip, P. (Hrsg.) 2007. Gesundheitsförderung im aktivierenden Sozialstaat. Juventa, Weinheim.

4. Quellenangaben der englischen Originalausgabe

Beattie A 1993 The changing boundaries of health. In: Beattie A, Gott M, Jones L et al. (eds) Health and wellbeing: a reader. Macmillan/Open University, London: 260–272.

Beaumont K, Douglas J, Heller T 2007 Making and changing healthy public policy. In: Lloyd C E, Handsley S, Douglas J et al. (eds) Policy and practice in promoting public health. Sage and Open University Press, London.

British Medical Association 2003 Housing and health: building for the future. BMA, London. http://www.bma.org.uk/ap.nsf/AttachmentsByTitle/PDFhousinghealth/$FILE/housing-health.pdf

Chadwick E 1842 Report from the poor law commissioners on an inquiry into the sanitary conditions of the labouring population of Great Britain. Poor Law Commission, Home Office, London.

Chapman S, Lupton D 1994 The fight for public health; principles and practice of media advocacy. BMJ Publishing, London.

Fong G T, Hyland A, Borland R et al. 2006 Reductions in tobacco smoke pollution and increases in support for smoke-free public places following the implementation of comprehensive smoke-free workplace legislation in the Republic of Ireland: findings from the ITC Ireland/UK survey. Tobacco Control 15 (Suppl. 3): iii5–iii58.

Giddens A 1998 The third way. The renewal of social democracy. Polity Press, Cambridge.

Hunter D J 2003 Public health policy. Polity Press, Cambridge.

Joffe M, Mindell J 2004 A tentative step towards healthy public policy. Journal of Epidemiology and Community Health 58: 966–968.

Kemm J 2001 Health Impact Assessment: a tool for healthy public policy. Health Promotion International 16: 79–85.

Lindblom C 1959 The science of muddling through Public Administration Review 19: 79–88.

Lipsky M 1979 Street level bureaucracy. Russell Sage, New York.

McPherson K 2001 Are disease prevention initiatives working? Lancet 357: 1790–1792.

Milio N 2001 Glossary: healthy public policy. Journal of Epidemiology and Community Health 55: 622–623.

Naidoo J, Wills J 2005 Public health and health promotion: developing practice, 2nd edn. Baillière Tindall, London.

Petticrew M, Whitehead M, Macintyre S J et al. 2004 Evidence for public health policy on inequalities: 1: The reality according to policymakers. Journal of Epidemiology and Community Health 58: 811–816.

Rittel H, Webber M 1973 Dilemmas in a general theory of planning. Policy Science 4: 155–169.

Sanders D, Dovlo D, Wilma Metal 2003 Public health in Africa. In: Beaglehole R (ed) Global public health: a new era. Oxford University Press, Oxford.

Tones K 2001 Health promotion: the empowerment imperative. In: Scriven A, Orme J (eds) Health promotion professional perspectives, 2nd edn. Palgrave Macmillan, Hampshire: 3–18.

Tones K, Green J 2004 Health promotion: planning and strategies. Sage, London.

United Nations Universal declaration of human rights article 25(1). United Nations, Geneva.

United Nations Development Programme 2006 Millennium development goals. Available online at: http://www.undp.org/mdg/goallist.shtml

Walt G 1994 Health policy: an introduction to process and power. Zed Books, London.

Welsh Assembly Government and Directorate of Learning Disability Services, Bro Morgannwg NHS Trust 2006 Health challenge Wales: accessible information on healthy living. Public Health Strategy Division, Welsh Assembly Government, Cardiff.

Wilkinson R 1996 Unhealthy societies: the afflictions of inequality. Routledge, London.

World Health Organization 1986 Ottawa charter for health promotion: an international conference on health promotion. 17–21 November. WHO, Copenhagen.

World Health Organization 1988 Second international conference on health promotion. WHO, Adelaide, Australia.

World Health Organization 1991 Third international conference on health promotion. WHO, Sundsvall, Sweden 9–15 June.

World Health Organization 1997 New players for a new era: leading health promotion into the 21st century.

World Health Organization, Forth International Conference on Health Promotion, Jakarta, Indonesia 21–25 July 1997. Conference report. WHO, Geneva/Ministry of Health, Indonesia.

World Health Organization 2000a Fifth global health promotion conference. WHO, Mexico City.

World Health Organization 2000b The world health report 2000–health systems: improving performance. WHO, Geneva.

World Health Organization 2003 Framework convention on tobacco control. WHO, Geneva.

World Health Organization 2005 Bangkok charter for health promotion. WHO, Geneva.

12 Nutzung der Medien zur Gesundheitsförderung

Kernpunkte
- Wirkungsweisen der Medien
- Die Rolle der Massenmedien in der Gesundheitsförderung
- Kampagnen
- Freie Berichterstattung
- Interessenvertretung
- Soziales Marketing
- Wirksamkeit der Massenmedien
- Informationsmedien

Übersicht

Die Informationsvermittlung und Beratung ist ein zentraler Bestandteil gesundheitsfördernder Strategien. Das Wissen, wie die Vermittlung der Informationen zwischen dem Sender und Empfänger abläuft, sowie das Verständnis der Kommunikationsträger, durch die diese Vermittlung erfolgt, gehören deshalb zum elementaren Grundwissen jedes Gesundheitsförderers und jeder Gesundheitsförderin. Die Massenmedien sind einflussreiche Akteure in diesem Kommunikationsprozess, da sie eine große Zahl der Menschen erreichen. Neben den traditionellen Medien, wie Radio, Fernsehen und Zeitungen, haben sich neue Medien wie vor allem das Internet entwickelt, das unsere Informationsquellen und Wege verändert hat. Die Massenmedien erreichen nicht nur eine große Zahl von Menschen, sondern eröffnen zugleich allen den Zugang zu ihren Informationsangeboten, wann immer sie es wollen. Die Massenmedien haben eine lange Geschichte der Beeinflussung der Menschen, bestimmte Produkte zu kaufen (z. B. Tabakerzeugnisse, alkoholische Getränke oder schnelle Autos) und bestimmte Lebensweisen anzunehmen und zwar sowohl durch die bezahlte Werbung als auch durch ihre aktuelle Berichterstattung. Bezahlte Werbung und Kampagnen, aktuelle Berichterstattung, soziales Marketing und die Propagierung gesellschaftlicher Interessen durch die Medien sind Methoden, die zur Förderung oder Schädigung der Gesundheit genutzt werden können. Dieses Kapitel untersucht die Möglichkeiten und Grenzen dieser Methoden zur Förderung der Gesundheit. (Weitere Informationen zur Gesundheitskommunikation aus dem deutschsprachigen Raum finden Sie bei Hurrelmann u. Leppin 2001 sowie Bonfadelli u. Friemel 2006.)

Studiengang „Health Communication/Gesundheitskommunikation"

Die Fakultät für Gesundheitswissenschaften an der Universität Bielefeld bietet seit 2006 einen grundständigen Studiengang in „Health Communication/Gesundheitskommunikation" an. Gesundheitskommunikation wird in diesem Ausbildungsangebot definiert als „der Austausch von Wissen, Meinungen und Gefühlen über gesundheits- und krankheitsbezogene Themen. Dieser kann zwischen professionellen Dienstleistern und Patientinnen und Patienten innerhalb des Versorgungssystems oder auch zwischen Bürgerinnen und Bürgern im Rahmen der Gesundheitspolitik erfolgen. Neben der direkten, persönlichen Kommunikation wird die Massenkommunikation über Gesundheit und Krankheit in Tageszeitungen, Zeitschriften und im Fernsehen immer wichtiger. Interaktive, elektronische Medien wie das Internet haben sich zusätzlich in den vergangenen Jahren mit ihren Angeboten schnell etabliert." Die Arbeitsgebiete der Gesundheitskommunikation umfassen drei Ebenen: Personale Kommunikation, Organisationskommunikation und Massenkommunikation.

http://www.uni-bielefeld.de/gesundhw/downloads/bhc.pdf

Einführung

Jede Kommunikation zur Erreichung breiter Bevölkerungskreise fällt unter den Begriff der Massenkommunikation. Beispiele dafür sind das Fernsehen, das Radio sowie die Printmedien wie Zeitungen, Poster und Broschüren. Massenkommunikationen sind breit angelegte Interventionen, im Gegensatz zu den enger angelegten und stärker personalisierten Interventionen, die auf ausgewählte Individuen und Kleingruppen ausgerichtet sind. Der Einsatz von breiter angelegten Methoden zur Förderung der Gesundheit hat eine sehr lange Geschichte (siehe den folgenden Kasten).

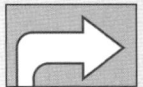
Im Jahre 1603 verkündete James der Erste, König von England, dass das Rauchen „Eine Angewohnheit ist, widerlich für die Augen, für die Nase, schädlich für das Gehirn, gefährlich für die Lungen und der schwarze, stinkende Rauch deshalb dem entsetzlichen Rauch des Höllentors ähnelt, das bodenlos ist ... und dass das maßlose Rauchen den Wohlstand vieler Menschen verschlechtert und deren Körper nicht mehr fit zur Arbeit macht".

Die Erfolge der Propaganda während des 2. Weltkrieges beeinflussten die Gesundheitsförderung, ähnliche Strategien zu nutzen. John Burton, der Herausgeber des „Health Education Journals", stellte 1953 fest, dass:

„Die ersten 10 Jahre des Bestehens unserer Zeitschrift als die Ära der Propaganda beschrieben werden könnten. Gesundheitserziehung wurde im wesentlichen als Massenaufklärung an allen Fronten durchgeführt. Hinweise auf Gesundheitsgefahren richteten sich an die breite Öffentlichkeit und orientierten sich an den Modellen der kommerziellen Werbung."

(Burton, zitiert in Tones 1993, S. 128)

Während dieser Zeit kamen aber auch schon die ersten Bedenken auf, ob solch eine Strategie funktioniert und dass die Rolle der Massenmedien in der Gesundheitsförderung neu definiert werden müsste:

„Viele gelangten zu der Überzeugung, dass die Methoden der Massenaufklärung sehr teuer sind und nur relativ wenig zur Veränderung der Gewohnheiten und gesundheitlichen Ansichten der Menschen beitragen und dass die Gesundheitsaufklärung mehr auf einer persönlichen Basis geplant werden müsste."

(Burton, zitiert nach Tones 1993, S. 128)

Der Zusammenhang zwischen den Medien und der Bevölkerung ist komplex. Neben ihrer primären Aufgabe der Information und Unterhaltung haben die Medien auch einen großen Einfluss auf den sozialen Zusammenhalt und die Definition dessen, was der sozialen Norm entspricht und sozial erwünscht ist und was nicht. McQuail (2005) unterscheidet mehrere unterschiedliche Rollen bzw. Aufgaben der Medien:

Welche Rolle spielen heute Ihrer Meinung nach die Massenmedien in unserem Leben?

- Quelle für wichtige Informationen,
- Forum zur Austragung öffentlicher Auseinandersetzungen bzw. Diskussionen,
- Quelle der Definition und Abbildung der sozialen Wirklichkeit,
- Formulierung und Förderung bestimmter gesellschaftlicher Werte,
- Bezugsgröße für das, was der sozialen Norm entspricht.

Für die Gesundheitsförderung sind die Massenmedien vor allem wegen ihrer breiten Anwendung von Bedeutung. Viele Themen wie HIV/Aids, Alkoholmissbrauch und Rauchen waren oder sind Gegenstand großer Medienkampagnen. Die Ziele dieser Kampagnen sind in der Regel die Stärkung des Gesundheitsbewusstseins oder die Vermittlung einer Botschaft zur Propagierung gesünderer Lebensweisen. Beattie (1993) beschreibt den Einsatz der Medien als Mittel der „Überredung zur Gesundheit". Damit meint er die traditionelle „top-down" Methode, die versucht, den Menschen gesundheitsdienliche Informationen „einzuflößen". Die Medien können aber auch für ungesunde Produkte werben wie z. B. nährstoffarme Lebensmittel (fast food) oder ungesunde Lebensweisen vermitteln wie z. B. das exzessive Trinken als Spaßfaktor. Nicht zuletzt spielen die Medien aber auch eine große Rolle bei der Prägung der gesellschaftlichen Ansichten über die Gesundheitsprobleme und den Nutzen der Gesundheitsdienste. Mit der Auswahl der Gesundheitsprobleme und der Tendenz ihrer Berichterstattung können sie großen Einfluss auf die öffentliche Meinung zu Fragen der Gesundheit nehmen.

Wirkungsweisen der Medien

Die Massenmedien sind eine besondere Form der Kommunikation mit spezifischen Eigenschaften. Dazu gehören vor allem:

- ihre große Reichweite,
- ihre standardisierten Inhalte,
- ihr einseitiger Kommunikationsfluss, ohne die Möglichkeit nachzufragen,
- ihre relative Unpersönlichkeit,
- ihre ausgeprägten kommerziellen Bezüge (McQuail 2005).

Diese Eigenschaften haben für die Gesundheitsförderung sowohl Stärken als auch Schwächen. Sie garantieren zwar ein Massenpublikum zu relativ niedrigen Kosten, aber ob die gewünschten Informationen bei den Zielgruppen auch so ankommen, verstanden und behalten werden, ist keinesfalls gesichert. Es ist noch eine Menge Forschungsarbeit zur Entwicklung von Informationen nötig, die die Zielgruppen auch ansprechen und deren Einfluss auf den Lebensalltag der Menschen belegen. Die Ansichten über den Einfluss der Massenmedien verlagerten sich von der ursprünglichen Überzeugung, dass sie dramatische Veränderungen in den Einstellungen und Verhaltensweisen der Menschen hervorrufen könnten, bis hin zur gegenteiligen Meinung, die ihnen praktisch keine Bedeutung beimaß. Heute herrscht eine differenziertere Meinung vor, die den Massenmedien unter bestimmten Umständen und über spezifische Wirkungsweisen einen Einfluss einräumt. Eine Literaturdurchsicht aus dem Jahre 2002 kam z. B. zu dem Ergebnis, dass der Einsatz von Massenmedien zur Verbesserung der Nutzung der Gesundheitsdienste wirksam war (Grilli et al. 2002). Eine Untersuchung in West Yorkshire zum Rauchen (McVey & Stapleton 2000) zeigte, dass eine längere, groß angelegte und gut ausgestattete Medienkampagne zu einer signifikanten Reduzierung des Rauchens beitragen konnte. Ein auch heute noch nützliches Modell der Massenkommunikation ist das von Lasswell (1948):

Wer sagt *was* über *welches Medium* zu *wem* mit *welcher Wirkung*?

Die „Lasswell-Formel" ist insofern nützlich, weil sie alle wichtigen Stadien des Prozesses der Massenkommunikation aufzeigt:

- *Wer?* Die Glaubwürdigkeit der Informationsquelle.
- *Was?* Die Inhalte der Information (Nachrichten, Unterhaltung, Ratschläge).
- *Welches Medium?* Fernsehen, Radio, Internet, Poster, Handy.
- *Wem?* Welche Zielgruppe soll erreicht werden, z. B. im Hinblick auf das Alter, Geschlecht, die berufliche Stellung, ethnische Zugehörigkeit, die Gesunden, Kranken oder Behinderten.
- *Welche Wirkung?* Veränderung von Wissen, Einstellungen, Überzeugungen, Verhaltensabsichten oder des tatsächlichen Verhaltens.

Dieses Modell wurde mit Blick auf die traditionellen Formen der Massenkommunikation entwickelt. Seine Anwendbarkeit auf die neuen Formen sofortiger und sich überschneidender Kommunikationstechnologien wurde jedoch in Frage gestellt (Chamberlain 1996). Die neuen Technologien, wie SMS oder Chatrooms, sind insbesondere für jüngere Generationen relevant. Sie sind mediengewandt, d. h. sie können auf diese Medien zugreifen, sie verstehen und mit einer Vielzahl dieser neuen Technologien umgehen und kommunizieren. Diese neuen Medien können auch zur Gesundheitsförderung eingesetzt werden. So wurden z. B. SMS erfolgreich für das Selbstmanagement von Diabetikern genutzt (Franklin et al. 2006) sowie zur Verbreitung von Gesundheitsinformationen für Jugendliche (Dobkin et al. 2007).

Atkin (2001) vertritt die Ansicht, dass diese neuen interaktiven und auf den Einzelnen zugeschnittenen Kommunikationstechnologien deren Nutzer „empowern". Zu den Vorteilen dieser neuen Kommunikationsmittel gehören deren relative Anonymität, die Vermeidung von Stigmatisierung und sozialer Ausgrenzung sowie deren unmittelbarer Zugang, wo immer sich die Menschen auch aufhalten. Zu der Frage, wie die Medien auf ihre Zielgruppen wirken, werden vier Modelle vorgeschlagen:

1. Unmittelbare Auswirkungen (linear kausal),
2. Zwei-Stufen- oder Diffusionsmodell,
3. Nutzer- und Gratifikationseffekte,
4. Einflüsse auf die kulturellen Werte und Normen.

1. Unmittelbare Auswirkungen (linear kausal)

Dieses Modell vergleicht die Wirkungen der Massenmedien mit einer „unter die Haut gehenden Spritze", die einen sofortigen und direkten Einfluss auf die Empfänger ausüben. Es geht von einem passiven Empfänger aus, der von den Massenmedien entsprechend manipuliert werden kann. Diese Vorstellung führte zur Entwicklung der Radio- und Fernsehspots durch die politischen Parteien, um die Wahlentscheidungen der Wähler zu beeinflussen.

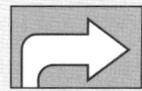

Im Jahre 1938 sendete Orson Welles eine Radioversion seiner klassischen Science-Fiction-Geschichte „Krieg der Welten".

Tausende Amerikaner, die diese Radiosendung hörten, glaubten an die Echtheit der Geschichte von einer drohenden Invasion von Außerirdischen und es brach eine Panik aus, als die Menschen zu flüchten versuchten. (Cantril 1958)

Heute vergleicht man die Wirkungen der Massenmedien mehr mit der einer Sprühdose: „Statt einer unter die Haut gehenden Spritze, betrachten wir die Massenkommunikation jetzt mehr als eine Art Sprühdose. Wenn sie etwas auf eine Oberfläche sprühen, dann trifft einiges davon tatsächlich diese Fläche. Das meiste verflüchtigt sich jedoch und nur wenig davon dringt letztlich ein" (Mendelsohn 1968). Dennoch hält sich der Glaube an die nachhaltige Wirksamkeit der Medien und erklärt ihre breite Anwendung als Methode zur Förderung der Gesundheit.

Einige vertreten die Ansicht, dass Bilder von Menschen, die illegale Drogen nehmen, gewalttätig oder sexuell ausschweifend sind, andere dazu ermutigen, das Gleiche zu tun. Sie setzen sich deshalb für strengere Zensuren und Kontrollen ein. Andere argumentieren dagegen, dass solche Zensuren die öffentliche Diskussion und unterschiedlichen Ansichten und Meinungen unterdrücken und damit die persönlichen Freiheiten einschränken. Was ist Ihre Meinung dazu?

2. Das Zwei-Stufen- oder Diffusionsmodell

Dieses Modell besagt, dass die Massenkommunikation zunächst vor allem die Meinungsführer beeinflusst, welche die aktiven Mitglieder unter den massenmedialen Empfängern sind. Diese verbreiten dann durch die interpersonale Kommunikation die Informationen in der Bevölkerung weiter (Katz & Lazarsfeld 1955).

Der Prozess der Verbreitung von neuen Informationen oder Ideen in einer Bevölkerung (Diffusionsmodell) basiert auf den Forschungsergebnissen, dass das Annehmen eines neuen Verhaltens in der Regel einer S-förmigen Verteilung folgt (Rogers & Scott 1997, Seibt 2005a). Das heißt, das neue Verhalten wird zunächst nur von einer kleinen Gruppe von „Innovatoren" aufgegriffen, findet dann aber sehr schnell eine breitere Akzeptanz, da die Meinungsführer oder Innovatoren (die in der Regel aus den höhergestellten sozioökonomischen Gruppen kommen) den Nutzen dieses neuen Verhaltens entsprechend propagieren. Danach fällt die Kurve wieder ab, da eine Minderheit (häufig aus traditionsbewussten sozialen Gruppen und Gemeinschaften) sich diesen neuen Ideen bzw. Verhaltensweisen weiterhin hartnäckig widersetzt.

Dies deutet darauf hin, dass die Massenmedien zur Bewusstmachung und Weitergabe neuer Informationen wichtig sind. Letztlich sind es aber die interpersonalen Informationsquellen wie Freunde und bekannte „Experten", die den größten Einfluss auf die Menschen ausüben.

3. Nutzer- und Gratifikationseffekte

Dieses Modell sieht ihr Publikum mehr als aktive Gruppe, welche die Informationen bewusst auswählt und interpretiert. D. h. die Menschen benutzen die Medien zur Befriedigung ihrer eigenen Bedürfnisse, entweder zur Bestätigung ihrer eigenen Ansichten oder als Herausforderung zum Widerspruch oder indem sie die Informationen neu interpretieren, die mit ihren bestehenden Wertvorstellungen und Ansichten nicht übereinstimmen.

4. Einflüsse auf die kulturellen Werte und Normen

Dieses Modell weist den Medien bei der Entwicklung von Ansichten, Einstellungen und Wertvorstellungen über Gesundheit, Medizin, Krankheit und Erkrankungen eine Schlüsselrolle zu. Die Art und Weise wie diese Dinge in den Medien dargestellt werden, vom freundlichen Doktor in den rührseligen Fernsehserien bis hin zu den Zeitungsberichten über Wunderheilungen und Erfolge der Hightechmedizin, beeinflusst das Gesundheitsverständnis breiter Bevölkerungsschichten (siehe z. B. Lupton 1994).

Viele Studien benutzen die Methoden der Inhaltsanalysen, um die Werte, Konzepte und Botschaften zu ermitteln, die den Darstellungen in den Medien zur Gesundheit und Krankheit implizit zugrunde liegen. So haben Joffe & Haarhoff (2002) die Wege analysiert, wie die Medien z. B. die Ebola-Krankheit als tödliches und unkontrollierbares Virus darstellen, zugleich aber verbreiten, dass diese Krankheit keine Bedrohung für die englische Bevölkerung sei.

Harrabin et al. (2003) begründeten die Vernachlässigung der Public-Health-Themen in den Medien mit deren langen Zeitabläufen und numerischen Daten, die sie für die Medien unattraktiv machen. Stattdessen werden die Titelseiten von Krisenberichten oder dem Vorkommen von seltenen Krankheiten dominiert.

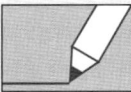 **Verfolgen Sie die Berichterstattung über Gesundheitsthemen im Fernsehen, Radio und in Boulevardblättern im Verlauf einer Woche. Benutzen Sie für Ihre Zuordnung die folgenden Kategorien:**

- Medizinische Dominanz, z. B. über neue medizinische Erfolge und Methoden der Hightechmedizin.

- Krisenberichte oder Panikmache (z. B. Finanzierungs- und Verteilungsprobleme in der medizinischen Versorgung der Allgemeinbevölkerung, über Versäumnisse in den Gesundheitsdiensten oder Berichte über das Vorkommen seltener Krankheiten oder drohender Infektionsgefahren).

- Verbraucheraufklärung und Lebensstile, z. B. wie man gesünder leben kann, oder wo man eine bessere Gesundheitsversorgung erhalten kann.

- Populäre Personen oder Stars, die die Attraktivität gesunder oder ungesunder Lebensweisen verkörpern.

- Soziale, ökonomische oder politische Determinanten der Gesundheit, z. B. wie bestimmte Politikveränderungen unsere Gesundheit beeinflussen können.

- Globale Umwelt- oder Gesundheitsdeterminanten, z. B. Ausfälle in der Landwirtschaft oder neue Anbaumöglichkeiten durch den Klimawandel.

Stimmen diese Kategorien mit Ihren eigenen Beobachtungen der Gesundheitsberichterstattung in den Medien überein? Welche Kategorien kamen am wenigsten oder häufigsten vor? Wie viel davon fand sich in Unterhaltungsprogrammen? Denken Sie darüber nach und finden Sie einige Beispiele, wie die folgenden Themen von der populären Berichterstattung in den Medien dargestellt werden:

- Ärzte und Ärztinnen

- Krankenhäuser und medizinische Dienste

- Chronische Erkrankungen, z. B. Herz- oder Krebserkrankungen

- Akute Erkrankungen, z. B. Erkältungen

- Sozial- und umweltbedingte Erkrankungen

- Positive Gesundheit und Wohlbefinden der Menschen

- Vermeidung von Krankheiten

- Gesundheitsschutz.

Bei der Kommunikation geht es um die Vermittlung von Informationen von einem Sender zu einem Empfänger. Die Medien sind kulturspezifische Informationsübermittler, die Raum lassen für unterschiedliche Interpretationen der gleichen Botschaft. Die Informationen sind chiffriert in Zeichen und Symbolen, die durch einen bestimmten Code ihre Bedeutung gewinnen. Sie werden vom Sender chiffriert und vom Empfänger wieder dechiffriert (s. Abb. 12.1).

Abb. 12.1
Übermittlung von Informationen durch die Medien.

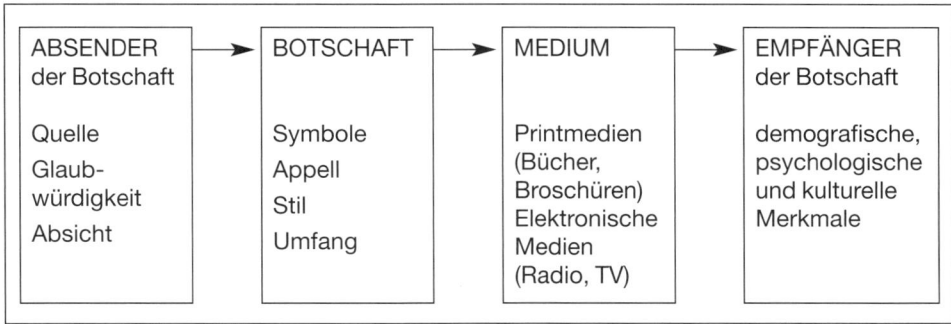

Das Ziel ist, dass die Botschaft entsprechend den Absichten des Senders dechiffriert und verstanden werden, was bei Informationen durch die Massenmedien zum Problem werden kann. Das hängt damit zusammen, dass deren Informationen immer gleichzeitig auf eine große Anzahl von Menschen gerichtet sind und dass es dabei in der Regel – im Gegensatz zur persönlichen Kommunikation – keine direkte Möglichkeit zur Nachfrage gibt. Damit erhöht sich die Gefahr, dass die Informationen nicht so interpretiert bzw. verstanden werden, wie dies vom Absender der Informationen gedacht bzw. beabsichtigt war. Ein typisches Beispiel dafür sind die vielen „Richtigstellungen" in den Medien, vor allem durch die Politiker, wo es auf die richtige Interpretation besonders ankommt. Dies ist einer der Gründe, warum die genaue Untersuchung der Zielgruppen und die Durchführung von Pilottests so wichtig ist, wenn man die massenmedialen Möglichkeiten und Instrumente (z. B. auch von Informationsbroschüren) für die Gesundheitsförderung einsetzen will.

Die Rolle der Massenmedien

Massenkommunikationsmittel werden in der Gesundheitsförderung eingesetzt zur:

- Erhöhung des öffentlichen Bewusstseins durch:
    - die Vermittlung von Informationen,
    - die Erinnerung der Bevölkerung an die Auswirkungen ihres gesundheitsschädigenden Verhaltens bzw. den Nutzen gesunder Lebensweisen.
- Schaffung eines öffentlichen Klimas, das Veränderungen förderlich ist, indem dafür gesorgt wird, dass ein Thema auf der Tagesordnung bleibt und darüber weiter nachgedacht und diskutiert wird.
- Erreichung von Verhaltensänderung unter Anwendung der Methoden des sozialen Marketings (siehe weiter unten).

Im Wesentlichen gibt es zwei Wege wie Massenmedien eingesetzt werden:

1. **Gezielte Kampagnen.** Sie bieten den Vorteil, dass man damit schnell eine große Zahl von Menschen aus allen Bevölkerungsschichten erreichen kann und die Informationen auf spezifische Ziele zugeschnitten werden können. Negativ ist, dass die Kampagnen finanziell gut ausgestattet sein müssen, um die gewünschten Ergebnisse zu erreichen.

2. **Unbezahlte Öffentlichkeitsarbeit und Interessenvertretung.** Diese bieten den Vorteil, dass sie mit einem relativ geringen Kostenaufwand durchführbar sind, und eine größere Glaubwürdigkeit haben, da die Botschaften in der Regel nicht direkt mit den Gesundheitseinrichtungen in Verbindung gebracht werden. Der Nachteil dabei ist, dass man keine Kontrolle darüber hat, was die Medien von dem, was man ihnen angeboten hat, letztlich auch veröffentlichen, d. h. die Informationen könnten falsch interpretiert oder widerlegt werden.

Gezielte Kampagnen

Massenmediale Kampagnen wurden immer wieder zur Aufklärung über die unterschiedlichsten Themen eingesetzt. In Deutschland sind dies vor allem die Kampagnen der Bundeszentrale für gesundheitliche Aufklärung (s. das Beispiel „Gib Aids keine Chance" im Kasten weiter unten), aber auch vielfältiger anderer nationaler und regionaler Einrichtungen wie z. B. der Krebsgesellschaften, Krankenkassen oder der Bundesregierung (www.die-praevention.de). Dazu wurden unterschiedliche Medien, wie Reklameflächen, Zeitungsanzeigen oder Radiosendungen genutzt. Das Hauptmedium ist jedoch das Fernsehen. Obwohl es sehr kostspielig ist, erreicht es doch wesentlich mehr Menschen und Untersuchungen zeigen, dass die über das Fernsehen vermittelten Botschaften länger in Erinnerung bleiben. Das Ziel der meisten Kampagnen ist die Erreichung bestimmter Verhaltensänderungen, wenngleich es strittig ist, inwieweit solche Veränderungen durch Kampagnen erreicht werden können. Harrabin et al. (2003) sind der Ansicht, dass die Menschen ihre gesundheitsbezogenen Verhaltensweisen zumindest zum Teil auch durch die Informationen und Aufklärungen ändern, die sie von den Medien erhalten.

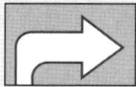 **Evaluierungen von massenmedialen Kampagnen**

1. **Sonnenschutz.** Die Evaluierung wiederholter Kampagnen in Australien zur Förderung von Sonnenschutzmaßnahmen für Kinder kam zu dem Ergebnis, dass diese „vielleicht kurzfristig das Sonnenschutzverhalten verbessern. Da diese Veränderungen aber nicht dauerhaft sind, sollten solche Kampagnen durch Strategien der Erziehung, Politik und Umweltveränderungen ergänzt werden" (Smith 2002, S. 51).

2. **Gewichtszunahme.** Wiederholte Kampagnen zur Vermeidung von Übergewicht in den Niederlanden zeigten einen hohen Grad an Bewusstsein (88 %) und Erinnerung an die Botschaft (68 %) sowie positive Einstellungen und Motivationslagen. Die Kampagnen hatten jedoch auch ambivalente Auswirkungen auf das Selbstmanagement und negative Auswirkungen auf die Risikowahrnehmung (Wammes 2007).

3. **Körperliche Bewegung.** Finanziell gut ausgestatte, ideenreiche und beständige massenmediale Kampagnen mit realistisch gesetzten Zielen zur Förderung von mehr körperlicher Bewegung können zu deren Verbesserung beitragen. Allerdings müssten dabei auch andere Faktoren zum Tragen kommen, wie z. B. die partnerschaftliche Zusammenarbeit, unterstützende soziokulturelle Normen, die Finanzierung von Initiativen auf lokaler Ebene und Strategien der Bürgerbeteiligung (WHO 2004).

Diese Beispiele legen nahe, dass man sich zur Erreichung von Verhaltensänderungen nicht allein auf massenmediale Kampagnen verlassen kann. In Verbindung mit anderen Strategien wie z. B. der Unterstützung durch Freunde oder vertraute Fachleute oder durch politische Veränderungen der sozialen Lebens- und Umweltverhältnisse können massenmediale Kampagnen jedoch durchaus ihre Wirkung zeigen (s. die „Mehr-Ebenen-Kampagne" der Bundeszentrale für gesundheitliche Aufklärung (BZgA) im folgenden Kasten).

Die „Mehr-Ebenen-Kampagne" der BZgA: „Gib Aids keine Chance"

„Mehr-Ebenen-Kampagnen zielen darauf ab, der Vielzahl der bekannten Einflussfaktoren auf Gesundheit und Krankheit Rechnung zu tragen, indem sie Maßnahmen auf unterschiedlichen Ebenen miteinander kombinieren und dadurch Synergieeffekte ermöglichen" (Rosenbrock u. Michel 2007, S. 76).

Die Kampagne „Gib Aids keine Chance" der Bundeszentrale für gesundheitliche Aufklärung (BZgA) ist die größte und umfassendste Kampagne dieser Art zur Gesundheitsförderung in Deutschland. Sie ist modellhaft für eine erfolgreiche, bundesweit öffentlichkeitswirksame Präventionsstrategie. Seit 1987 kombiniert sie massen- und personalkommunikative Maßnahmen, die sich gezielt an unterschiedliche Gruppen der Bevölkerung wenden. Diese Aids-Aufklärungskampagne ist als Dachkampagne angelegt. Sie wirkt übergreifend, komplementär, verstärkend und möglichst nachhaltig. Hauptziele sind die Verhinderung der weiteren Verbreitung von HIV sowie die Schaffung und Stärkung eines gesellschaftlichen Klimas der Solidarität mit und Nicht-Ausgrenzung von Betroffenen.

Um stabile Präventionseffekte zu erzielen, ist der Aufbau und die Aufrechterhaltung eines auf Dauer ausgerichteten Kommunikationsprozesses notwendig, der die erforderlichen gesellschaftlichen Lernprozesse initiiert und in Gang hält. Die BZgA entwickelte deshalb die Kampagne mit ineinander verflochtenen Maßnahmenblöcken. Dazu gehörten z. B.:

- **massenmediale Angebote** wie TV-, Kino- und Radiospots, Anzeigen, Poster und Printmedien,
- eine tägliche individuelle und anonyme **Beratung** durch den Telefon- und Onlineservice der BZgA,
- **personal-kommunikative Aktivitäten** wie z. B. Mitmachaktionen sowie vielfältige interaktive Angebote im Internet,
- zentrale, strategisch über das Jahr verteilte **Großveranstaltungen** unter Beteiligung derjenigen Einrichtungen, die vor Ort die Verantwortung für die Durchführung der Kampagne übernommen haben sowie prominenter Persönlichkeiten aus Sport, Politik und Musik, die sich als Identifikationsfiguren, insbesondere für Jugendliche, eignen,
- der Aufbau einer breiten Palette von **Unterstützern und Kooperationspartnern** wie z. B. die Deutsche Aids-Hilfe, Gesundheitsämter, Lehrkräfte, die Ärzteschaft, Apotheken und Reiseveranstalter, die Deutsche Sportjugend, der Verband der privaten Krankenversicherung (PKV) oder der Fachverband für Außenwerbung.

Jährlich werden durch repräsentative Befragungen das Wissen, die Einstellungen und das Verhalten der Bevölkerung gegenüber HIV/Aids erfasst. Zusammenhänge zwischen den gemessenen Veränderungen und Maßnahmen der Kampagne werden hergestellt, daraus geeignete strategische Weichenstellungen abgeleitet und im Stile eines lernenden Systems auf nicht beabsichtigte oder fehlgehende Entwicklungen flexibel reagiert. Die langjährigen Erfahrungen haben gezeigt, dass die Entwicklung und Stabilisierung von Schutzverhalten in der Bevölkerung und speziellen Zielgruppen möglich ist und als Folge ein Rückgang der Neuinfektionen erreicht worden ist.

Das Internetportal zu allen Aspekten und Themen rund um Aids und HIV **www.gib-aids-keine-chance.de** bietet aktuelle Informationen über die gesamte Kampagne, einschließlich Daten und Fakten zu HIV/Aids, Übersichten über alle Medien (mit Bestellmöglichkeit), TV-, Kino- und Radiospots, regionalisierte Übersichten aller Beratungsstellen, vielfältige interaktive Angebote und eine Fülle weiterführender Links.

Massenmediale Kampagnen benutzen zur Übermittlung ihrer Informationen eine Vielzahl von Strategien, einschließlich Emotionalisierung, Abschreckung und Beruhigung. Die wissenschaftlichen Belege über die Wirksamkeit von Furchtappellen sind nicht eindeutig. Studien zeigten, dass Menschen, die durch eine Botschaft geschockt werden, diese zwar stärker beachten und im Gedächtnis behalten, andererseits aber auch resistent gegenüber dieser Botschaft werden können oder deren Relevanz einfach verneinen bzw. verdrängen (Montazeri et al. 1998). Für den Bereich des sozialen Marketings wurde der Einsatz von Furchtappellen wegen ihrer relativen Unwirksamkeit, Selbstgefälligkeit und schwer zu kontrollierenden negativen Konsequenzen wie Ängsten und Besorgnis vor allem in den bildungsmäßig ohnehin schon benachteiligten Bevölkerungsgruppen kritisiert (Hastings et al. 2004).

Dagegen kam eine Durchsicht massenmedialer Anti-Raucher-Kampagnen (Grey et al. 2000) zu dem Ergebnis, das „angstmachende" und „unterstützende" Strategien sich gegenseitig ergänzen könnten und so zur Wirksamkeit beitragen. Das heißt, wichtig waren die Gefühlsappelle in Verbindung mit ermutigenden Botschaften. Ebenso wichtig sind klare Handlungsvorgaben, die dem Einzelnen die Zuversicht geben, dass er sie auch umsetzen kann (Barth & Bengal 2000).

Generell geht man heute davon aus, dass Medienkampagnen erfolgreich sein können, wenn ihre Ziele vernünftig erscheinen und man keine unmittelbaren Ergebnisse erwartet. Tones & Tilford (2001) verweisen in diesem Zusammenhang auf die Hierarchie der Kommunikationseffekte. Danach ist ein neues Problembewusstsein oder die Positionierung auf dem Gesundheitsmarkt relativ leicht zu erreichen, nicht so leicht ist aber schon die Beeinflussung oder Änderung von Einstellungen und noch schwieriger ist die Erreichung von Veränderungen des Gesundheitsverhaltens. Außerdem stellen die Autoren folgende Voraussetzungen für den Erfolg einer Kampagne heraus:

- eine günstig eingestellte öffentliche Meinung, die wahrscheinlicher ist, wenn sich die Kampagnenplanung auf eine intensive Marktforschung stützen kann,
- genügend Zeit für die Präsentation komplexer Informationen,
- sowie die ergänzende Unterstützung durch die interpersonale Kommunikation.

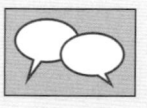

Wie würden Sie eine Medienkampagne zur Reduzierung von „Alkohol am Steuer" evaluieren?

Die Evaluierung einer Medienkampagne zur Reduzierung von „Alkohol am Steuer" kann unter verschiedenen Gesichtspunkten erfolgen. Häufig schaut man dabei auf die Reichweite (den Prozentsatz der Zielpopulation, den die Information erreicht hat), den Bekanntheitsgrad (den Prozentsatz der Bevölkerung, der sich noch genau an die Information erinnern kann) oder den Einfluss der Kampagne auf das Verhalten der Menschen. Zu den verhaltensbezogenen Indikatoren gehören z. B. Statistiken über das Vorkommen von Alkohol am Steuer.

Dabei wird man sicherlich auch die Daten der durch Alkohol verursachten Verkehrsunfälle heranziehen, die im Mittelpunkt des Interesses stehen und wahrscheinlich auch besser dokumentiert sind als das generelle Vorkommen von Alkohol am Steuer. Die Evaluation kann aber auch das Kosten-Nutzen-Verhältnis einer solchen Kampagne untersuchen.

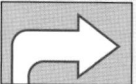
Medienkampagne zur Reduzierung von „Alkohol am Steuer"

Zwei systematische Durchsichten von massenmedialen Kampagnen zur Reduzierung von Alkohol am Steuer und den damit verbundenen Autounfällen in Großbritannien und den USA stimmen darin überein, dass solche Kampagnen wirksam sind. Tay (2005) fand heraus, dass massenmediale Kampagnen zu einer signifikanten Reduzierung des Vorkommens von Alkohol am Steuer und den damit verbundenen Autounfällen führten und damit enorme Kosten eingespart werden konnten. Elder et al. (2004) stellten nach der Durchführung solcher Kampagnen einen Rückgang der durch Alkohol verursachten Verkehrsunfälle um 13 % fest und kamen zu dem Ergebnis, dass der Nutzen solcher Kampagnen für die Gesellschaft die damit verbundenen Kosten rechtfertigt.

Kostenfreie Berichterstattung in den Medien

Der Begriff „kostenfrei" steht für Berichte, für die im Rahmen von Kampagnen nicht extra bezahlt werden muss. Die Gesundheitsförderung ist deshalb mehr und mehr darum bemüht, solche Berichte in den Medien zu lancieren. Mit „kostenfreien" Medienberichten kann die Reichweite von Kampagnen um ein Vielfaches vergrößert werden.

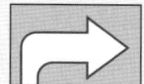
Kostenfreie Berichterstattung in den Medien

Das Nationale Institut für Sehgeschädigte und Blinde (RNIB) organisierte 1997 eine Kampagne zur Förderung regelmäßiger Augenuntersuchungen. Diese richtete sich vor allem an Personen, die bereits ein Risiko für ein Augenleiden tragen. Sie bestand aus einer nationalen Kampagne und zwei Informationsbroschüren mit dem Titel „Eine halbe Stunde kann Ihr Augenlicht retten" und „Öffne Deine Augen". Das RNIB erreichte damit:

12	Beiträge in überregionalen Fernsehprogrammen,
5	Beiträge in regionalen Fernsehprogrammen,
20	Beiträge in überregionalen und 60 in regionalen Radiosendern,
4	Artikel in überregionalen Zeitungen und 200 in den lokalen Zeitungen.

Die Massenmedien haben keine Pflicht zur Förderung der Gesundheit. Wenn sie dieses Thema dennoch aufgreifen, dann nur weil es für ihr Publikum von Natur aus interessant ist oder weil es von der Gesundheitsförderung zu einer interessanten Nachricht gemacht wurde. Die Tendenz zu „Aufreißern" bedeutet, dass es das Emotionale, Dramatische oder Tragische ist, das den entsprechenden Platz in den Medien erhält. Eine interessante Story ist eher mit Einzelschicksalen verknüpft und deshalb finden Probleme, welche ganze Bevölkerungsgruppen betreffen, wie z. B. die Älteren oder die allgemeinen Determinanten der Gesundheit, weit weniger Beachtung. Die Betonung des „Verhaltensjournalismus" bedeutet, dass damit Persönlichkeiten oder reale Gegebenheiten aus dem Leben Einzelner in den Vordergrund gerückt werden. Der Neuigkeitswert einer Nachricht hängt weniger von seiner Bedeutung, sondern vielmehr von seiner unmittelbaren Wirkung ab, die häufig noch vergrößert wird, indem sie eng mit bekannten Persönlichkeiten verknüpft wird. So führte zum Beispiel das Engagement des populären englischen Kochs Jamie Oliver zu einem enormen Anstieg der Medienberichterstattung zum Thema Kinderernährung und Schulmahlzeiten. In Deutschland werben TV-Prominente wie der Moderator Harald Schmidt oder die Schauspielerin Senta Berger für aktive Darmkrebsfrüherkennung spätestens ab dem 50. Lebensjahr, eine 2002 gestartete Kampagne, die mittlerweile auch von der Felix Burda Stiftung, der Deutschen Krebshilfe und der Kassenärztlichen Bundesvereinigung getragen wird.

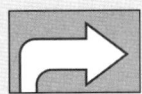

Neuigkeitswert gesundheitlicher Themen

Chapman & Dominello (2001) fanden heraus, dass die Berichterstattung in den Zeitungen zum Thema „Rauchen und Gesundheit" durch Strategien proaktiver Presseberichte entscheidend beeinflusst und verbessert werden könnte. Der Schlüssel zu dieser Verbesserung war die Einbeziehung von Aspekten mit Neuigkeitswert in den Kontext des jeweilgen Berichts, z. B. von populären Personen, sittlichen Entgleisungen oder provokanten medizinischen Berichten. Auch die Verbindung mit einem aktuellen lokalen Thema kann zur Förderung der Berichterstattung in den regionalen Medien beitragen.

Bei der Nutzung der Medien ist jedoch zu beachten, dass diese die Dinge auch verdrehen oder hochspielen können. Ein Artikel im „Observer" beschrieb dies 1994 so: „Nichts ist so unverantwortlich wie die Medien, wenn es darum geht, eine gesundheitliche Hiobsbotschaft zu verbreiten, und niemand ist so leichtgläubig wie die Öffentlichkeit, die mit solch einer Nachricht konfrontiert wird." Auslöser dieses Artikels war die Angst vor nekrotisierender Fazienentzündung (eine Krankheit, die das Gewebe zerstört und durch Bakterien verursacht wird). Die Krankheit war weder neu, noch hatte sie zugenommen. Dennoch führte dies zu Schlagzeilen wie „Killerbazillen fressen meinen Körper auf" oder „Fleischfresser auf dem Vormarsch".

Reid (1996) stellte fest, dass das Interesse der Medien durch Berichte über Umfrage- oder Forschungsergebnisse geweckt werden kann (Reid 1996). Durch Fehlinterpretationen der Statistiken und Risikowahrscheinlichkeiten führen solche Berichte jedoch häufig zu gesundheitlicher Panikmache. Eine britische Studie, die den Masern-Mumps-Röteln-Impfstoff mit Autismus und Morbus Crohn in Verbindung brachte, führte direkt nach ihrer Veröffentlichung zum Rückgang der Impfungen.

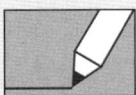

Nehmen Sie ein aktuelles Thema, das in den Medien viel Beachtung gefunden hat, wie z. B. der Drogenkonsum, das „Komatrinken" oder die Zunahme übergewichtiger Menschen in der Bevölkerung, vor allem bei den Kindern und Jugendlichen.

- Was ist bei solchen Berichten in den Medien hilfreich und nützlich?
- Was ist dabei nicht hilfreich oder nützlich?
- Würden Sie sich noch mehr oder weniger Berichte in den Medien wünschen?

Die Aktivierung kostenfreier Öffentlichkeitsarbeit kann zwar sehr wirksam sein, aber es ist schwierig, diese Berichterstattung über mehr als ein paar Tage aufrechtzuerhalten. Gesundheitsförderinnen und Gesundheitsförderer brauchen Ausdauer und Einfallsreichtum, um ihre Themen in den Medien präsent zu halten. Sie brauchen aber auch eine Ausbildung im Umgang mit den Medien, z. B. für das Schreiben von Pressemitteilungen, deren Verbreitung und Gestaltung, um den Zugang zu den Medien und deren Potenziale voll ausschöpfen zu können.

Die WHO hat den 31. Mai zum jährlichen weltweiten Aktionstag gegen das Rauchen und seine Gefahren ausgerufen. In England ist der „No Smoking Day" (NSD) ein gutes Beispiel für eine andauernde Medienpräsenz. Der NSD ist eine gemeinnützige Einrichtung ohne Werbeetat und dennoch in der Lage, ständig in den Medien präsent zu sein und die Rate der Nutzer der Telefon-Hotline zur Aufgabe des Rauchens weiter zu erhöhen. Eine Evaluierung dieser Kampagne zur Stärkung des Problembewusstseins in der Öffentlichkeit, die durch lokale Aktionen ergänzt wurde, machte deren Wirksamkeit deutlich. Einer bzw. eine von sieben Raucher/-innen in England gaben an, dass sie aufgrund des NSD das Rauchen aufgegeben oder reduziert hätten und von denen, die an den Unterstützungsmaßnahmen teilnahmen, waren 11 % auch drei Monate danach immer noch Nichtraucher (Owen & Youdan 2006). Vergleichbare Medienaufmerksamkeit und immense publizistische Unterstützung für die Botschaft „Gemeinsam gegen Aids" findet in Deutschland jedes Jahr zum 1. Dezember der Welt-Aids-Tag (www.welt-aids-tag.de) statt.

Interessendurchsetzung über die Medien (Media advocacy)

Politikgestaltung ist selten eine Folge des direkten Gespräches mit Politikern, aber deren Entscheidungen können durch die öffentliche Meinung beeinflusst werden. Die Interessendurchsetzung über die Medien ist eine spezielle Strategie, um in der Öffentlichkeit deutlich zu machen, wie die Gesetzgebung, die Wirtschaft und die Umweltverhältnisse die öffentliche Gesundheit beeinflussen. Sie ist eine Strategie zur Durchsetzung der Ziele öffentlicher Gesundheit, z. B. zur Verabschiedung neuer Gesetze oder Durchsetzung neuer Richtlinien. Beispiele hierfür sind die gesetzlichen Rauchverbote oder die Auseinandersetzungen um die neuen Richtlinien zur Lebensmittelkennzeichnung. Dabei gilt es häufig, sich gegen mächtige ökonomische Interessengruppen durchzusetzen. Die vielfältigen Interessenkonflikte, besonders in dem weiten multisektoralem Feld der Gesundheit, können bei den Partnern der Gesundheitsförderung zu Loyalitätskonflikten führen. Deshalb wurde angeregt, die Durchsetzung gesundheitlicher Interessen über die Medien unabhängig von den Personen der Gesundheitsförderung durchzuführen, um gute persönliche Kontakte nicht zu gefährden (Regidor et al. 2007, Seibt 2005b). Die spezifischen Ziele zur Durchsetzung von Interessen über die Medien sind:

- ein Thema zur Diskussion zu stellen,
- ein Thema unter anderen Aspekten zu diskutieren,
- Gegner in Misskredit zu bringen,
- neue Stimmen zu Wort kommen zu lassen,
- neue Fakten und Perspektiven einzubringen und
- Risikowahrnehmungen zu verändern.

Weinreich (1999) stellt fünf wichtige Phasen bei der Durchsetzung gesundheitlicher Interessen durch die Medien heraus:

1. die Planung (dazu gehören auch die Durchsicht von Forschungsergebnissen und die Durchführung von Zielgruppenuntersuchungen),
2. die Konzipierung der Botschaft und Informationsmaterialien,
3. die Durchführung eines Vortestes bzw. einer Pilotstudie,
4. die praktische Umsetzung,
5. die Rückmeldung und Evaluation.

Chapman & Lupton (1994) betonen die Bedeutung der Medien zur Politikveränderung: „In der jüngsten Geschichte öffentlicher Gesundheit gibt es nur wenige Beispiele, in denen die Medien bei der Erreichung der gewünschten Veränderungen nicht eine zentrale Rolle gespielt haben." Als Beispiele nennen sie die verschärften Waffenkontrollen in Australien und die Einzäunung der Swimming Pools in den Gärten zur Vermeidung von Ertrinkungsunfällen. Eine der erfolgreichsten Medienstrategien zur Durchsetzung gesundheitlicher Interessen war die „Reklameflächen nutzende Graffiti gegen gesundheitsschädliche Produkte", die sich gegen die Tabakwerbung richtete (s. Abb. 12.2). Die „Gruppe gegen das Rauchen in der Öffentlichkeit" hat die Illegalität der Entstellung von Reklameflächen dadurch umgangen, indem sie das Bild ganz legal in einen Fotowettbewerb einbrachten.

Abb. 12.2
Entstellte Plakatwand. Mit freundlicher Genehmigung durch Cecilia Farren.

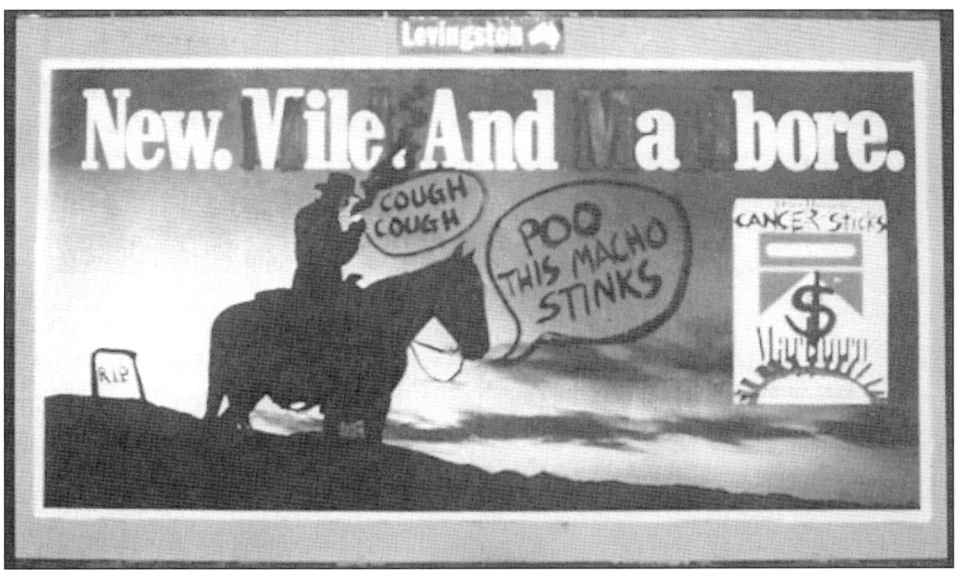

 Denken Sie über die Art und Weise nach, wie in den Medien über das Thema psychische Gesundheit berichtet wird. Stuart (2006) behauptet, dass sich 2/3 dieser Berichte um Gewalt und Verbrechen drehen, die von psychisch kranken Menschen verübt wurden, obwohl sich nur wenige Menschen, die an psychischen Problemen leiden, gewalttätig verhalten. Wie könnten die Medien dazu genutzt werden, damit die Probleme der psychischen Gesundheit in der Öffentlichkeit anders dargestellt und diskutiert werden?

Stuart (2006) hat gezeigt, wie die Unterhaltungs- und Nachrichtenmedien ein Bild über psychische Erkrankungen erzeugen, das besonders die Gefahren, Kriminalität und Unberechenbarkeit hervorhebt. Diese Art der Berichterstattung in den Medien hat gesundheitsschädigende Auswirkungen auf die Menschen mit psychischen Problemen und fördert deren Stigmatisierung.

Soziales Marketing

Wenn Wirtschaftsunternehmen es schaffen, die Bevölkerung dazu zu bringen ihre Produkte zu kaufen (selbst solche, die sie nicht wirklich brauchen), dann sollte auch die Gesundheitsförderung in der Lage sein, die Menschen zu gesünderen Verhaltensweisen zu bewegen. Einige der Marketingmethoden finden bereits breite Anwendung, indem gesündere Lebensweisen als erstrebenswert und leicht erreichbar dargestellt werden. Eine der Grenzen massenmedialer Kampagnen liegt darin, dass sie einseitige Kommunikationsprozesse sind und dazu neigen, allen Menschen die gleiche Botschaft zu vermitteln. Gesundheitsförderinnen und Gesundheitsförderer nutzen deshalb immer häufiger die Methoden des sozialen Marketings, die eine zielgruppen-spezifischere Ansprache ermöglichen (Naidoo & Wills 2005). Sie unterteilen die Bevölkerung in spezifische Gruppen, z. B. aufgrund ihrer Einstellungen und Verhaltensweisen sowie bestimmter sozioökonomischer und demografischer Variablen.

„Soziales Marketing": Voraussetzung für dessen Nutzung

Voraussetzung für die wirksame Nutzung sozialer wie kommerzieller Marketingstrategien ist eine genaue Zielgruppenbestimmung. „Durch eine sorgfältige Zielgruppenforschung und eine Interventionsplanung, die sich an den Lebenslagen, am Bedarf und an den Interessen der Zielgruppe orientiert und den Adressaten der Interventionen Möglichkeiten der Partizipation in der Programmentwicklung einräumt, unterscheidet sich das soziale Marketing von eher ungezielten Informations- und Aufklärungskampagnen." (Rosenbrock u. Michel 2007, S. 37)

Kommerzielles Marketing basiert auf der Idee des „Austauschs", d. h. der Verkäufer versucht etwas anzubieten, was der Käufer zu einem akzeptablen Preis haben möchte. Die Gesundheitsförderung beginnt die Bedeutung der Marktforschung zu erkennen, die im Einzelnen herausarbeitet, welchen Nutzen die Menschen mit einem bestimmten Verhalten verbinden. In gewisser Weise ist dies nur die praktische Anwendung des Modells der gesundheitlichen Überzeugungen (s. Kapitel 9), bei dem eine Person ihr Gesundheitsverhalten ändert, wenn der erreichbare Nutzen größer ist als der damit verbundene Aufwand (z. B. Zeit und Anstrengungen).

Die Vermarktung eines Industrieproduktes unterscheidet sich von dem Versuch des „Verkaufs" von Gesundheit. Die Werbung aktiviert in der Regel bereits bestehende Neigungen, während die Gesundheitsförderung eher versucht, diesen entgegenzuwirken. Zum Beispiel verbindet die Werbung ihr Produkt (Bier, Kartoffelchips) mit dem, was die Menschen bereits möchten, wie z. B. Spaß am Leben. Bei der Gesundheitsförderung geht es jedoch mehr darum, sich einer Versuchung nicht hinzugeben und das bedeutet folglich, keinen Spaß damit zu haben (nicht Auto zu fahren, wenn man Alkohol getrunken hat, weniger üppig bzw. fettreich zu essen). Die Werbung versucht Dinge zu verkaufen, die sofort konsumiert und genossen werden können. Im Gegensatz dazu geht es bei der Gesundheitsförderung häufig darum, für einen zukünftigen Nutzen zunächst auf ein Vergnügen zu verzichten.

Der Verkauf eines Produktes ist ein komplexer und sorgfältig erforschter Vorgang durch die Wirtschafts- und Sozialwissenschaften. Die Bedürfnisse des Marktes müssen zunächst festgestellt und Botschaften entwickelt werden, die die anvisierte Zielgruppe des Marktsegments ansprechen. Außerdem müssen die verschiedenen Medienkanäle und ihre relative Wirkung zur Erreichung der Allgemeinheit und der Zielgruppe miteinander verglichen werden. Alle Aspekte zusammen machen das aus, was man als „Marketing Mix" bezeichnet.

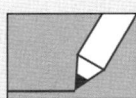

Das „Marketing Mix" mit den vier Ps:

- Produkt – das Produkt oder Verhalten und seine wichtigsten Merkmale, die zu seinem Image beitragen können.

- Preis – der Wert des Produktes und wie wichtig dieser für die Käuferschicht ist.

- Platzierung oder Stelle – wo das Produkt zu haben ist.

- Promotion oder Förderung – die Methode, mit deren Hilfe das Produkt gefördert wird (Werbung, Öffentlichkeitsarbeit, personale Kommunikation).

Das soziale Marketing, d. h. die Anwendung der Marketinggrundsätze zur Propagierung von neuen Ideen, Einstellungen und Verhaltensweisen zum Nutzen der ausgewählten Zielpopulationen und der Gesellschaft als Ganzes, erfordert aber auch noch die Beachtung anderer Gesichtspunkte. Dazu gehören:

- die Positionierung, d. h. die Erfassung der Einstellungen und Überzeugungen, die mit den „Verkaufsargumenten" für das neue Produkt übereinstimmen und damit derem Absatz förderlich sind,

- die Auswahl der potenziellen Zielgruppen,

- die Zusammenarbeit mit Partnern bzw. Partnerinnen, die ähnliche Ziele verfolgen,

- die Unterstützung durch ein positives politisches Umfeld,

- die Verknüpfung von Ressourcen, z. B. wird das soziale Marketing häufig durch bestimmte öffentliche Gelder mitfinanziert bzw. unterstützt (Lefebvre & Flora 1988, Weinreich 1999, Lehmann u. Seibt 2005).

Wählen Sie ein Thema aus, von dem Sie glauben, dass es durch eine Strategie des sozialen Marketings gefördert werden könnte (z. B. Sonnenschutz, maßvolles Trinken, Safer Sex, Krebsvorsorge) und benutzen Sie die oben aufgeführten Grundsätze zur Entwicklung Ihrer Marketingstrategie.

Was können Massenmedien leisten und was nicht?

Die Erforschung und Evaluierung des Einsatzes von Massenmedien in der Gesundheitsförderung hat zu einer Neubewertung ihrer Möglichkeiten und Grenzen geführt (siehe hierzu vor allem Tones & Tilford 2001). Heute ist man sich weitgehend darüber einig, dass die Massenmedien Folgendes leisten können:

- Gesundheitsprobleme bewusster zu machen
  (z. B. Alkohol am Steuer).

- Probleme mit gängigen Wertvorstellungen zu verbinden
  (z. B. übergewichtige Kinder als Folge ihrer Vernachlässigung durch die Eltern).

- Gesundheit zu einem Thema in der Öffentlichkeit zu machen
  (z. B. Recycling).

- Vermittlung einfacher Botschaften
  (z. B. „Legen Sie ihr Baby zum Schlafen auf den Rücken").

- Verhalten ändern, wenn andere dazu befähigende Faktoren bereits vorhanden sind
  (z. B. Ermutigung von Rauchern oder Raucherinnen, die das Rauchen aufgeben möchten).

Zu den Faktoren, die Verhaltensänderungen ermöglichen, gehören u. a. die Motivation, ein unterstützendes Lebensumfeld und der Rat zu einer einfachen und einmaligen Verhaltensänderung (z. B. das Mitführen eines Organspenderausweises oder die Installierung eines Rauchmelders). Die Medienwirkung vergrößert sich, wenn:

- sie Teil einer zusammenhängenden Kampagne ist, die andere Elemente wie das persönliche Beratungsgespräch mit einschließen,

- die Information neu ist und in einem emotionellen Kontext präsentiert wird,

- die Information als etwas gesehen wird, was für „Menschen wie ich" relevant ist.

Massenmedien können nicht:

- Komplexe Informationen vermitteln
  (z. B. über das relative Risiko verschiedener Arten von Fett in der Ernährung).

- Fähigkeiten und Fertigkeiten vermitteln
  (z. B. das Aushandeln von „Safer Sex").

- Die Einstellungen oder Ansichten der Menschen verändern. Werden Informationen präsentiert, die grundlegende Ansichten in Frage stellen, dann ist es eher so, dass sie ignoriert, von sich gewiesen oder ganz anders interpretiert werden.

- Verhalten ändern, wenn die dazu befähigenden Faktoren nicht gegeben sind.

Informationsmedien

Die meisten Menschen suchen von sich aus nach Informationen, wie sie ihre Gesundheitsprobleme am besten bewältigen können. Von diesen geben 75 % ihren Arzt als wichtigste Informationsquelle an. Etwa ein Drittel von ihnen deckt ihren Informationsbedarf über das Internet und ein Viertel über Informationsbroschüren und Bücher (Coulter et al. 2006).

Broschüren und Faltblätter werden seit Beginn des 20. Jahrhundert zur Information und Aufklärung der Öffentlichkeit eingesetzt. Der größte Nutzen solcher Printmedien liegt in ihrer Unterstützung des persönlichen Gesprächs. Da sich die Patienten bzw. Patientinnen bereits fünf Minuten nach einem Beratungsgespräch nur noch an die Hälfte der ihnen dabei übermittelten Informationen erinnern, können solche Printmedien ein nützliches Kommunikationsmittel sein. Es gibt einige Belege dafür, dass solche Printmedien nicht nur das Verständnis und Erinnerungsvermögen der Patienten und Patientinnen verbessern, sondern auch zur zusätzlichen Bestätigung der gegebenen Informationen beitragen.

Multimediale und andere neue Kommunikationstechnologien bieten vielfältige zusätzliche Möglichkeiten zur Verbreitung von Informationen. Das Internet ermöglicht interaktive Dialoge und allen mit entsprechendem Internetzugang, die gewünschten Informationen abzurufen, wann immer sie es möchten.

Drei Beispiele aus Deutschland zur Nutzung des Internets als neuem, interaktivem Medium für Prävention und Gesundheitsförderung

(1) Die Bundeszentrale für gesundheitliche Aufklärung (BZgA) bietet für Onlineberatung zu Aidsfragen das Portal www.gib-aids-keine-chance.de/beratung/online an.

(2) Eine umfassende interaktive Plattform zu Fragen des Rauschmittelkonsums und zur Suchtgefährdung findet sich unter www.drogenberatung-hamburg.de („Rauschbarometer Hamburg", betrieben von der Hamburgischen Landesstelle für Suchtgefährdung – Büro für Suchtprävention für den Stadtstaat Hamburg und die angrenzenden Bundesländer).

(3) Ein Angebot zur Onlineberatung bei Essstörungen ist www.essfrust.de, ein Kooperationsprojekt des Frankfurter Zentrums für Ess-Störungen mit Magersucht.de – Selbsthilfe bei Essstörungen, gefördert vom Hessischen Arbeitsministerium, dem Hessischen Sozialministerium und dem BKK Landesverband Hessen.

Das Internet ist heute sehr populär. Eine Studie aus dem Jahre 2001 ergab, dass fast 100 Millionen der Erwachsenen in den USA regelmäßig gesundheitsbezogene Internetseiten nutzen (Wilson 2002). Telemedizin und die vielfältigen Telefon-Hotlines ermöglichen den Dialog und bieten den Menschen, die nicht in der Lage sind, die primären Gesundheitsdienste in Anspruch zu nehmen, die Möglichkeit, Fragen zu stellen und Antworten zu ihren Symptomen zu bekommen. Damit bieten diese Technologien eine neue Art der interpersonalen Kommunikation, die für die Information und Aufklärung über gesundheitliche Themen entsprechend genutzt werden kann.

Die Bundeszentrale für gesundheitliche Aufklärung (BZgA) im Internet

(1) Allgemeine Informationsportale unter www.bzga.de

Zum Beispiel:

www.infodienst.bzga.de	www.kindergesundheit-info.de
www.gib-aids-keine-chance.de	www.jugendgesundheitstag.de
www.machsmit.de	www.j1-info.de
www.welt-aids-tag.de	www.ich-geh-zur-u.de
www.sexualaufklaerung.de	www.bzga-ernaehrung.de
www.loveline.de	www.bzga-essstoerungen.de
www.schwanger-info.de	www.bzga- kinderuebergewicht.de
www.schwanger-unter-20.de	www.kinderliedertour.de
www.fruehehilfen.de	www.gutdrauf.net
www.komm-auf-tour.de	www.tut-mir-gut.net
www.drugcom.de	www.frauengesundheits-portal.de
www.spielen-mit-verantwortung.de	www.gesundheitliche-chancengleichheit.de
www.check-dein-spiel.de	www.health-inequalities.eu
www.prevnet.de	www.bzga-whocc.de
www.kinderstarkmachen.de	www.clipundklar-bzga.de
www.bist-du-staerker-als-alkohol.de	www.bzga-avmedien.de
www.rauch-frei.info	www.radio108komma8.de
www.organspende-info.de	www.deutscher-praeventionspreis.de
	www.bzga-ausstellungen.de

(2) Fachdatenbanken unter www.bzga.de, z. B. unter folgenden Begriffen:

<u>Gesundheitsförderung bei sozial Benachteiligten</u>
Internetplattform und Projektdatenbank

<u>Ernährungserziehung in der Grundschule</u>
Unterrichtsmaterialien und Lehrinformationen

<u>Determine</u>
Internetplattform und europäische Projektdatenbank

<u>Pränataldiagnostik und unerfüllter Kinderwunsch</u>
Medien und Maßnahmen

<u>Frauengesundheit und Gesundheitsförderung</u>
Literatur, Daten und Organisationen

<u>Prävention von Kinderunfällen</u>
Aktivitäten, Medien und Maßnahmen

Die enorme Ausweitung der Kommunikationsmöglichkeiten bedeutet aber nicht notwendigerweise, dass die Menschen damit auch besser über die Gesundheitsprobleme informiert werden. Es fehlt vor allem im Internet häufig an entsprechenden Qualitätskontrollen und wenn es sie gibt, dann sind deren Kriterien häufig nur vage. Zu den allgemein anerkannten Kriterien gehören die Aktualität, die Nutzung vertrauenswürdiger Informationsquellen sowie die Forderung, dass diese Informationen verlässlich, relevant, genau und allgemein verständlich sind, z. B. durch entsprechende Lesbarkeitstests evaluiert wurden (Sheppard et al. 1999, Coulter et al. 2006).

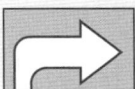 **Für das Internet als Medium der Gesundheitsförderung wurden viele Gründe vorgebracht:**

- es ist interaktiv,
- es ist schneller als andere Medien und immer auf dem neuesten Stand,
- es ermöglicht dem Einzelnen mehr Privatsphäre und Eigenkontrolle und
- es ist wertfrei.

Stimmen Sie diesen Behauptungen zu?

Schlussfolgerung

Die Medien sind ein wichtiger Partner und zugleich eine wichtige Ressource zur Förderung der Gesundheit. Man muss jedoch deren Wirkungsweisen verstehen und kann sie nur adäquat nutzen, wenn man deren eigene Ziele und Interessen berücksichtigt. Es wäre unrealistisch von einer massenmedialen Kampagne zu erwarten, dass sie zu großen Verhaltensänderungen führt und direkt zur Reduzierung der Morbidität und Mortalität beiträgt. Dennoch können die Medien zur Gesundheit beitragen, indem sie individuelle und gesellschaftliche Veränderungsprozesse unterstützen.

Auf der individuellen Ebene können Massenmedien das persönliche Beratungsgespräch zwar ergänzen, aber nicht ersetzen. Selbst bei Anwendung hochentwickelter Methoden der Markt- und Zielgruppenforschung bleiben die Massenmedien ein ziemlich stumpfes Instrument mit wenig Möglichkeiten zur Rückmeldung oder Klarstellung. Dennoch können sie zur Erhöhung des Gesundheitsbewusstseins beitragen, Informationen vermitteln und die Menschen zur Veränderung ihres Verhaltens motivieren, wenn dieses Verhalten von ihrem sozialen Umfeld entsprechend unterstützt wird.

Die Medien können auch zur Unterstützung der öffentlichen Gesundheit eingesetzt werden, indem sie zur Veränderung der öffentlichen Meinung und Entwicklung einer gesundheitsfördernden Gesamtpolitik beitragen. Ebenso können sie für das soziale Marketing genutzt werden, um gesundheitsdienliche Einstellungen, Ansichten oder Verhaltensweisen zu fördern. Andere Medien wie z. B. Broschüren und Poster bieten eine nützliche Ergänzung zur gesundheitlichen Information, Aufklärung und Beratung der Menschen.

Fragen zur weiteren Diskussion

- Wie könnten Sie die Medien zur Erhöhung des öffentlichen Interesses für ein Gesundheitsproblem einsetzen und sicherstellen, dass dieses Problem auch in einer für die Gesundheit förderlichen Art und Weise diskutiert wird?

- Entwerfen Sie eine Medienkampagne zu einem für Sie relevanten Thema (z. B. „Trinken bis zum Umfallen", Unfallverhütung, Prävention von Essstörungen, gesunde Ernährung, bessere Inanspruchnahme der kinder- und jugendärztlichen Vorsorgeuntersuchungen, Sturzprophylaxe im Alter).

  Was wären Ihre Zielgruppen?

  Welche Medien würden Sie nutzen?

  Welche Informationen würden Sie vermitteln?

- Wie würden Sie den Einsatz von Informationsmaterialien evaluieren, z. B. den Einsatz von Broschüren oder Postern in den Arzt- oder Zahnarztpraxen?

Zusammenfassung

Dieses Kapitel hat aufgezeigt, wie die Medien und insbesondere die Massenmedien zur Förderung der Gesundheit eingesetzt werden können. Dazu gehörten Strategien der Informationsvermittlung, der Werbung als Teil einer gezielten Medienkampagne, der Durchsetzung gesundheitlicher Interessen in den Medien sowie das soziale Marketing gesunder Lebens- und Verhaltensweisen. Man ist sich heute klarer darüber, wie die Massenmedien effektiver einsetzbar sind und dieses Kapitel ging der Frage nach, wie die Berichterstattung zur Förderung der Gesundheit in den Medien aktiviert und zur Beeinflussung der öffentlichen Meinung genutzt werden kann. Außerdem wurden Evaluationsstudien vorgestellt, die zeigen konnten, dass eine wirksame Kommunikation die massenmediale Informationsvermittlung mit dem Kernelement der persönlichen Interaktion verbindet.

Literatur und Websites

1. Weiterführende deutschsprachige Literaturempfehlungen und Websites

Hurrelmann, K., Leppin, A. (Hrsg.) 2001. Moderne Gesundheitskommunikation. Vom Aufklärungsgespräch zur E-Health. Verlag Hans Huber, Bern, Göttingen. *Das Buch gibt einen systematischen Überblick über die Gesundheitskommunikation, ihre Modelle, Konzepte, Strategien und Programme von der traditionellen Beratung über die Kommunikation durch die Medien bis hin zu den neuen Entwicklungen interaktiver Informationstechniken.*

Pott, E. (2002). Strategien des sozialen Marketing. In: Das Public Health Buch. (Hrsg. Schwartz, F. W. et al.). *Beschreibt im Kapitel 10.3, S. 215ff das Konzept und Strategien des sozialen Marketings am Beispiel der BZgA-Kampagne „Gib Aids keine Chance".*

www.bzga.de *Bietet einen Einstieg in die Landschaft der Gesundheitsmedien mit vielfältigen Links zu anderen Einrichtungen und Programmen.*

2. Literaturempfehlungen der englischen Originalausgabe

Corciran N (ed) 2007 Communicating health: strategies for health promotion, Sage, London. *Kapitel 4 untersucht die Rolle der Massenmedien in der Gesundheitsförderung und setzt sich mit den praktischen Problemen bei der Entwicklung von Medienkampagnen auseinander. Ebenso werden die Themen der Interessendurchsetzung über die Medien und das soziale Marketing aufgegriffen.*

Harrabin R, Coote A, Allen J 2003 Health in the news. Kings Fund Publications, London. *Eine Studie über die Gesundheitsberichterstattung in den Nachrichten und Massenmedien, die die mangelnde Präsenz gesundheitlicher Themen dokumentiert, analysiert und bewertet.*

Naidoo J, Wills J 2005 Public health and health promotion: developing practice, 2nd edn. Ballière Tindall, London. *Im Kapitel 8 zur Information, Aufklärung und Kommunikation wird erläutert, wie Gesundheitsinformationen angelegt werden müssen, damit sie wirksam sind und wie der Ansatz des sozialen Marketings genutzt werden kann.*

3. Neu eingefügte deutschsprachige Quellenangaben

Bonfadelli, H., Friemel, T. 2006. Kommunikationskampagnen im Gesundheitsbereich – Grundlagen und Anwendungen. UVK.

Lehmann, M., Seibt, A.C. 2005. Soziales Marketing. In: www.leitbegriffe.bzga.de

Rosenbrock, R., Michel, C. 2007. Primäre Prävention. Medizinisch Wissenschaftliche Verlagsgesellschaft (MWV), Berlin: 37 u. 76.

Seibt, A.C. 2005. (a) Verbreitung von Innovationen – Diffusionstheorie (b) Interessendurchsetzung über die Medien – Media Advocacy. In: www.leitbegriffe.bzga.de

4. Quellenangaben der englischen Originalausgabe

Atkin C K 2001 Theory and principles of media health campaigns. In: Rice R E, Atkin C K (eds) Public communication campaigns, 3rd edn. Sage, London: 49–68.

Barth J, Bengal J 2000 Prevention through fear? The state of fear appeal research. Federal Centre for Health Education, Cologne.

Beattie A et al. 1993 The changing boundaries of health. In: Beattie A, Gott M, Jones L (eds) Health and wellbeing: a reader. Macmillan/Open University, Basingstoke.

Cantril H 1958 The invasion from Mars. In: Maccoby E E, Newcombe T M, Hartley E L (eds) Readings in social psychology. Henry Holt, New York.

Chamberlain M A 1996 Health communication: making the most of new media technologies – an international overview. Journal of Health Communication 1: 43–50.

Chapman S 2004 Advocacy for public health: a primer. Journal of Epidemiology and Community Health 58: 361–365.

Chapman S, Dominello A 2001 A strategy for increasing news media coverage of tobacco and health in Australia. Health Promotion International 16: 137–143.

Chapman S, Lupton D (eds) 1994 The fight for public health: principles and practice of media advocacy. BMJ Publishing, London.

Coulter A, Ellins J, Swain D et al. 2006 Assessing the quality of information to support people in making decisions about their health and healthcare. Picker Institute, Oxford.

Dobkin L, Kent C, Klausner J et al. 2007 Is text messaging key to improving adolescent sexual health? Journal of Adolescent Health 40: S14.

Elder R W, Shults R A, Sleet D A 2004 Effectiveness of mass media campaigns for reducing drinking and driving and alcohol-involved crashes. A systematic review. American Journal of Preventive Medicine 27: 57–65.

Franklin V L, Waller A, Pagliari C et al. 2006 A randomized controlled trial of Sweet Talk, a text-messaging system to support young people with diabetes. Diabetic Medicine 23: 1332–1338.

Gatherer A, Parfit J, Porter E et al. 1979 Is health education effective? Health Education Council, London.

Grey A, Owen L, Bolling K 2000 A breath of fresh air: tackling smoking through the media. National Institute of Health and Clinical Excellence, London.

Grilli R, Ramsay C, Minozzi S 2002 Mass media interventions: effects on health services utilisation. Cochrane Database Systematic Reviews 1. CD00 0389

Harrabin R, Coote A, Allen J 2003 Health in the news. Kings Fund Publications, London.

Hastings G, Stead M, Webb J 2004 Fear appeals in social marketing: strategic and ethical reasons for concern. Psychology and Marketing 21: 961–986.

Joffe H, Haarhoff G 2002 Representations of far-flung illnesses: the case of Ebola in Britain. Social Science and Medicine 54: 955–969.

Katz E, Lazarsfeld P 1955 Personal influence: the part played by people in the flow of mass communication. Free Press, Glencoe, Illinois.

Lasswell H 1948 The structure and function of communication in society. Institute for Religious and Social Studies. New York. Sourced in Fiske J 1990 Introduction to communication studies, 2nd edn. Routledge. London

Lefebvre R C, Flora J A 1988 Social marketing and public health intervention. Health Education Quarterly 15: 299–315.

Lupton D 1994 Medicine as culture. Sage, London.

McKee M, Gilmore A B, Schwalbe N 2005 International co-operation and health: part 2: making a difference. Journal of Epidemiology and Community Health 59: 737–739.

McQuail D 2005 Mass communication theory, 5th edn. Sage Publications, London.

McVey D, Stapleton J 2000 Can anti-smoking television advertising affect smoking behaviour? Controlled trial of the Health Education Authority for England's anti-smoking TV campaign. Tobacco Control 9: 273–282.

Mendelsohn H 1968 Which shall it be: mass education or mass persuasion for health? American Journal of Public Health 58: 131–137.

Montazeri A, McGhee S, McEwan J 1998 Fear inducing and positive image strategies in health education campaigns. International Journal of Health Promotion and Education 36: 68–75.

Naidoo J, Wills J 2005 Public health and health promotion: developing practice, 2nd edn. Baillière Tindall, London.

Owen L, Youdan B 2006 22 years on: the impact and relevance of the UK No Smoking Day. Tobacco Control 15: 19–25.

Regidor E, de la Fuente L, Gutierrez-Fisac J L et al. 2007 The role of the public health official in communicating public health information. American Journal of Public Health 97 (Suppl. 1): 93–97.

Reid D 1996 Health education via mass communications – how effective? Health Education Journal 55: 332–344.

Rogers E M, Scott K L 1997 The diffusion of innovations model and outreach from the national network of libraries of medicine to Native American communities. Available online at: http://nnlm.gov/archive/pnr/eval/rogers.html

Shepperd S, Charnock D, Gann B 1999 Helping patients access high quality health information. British Medical Journal 319: 764–766.

Smith B J, Ferguson C, McKenzie J et al. 2002 Impacts from repeated mass media campaigns to promote sun protection in Australia. Health Promotion International 17: 51–60.

Stuart H 2006 Media portrayal of mental illness and its treatments: what effect does it have on people with mental illness? CNS Drugs 20: 99–106.

Tay R S 2005 Mass media campaigns reduce the incidence of drinking and driving. Evidence-Based Healthcare and Public Health 9: 26–29.

Tones K 1993 Changing theory and practice: trends in methods, strategies and settings in health education. Health Education Journal 52: 126–139.

Tones K, Tilford S 2001 Health promotion: effectiveness efficiency and equity, 3rd edn. Oxford University Press, Oxford.

Wallack L, Dorfman L 1996 Media advocacy: a strategy for advancing policy and promoting health. Health Education and Behaviour 23: 293–317.

Wammes B, Oenema A, Brug J 2007 The evaluation of a mass media campaign aimed at weight gain prevention among young Dutch adults. Obesity 15: 2780–2789.

Weinreich N K 1999 Hands-on social marketing: a step by step guide. Sage, London.

Wilson P 2002 How to find the good and avoid the bad or ugly: a short guide to tools for rating quality of health information on the internet. British Medical Journal 324: 598–600.

World Health Organization (WHO) 2004 Promoting physical activity: international and UK experiences. World Health Organization, Geneva.

Teil 3

Gesundheitsförderung in Settings

Dieser Teil beschäftigt sich mit den Settings, in denen die Gesundheit gefördert werden kann. Es sind die Settings, in denen wir unser Leben verbringen: in der Schule, am Arbeitsplatz, in unserem Wohnviertel, im Kontakt mit den Gesundheitsdiensten und für einige von uns im Gefängnis. Wie lassen sich diese Settings gesundheitsfördernder gestalten?

Einführung zur Gesundheitsförderung in Settings

13. Gesundheitsförderung in Schulen

14. Gesundheitsförderung in den Betrieben

15. Gesundheitsförderung im Wohnviertel/Quartier

16. Gesundheitsförderung im Krankenhaus

17. Gesundheitsförderung in den Gefängnissen

Einführung zur Gesundheitsförderung in Settings

Gesundheitsförderung wird bereits seit vielen Jahren in bestimmten Settings durchgeführt. Die Betriebe und die Schulen waren z. B. schon immer das Ziel der Gesundheitsförderung zur Erreichung bestimmter Bevölkerungsgruppen. Der Begriff des Settingansatzes bzw. des „Gesundheitsfördernden Settings" entstand jedoch erst in den 80er-Jahren und unterscheidet sich grundsätzlich von der traditionellen „Gesundheitsförderung in den Settings". Der Settingansatz versucht das ganze System eines Settings zu verändern bzw. zu einem „Gesundheitsfördernden Setting" zu machen, während die „Gesundheitsförderung im Setting" nur ein praktischer Weg ist, die Individuen in den Settings zu erreichen, um ihnen die üblichen Informationen zur Veränderung ihres Verhaltens zu übermitteln. Wir haben in diesem Buch bereits auf die Verlagerung der Schwerpunkte in der gesundheitsfördernden Arbeit hingewiesen und zwar von der Identifizierung der Krankheiten, Erkrankungsbedingungen und Risikogruppen hin zur Erfassung des komplexen Zusammenspiels der Faktoren, die zur Gesundheit führen. Die Menschen verbringen einen großen Teil ihres Lebens in den Settings – in der Schule, an ihrem Arbeitsplatz bzw. in ihrem Betrieb, im sozialen Umfeld ihrer Wohngegend und im Kontakt mit den Gesundheitsdiensten – und diese Lebenswelten bzw. Settings müssen wir gesundheitsfördernder gestalten.

Der Settingansatz versucht die gesundheitlichen Anliegen in alle Bereiche des Settings zu integrieren, d. h. in die Alltagsroutinen des Denkens und Handelns der Settingsmitglieder, einschließlich des Managements. Er ist deshalb ein langfristig angelegter Ansatz. In der Regel beginnt er mit der Umsetzung spezifischer Projekte, die darauf ausgerichtet sind:

- gesunde Arbeits- und Lebensbedingungen in dem Setting zu schaffen,

- eine gesundheitsfördernde Gesamtpolitik in dem Setting zu entwickeln,

- die Gesundheitsförderung in das Qualitäts- und Evaluationsmanagement des Settings zu integrieren, um belegen zu können, wie und wieweit die Gesundheitsförderung zur Steigerung der allgemeinen Leistungen und Verbesserung der Kernaufgaben des Settings beitragen kann.

Der Settingansatz

Prävention und Gesundheitsförderung finden dort statt, wo Menschen leben, arbeiten, lernen und spielen – also in ihrem Wohnviertel, im Stadtteil, im Betrieb, in der Kindertagesstätte, in der Schule, in Freizeiteinrichtungen. Dies sind relativ stabile soziale Zusammenhänge, die mit ihren physischen und sozialen Gegebenheiten nicht nur die Gesundheit der Nutzerinnen und Nutzer direkt, sondern auch ihre Selbstwahrnehmung sowie die Wahrnehmung von Gesundheitsbelastungen und Gesundheitsressourcen beeinflussen. Sie sind zudem für die Möglichkeiten des Umgangs mit Gesundheitsrisiken und Gesundheitsproblemen von Bedeutung. Solche Sozialzusammenhänge werden als Lebenswelt oder auch als Setting bezeichnet. Im Setting-Ansatz werden die gesundheitsfördernden Potenziale eines Settings (personale, organisatorische und finanzielle Ressourcen) aktiviert und genutzt, um Gesundheitsbelastungen zu senken und Gesundheitsressourcen zu stärken. Dies geschieht durch politische, organisatorische und sozialklimatische Veränderungen, die die Nutzerinnen und Nutzer des jeweiligen Settings unmittelbar einbeziehen (Friedrich-Ebert-Stiftung 2006).

Das erste und wohl bekannteste Beispiel einer setting-orientierten Gesundheitsförderung ist das „Gesunde-Städte-Projekt", das 1986 von der WHO zur praktischen Umsetzung der „Ottawa-Charta zur Gesundheitsförderung" und der Grundsätze der „Gesundheit für alle"-Strategie initiiert wurde (WHO 1985, 1986). Seitdem hat sich das „Gesunde-Städte-Projekt" zu einer weltweiten Bewegung mit über 1200 Projektstädten entwickelt (www.euro.who.int/healthy-cities). In Deutschland waren im Juni 2009 ca. 70 Städte Mitglieder im Deutschen Gesunde-Städte-Netzwerk (siehe hierzu unter: www.gesunde-staedte-netzwerk.hosting-kunde.de/dasnetzwerk/mitglieder).

Parallel dazu haben sich ähnliche Initiativen für Schulen, Krankenhäuser, Betriebe, Gefängnisse und Universitäten entwickelt, die sich zu europäischen Netzwerken zusammengeschlossen haben. Die gesundheitspolitischen Strategien in Großbritannien haben alle auf die Bedeutung solcher Settings hingewiesen. Die 1992 eingeleitete Strategie zur „Gesundheit der Nation" stellte fest, dass die Settings „zusammengesehen, das Potenzial in sich bergen, die meisten Menschen unseres Landes in die Gesundheitsförderung einzubinden" (Department of Health 1992). Die spätere Strategie „Gesundheit wählen: die gesündere Alternative zur leichteren Wahl machen" (Department of Health 2004) erkannte die Schulen, Betriebe und das soziale Wohnumfeld der Menschen als „Möglichkeiten zur Fokussierung des Kampfes gegen gesundheitliche Chancenungleichheiten zur Verbesserung der Gesundheit".

Die breite Umsetzung von Settingsprojekten hat zwar (auch in Deutschland) zur schnellen Verbreitung der Gesundheitsförderung beigetragen, aber auch zu Verlusten in der klaren Zielformulierung der Programme geführt. Ein häufig auftretender Ansatz ist es, Settings als organisatorische Basis von Programmen zu nutzen („Gesundheitsförderung im Setting"), aber keine grundsätzlichen Veränderungen in den organisatorischen Abläufen und Strukturen der Settings anzustreben, was das entscheidende Kriterium für ein „Gesundheitsförderndes Setting" ist (Schwartz et al. 2002). Ein Setting ist ein soziales System und der Settingansatz richtet deshalb seine Interventionen in erster Linie auf soziale Systeme und nicht auf Individuen. Der Settingansatz beruht auf der Erkenntnis, dass die Gesundheitsprobleme der Menschen das Resultat wechselseitiger Beziehungen zwischen den ökonomischen, sozialen, institutionellen bzw. Settingsumwelten und den individuellen Lebensweisen der Menschen sind (Großmann u. Scala 2006 u. BZgA-Leitbegriffe).

„Aus dieser Perspektive erscheint die anhaltende Entgegensetzung von Verhaltensorientierung und Verhältnisorientierung widersinnig" (Bauer u. Bittlingmayer 2006, S. 807). Eine umfassende zielgruppenspezifische Gesundheitsförderung muss von den individuellen Dispositionen ausgehen (Verhaltensebene) und diese mit einer sozialökologischen Betrachtung der Lebens- und Entwicklungsbedingungen (Verhältnisebene) verknüpfen (Bauer u. Bittlingmayer 2006).

„Chancen einer Verbesserung von gesundheitsrelevanten Rahmenbedingungen durch gezielte Interventionen bietet vor allem der Setting-Ansatz, der allerdings nicht eindeutig einer bestimmten Interventionsform wie Verhältnis- und Verhaltensprävention oder Gesundheitsförderung zuzuordnen ist, sondern eine Integration der unterschiedlichen Ansätze ermöglicht und erfordert" (Sachverständigenrat zur Begutachtung der Entwicklung im Gesundheitswesen 2006, S. 184).

Voraussetzungen zur Förderung von Settingsprojekten durch die Krankenkassen
("Leitfaden Prävention" der Spitzenverbände der Krankenkassen in der Fassung vom Juni 2008)

„Ziel der Gesundheitsförderung nach dem Setting-Ansatz ist es, unter aktiver Beteiligung der Betroffenen (Partizipation) die jeweiligen Gesundheitspotenziale und -risiken im Lebensbereich zu ermitteln und einen Prozess geplanter organisatorischer Veränderungen anzuregen und zu unterstützen. Dieser Prozess soll über die Schaffung gesundheitsgerechter Verhältnisse die gesundheitliche Situation der Betroffenen nachhaltig verbessern. Dafür soll u. a. die Kooperationsfähigkeit innerhalb des jeweiligen Settings sowie zwischen verschiedenen gesellschaftlichen Organisationen, Institutionen oder informellen Gruppen ausgebaut werden (Vernetzung). Denn der erfolgversprechende ganzheitliche Ansatz lässt sich nur realisieren, wenn die originär zuständigen Träger und weitere Akteure mit ihren jeweiligen Kompetenzen und finanziellen wie personellen Ressourcen zusammenwirken. Parallel und verknüpft mit dem Bemühen, Gesundheit als Organisationsprinzip in Settings zu integrieren und zu etablieren, sollte weiterhin auch die persönliche Handlungsfähigkeit des Einzelnen für die Gestaltung seiner gesundheitlichen Lebensbedingungen gestärkt werden (Empowerment) und auch der Einzelne zu gesundheitsgerechtem Verhalten motiviert und befähigt werden.

Ein besonderer Vorteil von Settings besteht auch darin, dass sich einerseits sozial Benachteiligte dort am besten erreichen lassen (aufsuchende Information und Intervention), andererseits jegliche Form einer kontraproduktiven Stigmatisierung vermieden wird, da in diesen Settings nicht ausschließlich sozial Benachteiligte anzutreffen sind ... Grundsätzlich kommt eine Förderung durch die Krankenkassen nur in Betracht, wenn Settingträger einen angemessenen Anteil an Eigen-/Drittmitteln – auch in Form geldwerter Leistungen – in die Aktivitäten einbringen und weitere für die Settings verantwortliche Partner inhaltlich und finanziell eingebunden sind. Eine Förderung kann nur dann erfolgen, wenn sich die im bzw. für das Setting Verantwortlichen zur Teilnahme an Qualitätssicherungsmaßnahmen verpflichtet haben" (Seite 8 ff.).

„Maßnahmen nach dem Setting-Ansatz können von Krankenkassen finanziell oder durch eigene Fachkräfte (z. B. durch Beratung, Moderation und Projektmanagement) in folgenden Bereichen unterstützt werden:

- Bedarfserhebung
- Umsetzung verhaltenspräventiver Maßnahmen
- Öffentlichkeitsarbeit
- Fortbildung von Multiplikatoren in Prävention und Gesundheitsförderung
- Dokumentation, Evaluation und Qualitätssicherung

Die Maßnahmen müssen die nachstehenden Förderkriterien erfüllen:

- Für die geplanten Aktivitäten besteht ein eindeutig erkennbarer Bedarf.
- Es werden insbesondere sozial benachteiligte Zielgruppen in ihren Lebensumfeldern erreicht.
- Eine gesundheitsfördernde Gestaltung von Lebensräumen für diese Zielgruppen wird initiiert.
- Die für das jeweilige Setting zuständigen Hauptakteure sind in die Planung und Durchführung kooperativ eingebunden.
- Die geplanten Aktivitäten führen über die Krankheitsvermeidung hinaus zu einer Stärkung von gesundheitsfördernden und -schützenden Rahmenbedingungen.
- Der Projektverlauf und seine Ergebnisse werden im Projektteam regelmäßig reflektiert und bewertet (Qualitätssicherung).
- In die Maßnahmenplanung und -durchführung sind die Zielgruppen aktiv einbezogen, um sie zu gesundheitsförderlichem Verhalten zu befähigen (Empowerment).
- Die geplanten Aktivitäten münden in einer dauerhaften Verstetigung des Prozesses.
- Die geplanten Aktivitäten führen zu einer weiteren Vernetzung zwischen Institutionen – auch außerhalb des Gesundheitsbereichs im engeren Sinn – und fördern eine konstruktive Zusammenarbeit.
- Der für das Setting zuständige Träger bringt einen angemessenen Anteil an Eigen-/Drittmitteln – auch in Form geldwerter Leistungen – in die projektbezogenen Aktivitäten ein" (Seite 20).

Download unter: www.gkv-spitzenverband.de/Prävention.gkvnet

Die Umsetzung des Settingansatzes ist ein komplexer und langfristiger Prozess, der sich auf folgende Grundorientierungen stützt:
- ein ökologisches Modell der Gesundheitsförderung, das die Gesundheit als Zusammenspiel vielfältiger sozioökonomischer, organisatorischer, individueller und Umweltfaktoren versteht,
- die Betonung von Gesundheit und Wohlbefinden, anstelle von Erkrankungen,
- die Ausrichtung auf alle Mitglieder des Settings und nicht nur auf bestimmte Individuen oder Risikogruppen,
- eine ganzheitliche Sicht von Gesundheit,
- ein system-orientierter Ansatz, der ein Setting als dynamisches System komplexer Interaktionen der Lebensbedingungen innerhalb und außerhalb des Settings versteht,
- ein Ansatz, der versucht, die Verantwortung für die Gesundheit in die Hände des gesamten Settings bzw. seiner Organisation zu legen und sie dazu befähigt, ihre eigenen Vorstellungen, Kompetenzen und Ressourcen zur Entwicklung eines dauerhaften gesundheitsfördernden Settings umzusetzen.

Die Vorteile des Settingansatzes liegen auf der Hand, sind aber nicht leicht zu quantifizieren. Sie umfassen die partnerschaftliche und interdisziplinäre Zusammenarbeit, die Integration der Gesundheitsförderung in die Organisationsstrukturen des Settings (einschließlich dessen Systeme zur Qualitätssicherung und Rechenschaftspflicht) sowie die Einbeziehung der grundlegenden Determinanten der Gesundheit. Angesichts der Komplexität des Settingansatzes ist es nicht verwunderlich, dass die Evaluationsergebnisse und Nachweise seiner Wirksamkeit noch relativ mager sind. „Der Settingansatz wurde mehr durch einen Akt des Vertrauens in diesen Ansatz legitimiert als durch eindeutige Forschungs- und Evaluationsergebnisse ... deshalb bedarf es weit mehr Untersuchungen bzw. Nachweise zur Wirksamkeit seiner praktischen Umsetzung" (St Leger 1997, S. 100, Dooris 2005).

Dieser Teil des Buches beschäftigt sich mit fünf zentralen Settings:
- den Schulen,
- den Betrieben,
- dem Wohnviertel bzw. Quartier,
- den Krankenhäusern,
- und den Gefängnissen.

Zwar wird jedem dieser Settings ein separates Kapitel gewidmet, aber es ist wichtig daran zu erinnern, dass Settings nie für sich alleine stehen, sondern immer Teil weiterer größerer Systeme sind. Schulen, Betriebe und Einrichtungen der primären Gesundheitsversorgung sind alle ein Teil des sozialen Wohnumfeldes und die Menschen bewegen sich ständig innerhalb und zwischen diesen Settings. Auch die Gefängnisse stehen nicht außerhalb der Kommunen und beeinflussen deren Beschäftigungssituation und Verkehrswesen. Es gibt aber noch viele andere Settings in einer Gesellschaft, die zu gesundheitsfördernden Settings entwickelt werden könnten wie z. B. die Kindertagesstätten (siehe Kasten). Tones & Tilford (2001) vertraten deshalb die Ansicht, dass der Settingansatz nur dann langfristige Auswirkungen auf die Gesundheit der Menschen erzielen kann, wenn „die verschiedenen Settings kongruente Ziele teilen und entsprechend synergetisch zusammenwirken".

> **Gesundheitsfördernde Kindertagesstätten (KiTas)**
>
> KiTas eignen sich in besonderer Weise als Setting der Gesundheitsförderung, weil hier Kinder in einer Lebensphase erreicht werden, in der gesundheitsförderliche Erlebens- und Verhaltensweisen entscheidend geprägt werden. KiTas können auch die gesundheitlichen Rahmenbedingungen in den Familien positiv beeinflussen, denn insbesondere in der frühen Lebensphase von Kindern haben Eltern ein großes Interesse an der gesunden Entwicklung ihres Kindes. Die Schaffung gesundheitsförderlicher Strukturen und Abläufe in den KiTas kann auch zur Verringerung der Belastungen und damit zur Verbesserung der Gesundheit der Erzieher/-innen beitragen (www.gkv-spitzenverband.de/Prävention.gkvnet).

Jedes der folgenden Kapitel geht der Frage nach, warum das jeweilige Setting für die Gesundheitsförderung geeignet ist, identifiziert die Faktoren des Settings, die auf die Gesundheit einwirken und beschreibt einige gesundheitsfördernde Maßnahmen, die in diesen Settings durchgeführt wurden.

Literatur und Websites

1. Neu eingefügte deutschsprachige Quellenangaben und Websites

Bauer, U., Bittlingmayer, U. 2006. Zielgruppenspezifische Gesundheitsförderung. In: Handbuch der Gesundheitswissenschaften, S. 781 ff. (Hrsg.) Hurrelmann et al., Juventa Verlag, Weinheim.

Friedrich-Ebert-Stiftung 2006. Prävention und Gesundheitsförderung – ein Programm für eine bessere Sozial- und Gesundheitspolitik, S. 13 Der Setting-Ansatz. Download unter: www.fes.de/aspol

Großmann, R., Scala, K. 2006. Gesundheit durch Projekte fördern. Kapitel 6, Der Setting-Ansatz. Juventa Verlag, Weinheim. *Siehe unter diesem Begriff auch die Leitbegriffe: www.leitbegriffe.bzga.de*

Sachverständigenrat zur Begutachtung der Entwicklung im Gesundheitswesen (Hrsg.) 2006. Koordination und Qualität im Gesundheitswesen, Band 1, S. 183 ff. Verlag W. Kohlhammer, Stuttgart.

Schwartz, F. W. et al. (Hrsg.) 2002. Das Public Health Buch. Gesundheit und Gesundheitswesen. Kapitel 10: Gesundheitsförderung und Prävention. 2. Auflage. Verlag Urban Fischer, München.

Spitzenverbände der Krankenkassen. Leitfaden Prävention (Fassung vom Juni 2008). (www.gkv-spitzenverband.de/Prävention.gkvnet)

2. Literaturempfehlungen der englischen Originalausgabe

Department of Health 1992 The health of the nation. HMSO, London.

Department of Health 2004 Choosing health: making healthy choices easier. Stationery Office, London.

Dooris M 2005 Healthy settings: challenges to generating evidence of effectiveness. Health Promotion International 21: 55–65.

St Leger L 1997 Health promoting settings: from Ottawa to Jakarta. Health Promotion International 12: 99–101.

Tones K, Green J 2006 Health promotion: planning and strategies. Sage, London.

Tones K, Tilford S 2001 Health promotion: effectiveness, efficiency and equity. 2nd edn. Chapman & Hall, London.

WHO 1985 Targets for health for all. WHO Regional Office for Europe, Copenhagen.

WHO 1986 Ottawa charter for health promotion. WHO, Geneva.

13 Gesundheitsförderung in Schulen

Kernpunkte
- Das Setting Schule
- Der Zusammenhang zwischen Schule, Gesundheitsbildung und Gesundheit
- Strukturen und Inhalte der Gesundheitsförderung in den Schulen
- Die „Gesundheitsfördernde Schule"
- Wirksamkeit der Gesundheitsförderung in den Schulen

Übersicht

Die Vorstellung, dass die Schule die Gesundheit junger Menschen fördern kann, ist nicht neu. Die Einrichtung der Schulgesundheitsdienste und die Pflicht der Schulträger, Schulmahlzeiten und Sportunterricht bereitzustellen, sind Beispiele dafür, dass die Schule schon seit Langem als ein zentrales Setting der Gesundheitsförderung gesehen wird. Durch dieses Setting können praktisch alle Kinder und Jugendlichen erreicht und zu gesünderen Lebensweisen angehalten werden.

Relativ neu ist dagegen das Konzept einer „Gesundheitsfördernden Schule". Die Weltgesundheitsorganisation (WHO) hat es als ein Setting definiert, „in dem alle Mitglieder der Schulgemeinschaft zusammenarbeiten, um ihre Schüler und Schülerinnen mit integrierten positiven Erfahrungen und Strukturen zur Förderung und zum Schutz ihrer Gesundheit zu versorgen. Dazu gehören sowohl die formellen und informellen Lehrpläne zur Gesundheit, die Schaffung eines sicheren und gesunden Schulumfeldes, die Bereitstellung angemessener Gesundheitsdienste und die Einbeziehung der Familien und des weiteren lokalen Umfeldes zur Förderung der Gesundheit der Schülerinnen und Schüler" (WHO 1995). Die Schule wird damit in ihren gesamten Settingsbezügen gesehen, von denen praktisch alle Aspekte des Schulalltages betroffen sind.

Lern- und Arbeitsplatz Schule gesundheitsfördernd gestalten

„Mit dem Settingansatz soll es Schulen ermöglicht werden, Schulentwicklungsprozesse voranzutreiben, die den Lern- und Arbeitsplatz Schule gesundheitsfördernd gestalten. Einbezogen werden dabei sowohl die Schüler und Schülerinnen, die Lehrkräfte, die Väter und Mütter, das nicht unterrichtende Personal sowie das kommunale Umfeld der Schule" (Altgeld u. Kolip, 2007. In: Lehrbuch Prävention und Gesundheitsförderung. Hrsg.: Hurrelmann, Klotz u. Haisch, S. 47).

Das heißt, zu einer gesundheitsfördernden Schule gehören nicht nur die Lehrangebote zum Thema Gesundheit, sondern alle pädagogischen, organisatorischen, ethischen, kulturellen und politischen Aktivitäten der Schule, einschließlich der Aufgabe der Schulen, die Schüler und Schülerinnen und deren Eltern bei Bedarf mit den entsprechenden Gesundheits- und Sozialdiensten in Verbindung zu bringen. Dieses Kapitel beschäftigt sich mit dem körperlichen, geistigen und sozialen Wohlbefinden junger Menschen und den Möglichkeiten, wie die Schulen durch die Neugestaltung ihrer Lehrpläne und vor allem ihrer Alltagsaktivitäten zu einflussreichen Akteuren und Akteurinnen der Gesundheitsförderung werden können.

Warum ist die Schule ein zentrales Setting der Gesundheitsförderung?

Die Schule wird als wichtiges Setting der Gesundheitsförderung gesehen, weil durch sie Heranwachsende aus allen Schichten über viele Jahre hinweg erreicht werden können. Die besondere Bedeutung der Schule basiert auch auf der Erkenntnis, dass das Wissen, die Einstellungen und Verhaltensweisen im Umgang mit Gesundheit und Krankheit bereits im frühen Kindesalter erworben werden.

Denken Sie an Ihre eigenen Erfahrungen, die Sie während Ihrer Schulzeit mit der Gesundheitsförderung hatten. Empfanden Sie diese als adäquat und ausreichend?

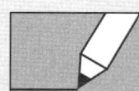

Gehen Sie die folgenden Aussagen über die Ziele der Gesundheitsförderung für Jugendliche durch und kreuzen Sie an, für wie wichtig Sie die jeweilige Aussage halten.

Gesundheitsförderung sollte:

	sehr wichtig	wichtig	nicht so wichtig	überhaupt nicht wichtig

1. Darüber aufklären, wie der menschliche Körper aufgebaut ist und funktioniert.
2. Positive persönliche und soziale Beziehungen stärken helfen.
3. Jugendliche lehren, fit zu bleiben und sich gesund zu fühlen.
4. Jugendliche befähigen, ihre Entscheidungen auf einer soliden Wissensbasis verantwortungsvoll zu treffen.
5. Jugendliche darüber informieren, wo sie ggf. Hilfe von lokalen Diensten erhalten können.
6. Jugendliche über die Gefahren bestimmter Verhaltensweisen aufklären, z. B. über die Einnahme von Drogen.
7. Jugendlichen helfen, ihre Gefühle und Emotionen auszudrücken.
8. Jugendliche lehren, dass man auch „Nein Danke" sagen kann.
9. Jugendlichen das Wunderwerk des menschlichen Körpers bewusst machen, damit sie besser auf ihren Körper achten und ihn nicht unnötig schädigen.
10. Jugendliche von ungesunden Verhaltensweisen abhalten, indem man ihnen die damit verbundenen Risiken für ihre Gesundheit deutlich macht.
11. Jugendliche auf ihre künftige Elternrolle vorbereiten.
12. Jugendliche über Sexualität, Pubertät und Empfängnisverhütung aufklären.
13. Jugendliche darüber aufklären, wie sie die mit dem Drogenkonsum und dem Geschlechtsverkehr verbundenen Risiken reduzieren können.
14. Jugendliche zu einem mündigen und sich aktiv einsetzenden Bürger erziehen.
15. Jugendlichen zeigen, wie sie besser mit ihrem Stress umgehen können.
16. Jugendliche befähigen, wie sie Beziehungen aushandeln und zur Geltung bringen können.
17. Jugendlichen beim Aufbau ihres Selbstwertgefühls helfen.

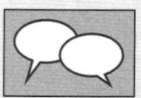

Welche Faktoren würden Sie als wichtig ansehen, um bei Jugendlichen gesündere Verhaltensweisen zu fördern?

Die Kindheit und die Phase des Erwachsenwerdens sind eine Zeit großer Veränderungen, in denen die Kinder und Jugendlichen Gewohnheiten und Einstellungen annehmen, die sie oftmals bis an ihr Lebensende beibehalten. Eine der Aufgaben einer gesundheitsfördernden Schule ist es deshalb, die Kinder und Jugendlichen dazu zu befähigen gesunde Lebensweisen zu entwickeln. Besonders die Phase des Erwachsenwerdens ist eine Zeit hoher Risikobereitschaft und Probleme entstehen dann, wenn die Jugendlichen sich über den vollen Umfang der Risiken nicht bewusst sind. Die Auswirkungen des Zigarettenrauchens, des übermäßigen Alkohol- und Drogenkonsums und der mangelnden körperlichen Bewegung kommen erst in späteren Jahren zum Tragen.

Es gibt Hinweise dafür, dass ein Risikoverhalten in einem Bereich auch zu einem Risikoverhalten in anderen Bereichen führen kann. Eine jüngere Studie unter 15-jährigen britischen Jugendlichen zeigte, dass die Wahrscheinlichkeit, während der vergangenen vier Wochen Cannabis genommen zu haben, zwölf Mal höher war, wenn in der vergangenen Woche Alkohol konsumiert wurde und acht Mal höher, wenn in der vergangenen Woche auch geraucht wurde (National Centre for Social Research and National Foundation for Educational Research 2005). Ähnlich waren die Ergebnisse bei 13 und 14 Jahre alten Mädchen und Jungen, von denen zwei Fünftel sagten, dass sie bei ihrem ersten Geschlechtsverkehr unter dem Einfluss von Alkohol oder Cannabis standen (Wight et al. 2000). Obwohl das Jugendalter sehr stark von den „Peer Gruppen" beeinflusst wird, bietet das Setting Schule dennoch gute Kommunikationsmöglichkeiten mit den Jugendlichen und ein geschütztes Lernumfeld, in dem neue Fähigkeiten gelernt und praktiziert werden können.

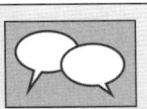

Wie könnten die Lernleistungen der Kinder durch ihre Gesundheit beeinflusst werden?

Es gibt auch einen Zusammenhang zwischen der Gesundheit und Lernfähigkeit. Die Schulerfahrungen der Jugendlichen beeinflussen die Entwicklung ihres Selbstwertgefühls, ihre Selbstwahrnehmung und ihr Gesundheitsverhalten. Schüler und Schülerinnen mit schwachen Schulleistungen, einem geringen Bildungsanspruch und einer hohen Abwesenheitsrate greifen früher riskante Verhaltensweisen auf wie z. B. den Konsum von Drogen (Canning et al. 2004). Die Anwesenheit in der Schule ist von besonderer Wichtigkeit und die Bereitstellung von Schulmahlzeiten, z. B. durch Frühstücksklubs, kann zur Verbesserung der Anwesenheitsraten beitragen. Es gibt Belege dafür, dass eine gute Verpflegung in den Schulen dazu beitragen kann, die Aufmerksamkeit, Konzentration und gesamte kognitive Entwicklung zu verbessern (Powney et al. 2000).

Gesundheitsförderung in den Schulen

Die Entwicklung der Gesundheitserziehung und Gesundheitsförderung in den Schulen spiegelt vielfältige Ansätze wider. Die Gesundheitserziehung war in erster Linie von der medizinisch-naturwissenschaftlichen Sichtweise der Gesundheit geprägt und in vielen Ländern war sie fast ausschließlich mit Themen der Hygiene, Ernährung und körperlichen Bewegung befasst. In den 70er-Jahren erfolgte allmählich der Wandel hin zur „kindgerechten Erziehung" und die eingesetzten Methoden versuchten durch Formen des „Erfahrungslernens" die Entwicklung von mehr Selbstständigkeit und Eigenverantwortung zu fördern.

Heute wird die Gesundheitsförderung in den Schulen eng mit der personalen und sozialen Entwicklung der Kinder und Jugendlichen verbunden. Sie sollen in die Lage versetzt werden, selbst ihr Leben zu bestimmen und Aufgabe der Schule ist es, deren Selbstwertgefühl und Selbstbewusstsein zu fördern. Der Schwerpunkt liegt auf dem *Prozess* der Erziehung und der Suche nach Lehr- und Lernstrategien, die zum Nachdenken anregen und das Selbstbewusstsein der Schüler und Schülerinnen stärken helfen. Auch die Programme zur Gesundheitsförderung orientieren sich stärker an den Bedürfnissen der Kinder und Jugendlichen. Dennoch bleibt die Gesundheitsförderung in den Schulen lückenhaft und legt ihren Schwerpunkt häufig mehr auf die Vermittlung von Wissen als auf die Entwicklung von Kompetenzen. Dafür gibt es viele Gründe. Einer davon ist die mangelnde Lehrerausbildung in diesem Bereich, ein anderer sind die wechselnden Vorgaben der Regierungen über die Inhalte der Gesundheitsförderung in den Schulen. Neben den Versuchen zur Förderung von mehr Autonomie und Entscheidungskompetenzen existieren aber auch noch die traditionellen Ansätze. So bezieht sich vieles, was an Gesundheitsförderung in den Schulen angeboten wird, auf die bloße Vermittlung von Informationen über die gesundheitsschädigenden Auswirkungen bestimmter Verhaltensweisen, wie z. B. das Zigarettenrauchen oder den Konsum anderer Drogen.

Die Sexualaufklärung in den Schulen spiegelt diese unterschiedlichen Ansätze der Gesundheitsförderung wider, indem sie ihren Schwerpunkt von der rein biologischen Aufklärung auf die Vermittlung emotionaler Aspekte, Werte und Lebensbewältigungsfähigkeiten verlagert (s. auch den Kasten „Sexualaufklärung in Deutschland").

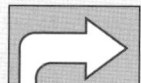

Sexualaufklärung in England

Nach der Revision der Inhalte der Sexualaufklärung im Jahre 1999 und den Berichten über die zunehmenden Teenagerschwangerschaften wurden für die Schulen in England folgende neue Richtlinien zur Sexualaufklärung herausgegeben (Department for Children, Schools and Families 2000):

- Ziel der Sexualaufklärung ist die Unterstützung der jungen Menschen bei der Entwicklung ihres körperlichen, emotionalen und sittlichen Verhaltens. Sie soll das notwendige Verständnis und die Fähigkeiten entwickeln, um ein zufriedenes, gesundes und selbstständiges Leben führen zu können,

- die Sexualaufklärung ist ein Kernpunkt der Gesundheitsförderung in den Schulen,

- dazu gehört die Auseinandersetzung mit den Beziehungen vor und nach der Heirat,

- die Sexualaufklärung soll zwar nicht zu frühen sexuellen Erfahrungen ermutigen, aber dennoch Wissen und Fähigkeiten im Umgang mit der eigenen Sexualität aufbauen,

- jede Schule muss, in Abstimmung mit der ganzen Schulgemeinde, eine adäquate Politik zur Sexualaufklärung haben,

- alle Lehrer sollten offen, ehrlich und sensibel mit der Sexualaufklärung umgehen, aber nicht irgendwelche besonderen Orientierungen propagieren.

Sexualaufklärung in Deutschland

Die schulische Sexualaufklärung in Deutschland kennt keine nationalen Richtlinien wie in Großbritannien. In den 16 deutschen Bundesländern erarbeiten die jeweilig zuständigen Ministerien unabhängig voneinander ihre Schulgesetze, Richtlinien und Lehrpläne. Einen umfassenden vergleichenden Überblick über die föderalen Erlasse und Richtlinien gibt die BZgA-Expertise von Hilgers (2004). Über die Entwicklungslinien und gegenwärtigen Handlungsfelder und Methoden der Sexualerziehung und Sexualpädagogik in Deutschland informiert wissenschaftlich Sielert (2007). Qualifizierungsmaßnahmen im Bildungs-, Sozial- und Gesundheitswesen können auf das Rahmencurriculum „Sexualpädagogische Kompetenz" zurückgreifen (BZgA 2001 – vgl. auch die umfangreichen Materialien für Multiplikatorinnen und Multiplikatoren der Sexualpädagogik auf www.sexualaufklaerung.de sowie für registrierte Lehrkräfte auf www.schule.loveline.de).

Die „Gesundheitsfördernde Schule"

Die „Gesundheitsfördernde Schule" ist ein international weit verbreiteter Settingansatz zur Verbesserung der Gesundheit der Schülerinnen und Schüler sowie der Lehrerinnen und Lehrer in einer systematischen und umfassenden Weise (siehe Abb. 13.1). Wenn die Entwicklung von der „Gesundheitserziehung in den Schulen" zu einer „Gesundheitsfördernden Schule" erfolgen soll, dann muss deren Einfluss als eigene gesundheitsfördernde Umwelt und Teil einer größeren kommunalen Gemeinschaft mit in Betracht gezogen werden.

Abb. 13.1
Die „Gesundheitsfördernde Schule"

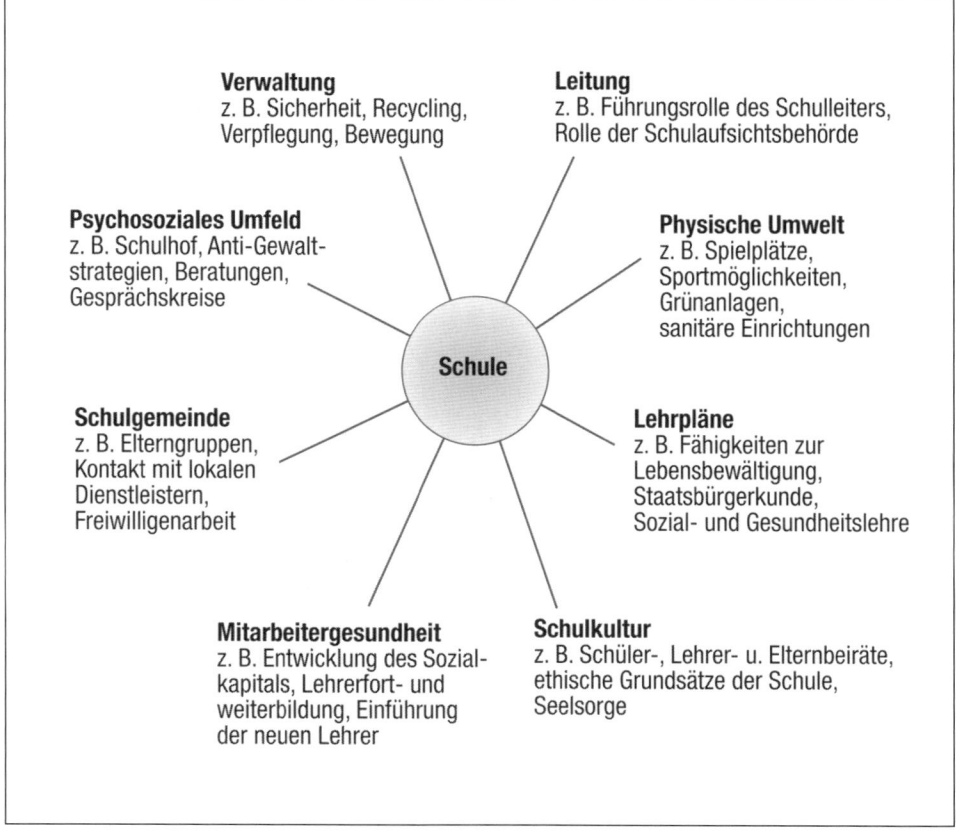

Die „Gesundheitsfördernde Schule" zielt auf den gesamten Kontext der Schule, einschließlich deren Ethik, Leitungs- und Organisationsstrukturen, Lehrpläne sowie deren gesamtes psychisches, soziales und physisches Lernumfeld. Alle diese Teile müssen sich gegenseitig ergänzen und unterstützen, um eine synergetische Wirkung zu entfalten. Die dabei ablaufenden Prozesse haben gesundheitsfördernde, aber auch gesundheitsschädigende Potenziale, wie die vielfältigen Probleme in den Schulen zeigen. Aufgabe der Gesundheitsförderinnen und Gesundheitsförderer ist es deshalb, dafür zu sorgen, dass diese Prozesse gesundheitsfördernd ablaufen. Erziehungswissenschaftler sprechen schon lange von „versteckten Lehrplänen" durch die alltäglichen Erfahrungen, die Kinder und Jugendliche mit ihrer Umwelt bzw. ihren Kontakten und Beziehungen in der Schule machen. Das „Europäische Netzwerk Gesundheitsfördernder Schulen" wurde 1992 von der WHO initiiert.* Zu seinen Grundsätzen gehören (St Leger 2005):

* Deutschland war an diesen internationalen Entwicklungen mit zwei Modellversuchen, in denen Schulen aus fast allen Bundesländern vertreten waren, maßgeblich beteiligt (siehe die ausführlichen Beschreibungen in „Gesundheitsfördernde Schulen – Konzept, Projektergebnisse, Möglichkeiten der Beteiligung" Barkholz u. Paulus 1998).

- die Förderung der Gesundheit der Lernenden und Lehrenden,
- der Einsatz für soziale Gerechtigkeit und Chancengleichheit,
- die Beteiligung der Lernenden und deren Empowerment,
- die Bereitstellung eines sicheren und unterstützenden Lernumfeldes,
- die Verbindung der Gesundheit mit dem Lehr- und Lernsystem,
- die Zusammenarbeit mit dem lokalen Umfeld der Schule,
- die Integration der Gesundheitsförderung in die laufenden Schulaktivitäten,
- die Einbeziehung der Eltern und Familien in die Gesundheitsförderung.

Aktuelle Definitionen der „Gesundheitsfördernden Schule" im deutschsprachigen Raum

„Die Gesundheitsfördernde Schule setzt sich explizit mit Themen der Gesundheitsförderung auf allen Ebenen des Schulgeschehens (Unterricht, Team, Schulorganisation, Vernetzung, Curriculum) auseinander und verpflichtet sich zu entsprechenden Maßnahmen. Damit trägt sie zur Verbesserung der Bildungs- und Schulqualität und zur Entfaltung und Förderung der Gesundheit und des Wohlbefindens aller an der Schule Beteiligten bei. Sie orientiert sich dabei an einem ganzheitlichen Gesundheitsbegriff und richtet ihre Arbeit nach den Prinzipien der Gesundheitsförderung der Ottawa-Charta aus: Partizipation, Befähigung zum selbst bestimmten Handeln, Ressourcenorientiertheit, Langfristigkeit und Pädagogik der Vielfalt Chancengleichheit bezüglich Geschlecht, sozialer, ethnischer und religiöser Herkunft." (Schweizerisches Netzwerk Gesundheitsfördernder Schulen, „Wir werden eine gesundheitsfördernde Schule", 2009, S. 4 www.gesunde-schulen.ch/data/data_498.pdf).

„Eine gesunde Schule verständigt sich über ihren Bildungs- und Erziehungsauftrag, setzt ihn erfolgreich um und leistet damit einen Beitrag zur Bildung für nachhaltige Entwicklungen. Sie weist gute Qualitäten in folgenden Bereichen aus und sorgt für deren stetige und nachhaltige Verbesserung durch Schulentwicklung:

- **Pädagogische Wirkungen und Bildungs- und Erziehungserfolg:** Sie fördert bei den Schülerinnen und Schülern Kompetenzen und Haltungen, die ihre Bereitschaft zum lebenslangen Lernen stärken und sie befähigen, in einer sich verändernden Gesellschaft ein erfolgreiches und gesundes Leben zu führen.

- **Qualitätsentwicklung von Schule und Unterricht:** Sie wendet bei der Gestaltung der Strukturen und Prozesse von Schule und Unterricht konsequent Erkenntnisse der Gesundheits- und Bildungswissenschaften an.

- **Gesundheitsbildung und -erziehung:** Sie fördert das Gesundheits- und Sicherheitsbewusstsein und die Gesundheitskompetenzen von Schülerinnen und Schülern." (Brägger, Paulus, Posse 2005 – www.anschub.de)

> **Politische Unterstützung der „Gesundheitsfördernden Schule" am Beispiel Hessen**
>
> Im Bundesland Hessen können sich Schulen als „Gesundheitsfördernde Schulen" zertifizieren lassen, wenn sie die folgenden Kriterien bzw. Standards erfüllen (Hessisches Kultusministerium 2006, S. 3):
>
> - „Ein Beschluss der Schulkonferenz (Gesamtkonferenz) zum Erwerb des Gesamtzertifikats ‚Gesundheitsfördernde Schule' als ein Schulentwicklungsziel liegt vor.
> - Die ‚Gesundheitsfördernde Schule' ist als Profilmerkmal im Leitbild und Schulprogramm ausgewiesen.
> - Die Umsetzung der Arbeitsschutz- und Arbeitssicherheitsbestimmungen (‚Arbeitsschutz, Sicherheit und Gesundheitsschutz an Schulen'; Erlass vom 04. Juni 2002, ABl. S. 658 ff.)
> - Die Umsetzung des Schulgesetzes zur ‚Rauchfreien Schule' ist gesichert und wird regelmäßig überprüft.
>
> Darüber hinaus setzt das Zertifikat ‚Gesundheitsfördernde Schule' die Dokumentation von vier Teilzertifikaten voraus:
>
> - Ernährung
> - Bewegung
> - Sucht- und Gewaltprävention
> - Ein eigenes gesundheitsbezogenes Profilelement (Hier können die Bereiche Umwelterziehung, ökologische Bildung und Verkehrserziehung mit ihren Bezügen zur ‚Gesundheitsfördernden Schule' realisiert werden."
>
> Als verbindliche Arbeitsschwerpunkte sind im hessischen Zertifizierungsprozess für eine „Gesundheitsfördernde Schule" vorgeschrieben:
>
> - integriert gesundheitsrelevante Themen und Methoden in Unterricht und Schulleben,
> - schafft in der Schule konkrete Erfahrungsmöglichkeiten mit Themen der Gesundheit,
> - unterstützt die Entwicklung von Lebenskompetenzen (Life Skills) der Schülerinnen und Schüler,
> - entwickelt Unterrichtsmethoden, die individuelles, eigenverantwortliches und soziales Lernen ermöglichen,
> - beachtet bei der Gestaltung von Räumen und Zeiten die Gesundheit der in der Schule Tätigen,
> - stärkt die erzieherischen Komponenten und bezieht die Eltern aktiv in die Planung und Durchführung des Gesamtkonzepts mit ein,
> - ermöglicht die Fortbildung der Lehrerinnen und Lehrer sowie des Verwaltungspersonals und der Eltern zu gesundheitsbezogenen Themen,
> - fördert die Gesundheit der Lehrerinnen und Lehrer,
> - kooperiert mit außerschulischen Einrichtungen,
> - arbeitet eng mit dem Schulträger unter dem Aspekt gesundheitsfördernder Maßnahmen zusammen,
> - ist bereit auf dem Gebiet der Gesundheitsförderung mit anderen Schulen zusammenzuarbeiten,
> - ist bereit die Arbeit zu präsentieren (gegenseitiger Austausch innerhalb eines Netzwerkes)" (Hessisches Kultusministerium 2006, S. 4).
>
> Für weitere Beispiele in anderen Bundesländern siehe die weiterführenden deutschsprachigen Literaturempfehlungen und Websites am Ende dieses Kapitels.

Auch für das Setting Schule gilt, wie das obige Beispiel zeigt, dass eine wirksame gesundheitsfördernde Settingsentwicklung nur dann möglich ist, wenn sie sich auf einen politisch und organisatorisch festgelegten Rahmen stützen kann und entsprechend koordiniert wird. In England wurden 2002 die nationalen Standards für gesunde Schulen eingeführt. Wie alle anderen Auszeichnungssysteme ermutigen diese zur Erreichung der gesetzten Standards. Voraussetzung dafür ist das Vorhandensein von Organisationsstrukturen, die es ermöglichen, dass die Aspekte der Gesundheit auch in den Alltag der Schule integriert werden können.

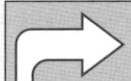

Das nationale „Gesunde Schule"-Programm in England

Das nationale „Gesunde Schule"-Programm in England ist eine Initiative der Regierung zur Verbesserung der Gesundheit und Leistungsfähigkeit der Kinder und Jugendlichen. Den inhaltlichen Schwerpunkt bilden dabei die folgenden vier Themen:

1. Die persönliche und soziale Gesundheit und Leistungsfähigkeit.
2. Die gesunde Ernährung.
3. Die Bewegung.
4. Die psychische und emotionale Gesundheit.

Das Programm verfolgt einen Ansatz, der die ganze Schule einbezieht, mit dem Ziel:

- die Kinder und Jugendlichen bei der Entwicklung gesunder Verhaltensweisen zu unterstützen,
- ihnen bei der Verbesserung ihrer Leistungsfähigkeit zu helfen,
- gesundheitliche Chancenungleichheiten zu reduzieren und
- ihnen bei ihrer sozialen Einbindung zu helfen.

Die Regierung hat das Ziel gesetzt, dass bis 2009 alle Schulen an diesem Programm teilnehmen und 75 % von ihnen diese neuen Standards erfüllen.

(www.healthyschools.gov.uk)

Leitlinien und Verfahren ihrer Umsetzung

Die Leitlinien einer Schule drücken ihre Wertvorstellungen aus. Schulen können Leitlinien entwickeln zur Chancengleichheit, zur Disziplin und Anerkennung, zum Gesundheitsschutz, zur Unfallverhütung, zu Drogen und den Umgang mit drogenbezogenen Vorfällen sowie zu verschiedenen Inhalten des Lehrplanes, einschließlich der Sexualaufklärung. Solche Leitlinien können „bloße Makulatur" bleiben, wenn sie nicht intensiv mit allen am Schulleben Beteiligten besprochen, klar formuliert, gezielt verteilt und in der Schule nachhaltig umgesetzt werden. Der Grad der Realisierung einer gesundheitsfördernden Schule lässt sich anhand des veränderten Schulalltages nachweisen sowie den Verfahren, wie diese Veränderungen zustande kamen. Die demokratische Mitentscheidung und Mitbestimmung der Schülerinnen und Schüler ist ein Kernelement jeder Gesundheitsfördernden Schule (vgl. hierzu als deutschsprachige Zusammenfassungen und Leitfäden: Brägger, Posse, Israel 2008 sowie Schweizerisches Netzwerk Gesundheitsfördernder Schulen 2009).

Die Ottawa-Charta beschreibt die Gesundheitsförderung als einen Prozess „den Menschen ein höheres Maß an Selbstbestimmung über ihre Gesundheit zu ermöglichen und sie damit zur Stärkung ihrer Gesundheit zu befähigen" (WHO 1986). Wie könnten die Schülerinnen und Schüler in den Schulen befähigt werden, mehr Selbstbestimmung über ihre Erziehung und Gesundheit auszuüben?

Schulklima

Die Qualität der sozialen Interaktionen unter den Schülerinnen und Schülern und mit den Lehrkräften tragen wesentlich zum sozialen Klima in den Schulen bei. Immer mehr Schulen erkennen, dass eine „gesunde Schule", die Wert auf gute soziale Beziehungen legt, den Lernprozess in den Vordergrund stellt und das Selbstwertgefühl der Schüler stärkt, auch zur Verbesserung der Qualität des Lernerfolges beiträgt. In den Grundschulen können sich die Lernenden und Lehrenden in bestimmten Abständen treffen, um über ihre persönlichen Einschätzungen und Gefühle zu bestimmten Vorkommnissen im Klassenzimmer oder Zuhause zu sprechen, wie z. B. Einschüchterungen, Gefühle des Versagens oder Erfolges, der Trennung und des Verlustes.

Lehrplan

Über die Kriterien eines effektiven Lehrplans wurde viel diskutiert. Heute besteht weitgehende Übereinstimmung darüber, dass dieser Lernmöglichkeiten anbieten sollte, die mit der sozialen und kognitiven Entwicklung der Schüler und Schülerinnen in Einklang stehen und dass ein spiralförmig angelegtes Unterrichtsprogramm, dass bestimmte Themen immer wieder neu aufgreift, am wirksamsten ist. Wie bereits erwähnt, gibt es in Großbritannien keine gesetzliche Pflicht zur Gesundheitsförderung und deren Integrierung in die Schulen ist sehr unterschiedlich. Das Thema Gesundheitsförderung eignet sich für Lehr- und Lernmethoden, die schüler-zentriert und partizipatorisch angelegt sind. Der Druck zur Erhöhung des Unterrichtspensums führte bei vielen Lehrenden jedoch zu einem Rückfall auf die traditionellen Methoden der Didaktik, die allgemein bekannt sind unter dem Slogan: „An die Tafel schreiben und darüber reden".

Das physische Umfeld

Das physische Umfeld, die bauliche Gestaltung und das Erscheinungsbild einer Schule können stimulierend oder deprimierend wirken. Schulen sollten für ein sauberes und sicheres Umfeld ohne Abfall und Wandkritzeleien sorgen, saubere Toiletten und einen einladenden, aber zugleich auch unfallsicheren Schuleingang haben. Es sollte in der Schule Bereiche zum Spielen, zum geselligen Beisammensein und zum ruhigen Studium oder Lesen geben.

Denken Sie zurück an Ihre eigene Grundschule und versuchen Sie, sich ein Bild vom Schulhof zu machen. War dieser eine gesundheitsfördernde physische Umwelt?

Verbindungen mit dem sozialen Umfeld

Ein wichtiges Kriterium für eine gesundheitsfördernde Schule sind die Kontakte und Verbindungen mit dem lokalen Umfeld, in dem die Schülerinnen und Schüler mit ihren Familien leben. Die Verbindungen der Eltern mit der Schule können von sehr unterschiedlicher Intensität sein. Sie können reichen von der Information über Schulereignisse und Anfragen zur finanziellen Unterstützung der Schule, über Rücksprachen zur Schulkleidung oder der Versorgung mit Schulmahlzeiten, bis hin zur aktiven Einbeziehung aller Eltern in die Entscheidungen zur Lehrplangestaltung, seelsorgerischen Betreuung und Schulausstattung. Eltern können auf das Schulleben einwirken, indem sie die Schulpläne lesen, an Elternabenden teilnehmen oder sich an „Frühstücksklubs" beteiligen. Eine Umfrage bei den Eltern über ihre Ansichten zur Gesundheitserziehung und Gesundheitsförderung zeigte, dass viele Eltern nicht wussten, was die Schulen zur Gesundheitsförderung überhaupt tun. Sie wurden diesbezüglich auch nicht nach ihrer Meinung gefragt, trotz der Tatsache, dass sie die Schule als einen der wichtigsten Einflussfaktoren auf das Gesundheitsbewusstsein ihrer Kinder ansahen (National Foundation for Educational Research 1997).

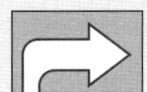

Die „Gesellschaftsschule"

Eine Schule in Belgien sah die Notwendigkeit zur sozialen Integration seiner vielfältigen ethnischen Gruppen beizutragen. Ein Weg zur Erreichung dieses Ziels war, die Eltern zur Teilnahme an Aktivitäten in der Schule zu bewegen. Die Schule nahm eine Feier zu ihrer Multikulturalität zum Anlass, die Eltern zu bitten, zu diesem Zweck für alle Schüler und Schülerinnen einen Imbiss aus Zutaten ihrer traditionellen Küche zuzubereiten. Viele Eltern beteiligten sich daran und sorgten auch für die entsprechende Dekoration und Musik. Alle Eltern wurden zudem zu einem kostenlosen Essen in die Schule eingeladen. Die Eltern gaben später an, dass dieses Projekt ihre anfänglichen Widerstände in die Schule zu kommen ausräumte und ihnen ermöglichte, Beziehungen mit anderen Eltern aufzunehmen.

Quelle: European Network of Health Promoting Schools (1997)

Die Schulen sind auch ein Teil des weiteren kommunalen Umfeldes und sollten diesem offen gegenüberstehen. Viele kommunale Einrichtungen und Dienste können den Schulen Unterstützung anbieten. Zum Beispiel bieten die Polizei- und Unfalldienste häufig Unterrichtsstunden zur Vermeidung von Unfällen an.

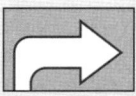

Wählen Sie eines der folgenden Ziele aus und stellen Sie für die Bereiche Leitlinien, Lehrplan, Schulklima, physisches und soziales Umfeld eine Liste von Indikatoren zusammen, die zeigen würden, dass es sich dabei um eine gesundheitsfördernde Schule handelt.

- Eine Schule, die für ihre Schüler/-innen ein sicheres und unfallfreies Umfeld schafft.

- Ein Schulklima, gekennzeichnet durch gegenseitigen Respekt und Verständnis.

- Eine Schule, welche die körperliche Bewegung ihrer Schüler/-innen fördert.

- Eine Schule, die mit Nahrungsmitteln und der Ernährung so umgeht, dass dies bei ihren Schüler/-innen die Bedeutung einer gesunden Ernährungsweise fördern hilft.

- Eine Schule, die einen klaren Kurs zum Medikamenten- und Drogenkonsum verfolgt.

- Eine Schule, die zu Fragen der Sexualität und sexueller Beziehungen einen Ansatz verfolgt, der die Schüler aufklärt und unterstützt.

Referenzrahmen schulischer Gesundheitsförderung
(Handreichung mit Indikatorenliste und Toolbox)

Diese für die Praxis hilfreiche Handreichung richtet sich an Personen, die in schulische Qualitätsentwicklung oder Projekte und Programme der Gesundheitsbildung und Gesundheitsförderung eingebunden sind. Dazu gehören Schulbeteiligte wie Schulleitungen, Lehrkräfte, nicht-unterrichtendes Personal sowie Schüler- und Elternvertreterinnen und -vertreter aller Schulformen. Sie können die Handreichung nutzen, um schulintern an der Qualitätsverbesserung ihrer Schule zu arbeiten. Diese Handreichung ersetzt nicht die in vielen Bundesländern eingeführten Rahmenkonzepte schulischer Bildungsqualität und deren Indikatorensysteme, sondern bietet eine Ergänzung aus gesundheitswissenschaftlicher Sicht.

Die Handreichung enthält neben einer theoretischen Einführung Indikatorenlisten, die darauf hinweisen:

- in welchen Bereichen die in Steuerungsgruppen, Gesundheitsteams oder in Gesundheitszirkeln zusammen arbeitenden Personen mit der Steigerung der Gesundheitsqualität die Bildungs- und Erziehungsqualität ihrer Schule verbessern können und
- welche Bereiche an der jeweiligen Schule besonders relevant sind, wo Überprüfungsbedarf besteht oder wo die Schule mit dem Erreichten aus gesundheitlicher Sicht zufrieden sein kann.

Die Indikatorenlisten sind als Selbstevaluationsverfahren konzipiert, die die Schulen in ihren Arbeitsgruppen zur Steuerung der Schulentwicklung nutzen können. Sie benennen unterschiedlichste **Gesundheitsinterventionen** aus folgenden Themenbereichen: Sicherheit und Unfallverhütung, Ernährung, Bewegung, Sucht und Drogen, Stressbewältigung (psychische Gesundheit, Wohlbefinden, Burn-out), Kohärenz (Verstehbarkeit, Machbarkeit, Sinnhaftigkeit), Selbstwert (Selbstwirksamkeit, Selbstvertrauen, Fähigkeit zum eigenständigen Handeln), Hygiene (Körperpflege), Sexualität, Gender Mainstreaming, Sozialkompetenz, Empathie, Kommunikation und Kooperation, Integration, Partizipation, Raumgestaltung und Mobiliar. Diese Gesundheitsinterventionen werden im Einzelnen im Kontext folgender **acht Bereiche der Qualität von Schule** erläutert und charakterisiert:

1. Die Rahmenbedingungen der Schule (z. B. Gefährdungsbeurteilung und Sicherheit an den Schulen).

2. Die Qualität der Schulkultur (z. B. das Schul- und Unterrichtsklima).

3. Die Schulführung und das Management (z. B. die Schulleitung, Schulaufsicht und pädagogische Führung).

4. Die Qualität der Kooperationen und Außenbeziehungen (z. B. die Elternarbeit und Elternmitwirkung).

5. Die Professionalität der Lehrkräfte (z. B. Teamarbeit, Lehrergesundheit und Gesundheitsmanagement).

6. Die Beurteilung der Lehr- und Lernprozesse (z. B. Merkmale guten Unterrichts und Schülerfeedback).

7. Die erreichten Ergebnisse und Erfolge in der Schule durch Gesundheitsinterventionen.

8. Das Qualitätsmanagement (z. B. Stärke-Schwäche-Analyse im Hinblick auf die Gesundheitsfördernde Schule).

Die abschließende „Toolbox" ist besonders hilfreich, weil sie eine Fülle von Materialien, Projekten, Websites und E-Mail-Adressen zu allen oben genannten Gesundheitsinterventionen und Schulqualitäten enthält.

Das von Prof. Paulus und Michaelsen-Gärtner von der Leuphana Universität Lüneburg im Auftrag des Bundesministeriums für Gesundheit in Zusammenarbeit mit dem Deutschen Forum Prävention und Gesundheitsförderung entwickelte Gesamtpaket, können Sie von der Internetseite der Bundeszentrale für gesundheitliche Aufklärung (www.bzga.de) unter „Gesundheit und Schule" herunterladen.

In diesem Zusammenhang sei auch unter der gleichen BZgA-Adresse auf die Fachpublikation Band 6 „Gesundheitsförderung durch Lebenskompetenzprogramme in Deutschland" hingewiesen. Sie gibt einen fundierten Überblick über 25, vorrangig im Schulkontext durchgeführte Programme und Kurse zur Lebenskompetenzförderung.

Wirksamkeit der Maßnahmen

Gesundheitsfördernde Maßnahmen in den Schulen reichen von Programmen über Aufbau und Funktionen des menschlichen Körpers, der Sexualaufklärung, Stressbewältigung und Integrationsförderung zu den mehr umfassenderen Programmen der „Gesundheitsfördernden Schule". Viele Programme zielen auf die Reduzierung gesundheitlicher Risiken (z. B. das Rauchen) oder orientieren sich mehr an der Vermittlung genereller Lebenskompetenzen, die auf die Stärkung des Selbstwertgefühls der Schüler und Schülerinnen und die Entwicklung ihrer sozialen und kommunikativen Fähigkeiten zielen. Die Programme können aber auch die Lehrerinnen und Lehrer, die Eltern oder das weitere lokale Umfeld mit einbeziehen.

Schulen sind sehr dynamische Gemeinschaften und es gibt innerhalb und außerhalb der Schule sehr vielfältige Einflüsse auf die Jugendlichen. Deshalb ist es außerordentlich schwierig, die Auswirkungen gesundheitsfördernder Maßnahmen nachzuweisen, die sich vielleicht erst viel später zeigen. Die bisherigen Ergebnisse zeigen, dass man zwar das Gesundheitswissen der Kinder verbessern kann, aber es weitaus schwieriger ist, selbst kurzfristige Änderungen in ihren Einstellungen und Verhaltensweisen zu erreichen (Lister-Sharp et al. 1999). Eine Untersuchung der WHO zur Wirksamkeit des Ansatzes der „Gesundheitsfördernden Schulen" ergab, dass in diesem Kontext die Programme zur psychischen Gesundheit am wirksamsten waren. Zu den Faktoren, die eng damit verbunden waren, gehörten die Längerfristigkeit, die Intensität der Einbeziehung der gesamten Schule, die Fokussierung auf das Schulumfeld sowie die multisektoral und Peergruppen geleiteten Maßnahmen (Stewart-Brown 2006). Dies spricht dafür, dass ganzheitlich auf den gesamten Schulkontext ausgerichtete Programmen wirksamer sind als nur in den Schulklassen durchgeführte Maßnahmen der gesundheitlichen Aufklärung (St Leger 2005).

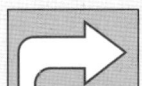 **Förderung der psychischen Gesundheit in den Schulen**

Die Schulen sollten das psychische Wohlbefinden fördern, aber ihre Maßnahmen auch auf die bereits psychisch Auffälligen richten. Damit könnten die Schulen zur Verbreitung der Idee beitragen, dass die psychische Gesundheit alle angeht und dem Problem der Stigmatisierung und Verleugnung psychischer Erkrankungen entgegenwirken. Untersuchungen haben gezeigt, dass folgende Merkmale eng mit wirksamen Maßnahmen zur psychischen Gesundheit in den Schulen verbunden sind (Weare & Markham 2005):

- Erstellung einer allgemeinen Hintergrundinformation zur psychischen Gesundheit für alle sowie eine gezielte Ausrichtung auf die bereits psychisch Auffälligen.
- Multidimensionalität und Kohärenz der Ansätze und Programme.
- Förderung unterstützender Umwelten in den Schulen.
- Anpacken der Probleme psychischer Gesundheit, sobald sie auffällig werden und dabei einen langfristigen Ansatz zur Lösung des Problems anwenden.
- Erfassung besonders anfälliger Risikogruppen und ihnen Hilfe beim Erwerb von Fähigkeiten zur Lebensbewältigung anbieten.
- Einbeziehung der Nutzer/-innen sozialmedizinischer Dienste sowie ihrer Familien.
- Bereitstellung von Schulungsangeboten zur Durchführung solcher Programme.

Schlussfolgerung

Es ist heute eine weitverbreitete Meinung, dass den Schulen aber auch den Kindertagesstätten eine Schlüsselrolle in der Gesundheitsförderung zufällt. Die Kinder und Jugendlichen sind eine sehr wichtige Zielgruppe bei der verantwortungsbewusste Einstellungen und Verhaltensweisen gefördert werden sollten. Die im Kindes- und Jugendalter erworbenen Gewohnheiten können sich entscheidend auf den Rest ihres Lebens auswirken. Auch das Alter des Erwachsenwerdens ist eine Zeit der Entwicklung und Risikobereitschaft und bedarf einer fein abgestimmten Balance zwischen der Ermutigung zur Eigenständigkeit und der Förderung von verantwortungsbewussten gesundheitlichen Einstellungen und Verhaltensweisen. Leider nehmen die Programme zur Förderung der körperlichen, psychischen und sozialen Gesundheit in den Lehrplänen der Schulen weiterhin nur eine marginale Rolle ein. Es wird zwar immer auf ihre Bedeutung hingewiesen, aber es besteht keine Pflicht zu deren Umsetzung. Die gegenwärtigen Ergebnisse legen nahe, dass eng gefasste Aufklärungsprogramme weniger wirksam sind als Programme, die im Kontext der Schule als Ganzes bzw. als Settingansatz durchgeführt werden. Dies ist der Ansatz der „Gesundheitsfördernden Schulen", der nicht nur die formellen Inhalte der gesundheitlichen Aufklärung in den Lehrplänen umfasst, sondern auch die informellen Lernumwelten, die durch die physischen, psychischen und sozialen Lebenswelten der Schulen und ihrer Verbindungen mit dem lokalen Umfeld bestimmt werden. Es mehren sich die Belege, dass der Ansatz der „Gesundheitsfördernden Schule" wirksam ist und zur Verbesserung der Gesundheit sowie der Bildung und des Wohlergehens der Kinder und Jugendlichen beiträgt.

Fragen zur weiteren Diskussion

- Wie lassen sich die gesundheitsfördernden Grundsätze der Zusammenarbeit, der Beteiligung, des „Empowerments" und der gesundheitlichen Chancengleichheit in die Leitungs- und Organisationsstrukturen der Schule integrieren?
- Was behindert die Umsetzung einer „Gesundheitsfördernden Schule"?
- Sie sind eine neu eingestellte Lehrkraft in einem Gymnasium in einem innerstädtischen Bereich mit Schülerinnen und Schülern unterschiedlicher ethnischer und kultureller Herkunft. Sie werden beauftragt, eine Strategie auszuarbeiten, wie ihre Schule zu einem „Gesundheitsfördernden Gymnasium" entwickelt werden kann. Wie würden Sie diese Aufgabe angehen? Welchen Bereichen würden Sie Priorität einräumen und warum?

Zusammenfassung

Dieses Kapitel ist den Gründen nachgegangen, warum die Schulen ein zentrales Setting für die Gesundheitsförderung sind. Gesundheit und Bildung stehen in einem engen wechselseitigen Zusammenhang. Der ganzheitliche Ansatz der „Gesundheitsfördernden Schule" wurde als die Strategie herausgestellt, mit der die besten Erfolge erzielt werden können. Für die Wirksamkeit dieses ganzheitlichen bzw. Settingansatzes gibt es immer mehr Belege aus der Wissenschaft und Praxis.

Literatur und Websites

1. Weiterführende deutschsprachige Literaturempfehlungen und Websites

Barkholz, U., Paulus, P. 1998. Gesundheitsfördernde Schulen – Konzept und Projektergebnisse. Verlag für Gesundheitsförderung, Gamburg. *Beschreibt die Grundlagen und Ergebnisse des Modellversuches der Bund-Länder-Kommission von 1993 bis 1997, an dem 29 Schulen aus 15 Bundesländern teilnahmen.*

Schnabel, P.-E. 2007. Gesundheitsförderung in Familien und Schulen, Kapitel 5.1, S. 283 ff. In: Lehrbuch Prävention und Gesundheitsförderung. Hrsg.: Hurrelmann, Klotz u. Haisch. 2. Aufl., Verlag Hans Huber, Bern. *Dieses Kapitel ist besonders interessant, weil es die Gesundheitsförderung der Kinder und Jugendlichen nicht nur im Kontext der Schule und Familie behandelt, sondern auch die Zusammenhänge und Synergieeffekte mit anderen Akteuren und Akteurinnen in Betracht zieht wie z. B. den Kindergärten, Freizeitvereinen und Freundschaftsgruppen, denn „Menschen und Settings sind keine Inseln".*

Aktuelle Informationen über das Programm der „Gesundheitsfördernden Schulen" und „Guten Gesunden Schulen" in Deutschland, der Schweiz und Österreich finden Sie unter:

- Netzwerk Bildung und Gesundheit in NRW (http://www.opus-nrw.de/)
- Allianz für nachhaltige Schulgesundheit und Bildung in Deutschland – Die gesunde Schule (www.anschub.de)
- Schweizerisches Netzwerk Gesundheitsfördernder Schulen (www.gesunde-schulen.ch)
- Österreichisches Netzwerk Gesundheitsfördernde Schulen (www.gesundeschulen.at)
- Das Programm „Klasse 2000" (www.klasse2000.de)
- Gesundheit und Schule (www.bzga.de)
- Schulische Gesundheitsförderung (www.leitbegriffe.bzga.de)
- Praxisbeispiele www.gesundheitliche-chancengleichheit.de (Gesunde Schule Rosswein/Sachsen und Grundschule Lübeck) sowie eine weitere PDF (Rohtext von November 2009) mit einem Schul(sozialarbeits)-Bericht, ausgezeichnet mit einem Ehrenpreis im Deutschen Präventionspreis 2004 (F.-Ebert-Hauptschule, Frankenthal). Weitere Recherchen bei Bedarf unter: deutscher-praeventionspreis 2009.
- Die Arche – Christliches Kinder- und Jugendwerk e.V. Berlin zur Prävention der Kinderarmut in Deutschland (www.kinderprojekt-arche.de).
- Die Initiative Gesundheit, Bildung und Entwicklung in Schulen und Kindertagesstätten (www.dieinitiative.de).

2. Literaturempfehlungen der englischen Originalausgabe

Das „European Network of Health Promoting Schools" ist eine nützliche Informationsquelle und ist zugänglich unter: www.who.int/school_youth_health/en

Aktuelle Informationen über das Programm der „Gesundheitsfördernden Schulen" in England finden Sie unter: www.healthyschools.gov.uk

www.wiredforhealth.gov.uk bietet Informationen für Lehrer und Lehrerinnen mit Praxisbeispielen aus den Kommunen.

3. Neu eingefügte deutschsprachige Quellenangaben und Websites

Altgeld, Th., Kolip, P. 2007. Konzepte und Strategien der Gesundheitsförderung. In: Lehrbuch Prävention und Gesundheitsförderung. S. 47. Hrsg.: Hurrelmann, Klotz u. Haisch. 2. Aufl., Verlag Hans Huber, Bern.

Brägger, N., Posse, N. 2007. Instrumente für die Qualitätsentwicklung und Evaluation in Schulen (IQES). Band 1: Schritte zur guten Schule; Band 2: 40 Qualitätsbereiche mit Umsetzungsideen. Hep, CH-Bern.

Brägger, N., Posse, N., Israel, G. 2008. Bildung und Gesundheit – Argumente für eine gute und gesunde Schule. Hep, CH-Bern.

Bundeszentrale für gesundheitliche Aufklärung (BZgA) 2001. Rahmencurriculum Sexualpädagogische Kompetenz. Forschung und Praxis der Sexualaufklärung und Familienplanung, Band 18. BZgA, Köln.

Hessisches Kultusministerium 2006. Zertifikat „Gesundheitsfördernde Schule". Wiesbaden (http://schuleundgesundheit.hessen.de/fileadmin/content/Zertifikat/Br_Zertifikate.pdf)

Hilgers, A. 2004. Richtlinien und Lehrpläne zur Sexualerziehung. Forschung und Praxis der Sexualaufklärung, Band 4. BZgA, Köln.

Schnabel, P.-E. 2007. Gesundheit fördern und Krankheit prävenieren. Kap. 5.3, S. 170ff. Juventa Verlag, Weinheim, München.

Schweizerisches Netzwerk Gesundheitsfördernder Schulen 2009. Leitfaden „Wir werden eine gesundheitsfördernde Schule". Luzern, Radix, 7. Auflage.

Sielert, U. 2007. Sexualerziehung und Sexualpädagogik in Deutschland. In: Bundesgesundheitsblatt (Gesundheitsforschung/Gesundheitsschutz), 50. Jg., 68–77.

4. Quellenangaben der englischen Originalausgabe

Canning U, Millward L, Raj T et al. 2004 Drug use prevention among young people: a review of reviews. Health Development Agency, London.

Department for Children, Schools and Families 2000 Sex and relationships education guidance. HMSO, London.

European Network of Health Promoting Schools 1997 The health promotion school – an investment in education, health and democracy: conference case study book, Thessaloniki-Halkidiki 1–5 May. WHO, Copenhagen.

Lister-Sharp D, Chapman S, Stewart-Brown S et al. 1999 Health promoting schools and health promotion in schools: two systematic reviews. Health Technology Assessment 3: 22.

National Action Plan for Comprehensive School Health Education 1993 Working together for the future: 1992 comprehensive school health education workshop. Journal of School Health 63: 46–66.

National Centre for Social Research and the National Foundation for Educational Research 2005 Available online at: www.ic.nhs.uk/pubs/youngpeopledrugusesmoking-drinking2005/report/fi

National Foundation for Educational Research 1997 Parents' views of health education: summary of key findings from the ENHPS survey of parents. NFER, London.

Powney J, Malcolm H, Lowden K 2000 Health and attainment. SCRE, Glasgow.

Queensland Government 2005a Western Gateway health promoting schools grand scheme: final report. Available online at: www.chdf.org.au/i-cms_file?page 81/vh38.pdf

Queensland Government Western Gateway health promoting schools, community renewal 2005b Health promoting schools: a storybook of success stories. Available online at: health.qld.gov.au/ph/Documents/saphs/27008.pdf

Stewart-Brown S 2006 What is the evidence on school health promotion in improving health or preventing disease and, specifically, what is the effectiveness of the health promoting school approach? WHO, Copenhagen.

St Leger L 2005 Protocols and guidelines for health promoting schools. Promotion and Education X11: 145–146.

Weare K, Markham W 2005 What do we know about promoting mental health through schools? Promotion and Education XII: 118–122.

Wight D, Henderson M, Raab G et al. 2000 Extent of regretted sexual intercourse among young teenagers in Scotland: a cross sectional survey. British Medical Journal 6: 1243–1244.

World Health Organization 1986 Ottawa charter for health promotion. WHO, Geneva.

World Health Organization 1995 WHO expert committee on comprehensive school health education and promotion. WHO, Geneva.

14 Gesundheitsförderung in den Betrieben

Kernpunkte
- Setting Betrieb
- Zusammenhang von Arbeit und Gesundheit
- Verantwortlichkeiten in den Betrieben
- Gesundheitsförderung im Betrieb und der „gesundheitsfördernde Betrieb"

Übersicht

Die Betriebe sind für die Gesundheitsförderung in zweierlei Hinsicht von Bedeutung. Zum einen beeinflussen sie die Gesundheit der Menschen und zum anderen bieten sie einen Kontext bzw. ein Setting zur Förderung der Gesundheit.

2007 gab es in Großbritannien 29,4 Millionen Erwerbstätige, d. h. 74,7 % aller Personen im erwerbsfähigen Alter waren beschäftigt (www.statistics.gov.uk). In Deutschland lag 2008 die Zahl der Erwerbstätigen bei rund 40 Millionen (www.destatis.de). Daher kann mit der Gesundheitsförderung in den Betrieben ein Großteil der Erwachsenen erreicht und zugleich auf ein Setting eingewirkt werden, in dem die Menschen einen beträchtlichen Anteil ihres Lebens verbringen.

Arbeitsschutz, betriebliche Gesundheitsförderung, betriebliches Gesundheitsmanagement

Unter diesen drei Oberbegriffen wird in Deutschland die Gesundheitsförderung in Betrieben diskutiert. Sie stellen zugleich die wichtigsten Ansätze dar (Sachverständigenrat zur Begutachtung der Entwicklung im Gesundheitswesen 2006, S. 252).

Arbeitsschutz. Dieser ist das klassische Gebiet der betriebsbezogenen Gesundheitspolitik, für den in erster Linie die gesetzlichen Unfallversicherungsträger (GUV) zuständig sind. Der Arbeitsschutz ist durch seine rechtliche und naturwissenschaftlich-technische Sichtweise geprägt, die zu einer Fülle von entsprechenden Sicherheitsvorschriften führte.

Betriebliche Gesundheitsförderung. Sie wurde im Wesentlichen von dem von der WHO initiierten Settingansatz geprägt. Darunter ist jede systemische Intervention in privaten und öffentlichen Betrieben zu verstehen, durch die gesundheitsrelevante Belastungen der Beschäftigten gesenkt und vorhandene Ressourcen gestärkt werden. Die gesundheitsförderlichen Effekte werden durch gleichzeitige und aufeinander bezogene Veränderungen der Ergonomie, der Betriebsorganisation, des Betriebsklimas und des individuellen Verhaltens der Beschäftigten erzielt. Die Problemerfassung sowie die gesundheitsfördernden Maßnahmen werden dabei partizipativ angegangen z. B. durch Belegschaftsbefragungen, Betriebsversammlungen und vor allem durch „Gesundheitszirkel" (s. Seite 339). Zu den festgestellten Wirkungen gelungener betrieblicher Gesundheitsförderung gehören eine höhere Arbeitszufriedenheit und Produktivität, größere Innovationsoffenheit und – zeitstabil – erheblich weniger krankheitsbedingte Abwesenheit. Setzt die betriebliche Gesundheitsförderung regelmäßig bei hoch belasteten, in der Regel statusniedrigen Beschäftigungsgruppen an, wird auch ein Beitrag zur gesundheitlichen Chancengleichheit geleistet (Rosenbrock 2003, aktuell unter www.leitbegriffe.bzga.de).

Betriebliches Gesundheitsmanagement. Von dem erweiterten Arbeitsschutz und der, vor allem von den Krankenkassen getragenen, organisierten betrieblichen Gesundheitsförderung wird ein von der Unternehmensleitung ausgehendes „betriebliches Gesundheitsmanagement" als dritter Ansatz einer modernen Gesundheitspolitik in den Betrieben unterschieden. Sie umfasst die Integration des Arbeitsschutzes mit den mehr ressourcenorientierten Ansätzen der betrieblichen Gesundheitsförderung und weiteren Ansätzen des Personal- und Gesundheitsmanagements mit dem Ziel, neuen betrieblichen Bedarfslagen Rechnung zu tragen (Sachverständigenrat 2006, S. 253).

Dieses Kapitel befasst sich mit dem Betrieb als einem sozialen System und untersucht, wie dieses die Gesundheit beeinträchtigt aber auch fördern kann. Danach zeigt es Wege auf, wie die Gesundheitsförderung in den Betrieben umgesetzt werden kann. In der Regel geht es dabei um die Risikofaktoren für ungesunde Lebensweisen und die Verantwortung der Arbeitgeber zur Schaffung eines sicheren Arbeitsumfeldes. In England gibt es weniger Maßnahmen, die im gesamten Kontext der Organisation und Kultur eines Betriebes konzipiert werden, obwohl die Evaluierungen und Erfahrungen in anderen Ländern wie z. B. in Deutschland zeigen, dass solche Ansätze weit effektiver sind. Dieses Kapitel beschreibt zudem die unterschiedlichen Partner und Interessengruppen der betrieblichen Gesundheitsförderung und untersucht deren Beitrag zur Gesundheitsförderung in den Betrieben. Dabei gilt es aus deutscher Sicht zu berücksichtigen, dass in der angelsächsischen Gesundheitsförderung in den Betrieben viel häufiger nur die Veränderungen des persönlichen und privaten Risikoverhaltens wie z. B. das Rauchen, die Ernährung, die Bewegung oder die Stressverarbeitung im Mittelpunkt stehen.

Warum sind die Betriebe ein so zentrales Setting für die Gesundheitsförderung?

Dafür gibt es vor allem vier Gründe. Der Erste ist, dass der Betrieb den Zugang zu weitgehend gesunden Erwachsenen ermöglicht, besonders zu Männern, einer Zielgruppe, die sonst nur schwer zu erreichen ist. Die Beschäftigten in einem Betrieb sind für die Gesundheitsförderung eine in sich geschlossene Adressatengruppe. Dies erleichtert das „follow up" der Maßnahmen und erhöht die Chancen der Beteiligung an Gesundheitsprogrammen, da es in den Betrieben etablierte Kommunikationskanäle gibt. Die Zugehörigkeit zu einer Betriebsgemeinschaft schafft zudem die Möglichkeit der sozialen Unterstützung, aber auch des sozialen Drucks.

Der zweite Grund für die Förderung der Gesundheit in den Betrieben ist der Schutz der Beschäftigten vor Gefahren für ihre Gesundheit, die in bestimmten beruflichen Tätigkeiten liegen können (Arbeits- und Gesundheitsschutz).

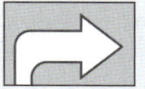
Arbeitsbedingte Schädigungen der Gesundheit. Daten für Großbritannien für die Jahre 2006 bis 2007 (Quelle: Health and Safety Executive).

- 241 Arbeitnehmer wurden bei der Arbeit getötet (eine Zunahme um 11 % im Vergleich zu den Jahren 2005 bis 2006).

- 141.350 Arbeitnehmer erlitten schwere Verletzungen bei der Arbeit.

- 2,2 Millionen Menschen litten an einer Erkrankung, von der sie glaubten, dass sie durch ihre Arbeit verursacht oder verschlimmert wurde.

- 36 Millionen Arbeitstage gingen in den Jahren 2006 bis 2007 insgesamt verloren (1,5 Tage pro Arbeitnehmer), davon 30 Millionen aufgrund arbeitsbedingter Erkrankungen und 6 Millionen aufgrund von Verletzungen am Arbeitsplatz.

„Kosten arbeitsbedingter Erkrankungen und Frühberentung" und Daten zur Gesundheitssituation von Erwerbstätigen in Deutschland

„Die jährlichen Kosten arbeitsbedingter Erkrankungen liegen in Deutschland bei 43,9 Milliarden Euro im Jahr. Der größere Teil entsteht durch vorübergehende Arbeitsunfähigkeit. Frühberentung ist dagegen seltener und trägt daher nur etwa 10 Milliarden Euro zu den arbeitsbedingten Krankheitskosten bei. Bei der Arbeitsunfähigkeit sind die Behandlungskosten etwa gleich hoch wie der volkswirtschaftliche Verlust an Erwerbsjahren. Bei der Frühberentung spielen die indirekten Kosten eine deutlich größere Rolle, da es hier zur dauerhaften Aufgabe der Berufstätigkeit kommt. Die höchsten direkten Kosten arbeitsbedingter Krankheit bzw. Arbeitsunfähigkeit (AU) und Erwerbsunfähigkeit (EU) entstehen durch Erkrankungen des Muskel-Skelett-Systems. Dadurch entstehen 4,2 Milliarden (AU) bzw. 160 Millionen Euro (EU). Es folgen psychische und Verhaltensstörungen mit 2,9 Milliarden (AU) bzw. 129 Millionen Euro (EU) und Herz-Kreislauferkrankungen mit 2,2 Milliarden (AU) bzw. 95 Millionen Euro (EU). Auch bei den indirekten Kosten liegen die Muskel- und Skeletterkrankungen mit insgesamt rund 6,4 Milliarden Euro vorne. Sowohl im Hinblick auf die Arbeitsunfähigkeit als auch auf die Frühberentung ist dies die bedeutendste Krankheitsgruppe. Es folgen die psychischen Erkrankungen, auf die etwa 3,3 Milliarden Euro entfallen und die im Hinblick auf die Frühberentung sogar den ersten Platz einnehmen. Erkrankungen der Atmungsorgane spielen bei der vorübergehenden Arbeitsunfähigkeit eine deutlich größere Rolle als bei der Frühberentung." (Quelle: Themendossier „Kosten arbeitsbedingter Erkrankungen und Frühberentung in Deutschland", hrsg. vom Bundesverband der Betriebskrankenkassen, Essen, Juli 2008, S. 6 ff.)

Umfassende Informationen und Daten zur Gesundheitssituation von Erwerbstätigen und dem Unfall- und Krankheitsgeschehen mit Bezug zur Arbeitswelt finden sich im „Bericht der Bundesregierung über den Stand von Sicherheit und Gesundheit bei der Arbeit und über das Unfall- und Berufskrankheitengeschehen in der Bundesrepublik Deutschland im Jahre 2005" (BMAS 2008), im „Fehlzeitenreport" des Wissenschaftlichen Instituts der Ortskrankenkassen (www.wido.de) sowie in den jährlichen „Gesundheitsreports" der großen Gesetzlichen Krankenkassen zur Lage ihrer jeweiligen Versicherten (z. B. www.aok.de, www.barmer-gek.de, www.bkk.de, www.ikk.de, www.dak.de u. a. m). Viele dieser Berichte sind auch verlinkt auf der Website des Deutschen Netzwerks für Betriebliche Gesundheitsförderung (s. untenstehenden Kasten).

Das „Deutsche Netzwerk für Betriebliche Gesundheitsförderung (DNBGF)" www.dnbgf.de

Das DNBGF geht auf eine Initiative des Europäischen Netzwerks für betriebliche Gesundheitsförderung zurück (European Network for Workplace Health Promotion: www.enwhp.org). Durch den Aufbau von informellen Infrastrukturen und nationalen Netzwerken sollen die Voraussetzungen für eine breitere Umsetzung betrieblicher Gesundheitsförderung in über 30 europäischen Ländern geschaffen werden. Das DNBGF ist in Deutschland der wichtigste nationale „Knotenpunkt" für die betriebliche Gesundheitsförderung und wird vom Bundesministerium für Arbeit und Soziales (BMAS) und vom Bundesministerium für Gesundheit (BMG) unterstützt. Für die Arbeit des DNBGF wurde eine Geschäftsstelle eingerichtet, die vom BKK Bundesverband, der Deutschen Gesetzlichen Unfallversicherung (DGUV), dem AOK-Bundesverband und dem Verband der Ersatzkassen e. V. (vdek) im Rahmen der gemeinsamen Initiative Gesundheit und Arbeit (IGA) getragen wird.

Das DNBGF gliedert sich in sechs unabhängig arbeitende Foren, die die Arbeitswelt bei uns im Wesentlichen abbilden:

- Großunternehmen (der Privatwirtschaft)
- Öffentlicher Dienst
- Kleine und mittlere Unternehmen (KMU)
- Gesundheitsversorgung und Wohlfahrtspflege
- Bildung und Erziehung
- Arbeitsmarktintegration und Gesundheitsförderung.

Weitere wichtige Initiativen auf nationaler Ebene, jeweils in enger Kooperation mit dem DNBGF, sind die „Initiative Gesundheit & Arbeit" (www.iga-info.de) und die „Initiative Neue Qualität der Arbeit" (www.inqa.de).

Der dritte Grund ist der wirtschaftliche Nutzen gesunder Arbeitsplätze (Wanless 2004, Badura et al. 2008). Studien aus den USA belegen, dass betriebliche Gesundheitsförderungsprogramme eng verbunden sind mit niedrigeren Krankheitskosten, reduzierten Abwesenheitsraten, einer verbesserten Arbeitsleistung und Arbeitsmoral (www.uclan.acuk/facs/health/hsdu/settings/workplace/htm). Die Kosteneinsparungen durch geringere Krankenstände beliefen sich in England 2002 auf durchschnittlich 476 engl. Pfund (ca. 570,- €) pro Arbeitnehmer (Dooris & Hunter 2007). Forschungsergebnisse haben gezeigt, dass Beschäftigte mit drei oder mehr Risikofaktoren (z. B. Rauchen, Übergewicht, übermäßiger Alkoholgenuss, mangelnde körperliche Bewegung) doppelt so häufig wegen Krankheit fehlen wie Beschäftigte ohne solche Risikofaktoren (Shain & Kramer 2004). Investitionen in die Gesundheit fördern die Produktivität und verringern die Häufigkeit des Arbeitsplatzwechsels. Die durchschnittliche Kosten-Nutzen-Wirksamkeit für eine Vielzahl von Programmen zur Gesundheitsförderung, die von großen amerikanischen Firmen durchgeführt wurden, ist beeindruckend und lag bei über vier Dollar pro investierten Dollar (Shain & Kramer 2004). Das heißt, Investitionen in die betriebliche Gesundheitsförderung sind ein gutes Geschäft für die Unternehmen.

Meta-Evaluationen von „Worksite Health Promotion Economic Return Studies" haben diesen Zusammenhang bis zum Jahr 2005 für den angloamerikanischen Kontext eindrucksvoll bestätigt (Chapman 2005). Für Deutschland wurde entsprechende wissenschaftliche Evidenz von Kreis u. Bödeker (2003) sowie Kramer u. Bödeker (2008) für die Initiative Gesundheit und Arbeit (IGA) nachgewiesen. Aus jüngster Zeit liegen vergleichbare betriebswirtschaftliche Modellrechnungen und Umfragestudien zum „return on prevention" für die Deutsche Gesetzliche Unfallversicherung vor (DGUV 2008, Bräunig et al. 2009).

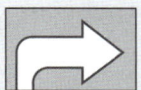 **Wirtschaftlicher Nutzen von Programmen zur betrieblichen Gesundheitsförderung (www.uclan.acuk/facs/health/hsdu/settings/workplace/htm).**

Viele Evaluationsstudien zur betrieblichen Gesundheitsförderung kamen zu positiven Ergebnissen, wie z. B. die folgenden:

- Die „Prudential" Versicherungsgesellschaft berichtet, dass ihre Krankheitskosten für jeden, der an ihrem Wellnessprogramm teilnahm, von 574 auf 312 Dollar zurückgingen.

- Eine 2-jährige Studie der „DuPont Corporation" berichtet, dass ein kompaktes Programm für ihre überwiegend körperlich tätigen Mitarbeiterinnen und Mitarbeiter (blue-collar employees) zu einer Reduzierung der Abwesenheit durch Krankheit um 14 % im Vergleich zu einer Reduzierung von 5,8 % in der Kontrollgruppe führte.

- Bei der „Canadian Life Assurance Company" ergab sich eine Zunahme der Produktivität um 4 % an allen Arbeitsplätzen der Beschäftigten, die an einem Fitnessprogramm teilnahmen, im Vergleich zu den Kontrollgruppen. Fast die Hälfte (47 %) der Beschäftigten, die an diesem Fitnessprogramm teilnahmen, sahen es als nützlich an und gaben an, dass sie wieder mehr Freude an der Arbeit hätten, besser mit ihren Kollegen und Kolleginnen auskämen und sich besser in Form fühlten.

Der vierte Grund für die Gesundheitsförderung in den Betrieben ist, dass der Arbeitsplatz bzw. der Betrieb für einen Großteil der Erwachsenen eine Quelle der Gesundheit oder Krankheit ist, die sich zugleich positiv oder negativ auf die Gesundheit ihrer Familien und lokalen Gemeinschaften auswirken kann. Bisher war die Gesundheitsförderung in den Betrieben vor allem auf den Arbeits- und Gesundheitsschutz ausgerichtet, aber mit dem Ansatz eines gesundheitsfördernden Betriebes (s. weiter unten) erschließen sich neue und große Potenziale zur Förderung der Gesundheit der gesamten Bevölkerung.

Der Zusammenhang zwischen Arbeit und Gesundheit

Der Zusammenhang zwischen Arbeit und Gesundheit ist komplex. Im Allgemeinen stehen die Auswirkungen der Arbeit auf die Gesundheit im Mittelpunkt, obwohl umgehrt auch bekannt ist, dass ein schlechter Gesundheitszustand die Chancen auf einen Arbeitsplatz vermindert. Es gibt Belege dafür, dass eine bezahlte Arbeit gut für die Gesundheit ist und Arbeitslosigkeit mit einem schlechten Gesundheitszustand verbunden sein kann (Waddell & Burton 2006).

Resolution des 108. Deutschen Ärztetags 2005 zu Arbeitslosigkeit, Armut und Gesundheit

„Arbeitslosigkeit und Armut lassen Menschen früher altern, rascher krank werden, sie rauben Initiative zur eigenen Gesundheitsförderung, zerstören die Motivation zur Prävention, mindern gesundheitliche Potenziale und fördern gesundheitsbelastende Verhaltensweisen. Arbeitslosigkeit macht arm, und Armut und Arbeitslosigkeit machen krank, und dies bis in die nachfolgende Generation hinein. Aus ärztlicher Sicht bedrohen und verschlechtern relative Einkommensarmut und Armut als Minderversorgung in relevanten Lebensbereichen, nämlich an Arbeit, an Bildung, an Wohnungsmöglichkeiten, an Kultur und Politik, an Beziehungen und emotionalen Bindungen, die Gesundheit und erhöhen das Mortalitätsrisiko."
(Deutsches Ärzteblatt 2005, S. A 1376)

Arbeit ist gut für die Gesundheit, weil sie ein Einkommen bringt, das Selbstwertgefühl stärkt und ein soziales Netz von Kollegen und Freunden schafft. Arbeit kann aber auch die Gesundheit schädigen und die meisten Untersuchungen haben sich auf diesen Aspekt des Zusammenhanges konzentriert.

Was glauben Sie, warum Menschen Verletzungen bei der Arbeit nicht immer melden?

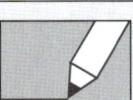

Denken Sie an eine Ihrer jüngsten Arbeitserfahrungen

- Was glauben Sie, wie diese Arbeit zu Ihrer Gesundheit beigetragen hat?
- Was waren die negativen Auswirkungen dieser Arbeit auf Ihre Gesundheit?
- Würden Sie sagen, dass diese Arbeit insgesamt positive oder negative Auswirkungen für Ihre Gesundheit hatte?

Der Arbeitsplatz kann die Gesundheit auf sehr unterschiedliche Weise beeinflussen. Die Abb. 14.1 bietet eine Möglichkeit zur Klassifizierung dieser unterschiedlichen Zusammenhänge.

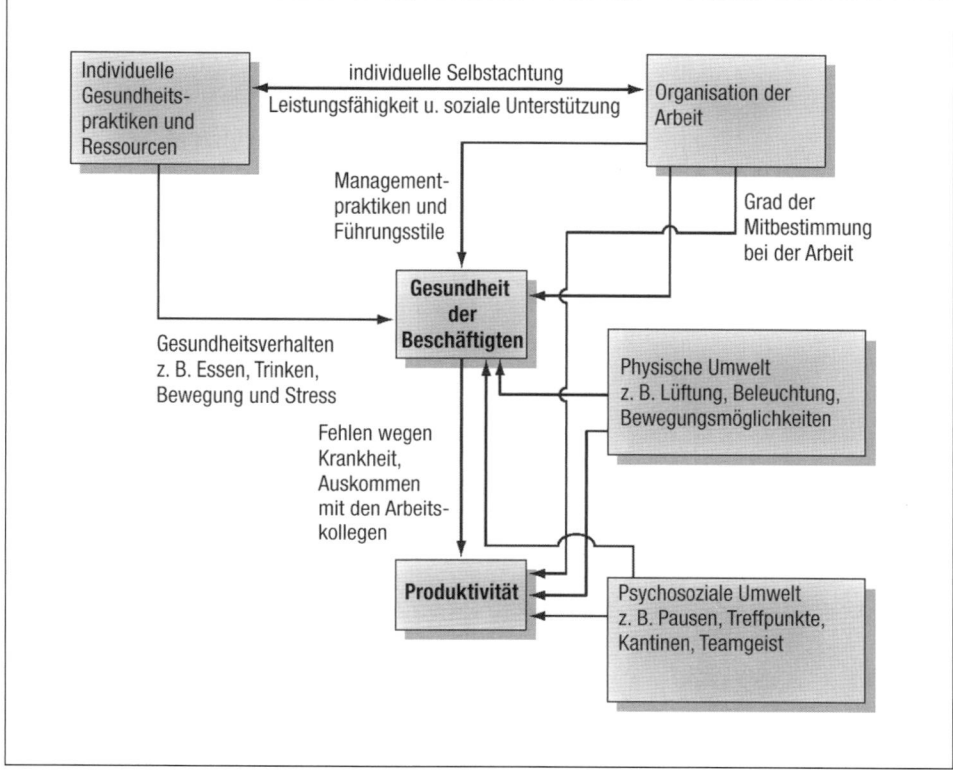

Abb. 14.1 Zusammenhänge der Gesundheit mit der Produktivität am Arbeitsplatz. Entnommen aus Shain & Kramer (2004).

Wenn es um die Gesundheit am Arbeitsplatz geht, dann denken die Menschen in der Regel an die Gefahren am Arbeitsplatz. Die meisten Gesetze sind auf die Reduzierung solcher Gefahren gerichtet und seit Mitte bis Ende des 19. Jahrhunderts ist die Arbeitssicherheit ein fester Bestandteil unzähliger Arbeitsschutzgesetze. Arbeiten, zu denen der Umgang mit gefährlichen Materialien oder giftigen Stoffen gehört, können direkte negative Auswirkungen auf die Gesundheit haben (z. B. berufsbedingtes Asthma oder durch Asbest verursachter Krebs). Arbeiten, die einen leichten Zugang zu gefährlichen Substanzen ermöglichen, sind ebenfalls mit Gefährdungen der Gesundheit verknüpft. Zum Beispiel haben Ärzte und Apotheker hohe Selbstmordraten, die mit einer Überdosis von Medikamenten zusammenhängen.

Im Jahre 2000 hat die englische Regierung zum ersten Mal generelle Ziele zur Verbesserung der Gesundheit und Sicherheit in den Betrieben gesetzt. Die Statistiken der tödlichen Unfälle und Verletzungen in den Betrieben für die Jahre 2006 und 2007 sind jedoch nicht nur positiv (Health and Safety Executive 2007, Health and Safety Commission 2007). Es gab zwar einen generellen Fortschritt bei der Reduzierung schwerer Verletzungen, aber eine Zunahme tödlicher Unfälle am Arbeitsplatz. Fast ein Drittel dieser Todesfälle ereigneten sich im Baugewerbe, die anderen Todesfälle vor allem in der Landwirtschaft sowie in der Abfall- und Recyclingwirtschaft.

In Großbritannien werden arbeitsplatzbezogene Gesundheitsdaten nur fragmentarisch von verschiedenen Einrichtungen erhoben, z. B. den Ausschüssen für Arbeitssicherheit und den arbeitsmedizinischen Diensten. Dies führt bei der Planung gesundheitsfördernder Maßnahmen zu entsprechenden Schwierigkeiten.

In Deutschland werden diese Daten, insbesondere hinsichtlich der krankheitsbedingten Ausfälle (Krankenstand/AU-Tage, Krankheitsarten) sowie Frühberentungen, jährlich von den verschiedenen Krankenkassen für ihre Mitglieder erhoben und in Form von „Fehlzeitenreports" bzw. „Gesundheitsreports" der Öffentlichkeit zugänglich gemacht. Im Jahr 2007 erstellte das Robert Koch-Institut in Zusammenarbeit mit dem Statistischen Bundesamt einen bevölkerungsbezogenen Gesundheitsbericht „Arbeitsunfälle und Berufskrankheiten" (Download unter: www.rki.de).

Die Gesundheit wird häufig durch riskante Verhaltensweisen oder geänderte Routinen beeinflusst. Riskantes oder leichtfertiges Verhalten ist die bevorzugte Erklärung der meisten offiziellen Berichte über Unfälle und Verletzungen am Arbeitsplatz. Es gibt umfangreiche gesetzliche Vorschriften, die ganze Handbücher füllen und die Arbeitgeber zu entsprechenden Schulungen und Schutzvorkehrungen verpflichten. Dennoch wird von den Arbeitnehmern erwartet, „sich angemessen um ihre eigene Gesundheit und Sicherheit sowie die ihrer Kollegen zu kümmern, die durch ihre Handlungen oder Versäumnisse beeinträchtigt werden könnten". Dieser Ansatz überträgt die in anderen Gesundheitsförderungsbereichen übliche „Ideologie, dem Opfer die Schuld anzulasten" auch auf den Arbeitsplatz. Verhaltensweisen, die mit einem Gesundheitsrisiko verbunden sind, können jedoch auch ein fester Bestandteil der beruflichen Tätigkeit oder Arbeitskultur sein. Zum Beispiel haben Gastwirte hohe Raten an alkoholbedingten Gesundheitsschädigungen, da mit ihrer Arbeit ein ausgiebiger Alkoholgenuss verbunden ist (Wilhelm et al. 2004).

Der am meisten vernachlässigte Aspekt des Zusammenhangs zwischen Arbeit und Gesundheit ist das allgemeine Arbeitsumfeld mit seinen Auswirkungen auf die Gesundheit. Dies ist zum einen auf politische Gründe zurückzuführen und zum anderen auf die Tatsache, dass solch ein Zusammenhang nur schwer nachzuweisen ist. Da zwischen Arbeit und Gesundheit oftmals nur ein indirekter Zusammenhang besteht, ist es häufig schwierig Erkrankungen direkt auf die Bedingungen am Arbeitsplatz zurückzuführen. Dies führt dazu, dass die tatsächlichen Auswirkungen der Arbeitsbedingungen auf die Gesundheit unterschätzt werden.

Unterschiedliche Rechtslage in Deutschland

In Deutschland gibt es eine sozialversicherungsrechtlich bedeutsame Unterscheidung: „arbeitsbedingte Erkrankungen" sind gesundheitliche Beeinträchtigungen und Gesundheitsstörungen, die ganz oder teilweise durch Gefährdungen bei der Arbeit (mit)verursacht wurden bzw. in ihrem Verlauf durch Arbeitsbedingungen ungünstig beeinflusst werden können; bei Arbeitsunfällen und Berufskrankheiten ist ein Kausalpfad von Arbeitsbedingungen zur Schädigung/Krankheit nachweisbar.

Berufskrankheiten werden nach SGV VIII per Rechtsverordnung als solche bezeichnet und sind (mit derzeit 67 anerkannten Störungsbildern) in der Berufskrankheitenliste (Anhang zur Berufskrankheitenverordnung) aufgeführt.

Obwohl dieser Zusammenhang schwierig zu quantifizieren ist, gibt es immer mehr Untersuchungen, welche die große Bedeutung des Arbeitsumfeldes für die Gesundheit belegen (Marmot & Wilkinson 2006). Eine ganze Reihe von Forschungsergebnissen zeigen, dass bestimmte Arbeitsformen wie Gleichförmigkeit, mangelnde Eigenständigkeit und Termindruck, sich negativ auf die Gesundheit auswirken. Vor allem die mangelnde Kontrolle der Beschäftigten über die Art und Weise, wo und wie sie ihre Arbeit durchzuführen haben, ist besonders eng mit erhöhten Erkrankungsrisiken verbunden (Wilkinson 2006, Siegrist u. Dragano 2006 & 2008). Dauerhafte Stressbelastungen führen zu gesundheitlichen Beeinträchtigungen, nicht zuletzt auch durch das verstärkte Zurückgreifen auf ungesunde Verhaltensweisen wie z. B. das Rauchen oder den vermehrten Konsum von Alkohol. Die gesundheitsschädigenden Einflüsse der Stressbelastung am Arbeitsplatz treten immer deutlicher hervor:

- Stress am Arbeitsplatz ist für über ein Drittel aller Neuerkrankungen verantwortlich,

- jede stress-bezogene Erkrankung verursacht im Durchschnitt den Verlust von 80,9 Arbeitstagen,

- 2004 bis 2005 gingen in Großbritannien 12,8 Millionen Arbeitstage durch Stress, Ängste und Depressionen verloren (www.hse.gov.uk/stress/why/.htm).

Aufgrund dieser Daten hat die englische Behörde für Gesundheit- und Arbeitsschutz Richtlinien für die Arbeitgeber zur Bewältigung dieses Problems formuliert.

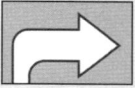

Stress am Arbeitsplatz

Eine Fokussierung auf den Stress des Einzelnen kann kontraproduktiv wirken, da sie dazu führen kann, dass die den Stressbelastungen am Arbeitsplatz zugrundeliegenden Ursachen verdeckt und damit nicht angegangen werden. Es gibt genügend Belege dafür, dass schlechte Arbeitsbedingungen, wie z. B. mangelnde Eigenkontrolle oder Handlungsspielräume bei der Arbeit, dauerhafte Arbeitsüberlastungen und wenig soziale Unterstützung, die Risiken für koronare Herzerkrankungen, Schädigungen des Stütz- und Bewegungsapparates, psychische Erkrankungen und Krankmeldungen erhöhen. Die eigentliche Aufgabe ist die Verbesserung der Qualität der Arbeitsplätze durch die Reduzierung der Monotonie und die Erhöhung der Eigenständigkeit sowie durch geeignete Methoden und Praktiken der Personal- und Organisationsentwicklung. Die Betriebe müssen sicherstellen, dass sie Methoden und Praktiken einsetzen, die der Gesundheit und dem Wohlbefinden ihrer Beschäftigten förderlich sind (Department of Health 2004, Kapitel 7, Paragraph 16).

Generell gibt es zwei Wege, wie der Stress am Arbeitsplatz angegangen wird. Der traditionelle Ansatz geht davon aus, dass der Einzelne die an ihn gestellten Arbeitsanforderungen und -belastungen nicht allein bewältigen kann und deshalb der Unterstützung bedarf. Viele große Firmen bieten deshalb Stressbewältigungskurse, Beratungsdienste und andere Unterstützungsprogramme für ihre Beschäftigten an.

Der andere Weg führt über die Methoden der Organisationsentwicklung. Obwohl es immer mehr Hinweise über den Zusammenhang zwischen Stress und organisatorischen Faktoren gibt, wie z. B. dem Mangel an mehr Eigenständigkeit und Selbstverantwortung oder der adäquaten Einbeziehung der Beschäftigten bei organisatorischen Veränderungen in den Betriebsabläufen, wird dieser Weg noch relativ selten eingeschlagen. Dieser Ansatz basiert auf der Einsicht, dass das Erkrankungs- und Stressverhalten eine Reaktion auf die Arbeitsbedingungen sind, die in all ihren Aspekten dem einzelnen Beschäftigten oftmals gar nicht so bewusst sind (Siegrist u. Dragano 2008).

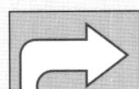

Acht Bereiche, die zum Stress am Arbeitsplatz beitragen:

- **Anforderungen:** Arbeitsbelastungen und Arbeitsabläufe.
- **Ausmaß der Handlungskontrolle über die eigene Arbeit.**
- **Mitverantwortung:** Inwieweit werden die Beschäftigten in Dinge einbezogen bzw. informiert und gefragt, die direkt ihren Arbeitsplatz betreffen?
- **Unterstützung und Gratifikation:** Ermutigung, Wertschätzung, Karriereförderung, Weiterbildung.
- **Arbeitsbeziehungen:** Konfliktmanagement oder nicht akzeptierte Verhaltensweisen.
- **Rolleninterpretation:** Verständnis der eigenen Berufsrolle und keine Konflikte mit anderen Rollen (z. B. denen in der Familie oder im weiteren Privatleben).
- **Veränderungen:** Wie werden Veränderungen im Betrieb durchgeführt und kommuniziert?
- **Kultur:** Verpflichtungen des Managements und offene und faire Führungsstile.

Quelle: Health and Safety Executive 2001

Was könnte Ihre Einrichtung tun, um dem Stress am Arbeitsplatz entgegenzuwirken?

Die erfolgreichsten Interventionen sind die, die bei der Arbeitsaufgabe und Arbeitsorganisation der Beschäftigten ansetzen. Am vielversprechendsten sind nach Badura betriebliche Interventionen, die die Gesundheitspotenziale steigern und dadurch das Wohlbefinden, die Organisationsbindung erhöhen und nicht zuletzt das Betriebsergebnis steigern (Badura et al. 2008). Dies können Verbesserungen in den Kommunikationsstrukturen sein, die Schaffung von autonomeren Arbeitsgruppen oder die Umgestaltung des gesamten Umgangs des Managements mit den Beschäftigten, dem Betriebsrat oder den Gewerkschaften. Solche Initiativen und Maßnahmen ersetzen zwar nicht die Notwendigkeit individueller Unterstützung, sondern zielen darauf ab, die Ursachen der Stressbelastung in einem früheren Stadium für die Beschäftigten erkennbar zu machen.

Auf der Webseite des Deutschen Netzwerkes für Betriebliche Gesundheitsförderung (www.dnbgf.de) und der Initiative Gesundheit & Arbeit (www.iga-info.de) finden sich viele Links zu entsprechenden Anleitungen und Praxisberichten.

Verantwortlichkeiten für die Gesundheit in den Betrieben

Der Zusammenhang zwischen Arbeit und Gesundheit mag als wesentlich betrachtet werden, wird aber von den verschiedenen Gruppen im Betrieb unterschiedlich bewertet. Ein Merkmal betrieblicher Settings ist deren Vielfalt von Akteuren und Akteurinnen, die mit dem Thema Arbeit und Gesundheit unterschiedliche Inhalte und Interessen verbinden. Die Hauptakteure und Akteurinnen sind die Beschäftigten und deren Gewerkschaften und Betriebsräte, die Arbeitgeber und Manager, die Mitarbeiter der arbeitsmedizinischen Dienste, die Sicherheitsingenieure, Umweltbeauftragten und Fachkräfte der Gesundheitsförderung.

Arbeitnehmer und Arbeitnehmerinnen

Für die Interessenvertreter der Arbeitnehmer und Arbeitnehmerinnen war die Sorge um die Sicherheit und Gesundheit am Arbeitsplatz schon immer eine vorrangige Aufgabe. Die Mitgliedschaft in den Gewerkschaften ging in England allerdings seit Mitte 1970 von fast 40 % auf knapp über 25 % zurück (Department of Trade and Industry 2007). Die sich verändernden Beschäftigungsstrukturen führten auch dazu, dass die Teilzeitarbeit (vor allem der Frauen) heute ein Viertel aller Arbeitsverhältnisse ausmacht. Die Gewerkschaften sind zwar immer noch ein wichtiges Instrument zur Erreichung der Beschäftigten, aber damit lassen sich nicht alle erreichen. Als wichtigste Gruppe in den Betrieben müssen die Beschäftigten deshalb umso mehr in alle betrieblichen Entscheidungsprozesse eingebunden werden. Auch das Europäische Netzwerk gesundheitsfördernder Betriebe betont, dass zur erfolgreichen Entwicklung und Umsetzung gesundheitsfördernder Maßnahmen in den Betrieben die Beschäftigen in die Entscheidungsprozesse eingebunden werden müssen und eine Arbeitskultur entwickelt werden muss, die von einer partnerschaftlichen Zusammenarbeit geprägt ist (www.enwhp.org).

Arbeitgeber und Management

Für Arbeitgeber und Management ist die wirtschaftliche Überlebensfähigkeit ihres Unternehmens das oberste Ziel. Die Gesundheit spielt dabei nur dann eine Rolle, wenn sie nachweislich zur Erreichung dieses Ziels beitragen kann. Beispiele für solche „harten" Daten sind Verbesserungen der Produktivität durch geringere Krankenstände, Fehlzeiten und Personalfluktuationen sowie die bessere Gewinnung und dauerhafte Bindung qualifizierter Mitarbeiter und Mitarbeiterinnen. „Weiche" Daten, wie z. B. ein verbessertes Unternehmensimage, sind dabei ebenfalls von Bedeutung.

Nach dem britischen „Gesetz für Gesundheit und Sicherheit am Arbeitsplatz" von 1974 sind die Arbeitgeber für die Gesundheit, Sicherheit und das Wohlergehen ihrer Beschäftigten verantwortlich. Heute gibt es eindeutige Anzeichen dafür, dass diese Verantwortung der Arbeitgeber ernst genommen wird. Dem stimmten in einer Befragung (Elgood et al. 2004) auch fast drei Viertel der Beschäftigten zu. Auch der Kenntnisstand der Beschäftigten über die Bedeutung der Rolle der Behörde für Gesundheit und Arbeitsschutz befand sich auf einem hohen Niveau, obwohl dies für die kleineren Betriebe weniger zutraf. Diese Entwicklungen haben gemeinsam mit den vielfältigen Auszeichnungssystemen für gesundheitsfördernde Betriebe und Unternehmen neue Standards gesetzt und zu sichtbaren Verbesserungen der Arbeitsbedingungen für die Beschäftigen in den Betrieben geführt (Ein Beispiel unter vielen ist in Deutschland der jährlich vergebene „Deutsche Unternehmenspreis Gesundheit". http://deutscher-unternehmenspreis-gesundheit.de). Diese Standards im Wirtschaftsbereich gelten allerdings im öffentlichen und privaten Dienstleistungsbereich weniger. Beispiele dafür sind die Bereiche der medizinischen und sozialen Versorgung. Ein elementarer Faktor für die Durchführung wirksamer gesundheitsfördernder Maßnahmen zur Schaffung gesunder Arbeitsplätze, der von allen Beteiligten immer wieder hervorgehoben wird, ist die Einbeziehung, Zustimmung und aktive Unterstützung durch die Leitung und das Management der jeweiligen Einrichtungen (Faculty of Public Health und Faculty of Occupational Medicine 2006, Badura et al. 2008).

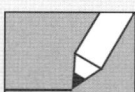

Zur Verantwortung des Arbeitgebers könnten gehören:

- Gesündere Alternativen für die Mitarbeiter/-innen zu erleichtern.

- Flexiblere Arbeitszeiten zu schaffen, die mit dem Privatleben der Beschäftigten und ihrer Familien besser in Einklang stehen. Ein Beispiel für eine Unternehmensstrategie, die auf die Vereinbarkeit von Privat- und Berufsleben setzt, bietet die „Comet Computer GmbH – Familienfreundliche Flexibilität als Erfolgsrezept". In: „Auf dem Weg zum gesunden Unternehmen", S. 36 BKK Bundesverband (Download unter: www.dnbgf.de).

- Für ein rauchfreies Arbeitsumfeld zu sorgen.

- Denken Sie an Ihren gegenwärtigen oder einen ehemaligen Arbeitsplatz. Können Sie Maßnahmen zur Umsetzung dieser Empfehlungen feststellen?

Mitarbeiter und Mitarbeiterinnen der arbeitsmedizinischen Dienste

In vielen europäischen Ländern ist der arbeitsmedizinische Dienst ein fester Bestandteil der medizinischen Versorgung. Für die Arbeitgeber in Großbritannien gibt es, abgesehen von der Bereitstellung Erster Hilfe, jedoch keine gesetzliche Pflicht zur Einrichtung eines arbeitsmedizinischen Dienstes. Eine 2002 durchgeführte Untersuchung des britischen Instituts für Arbeitsmedizin (Institute of Occupational Medicine 2002) ergab, dass nur 15 % aller britischen Firmen einen arbeitsmedizinischen Dienst hatten und nur 3 % umfassendere Dienste anbieten konnten. Zu den Hauptaufgaben arbeitsmedizinischer Dienste gehören:

- Die Überwachung der Arbeitsbedingungen, z. B. der Auswirkungen neuer technischer Verfahren.
- Initiativen und Beratungen zur Eindämmung von Gesundheitsgefährdungen.
- Die Überwachung der Gesundheit der Beschäftigten, z. B. Beurteilungen ihrer Arbeitsfähigkeit oder Analysen ihrer Fehlzeiten.
- Die Organisation von Erster Hilfe und die Versorgung von Notfällen.
- Anpassung der Arbeit und Arbeitsbedingungen an die Beschäftigten.

Aufgaben und Angebote eines großstädtischen Arbeitsmedizinischen Dienstes (AMD) am Beispiel der Stadt Hamburg

In Deutschland regelt das Arbeitssicherheitsgesetz (ASiG) die gesetzlich vorgeschriebenen betriebsärztlichen Beratungs- und Untersuchungsaufgaben. Diese Aufgaben können von öffentlichen Trägern und Körperschaften für ihre Beschäftigten (etwa durch den AMD des Personalamtes in kommunalen Verwaltungen), aber auch von privaten arbeitsmedizinischen Diensten durchgeführt werden. Das Selbstverständnis und die Bandbreite der Aufgaben und Angebote in einem großstädtischen AMD verdeutlicht das Beispiel der Stadt Hamburg:

- Beratung bei allen gesundheitlichen Fragen im Zusammenhang mit arbeitsbedingten Gesundheitsbelastungen – auch psychische Belastungen, Stress, Mobbing sowie Suchtprobleme am Arbeitsplatz.
- Betriebliches Eingliederungsmanagement (BEM).
- Sachkundige Mitwirkung bei der Gestaltung und Planung von Arbeitsplätzen.
- Besichtigung und Beurteilung von Arbeitsstätten, sozialen und sanitären Einrichtungen.
- Bewertung gesundheitlicher Folgen von Schadstoffbelastungen (und gegebenenfalls Durchführung von Messungen).
- Hilfe bei der Auswahl von Körperschutzmitteln (Gehörschutz, Schutzbekleidung, Hautschutz).
- Aktuelle Informationen zum Infektionsschutz und über Impfungen sowie Durchführung von arbeitsmedizinisch empfehlenswerten Schutzimpfungen.
- Empfehlungen bei Fragen des Arbeitsplatzwechsels aus gesundheitlichen Gründen.
- Beratung besonderer Personengruppen (wie Schwangere und Jugendliche).
- Unterstützung bei der Eingliederung Behinderter in den Arbeitsprozess.
- Durchführung von Maßnahmen der betrieblichen Gesundheitsförderung wie Gesundheitszirkel und aktive Bewegungspausen am Arbeitsplatz.
- Gesundheits-Coaching.
- Arbeitsmedizinische Vorsorgeuntersuchungen allgemein auf Wunsch – z. B. bei Verdacht auf arbeitsbedingte Erkrankungen oder speziell aufgrund von gesetzlichen Regelungen.

(http://www.hamburg.de/arbeitsmedizin-startseite/29488/start.html)

In den vergangenen 20 Jahren gab es mit Blick auf den Arbeitsplatz große Veränderungen und Unsicherheiten. Dazu gehörten der rapide Anstieg des Dienstleistungssektors, die Zersplitterung großer Unternehmen und die enorme Ausbreitung der Informationstechnologien. Die betriebliche Gesundheitsförderung muss deshalb immer im Zusammenhang mit der Arbeitsmarktpolitik, den Arbeitsbedingungen und der jeweiligen Unternehmenspolitik gesehen werden.

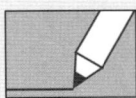

Denken Sie an einen Arbeitsplatz, den Sie gut kennen.

- Auf welche Art und Weise wurde von den Mitarbeiterinnen und Mitarbeitern erwartet, sich an ihren Arbeitsplatz anzupassen?
- Auf welche Art und Weise wurde der Arbeitsplatz an die Gesundheitsbedürfnisse der Mitarbeiterinnen und Mitarbeiter angepasst?
- Welcher Ansatz ist vorzuziehen und warum?

Arbeitsschutz- und Sicherheitsbeauftragte

Die Arbeitsschutz- und Sicherheitsbeauftragten sind verantwortlich für die Einhaltung der Arbeitsschutzgesetze in den Unternehmen und Verwaltungen. Sie haben das Recht die Betriebe zur Einhaltung der Gesundheits- und Sicherheitsvorschriften zu zwingen und im Falle der Nichteinhaltung entsprechende Strafen zu verhängen. In Großbritannien liegt die Verantwortung für die Gesundheit am Arbeitsplatz bei den Ausschüssen für Gesundheit und Arbeitssicherheit und den von den Kommunalbehörden eingestellten Umweltbeauftragten. In Deutschland muss ein Sicherheitsbeauftragter bzw. -beauftragte in jedem Unternehmen mit mehr als 20 Beschäftigten und Sitz in Deutschland bestellt werden (SGB VII). Mitte der 2000er-Jahre gab es in der Bundesrepublik knapp 400.000 solcher Fachkräfte. Eine Vielzahl der Vorschriften zur Sicherheit und Gesundheit am Arbeitsplatz wird heute im Rahmen der EU entwickelt und durchgesetzt.

* Eine Arbeitshilfe für direkt im Betrieb umsetzbare Maßnahmen zum Bewegungs- und Stützapparat bietet die Schriftenreihe der Deutschen Gesetzlichen Unfallversicherung (DGUV) „Gesund und fit im Kleinbetrieb" unter dem Titel „Gesunder Rücken – gesunde Gelenke" (2007). Siehe auch generell unter: **www.dguv.de,** der Website des Spitzenverbandes der gewerblichen Berufsgenossenschaften in Deutschland.

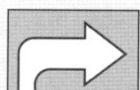

„Reduziere die Traglast"*

Die europäische Einrichtung für Sicherheit und Gesundheit am Arbeitsplatz hat eine Kampagne zur Reduzierung der von den Beschäftigten zu tragenden Lasten organisiert, um den Schädigungen des Bewegungs- und Stützapparates entgegenzuwirken, die zu den häufigsten arbeitsbedingten Erkrankungen gehören. 25 % der Beschäftigten in Europa leiden an Rückenbeschwerden und 23 % an Muskelschmerzen. 2008 wurden neun Firmen für ihre vorbildlichen Praktiken ausgezeichnet. Dazu gehörten die folgenden Projekte:

- Reduzierung der Traglasten in einem Gewächshaus durch neue Hebebühnen.
- Entwicklung eines ergonomisch angelegten Nähmaschinenarbeitsplatzes.
- Eliminierung von Rückenschmerzen durch das Tragen schwerer Holzpaletten.

(osha.europa.eu/press_room/news_article_CLEV_26_02_2008)

2007 veröffentlichte das britische Handels- und Industrieministerium (Department of Trade and Industry 2007) einen Bericht, der die erfolgreiche Arbeit der Sicherheitsbeauftragten in den Betrieben dokumentierte. Sie verhindern in England jedes Jahr 8.000 bis 13.000 Arbeitsverletzungen und 3.000 bis 8.000 arbeitsbedingte Erkrankungen. Die damit erzielten Kosteneinsparungen für die englische Industrie werden auf 578 Millionen engl. Pfund geschätzt, das sind umgerechnet knapp 700 Millionen Euro. Trotzdem werden nur 46 % der Arbeitsplätze (92 % im öffentlichen und 39 % im privaten Bereich) sowie 68 % der Beschäftigten (98 % im öffentlichen und 59 % im privaten Bereich) von Sicherheitsbeauftragten betreut.

Die Gesundheitsförderung in den Betrieben stützt sich vor allem auf zwei Ansätze. Der noch weit verbreitete Ansatz sieht den Betrieb im wesentlichen nur als einen Ort, an dem man seine Programme zur Gesundheitsförderung durchführen kann (**„Gesundheitsförderung im Setting"**). Der schwierigere, aber in der Regel weit wirksamere Ansatz zielt dagegen auf Veränderungen des gesamten Settings, seine Betriebsorganisation und Betriebskultur (**„Gesundheitsförderndes Setting"**).

Gesundheitsförderung im Setting Betrieb

Gesundheitsförderung in den Betrieben lässt sich in der Regel in folgende Bereiche unterteilen:

- Erste Hilfe und medizinische Behandlung.
- Vorsorgeuntersuchungen.
- Unfallschutz.
- Überwachung von Gesundheits- und Infektionsgefahren.
- Aufklärung und Beratung zu gesünderen Lebensweisen.
- Verfahren und Regelungen zur Schaffung gesünderer Arbeitsbedingungen.
- Bereitstellung von Programmen zur allgemeinen Gesundheitsberatung (Rauchen, Alkohol, Stress, Bewegung).

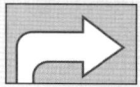

Beispiele zur Vielfalt der Maßnahmen zur Förderung der Gesundheit in den Betrieben:

- Bereitstellung einer betrieblichen Website zur individuellen Information und Beratung der Beschäftigten.
- Bewegungsangebote während der Mittagspausen (z. B. Lauftreffs) und Bewegungs- und Entlastungspausen während der Arbeitszeit.
- Förderung gesünderer Verhaltensweisen, z. B. durch die Bereitstellung von Fahrradständern; Duschräumen; Hinweisen auf Treppen zur Förderung deren Nutzung, statt der alternativen Lifte; oder die Ausstattung der Kantinen und Verkaufsautomaten mit gesünderen Ernährungsalternativen.
- Veränderungen der physischen Bedingungen des Arbeitsplatzes zur Förderung von mehr Bewegung, z. B. regelmäßige Ergonomie- und Gefährdungs-Checks oder durch die Verlegung häufig benutzter Orte an deutlich weiter entfernte Plätze.
- Anerkennungs- und Bonussysteme (monetär und nicht-monetär).
- Seminare zum Konfliktmanagement und Verbesserung der internen Kommunikation.
- Arbeitsplatzspezifische präventive Verhaltensschulungen (z. B. zur Bildschirmarbeit, zum Heben und Tragen oder die Durchführung von Rückenschulen).
- Gesundheits-Aktionswochen, Lauf- und Bewegungstreffs, Betriebssportfeste.
- Betriebsvereinbarungen zum Nichtrauchen, zur Alkoholabstinenz am Arbeitsplatz oder zum altersgerechten Arbeiten.
- Interkulturelles betriebliches Gesundheitsmanagement. Angehörige verschiedener Nationalitäten nehmen ihre Arbeit und Arbeitsunfähigkeit sehr unterschiedlich wahr. Das kann an den unterschiedlichen beruflichen Belastungen, dem Gesundheitsverständnis und Gesundheitsverhalten liegen oder an Kommunikationsproblemen. Die Initiative Gesundheit & Arbeit (IGA) erarbeitete deshalb gemeinsam mit dem Ethno-Medizinischen Zentrum Hannover ein entsprechendes Konzept. Dieses beinhaltet Materialien zu interkulturellen Schulungen für Führungskräfte und von sogenannten Gesundheitslotsen, die als Multiplikatoren in den Betrieben wirken (siehe unter www.iga-info.de/veroeffentlichungen/einzelveroeffentlichungen.html).

Präventionsbericht 2008 der gesetzlichen Krankenkassen

Die gesetzlichen Krankenkassen in Deutschland (GKV) engagieren sich seit vielen Jahren in der betrieblichen Gesundheitsförderung. Mit dem GKV-Wettbewerbsstärkungsgesetz wurde die betriebliche Gesundheitsförderung 2007 zu einer Pflichtleistung der Krankenkassen aufgewertet. Der Präventionsbericht dokumentiert für 2008 über 3.400 Projekte, rund 14 % mehr als noch im Berichtsvorjahr. Auch die Anzahl der teilnehmenden Betriebe konnte von 3.888 auf 4.788 gesteigert werden. Rund 820.000 Arbeitnehmerinnen und Arbeitnehmer nutzten die Angebote, ein Zuwachs um 30 %. Hoch im Kurs standen laut Präventionsbericht Maßnahmen, die darauf abzielten, körperliche Belastungen zu vermeiden oder zu reduzieren. Weitere Themen waren gesundheitsbewusste Mitarbeiterführung, Stressmanagement, ausgewogene Ernährung und die Vermeidung von Suchtmittelkonsum (Der Präventionsbericht kann heruntergeladen werden unter www.dnbgf.de). Allerdings ist anzumerken, dass diese Themen auch vorrangig von den Krankenkassen angeboten werden. „Bei der Auswahl und Beurteilung von Projekten und Partnern zur betrieblichen Gesundheitsförderung ist es deshalb notwendig, präzise Fragen nach Konzept und Instrumenten zu stellen". (Rosenbrock 2003, www.leitbegriffe.bzga.de)

Die europäische Kampagne zur psychischen Gesundheit in den Betrieben

Die europäische Kampagne „mensch und arbeit im einklang.move europe" verfolgt das Ziel, die Förderung der psychischen Gesundheit in den Betrieben und Unternehmen zu identifizieren und zu unterstützen (www.move-europe.de). Die aktuellen Zahlen des BKK-Gesundheitsreports 2009 bestätigen die hohe Relevanz dieser Kampagne. Die gravierendsten Steigerungsraten bei dem leichtem, aber kontinuierlichen Anstieg der Krankenstände weisen nach wie vor die psychischen Erkrankungen auf. Jeder zehnte Fehltag der beschäftigten BKK-Mitglieder und jeder neunte Krankheitstag aller Erwerbspersonen (einschließlich Arbeitslose) ging 2008 auf das Konto psychischer und Verhaltensstörungen. Bei den Frauen waren es sogar über 13 % der Krankheitstage. Auch die Führungskräfte sind davon betroffen (Der Gesundheitsreport 2009 kann heruntergeladen werden unter: www.dnbgf.de).

Unternehmen und Organisationen, die sich aktiv für die Förderung der psychischen Gesundheit am Arbeitsplatz einsetzen, können sich ab März 2010 für den „Deutschen Unternehmenspreis Gesundheit 2010" anmelden. Außerdem wird ein „Unternehmens-Check Psychische Gesundheit" zur Beurteilung der psychischen Gesundheit am Arbeitsplatz angeboten, der als erste Voraussetzung für die Bewerbung gilt.
(www.deutscher-unternehmenspreis-gesundheit.de)

Zu den Instrumenten der Gesundheitsförderung in den Betrieben und Verwaltungen in Deutschland gehören vor allem:

- Unternehmensleitlinien zur betrieblichen Gesundheitsförderung,
- Beteiligung und Befragungen der Mitarbeiter und Mitarbeiterinnen,
- regelmäßige Analysen des Gesundheitszustandes (z. B. Messung von belastenden Einflüssen und Ergonomie-Checks, Gesundheitsberichte),
- Einrichtung einer Steuerungsgruppe zur Durchführung der Maßnahmen,
- Gesundheitszirkel als wichtiges Interventionsinstrument,
- Betriebliche Gesundheits-Managementsysteme mit Mehrkomponenten-Programmen, Nachhaltigkeitsevaluationen und deren entsprechende Dokumentation.

Gesundheitszirkel als Instrument der betrieblichen Gesundheitsförderung

Die Grundidee des Gesundheitszirkels ist die aktive Einbeziehung der Mitarbeiter und Mitarbeiterinnen in die Planung und Umsetzung der betrieblichen Gesundheitsförderung. Gesundheitszirkel leiten sich aus Qualitätszirkeln ab. Ende der 80er-Jahre wurden in Deutschland gleichzeitig zwei verschiedene Modelle von Gesundheitszirkeln entwickelt: der „homogen zusammengesetzte Gesundheitszirkel" (Berliner Modell) und der „inhomogen, hierarchieübergreifend zusammengesetzte Gesundheitszirkel" (Düsseldorfer bzw. BKK-Modell).

Gesundheitszirkel sind innerbetriebliche Arbeitskreise, in denen sich die Beschäftigten eines Betriebes (je nach Modell mit oder ohne Vorgesetzte) mit ihren Arbeitsbedingungen auseinandersetzen. Sie tragen ihre Erfahrungen über Belastungen ihrer Gesundheit zusammen, analysieren sie gemeinsam (unter Einbeziehung eines qualifizierten Moderators bzw. einer Moderatorin), entwickeln neue Lösungen und erarbeiten Vorschläge, wie diese in die Praxis umgesetzt werden können. Bearbeitet werden nicht nur technische und organisatorische Probleme, sondern auch soziale und psychische Belastungen wie z. B. das Verhalten der Vorgesetzten oder das Betriebsklima (Österreichisches Netzwerk Betrieblicher Gesundheitsförderung www.netzwerk-bfg.at; Schroer u. Sochert 1997. Gesundheitszirkel im Betrieb).

Der Gesundheitszirkel hat sich in Deutschland und Österreich „als ein beliebtes Instrument der betrieblichen Gesundheitsförderung etabliert. Trotz der vielen positiven Erfahrungen existieren aus evidenz-basierter Sicht nur unzureichende Belege für den Nutzen der Maßnahme, da sich nahezu keine methodisch belastbaren Kontrollstudien zu wichtigen Zielgrößen finden lassen. Eine Fülle an unkontrollierten Studien berichtet aber über positive Resultate, beispielsweise in Bezug auf den Krankenstand oder psychosoziale Stressoren am Arbeitsplatz" (iga-Report 13, S. 64. www.iga-info.de).

Die breite Anwendung des Konzepts der betrieblichen Gesundheitsförderung auf kleine und mittlere Unternehmen (KMUs) stößt in Deutschland bislang noch auf Hindernisse, obwohl 60 % aller Beschäftigten in KMUs arbeiten, die 99,4 % aller Betriebe stellen (Meggeneder et al. 2005). Nach einer repräsentativen Befragung des Instituts für Arbeitsmarkt- und Berufsforschung geben nur 20 % aller Betriebe an, über gesetzliche Regelungen hinausgehende Maßnahmen zum Schutz oder zur Förderung der Gesundheit der Beschäftigen durchzuführen (Hollederer 2007). Je nach Unternehmensgröße ist die Verteilung aber sehr unterschiedlich. So bieten etwa 90 % der Betriebe mit mehr als 1.000 Beschäftigten Maßnahmen zur betrieblichen Gesundheitsförderung an. Aus einschlägigen Untersuchungen geht hervor, dass weniger als 3 % der Kleinbetriebe Maßnahmen durchführen, die über den gesetzlich verlangten Mindeststandard des Arbeitsschutzes hinausgehen (Meggeneder et al. 2005).

Dies macht deutlich, dass die KMUs offenbar nicht auf die Modelle und Ergebnisse in den Großbetrieben zurückgreifen können. Hier setzt die Arbeit des KMU-Forums im Deutschen Netzwerk für Betriebliche Gesundheitsförderung an.

Rauchverbot am Arbeitsplatz

Im Jahre 2007 wurde in Großbritannien ein allgemeines Rauchverbot am Arbeitsplatz eingeführt.

Sind solche gesetzlichen Maßnahmen der beste Weg zur Erreichung eines gesundheitsfördernden Settings?

Gesundheitsförderndes Setting Betrieb

Es gibt immer mehr Belege dafür, dass gesundheitsfördernde Maßnahmen, die auf Veränderungen der Betriebsorganisation zielen, wirksamer sind als jene, die nur auf die Änderung der Verhaltensweisen der Beschäftigten ausgerichtet sind (Noblet & LaMontagne 2006, Badura 2001, Badura et al. 2008). Veränderungen in den betrieblichen Sozial- und Organisationsstrukturen wirken sich positiver auf die Gesundheit der Beschäftigten aus als Programme, die davon ausgehen, dass die Beschäftigten ihre Verhaltensweisen von sich aus ändern würden, z. B. indem man ihnen außerhalb ihrer Arbeitszeiten Kurse für Entspannungstechniken anbietet.

Der Ansatz des „Gesundheitsfördernden Settings", der von der Unternehmensleitung legitimiert werden muss, weil er die gesamte Organisation und alle Ressourcen eines Betriebes einbezieht, findet heute national und international breite Anerkennung. Ein Beispiel dafür ist die Annahme der Deklaration von Luxemburg zur Gesundheitsförderung in den Betrieben durch die Mitglieder des Europäischen Netzwerkes gesundheitsfördernder Betriebe und Unternehmen (www.dnbgf.de). Diese Deklaration stellt folgende Richtlinien für erfolgreiche Interventionen in den Betrieben heraus:

- Partizipation (alle Beschäftigten sollten einbezogen werden).

- Integration (Einbezug gesundheitlicher Anliegen in alle Entscheidungs- und Organisationsbereiche des Unternehmens).

- Projektmanagement (Entwicklung der Programme entlang dem Kreislauf der Problemlösung, d. h. der Bedürfnisanalyse, Planung, Umsetzung und Evaluation).

- Ganzheitlichkeit (Einbeziehung von Interventionen, die sowohl auf den Einzelnen als auch auf das betriebliche Umfeld ausgerichtet sind).

Die Maximierung der Effektivität betrieblicher Gesundheitsförderung erfordert einen Wandel von der ausschließlichen Orientierung auf die Verhaltensweisen der Beschäftigten hin zu einem umfassenderen Ansatz, der die gesamten Sozial- und Organisationsstrukturen eines Betriebes im Blickfeld hat und einbezieht. Auf dem Weg zu einem gesundheitsfördernden Untenehmen reicht es schon lange nicht mehr aus, sich auf das zu konzentrieren, was krank macht. Modernes betriebliches Gesundheitsmanagement sucht nach den „gesundheitsförderlichen Arbeitsbedingungen" und orientiert sich vor allem auch an den Ressourcen, die Beschäftigte gesund erhalten.

In den vergangenen Jahrzehnten haben unterschiedliche wissenschaftliche Disziplinen Merkmale einer „gesunden Arbeit" herausgearbeitet. „Mehr Gesundheit bei der Arbeit setzt nicht unbedingt voraus, dass die Arbeitssituation möglichst frei von Belastungen ist. Vielmehr geht es um das richtige Maß an Anforderungen sowie um das Vorhandensein der für die Bewältigung der Aufgaben notwendigen Rahmenbedingungen. Ebenso brauchen die Beschäftigten auch am Arbeitsplatz Möglichkeiten zur Befriedigung wichtiger intellektueller, emotionaler und sozialer Grundbedürfnisse" (Bundesverband der Betriebskrankenkassen „Auf dem Weg zum gesunden Unternehmen", S. 16. Download unter: www.dnbgf.de).

Merkmale gesunder Arbeit

Beschäftigte, die sich wohl fühlen, gesund, engagiert und produktiv sind, nennen als Merkmale ihrer Arbeit:

- große Tätigkeitsspielräume
- vollständige Aufgaben, Sinnhaftigkeit der Arbeit
- hohe Anforderungen an eigenständiges Denken, Planen und Entscheiden
- Möglichkeiten der Kommunikation und Kooperation; soziale Unterstützung durch Vorgesetzte und Kolleg/-innen
- gerechte Entlohnung
- gutes Betriebsklima
- guter Informationsfluss
- Beteiligung an wichtigen Entscheidungen

Beschäftigte, die sich weniger wohl fühlen, krank, weniger motiviert und weniger leistungsfähig sind, klagen vermehrt über:

- unzureichende Vollständigkeit der Arbeit
- mangelnde Vielfalt der Anforderungen
- geringe Handlungs- und Entscheidungsspielräume
- widersprüchliche Aufträge ohne individuelle Lösungsmöglichkeiten
- Zeitdruck
- Ungerechte Entlohnung
- schlechtes Betriebsklima
- fehlende Information und Kommunikation
- mangelnde Entscheidungsbeteiligung
- qualitative Überforderung

Quelle: BKK Bundesverband. „Auf dem Weg zum gesunden Unternehmen", S. 16. Download unter: www.dnbgf.de

---

Einstiege zum Ansatz des „Gesundheitsfördernden Betriebs"

1. **„Auf dem Weg zum gesunden Unternehmen".** BKK Bundesverband. Download unter: www.dnbgf.de

   Diese Broschüre bietet einen guten Einstieg für ein modernes betriebliches Gesundheitsmanagement auf dem Weg zu einem gesunden Unternehmen. Warum und was ist Gesundheitsmanagement, dessen Elemente, Umsetzung und Verankerung im Betrieb sowie folgende Beispiele aus der Praxis:

   - Bertelsmann AG: „Partnerschaftliche Unternehmenskultur" als Erfolgsfaktor.
   - Land Berlin: „Führungskräfte als Gesundheitsmanager/-innen".
   - REWE Handelsgruppe: „In Filialen fit durch Gesundheitszirkel".
   - Comet Computer GmbH: „Familienfreundliche Flexibilität als Erfolgsrezept".

2. **Systemische Interventionen.**
   (Rosenbrock u. Michel 2007 in: Primäre Prävention, MWV Verlag, Berlin).

3. **Gesundheit durch Projekte fördern.**
   Ein Konzept zur Gesundheitsförderung durch Organisationsentwicklung und Projektmanagement
   (Grossmann u. Scala. Juventa Verlag. 4. Aufl. 2006).

Wirksamkeit der Gesundheitsförderung in den Betrieben

Die Belege für die Wirksamkeit betrieblicher Gesundheitsförderung mehren sich. Das englische Gesundheitsministerium (Department of Health 2004) rief deshalb zu mehr und konsequenteren Evaluierungen gesundheitsfördernder Maßnahmen in den Betrieben auf. Eine Übersicht zu Maßnahmen zur betrieblichen Gesundheitsförderung kam zu dem Ergebnis, dass diese sich positiv auf eine Reihe von Risikofaktoren auswirken, einschließlich der Reduzierung des Rauchens (Kreis & Bödeker 2004, zitiert aus dem Bericht des Department of Work and Pensions 2005).

Wirksamkeit und Nutzen betrieblicher Gesundheitsförderung: Zusammenstellung der wissenschaftlichen Evidenz 2000 bis 2006 (IGA-Report 13)

Die „Initiative Gesundheit & Arbeit" (IGA) stellt in ihrer Literaturstudie fest, dass in der wissenschaftlichen Literatur Konsens darüber herrscht, „dass Maßnahmen der betrieblichen Gesundheitsförderung und Prävention einen wichtigen Beitrag zur Gesunderhaltung von Beschäftigten leisten. Mit ihrer Hilfe können Gesundheitsrisiken reduziert, Krankheitshäufigkeiten gesenkt sowie gesundheitsbewusste Verhaltensweisen gefördert werden. Einigkeit besteht in der Fachliteratur auch dahingehend, dass sich betriebliche Gesundheitsförderungsmaßnahmen für die Unternehmen auszahlen, indem Krankheitskosten vermieden und krankheitsbedingte Fehlzeiten am Arbeitsplatz verringert werden" (IGA-Report 13, 2008, S. 63).

In die Studie wurden über 40 Übersichtsartikel einbezogen, welche die Ergebnisse aus fast 1.000 Studien beurteilen. Damit bietet der Report eine Fundgruppe von Maßnahmen und Studien aus praktisch allen Bereichen der betrieblichen Gesundheitsförderung. „Bei differenzierter Auseinandersetzung mit unterschiedlichen Gruppen von Maßnahmen wird deutlich, dass die Wirksamkeitsnachweise in einigen Interventionsbereichen überzeugender sind als in anderen", z. B.:

- Verhaltenspräventive Programme können das Bewegungsverhalten der Beschäftigten positiv beeinflussen. Sie bewirken aber keine wesentliche Verbesserung der kardiorespiratorischen Fitness.
- Individuell auf die Beschäftigten zugeschnittene Schulungsmaßnahmen und Sportkurse sind effektiv.
- Überraschend wirksam und zudem kostengünstig sind motivierende Hinweisschilder (z. B. zur Treppenbenutzung).
- Rauchverbote sind ein probates Mittel zum Nichtraucherschutz, auf die Häufigkeit des Rauchens oder die Aufhörraten scheinen die Verbote allein aber nur geringen oder keinen Einfluss zu haben, ebenso wie Anreiz- und Bonussysteme.
- Edukative Maßnahmen wie ergonomische Schulungen, theoretische Trainings (z. B. zur Lastenhandhabung) sowie Stressbewältigungstrainings hatten keinen primärpräventiven Effekt auf die Häufigkeit muskuloskelettaler Erkrankungen oder die dadurch bedingten Fehlzeiten am Arbeitsplatz. Das gleiche gilt für die klassische Rückenschule.
- Als besonders wirksam erwies sich in fast allen Bereichen die Kombination von verhaltens- und verhältnisorientierten Maßnahmen **(Mehrkomponenten- bzw. Mehrebenenprogramme)**, z. B.
  - Sporteinrichtungen mit Schließfächern vor Ort, gezielte Beratungsangebote und Verhaltenstrainings,
  - Ernährungsberatung, gesundes Kantinenessen und Poster mit Ernährungsinformationen,
  - intensive individuelle Raucherberatung, Gruppenentwöhnung, Nikotinersatzpräparate und Rauchverbote,
  - kombinierte Ernährungs- und Bewegungsprogramme zur Gewichtsreduzierung,
  - Interventionen auf der individuellen und organisatorischen Ebene zur Prävention psychischer Erkrankungen.

„Der vorliegende Report versteht sich nicht allein als nüchterne Bestandaufnahme des derzeitigen Forschungsstandes zur Wirksamkeit betrieblicher Gesundheitsförderung und Prävention. Vielmehr soll er den Akteuren und Akteurinnen sowie Entscheidungsträgern in der betrieblichen Gesundheitsförderung als Leitfaden und praktische Handlungshilfe dienen, sei es im Rahmen der Beratung und Akquise, zur Optimierung bereits existierender Konzepte oder bei der Entwicklung neuer Programme" (S. 65).

Schlussfolgerung

Die Betriebe gehören zu den wichtigsten Settings zur Förderung der Gesundheit. Zum einen erreicht man damit eine große Zahl der Beschäftigten (ca. 75 % aller Erwerbstätigen) und zum anderen hat die Vielzahl der Betriebe und Einrichtungen sowohl direkt, als auch indirekt einen großen Einfluss auf die Gesundheit der Bevölkerung. Traditionell zielten die Maßnahmen der betrieblichen Gesundheitsförderung vor allem auf den Schutz der Gesundheit und die Vermeidung von Krankheiten. Heute gilt es, diesen Rahmen durch die Einbeziehung der gesamten betrieblichen Sozial- und Organisationsstrukturen zu erweitern und den Fokus nicht nur auf die Erkrankungen zu richten, sondern vielmehr auf die Stärkung der Gesundheit und des sozialen Wohlbefindens der Beschäftigten in den Betrieben. Für die Wirksamkeit eines solchen umfassenden Settingansatzes gibt es immer mehr Belege. Sie zeigen, dass damit nicht nur die Gesundheit der Beschäftigten verbessert wird, sondern nachweislich auch die Produktivität und der wirtschaftliche Nutzen für die Unternehmen und die Gesellschaft als Ganzes erhöht werden. Zur Erreichung von solchen positiven Ergebnissen wirkt eine Vielzahl unterschiedlicher Gruppen in den Betrieben mit, zu denen vor allem die Beschäftigten, die Leitung und das Management der Betriebe, die arbeitsmedizinischen Dienste sowie die Gesundheits-, Sicherheits- und Umweltbeauftragten gehören.

Fragen zur weiteren Diskussion

- Wo liegen für das Setting Betrieb die Möglichkeiten und Grenzen der Gesundheitsförderung?
- Wie sollte die Gesundheitsförderung auf den Wandel der Arbeitsstrukturen im 21. Jahrhundert reagieren (z. B. zunehmende prekäre Arbeitsverhältnisse in Form von Teilzeitarbeit und Kurzzeitverträgen, Tele- und Heimarbeit und die neuen Informationstechnologien)?
- Denken Sie an einen Arbeitsplatz in einem Betrieb, der Ihnen vertraut ist. Ihre Aufgabe ist die Entwicklung gesundheitsfördernder Maßnahmen. Welche Bereiche würden Sie vorrangig angehen und warum? Wen würden Sie dabei mit einbeziehen und wie?

Zusammenfassung

Dieses Kapitel hat den potenziellen Nutzen gesundheitsfördernder Maßnahmen am Arbeitsplatz bzw. in den Betrieben untersucht. Es ging auf die Spannungen ein, sich dabei nur auf die Veränderung der Verhaltensweisen der Beschäftigten zu konzentrieren oder vielmehr die betrieblichen Sozial- und Organisationsstrukturen in den Mittelpunkt zu stellen. In diesem Zusammenhang wurde der Unterschied zwischen der „Gesundheitsförderung im Betrieb" und dem „Gesundheitsfördernden Betrieb" aufgezeigt. Außerdem wurden die Rollen der unterschiedlichen Partner in der betrieblichen Gesundheitsförderung dargestellt.

Literatur und Websites

1. Weiterführende deutschsprachige Literaturempfehlungen und Websites

Deutsche Gesetzliche Unfallversicherung (DGUV) www.dguv.de

Deutsches Netzwerk für Betriebliche Gesundheitsförderung (DNBGF) www.dnbgf.de

Österreichisches Netzwerk Betrieblicher Gesundheitsförderung www.netzwerk-bfg.at

Initiative Gesundheit & Arbeit (IGA): unter anderem der Report 13 „Wirksamkeit und Nutzen betrieblicher Gesundheitsförderung und Prävention. Zusammenstellung der wissenschaftlichen Evidenz 2000 bis 2006" www.iga-info.de

Initiative Neue Qualität der Arbeit www.inqa.de

BKK Bundesverband (Hrsg.): „Auf dem Weg zum gesunden Unternehmen" – Argumente und Tipps für ein modernes betriebliches Gesundheitsmanagement www.dnbgf.de

Hilfreich sind auch der BKK-Newsletter: Betriebliche Gesundheitsförderung, Prävention und Selbsthilfe (newsletter@bkk-bv-gesundheit.de) sowie die „Infomail" der Geschäftsstelle des Deutschen Netzwerkes Betrieblicher Gesundheitsförderung (dnbgf@bkk-bv.de).

2. Literaturempfehlungen der englischen Originalausgabe

European Network for Workplace Health Promotion. *Die Website des europäischen Netzwerks für betriebliche Gesundheitsförderung ist eine nützliche Quelle für aktuelle Informationen und Gemeinschaftsprojekte zur betrieblichen Gesundheitsförderung: www.enwhp.org.*

The National Institute for Health and Clinical Excellence (NICE). *Dieses Institut hat eine Reihe von Dokumenten veröffentlicht, die die wissenschaftlichen Nachweise für eine wirksame Gesundheitsförderung in den Betrieben zusammenfassen. Dazu gehören Themen wie Rauchen am Arbeitsplatz, die körperliche Bewegung und die psychische Gesundheit: www.nice.org.uk.*

O'Donnell M P (ed) 2001 Health promotion in the workplace. Thomson Delmar Learning, Albany, New York. *Diese Veröffentlichung bietet eine umfassende Übersicht über die betriebliche Gesundheitsförderung und reicht von den Praktiken des Programm-Managements über deren Evaluation bis hin zur Diskussion finanzieller Anreize.*

3. Neu eingefügte deutschsprachige Quellenangaben und Websites

Badura, B. 2001. Betriebliches Gesundheitsmanagement. In: Bundesgesundheitsblatt – Gesundheitsforschung – Gesundheitsschutz, 44, S. 780–787.

Badura, B. et al. 2008. Kosten und Nutzen des Betrieblichen Gesundheitsmanagements. Springer Verlag, Berlin.

Bräunig, D., Kohstall, T., Mehner, K. 2009. Präventionsbilanz und Präventionserfolg. In: Deutsche Gesetzliche Unfallversicherung (DGUV) Forum, H. 4.

Bundesministerium für Arbeit und Soziales (BMAS) 2008. Bericht der Bundesregierung über den Stand von Sicherheit und Gesundheit bei der Arbeit und über das Unfall- und Berufskrankheitengeschehen in der Bundesrepublik Deutschland im Jahre 2005.

Bundesverband der Betriebskrankenkassen, Juli 2008. Kosten arbeitsbedingter Erkrankungen und Frühberentung in Deutschland.

Chapman, L.S. 2005. Meta-evaluation of Worksite Health Promotion Economic Return Studies: 2005 Update. In: The Art of Health Promotion, July / August, p. 1–11.

Deutsches Ärzteblatt 2005, S. A 1376.

Deutsche Gesetzliche Unfallversicherung (DGUV) 2008: Präventionsbilanz aus theoretischer und empirischer Sicht. Abschlussbericht. Berlin, Sept. 2008 (www.dguv.de)

Grossmann, R. u. Scala, K. 2006. Gesundheit durch Projekte fördern. Ein Konzept zur Gesundheitsförderung durch Organisationsentwicklung und Projektmanagement. Juventa Verlag, Weinheim.

Hollederer, A. 2007. Betriebliche Gesundheitsförderung in Deutschland. Ergebnisse des IAB-Betriebspanels 2002 und 2004. Gesundheitswesen 69: 63–76.

Kramer, I. u. Bödeker, W. 2008. Return on Investment im Kontext der betrieblichen Gesundheitsförderung und Prävention. Iga-report 16 (www.iga-info.de)

Kreis, J. u. Bödeker, W. 2003. Gesundheitlicher und ökonomischer Nutzen betrieblicher Gesundheitsförderung und Prävention – Zusammenstellung der wissenschaftlichen Evidenz (www.iga-info.de)

Meggeneder, O., Pelster, K., Sochert, R. (Hrsg.) 2005. Betriebliche Gesundheitsförderung in kleinen und mittleren Unternehmen. Verlag Hans Huber, Bern.

Robert Koch-Institut 2007. Arbeitsunfälle und Berufskrankheiten (www.rki.de).

Rosenbrock, R. 2003. Betriebliche Gesundheitsförderung (www.leitbegriffe.bzga.de).

Rosenbrock, R. u. Michel, C. 2007. Primäre Prävention. Medizinisch Wissenschaftliche Verlagsgesellschaft (MWV), Berlin.

Sachverständigenrat zur Begutachtung der Entwicklung im Gesundheitswesen (Hrsg.). Koordination und Qualität im Gesundheitswesen, Band 1, 2006. Verlag W. Kohlhammer, Stuttgart.

Schroer, A. u. Sochert, R. 1997. Gesundheitszirkel im Betrieb. Modelle und praktische Durchführung. Universum Verlagsanstalt, Wiesbaden.

Siegrist, J. u. Dragano, N. 2006. Berufliche Belastungen und Gesundheit. In: Kölner Zeitschrift für Soziologie und Sozialpsychologie, Sonderheft 46: 109–124.

Siegrist, J. u. Dragano, N. 2008. Psychosoziale Belastungen und Erkrankungsrisiken im Erwerbsleben – Befunde aus internationalen Studien zum Anforderungs-Kontroll-Modell und zum Modell beruflicher Gratifikationskrisen. In: Bundesgesundheitsblatt – Gesundheitsforschung – Gesundheitsschutz, 51, H. 3: 305–312.

Wissenschaftliches Institut der Ortskrankenkassen. Fehlzeitenreport (www.wido.de).

4. Quellenangaben der englischen Originalausgabe

Department of Health 2004 Choosing health: making healthy choices easier. Stationery Office, London.

Department of Trade and Industry (DTI) 2007 Trade union membership 2006 report. HMSO, London.

Department of Trade and Industry Consultation Document 2007 Workplace representatives: a review of their facilities and facility time. HMSO, London.

Department of Work and Pensions 2005 Health, work and wellbeing – caring for our future. DWP, London.

Dooris M, Hunter D J 2007 Organisations and settings for promoting public health. In: Lloyd C E, Handsley S, Douglas J et al. (eds) Policy and practice in promoting public health. Sage and the Open University, London. Chapter 4.

Elgood J, Gilby N O, Pearson H 2004 Attitudes towards health and safety: a quantitative survey of stakeholder opinion. Mori and HSE, London.

European Network for Workplace Health Promotion 1997 The Luxembourg Declaration on workplace health promotion in the European Union. European Network for Workplace Health Promotion, Luxembourg.

Faculty of Public Health 2005 Creating a healthy workplace: a guide for occupational safety and health professionals and employers. Available online at: www.fph.org.uk/policy_downloads/publications/reports/healthy_workplaces_report_2006.pdf

Faculty of Public Health and Faculty of Occupational Medicine 2006 Creating a healthy workplace. FPH and FOM, London.

Health and Safety Commission 2007 Press release: HSC/E publishes health and safety statistics for 2006/07. Available online at: www.hse.gov.uk/press/2007

Health and Safety Executive (HSE) 2001 Tackling work related stress: a manager's guide to improving and maintaining employee health and well being. HSE Books, Sudbury.

Health and Safety Executive (HSE) 2005 Tackling stress: the management standards approach. HSE, London.

Health and Safety Executive (HSE) 2007 Achieving the 'Revitalising Health and Safety' targets: Statistical progress report, November 2007. Available online at: www.hse.gov.uk/statistics/pdf/prog

Institute of Occupational Medicine 2002 Survey of use of occupational health support. HSE Books, Sudbury, Suffolk.

Madouros V 2006 Projections of the UK labour force, 2006 to 2020. Labour Market Trends 114: 13–27.

Marmot M, Wilkinson R 2006 Social determinants of health, 2nd edn. Oxford University Press, Oxford.

Noblet A, LaMontagne A D 2006 The role of workplace health promotion in addressing job stress. Health Promotion International 21: 346–353.

Shain M, Kramer D M 2004 Health promotion in the workplace: framing the concept; reviewing the evidence. Occupational and Environmental Medicine 61: 643–648.

Waddell S, Burton A K 2006 Is work good for your health and well being? Occupational Health Review 24: 30–31.

Wanless D 2004 Securing good health for the whole population. Stationery Office, London.

Wilhelm K, Koves V et al. 2004 Work and Mental Health. Social Psychiatry and Epidemiology 39(11): 866–873.

Wilkinson R G 2006 The impact of inequality. Routledge, London.

15 Gesundheitsförderung im Wohnviertel

Kernpunkte
- Definition des Wohnviertels
- Wohnviertel als Setting der Gesundheitsförderung
- Physische, soziale und ökonomische Aspekte des Wohnviertels
- Evaluierung der Gesundheitsförderung im Wohnviertel

Die Begriffe Wohnviertel, Nachbarschaft und „Gemeinwesen" werden häufig benutzt. Bedeuten Sie das Gleiche?

Übersicht

Settings sind physische, ökonomische und sozialkulturelle Umfelder, die permanent auf die Gesundheit der Menschen einwirken. In diesem Kapitel werden wir uns mit dem Setting Wohnviertel („Kiez", „Stadtviertel", „Stadtteil") beschäftigen und den physischen, sozialen und ökonomischen Faktoren, die dieses Konzept bestimmen. Eng damit verbunden ist das Konzept des „Sozialkapitals" bzw. der nachbarschaftlichen Beziehungen und Netzwerke. Außerdem wird darauf eingegangen, warum das Konzept des Wohnviertels in jüngster Zeit an Popularität gewonnen hat und wie dieses Setting zur Förderung der Gesundheit genutzt werden kann.

Das Wohnviertel umfasst unterschiedliche Dimensionen wie das physische oder soziale Umfeld (z. B. die Nachbarn) oder die in dem Wohnviertel zur Verfügung stehenden Dienste und Einrichtungen. Sie alle können als Einstieg zur Gesundheitsförderung genutzt werden. Einige dieser Initiativen werden wir als Beispiele guter Praxis vorstellen. Die Evaluierung solcher multidimensionaler Strategien der Gesundheitsförderung ist jedoch sehr schwierig. Die Probleme, die sich dabei ergeben, sowie die vorhandenen Belege für die Wirksamkeit der Gesundheitsförderung im Wohnviertel werden im letzten Abschnitt dieses Kapitels aufgegriffen.

Das „Gesunde Städte Projekt" war das erste Settingprojekt, das versuchte, der Gesundheit in den Kommunen und bei den kommunalen Entscheidungsträgern einen höheren Stellenwert zu verschaffen und umfassendere Strategien für eine dauerhafte gesundheitliche Entwicklung in den Städten aufzubauen. Später kam die Initiative der „Gesunden Gemeinden" in den ländlichen Gegenden hinzu. Gesunde Gemeinden werden generell definiert als Gemeinschaften mit einer niedrigen Rate an Infektionskrankheiten, Zugang zu den grundlegenden Diensten der Gesundheitsversorgung sowie einem sozial und wirtschaftlich stabilen Gemeinwesen (s. unter: http://www.who.int/healhty_settings/types/en/index.html).

Wie in den anderen Kapiteln des dritten Teils dieses Buches dargestellt, werden solche Settingansätze auch in den Schulen, Betrieben und Krankenhäusern verfolgt, und das Setting „Gesundheitsförderndes Wohnviertel" ist letztlich nur ein weiterer Baustein zur Erreichung einer „Gesunden Stadt" bzw. einer „Gesunden Gemeinde". Eine Reihe gesundheitspolitischer Dokumente in England stellen das Wohnviertel als wichtiges Setting heraus (z. B. Department of Health 2004, S. 77):

> *Das Umfeld, in dem wir leben, unsere sozialen Netze, unser Gefühl der Geborgenheit, die wirtschaftlichen Verhältnisse, Familien und Ressourcen in unserem Wohnviertel können alle unsere Gesundheit beeinflussen.*

Definition des Wohnviertels

Wohnviertel sind kleine örtliche Gegenden mit einer erkennbaren eigenen Identität, die durch eine Gemeinschaft von Menschen definiert ist, die sich untereinander gut kennen und die gleichen Einrichtungen wie Post, Geschäfte und medizinische Versorgungsdienste nutzen. Laiennetzwerke und soziale Unterstützungssysteme sind dabei wichtige Elemente. Wohnviertel werden häufig durch geografische Merkmale wie Hauptstraßen, Eisenbahnstrecken oder Parkanlagen abgegrenzt und können städtischer oder ländlicher Natur sein. Der entscheidende Faktor ist dabei, dass die Menschen ihr Wohnviertel selbst definieren und das Gefühl haben, dass sie etwas für ihre gemeinsame Zukunft, ihre Dienstleistungsangebote und das Erscheinungsbild ihrer Wohngegend tun. In einer Welt, in der die sozialen Interaktionen zunehmend fragmentarisch und anonym ablaufen und übergeordnete Gemeinschaftssymbole wie Religion und nationale Zugehörigkeit an Bindungskraft und Bedeutung verlieren, wird das Wohnviertel zur Förderung der sozialen Identität und des Selbstwertgefühls immer wichtiger. Es ist das direkte Umfeld, in dem die Menschen leben, arbeiten und interagieren, und für viele sozial schwache Gruppen, wie die Alten und jene mit einem geringen Einkommen, ist es das soziale Umfeld, in dem sie die meiste Zeit ihres Lebens verbringen.

- **Wie würden Sie das Wohnviertel definieren, in dem Sie leben?**
- **Auf welche Art und Weise unterstützt es Ihre Gesundheit?**
- **Auf welche Art und Weise gefährdet es Ihre Gesundheit?**

Eine jüngste Studie ergab (Robertson 2008), dass sich das Nachbarschaftsbewusstsein bereits in einem sehr frühen Stadium der Wohnviertelentwicklung bildet und sich auch in Krisenzeiten als relativ stabil erweist. Es stützt sich auf den sozioökonomischen Status der Nachbarn, aber auch auf die physische und soziale Umwelt wie z. B. die baulichen Merkmale der Wohnhäuser oder die sozialen Netze. Wohnviertel sind häufig sehr differenziert strukturiert und ihr Gemeinschaftssinn basiert auf den täglichen sozialen Interaktionen im Wohnviertel und den vielfältigen Netzwerkkontakten unter den Freunden, Familien und Nachbarn. Wohnviertel verbinden damit die objektiven und subjektiven Wirklichkeiten des Zusammenlebens.

Zur Erfassung des Wohnviertels gibt es viele Wege. Sie reichen von den statistischen Daten bis hin zur Erfassung der Gedanken, Gefühle und Erinnerungen der Menschen, die in diesem Viertel leben. Die von den lokalen Behörden erfassten Daten über das Wohnviertel, z. B. über die Wohnverhältnisse oder die Kriminalität, können gut zum Vergleich mit anderen Vierteln herangezogen werden. Umfassendere Profile oder Ortsbegehungen, bei denen man Notizen über die vorhandenen Einrichtungen, die physische Umwelt, Transportwege und Versammlungsmöglichkeiten machen kann, würden jedoch ein ganzheitlicheres Bild des Wohnviertels bzw. der Wohngegend oder des Stadtteils ergeben.

Worin liegt die Bedeutung des Wohnviertels als Setting der Gesundheitsförderung?

Reduzierung gesundheitlicher Chancenungleichheiten

Die englische Regierungsvorlage „Die gesündere Alternative zur leichteren Wahl machen" widmet den Wohnvierteln bzw. den Nachbarschaftsverhältnissen in den Kommunen ein ganzes Kapitel und sieht darin einen wichtigen Ansatz zur Reduzierung gesundheitlicher Chancenungleichheiten.

Warum könnte das Wohnviertel ein wichtiger Ansatz zur Reduzierung gesundheitlicher Chancenungleichheiten sein?

Für die Gesundheitsförderung ist das Wohnviertel ein zentrales Setting, weil es die gesundheitliche Infrastruktur prägt. Es schafft durch die Interaktionen zwischen der physischen und sozialen Umwelt und den Dienstleistungsangeboten ein Lebensumfeld, das enorme Potenziale zur Unterstützung der Gesundheit der Menschen in sich birgt. Das Wohnviertel umfasst:

- *Die physische Umwelt*

    (Z. B. das Ausmaß der Luftverschmutzung oder Lärmbelästigung, die Wohnqualität, das Verkehrsaufkommen und das Vorhandensein von Grünflächen.)

- *Die soziale Umwelt*

    (Das heißt den Umfang der sozialen Interaktionen zwischen den Bewohnern und Bewohnerinnen, Vereinen, Gruppen und Organisationen, die im Wohnviertel tätig sind und das Ausmaß der Selbsthilfeaktivitäten. Das Konzept des Sozialkapitals, das sich auf den Grad des Vertrauens und Verständnisses unter den Menschen und ihre Kontakte mit den Organisationen stützt, ist für die soziale Umwelt und die Dienstleistungsangebote von großer Bedeutung.)

- *Die Dienstleistungsangebote*

    (Sie umfassen im Wohnviertel solche Einrichtungen wie Läden, Postämter, Gesundheitsdienste, Kirchen, Sportplätze, Gemeindehäuser, öffentliche Verkehrsmittel oder Dienstleistungen kommunaler Behörden wie z. B. den Wohnungs- oder Sozialämtern.)

Den Einfluss des Wohnviertels auf die Gesundheit der darin lebenden Menschen genau zu bestimmen, ist nicht einfach. Forschungsergebnisse heben hervor, dass die Menschen in guten nachbarschaftlichen Verhältnissen, die mit Komponenten wie Freundlichkeit, Geborgenheit und Ruhe verbunden werden, eine Verbesserung ihrer Lebensqualität sehen (Bowling 2006; Office of National Statistics 2007). Neben diesen gesundheitsrelevanten Faktoren wird das Wohnviertel auch als ein Setting angesehen, das sich besonders gut eignet, um die Menschen zur Durchsetzung ihrer spezifisch wohnumweltbezogenen Gesundheitsbedürfnisse zu aktivieren. Eine Fokussierung auf das Wohnviertel stärkt das Empowerment und die Unabhängigkeit der darin lebenden Menschen, d. h. Faktoren, die allein schon gesundheitsfördernd wirken.

Das physische Umfeld

Viele Aspekte der physischen Umwelt, wie z. B. die Gebäude, Landnutzung, Transportwege oder der Autoverkehr wirken sich auf die Gesundheit aus. Die Nutzung des Autos trägt zur Klimaveränderung bei und hat zudem negative Auswirkungen auf die Gesundheit der Autobenutzer. So zeigte sich z. B. in einer sich schnell verändernden Region in China, dass die Anschaffung eines Autos bei den neuen Besitzern sehr schnell zu einer Gewichtszunahme von 1,8 Kilogramm führte (Rice & Grant 2007).

Das Anpacken solcher Probleme wie unsere Abhängigkeit vom eigenen Auto, mag als eine kaum lösbare Aufgabe erscheinen. Obwohl es in Großbritannien, im Vergleich zu den anderen europäischen Ländern, relativ weniger Autofahrer gibt, benutzen sie ihr Auto häufiger. In einer Reihe von verkehrspolitischen Dokumentationen und Strategiepapieren wurde auf die Notwendigkeit hingewiesen, uns weniger abhängig vom Auto zu machen. Solche Initiativen reichen von der Regierungsvorlage über die Entwicklung von Verkehrsverbünden (Verkehrsministerium 1998) bis hin zu der Kampagne „Zu Fuß zur Gesundheit".

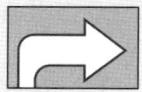

Kampagne „Zu Fuß zur Gesundheit"
(www.naturalengland.org.uk; www.whi.org.uk)

Die von der „Britischen Herzstiftung" und der „Arbeitsgemeinschaft ländlicher Gemeinden" gestartete Kampagne soll die Menschen dazu bewegen, stärker die örtlichen Geh- und Wanderwege zu nutzen. Als zusätzlicher Anreiz wird den Gesundheitsberufen empfohlen, Schrittzähler zu „verschreiben". Neben dem Nutzen regelmäßiger körperlicher Bewegung stellt das Programm noch folgende Vorteile für die Wohnviertel und Gemeinden heraus:

- Verbessert ihr Erscheinungsbild und die sozialen Beziehungen untereinander.

- Fördert nachbarschaftliches Verhalten und soziale Interaktion und trägt damit dazu bei, Gemeinden wieder stärker zu Gemeinschaften werden zu lassen.

- Wirkt sozialer Isolierung entgegen.

- Macht unsoziales Verhalten schwieriger, da mehr Leute zu Fuß unterwegs und damit in der Nähe sind.

- Liefert einen Grund zur Erhaltung des Lebensraumes wildlebender Tiere und bringt so den Charakter örtlicher Gegenden noch besser zur Geltung.

Vergleichbare Ziele – wenn auch nicht explizit auf Wohnviertel bezogen – verfolgt die Präventionskampagne „3000 Schritte täglich" des deutschen Bundesministeriums für Gesundheit (http://www.die-praevention.de/bewegung/steps/index.html).

Schlechte Wohnverhältnisse finden sich häufig in benachteiligten Stadtteilen mit mangelnden Einkaufs- und Unterhaltungsmöglichkeiten sowie unzureichenden öffentlichen Verkehrsmitteln. Graffiti, Abfall oder Hundekot sind alles Zeichen einer vernachlässigten Umwelt, die das nachbarschaftliche Geborgenheitsgefühl der Menschen negativ beeinflussen und damit auch deren Bereitschaft, sich aktiv für diese Gemeinschaft bzw. das Wohnviertel einzusetzen.

Eine nationale Strategie in England zur Erneuerung von Wohnvierteln bzw. Stadtteilen umfasst ein 10-Jahres-Programm zur Bekämpfung von Arbeitslosigkeit, Kriminalität sowie schlechten Wohn- und Umweltverhältnissen („New Deal for Communities"). Die damit verbundenen Initiativen zielen vor allem auf die relativ benachteiligten Wohnviertel und werden alle durch integrierte Programme zur Verbesserung der Gesundheit ergänzt. Das Budget des Programms beträgt 50 Millionen englische Pfund bzw. ca. 60 Millionen Euro. Es wird in 39 Wohnvierteln durchgeführt und betriff ca. 8.000 bis 10.000 Menschen (s. die Websites am Ende des Kapitels).

Das soziale Umfeld

Die Lebensqualität in einem Wohnviertel, einer Gemeinde oder Stadt ist eine der einflussreichsten Gesundheitsdeterminanten. Wilkinson (1996) hat verschiedene „gesunde Kommunen" untersucht und dabei mehrere Faktoren festgestellt, die zu ihrer besseren Lebensqualität beitragen.

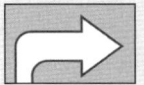

Die kleine Gemeinde Roseto in Pennsylvania (USA) mit 1600 Einwohnern wird häufig als Beispiel einer Gemeinde aufgeführt, in der deutlich weniger Menschen an Herzinfarkt sterben als in deren Nachbargemeinden. Die Bevölkerung setzt sich aus Amerikanern italienischer Abstammung zusammen, deren Vorfahren aus der Stadt Roseto in Süditalien ausgewandert waren. Roseto unterschied sich von den anderen Gemeinden durch seine außergewöhnlich engen Familienbande ... mit einem entsprechenden Gemeinschaftssinn ... einer Kameradschaftlichkeit, die Prahlerei verhinderte ... einer nachbarschaftlichen Fürsorge, die sicherstellte, dass niemand jemals im Stich gelassen wurde und ... Familien, die als Mittelpunkt des Lebens zugleich Schutz und Sicherheit in allen schwierigen Lebenslagen boten. Der wesentlich bessere Gesundheitszustand der Menschen in Roseto scheint nur durch diese sozialen Charakteristika erklärbar. Mit dem Wegzug der Jüngeren zerbrachen diese engen Bindungen und das Engagement der Menschen verlagerte sich auf das Streben nach wirtschaftlichem Wohlstand und den Erwerb von materiellen Statussymbolen.

Quelle: Bruhn & Wolf 1979, entnommen aus Wilkinson (1996, S. 116)

Der Begriff des „Sozialkapitals" bezieht sich auf die Stärke des sozialen Zusammenhalts und die Summe der Erfahrungen aus unseren Kontakten mit nahe stehenden und fremden Menschen, die durch gegenseitiges Vertrauen, Anerkennung und Respekt geprägt sind. Menschen sind soziale Wesen und die Qualität der sozialen Interaktionen ist entscheidend für das Wohlbefinden des Einzelnen und der Gemeinschaft. Das Sozialkapital liefert die Grundlage für gemeinschaftliches Handeln zur Förderung des Gemeinwohls. Die Definitionen von Sozialkapital unterscheiden sich zwar, aber zu den wichtigsten Begriffsmerkmalen gehören:

- der soziale Zusammenhalt und die soziale Unterstützung,
- die formellen und informellen Netzwerke,
- das Engagement der Bürger/-innen, einschließlich in ihren vielfältigen Vereinen,
- das Vertrauen in die Gemeinschaft und das nachbarschaftliche Verhalten.

Nicht nur Individuen, auch Organisationen oder ganze Gesellschaften verfügen zur Verfolgung ihrer Zwecke über mehr oder weniger Sozialkapital – mit erheblichen Konsequenzen für ihren nachhaltigen Erfolg. In komplexen Organisationen zeigt sich das Sozialkapital in gemeinsamen Werten, Regeln und Überzeugungen (Voraussetzung für Beziehungen und Bindungen) und der Qualität und dem Umfang von sozialen Beziehungen und Kontakten zwischen Menschen (Voraussetzung für die Kooperation, Koordination und Entscheidungsfindung). Sozialkapital kann daher als Merkmal sozialer Systeme definiert werden, das deren Leistungsfähigkeit und die Gesundheit ihrer Mitglieder fördert (Badura u. Hehlmann 2003, Siegrist et al. 2006, Badura et al. 2008). Je befriedigender und hilfreicher die persönlichen Netzwerke eines Menschen sind, umso geringer wird die Wahrscheinlichkeit seelischer und körperlicher Leiden.

Soziale Netze können im Zusammenhang mit den Schul-, Arbeits-, Umwelt- oder Freizeitaktivitäten entstehen oder aufgrund bestimmter Probleme in den Wohnvierteln. Zu den besonders engagierten Personen bei der Netzwerkbildung gehören die Eltern und hier besonders die Mütter (Robertson 2008). Schulen, aber auch vielfältige andere örtliche Einrichtungen werden häufig für soziale Ereignisse und Zusammenkünfte genutzt. Die Schließung solcher Einrichtungen wirkt sich damit zugleich auf die soziale Netzwerkbildung aus. Dies könnte vielleicht auch eine Erklärung dafür sein, warum die Menschen häufig in Aufruhr geraten, wenn es in ihrem Wohnviertel um die Schließung von Einrichtungen wie Schulen, Postämter oder Freizeiteinrichtungen geht.

Soziale Netzwerke als informelle Basis der Gesundheitsförderung

„Soziale Netzwerke sind als Unterstützungsstruktur für *Gesundheit* zu bezeichnen und weniger als Struktur der absichtsvollen *Gesundheitsförderung* ... Sie gelten als Grundkonzept der sozialepidemiologischen Gesundheits- und Krankheitstheorien ... Die Bedeutung der sozialen Netzwerke liegt vor allem darin, dass sie soziale Unterstützung für den Einzelnen leisten und soziale Aktionen durchführen können ... Gelegentlich werden ‚natürliche' Netzwerke (z. B. Familie, Haushaltsmitglieder, Nachbarschaft, Freundes- und Kollegenkreis) ‚organisierten' Netzwerken (z. B. Vereinen, Selbsthilfezusammenschlüssen, Bürgerinitiativen und ähnlichen sozialen Gebilden) gegenübergestellt. Der Zusammenhang mit ‚sozialem Kapital' ist dabei unverkennbar ... Systematisch unterscheidet man zwischen:

- primären Netzwerken, d. h. der Familie, Verwandten, Haushaltsangehörigen und Freunden des Einzelnen,

- sekundären Netzwerken, d. h. vor allem selbstorganisierten sozialen Gebilden im eigenen Lebensraum, aber auch höhergradig organisierten Vereinigungen und Verbänden

- sowie tertiären Netzwerken, die in dieser Systematik die professionellen Hilfssysteme bezeichnen.

Die sozialpolitische Bedeutung der sozialen Netze als Schutz-, Bewältigungs-, Entlastungs- und Unterstützungssysteme hat zu einer rapide gewachsenen Forschung über soziale Netzwerke seit Beginn der 70er-Jahre geführt ... Untersuchungen auf Gemeindeebene haben gezeigt, dass solche sozialen Netzwerke, unabhängig davon, ob sie sich in den Bereichen Bildung und Kultur, Freizeit, Umwelt, Arbeit/Arbeitslosigkeit, Nachbarschaft, Stadtteil oder Gemeinwesen engagieren, große Bedeutung haben für die Organisation sozialer Unterstützung und sozialer Aktionen im Sinne besserer Lebensbedingungen und größerem Wohlbefinden. Epidemiologische Untersuchungen haben ergänzend hierzu mit verschiedenen Ansätzen zeigen können, dass eine gelungene Einbindung in primäre und sekundäre, d. h. informelle Netzwerke, mit geringerer Krankheitshäufigkeit und höherer Lebenserwartung einhergeht."

(Zitiert aus Trojan u. Legewie 2008, Nachhaltige Gesundheit und Entwicklung, S. 269 u. 270)

Es gibt Hinweise dafür, dass die Bildung von Sozialkapital nur ab einer bestimmten Einkommensschwelle möglich ist. Wenn Menschen im wahrsten Sinne des Wortes um ihr Überleben kämpfen müssen (d. h. dafür sorgen müssen, dass sie etwas zu essen haben, nicht frieren müssen, ein Dach über dem Kopf haben und in Sicherheit leben können), dann werden sie nicht mehr in der Lage sein, sich auch noch um die Probleme ihres Gemeinwesens zu kümmern. Soziales Kapital ist auch nicht immer im positiven Sinne zu sehen. In vielen Wohnvierteln stützen sich Drogenhandel und Kriminalität auf einflussreiche und eng verknüpfte soziale Netzwerke.

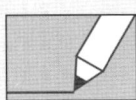

Merkmale für den sozialen Zusammenhalt
(www.communities.gov.uk).

Für den sozialen Zusammenhalt eines Gemeinwesens haben sich folgende Merkmale als besonders wichtig erwiesen. Inwieweit treffen diese auf das Gemeinwesen zu, in dem Sie selbst leben?

- ein Gefühl der Zugehörigkeit zum Gemeinwesen,
- die Unterschiede in Bezug auf die Herkunft und die Lebensverhältnisse der Mitglieder des Gemeinwesens werden anerkannt und geschätzt,
- die Lebenschancen der Menschen unterscheiden sich trotz ihrer unterschiedlichen Herkunft nicht sehr voneinander,
- es gibt unabhängig von der Herkunft der Mitglieder des Gemeinwesens enge und gute Beziehungen untereinander.

Wenn soziales Kapital die positive Seite nachbarschaftlicher Lebensqualität darstellt, dann liegen Kriminalität und die Angst davor auf der negativen Seite.

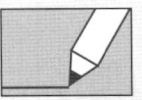

Forschungsergebnisse zeigen eine Verbindung zwischen niedrigen Selbsteinschätzungen der eigenen Gesundheit und sogenannten psychosozialen Stressoren im Wohnumfeld wie Angst vor Kriminalität, Gefühl der Unsicherheit, Belästigungen durch die Nachbarn, Drogenmissbrauch oder herumlungernde Jugendliche (Agyemang 2007).

Was kann im Wohnviertel zur Verbesserung der Gesundheit unternommen werden?

Wirksame Maßnahmen könnten unter anderem sein:

- Aufklärung und Erziehung bereits im Vorschulalter. Damit sind langfristige Wirkungen zur Reduzierung kriminellen Verhaltens im Erwachsenenalter erreichbar.
- Kommunalpolitische Maßnahmen, die die sozialen Gruppen des Wohnviertels mit einbeziehen und damit zur Förderung des sozialen Zusammenhaltes beitragen.
- Veränderungen des physischen Umfeldes und mehr Überwachung, z. B. durch bessere Straßenbeleuchtungen oder den Einsatz von Pförtnern in den Häusern.
- Schaffung von Freizeitmöglichkeiten für die Jugendlichen (z. B. Theater, Sport- und Musikvereine), um ihnen damit neue Betätigungsfelder anzubieten.

Verbrechen, oder auch nur die Angst davor, sind Gesundheitsrisiken, deren negative Auswirkungen auch mit Depressionen und psychischen Erkrankungen verbunden sind. Diese negativen Effekte können sich sowohl direkt (z. B. als Stress oder Depressionen) als auch indirekt auswirken, z. B. auf die psychische Gesundheit, die eng mit Gefühlen der Isolation und Verletzlichkeit verknüpft ist. Rücksichtslosigkeit und Gleichgültigkeit gegenüber anderen, wie z. B. Lärm oder laute Streitereien, sind zwar nicht so schlimm wie Gewalt oder Gewaltandrohung, können die Lebensqualität aber ebenfalls stark beeinträchtigen.

Die englische Regierung hat unter dem Titel „Rücksichtnahme" (respect) ein Programm zur Bekämpfung unsozialen Verhaltens gestartet. Es umfasst unter anderem die Arbeit mit Problemfamilien, die Sauberkeit und Sicherheit öffentlicher Plätze sowie die Sicherstellung, dass die Opfer und Zeugen unsozialen Verhaltens beschützt und unterstützt werden.

Dienstleistungsangebote

Eine adäquate Infrastruktur an Dienstleistungsangeboten ist für die Gesundheit und das Leben in einem Wohnviertel von entscheidender Bedeutung. Wenn es so wichtige Dienstleistungsangebote wie Läden und Postämter in der Nachbarschaft nicht gibt, dann sind die Menschen gezwungen, in andere Gegenden zu fahren, was zu einem Verlust an nachbarschaftlichen Kontakten führt und einen zusätzlichen Aufwand an Zeit und Fahrtkosten erfordert. Dies wurde von vielen Gemeinden erkannt, die um die Erhaltung ihrer lokalen Schulen oder Läden kämpfen. Viele kommunale Planungsentscheidungen scheinen dieses Problem jedoch nicht zu berücksichtigen. Insbesondere die Zunahme der Supermärkte in den Außenbezirken der Städte hatte nachhaltige negative Folgen sowohl für die kleinen örtlichen Läden als auch für das Verkehrsaufkommen.

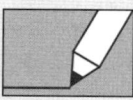

Nennen Sie einige Beispiele zur Stärkung des Sozialkapitals in einem Wohnviertel, mit dem Sie vertraut sind.

Zu den von Ihnen genannten Beispielen könnten gehören:

- Organisation von Diensten, z. B. Hausbewohner agieren als Pförtner/Hausverwalter.
- Schaffung von Arbeitsplätzen, z. B. Programme zum Einstieg in die Selbstständigkeit.
- Schutz der Umwelt, z. B. Projekte zur Umsetzung der Agenda 21.
- Gesundheit und Sicherheit, z. B. Sicherheitsüberprüfungen des Wohnumfeldes.
- Anpacken der Armut, z. B. Schaffung von Kreditgemeinschaften.

Alle diese Beispiele stellen das Wohnumfeld in den Mittelpunkt des Aufbaus von sozialen Netzen und verknüpfen die Gesundheit mit Maßnahmen der kommunalen Erneuerung.

Zur Integration der Gesundheit in die kommunalen Aktivitäten gibt es vielfältige Möglichkeiten. Beispiele hierfür sind die Volkshochschulen, Vereine, Kirchengemeinden, Sozialeinrichtungen sowie die Freizeit- und Kulturangebote der Kommunen. Das folgende Beispiel zeigt, wie die Künstler und Künstlerinnen in einer Kommune mit den im Gesundheitsbereich Tätigen zusammenarbeiten, um die Gesundheit im Wohnviertel zu fördern.

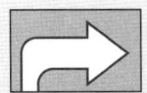

„Straßenbibliothek" in einem Wohnblock

Bewohner/-innen eines Wohnblocks in Bolton nahmen an einem zweiwöchigen Projekt zur Schaffung einer „Straßenbibliothek" teil. Die Bibliothek entstand dadurch, dass die Anwohner/-innen befragt wurden, welche Bücher sie gerne schreiben möchten. Die Befragungen wurden aufgezeichnet und dann als kleine Bücher mit der Visitenkarte der Befragten auf dem Buchumschlag gedruckt.

Die Projektteilnehmer/-innen berichteten über das, was sie erreicht hatten, und über die Möglichkeiten, ihre Nachbarn besser kennenzulernen (www.beacons.idea.gov.uk).

Man könnte die Ansicht vertreten, dass jede Maßnahme zur Förderung des Wohnumfeldes der Menschen auch zur Förderung ihrer Gesundheit beiträgt, weil sie die sozialen Kontakte vermehrt und das gegenseitige Vertrauen stärkt und damit das „Sozialkapital" vergrößert.

Hinzu kommt, dass solche Maßnahmen häufig auch einen direkten Einfluss auf das Gesundheitsverhalten der Menschen haben, wie das folgende Beispiel der „Gemeinschaftsgärten" zeigt.

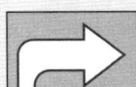

Gemeinschaftsgärten

Gemeinschaftsgärten gibt es in vielen Ländern, sowohl in ländlichen als auch in städtischen Gebieten. Sie können aus vielfältigen Gründen angelegt sein, z. B. als Freizeitgärten, Kinder- und Schulgärten, Kräuter- und Therapiegärten, Präsentationsgärten oder als Gärten zur Wiederherstellung des ökologischen Gleichgewichts. Sie werden von bestimmten Gemeinschaften aktiv unterstützt, spiegeln eine Form der gegenseitigen Hilfe und Unterstützung wider und werden häufig von den Kommunen oder Wohlfahrtseinrichtungen finanziell unterstützt. Sie können aber auch von Bürger/-innen mit niedrigem Einkommen zur Neubelebung nachbarschaftlicher Beziehungen vor allem in städtischen Bereichen initiiert werden.

Solche Gemeinschaftsgärten haben sich als Mittel zur Verbesserung der Gesundheit erwiesen, indem sie z. B. den Zugang zu frischem Obst und Gemüse verbessern, Gelegenheit zu regelmäßigen körperlichen Aktivitäten und sozialen Kontakten geben sowie zur sozialen und wirtschaftlichen Eigenständigkeit der Betreiber und Betreiberinnen beitragen, indem sie die Gärten als Bildungs- und Freizeitmöglichkeit nutzen und über den Verkauf überschüssiger Gartenprodukte ihr Einkommen verbessern.

(McGlone 1999; Ferris 2001)

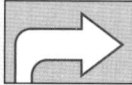 **Brockenhurst, eine „Gesunde Gemeinde"**

Brockenhurst ist eine Gemeinde mit 6500 Einwohnern in der Grafschaft Hampshire. Der Anteil der über 65-Jährigen liegt bei 25 %. Einsamkeit, Gebrechlichkeit, Trauerfälle und mangelnde Fahrgelegenheiten gehören mit zu den größten Gesundheitsproblemen. Bei den Jüngeren sind es die Arbeitslosigkeit, die Trennung von einem Elternteil, Ängste, Depressionen, Langeweile und Drogenmissbrauch. Zusammen mit anderen Gemeindemitgliedern sammelte der Hausarzt Derek Browne in den 80er-Jahren das Geld zum Kauf des Gemeindehauses, um durch mehr soziale Vernetzung zur Förderung der Gesundheit beizutragen. Zu den Partnern gehören freiwillige Gruppen, Wohlfahrtseinrichtungen, die örtliche Gesundheitsförderungsstelle und Gesundheitsbehörde, die regionale Gesundheitsbehörde, die Gemeinde-, Bezirks- und Grafschaftsbehörden und der private Sektor. Dr. Browne nutzt seine Kontakte mit den Gemeindemitgliedern zur „Verschreibung" von Aktivitäten. Dazu gehören die Einrichtung von Vereinen und Klubs sowie die Teilnahme an Aktivitäten wie Gymnastik, Badminton, Yoga, Tanzen, Kricket und Golf. Der Gymnastikraum im örtlichen Hotel dient Patienten und Patientinnen, denen Bewegung ärztlich verordnet wurde. Die meisten, die sich an diesen Aktivitäten beteiligen, sind Frauen, Rentner bzw. Rentnerinnen (70 %) und Alleinstehende (30 %). 62 % aller Personen sind über 70 Jahre alt.

In den ersten zwei Jahren der Pilotphase nutzten mehrere hundert Menschen die vorhandenen lokalen Ressourcen und Einrichtungen. Zu den Ergebnissen gehörten:

- eine örtliche Schlaganfallgruppe,
- die Erweiterung des telefonischen Dienstes für Fahrgelegenheiten,
- eine neue Schwimmgruppe,
- neue Beratungsdienste für Jugendliche,
- eine örtliche Datenbank über zur Verfügung stehende Ressourcen und
- ein neues Forum zur Gesundheit und Betreuung mit einem Ressourcen-Koordinator.

Dr. Browne bemerkte dazu, dass „die Stärke des Projekts darin liegt, dass es der Gemeinde nicht aufgezwungen wurde, sondern aus ihr selbst heraus wuchs". Aus der Sicht der Nutzer, Beteiligten und Dienstleister gibt es eine 70 %ige Erfolgsrate. Das Projekt hat erfolgreich soziale Netze und ein Gefühl der lokalen Zusammengehörigkeit aufgebaut und mehr Möglichkeiten für einen aktiveren Lebensstil geschaffen.

Deutsche Programme, Netzwerke und Internet-Plattformen zur Gesundheitsförderung in den Settings Wohnviertel, Quartier bzw. Stadtteil (siehe auch nebenstehende Kästen)

- „Gesunde-Städte-Netzwerk der Bundesrepublik Deutschland" (seit 1989) www.gesunde-staedte-netzwerk.de
- „Stadtteile mit besonderem Entwicklungsbedarf – Soziale Stadt" (seit 1999) www.sozialestadt.de
- „Lokales Kapital für soziale Zwecke" (2003–2008) www.los-online.de
- „Entwicklung und Chancen junger Menschen in sozialen Brennpunkten" (2000–2006) www.eundc.de
- „Soziale Stadtentwicklung und Gemeinwesenarbeit" (BAG) www.bagsozialestadtentwicklung.de
- „Gesundheitsförderung bei sozial Benachteiligten" (seit 2004) www.gesundheitliche-chancengleichheit.de

Das Gesunde Städte-Netzwerk der Bundesrepublik Deutschland

Das Netzwerk versteht sich als Teil der internationalen „Gesunde Städte Bewegung" der WHO. Es ist ein freiwilliger Zusammenschluss von zur Zeit über 60 Städten und Kommunen in Deutschland mit dem Ziel, die Gesundheitsförderung als gesellschaftspolitische Aufgabe im öffentlichen Bewusstsein zu verankern. Es verfolgt dieses Ziel in enger Zusammenarbeit mit Fachleuten des Gesundheits-, Sozial- und Bildungswesens, der Arbeitsgebiete Umwelt, Wohnen, Stadtentwicklung, mit Initiativen, Projekten und der Selbsthilfebewegung. Wichtige Dokumente des Netzwerks sind:

- Broschüre „Gesunde Städte – Gesunde Menschen" des WHO-Regionalbüros für Europa, Kopenhagen (4 Seiten)
  (http://www.gesunde-staedte-netzwerk.hosting-kunde.de/files/gesunde_staedte.pdf)

- 9-Punkte-Programm des Deutschen Gesunde-Städte-Netzwerks von 1993, aktualisiert 2000
  (http://www.gesunde-staedte-netzwerk.hosting-kunde.de/files/gesunde_staedte.pdf)

- Meilensteine des Deutschen Gesunde-Städte-Netzwerks 1989–2004
  (http://www.gesunde-staedte-netzwerk.hosting-kunde.de/dieidee/historie)

- Aktionsprogramm: Aufgaben und Ziele, letzter Stand: 2004
  (http://www.gesunde-staedte-netzwerk.hosting-kunde.de/dieidee/ziele)

Das Programm Soziale Stadt

Das Städtebauförderungsprogramm „Stadtteile mit besonderem Entwicklungsbedarf – Soziale Stadt" des Bundesministeriums für Verkehr, Bau und Stadtentwicklung und der Länder wurde mit dem Ziel gestartet, die „Abwärtsspirale" in benachteiligten Stadtteilen aufzuhalten und die Lebensbedingungen vor Ort umfassend zu verbessern. Das Programm startete im Jahr 1999 mit 161 Stadtteilen in 124 Gemeinden; 2008 waren es bereits 523 Gebiete in 326 Gemeinden.

Kleinräumige Isolierungen führen seit den 90er-Jahren in vielen Städten zu selektiven Auf- und Abwertungen von Wohngebieten und damit auch zur Herausbildung benachteiligter Stadtteile. Diese sind meist durch komplexe Problemlagen in den Bereichen Städtebau und Umwelt, infrastrukturelle Ausstattung, lokale Ökonomie, Soziales, Integration und nachbarschaftliches Zusammenleben sowie Imagebildung charakterisiert. Das Programm Soziale Stadt reagiert darauf mit einem integrierten Ansatz der umfassenden Wohnviertel- bzw. Quartiersentwicklung.

In der **Praxisdatenbank des Programms** finden Sie unter www.sozialestadt.de/Praxisdatenbank die Beschreibungen von über 500 Praxisbeispielen. Diese können Sie zudem nach den Suchkriterien „Inhaltliche Handlungsfelder", „Bundesland", „Besondere Zielgruppen" und „Finanzierung" auswählen.

Zudem gibt es ein regelmäßiges „Soziale Stadt Info", das vom Deutschen Institut für Urbanistik in Berlin herausgegeben wird und durch eine Mail an sozialestadt@difu.de abonniert werden kann. Alle bisherigen Infos stehen zum Download zur Verfügung unter www.sozialestadt.de. Das „Info 20" ist ein Schwerpunktheft zum Thema „Gesunder Stadtteil" und enthält unter anderem die Beiträge:

- Krankenkassen als Partner in der stadtteilbezogenen Gesundheitsförderung.

- Gesundheitsteams vor Ort. Ein Projekt des Landes Rheinland-Pfalz in benachteiligten Stadtteilen.

- Mehr als gewohnt – Stadtteile machen sich stark für Gesundheitsförderung. Bericht aus einem laufenden Forschungsprojekt.

Good-Practice-Beispiele mit Stadtteilbezug in der Praxisdatenbank „Gesundheitsförderung bei sozial Benachteiligten"

Der von der Bundeszentrale für gesundheitliche Aufklärung (BZgA) initiierte Kooperationsverbund „Gesundheitsförderung bei sozial Benachteiligten" und seine 54 Partner haben eine wichtige Internetplattform entwickelt. Sie bietet neben einer umfangreichen Projekt-Datenbank und Informationen zum jährlich stattfindenden Kongress „Armut und Gesundheit" Termine, Materialien und Forschungsergebnisse rund um die Gesundheitsförderung für sozial Benachteiligte.

Dazu gehört auch eine für dieses Kapitel besonders relevante **Rubrik „Gesundheitsförderung im Stadtteil"**. Sie enthält z. B. nützliche Hinweise auf Materialien wie den Reader „Gesundheitsförderung in den Quartieren der Sozialen Stadt" oder die Arbeitshilfe des Deutschen Instituts für Urbanistik (Difu) „Kinder- und jugendbezogene Gesundheitsförderung im Stadtteil" sowie viele Praxisbeispiele (s. das exemplarische Beispiel im Kasten unten).

In diesem Zusammenhang hat die Landesarbeitsgemeinschaft für Gesundheitsförderung „Gesundheit Berlin" ein Paket von fünf **Arbeitshilfen mit dem Titel „Aktiv werden für Gesundheit"** herausgegeben, eine empfehlenswerte praxisnahe Sammlung von Werkzeugen zur Planung, Umsetzung und Bewertung von Gesundheitsförderung im Quartier. Jedes Arbeitsheft enthält konkrete Handlungsanleitungen, Umsetzungshinweise und die Darstellung modellhafter Projekte. Gesunde Lebenswelten schaffen (Heft 1); Probleme erkennen – Lösungen finden (Heft 2); Ein Projekt entwickeln (Heft 3); Präventiv handeln: Ernährung – Bewegung – Stressbewältigung (Heft 4); Erfahrungen nutzen – Qualität stärken (Heft 5).

(Download unter: www.gesundheitliche-chancengleichheit.de/datenbank)

Ein Beispiel aus der Praxisdatenbank: „Kiezdetektive – Kinderbeteiligung für eine gesunde und zukunftsfähige Stadt"
(Bezirksamt Friedrichshain-Kreuzberg von Berlin, Plan- und Leitstelle Gesundheit Berlin, 2006)

Trotz des niedrigsten Sozialindexes Berlins, höchster Arbeitslosenrate, zweithöchstem Anteil an Sozialhilfeempfängerinnen bzw. -empfängern und Migrantinnen und Migranten, Wohnungen mit hoher Belegungsdichte und den daraus resultierenden Problemen, verfügt der Bezirk über viele wertvolle Ressourcen und Sozialkapital. Hierzu zählen die reiche Projektlandschaft, die Vielfalt der Kulturen, das hohe Potenzial an Selbsthilfe, nachbarschaftliche Kiezstrukturen und eine lange Tradition der Bürgerbeteiligung. Hier setzt das Projekt zur Kinderbeteiligung „Kiezdetektive" an – eine Idee, die vom Kinder- und Jugendbüro Marzahn entwickelt wurde.

In enger Kooperation zwischen dem Gesunde-Städte-Netzwerk und der Lokalen Agenda 21 wurde 1999 damit begonnen, Kinder als Experten in eigener Sache in Planungs- und Entscheidungsprozesse zur nachhaltigen gesunden Stadtentwicklung und Stadtgestaltung einzubinden. Kinder zwischen sechs und 14 Jahren erkunden als Kiezdetektive ihr Lebens- und Wohnumfeld, ermitteln Probleme, aber auch „Schätze", dokumentieren diese in Form einer Ausstellung und präsentieren die Ergebnisse auf einer Kinderversammlung den verantwortlichen Politikerinnen und Politikern, die mit ihren Verwaltungen, freien Trägern und gemeinsam mit den Kindern aufgefordert sind, die Probleme zu bearbeiten. Nach ca. sechs Monaten werden auf einer Folgeversammlung die Umsetzungsergebnisse nachgefragt.

Die Kinder werden so an die Politik herangeführt und für umwelt- und gesundheitsbezogene Fragestellungen sensibilisiert. Sie erfahren dadurch, dass gesunde Wohnbedingungen und ein gesundes Wohnumfeld wichtige Voraussetzungen für das persönliche Wohlbefinden sind. Die Erkenntnis, selbst Einfluss zu nehmen und Veränderungen herbeiführen zu können, stärkt das Selbstbewusstsein der Kinder und ihre Fähigkeit, eigenverantwortlich zu handeln. Bisher waren ca. 600 Kinder aus Schulen, Kitas und Freizeiteinrichtungen an den Kiezerkundungen beteiligt. Als Ergebnisse des Projekts konnten unter anderem konkrete Verbesserungsmaßnahmen im Stadtteil erzielt werden. Dazu zählen die Instandsetzung von Spielplätzen, eine nutzerfreundliche Gestaltung von Freiflächen oder auch generationsübergreifende Nachbarschaftsaktivitäten.

(www.gesundheitliche-chancengleichheit.de)

Evaluation der Arbeit im Wohnviertel

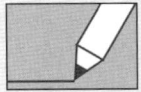

Sie wurden gebeten, ein Programm in einem Wohnviertel zu evaluieren, bei dem es darum ging, die vorhandenen Verkehrs- und Transportwege so umzugestalten, dass sie der Gesundheit und den nachbarschaftlichen Beziehungen förderlicher sind. Das Programm umfasste verschiedene Komponenten: neue Fahrradwege und Verkehrsberuhigungsanlagen (z. B. Straßenschwellen zur Geschwindigkeitsbegrenzung), ein Projekt „Zu Fuß zur Schule" und für die älteren Menschen die Bildung von Zweiergruppen zur gegenseitigen Unterstützung, um ihnen damit das Ausgehen zu erleichtern und sie zu mehr körperlicher Aktivität zu ermutigen.

Wie würden Sie bei der Evaluierung eines solchen Programms vorgehen? Mit welchen Problemen würden Sie dabei konfrontiert?

Die Evaluation der gesundheitsfördernden Arbeit im sozialen Wohnumfeld ist extrem schwierig, da man es dabei mit langfristigen Prozessen der sozialen Entwicklung und Erneuerung zu tun hat. Auch die Aufrechterhaltung der Fokussierung und Finanzierung langfristiger Evaluationsprojekte ist schwierig. Viele Projekte können sich nur auf zeitlich begrenzte Finanzierungszusagen stützen. Dies kann dazu führen, dass man viel Zeit zur Sicherstellung der weiteren Finanzierung aufwenden und von den ursprünglichen längerfristigen Evaluationszielen abweichen muss. Dies wiederum führt zu einer Vernachlässigung der wichtigen langfristigen Prozesse zum Aufbau von Sozialkapital und sozialen Netzwerken.

Bei Untersuchungen der nachbarschaftlichen Verhältnisse und Entwicklungen ist es auch schwierig, die Auswirkungen der tatsächlich umgesetzten Maßnahmen von denen zu trennen, die möglicherweise direkt oder indirekt im Laufe der Zeit durch die Veränderungen in den allgemeinen Lebens- und Umweltverhältnissen erfolgt sind (Kawachi & Berkman 2003). Hierdurch entstehen in den Untersuchungen eindeutige Fehler hinsichtlich dessen, was wirklich von den durchgeführten Maßnahmen verursacht wurde und nicht durch die Änderungen der allgemeinen Umwelteinflüsse. Die Komplexität der Interaktionen zwischen dem Einzelnen und seiner Umwelt sowie die langen Zeitspannen, in denen die anvisierten Veränderungen in der Regel erst sichtbar werden, erschweren der Forschung die Kontrolle der allgemeinen Umweltauswirkungen auf die gesundheitsfördernden Maßnahmen. Zwar gibt es einige Forschungsansätze zur Kontrolle dieser Umwelteinflüsse, wie z. B. die Mehrebenen-Analyse, aber dennoch bleibt es sehr schwierig nachzuweisen, inwieweit die beobachteten Veränderungen auch wirklich auf die durchgeführten gesundheitsfördernden Maßnahmen im Wohnviertel zurückzuführen sind.

Deutsche Gesundheitswissenschaftler und Gesundheitswissenschaftlerinnen merken kritisch an, dass eine Übernahme der Evidenzhierarchie der klinischen Medizin oder pharmazeutischen Wirkungsforschung in die Wirkungsforschung der komplexen und multifaktoriell bedingten Settings von Gesundheitsförderung realitätsfern und auch wissenschaftlich unsinnig sei. Es käme gerade hier nicht darauf an, nach der höchsten Evidenzstufe, sondern nach der methodisch erreichbaren zu streben (Elkeles 2006, Kolip 2006, Slesina 2008).

Nicht zuletzt macht auch die Komplexität der Arbeit zur Veränderung des Wohnviertels der Menschen die Evaluierung solcher Maßnahmen schwierig:

Auf die unterschiedlichen Erwartungen an die Evaluation einzugehen und zugleich einen konsequenten Forschungsansatz beizubehalten, erfordert einen pragmatischen Einsatz verschiedener Forschungsmethoden, Aufgeschlossenheit gegenüber den lokalen Zusammenhängen, regelmäßige Abstimmungen mit den Geldgebern, lokalen Entscheidungsträgern und Evaluatoren und damit einen flexiblen und reflektierenden Ansatz der praktischen Umsetzung (Adams 2007).

Aufgrund aller dieser Vorbehalte ist es nicht verwunderlich, dass die wissenschaftlichen Belege für die Wirksamkeit gesundheitsfördernder Maßnahmen im Wohnviertel noch relativ gering sind. Ansichten, wie z. B. die Deprivationsverstärkung (je niedriger die Sozialschichtzugehörigkeit, desto weniger Zugang zu den Dienstleistungsangeboten) werden in der Literatur angezweifelt bzw. wird behauptet, dass auch das Gegenteil der Fall sein könnte (Macintyre & Ellaway 2003). Die Ergebnisse aus den Literaturübersichten über die Auswirkungen von gesundheitsfördernden Maßnahmen auf die Gesundheit der in den Wohnvierteln lebenden Menschen reichen insgesamt von bescheiden bis signifikant (Pickett & Pearl 2001, Riva 2007).

Instrument zur Erhebung der „Kapazitätsentwicklung im Quartier"

Dieses Instrument wurde vom Institut für Medizin-Soziologie am Universitätsklinikum Hamburg im Rahmen des Forschungsprojektes „Lenzgesund – mehr Gesundheit ins Quartier" entwickelt. Der Schwerpunkt der Quartiersdiagnose lag in der Beschreibung der Entwicklung von gesundheitsfördernden Kapazitäten (capacity building) in der Lenzsiedlung in den letzten fünf bis sieben Jahren (Mai 2001 bis Juni 2008). Bei dem verwendeten Erhebungsinstrument handelt es sich um eine Neuentwicklung auf der Basis einer empirisch erprobten Einteilung von Labonte und Laverack sowie weiterer internationaler Studien und Übersichtsarbeiten.

Der Fragebogen zur „Kapazitätsentwicklung im Quartier" am Beispiel der Lenzsiedlung in Hamburg-Elmsbüttel umfasst fünf Dimensionen, die mit 54 Items (5-Punkte-Skalen) operationalisiert wurden:

- Beteiligung der Bürgerinnen und Bürger (Ausmaß, Eigeninitiative und Förderung).

- Ausmaß der Steuerungskompetenzen der lokalen Führung.

- Vorhandene Ressourcen (materielle und soziale Ressourcen, Wissen und Information).

- Vernetzung und Kooperation (örtliche, überörtliche und Qualität der Vernetzung und Kooperation).

- Gesundheitsversorgung (Ausmaß der Angebote, Abbau von Zugangsbarrieren, Angebote für spezielle Gruppen).

Die Auswertung dieser fünf Dimensionen der Kapazitätsentwicklung ergab insgesamt äußerst positive Ergebnisse für die Stadtteilentwicklung und Gesundheitsförderung. Der Erfolg des Projektes besteht neben der praktischen Anwendung der Ergebnisse in der Lenzsiedlung selbst vor allem darin, dass damit ein deutschsprachiges Instrument zur Evaluation der Kapazitätsentwicklung auf Quartiersebene entstand, dessen psychometrische Eigenschaften aufgrund verschiedener Überprüfungen und der Empfehlungen des Forschungsbeirates die Weiterarbeit mit diesem Instrument rechtfertigen.

Quelle: Mossakowski, Nickel, Süß u. Trojan 2010. In: Laverack (Hrsg.) Gesundheitsförderung & Empowerment, S. 113 ff.

> **Definition des Begriffs „Kapazitätenentwicklung" (capacity building) durch die WHO**
>
> „Kapazitätenentwicklung bedeutet den Aufbau von Wissen, Fähigkeiten, Engagement, Strukturen, Systemen und Führungsqualitäten, um effektive Gesundheitsförderung zu ermöglichen. Kapazitätsentwicklung umfasst Aktionen zur Verbesserung der Gesundheit auf drei Ebenen:
>
> - Weiterentwicklung von Wissen und Fähigkeiten bei den gesundheitsfördernd Tätigen
> - Ausdehnung der Unterstützung und Infrastrukturen der Gesundheitsförderung in den Organisationen
> - Entwicklung des Zusammenhalts und der partnerschaftlichen Kooperation zur Gesundheit in den Gemeinschaften"
>
> (www.who.int/healthpromotion/about/HP%20glossary%20in%20HPI.pdf
> Update des „Health Promotion Glossary" 2006)

Schlussfolgerung

Das Wohnviertel ist ein nützliches Setting zur Erreichung der besonders schutzbedürftigen Gruppen, wozu auch die älteren Menschen und solche mit niedrigem Einkommen gehören. Es ist ein realitätsnahes Setting mit der Möglichkeit, dass die gesundheitlichen Prioritäten durch die in den Wohnvierteln lebenden Menschen definiert werden und nicht so sehr durch die Gesundheitsberufe. Das Anpacken gesundheitlicher Probleme im Kontext eines Wohnviertels ist auch insofern attraktiv, da man sich mit den Determinanten der Gesundheit auseinandersetzen muss, wie dem Sozialgefüge und der Lebensqualität der Menschen. Bei dem neuen Fokus auf das Wohnviertel darf jedoch nicht die Gelegenheit verpasst werden, die von den darin lebenden Menschen definierten Nöte und Probleme auch wirklich aufzugreifen. Es wäre sicherlich einfach, das Wohnviertel nur dafür zu nutzen, um die professionellen und institutionellen Anliegen der Berufe und Einrichtungen des Gesundheitswesens zu erreichen. Damit würde man aber eine große Stärke dieses Settings vernachlässigen, nämlich dessen Eigendynamik und Sozialkapital und die damit verbundenen Ressourcen (Kapazitätenentwicklung) zur Gesundheitsförderung.

 **Viele in der gesundheitlichen Versorgung der Gemeinden und Kommunen tätigen Berufe arbeiten für die Verbesserung der Gesundheit in den Wohnvierteln. Wie könnte sich deren Tätigkeit ändern, wenn sie in den Mittelpunkt ihrer Arbeit die Entwicklung der gesundheitsfördernden Potenziale dieser Wohnviertel und deren Sozialkapital stellen würden?**

Wenngleich die Arbeit mit dem Setting des Wohnviertels viele Vorteile mit sich bringt, ist sie doch kein Allheilmittel. Über viele Faktoren, die das Leben der Menschen beeinflussen, wird letztlich auf nationaler Ebene entschieden, z. B. die Höhe der Sozialleistungen und die Beschäftigungsmöglichkeiten. Dennoch bietet es gute Möglichkeiten für innovative und fantasievolle Wege der gesundheitsfördernden Arbeit, die deren wichtigsten Grundsätze unterstützen: Partizipation, gesundheitliche Chancengleichheit, Empowerment und Zusammenarbeit.

Fragen zur weiteren Diskussion

- Welche gesundheitsfördernden Potenziale und Ressourcen bietet das Setting Wohnviertel?
- Was sind die Vorteile und Grenzen der gesundheitsfördernden Arbeit in und mit den Menschen in den Wohnvierteln?

Zusammenfassung

Dieses Kapitel hat das Wohnviertel als ein wichtiges Setting der Gesundheitsförderung herausgestellt und die Gründe für dessen Popularität untersucht. Es wurden Initiativen der Regierung vorgestellt, in deren Mittelpunkt die Wohnviertel standen (z. B. die Programme zur Erneuerung der Städte und Gemeinden, New Deal for Communities in England bzw. die entsprechenden Programme in Deutschland wie die Soziale Stadt). Außerdem wurden innovative Praxisbeispiele zur gesundheitsfördernden Arbeit in und mit den Wohnvierteln aufgezeigt und die Probleme ihrer Evaluierung dargestellt.

Literatur und Websites

1. Weiterführende deutschsprachige Websites

- **„Gesunde-Städte-Netzwerk der Bundesrepublik Deutschland"** (seit 1989)
  www.gesunde-staedte-netzwerk.de
- **„Stadtteile mit besonderem Entwicklungsbedarf – Soziale Stadt"** (seit 1999)
  www.sozialestadt.de (vor allem „info 20", Schwerpunktheft zum Thema „Gesunder Stadtteil")
- **„Soziale Stadtentwicklung und Gemeinwesenarbeit"** (BAG)
  www.bagsozialestadtentwicklung.de
- **„Gesundheitsförderung bei sozial Benachteiligten"** (seit 2004)
  www.gesundheitliche-chancengleichheit.de (hier vor allem Rubrik „Gesundheitsförderung im Stadtteil" sowie die Arbeitshilfen mit dem Titel „Aktiv werden für Gesundheit")

2. Literaturempfehlungen der englischen Originalausgabe

Gowman N 1999 Healthy neighbourhoods. Kings's Fund, London. *Obwohl nicht mehr ganz so aktuell, bietet das Buch immer noch eine nützliche Zusammenfassung der Argumente für die Förderung der Gesundheit im Setting Wohnviertel. Das Dokument kann heruntergeladen werden unter: http://www.kingsfund.org.uk/publications/kings_fund_publications/healthy.html.*

Macintyre S, Ellaway A 2003 Neighbourhoods and health: an overview. In Kawachi I, Berkman L F (eds) Neighbourhoods and health. Oxford University Press, Oxford, pp. 20–43. *Eine nützliche Übersicht über wissenschaftliche Nachweise zum Einfluss der Wohnviertel auf die Gesundheit, die sowohl die damit verbundenen theoretischen als auch methodologischen Probleme abdeckt.*

Stewart M 2007 Neighbourhood renewal and regeneration. In Orme J, Powell J, Taylor P Public health in the 21st century: new perspectives on policy, participation and practice. McGraw Hill; Open University Press, Berkshire, pp. 170–184. *Eine Darstellung der Entwicklung von Initiativen im Wohnumfeld und deren Rolle zur Reduzierung gesundheitlicher Chancenungleichheiten sowie zum Aufbau von Sozialkapital und partnerschaftlicher Zusammenarbeit.*

Hilfreiche englische Internetseiten:

- www.jrf.org.uk/knowledge/findings/housing *Internetseite der Joseph Rowntree Foundation, die Forschungsprojekte zum sozialen Wohnumfeld und zur Gemeinwesenarbeit durchführt.*

- www.neighbourhood.gov.uk *Internetseite der britischen Regierung zur Erneuerung der Wohnviertel bzw. Stadtteile.*

- www.renewal.net *Internetseite zur Erneuerung der Wohnviertel bzw. Stadtteile. Fragen der Definition und Messung des Sozialkapitals sind auf folgender Seite zu finden:* www.nice.org.uk/page.aspx?o=502681

3. Neu eingefügte deutschsprachige Quellenangaben

Badura, B., Hehlmann, T. 2003. Betriebliche Gesundheitspolitik – Der Weg zur gesunden Organisation. Berlin, Heidelberg (Springer).

Badura, B., Greiner, W., Rixgens, P., Ueberle, M., Behr, M. 2008. Sozialkapital – Grundlagen von Gesundheit und Unternehmenserfolg. Berlin, Heidelberg (Springer).

Bundesministerium für Gesundheit. Präventionskampagne „3000 Schritte täglich" (http://www.die-praevention.de/bewegung/steps/index.html).

Elkeles, T. 2006. Evaluation von Gesundheitsförderung und die Forderung nach Evidenzbasierung – Fünf Thesen zur Anwendbarkeit auf Gesundheit. In: Zeitschrift für Evaluation, H. 1, S. 39–70.

Kolip, P. 2006. Evaluation, Evidenzbasierung und Qualitätsentwicklung – Zentrale Herausforderungen für Prävention und Gesundheitsförderung. In: Prävention und Gesundheitsförderung, H. 1, S. 234–239.

Laverack, G. (Hrsg.) 2010. Gesundheitsförderung & Empowerment. Grundlagen und Methoden mit vielen Beispielen aus der praktischen Arbeit. Verlag für Gesundheitsförderung, Gamburg.

Siegrist, J., Dragano, N., Knesebeck, O. v. 2006. Soziales Kapital, soziale Ungleichheit und Gesundheit. In: Richter, M., Hurrelmann, K. (Hrsg.), Soziale Ungleichheit, Wiesbaden (VS), S. 157–170.

Slesina, W. 2008. Betriebliche Gesundheitsförderung in der Bundesrepublik Deutschland. In: Bundesgesundheitsblatt – Gesundheitsforschung – Gesundheitsschutz, 51. Jg., H. 3, S. 296–304.

Trojan, A., Legewie, H. 2008. Nachhaltige Gesundheit und Entwicklung. Verlag für Akademische Schriften (VAS), Frankfurt, S. 269ff.

4. Quellenangaben der englischen Originalausgabe

Adams J, Witten K, Conway K 2007 Community development as health promotion: evaluating a complex locality-based project in New Zealand. Community Development Journal 10.1093/cdj/bsm049.

Agyemang C, van Hooijdonk C, Wendel-Vos W et al. 2007 The association of neighbourhood psychosocial stressors and self-rated health in Amsterdam, The Netherlands. Journal of Epidemiology and Community Health 61: 1042–1049.

Bowling A, Barber J, Morris R et al. 2006 Do perceptions of neighbourhood environment influence health. Journal of Epidemiology and Community Health 60: 476–483.

Department of Health (DoH) 2004 Choosing health: making healthy choices easier. DoH, London.

Department of Health (DoH) 2005 Choosing activity: a physical activity action plan. DoH, London.

Department for Transport 2000 Transport 2010: Meeting the local transport challenge. DfT, London.

Department for Transport 2004 Walking and cycling: an action plan. DfT, London.

Ferris J, Norman C, Sempik J 2001 People, land and sustainability: community gardens and the social dimensions of sustainable development. Social Policy and Administration 35: 559–568.

Kawachi I, Berkman L F (eds) 2003 Neighbourhoods and health. Oxford University Press, Oxford.

Macintyre S, Ellaway A 2003 Neighbourhoods and health: an overview. In Kawachi I, Berkman L F (eds) Neighbourhoods and health. Oxford University Press, Oxford, pp. 20–43.

McGlone P, Dobson B, Dowler E et al. 1999 Food projects and how they work. Joseph Rowntree Foundation, York.

Naidoo J, Wills J 2005 Public health and health promotion: developing practice. Baillière Tindall, London.

Office of National Statistics 2007 West of Scotland twenty-07 study NOS, London (see details at: http://www.sphsu.mrc.ac.uk/studies/2007_study/).

Pickett K E, Pearl M 2001 Multilevel analyses of neighbourhood socioeconomic context and health outcomes: a critical review. Journal of Epidemiology and Community Health 55: 111–122.

Rice C, Grant M 2007 The potential of car-free developments: practicalities and health impacts. WHO collaborating Centre for Healthy Cities and Urban Policy, Bristol.

Riva M, Gauvin L, Barnett T A 2007 Toward the next generation of research into small area effects on health: a synthesis of multilevel investigations published since July 1998. Journal of Epidemiology and Community Health 61: 853–861.

Robertson D, Smyth J, McIntosh I 2008 Neighbourhood identity: people, time and place Joseph Rowntree Foundation, Available online at: http://www.jrf.org.uk/bookshop/eBooks/2154-neighbourhood-identityregeneration.pdf.

Social Exclusion Unit 1998 Bringing Britain together: a national strategy for neighbourhood renewal. Stationery Office, London.

Wilkinson R G 1996 Unhealthy societies: the afflictions of inequality. Routledge, London.

16 Gesundheitsförderung im Krankenhaus

Kernpunkte

- Konzept des gesundheitsfördernden Krankenhauses
- Förderung der Gesundheit der Patient/-innen
- Förderung der Gesundheit der Mitarbeiter/-innen
- Krankenhäuser und ihr lokales Umfeld
- Das Krankenhaus als gesundheitsfördernde Organisation
- Das internationale Netz gesundheitsfördernder Krankenhäuser (Health Promoting Hospitals)

Übersicht

Krankenhäuser sind große und komplexe Organisationen. Sie so zu verändern, dass sie ihr Augenmerk nicht nur auf die medizinische Behandlung und Versorgung richten, sondern auch auf den Gesundheitsgewinn für die Menschen, ist eine große Herausforderung. Gesundheitsfördernde Krankenhäuser führen eine Vielzahl von Projekten mit folgenden Zielen durch:

- das Krankenhaus zu einem gesünderen Arbeitsplatz und Lebensumfeld für das Krankenhauspersonal und die Patienten und Patientinnen zu machen,

- die Erweiterung seiner Programme zur Wiedergenesung und Befähigung der Patienten und Patientinnen zum eigenverantwortlichen Umgang damit,

- die Einbeziehung der Mitarbeiter, Mitarbeiterinnen, Patienten und Patientinnen in die Behandlungs- und Organisationsprozesse des Krankenhauses,

- die Bereitstellung adäquater Informations- und Beratungsdienste,

- die Übernahme von Verantwortung für die gesundheitlichen Probleme und den sozialen Zusammenhalt im kommunalen Umfeld des Krankenhauses,

- die Übernahme von gesellschaftlicher Verantwortung, insbesondere in Bezug auf den Umweltschutz.

Wie die Schulen oder Betriebe, so sind auch die Krankenhäuser soziale Systeme, die ihre spezifischen Handlungsweisen, Werte und Kulturen haben. Der Prozess der Entwicklung eines gesundheitsfördernden Krankenhauses ist deshalb ohne die Zustimmung der Krankenhausleitung, die Veränderung seiner Organisationsstrukturen sowie die Mitwirkung und Mitentscheidung der Mitarbeiter, Mitarbeiterinnen, Patienten und Patientinnen nicht möglich.

Definition eines gesundheitsfördernden Krankenhauses

Ein Setting hat eine bestimmte physische oder geografische Grenze, eine Anzahl darin arbeitender Menschen mit festgelegten Aufgaben und eine spezifische Organisationsstruktur. Wir haben bereits in den vorangegangenen Kapiteln dargelegt, dass mit einem gesundheitsfördernden Setting weder die Durchführung eines bestimmten Projekts zur Förderung der Gesundheit gemeint ist (z. B. eine Ausstellung für einen Nichtrauchertag), noch die Delegierung der Aufgaben der Gesundheitsförderung an eine bestimmte Abteilung oder an engagierte Mitarbeiterinnen und Mitarbeiter, wenngleich beide Aktivitäten in einem Settingansatz enthalten sein mögen (Johnson & Baum 2001). Vielmehr geht es darum, die Organisationsstrukturen und Praxisroutinen des Settings so zu verändern, damit sie auf Dauer eine gesundheitsfördernde Lebens- und Arbeitsumwelt sicherstellen. Eine der ersten Aufgaben ist dabei, die Setting- bzw. Krankenhausleitung davon zu überzeugen, dass die Gesundheitsförderung eine Investition ist, die sich für ihr Haus lohnt, weil durch sie die Arbeitsproduktivität erhöht und die Qualität ihrer Dienstleistungen verbessert werden kann. Dies ist allerdings nur dann erreichbar, wenn die Gesundheitsförderung als fester Bestandteil ihres Kerngeschäftes verstanden und umgesetzt wird.

Einen nützlichen Ausgangspunkt, was damit gemeint ist, liefert die Definition der Weltgesundheitsorganisation (Nutbeam 1998):

> *„Ein gesundheitsförderndes Krankenhaus bietet nicht nur umfassende und hochwertige medizinische und pflegerische Dienste an, sondern schafft zugleich ein Image, das sich die Ziele des gesundheitsfördernden Settings zu eigen macht und eine gesundheitsfördernde Organisationsstruktur und Kultur entwickelt, zu der auch die Mitwirkung und Mitentscheidung des Krankenhauspersonals, der Patienten und Patientinnen gehören, die Schaffung gesundheitsfördernder Arbeits- und Umweltbedingungen sowie die partnerschaftliche Zusammenarbeit mit dem kommunalen Umfeld des Krankenhauses."*

Das Krankenhaus als gesundheitsförderndes Setting wurde 1990 durch die Initiative der „Gesundheitsfördernden Krankenhäuser" des Europäischen Regionalbüros der WHO eingeführt. Heute (2008) umfasst das weltweite Netzwerk fast 700 Krankenhäuser in 23 Staaten auf 3 Kontinenten, die in 37 Netzwerken zusammengeschlossen sind (Dietscher u. Pelikan 2008), wozu seit 1996 auch das „Deutsche Netz Gesundheitsfördernder Krankenhäuser" gehört (s. den Abschnitt weiter unten „Die internationale Bewegung gesundheitsfördernder Krankenhäuser"). In diesem Kapitel werden wir die Möglichkeiten des Settings Krankenhaus zur Förderung der Gesundheit untersuchen und Beispiele aufzeigen, was damit erreicht werden kann.

Warum ist das Krankenhaus ein so wichtiges Setting für die Gesundheitsförderung?

Viele Berufe im Gesundheitsbereich gehen davon aus, dass die Gesundheitsförderung schon immer eine wichtige Aufgabe in der Allgemeinmedizin und den Krankenhäusern ist. Allerdings ist die Frage, wie diese Aufgabe in den Krankenhäusern, die sich auf ein medizinisches Modell der Gesundheit stützen und ihren Schwerpunkt in der Heilung und Behandlung sehen, letztlich umgesetzt wird. Von den Patienten und Patientinnen wird immer noch eher eine Rolle erwartet, die geprägt ist von „Passivität, Vertrauen und der Bereitschaft auf medizinische Hilfe zu warten" (Latter 2001, S. 78):

- Mitarbeiterkompetenzen, Neueinstellungen und die Zeitplanung werden in erster Linie auf die klinische Arbeit und Versorgung ausgerichtet.
- Die Kontakte des Krankenhauspersonals mit den Patienten und Patientinnen beschränken sich auf kurze „Besprechungen" zu ihrer spezifischen Krankheit.
- Krankenhauspatienten und Patientinnen befinden sich häufig in einem späten Stadium ihrer Krankheit und die Betonung präventiver Aspekte würde bei ihnen nur zusätzliche Schuldgefühle hervorrufen.
- Krankenhäuser sind nicht per Definition gesundheitsfördernde Umwelten.

Die Krankenhäuser haben jedoch große Potenziale zur Förderung der Gesundheit:

Was könnten die Vorteile eines „Gesundheitsfördernden Krankenhauses" sein?

- 20 % der Bevölkerung in Deutschland werden einmal jährlich im Krankenhaus behandelt und ein weiterer Anteil besucht das Krankenhaus als Freund oder Familienangehöriger der Patient/-innen. Zudem erfolgen in Deutschland 99 % aller Geburten und 70 % aller Sterbefälle im Krankenhaus (Waller 2007).
- Krankenhäuser sind häufig mit die größten Arbeitgeber in den Kommunen. 3 % aller Beschäftigten in Europa arbeiten in einem der 30.000 Krankenhäuser.
- Krankenhäuser haben in einer Phase erhöhten Gesundheitsbewusstseins Kontakt mit den Patienten und Patientinnen, in der sie für Änderungen ihrer Lebensweisen besonders gut ansprechbar sind.
- Die in einem Krankenhaus Beschäftigten werden als glaubwürdig angesehen.

In jüngster Zeit ist ein Wandel zu einem stärker patienten-orientierten Ansatz festzustellen, der den Nöten, aber auch dem Wissen der Patienten und Patientinnen mehr Gewicht verleiht (siehe hierzu auch das Kapitel 9 „Der Patient als Experte"). Es gibt eine beträchtliche Anzahl von Untersuchungen, die belegen, dass die Behandlungsergebnisse der Patienten und Patientinnen signifikant verbessert werden, wenn diese in die Behandlung mit einbezogen werden und ihnen genügend Zeit gegeben wird, ihre Anliegen angemessen vorzutragen (Coulter 2002, Coulter & Ellins 2007). Forschungen in Dänemark haben in verschiedenen randomisierten Kontrollstudien gezeigt, dass die Komplikationen und die Dauer des Krankenhausaufenthaltes nach Operationen reduziert werden konnten, wenn die Raucher/Raucherinnen und übermäßigen Alkoholtrinkenden sich vor der Operation einem Entwöhnungsprogramm unterzogen haben (Moller et al. 2002).

Ein großer Teil der Krankenhauseinweisungen betrifft Personen, die an einer oder mehreren chronischen Erkrankungen leiden. Diese benötigen Unterstützung zur Bewältigung ihrer Erkrankung. Dazu gehören Änderungen in ihren Lebensweisen, die Einhaltung von möglicherweise komplizierten Medikamenteneinnahmen und Diätvorschriften und das Management ihrer Erkrankung. Es gibt Belege dafür, dass Patienten und Patientinnen im Zustand akuter Erkrankungen für Informationen und Beratungen empfänglicher sind. Wenngleich solche Maßnahmen weniger an den Ursachen bzw. „flussaufwärts" ansetzen, kann das Krankenhaus damit für die Patienten und Patientinnen zumindest ein „Fenster öffnen" zum besseren Verständnis der Vorteile von Verhaltensänderungen.

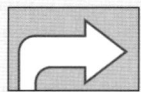

Notfallversorgung und Gesundheitsförderung

Die Aufgabe der Notfalldienste ist die Behandlung und Versorgung von akut Kranken oder verletzten Personen rund um die Uhr. Dennoch bieten diese Notfalldienste gute Möglichkeiten für die Gesundheitsförderung, weil sie ein etablierter Einstieg in das medizinische Versorgungssystem sind und in der Regel gute Kontakte zu den Gemeinden und Kommunen haben, die sie versorgen.

Bensburg & Kennedy (2002) beschreiben eine Vielfalt von strategischen Einstiegen für die Gesundheitsförderung. Diese reichen von der Risikobewertung (Jugendliche und Alkohol) über die Gesundheitsinformation (OP-Schwestern geben an die Versorgungseinrichtungen Informationen über die Eltern bzw. Kinder weiter, die häufig die Kindernotfallstationen in Anspruch nehmen, einschließlich einer notwendigen Nachuntersuchung nach der Krankenhausentlassung; in Deutschland, soweit dies mit dem Datenschutz vereinbar ist) bis hin zur gesundheitlichen Aufklärung (z. B. Asthma-Managementtraining, follow-up-Anrufe und Nutzung der Wartezimmer zur Förderung des Lesens der Kinder).

Ein gesundheitsförderndes Krankenhaus wirkt sich auch positiv auf deren Beschäftigte und das kommunale Umfeld aus. Die Krankheits- und Abwesenheitsraten gehen zurück und häufige Arbeitsplatzwechsel werden weniger. Die Kommunen profitieren von einem großen Arbeitgeber, der sich sozial aufgeschlossen und verantwortungsvoll gegenüber den kommunalen Belangen zeigt. Zum Beispiel indem Krankenhäuser vormachen, wie große Betriebe durch Recyclingmaßnahmen oder lokales Catering umweltbewusst handeln können und zugleich eine zusätzliche Quelle lokaler Expertise für Gesundheitsfragen anbieten.

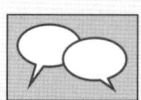

Die gegenwärtigen Indikatoren zur Messung der Leistung in den Krankenhäusern orientieren sich an der Produktivität bzw. Rentabilität wie z. B. der Zahl der Notaufnahmen, unnötiger Verfahren oder der Bettenbelegung.

Was könnten die Indikatoren gesundheitsfördernder Krankenhäuser sein?

Ein gesundheitsförderndes Krankenhaus zeichnet sich durch folgende Grundprinzipien aus, die im Einzelnen in den „Wiener Empfehlungen zu gesundheitsfördernden Krankenhäusern" (WHO 1997) und anderen Grundsatzdokumenten formuliert wurden (Download der deutschen Fassungen unter www.dngfk.de) und so zusammengefasst werden können:

- es anerkennt und berücksichtigt die unterschiedlichen Bedürfnisse, Werte und Kulturen der verschiedenen Bevölkerungsgruppen,

- es fördert die Würde und das Empowerment der Patienten und Patientinnen sowie seiner Mitarbeiter und Mitarbeiterinnen,

- es stellt enge Verbindungen bzw. Vernetzungen mit den anderen Ebenen des Systems der Gesundheitsversorgung her und kooperiert aktiv mit den anderen gesundheitsrelevanten Einrichtungen im lokalen Umfeld des Krankenhauses.

Wenngleich das Krankenhaus immer ein Ort der medizinischen Behandlung bleiben wird, so gibt es doch vielfältige Wege, wie dieses Setting gesundheitsförderlicher gestaltet werden kann. Im Mittelpunkt des WHO-Netzwerkes gesundheitsfördernder Krankenhäuser stehen folgende vier Arbeitsfelder (Pelikan 2001, Dietscher u. Pelikan 2008):

1. Förderung der Gesundheit und Verbesserung des Gesundheitsgewinns der Patienten und Patientinnen.

2. Förderung der Gesundheit und Verbesserung des Gesundheitsgewinns der Mitarbeiter und Mitarbeiterinnen.

3. Veränderung der Organisation zu einem gesundheitsfördernden Setting.

4. Förderung der Gesundheit im lokalen Umfeld des Krankenhauses und Verbesserung des Gesundheitsgewinns der regionalen Bevölkerung.

Förderung der Gesundheit der Patienten und Patientinnen

In stationären Einrichtungen zur Behandlung und Rehabilitation von Patienten und Patientinnen lassen sich unter anderem folgende Hauptprobleme identifizieren (Waller 2007. S. 111ff.):

- Angst, Informationsdefizite und Kommunikationsprobleme
 (Untersuchungen zeigen, dass das Bedürfnis der Patient/-innen, über Diagnose und Therapie ihrer Erkrankung informiert und aufgeklärt zu werden, generell sehr groß ist, die tatsächliche Informiertheit dagegen sehr gering ist).

- Ent-Persönlichung
 (z. B. die Einschränkung der Privatsphäre oder „die Galle in Zimmer 8").

- Hospitalismus
 (Wenn die Begrenzung des Informations- und Kontaktbedürfnisses und die Ent-Persönlichung der Patient/-innen über längere Zeit und in ausgeprägtem Maße erfolgen, kommt es zu einer schwerwiegenden als „Hospitalismus" bezeichneten Reaktion des Patienten bzw. der Patientin. Sie besteht in einer ausgeprägten Apathie, Interesselosigkeit und einer Überanpassung an Krankenhausnormen und -regeln mit der Konsequenz der Unfähigkeit, außerhalb des Krankenhauses noch existieren zu können).

- Fehlplatzierung
 (Damit ist gemeint, dass Patient/-innen entweder gänzlich im Krankenhaus „fehl am Platze" sind, d. h. besser außerhalb stationärer Einrichtungen in der Gemeinde z. B. in Wohngemeinschaften versorgt werden könnten, oder im „falschen" Krankenhaus sind, weil sie z. B. anstatt in einem Akutkrankenhaus bedürfnisgerechter in einer Rehabilitationsklinik versorgt werden müssten).

Der Schwerpunkt der meisten gesundheitsfördernden Maßnahmen für die Patienten und Patientinnen in den Krankenhäusern liegt beim Management der Krankheit und der

Prävention (Johnson 2000). Auch Schwerkranke können immer noch auf vorhandene Ressourcen zurückgreifen, wenn sie in das Krankenhaus eingeliefert werden. Diese Ressourcen können emotionaler, sozialer oder spiritueller Natur sein und sie gilt es zu stützen z. B. durch die Förderung der Selbsthilfe, des psychischen Wohlbefindens oder von sozialen Kontakten.

In den Krankenhäusern wie auch in vielen anderen Gesundheitseinrichtungen wird die Gesundheitsförderung häufig nur als „passendes Anhängsel" verstanden. Das heißt, wenn sich gerade die Gelegenheit und Zeit bietet, z. B. im Zuge einer Patientenvisite. Dabei gibt es vielfältige Möglichkeiten für koordiniertere Strategien, wie z. B. die Risikobewertung bei alkohol-bedingten Erkrankungen oder das Angebot eines Chlamydien-Tests (sexuell übertragbare bakterielle Erkrankung. Anm. d. Übersetzers).

Die Gesundheitsberufe in den Krankenhäusern spielen bei der Gesundheitsförderung der Patienten und Patientinnen in der Regel eher eine geringe Rolle. Die wichtigste Rolle spielen die Patienten und Patientinnen selbst sowie ihre Angehörigen und Freunde. Deren Stärkung bzw. Empowerment durch Information und Aufklärung, damit sie als Partner und Koproduzent in den Gesundungsprozess mit einbezogen werden, ist deshalb eine wichtige Strategie der Gesundheitsförderung.

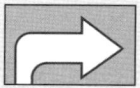

Beschreiben Sie, wie die folgenden Aktivitäten in einem Krankenhaus umgesetzt werden könnten:

- Risikobewertung
- Gesundheitsinformation
- Gesundheitsaufklärung und Gesundheitsberatung
- Maximierung der Wahlmöglichkeiten
- Förderung der Mitwirkung und Mitentscheidung
- Reduzierung sozialer Isolation
- Verringerung gesundheitlicher Chancenungleichheiten.

Maßnahmen wie die Mitwirkung der Patienten und Patientinnen bei der Gestaltung der Aufnahmeformulare ins Krankenhaus, die Bereitstellung von computergestützten Hilfen für Behandlungsalternativen oder deren Einbeziehung in den Schutz vor Krankenhausinfektionen verdeutlichen, wie die gesundheitsfördernden Grundsätze der Chancengleichheit, des Empowerments und der Partizipation in den Routinepraktiken der Krankenhäuser umgesetzt werden können. Zur Förderung des Gesundungsprozesses, der Lebensqualität und des psychosozialen Wohlbefindens der Patienten und Patientinnen können gehören:

- die Sicherung der Intimsphäre (z. B. Datenschutz, Vorhänge um die Betten),
- die Nutzung der therapeutischen Wirkung von Tieren,
- für Humor in der Krankenhausumwelt sorgen (z. B. durch „Clown-Doktors"),

- die Bereitstellung von Angeboten zur Förderung der psychosozialen Aktivitäten der Patient/innen (z. B. kulturelle Angebote, seelsorgerische Dienste, Patientenbibliotheken, Diskussionsforen oder Internet-Cafés),

- die Nutzung der Kunst oder kunsttherapeutischer Maßnahmen,

- die Einrichtung adäquater Besuchszeiten für die Familienangehörigen, Freunde, Bekannten und Laienhelfer/-innen,

- die Bereitstellung von Möglichkeiten für pflegende Familienangehörige oder Freunde zur Übernachtung im Krankenhaus (vor allem für die besonders anfälligen Gruppen wie Kinder oder Patienten im Endstadium ihrer Krankheit),

- die Organisation von Besuchen und Laienunterstützungsdiensten für Patienten oder Patientinnen, die keinerlei Besuche haben,

- die Bereitstellung gezielter psychologischer oder sozialer Hilfen für die Personen, bei denen der Krankenhausaufenthalt oder ihre Krankheit zu spezifischen Belastungen oder Ängsten geführt hat (z. B. Krebs, Endstadium der Krankheit) oder zu einschneidenden Änderungen in ihrem Leben (z. B. der Verlust des Arbeitsplatzes aufgrund der Krankheit), durch entsprechendes Fachpersonal (z. B. klinische Psychologen, Sozialarbeiter oder Seelsorger).
Website: www.hph-hc.cc/downloads/HPH-Publications/wp-strategies-final.pdf

Häufig wird von den Patienten und Patientinnen auch die Verpflegung im Krankenhaus bemängelt.

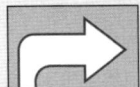

Verpflegung im Krankenhaus

Eine adäquate Ernährung ist für Patient/-innen nach operativen oder medizinischen Eingriffen von besonderer Bedeutung. Dennoch wurden in den vergangenen Jahren immer wieder die falsche Ernährung der Patient/-innen, die mangelnde Qualität der Verpflegung sowie die schlechten hygienischen Standards kritisiert. Der Europarat verabschiedete deshalb 2003 eine Entschließung zur Ernährung und Verpflegung in den Krankenhäusern. In England wurde bereits 2001 ein Programm zur Verbesserung der Verpflegung in den Krankenhäusern gestartet (www.nhsestates/better_hospital_food).

Der nationale englische Gesundheitsdienst (NHS) gibt jährlich 250 Millionen Pfund nur für Lebensmittel und zusammen mit den Organisations- und Personalkosten 500 Millionen Pfund aus. Damit werden jährlich ca. 300 Millionen Essen für die Patient/-innen in rund 1200 Krankenhäusern geliefert sowie mehrere Millionen Essen für die Beschäftigten und Besucher. Nach Meinung des Kings Funds (Jochelson et al. 2005) orientiert sich die Beschaffung der Lebensmittel im NHS jedoch immer noch überwiegend an den Preisen. Einige Krankenhäuser geben nur 2 Pfund (= ca. 2,40 Euro) pro Tag für das Essen ihrer Patient/-innen aus. Mahlzeiten schlechter Qualität oder solche, die überkocht oder lauwarm sind, wenn sie die Patient/-innen erreichen, landen häufig im Abfalleimer. Nicht verzehrte Mahlzeiten kosten jährlich etwa 18 Millionen Pfund und rechnet man noch die Entsorgungskosten hinzu, dann steigt diese Summe auf über 18 Millionen Pfund.

„Institutionalisierte Patientenberatung in Deutschland"

Mit dem Modernisierungsgesetz zur Gesetzlichen Krankenversicherung vom 1.1.2004 wurde die Patientensouveränität durch den Ausbau der Informations-, Beratungs- und Beteiligungsrechte weiter gestärkt. Insbesondere durch die Beteiligung der Versicherten an den Entscheidungen über die Ausgestaltung der medizinischen Versorgung sollen Betroffene zu Beteiligten werden. Die neu in das **SGB V** eingefügten **§§ 140f u. 140g** regeln die Partizipation der Interessenvertretungen der Betroffenen und der sie beratenden Organisationen. Außerdem wurde das Amt eines Bundesbeauftragten für die Belange der Patienten und Patientinnen eingeführt (s. Patientenrechte in Deutschland unter www.bmg.bund.de).

Seither wurden die Rechte der Patienten und Patientinnen weiter gestärkt und die institutionalisierte Patientenberatung erfährt eine dynamische Entwicklung des Aufbaus vielfältiger Beratungsangebote. Mit dieser Entwicklung ging auch ein **Wandel der Patientenrolle** einher. Patienten und Patientinnen werden nicht mehr als passive Leistungsempfänger betrachtet, sondern als „Ko-Produzenten der Leistungserbringung", die aktiv an der Wiederherstellung und Sicherung ihrer Gesundheit mitwirken und denen entsprechende Mitgestaltungsmöglichkeiten eingeräumt werden („mündiger Patient", „partnerschaftliche Entscheidungsfindung").

Schaeffer u. Dirks (2006, S. 853ff) beschreiben die **Ziele und Aufgaben** der Institutionen der Patientenberatung wie folgt:

„Eines der zentralen Ziele der Patientenberatungsstellen besteht darin ... als neutrale und niedrigschwellige *Anlaufstelle* zur Verfügung zu stehen ... Des Weiteren wollen sie zur *Förderung der Patientenautonomie* beitragen. Dazu gehört u. a. Patienten und Nutzer dabei zu unterstützen, die sich ihnen im Umgang mit Gesundheitsbeeinträchtigungen ... stellenden *Probleme bewältigen* zu können und die dazu nötigen Fähigkeiten zu entwickeln – auch jene, die sie benötigen, um der veränderten Rolle von Patienten und Nutzern im Gesundheitswesen Rechnung zu tragen. Zur Förderung der Patientenautonomie gehört auch, als Ansprechpartner in krankheitsbedingten *Entscheidungssituationen* ... präsent zu sein, sich in solchen Situationen als Mittlerinstanz zwischen professionellem Hilfesystem und Patienten und Nutzern zu bestätigen und *anwaltschaftliche Unterstützung* zu leisten ... Darüber hinaus wollen die Beratungsstellen Patienten und Nutzer bei *Suchprozessen im Versorgungswesen* unterstützen (Lotsen- bzw. Wegweiserfunktion) ... und Patienten und Nutzer durch Strukturinformation, Vermittlung von basalem Nutzungswissen und ... Kompetenzen dazu befähigen, sich in den unübersichtlichen Strukturen des Gesundheitswesens zu bewegen, damit sie nicht in dessen Instanzenvielfalt verloren gehen und ohne belastende und kostenintensive Irrwege an die richtige Stelle für ihr Anliegen gelangen."

Die **Strukturen und Angebote** der Patientenberatung umfassen vier Bereiche (Schaeffer u. Dirks, 2006, S. 860ff):

- Die staatlich oder kommunal organisierte Patientenberatung vor allem durch die Gesundheitsämter.
- Die Patientenberatung durch die Leistungs- und Kostenträger (Ärztekammern, Kranken- und Pflegekassen). Dazu gehört auch die Patientenberatung im Krankenhaussektor durch die Einführung von „Patientenfürsprechern", „Ombuds- bzw. Beschwerdestellen" oder neuerdings eingerichtete „Patienteninformationszentren in Krankenhäusern".
- Die unabhängige Patientenberatung durch Verbraucherzentralen, Selbsthilfegruppen und Wohlfahrtsverbände.
- Die „Unabhängige Patientenberatung Deutschland GmbH". Sie ist ein als gemeinnützige GmbH geführter deutschlandweiter Verbund unabhängiger Beratungsstellen, die vom GKV Spitzenverband beauftragt wurde, eine patientenorientierte Beratungsinfrastruktur modellhaft zu erproben und vom Sozialverband VdK Deutschland e.V., dem Bundesverband der Verbraucherzentralen und der unabhängigen Patientenberatung e. V. getragen wird.

Zur weiteren Information bieten sich folgende Institutionen und Gremien an:

- Bundesarbeitsgemeinschaft der PatientInnenstellen (BAGP) — www.patientenstellen.de
- Deutsche Arbeitsgemeinschaft Selbsthilfegruppen e. V. (DAG SHG) — www.dag-selbsthilfegruppen.de
- Stiftung Patientenkompetenz — www.stiftung-patientenkompetenz.org/
- Verbraucherzentrale Bundesverband e.V. (vzbv) — www.vzbv.de

Eine andere Sorge der Patienten und Patientinnen betrifft den Zugang zum Krankenhaus. In Großbritannien verpassen z. B. 1,4 Millionen Menschen ihre Krankenhauseinweisungen oder sagen aufgrund von Transportproblemen ab. Von den Personen ohne ein Auto haben 31 % Schwierigkeiten, ihr lokales Krankenhaus zu erreichen, im Vergleich zu 17 % der Autobesitzer (Social Exclusion Unit 2003). Mit der weiteren Konzentration auf weniger und größere Krankenhauseinrichtungen wird sich dieses Problem in Zukunft noch verschärfen.

Schließlich gibt es noch jene Menschen, denen aufgrund von Sprachschwierigkeiten oder Angst vor einer Diskriminierung der Zugang zum Krankenhaus erschwert ist. Dies hängt nicht zuletzt damit zusammen, dass viele Krankenhäuser den unterschiedlichen Bedürfnissen bestimmter kultureller oder religiöser Gruppen nicht genügend Beachtung schenken. Von diesen Minderheitengruppen werden vor allem die mangelnden Kommunikations- und Informationsmöglichkeiten beklagt sowie die ungenügende Berücksichtigung ihrer spezifischen Glaubens- und Ernährungsvorgaben (Bhopal 2007).

EU-Projekt „Migrantenfreundliches Krankenhaus"

An diesem Projekt nahmen 12 Krankenhäuser aus 12 europäischen Ländern teil. Die Ergebnisse wurden 2004 auf der Konferenz in Amsterdam vorgestellt und entsprechende Empfehlungen formuliert (www.mfh-eu.net/public/home.htm). Aus Deutschland nahm an dem Projekt das Immanuel-Krankenhaus in Berlin teil. Befragungen, die in diesem Pilotkrankenhaus durchgeführt wurden, lieferten folgende Ergebnisse (www.gesundheitberlin.de/download/ Infodienst_4_03.pdf):

- Migranten und Migrantinnen haben neben der Schwierigkeit, sich sprachlich zu verständigen, auch Probleme bei der gesundheitsrelevanten Informationsvermittlung und -aufnahme sowie bei der Beschreibung ihrer Symptome.

- Ihre Sichtweisen von Gesundheit und Krankheit unterscheiden sich aufgrund verschiedener kultureller Hintergründe von denen deutscher Ärzte und Ärztinnen sowie dem Pflegepersonal.

- Die Mitarbeiter und Mitarbeiterinnen in dem Krankenhaus verfügten nur über eine mangelnde kulturelle Kompetenz.

- So beklagten die Migranten und Migrantinnen einen Mangel an adäquater, ihrer Kultur entsprechenden Ernährung sowie die ungenügende Berücksichtigung ihrer spezifischen Glaubensvorstellungen und Religiosität.

Zur Weiterführung des „Migrantenfreundlichen Krankenhauses" haben sich im Rahmen der internationalen Bewegung gesundheitsfördernder Krankenhäuser (s. weiter unten in diesem Kapitel) in vielen Ländern entsprechende Arbeitsgruppen gebildet (Zu den Teilnehmern und Teilnehmerinnen dieser Arbeitsgruppen sowie den Aktionsplan 2005-2006 siehe unter: www.mfh-eu.net/public/further_mfh_activities.htm).

In der Schweiz wurde das Netz Gesundheitsfördernder Krankenhäuser durch den Begriff „migrationsfreundliche Krankenhäuser" erweitert, um deren Bedeutung für die Krankenhäuser zu betonen (www.healthhospitals.ch/deutsch).

In diesem Zusammenhang sei auch noch auf zwei Veröffentlichungen der Bundeszentrale für gesundheitliche Aufklärung (BZgA) hingewiesen, die von deren Website kostenlos heruntergeladen werden können:

- Die Fachpublikation „Migration und Gesundheitsförderung" (www.bzga.de/Fachpublikationen).

- Der „InfoDienst Migration und öffentliche Gesundheit" (www.infodienst.bzga.de).

Förderung der Gesundheit der Mitarbeiter und Mitarbeiterinnen

Wie jede andere physische, psychische und soziale Umwelt hat auch das Setting Krankenhaus generell seine Auswirkungen auf die Gesundheit der darin Beschäftigten. Die besonderen Risiken für die Gesundheit der Beschäftigten in den Krankenhäusern ergeben sich aus deren physischer Umwelt (z. B. ihrem Ausgesetztsein biologischer, chemischer und radioaktiver Krankheitserreger), der psychischen Umwelt (z. B. Stress, Umgang mit Krankheit und Tod) und der sozialen Umwelt (z. B. Schikanen oder tätliche Angriffe durch bestimmte Patienten und Patientinnen sowie die negativen Auswirkungen der Nachtschicht auf ihr soziales Leben).

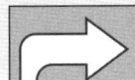

Schichtarbeit

Die Schichtarbeit ist ein besonderes Problem für alle Beschäftigten in den Krankenhäusern. Das Projekt „Krankenhaus während der Nacht" wurde eingeführt, um Wege zu finden, wie die Arbeitszeiten der auszubildenden Ärzte und Ärztinnen zu reduzieren sind, damit sie den neuen Arbeitszeitrichtlinien der EU entsprechen. Diese verlangen, dass die jungen Ärzte und Ärztinnen ab 2009 wöchentlich nicht länger als 48 Stunden arbeiten dürfen. Das oben genannte Projekt veränderte die Vorgaben zur ärztlichen Betreuung während der Nacht, die sich nicht mehr am Grad der Ausbildung orientieren dürfen, sondern an den notwendigen ärztlichen Kompetenzen, die während der Nacht im Krankenhaus zur Verfügung stehen müssen.

Andere Einflüsse der Umwelt auf die Gesundheit der Beschäftigten werden weniger beachtet. Dies betrifft zum Beispiel den Einfluss des Krankenhausgebäudes – einschließlich seiner Funktionalität und Ästhetik – auf die Beschäftigten, Patienten, Besucher und das lokale Umfeld. Florence Nightingale erkannte bereits 1859 diesen Einfluss:

Die Menschen sagen, dass sich dies auf den Geist auswirke. Es wirkt sich aber auf den Körper aus. Obwohl wir wenig darüber wissen, wie wir durch Formen, Farben und Licht beeinflusst werden, so wissen wir doch, dass sie unseren Körper beeinflussen. Die unterschiedlichen Formen und der Glanz der Farben in den Objekten, die die Patienten umgeben, sind das wirkliche Mittel zu ihrer Wiedergenesung.

Auf viele Menschen wirkt die Krankenhausumwelt jedoch auch heute noch gefühllos, grau und deprimierend. Der Bericht eines Architekturverbandes (Commission on Architecture and the Built Environment 2004) stellt einige Schlüsselfaktoren für schlechte Arbeitsumwelten heraus:

- Neonbeleuchtungen bzw. künstliches Licht.

- Lärm.

- Mangelnde individuelle Kontrolle über die Belüftungs- und Heizungssysteme.

- Keine Möglichkeiten für ausreichende körperliche Bewegung.

Grünanlagen sind aus therapeutischen Gründen seit Langem ein Bestandteil der Krankenhäuser. In einer der Studien stellte bereits Ulrich (1984) fest, dass operierte Patienten bzw. Patientinnen mit einem Fensterausblick früher entlassen werden konnten, weniger Schmerztabletten einnahmen und weniger negative Bewertungen durch das Pflegepersonal erhielten als jene in ähnlichen Räumen, die allerdings nur auf eine Wand schauen konnten.

Auch das Krankenhauspersonal beklagt sich häufig über mangelnden Zugang zu Grünanlagen, in denen sie sich entspannen können. Johnson & Baum (2001) berichten über Maßnahmen in einem australischen Krankenhaus, das diesem Mangel entgegenzuwirken versuchte, indem es während der Mittagspausen Spaziergang- und Aerobicgruppen für die Beschäftigten anbot. Diese Maßnahmen wurden vom allgemeinen Krankenhausdienst organisiert, der sie mehr als Teil seiner Rolle als fürsorglicher Arbeitgeber verstanden haben wollte und weniger als Vision eines gesundheitsfördernden Krankenhauses.

Sadler et al. (2008) beschreiben konkrete architektonische und andere umweltbezogene Maßnahmen zur Verbesserung des Krankenhauses als baulichem Setting mit positiven Auswirkungen auf alle Zielgruppen des Krankenhauses („Building better hospitals through evidence-based design"). Mehr zum gesundheitsfördernden Krankenhausdesign unter: www.gspwien-info.net/htm/leit_allgemein.htm.

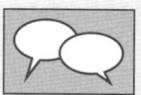
Gewaltsame Übergriffe auf das Krankenhauspersonal

Gewaltsame Übergriffe auf das Krankenhauspersonal sind keine Ausnahme mehr. Dazu gehören z. B. verbale Angriffe, Drohungen und direkte körperliche Attacken. Dies trifft vor allem die Beschäftigten in den Notaufnahmen, Unfallstationen und psychiatrischen Abteilungen.

Was kann ein Krankenhaus dagegen tun?

Die häufigste Antwort darauf ist jene der „Nulltoleranz". Diese Botschaft wird der Öffentlichkeit durch entsprechende Kampagnen vermittelt und in den Ausbildungsprogrammen wird das Krankenhauspersonal dazu ermutigt, Übergriffe schriftlich zu protokollieren, damit solche Vorkommnisse auch entsprechend dokumentiert sind. Wenngleich solche Maßnahmen als Schutz für das Krankenhauspersonal angesehen werden können, helfen sie jedoch nicht, die Ursachen solcher Übergriffe aufzudecken und anzugehen.

Frühe Studien über die Pflegekräfte konzentrierten sich z. B. auf deren Mangel an Macht und Einfluss. Die Gründe dafür wurden vor allem darin gesehen, dass die Krankenpflege ursprünglich ein typischer Frauenberuf war, deren Rolle als bloße „Handlanger" der Ärzte und Ärztinnen gesehen wurde und sie im Laufe der Zeit die mit dieser Rolle verbundenen Werte internalisiert hätten, die von ihnen eher Passivität und Unterordnung verlangten. Dieses Beispiel zeigt zugleich, wie Organisationen das Empowerment untergraben können und wo das Empowerment des Krankenhauspersonals sowie der Patienten und Patientinnen ansetzen muss und kann.

Das Krankenhaus und sein lokales Umfeld

Ein Krankenhaus hat auch gesundheitlichen Auswirkungen auf die in seinem näheren Umfeld lebenden und arbeitenden Menschen. Krankenhäuser investieren viel Geld in den Ausbau ihrer Parkplätze, in Klima-, Heizungs- und Beleuchtungssysteme mit einem hohen Energieverbrauch sowie in die Entsorgung ihrer Abfälle. Umweltschutz und Recycling zur Aufrechterhaltung einer nachhaltigen ökologischen Entwicklung sind deshalb Themen für ein gesundheitsförderndes Krankenhaus. Andere Bereiche, in denen die Krankenhäuser zur Förderung der Gesundheit in ihrem lokalen Umfeld beitragen können, sind z. B.:

- die Gesundheitsberichterstattung (z. B. zur Häufigkeit und den Ursachen von Verkehrsunfällen für die lokale Verkehrsplanung),
- die Organisation von Programmen zur Gesundheitsinformation, Beratung und Ausbildung in Zusammenarbeit mit den Schulen, den anderen lokalen Gesundheitsversorgern oder Gesundheitsinitiativen (z. B. Kampagnen zur Entsorgung nicht mehr benutzter Medikamente, zur Förderung des Einbaus von Kindersitzen in die Autos oder zum Asthma-Management),
- die Vorbildfunktion des Krankenhauses als verantwortlicher, gesundheitsfördernd und ethisch denkender lokaler Arbeitgeber.

Gesundheitsförderung durch Organisationsentwicklung

Ein Krankenhaus ist nicht nur ein Ort zur Durchführung bestimmter gesundheitsfördernder Maßnahmen, sondern ein soziales Setting bzw. System, das durch die Gesamtheit seiner Alltagsaktivitäten Gesundheit schafft oder Krankheit fördert. Deshalb muss ein gesundheitsförderndes Krankenhaus dafür sorgen, dass die grundlegenden Einsichten, Werte und Strategien der Gesundheitsförderung (gesundheitliche Chancengleichheit, Empowerment, Mitwirkung und Mitentscheidung sowie eine dauerhafte soziale und ökologische Entwicklung) ein fester Bestandteil seiner Organisationsstrukturen und -kulturen wird. Erst dann kann sichergestellt werden, dass die Alltagsaktivitäten des Krankenhauses auf Dauer eher der Gesundheit als der Krankheit förderlich sind und so im Endergebnis zu mehr Gesundheit bzw. einem Gesundheitsgewinn führen (siehe Abb. 16.1).

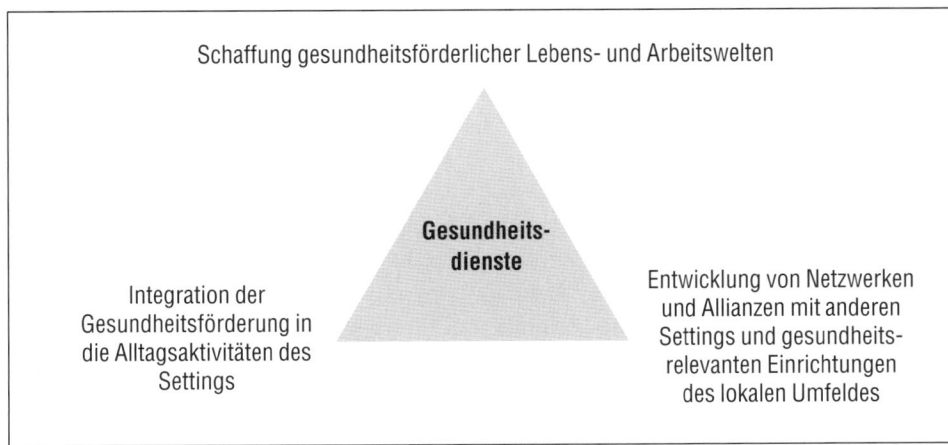

Abb. 16.1 Gesundheitsfördernde Gesundheitsdienste

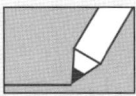

Sozialökologischer Systemansatz der Gesundheitsförderung

Ein sozialökologischer Systemansatz der Gesundheitsförderung zur Entwicklung der Gesundheit in einem Setting erfordert sowohl einen „top down" als auch einen „bottom up" Ansatz. Der Ansatz „von oben nach unten" bezieht sich auf die politische Verpflichtung der Krankenhausleitung, die notwendigen organisatorischen Veränderungen auch durchzuführen bzw. zu unterstützen. Der Ansatz „von unten nach oben" bezieht sich auf die Zustimmung und das Engagement aller Settingsmitglieder mit Unterstützung ihrer jeweiligen Leitungsebenen, innovative Projekte zur Gesundheitsförderung zu entwickeln und praktisch umzusetzen und damit die grundlegenden Einsichten, Werte und Strategien der Gesundheitsförderung in die Organisationsstrukturen und Kerngeschäfte des Krankenhauses zu integrieren.

Dabei muss das Rad nicht neu erfunden werden, sondern es können viele der bereits bestehenden Strategien und Methoden der Krankenhausentwicklung genutzt werden, z. B. die Patientenaufklärung, die Einhaltung der Patientenrechte, die Kooperation mit den Selbsthilfegruppen (Patienten- und Angehörigengruppen), der Arbeits- und Gesundheitsschutz, die Krankenhaushygiene, die Personal- und Organisationsentwicklung, das Qualitätsmanagement oder die Initiativen zum Umweltschutz für eine ökologisch dauerhafte Entwicklung (Dooris 2006, Pelikan 2007).

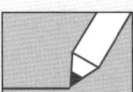

Rollenspiel zum gesundheitsfördernden Krankenhaus

Führen Sie zu zweit das folgende Rollenspiel durch: Eine Person ist die leitende Krankenschwester oder Pflegedienstleiterin, die die Krankenhausleitung davon überzeugen soll, ein gesundheitsförderndes Krankenhaus zu werden und dafür fünf Argumente vorträgt. Die andere Person ist der Krankenhausleiter, der ebenfalls fünf Argumente vorbringt, warum es keine so gute Idee ist, ein gesundheitsförderndes Krankenhaus zu werden.

Neuausrichtung der Pflege durch das Krankenpflegegesetz (KrPflG)

Seit dem 1. Januar 2004 werden in Deutschland nicht mehr Krankenschwestern und -pfleger ausgebildet, sondern der Berufsabschluss wird mit der etwas sperrigen Berufsbezeichnung „Gesundheits- und Krankenpfleger/Gesundheits- und Krankenpflegerin" betitelt. Die Änderung der Berufsbezeichnung ist Ausdruck des politischen Bestrebens, die Pflege neu auszurichten und ihr neue Aufgaben zu geben (Hasseler u. Meyer 2006, S. 162). Gesundheits- und Krankenpflege soll demnach:

- „unter Einbeziehung präventiver, rehabilitativer und palliativer Maßnahmen auf die Wiedererlangung, Verbesserung, Erhaltung und Förderung der physischen und psychischen Gesundheit der zu pflegenden Menschen ... ausgerichtet sein" (KrPflG 2004 § 3, Absatz 1) und

- „Beratung, Anleitung und Unterstützung von zu pflegenden Menschen und ihrer Bezugspersonen in der individuellen Auseinandersetzung mit Gesundheit und Krankheit ..." geleistet werden (KrPflG 2004 § 3, Absatz 2).

„Aktivierende Pflege"

Ein zentraler Grundsatz der Pflegeversicherung lautet: „Prävention und Rehabilitation vor Pflege" mit dem Ziel, „Pflegebedürftigkeit zu überwinden, zu mindern sowie eine Verschlimmerung zu verhindern" (SGB XI, §§ 5,31,2) bzw. „vorhandene Fähigkeiten zu erhalten und, soweit dies möglich ist, verlorene Fähigkeiten zurück (zu)gewinnen" (SGB XI, § 28). Die Umsetzung dieses vorrangig pflegerischen Präventionsansatzes soll im Rahmen der „aktivierenden Pflege" erfolgen.

Durch geeignete Maßnahmen soll sichergestellt werden, dass der Eintritt von Pflegebedürftigkeit verhindert oder hinausgezögert wird bzw. eine bereits bestehende Pflegebedürftigkeit positiv beeinflusst wird. Der rehabilitativ-pflegerische Ansatz der aktivierenden Pflege erhöht einerseits den Stellenwert von Prävention und Gesundheitsförderung und verlangt nach der Etablierung bzw. Organisierung neuer und spezifischer Handlungs- und Fachkompetenzen in der Pflege (Dangel u. Korporal 2004).

Die Gründe für die noch relativ geringe Umsetzung präventiver Maßnahmen in der Pflege fassen Hasseler u. Meyer (2006) und Walter (2003) wie folgt zusammen:

- Neben der fehlenden inhaltlichen Konzeption pflegepräventiver Maßnahmen stoßen entsprechende Konzepte in der Pflegepraxis auf geringe Resonanz, da die Pflege sich aufgrund einer entsprechenden jahrzehntelangen Sozialisation kaum initiativ, sondern eher traditionell in der Nachfolge der ärztlichen Verordnung tätig werden begreift.

- Auch die Pflegeausbildung hat bis zum neuen Gesundheits- und Krankenpflegegesetz 2004 Prävention und Gesundheitsförderung als originäre Aufgaben der Pflege vernachlässigt, sodass auch mit Blick auf den entsprechenden beruflichen Kompetenzerwerb ein großer Nachholbedarf besteht.

- Aufseiten der Patienten und Patientinnen können die Barrieren mit den Kategorien „Konsumhaltung", „Inkonsequenz und Abwehr", „Widerstand" sowie „Alter der Patienten und Patientinnen" beschrieben werden.

- Im Gesundheitssystem werden als Barrieren die Gesundheitsreform und ihre wahrgenommenen Konsequenzen genannt und mit den Begriffen „leere Kassen", „Pflege vor Rehabilitation" und „Kostendämpfung" belegt. Weiterhin klagen die Pflegekräfte über verstärkten Zeitmangel seit der Einführung der Pflegeversicherung.

- In der Pflege stellen die mangelnde Qualifikation und Ausbildung in pflegebezogener Prävention die größte Barriere dar.

Berufliche Spezialisierungen im Sinne von „Family (Health) Nursing" oder des „Health Visitors" wie z. B. in Großbritannien (s. hierzu das Kapitel 8 in diesem Buch „Gesundheitsdienste neu orientieren") sind in Deutschland noch Zukunftsmusik und werden derzeit in Form von einzelnen Projekten durch die Pflegeforschung inhaltlich ausgestaltet. Zur Stärkung der Prävention in der Pflege bedarf es letzten Endes auch der Schaffung entsprechender Rahmenbedingungen. Obwohl der Auftrag zur Prävention und Gesundheitsförderung sowohl im Berufsrecht der Pflegeberufe als auch im SGB XI verankert ist, fehlt es noch an Konzepten und Forschungen, um den Stellenwert und vor allem den Nachweis der Effektivität von Prävention zu belegen. Die Pflegeberufe und die Pflegeforschung müssen den Beweis antreten, dass sich Prävention neben dem eindeutigen Gesundheitsgewinn für die Kunden auch finanziell entlastend für die Kostenträger auswirkt. Denn letztlich wird dies das stärkste Argument für die Prävention und Gesundheitsförderung sein (Hasseler u. Meyer 2006, S. 31).

Dazu bedarf es der Organisationsentwicklung in den Gesundheitseinrichtungen bzw. der Änderung von Rahmenbedingungen, die z. B. bestehen aus einem Geflecht von Verwaltungsvorschriften, dem Haushaltsrecht, der Organisationskultur, der Leitungskompetenz und dem Qualitätsmanagement sowie der Verteilung der finanziellen und personellen Ressourcen in den jeweiligen Einrichtungen (vgl. hierzu „Organisationsentwicklung als Methode der Gesundheitsförderung" in „Leitbegriffe der Gesundheitsförderung": www.leitbegriffe.bzga.de und Grossmann u. Scala (2006): Gesundheit durch Projekte fördern – ein Konzept zur Gesundheitsförderung durch Organisationsentwicklung und Projektmanagement.

Die internationale Bewegung gesundheitsfördernder Krankenhäuser

Das „Internationale Netzwerk Gesundheitsfördernder Krankenhäuser" (Health Promoting Hospital Network, HPH) wurde im Jahre 1990 von der WHO initiiert und ist heute eine weltweite Bewegung mit nationalen Netzwerken in 23 Ländern. Es fördert die Entwicklung von guten Praxisbeispielen, indem es zur Weiterentwicklung von Konzepten und Strategien beiträgt, Modellprojekte verbreitet und über Konferenzen, Workshops, Newsletters und Websites den Erfahrungsaustausch organisiert (www.hph-hc.cc/home.php u. www.euro.who.int/healthpromohosp). Schwerpunkte sind die Gesundheitsförderung der Patienten und Patientinnen, des Krankenhauspersonals und des lokalen Umfeldes der Krankenhäuser sowie die Qualitätsentwicklung und -verbesserung. Zur Geschichte, den Netzwerkstrukturen und einem Ausblick für die Zukunft vgl. die detaillierte Darstellung von Dietscher u. Pelikan (2008). Zur Aufnahme in das internationale HPH-Netzwerk müssen die Krankenhäuser bestimmte Voraussetzungen erfüllen (WHO 2004):

- Vorlage eines Dokuments, das den politischen Willen der Krankenhausleitung zur Umsetzung des Konzepts des gesundheitsfördernden Krankenhauses belegt. Entwicklung eines Aktions- und Evaluierungsplans zur Integration der Gesundheitsförderung in die Organisationsstruktur und -kultur des Krankenhauses für die vierjährige Dauer ihrer Ernennung.

- Ernennung eines geeigneten Koordinators und Zahlung des jährlichen Beitrages für die Koordination des internationalen Netzwerkes.

- Bereitschaft zum nationalen und internationalen Informations- und Erfahrungsaustausch über die Entwicklung des gesundheitsfördernden Krankenhauses, seine Projekte, Standards und Indikatoren.

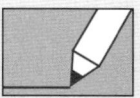 **Denken Sie an ein Krankenhaus, das Sie gut kennen. Fördert es die Gesundheit, wie wir es bisher dargelegt haben? Was sind nach Ihrer Meinung die Barrieren, die einer Ausweitung seiner gesundheitsfördernden Rolle entgegenstehen?**

- Gibt es ein Programm zur Aufklärung der Patient/-innen?
- Was sind die Schwerpunktthemen dieses Programms (Ernährung, Bewegung, Umgang mit Stress oder Medikamenten)?
- Ist das Krankenhauspersonal dafür ausgebildet und motiviert diese Programme umzusetzen?
- Kennt jeder das Programm und seine Rolle zu dessen Unterstützung?
- Sind die Krankenstationen und das weitere Krankenhausumfeld der Gesundheit der Mitarbeiter/-innen und Patient/-innen förderlich?
- Nehmen die Patient/-innen und deren Familien an Programmen zur Rehabilitation teil und werden dabei ihre Anliegen ausreichend berücksichtigt?
- Gibt es Kontakte zu den relevanten lokalen Diensten und Einrichtungen zur Unterstützung der Patient/-innen nach ihrer Entlassung aus dem Krankenhaus?

Die WHO-Arbeitsgruppe „Putting HPH Policy into Action" (koordiniert vom WHO-Kooperationszentrum für Gesundheitsförderung im Krankenhaus und Gesundheitswesen in Wien) entwickelte von 2001–2006 einen Strategierahmen für einen umfassenden Ansatz. Der Rahmen umfasst 18 Kernstrategien gesundheitsfördernder Gesundheitseinrichtungen und 7 Umsetzungsstrategien (vgl. Pelikan et al. 2005, Dietscher u. Pelikan 2008). Hinzu tritt ein Set von 5 Standards und ein zugehöriges Selbstbewertungsinstrumentarium für das Qualitätsmanagement von Gesundheitseinrichtungen, entwickelt von der WHO-koordinierten Arbeitsgruppe „Standards der Gesundheitsförderung im Krankenhaus" (vgl. Groene 2006). Weitere deutschsprachige Informationen und Projekte finden sich auf den Websites des „Österreichischen Netzwerks Gesundheitsfördernder Krankenhäuser und Gesundheitseinrichtungen (http://www.ongkg.at) und des „Schweizerischen Netzwerks Gesundheitsfördernder Krankenhäuser und Dienste" (http://www.healthhospitals.ch/deutsch). Die 18 Kernstrategien gesundheitsfördernder Krankenhäuser können auch als deutsche Kurzfassung von der Website des „Deutschen Netzes Gesundheitsfördernder Krankenhäuser" heruntergeladen werden (www.dngfk.de /Downloads).

Deutsches Netz Gesundheitsfördernder Krankenhäuser gem. e. V. (DNGfK)

Aufgrund des erfolgreichen „Gesunde Städte Projekts" von 1987 bis 1990, dem ersten Settingprojekt der WHO, wurde 1992 von der WHO das zweite Settingsprojekt „Gesundheitsfördernde Krankenhäuser" gestartet. An diesem Projekt nahmen 20 Krankenhäuser aus Europa teil, an dem auch 5 Krankenhäuser aus Deutschland beteiligt waren. Im Zuge dieser internationalen Entwicklungen mit damals Projekten in 47 Ländern weltweit und nationalen Netzwerken in 11 europäischen Ländern wurde 1995 auch in Deutschland ein nationales Netz gegründet.

Das „Deutsche Netz Gesundheitsfördernder Krankenhäuser" (DNGfK) hat heute (Anfang 2010) über 71 Mitgliedskrankenhäuser, die rund 75.000 Mitarbeiter und Mitarbeiterinnen erreichen und jährlich rund 1,3 Millionen stationäre und 2 Millionen ambulante Patienten und Patientinnen versorgen. Weitere Informationen über die Ziele, Netzwerkarbeit und Perspektiven finden Sie auf der Website des DNGfK unter: www.dngfk.de/Über uns. Diese enthält auch eine Übersicht über die gegenwärtigen Mitgliedskrankenhäuser, Bewerbungsunterlagen und Bestellmöglichkeiten für die regelmäßigen „DNGfK Netz-Nachrichten" sowie unter „Downloads" die wichtigsten Grundlagendokumente.

Deutsches Netz Rauchfreier Krankenhäuser und Gesundheitseinrichtungen (DNRfK)

Im Zuge des 1997 gestarteten EU-Projektes „Rauchfreie Krankenhäuser", an dem heute über 1.000 Krankenhäuser in 20 Ländern Europas teilnehmen, bildete sich 2003 im Rahmen des DNGfK auch das „Deutsche Netz Rauchfreier Krankenhäuser und Gesundheitseinrichtungen" (DNRfK) zur Unterstützung der Wege zu einem rauchfreien Setting.

Auf der Website des DNRfK (www.rauchfrei-plus.de) erhalten Sie Informationen zur Umsetzung rauchfreier Krankenhäuser und Gesundheitseinrichtungen in Deutschland einschließlich einer nach Bundesländern geordneten Liste mit Kontaktadressen der über 170 Mitgliedshäuser des DNRfK. Zudem bietet diese Website eine ständig aktualisierte Sammlung von Beispielen guter Praxis und Schulungsmaterialien, die als Download zur Verfügung gestellt werden.

Außerdem finden Sie dort auch die Kriterien für die Standards des „European Network for Smoke-free Health Services" (ENSH) bzw. je nach Umsetzungsstandard deren Auszeichnungen in Bronze, Silber oder Gold. Im Mai 2009 erhielt zum Beispiel das Reha-Zentrum Todtmoos für die Umsetzung der ENSH-Standards als erste deutsche Klinik den „ENSH Gold Level Award".

Die komplexen Organisationsstrukturen der Krankenhäuser und der Umstand, dass die meisten Gesundheitsberufe in den Krankenhäusern nicht von sich aus die Gesundheitsförderung als Teil ihrer Berufsrolle verstehen, machen die Entwicklung eines gesundheitsfördernden Krankenhauses zu einer schwierigen Aufgabe. Whitehead (2004) vertritt den Standpunkt, dass „es kaum empirisch belegbare Nachweise für Verbesserungen der Gesundheit gibt", die als Folge der politischen Verpflichtung der gesundheitsfördernden Krankenhäuser gelten können, sich für gesündere Lebens- und Arbeitswelten einzusetzen (Dooris 2006, McKee 2000). Um dies zu erreichen, müssen alle gesundheitsfördernden Potenziale des Krankenhauses ausgeschöpft werden, d. h. die gesundheitsfördernden Strategien dürfen nicht nur auf bestimmte Projekte begrenzt sein, sondern müssen ein integraler Bestandteil aller Krankhausdienste sein und damit auch das Qualitätsmanagement des Krankenhauses umfassen (WHO 2004). Viele Krankenhäuser bezeichnen sich heute als gesundheitsfördernde Krankenhäuser, haben einen speziellen Koordinator dafür und spezifische Projekte (wie z. B. das rauchfreie oder migrantenfreundliche Krankenhaus – vgl. www.dngfk.de und www.healthhospitals.ch/deutsch) und sind darum bemüht, sich als „lernende" oder „gesunde Organisation" zu profilieren und dies im Wettbewerb für Marketingzwecke zu nutzen.

Schlussfolgerung

Wenngleich die Kerngeschäfte der Krankenhäuser weiterhin bei der medizinischen Diagnose und Behandlung liegen, so hat das Konzept des gesundheitsfördernden Krankenhauses dennoch Fuß gefasst und es gibt viele Beispiele von Krankenhäusern, in denen die Grundsätze der Gesundheitsförderung eine Rolle spielen. Gesundheitsfördernde Initiativen gibt es auf allen Ebenen des Krankenhauses, von der individuellen Ebene einzelner Gesundheitsberufe, die bestimmte Checklisten benutzen, um die Gesundheitsförderung systematisch in alle Kontakte mit ihren Patienten und Patientinnen zu integrieren, bis hin zu den allgemeinen Initiativen der Krankenhäuser zur Verbesserung der Zusammenarbeit mit den anderen Gesundheitsdienstleistern vor Ort oder zur Reduzierung der Umweltbelastungen durch die Krankenhäuser. Dazwischen gibt es eine breite Palette von Aktivitäten auf der Stations- oder Abteilungsebene, einschließlich der Nutzung kunsttherapeutischer Maßnahmen oder der Versorgung mit frischen Lebensmitteln aus dem lokalen Umfeld des Krankenhauses. Alle diese Initiativen orientieren sich an den Grundsätzen der Gesundheitsförderung, d. h. einem ganzheitlichen Konzept der Gesundheit, der Partizipation und dem Empowerment, der interdisziplinären und partnerschaftlichen Zusammenarbeit, dem Streben nach gesundheitlicher Chancengleichheit und der Schaffung einer gesunden und nachhaltigen Umwelt.

Das Konzept der gesundheitsfördernden Krankenhäuser bedarf unterstützender Organisationsstrukturen. Dazu gehören vor allem die Unterstützung durch das Krankenhausmanagement und die Bereitstellung finanzieller Mittel. Auf dieser Basis können dann die spezifischen Ziele zur Integration der Gesundheitsförderung in die Alltagsaktivitäten des Krankenhauses umgesetzt werden. Das heißt, die Gesundheitsförderung muss zu einem Anliegen aller Mitarbeiter und Mitarbeiterinnen des Krankenhauses werden. Dies ist sicherlich eine schwierige Aufgabe, vor allem für diejenigen Mitarbeiter und Mitarbeiterinnen, die in den Akut- und Notfallstationen tätig sind und deren Ausbildung primär auf die medizinische Diagnose und Behandlung ausgerichtet ist (Latter 2001).

Die Aufnahme der Gesundheitsförderung in das Qualitätsmanagementsystem der Krankenhäuser als einen spezifischen Aspekt der Qualitätssicherung sowie die Integration der Bewertung der Gesundheitsfolgen (health impact assessment) in alle Entscheidungsprozesse des Krankenhauses können beides hilfreiche Ansätze sein, um das Konzept des gesundheitsfördernden Krankenhauses wirksam und nachhaltig umzusetzen.

Fragen zur weiteren Diskussion

- Nehmen Sie einen der Grundsätze der Gesundheitsförderung (Chancengleichheit, Zusammenarbeit, Empowerment) und überlegen Sie, wie Sie diese in einem Krankenhaus, mit dem Sie gut vertraut sind, integriert werden können.
- Was sind die Vor- und Nachteile der Gesundheitsförderung im Setting Krankenhaus?

Zusammenfassung

Dieses Kapitel ist den Gründen nachgegangen, warum das Krankenhaus ein vorrangiges Setting für die Gesundheitsförderung ist. Es wurden die jüngsten nationalen und internationalen Politikentwicklungen zur Gesundheitsförderung im Krankenhaus aufgezeigt, einschließlich der dabei involvierten Gesundheitsberufe. Außerdem wurden die Möglichkeiten diskutiert, wie die Grundsätze der Gesundheitsförderung auf das Setting Krankenhaus angewandt werden können und entsprechende Praxisbeispiele vorgestellt.

Literatur und Websites

1. Weiterführende deutschsprachige Literaturempfehlungen und Websites

Deutsches Netz Gesundheitsfördernder Krankenhäuser www.dngfk.de

Dietscher, C., Pelikan, J. M. Das Internationale Netz Gesundheitsfördernder Krankenhäuser, S. 102–107, sowie Pelikan, J. M., Dietscher, E., Krajic, K. S. 14–16 Einleitung und S. 17–40 Gesundheitsförderung als Neuorientierungs- und Qualitätsstrategie von Gesundheitseinrichtungen. In: Österr. Bundesministerium für Gesundheit, Familie und Jugend (Hrsg.) 2008: Gesundheitsfördernde Krankenhäuser – Konzept und Praxis in Österreich. Download unter: www.bmgfj.gv.at/cms/site/attachments/7/6/7/CH0772/CMS1226995609034/hph-broschuere

Schaeffer, D., Dirks, M.L. 2006. Patientenberatung, S. 845ff. In: Handbuch der Gesundheitswissenschaften, Hrsg.: Hurrelmann, Laaser, Razum. 4. Aufl., Juventa Verlag Weinheim. *Eine gute Übersicht über die Entwicklung, Ziele, Aufgaben, Strukturen und Angebote der institutionalisierten Patientenberatung in Deutschland.*

Hasseler, M., Meyer, M. 2006. Prävention und Gesundheitsförderung – Neue Aufgaben für die Pflege. Grundlagen und Beispiele. Schlütersche Verlagsgesellschaft, Hannover.

2. Literaturempfehlungen der englischen Originalausgabe

Groene O, Garcia-Barbero M (eds) Evidence and quality management. WHO, Copenhagen 2005. *Fasst das Wissen und die vorhandenen Belege zur wirksamen Umsetzung des Konzepts des gesundheitsfördernden Krankenhauses zusammen.*

Scriven A, Ormem J (eds) 2001 Health promotion: professional perspectives. Macmilan/ Open University Press, Hampshire. *Der Teil 2 über die Gesundheitsdienste geht auf die Möglichkeiten der Gesundheitsförderung in den verschiedenen Diensten ein, einschließlich denen der primären Gesundheitsversorgung und der Krankenhäuser.*

World Health Organization 1991 The Budapest declaration on health promoting hospital. *Ist das erste Dokument zum gesundheitsfördernden Krankenhaus und beschreibt die Zielgruppen, Grundsätze und Aktionsbereiche.*

World Health Organization 1997 Vienna recommendations on health promoting hospitals. *Erweitert die Grundlagen in Bezug auf die nationalen und regionalen Netzwerke. Verfügbar unter: www.euro.who.int/document//IHB/hphviennarecom.pdf*

World Health Organization 2004 Standards for health promotion in hospitals. WHO Office for Europe, Copenhagen. *Verfügbar unter: www.euro.who.int/document/e82490.pdf*

World Health Organization 2006 Putting HPH policy into action: working paper. WHO Collaborating Centre on Health Promotion in Hospitals and Health Care, Vienna. *Theoriegeleitetes Arbeitspapier zu 18 Kernstrategien gesundheitsfördernder Krankenhäuser.*

World Health Organization 2007 Integrating health promotion into hospitals and health services. Concept, framework and organisation. WHO Office for Europe, Copenhagen. *Health Promotion Hospital Websites: www.euro.who.int/healthpromohosp und www.hph-hc.cc*

3. Neu eingefügte deutschsprachige Quellenangaben und Websites

Dangel, B., Korporal, J. 2004. Stellenwert von Pflege in Prävention und Gesundheitsförderung. In: Pflege aktuell 3/2004, S. 136–139.

Groene, O. (Hrsg.) 2006. Einführung von Gesundheitsförderung in Krankenhäusern – Handbuch und Selbstbewertungsformulare. WHO Regionalbüro für Europa, Kopenhagen & Deutsches Netz Gesundheitsfördernder Krankenhäuser, Berlin – Download: www.dngfk.de/ downloads

Grossmann, R., Scala, K. 2006. Gesundheit durch Projekte fördern. Ein Konzept zur Gesundheitsförderung durch Organisationsentwicklung u. Projektmanagement. 4. Aufl., Juventa Verlag.

Pelikan, J. M., Dietscher, E., Krajic, K., Nowak, P. 2005. Achtzehn grundlegende Strategien für gesundheitsfördernde Krankenhäuser. In: Groene, O., Garcia-Barbero, M.: Health Promotion in Hospitals: Evidence & Qualitymanagement. WHO, European Regional Office Copenhagen, 2005, S. 48–87 (deutsche Übersetzung der Autor/-innen – Download unter: www.dngfk.de/downloads

Pelikan, J. M. 2007. Gesundheitsförderung durch Organisationsentwicklung. In: Prävention und Gesundheitsförderung, Jg. 2., S. 74–81.

Sadler, B. L., duBose, J. R., Malone, E. B., Zimring, C. M. 2008: The business case for building better hospitals through evidence-based design. Healthcare Leadership White Papers Series, No. 1 Georgia Institute of Technology, The Centre for Health Design; Sept. 2008 – Download: http://www.healthdesign.org/hcleader/HCLeader_1_BusCaseWP.pdf

Waller, H. 2007. Sozialmedizin. Grundlagen und Praxis, 6. Aufl., S. 111ff. Kohlhammer, Stuttgart.

Walter, U. 2003. Wahrnehmung und Umsetzung rechtlicher Bestimmungen zur Prävention in Deutschland. Expertise aus sozialmedizinischer Sicht. Medizinische Hochschule Hannover.

Weitere Websites:

- Deutsches Netz Rauchfreier Krankenhäuser/Gesundheitseinrichtungen www.rauchfrei-plus.de
- Schweizerisches Netzwerk Gesundheitsfördernder Krankenhäuser www.healthhospitals.ch/deutsch
- Österreichisches Netzwerk Gesundheitsfördernder Krankenhäuser www.ongkg.at
- Bundesarbeitsgemeinschaft der PatientInnenstellen (BAGP) www.patientenstellen.de
- Unabhängige Patientenberatung Deutschland www.unabhaengige-patientenberatung.de
- Deutsche Arbeitsgemeinschaft Selbsthilfegruppen e. V. www.dag-selbsthilfegruppen.de
- Stiftung Patientenkompetenz www.stiftung-patientenkompetenz.org
- Verbraucherzentrale Bundesverband e.V. (vzbv) www.vzbv.de
- Patientenrechte in Deutschland www.bmgbund.de
- „Migrant-Friendly Hospital"(MFH) www.mfh-eu.net/public/home.htm

Bundeszentrale für gesundheitliche Aufklärung (BZgA) unter:
- „Migration und Gesundheitsförderung" www.bzga.de/Fachpublikationen
- „InfoDienst Migration und öffentliche Gesundheit" www.infodienst.bzga.de
- Leitbegriffe der Gesundheitsförderung. Organisationsentwicklung als Methode der Gesundheitsförderung www.leitbegriffe.bzga.de

- www.gesundheitberlin.de/download/Infodienst_4_03.pdf

4. Quellenangaben der englischen Originalausgabe

Bensberg M, Kennedy M 2002 A framework for health promoting emergency departments. Health Promotion International 17: 179–188.

Bhopal R 2007 Ethnicity, race and health in multicultural societies. Oxford University Press, Oxford.

Commission on Architecture and the Built Environment 2004 The role of hospital design in the recruitment, retention and performance of NHS nurses in England. Available online at: www.cabe.org.uk or www.healthyhospitals.org.uk

Coulter A 2002 The autonomous patient: ending paternalism in medical care. Nuffield Trust/TSO, London.

Coulter A, Ellins J 2007 Effectiveness of strategies for informing educating, and involving patients. British Medical Journal 335: 24–27.

Department of Health 2004 Choosing health: making healthy choices easier. Department of Health, London.

Dooris M 2006 Healthy settings: challenges to generating evidence of effectiveness. Health Promotion International 21: 55–65.

Jochelson K, Norwood S, Hussain S et al. 2005 Sustainable food and the NHS. Kings Fund, London.

Johnson J 2000 The health care institution as a setting for health promotion. In: Poland B, Green L, Rootman I (eds) Settings for health promotion: linking theory and practice. Sage, London, pp. 175–216.

Johnson A, Baum F 2001 Health promoting hospitals: a typology of different organizational approaches to health promotion. Health Promotion International 16: 281–287.

Kanter R M 1977 Men and women of the corporation. Basic Books, New York.

Latter S 2001 The potential for health promotion in hospital nursing practice. In: Scriven A, Orme J (eds) Health promotion: professional perspectives. Macmillan/Open University Press, Hampshire.

McKee M 2000 Settings 3 – health promotion in the health care sector. In: International Union for Health Promotion and Education. The evidence of health promotion effectiveness. Shaping public health in a new europe. Part two: evidence book. ECSC-ECEAEC, Brussels.

Moller A M, Villebro N, Pedersen T et al. 2002 Effect of preoperative smoking intervention on postoperative complications: a randomised clinical trial. Lancet 359: 114.

Nightingale F 1859 Notes on nursing. What it is and what it is note 84. Lippincott, Williams and Wilkins, Philadelphia.

Nutbeam D 1998 Health promotion glossary. WHO, Geneva.

Pelikan J M, Krajic K, Dietscher C 2001 The health promoting hospital (HPH): concept and development. Patient Education and Counseling 45: 239–243.

Social Exclusion Unit 2003 Making the connections. SEU, London.

Ulrich R S 1984 View through a window may influence recovery from surgery. Science 224: 420–421.

Whitehead D 2004 The European health promoting hospitals (HPH) project: how far on? Health Promotion International 19: 259–267.

World Health Organization 1991 The Budapest declaration on health promoting hospitals. WHO, Copenhagen.

World Health Organization 1997 Vienna recommendations on health promoting hospitals. WHO, Vienna.

World Health Organization 2004 Standards for health promotion in hospitals. WHO, Copenhagen.

17 Gesundheitsförderung in den Gefängnissen

Kernpunkte

- Gefängnisse als gesundheitsfördernde Settings
- Gründe zur Gesundheitsförderung in den Gefängnissen
- Barrieren für die Gesundheitsförderung in den Gefängnissen
- Maßnahmen und Nachweise zur Wirksamkeit der Gesundheitsförderung in den Gefängnissen

Übersicht

Das Gefängnis wurde in einer Reihe politischer Erklärungen der WHO, der EU und nationaler Regierungen als Setting zur Förderung der Gesundheit herausgestellt. Die Gesundheitsförderung in den Gefängnissen hat sich innerhalb der vergangenen 25 Jahre zu einem weithin anerkannten Interventionsfeld der Gesundheitsförderung entwickelt. Heute sind laut WHO (Stand Juni 2009 www.who.int/bulletin/volumes/87/6/09-066928.pdf) über 30 Länder in Europa Mitglieder des Projektes „Gesundheit in Gefängnissen" (Health in Prisons Project, HIPP). Dafür gibt es mehrere Gründe: Gefangene gehören in unserer Gesellschaft zu den am stärksten ausgegrenzten Bevölkerungsgruppen. Sich um deren Gesundheit zu kümmern, ist zugleich ein Beitrag zur Reduzierung gesundheitlicher Chancenungleichheit.

Die Förderung der Gesundheit in den Gefängnissen birgt aber auch Probleme, und es gibt viele Besonderheiten des Gefängnislebens, von denen man annehmen kann, dass sie einer gesunden Lebensweise wenig förderlich sind. Gleichzeitig gibt es eine Reihe von Interventionsmaßnahmen und zunehmende Belege für deren Wirksamkeit. Auch für das Setting Gefängnis gilt, wie für alle anderen Settings, dass ein ganzheitlicher Systemansatz am erfolgreichsten ist, um nicht nur die Gesundheit der Gefangenen zu fördern, sondern auch die der Beschäftigten in den Gefängnissen sowie das lokale Umfeld der Gefängnisse.

Warum Gesundheitsförderung in den Gefängnissen?

Für die Durchführung gesundheitsfördernder Maßnahmen im Setting Gefängnis gibt es mehrere Gründe:

- Gefangene sind eine sozial ausgegrenzte Gruppe der Bevölkerung mit nicht zu übersehenden gesundheitlichen Chancenungleichheiten.

- Gefangene sind eine geschlossen zu erreichende Zielgruppe.

- Gefangene gehören ansonsten zu den schwer erreichbaren Bevölkerungsgruppen mit besonderem Bedarf.

- Die Fokussierung auf das Setting Gefängnis bietet zugleich die Möglichkeit, auch auf die häufig ebenfalls benachteiligten Familien und das weitere soziale Umfeld der Gefangenen sowie der Beschäftigten in den Gefängnissen Einfluss zu nehmen.

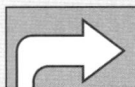 **Gefangene: eine gesellschaftlich ausgegrenzte Gruppe.**

Die folgenden statistischen Daten belegen, dass „viele Gefangene bisher nur ein Leben am Rande der Gesellschaft geführt haben" (Condon et al. 2006, S. 20).

- Gefangene haben im Vergleich zur allgemeinen Bevölkerung eine 13 Mal höhere Wahrscheinlichkeit ein Pflegekind und/oder Arbeitsloser gewesen zu sein.

- Ein Drittel der Gefangenen lebten vor ihrer Einweisung ins Gefängnis nicht in festen Wohnverhältnissen.

- Fast zwei Drittel der Gefangenen leiden an zwei oder mehreren psychischen Erkrankungen.

- Die Hälfte der weiblichen Gefangenen waren häuslicher Gewalt und ein Drittel von ihnen sexuellem Missbrauch ausgesetzt.

- Die Hälfte der männlichen Gefangenen hat keine Berufsausbildung.

- Fast die Hälfte aller Gefangenen haben ein Lese- und Rechtschreibniveau, das einem 11-Jährigen entspricht oder liegen sogar noch darunter.

- Gefangene zeigen im Vergleich zur Allgemeinbevölkerung ein höheres Risikoverhalten, z. B. in Bezug auf das Rauchen, das übermäßige Trinken und ungeschützten Sex.

Sehen Sie einen Widerspruch zwischen dem Gefängnis als System des Freiheitsentzuges und seiner Nutzung als gesundheitsförderndes Setting?

Die Inhaftierung führt zu einer Verschlimmerung der sozialen Ausgrenzung sowie der psychischen Erkrankungen und erhöht das Risiko für gesundheitsschädigende Verhaltensweisen wie z. B. die gemeinsame Nutzung von Drogenspritzen. Ein permanentes Problem ist die Überfüllung der Gefängnisse. Eine jüngste Schätzung geht davon aus, dass 12.000 von den insgesamt 75.000 Gefangenen in England in Zellen untergebracht sind, die eigentlich nur für eine Person gedacht waren (Howard League for Penal Reform 2005). Dies führt zu unsicheren und sich weiter verschlechternden Haftbedingungen, erhöht die Ansteckungsgefahren für übertragbare Krankheiten und reduziert die Bewegungsmöglichkeiten. Gefangene sind deshalb eine wichtige Zielgruppe zur Reduzierung gesundheitlicher Chancenungleichheiten.

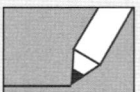 **Listen Sie alle Merkmale auf, wodurch sich ein Gefängnis von anderen gesundheitsfördernden Settings unterscheidet.**

Nehmen Sie dann jedes Merkmal wieder auf und überlegen Sie, ob und in welcher Weise dieses Merkmal:

1. der Gesundheit förderlich ist?

2. der Gesundheit hinderlich ist?

Greifen Sie dann alle gesundheitsrelevanten Aspekte auf und überlegen Sie, welche Mittel notwendig wären, um sie in gesundheitsfördernden Maßnahmen umzusetzen.

Barrieren für die Umsetzung eines gesundheitsfördernden Settingansatzes in den Gefängnissen

Gefängnisse sind per Definition geschlossene Gemeinschaften. Manch einer mag deshalb den Ansatz des gesundheitsfördernden Gefängnisses als Widerspruch in sich sehen, da die Umsetzung gesundheitsfördernder Grundsätze wie die Wahlfreiheit und das Empowerment stark eingeschränkt sind (De Viggiani 2006a). Die sozialen Normen und Kultur der Gefängnisse ermöglicht den Insassen nur wenig Spielraum für Entscheidungen, Autonomie und Empowerment. Monotonie und Langeweile, Bewegungs- und Reizarmut, Fremdbestimmung und Unselbständigkeit im Gefängnisleben machen Gefangene anfälliger für Risikoverhaltensweisen wie Rauchen, Konsum und Missbrauch von Alkohol und illegalen Drogen sowie nicht-professionelles Tätowieren (Eckert et al. 2008). Gefängnisse sind zudem bekannt für eine Kultur der Schikane und Gewalttätigkeit, beides Faktoren, die den Grundsätzen der Gesundheitsförderung widersprechen. Es wird deshalb die Ansicht vertreten, dass die Durchführung präventiver Maßnahmen in Gefängnissen wie z. B. von Drogentests genau das Gegenteil erreichen würden. Die Gefangenen würden dann von Alkohol und Cannabis auf das weniger leicht nachweisbare Heroin umsteigen oder z. B. auf die Einnahme von Bleichmitteln zurückgreifen, um ihren Drogenkonsum zu kaschieren (Smith 2000). Das bedeutet, dass solche Initiativen den Gefangenen letztlich eher schaden als nützen würden.

Andere Autoren und Autorinnen sehen dagegen eher die Vorteile gesundheitsfördernder Maßnahmen in den Gefängnissen. Diese garantieren den Zugang zu den Gefangenen sowie eine längerfristige Stabilität in einer Umwelt, in der jedwede Änderung einen unmittelbaren Einfluss auf die Insassen hat (Ramaswamy & Freudenberg 2007). Die Menschen in den Gefängnissen würden normalerweise unter die Gruppe der „schwer zu Erreichenden" fallen. Insofern ist das Gefängnis ein Setting mit einzigartigen Möglichkeiten. Inhaftierte haben eine sehr hohe Rate an körperlichen und psychischen Erkrankungen sowie eine hohe Bereitschaft für gesundheitsschädigende Verhaltensweisen (Smith 2000. Für Deutschland siehe von Schönfeld et al. 2006, Eckert et al. 2008). 90% aller britischen Gefangenen haben erkennbare psychische Probleme oder ein Drogenproblem oder beides zusammen. 80 % der Gefangenen rauchen und 24 % spritzen Drogen. Dies alles macht sie zu einer vorrangigen Zielgruppe für gesundheitsfördernde Maßnahmen.

Gesundheitsfördernde Maßnahmen für die Gefangenen bieten zudem die Möglichkeit, auch deren Familien und ihre in der Regel benachteiligten sozialen Umfelder zu erreichen. Man kann davon ausgehen, dass in England und in Deutschland (gleiche absolute Anzahl von Inhaftierten in beiden Ländern mit ca. 75.000) jährlich etwa eine Million Menschen von Freiheitsstrafen ihrer Familienangehörigen betroffen sind (Williams 2006). Die Gefängniseinweisung eines Familienmitglieds führt in der Regel zu emotionalen, psychischen und finanziellen Belastungen für den Rest der Familie. Somit können sich gesundheitsfördernde Maßnahmen für die Gefangenen zugleich auch positiv auf deren Familien und ihr soziales Umfeld auswirken. So hat sich zum Beispiel gezeigt, dass die Aidsaufklärung der Gefangenen zugleich auch zur Aufklärung in deren Familien führte (Scott et al. 2004). Dies kann längerfristig zu einer Reduzierung der Inanspruchnahme von Dienstleistungen führen und damit zu entsprechenden Kosteneinsparungen (Curd et al. 2007).

Schließlich ermöglicht die Gesundheitsförderung im Setting Gefängnis – als Sonderfall betrieblicher Gesundheitsförderung (vgl. Kap. 14) – auch gesundheitsfördernde Maßnahmen für das Gefängnispersonal, einer sonst vernachlässigten Zielgruppe. Deren gesundheitliches Wohlbefinden wird sich nicht zuletzt auch positiv auf die Gesundheit der von ihnen betreuten Gefangenen auswirken. In der 2009 verabschiedeten „Charta Gesundheitsfördernde Gefängnisse" (s. unten) wird explizit gefordert, dass sich jede Haftanstalt dafür einsetzt, dass für die Bediensteten ein Arbeitsplatz bereitgestellt wird, der sie in ihrer Tätigkeit und in ihren Handlungskompetenzen unterstützt und wahrnimmt und ihrer Gesundheit förderlich ist.

Gesundheitsfördernde Gefängnisse

Die Fokussierung auf die Gesundheit der Gefangenen und das Setting Gefängnis ist ein relativ neues Unterfangen. Das erste Seminar zur Gesundheit in den Gefängnissen fand 1991 statt und wurde vom Europarat und dem finnischen Justizministerium durchgeführt. 1995 wurde von der Weltgesundheitsorganisation das europäische Programm zur „Gesundheit in den Gefängnissen" initiiert. Dieses Programm hatte folgende drei Schwerpunktthemen: übertragbare Krankheiten, psychische Gesundheit und Drogen. Außerdem formulierte es einige Grundsätze, wie zum Beispiel:

> *Alle Gefangenen haben das Recht auf eine gesundheitliche Versorgung, einschließlich präventiver Maßnahmen, ohne Unterschied zu den Angeboten, die auch im lokalen Umfeld der Gefängnisse zur Verfügung stehen.*
>
> (WHO/UNAIDS 1998)

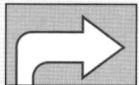 **Strategien des Projekts „Gesundheit in Gefängnissen"**

- Zusammenführung des Systems der öffentlichen Gesundheitspflege und -versorgung (Public Health) mit dem Gesundheitssystem in den Gefängnissen zur Reduzierung der gesundheitlichen Chancenungleichheiten und zur Verbesserung der Gesundheit in der Bevölkerung.

- Ermutigung der Gefängnisse, ihre Dienste entsprechend den international und national anerkannten Menschenrechten und Grundsätzen der medizinischen Ethik zu organisieren und durchzuführen.

- Nutzung der Gesundheitsdienste in den Gefängnissen zur Rehabilitation und sozialen Wiedereingliederung der Gefangenen, insbesondere im Hinblick auf deren Drogenabhängigkeit und psychosoziale Probleme zur Reduzierung der Strafrückfälligkeit.

- Reduzierung des Ansteckungsrisikos der Gefangenen für übertragbare Krankheiten.

- Sicherstellung, dass die Standards für alle Gesundheitsdienstleistungen in den Gefängnissen auch denen entsprechen, die im weiteren lokalen Umfeld der Gefängnisse angewandt werden (WHO, Regionalbüro für Europa, 2004).

Das WHO-Projekt „Gesunde Gefängnisse" (Weltgesundheitsorganisation 1998) ist eine internationale Strategie, die 2002 auch von der englischen Regierung übernommen wurde (Department of Health 2002). Sie hat drei vorrangige Ziele: gesundheitsfördernde Politikentwicklung, Schaffung unterstützender Umwelten für die Gesundheit und Zugang zu präventiven Diensten in den Gefängnissen. Im Jahre 2005 startete die WHO ihren 10-Jahresplan zur „Gesundheit in den Gefängnissen" (Weltgesundheitsorganisation 2005). Im gleichen Jahr wurden die Gesundheitsdienste in den Gefängnissen als neuer Bereich des nationalen englischen Gesundheitsdienstes mit neuen Versorgungsmöglichkeiten und Gesundheitsansprüchen etabliert (Department of Health 2005). Verantwortlich für die Gesundheit der Gefangenen in Großbritannien sind die Teams der primären lokalen Gesundheitsversorgung (Diese spezifisch britische Form der Gemeinde-Gesundheitsdienste hat allerdings keine direkte Entsprechung in Deutschland, siehe Kap. 10).

Gesundheitsförderung in Justizvollzugsanstalten in Deutschland

Im deutschsprachigen Raum existiert seit Anfang der 2000er-Jahre ein Netzwerk von Expertinnen und Experten aus den kommunalen Gesundheitsdiensten in Deutschland, Österreich und der Schweiz zur Gesundheitsförderung in den Justizvollzugsanstalten. Der Bundesverband für akzeptierende Drogenarbeit und humane Drogenpolitik akzept e. V., die Deutsche Aids-Hilfe und das Wissenschaftliche Institut der Ärzte Deutschlands veranstalten seit 2004 regelmäßige europäische Konferenzen. Auf der 4. Europäischen Konferenz zur Gesundheitsförderung in Haft wurde im April 2009 eine an der Ottawa-Charta ausgerichtete „Charta Gesundheitsfördernde Haftanstalten" verabschiedet (siehe unter www.gesundinhaft.eu).

Einen weiteren Einstieg in die Thematik bietet die vom „Deutschen Netz für betriebliche Gesundheitsförderung" (Forum Öffentlicher Gesundheitsdienst) im November 2007 durchgeführte Tagung „Gesundheitsförderung im Justizvollzug: Veränderungsprozesse gestalten statt sie nur zu verkraften". Das Tagungsprogramm und die dort gehaltenen Vorträge finden Sie als Downloads unter: www.dnbgf.de/index.php?id=320. Internationale Empfehlungen und Standards zur Gesundheitsförderung in Gefängnissen bietet das „WHO Health in Prison Project" (www.hipp-europe.org).

Die Herausforderung liegt jetzt darin, das Setting Gefängnis für eine langfristige Strategie zur Bekämpfung gesundheitlicher Chancenungleichheiten zu nutzen und sich den sozialen und systemischen Determinanten der Gesundheit zu widmen, d. h. auch in den Gefängnissen nach den Ursachen für Gesundheit und Krankheit der Gefangenen zu suchen bzw. stärker „flussaufwärts" zu schauen (De Viggiani 2006b). Dies wird jedoch in England durch die Einbeziehung der Gesundheitsdienste der Gefängnisse in den nationalen Gesundheitsdienst (NHS) eher erschwert, wenngleich dadurch zumindest eine Anpassung der Gesundheitsdienste für die Gefangenen an die allgemeinen Standards des NHS erreicht werden kann. Der Blick auf die Determinanten der Gesundheit und Krankheit, wie z. B. den geringen Bildungsstand und die mangelnde Lese- und Schreibkompetenz unter den Gefangenen sowie deren begrenzte Erfahrungen mit der realen Arbeitswelt, erfordern einen ganzheitlichen Settingansatz in den Gefängnissen. Ein Beispiel dafür ist das Strategiedokument „Gesundheitsförderung in den Gefängnissen", eine gemeinsame Initiative des englischen Gesundheitsministeriums (Department of Health 2002) und der Gefängnisverwaltungen zur Erreichung folgender Ziele:

- Entwicklung der körperlichen, seelischen und sozialen Gesundheit der Gefangenen und des Gefängnispersonals durch einen Settingansatz, der die gesamte Organisationsstruktur und -kultur der Gefängnisse umfasst.

- Verhinderung einer Verschlechterung der Gesundheit der Gefangenen während oder wegen ihrer Haftstrafe.

- Unterstützung der Gefangenen bei der Erlangung gesünderer Verhaltensweisen, die sie nach ihrer Haftstrafe in ihr neues Leben mitnehmen können.

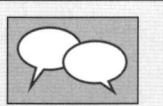

Der Begriff „Decency" (Takt, Anstand)" ist eine wichtige Grundlage zur Förderung der Gesundheit.

Was verstehen Sie unter diesem Begriff?

Es wird der Standpunkt vertreten, dass „Decency" (Takt, Anstand) ein Konzept ist, das allen Aspekten des Gefängnislebens zugrunde liegen sollte (Wheatley 2001, www.hm-prisonservice.gov.uk/abouttheservice/decency). Es umfasst eine gute und nachhaltige Ausstattung der Gefängniseinrichtungen einschließlich der Sauberkeit, das Eingehen auf die Nöte der Gefangenen, den Schutz der Inhaftierten vor Körperverletzungen sowie eine faire Behandlung durch das Gefängnispersonal.

Das WHO Regionalbüro für Europa hat 2007 den nur in Englisch erhältlichen Leitfaden „Health in Prisons – A WHO Guide to the Essentials in Prison Health" herausgegeben (Download: www.euro.who.int/document/e90174.pdf). 2009 wurde das Augenmerk auf die besondere Problematik der inhaftierten Frauen gelenkt – mit der „Erklärung von Kiew" und dem dazugehörigen ausführlichen, auch auf Deutsch veröffentlichten Bericht „Gesundheit von Frauen im Strafvollzug, Beseitigung von Ungleichheiten zwischen den Geschlechtern im Strafvollzug" (Download: www.euro.who.int/document/e92347g.pdf, vgl. auch Van den Bergh et al. 2009).

Beispiele für wirksame gesundheitsfördernde Maßnahmen

Da der Ansatz des gesundheitsfördernden Gefängnisses noch relativ neu ist, sind die wissenschaftlichen Nachweise für dessen Wirksamkeit noch relativ spärlich. Wie für alle anderen gesundheitsfördernden Settings gilt jedoch auch hier, dass ein ganzheitlicher Ansatz, der die physischen, psychischen und sozialen Lebensbedingungen in den Gefängnissen sowie die individuellen Verhaltensweisen der Gefangenen umfasst, die größten Erfolgsaussichten hat. Ein solcher Ansatz umfasst drei grundlegende Komponenten:

1. Den politischen Willen der Gefängnisleitung zur Förderung der Gesundheit, z. B. zur Umsetzung einer Nichtraucherpolitik oder von Programmen zur Vermeidung übertragbarer Krankheiten.

2. Die Schaffung einer Gefängnisumwelt, die der Gesundheit förderlich ist, z. B. die Bereitstellung von Möglichkeiten für eine sinnvolle Arbeit.

3. Programme zur gesundheitlichen Aufklärung und Prävention, z. B. zur Vermeidung von sexuell und durch Drogenmissbrauch übertragbaren Krankheiten, die Durchführung von Impfungen gegen Tuberkulose und Hepatitis B oder Maßnahmen zur Vermeidung von Gewalttätigkeiten.

Wichtig zur Verbesserung der Evidenzbasis ist auch der Erfahrungsaustausch über das, was funktioniert und was nicht. Die WHO hat deshalb ein Preisverleihungssystem initiiert, um erfolgreiche Praktiken in den Gefängnissen zu erfassen und deren Verbreitung und Vernetzung zu fördern (siehe das folgende Beispiel).

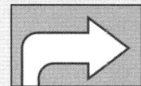

„Gesundes Zusammenleben im Gefängnis"

Eine von 14 Auszeichnungen der WHO für gute Praxisbeispiele in den Gefängnissen ging 2007 an das Jugendgefängnis in Swinfen (England). Unter dem Titel „Rethink innovative Healthy Living Center" entwickelte es neue Kommunikationsstrukturen zur Förderung des gegenseitigen Verständnisses und Respekts zwischen den Gefangenen und dem Gefängnispersonal. Das 12-Wochen-Programm wird durch die lokale primäre Gesundheitsversorgung finanziell unterstützt und ist Teil des Aktionsplanes der Gefängnisse zur Reduzierung der Rückfälligkeitsraten jugendlichen Straftäter. Das Programm führte zu mehr Selbstachtung und Zuversicht unter den jugendlicher Straftätern, die es ihnen ermöglichten darüber nachzudenken, wie ihr Verhalten ihre Gesundheit beeinflusst und welche positiven Veränderungen sie vornehmen können (http://www.rethink.org).

Ein praxisnaher Bericht zu den Bedingungen und Auswirkungen der Einrichtung von drogenfreien Bereichen in schweizerischen und österreichischen Haftanstalten findet sich bei Schürmann u. Spring (2005). Über Konzept und Praxis von präventiven Schulungsveranstaltungen der Aids-Hilfe Köln für Inhaftierte und Beschäftigte zum Drogenkonsum sowie dem Tätowieren und Piercing unter Haftbedingungen berichten Heudtlass u. Duckwitz (2006).

Zur Gesundheitsförderung von Bediensteten im Strafvollzug kann exemplarisch auf zwei modellhafte Initiativen verwiesen werden. 1997–2000 wurde in Bielefeld (Nordrhein-Westfalen) im Projekt „Gesundheitsförderung und Stressbewältigung für Justizvollzugsbedienstete" in einer geschlossenen Haftanstalt mit 400 Bediensteten eine Abteilung Gesundheitsförderung aufgebaut, die sich ausschließlich mit den gesundheitlichen und psychosozialen Belangen des Personals beschäftigte. In Oldenburg (Niedersachsen) besteht seit 2001 das Gesundheitszentrum für den niedersächsischen Justizvollzug. Ziel des Gesundheitszentrums ist die Entwicklung von ganzheitlichen Strukturen der Gesundheitsförderung und Krisenintervention in allen Justizvollzugseinrichtungen des Landes Niedersachsen. Dazu wird ein landesweites Netzwerk mit Multiplikatoren für Gesundheitsförderung, für Krisenintervention und für die Suchtprävention in allen Justizvollzugseinrichtungen aufgebaut. Selbsthilfe, kollegiale Beratung, Stressbewältigung und Krisenintervention, aber auch strukturelle betriebliche Gesundheitsförderung und individuelle Nachsorge und Rehabilitation stehen im Mittelpunkt der Aktivitäten (Bögemann 2005).

Die bisherigen Belege unterstützen die Idee, dass Gefängnisse ein wirksames Setting zur Förderung der Gesundheit sein können. Eine Übersicht zur Wirksamkeit von Programmen zum Auswechseln von Spritzen kam zu dem Ergebnis, dass diese sichtbare Erfolge zeigten und in keiner Weise das Sicherheitsbedürfnis in den Gefängnissen beeinträchtigten (Lines et al. 2005). Auch der Einsatz von Ersatztherapien und Substitutionsbehandlungen zeigte seinen Nutzen. Beide Maßnahmen zusammen könnten helfen, die Ausbreitung von HIV und Hepatitis C zu reduzieren und zu einer besseren Gesundheit vor allem der drogenabhängigen Gefangenen beitragen (Gatherer et al. 2005, Stöver 2008). Die Raucherentwöhnungsprogramme für die Gefangenen haben teilweise sogar bessere Erfolgsraten gezeigt als die bei anderen Bevölkerungsgruppen durchgeführten Programme (Braham 2003). Zur Veränderung der vielfältigen individuellen, sozialen und Umweltdeterminanten der Gefangenen ist ein koordinierter Ansatz notwendig. Dies erfordert eine Verbesserung der Infrastruktur in den Gefängnissen, die durch die Unterstützung der Gefängnisleitung, die Unterstützung und Leitung durch ranghohes Gefängnispersonal sowie die Koordinierung der Maßnahmen unter Einbeziehung der Gefangenen und übrigen Mitarbeiter und Mitarbeiterinnen des Gefängnisses erreicht werden kann.

Schlussfolgerung

Das Setting Gefängnis stellt die Gesundheitsförderung zwar vor besondere Probleme, aber es bietet auch gute Möglichkeiten zur Reduzierung gesundheitlicher Chancenungleichheiten, weil sie sich einer sozial ausgegrenzten Randgruppe zuwendet, die zugleich gut erreichbar ist. Die Weltgesundheitsorganisation (WHO) hat das Gefängnis schon seit über 20 Jahren als potenzielles gesundheitsförderndes Setting erkannt und zusammen mit der Europäischen Gemeinschaft (EU) eine Reihe von Politik- und Strategiedokumenten veröffentlicht. Zur Verbesserung der gesundheitlichen Verhaltensweisen in den Gefängnissen gibt es deshalb bereits eine Reihe von Projekten. Die Evaluierungen legen allerdings nahe, dass die wirksamsten Programme jene sind, die einen ganzheitlichen Settingansatz verfolgen und dabei die physische, psychische und soziale Umwelt und Kultur der Gefängnisse mit einbeziehen. Die Finanzierung von Gesundheitsförderungsprogrammen in den Gefängnissen kann eine lohnende Investition sein, da sie nicht nur die Gesundheit der Gefangenen und ihrer Familien verbessert, sondern auch zur Reduzierung der Strafrückfälligkeit beiträgt und die Gesundheit der Beschäftigten erhält.

Fragen zur weiteren Diskussion

- Diskutieren Sie den Satz „Die Förderung der Gesundheit in den Gefängnissen ist eine Strategie zur Reduzierung gesundheitlicher Chancenungleichheit".

- „Gesundheitsförderung in den Gefängnissen ist ein Widerspruch in sich". Bringen Sie Argumente für oder gegen diese Behauptung vor.

- Sie gehören einer unabhängigen Gruppe an, die versucht, zu ihrem lokalen Gefängnis (kein Hochsicherheitsgefängnis) Zugang zu bekommen und Mittel zu akquirieren, um dort ein Projekt zur Förderung der psychischen Gesundheit durchzuführen. Wie würden Sie die Gefängnisleitung davon überzeugen, ihnen die Durchführung dieses Projekts zu genehmigen? Welche Argumente würden Sie vorbringen, um auch das lokale Umfeld bzw. die Kommune davon zu überzeugen, dass solch ein Projekt auch für sie von Nutzen sein würde?

Zusammenfassung

Dieses Kapitel hat die Gründe dargelegt, warum auch das Gefängnis ein Setting zur Förderung der Gesundheit sein kann und hat die hierfür wichtigsten politischen Grundsatzdokumente und Strategien erläutert. Es hat die Barrieren zur Förderung der Gesundheit in den Gefängnissen aufgezeigt und einige Beispiele beschrieben, wie die Potenziale der Gefängnisse für den gesundheitsfördernden Settingansatz genutzt werden können.

Literatur und Websites

1. Weiterführende deutschsprachige Literaturempfehlungen und Websites

www.gesundinhaft.eu *„GesundinHaft.eu" ist ein Forum, um Aktuelles, Materialien und Meinungen aus den deutschsprachigen europäischen Ländern auszutauschen. Dort finden Sie u. a. auch die Dokumentationen der „Europäischen Konferenzen zur Gesundheitsförderung in Haft" sowie Informationen zur 5. Konferenz im September 2010 in Hamburg.*

www.dnbgf.de *Die Website des „Deutschen Netzes für Betriebliche Gesundheitsförderung (Forum Öffentlicher Gesundheitsdienst) bietet u. a. auch die Vorträge ihrer Tagung vom November 2007 „Gesundheitsförderung im Justizvollzug".*

www.hipp-europe.org *Website „WHO Health in Prison Project".*

2. Literaturempfehlungen der englischen Originalausgabe

Baybut M, Hayton P, Dooris M 2007 Prisons in England and Wales: an import and public health opportunity? In: Douglas J, Earle S, Hansley S (eds). A reader in promoting public health: challenge and controversy. Open University Press/Sage, London, pp. 237-245. *Eine aktuelle Übersicht über die jüngsten Fortschritte der Gesundheitsförderung in den Gefängnissen, sowohl im internationalen Bereich als auch in England.*

Department of Health 2002 Health promoting prison: a shared approach. Department of Health, London. *Dieses Dokument enthält eine große Anzahl von Beispielen für gesundheitsfördernde Maßnahmen in Gefängnissen zu den Themen psychische Gesundheit, Drogen, Rauchen und gesunde Verhaltensweisen.*

De Viggiani N 2006 A new approach to prison public health? Challenging and advancing the agenda for prison health. Critical Public Health 16: 307–316. *Ein übezeugendes Plädoyer zur Förderung der Gesundheit in den Gefängnissen, in dem man stärker „flussaufwärts" schaut zur Erfassung der ursächlichen Determinanten der Gesundheit.*

3. Neu eingefügte deutschsprachige Quellenangaben und Websites

Bögemann, H. 2005: Betriebliche Gesundheitsförderung im Justizvollzug. In: 1. Europäische Konferenz zur Gesundheitsförderung in Haft – Bonn, Oktober 2004 – Dokumentation. Hrsg.: akzept e. V., Deutsche AIDS-Hilfe e. V., Wissenschaftliches Institut der Ärzte Deutschlands e. V., Berlin 2005, S. 77–88.

Eckert, J., Weilandt, C., Radun, D. 2008: Infektionserkrankungen unter Gefangenen in Deutschland. Kenntnisse, Einstellungen und Risikoverhalten. In: 3. Europäische Konferenz zur Gesundheitsförderung in Haft – Berlin, 7. bis 9. November 2007 – Dokumentation. Hrsg.: akzept e. V., Deutsche AIDS-Hilfe e. V., Wissenschaftliches Institut der Ärzte Deutschlands e. V., S. 26–40.

Heudtlass, J.-H., Duckwitz, J. 2006. Drogenkonsum? Piercing? Tattoo? Präventionsveranstaltungen für Gefangene und Bedienstete. In: 2. Europäische Konferenz zur Gesundheitsförderung in Haft – Wien, April 2006 – Dokumentation. Hrsg.: akzept e. V., Deutsche AIDS-Hilfe e. V., Wissenschaftliches Institut der Ärzte Deutschlands e. V., S. 65–77.

Schürmann, P., Spring, H. 2005. Drogenfreie Zonen im Vollzug. In: 1. Europäische Konferenz zur Gesundheitsförderung in Haft – Bonn, Oktober 2004 – Dokumentation. Hrsg.: akzept e. V., Deutsche AIDS-Hilfe e.V., Wissenschaftliches Institut der Ärzte Deutschlands e. V., S. 166–174.

Stöver, H. 2008. Substitutionsbehandlung in Haft – Wirksamkeit, Versorgungsprobleme, Ablehnungsbegründungen und Bausteine „Guter Praxis". In: 3. Europäische Konferenz zur Gesundheitsförderung in Haft – Berlin, November 2007 – Dokumentation. Hrsg.: akzept e.V., Deutsche AIDS-Hilfe e. V., Wissenschaftliches Institut der Ärzte Deutschlands e. V., S. 12–20.

Van den Bergh, B. J., Gatherer A., Møller, L. F. 2009: Women's health in prison: urgent need for improvement in gender equity and social justice. In: Bulletin of the World Health Organization, 2009 (87), p. 406 (http://www.who.int/bulletin/volumes/87/6/09-066928.pdf).

von Schönfeld, C. E., Schneider, F., Schröder, T., Widmann, B., Botthof, U., Driessen, M. 2006. Prävalenz psychischer Störungen, Psychopathologie und Behandlungsbedarf bei weiblichen und männlichen Gefangenen. In: Nervenarzt 2006 (77), S. 830–841.

WHO Regional Office for Europe 2007. Health in Prisons – A WHO Guide to the Essentials in Prison Health. Copenhagen (http://www.euro.who.int/document/e90174.pdf).

WHO Regional Office for Europe 2007. Fact Sheet on Prisons and Mental Health (http://www.euro.who.int/prisons/topics/20071010_1).

WHO Euro & United Nations Office on Drugs and Crime (Hrsg.) 2009. Gesundheit von Frauen im Strafvollzug. Kopenhagen (http://www.euro.who.int/document/e92347g.pdf).

4. Quellenangaben der englischen Originalausgabe

Braham M 2003 Acquitted best practice guidance for developing smoking cessation services in prison. Department of Health, London.

Condon L, Hek G, Harris F 2006 Public health, health promotion and the health of people in prison. Community Practitioner 79: 19–22.

Curd P R, Winter S J, Connell A 2007 Participative planning to enhance inmate wellness: preliminary report of a correctional wellness program. Journal of Correctional Health Care 13: 296–308.

Department of Health 2002 Health-promoting prisons: a shared approach. Department of Health, London.

Department of Health 2005 Choosing health: making healthier choices easier Cm 6374. Stationery Office, London.

De Viggiani N 2006a Surviving prison: exploring prison social life as a determinant of health. International Journal of Prisoner Health 2: 71–89.

De Viggiani N 2006b A new approach to prison public health? Challenging and advancing the agenda for prison health. Critical Public Health 16: 307–316.

Gatherer A, Moller L, Hayton P 2005 The World Health Organization European Health in Prisons Project after 10 years: persistent barriers and achievements. American Journal of Public Health 95: 1696–1700.

Howard League for Penal Reform 2005 Prisons are incapacitated by overcrowding. Press Release 11/03/2005.

Lines R, Jurgens R, Betteridge G et al. 2005 Taking action to reduce injecting drug-related harms in prisons: the evidence of effectiveness of prison needle exchange in six countries. International Journal of Prisoner Health 1: 49–64.

Ramaswamy M, Freudenberg N 2007 Health promotion in jails and prisons: an alternative paradigm for correctional health services. In: Greifinger R B, Bick J, Goldenson J (eds) Public health behind bars. From prisons to communities, Springer, New York, pp. 229–248.

Scott D P, Harzke A J, Mizwa M B et al. 2004 Evaluation of an HIV peer education program in Texas prisons. Journal of Correctional Health Care 10: 151–173.

Smith C 2000 Healthy prisons: a contradiction in terms? Howard Journal of Criminal Justice 39: 339–353.

Wheatley P 2001 Prison service conference speech. HM Prison Service Internal Communications Unit. Available online at: www.hmprisonservice.gov.uk

Williams M 2006 Improving the health and social outcomes of people recently released from prisons in the UK. The Sainsbury Centre for Mental Health, London.

World Health Organization 1998 Promoting health in prisons – a good practice guide. World Health Organization, Geneva.

World Health Organization Regional Office for Europe 2004 Strategic objectives for the WHO Health in Prisons Project: 2004–2010. World Health Organization, Copenhagen.

World Health Organization 2005 Prison public health plan. World Health Organization, Geneva.

World Health Organization/UNAIDS 1998 HIV/AIDS, sexually transmitted diseases and tuberculosis in prisons; Joint consensus statement. World Health Organization, Geneva.

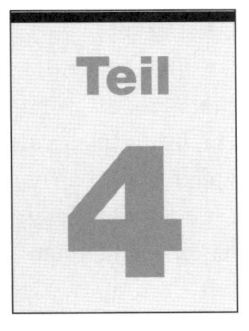

Teil 4
Durchführung der Gesundheitsförderung

Der letzte Teil dieses Buches beschäftigt sich mit der praktischen Durchführung der Gesundheitsförderung. Diese hängt vom Zusammenspiel vieler Faktoren ab: der Einhaltung der Grundsätze der Gesundheitsförderung, den Fähigkeiten der Gesundheitsförderinnen und Gesundheitsförderer sowie der Auswahl geeigneter Methoden. Die Umsetzung der Programme und Aktivitäten sollte von folgenden Grundsätzen geleitet sein (Rootman et al. 2001):

- dem Empowerment von Individuen und sozialen Gruppen, damit sie auf die Faktoren, die ihre Gesundheit bestimmen, auch Einfluss nehmen können,

- der Einbeziehung aller Beteiligten in allen Phasen der Planung, Entwicklung und Evaluierung der Maßnahme,

- der gesundheitlichen Chancengleichheit und Gerechtigkeit,

- der interdisziplinären und multisektoralen Zusammenarbeit,

- der Nachhaltigkeit der Maßnahme,

- dem Einsatz multidimensionaler Strategien, die Politik, Organisationsentwicklung, Gemeinwesenarbeit, Interessenvertretung, Information und Aufklärung miteinander verbinden.

Die praktische Umsetzung gesundheitsfördernder Maßnahmen hängt aber auch von der Systematik und Struktur ihrer Durchführung ab. Dies ist unser Schwerpunkt in diesem Teil 4, mit den Kapiteln:

18. Erfassung und Bewertung der Gesundheitsbedürfnisse zur Ermittlung des Gesundheitsbedarfs

19. Planung gesundheitsfördernder Maßnahmen

20. Evaluation der Gesundheitsförderung

Einführung zur Durchführung der Gesundheitsförderung

Im Zuge der Durchführung einer gesundheitsfördernden Maßnahme gibt es grundsätzlich drei unterschiedliche Phasen: die Bedarfsermittlung, die Planung und die Evaluation. Jeder Phase ist ein entsprechendes Kapitel gewidmet. Im Kapitel 18 werden wir darauf eingehen, wie die Bedarfsermittlung unsere Aktivitäten leitet, unabhängig davon, ob dieser Bedarf von den sozialen Gruppen und Gemeinschaften, den Gesundheitsberufen und -diensten oder von den Gesundheitswissenschaftlern und -wissenschaftlerinnen ermittelt wurde. Der Prozess der Erfassung und Bewertung des Bedarfs umfasst sowohl die subjektiven Bedürfnisse der Zielgruppen als auch die Erfassung der statistischen Daten z. B. aus den Gesundheitsberichten, den Mortalitäts- und Morbiditätsstatistiken oder den Statistiken über die Nutzung von gesundheitsbezogenen Dienstleistungen. Die Methoden der Bedarfsermittlung sollten selbst gesundheitsfördernd sein und zwar durch die Einbeziehung partizipatorischer Methoden zur Stärkung des Empowerments und der Kapazitätenentwicklung sowie durch die Beachtung des Grundsatzes der Chancengleichheit. Die finanziellen Träger begünstigen häufig Ziele zur Reduzierung von Krankheiten, aber die Erkenntnisse über die Determinanten der Gesundheit sollten dazu genutzt werden, die gesundheitsfördernden Planungen und Maßnahmen stärker auf die ursächlichen Einflussfaktoren „flussaufwärts" zu konzentrieren.

Ein systematischer Ansatz zur Planung gesundheitsfördernder Maßnahmen hilft den Gesundheitsförderinnen und Gesundheitsförderern, das Problem oder den Bedarf klarer zu analysieren, geeignete Ziele und Strategien auszuwählen und einen dazu passenden Arbeitsplan zu entwickeln. Im Kapitel 19 werden wir auf die Faktoren eingehen, die es bei der Planung einer gesundheitsfördernden Maßnahme zu berücksichtigen gilt und zwar unabhängig davon, ob es sich um eine individuelle Intervention, ein Projekt oder ein strategisches Gesamtkonzept handelt. Die Planung ist ein wichtiges Instrument, weil es den Gesundheitsförderinnen und Gesundheitsförderern im Kontext ihrer Arbeitsbelastungen und der Komplexität von Interventionen ein strukturiertes und rationales Vorgehen ermöglicht. Planung schafft Transparenz und erleichtert die Rechenschaftspflicht gegenüber den Trägerorganisationen und Interessengruppen. Die Planung trägt aber auch zur Reflektion der eigenen Praxis bei und ermöglicht den Gesundheitsförderinnen und Gesundheitsförderern die Weiterentwicklung ihrer Expertise und Kompetenzen zur Förderung der Gesundheit.

Die Evaluierung gilt schon seit Langem als elementarer Bestandteil einer guten Praxis, wird aber häufig immer noch vernachlässigt. Die laufende Beobachtung der Fortschritte einer Maßnahme und die gegebenenfalls notwendigen Nachbesserungen zur Sicherstellung der gewünschten Erfolge sind ein wichtiger Teil jeder Planungspraxis und professionellen Expertise. Für die Trägerorganisationen und Interessengruppen ist die Evaluation eher ein Mittel zur Überprüfung, ob ihre Ansichten, Werte und Prioritäten auch zum Tragen kamen. Die Evaluierung hilft beim Aufbau einer Evidenzbasis, indem sie Maßnahmen identifiziert, die wirksam und kostengünstig sind, von der Bevölkerung akzeptiert werden und sich als nachhaltig erwiesen haben. Solche Nachweise sollten die Basis für die Weiterentwicklung sein, die aber in der Gesundheitsförderung leider noch zu wenig zum Tragen kommt. Die Evaluation ist deshalb einer der wichtigsten Instrumente für die Weiterentwicklung einer professionellen gesundheitsfördernden Praxis. Im Kapitel 20 werden wir aufzeigen, wie die Gesundheitsförderinnen und Gesundheitsförderer ihre Aktivitäten evaluieren können.

Die Kapitel 18, 19 und 20 bieten insgesamt eine reflektierende und kritische Darstellung der Praxis der Gesundheitsförderung, indem sie Informationen über konkrete Umsetzungspraktiken mit kritischen Anmerkungen zu den zugrunde liegenden Annahmen und Werten verbinden. Das Ziel ist, die praktisch tätigen Gesundheitsförderinnen und Gesundheitsförderer bei der Entwicklung einer wirksamen Praxis zu unterstützen. Eine Praxis, die die Grundsätze der Gesundheitsförderung umsetzt, die gewünschten Ergebnisse erzielt und hilft, eine solide Evidenzbasis für die Gesundheitsförderung aufzubauen.

Quellenangabe der englischen Originalausgabe

Rootman I, Goodstadt M, Hyndman B et al. 2001 Evaluation in health promotion. Principles and perspectives. WHO Europe, Copenhagen.
Online-Lesemöglichkeit & Download des englischsprachigen Originaltextes unter: www.euro.who.int/eprise/main/WHO/InformationSources/Publications/Catalogue/20040130_1).

18 Erfassung und Bewertung der Gesundheitsbedürfnisse zur Ermittlung des Gesundheitsbedarfs

Kernpunkte

- Zum Begriff der „Bedürfnisse" und des „Bedarfs"
- Strategien zur Ermittlung der Bedürfnisse und des Bedarfs
- Verbindung der Bedürfnisse und des Bedarfs mit der Planung
- Probleme bei der Ermittlung der Bedürfnisse und des Bedarfs

Übersicht

Die erste Phase bei der Durchführung einer gesundheitsfördernden Maßnahme ist die Erfassung und Bewertung der Bedürfnisse einer Person oder einer Bevölkerungsgruppe zur Verbesserung ihrer Gesundheit. Wie wir in den vorangegangenen Kapiteln gesehen haben, hängen die Gesundheitserfahrungen der Menschen auch von den jeweiligen Lebenswelten bzw. Settings ab, in denen sie leben. Kenntnisse über die lokalen Dienste, Einrichtungen und Netzwerke sind deshalb eine wichtige Voraussetzung zur Ermittlung des Gesundheitsbedarfs. In einer bestimmten Gemeinde oder Stadt leben die Menschen in unterschiedlichen Settings wie Schulen, Betriebe oder Krankenhäusern und häufig mit Bevölkerungsgruppen, die aufgrund ihrer benachteiligten Lage einen besonderen Gesundheitsbedarf haben. Gesundheitsförderinnen und Gesundheitsförderer müssen deshalb wissen, wie sie diese unterschiedlichen Bedürfnisse der Menschen erfassen und bewerten, befriedigen und gesündere Lebensweisen fördern können. Dazu ist ein Verständnis der Lebensweisen der Menschen, ihrer Gesundheitsprobleme und der ihnen zur Verfügung stehenden Ressourcen notwendig sowie das Wissen, wie diese Kenntnisse oder Daten zur Erfassung und Bewertung ihres Gesundheitsbedarfs genutzt werden können.

Der Begriff der Bedarfsermittlung beschreibt den Prozess der Sammlung von Informationen. Er wird definiert als eine „systematische Methode zur Erfassung der Gesundheitsbedürfnisse und -probleme einer bestimmten Bevölkerung oder Bevölkerungsgruppe, die zu einvernehmlichen Prioritäten und einer einvernehmlichen Ressourcenverteilung führt, zur Verbesserung deren Gesundheit und zur Reduzierung gesundheitlicher Chancenungleichheiten" (Cavanagh & Chadwick 2005). Für die Erfassung und Bewertung der Gesundheitsbedürfnisse zur Ermittlung des Gesundheitsbedarfs auf nationaler, regionaler oder lokaler Ebene gibt es zwei Ziele:

- zu erfassen, welche gesundheitlichen Verbesserungen die höchste Priorität haben sollten und

- zu entscheiden, welche Gruppe oder welches Gemeinwesen den Vorrang haben soll, um damit die Zielformulierung für die Maßnahmen zu erleichtern.

Bereits 1978 wurde in der „Alma Ata Erklärung" der WHO das Mitbestimmungsrecht der Bürgerinnen und Bürger an der Definition des Gesundheitsbedarfs herausgestellt und die Bürgerbeteiligung zu einem der grundlegenden Prinzipien der „Gesundheit für alle"-Strategie der WHO erklärt (WHO 1985).

Auch die Reformen des britischen Nationalen Gesundheitsdienstes (NHS) in den 80er- und 90er-Jahren haben die Mitwirkung und Mitentscheidung der Bürgerinnen und Bürger vor Ort betont und damit einen Paradigmenwandel von dem paternalistisch-medizinischen Modell hin zu einem nutzer-orientierten Modell der Gesundheitsversorgung eingeleitet. Dieses Kapitel untersucht, wie die individuellen und lokalen Gesundheitsbedürfnisse erfasst und zur Planung der Gesundheitsförderung herangezogen werden. Es sollte in Verbindung mit dem Kapitel 3 gelesen werden, das die wichtigsten Informationsquellen zur Erfassung des Gesundheitszustandes der Bevölkerung aufzeigt.

Definition der Gesundheitsbedürfnisse

Wie unterscheiden Sie zwischen einem Bedarf, einem Wunsch, oder einer Forderung?

Der Begriff der „Gesundheitsbedürfnisse" wird häufig benutzt, aber oft nicht richtig verstanden. Menschen können der Ansicht sein, dass sie einen neuen Mantel „brauchen", weil jemand meinte, dass der alte abgetragen oder im Vergleich zu den Mänteln anderer Leute altmodisch sei, oder einfach nur, weil sie gerne einen neuen Mantel haben möchten. Ein Gesundheitsbedürfnis kann deshalb etwas sein, das jemand haben möchte oder etwas, was ihm im Vergleich zu anderen fehlt.

Es gibt zwei unterschiedliche Auffassungen von dem, was ein Gesundheitsbedürfnis bzw. einen Gesundheitsbedarf ausmacht. Es kann verstanden werden als:

- ein subjektives und relatives Konzept, das von Experten oder Vertreter/-innen eines Berufsstandes beurteilt und davon beeinflusst wird, ob dieses Bedürfnis überhaupt erfüllt werden kann,

- ein objektives und allgemeingültiges Konzept, das ein fundamentales Recht ist.

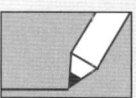 **Machen Sie eine Liste mit 10 wichtigen Bedürfnissen von Menschen:**

- Sind einige davon fundamentaler als andere?
- Gelten diese Bedürfnisse nur in Bezug auf ein bestimmtes Land oder treffen sie auf alle Menschen zu?

Ökonomen neigen dazu, den Begriff „Bedürfnis" ganz zu vermeiden. Sie begründen dies damit, dass er emotional zu überladen sei. Was letztlich mit einem Gesundheitsbedürfnis gemeint ist, ist eine Sache der Wünsche und Forderungen der Menschen, und die sind grenzenlos (Cohen 2008). Die Ermittlung von Gesundheitsbedürfnissen ist deshalb eine Frage der Feststellung von Prioritäten.

Eine andere Sichtweise ist die, dass es universelle Bedürfnisse gibt. Maslows berühmte Hierarchie der Bedürfnisse (Maslow 1954) geht davon aus, dass alle Bedürfnisse des Menschen letztlich Gesundheitsbedürfnisse sind (Abb. 18.1). Das heißt, zur Selbstverwirklichung eines Menschen müssen seine körperlichen, sozialen und emotionalen Bedürfnisse erfüllt sein.

Abb. 18.1
Maslows Hierarchie der Bedürfnisse

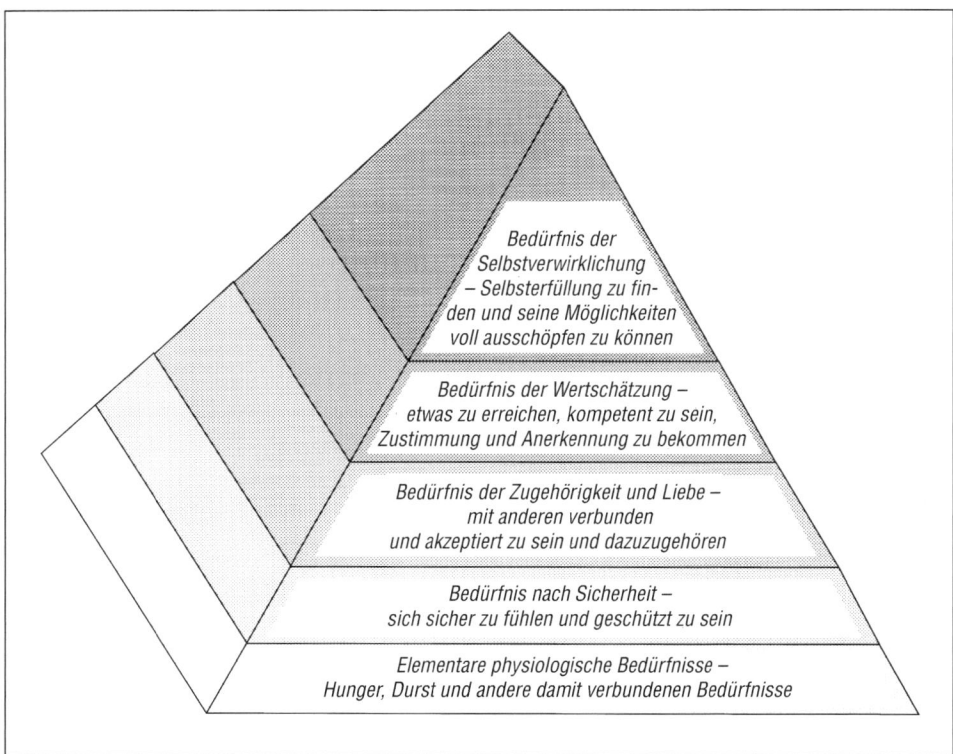

Ähnlich argumentieren Doyal & Gough (1992). Für sie streben letztlich alle Menschen nach einer vollen Beteiligung am gesellschaftlichen Leben und zur Erreichung dieses Ziels müssen die grundlegenden Bedürfnisse körperlicher Gesundheit und Autonomie erfüllt sein. Diese Bedürfnisse sind weder länderspezifisch noch an irgendwelche Zeitperioden gebunden, sondern stellen grundlegende Rechte der Menschen dar. Dazu gehören auch die Grundvoraussetzungen für Gesundheit, nämlich Frieden, eine Unterkunft, Ausbildung und Verpflegung, ein Einkommen, ein stabiles Ökosystem, nachhaltige Ressourcen und soziale Gerechtigkeit (WHO 1986).

Dennoch sind diese Rechte nicht unumstritten. Wie gesund müssen Menschen sein, bevor wir sagen können, dass ihre Bedürfnisse erfüllt sind? Ähnliches gilt für die Autonomie. Wie viel Autonomie brauchen Menschen? Von vielen älteren Menschen und Kindern wird behauptet, dass sie nicht in der Lage seien, autonom zu handeln (s. Kapitel 6). Bradshaw (1972) unterscheidet in seiner häufig benutzten Typologie vier Arten von Gesundheits- und Sozialbedürfnissen:

- Normative Bedürfnisse, die von Experten oder Berufsgruppen definiert werden.

- Wahrgenommene Bedürfnisse, die von den Klienten/-innen, Patienten/-innen, Angehörigen oder den Nutzer/-innen von Dienstleistungen definiert werden.

- Artikulierte Bedürfnisse, wenn die wahrgenommenen Bedürfnisse zu einer Forderung gemacht werden.

- Relative Bedürfnisse, die dann entstehen, wenn Menschen, Gruppen oder bestimmte Gebiete hinter etablierten Standards zurückbleiben.

Normative Bedürfnisse

Normative Bedürfnisse sind objektivierte Bedürfnisse, wie sie von den Fachleuten definiert werden. Ein normatives Bedürfnis spiegelt eine fachliche Beurteilung wider, die eine Person oder Gruppe von Personen von einem geforderten Standard ableiten. Dies können berufliche Standards oder gesetzliche Anforderungen sein. So braucht z. B. der Leiter eines Restaurantbetriebes den Nachweis über einen Kurs in Ernährungshygiene. Oder jemand leitet einen Standard ab, von dem, was als „normaler klinischer Befund" definiert ist.

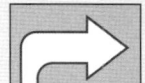

Normatives Bedürfnis: Wachstum des Kindes

Eine Gesundheitsfürsorgerin entscheidet aufgrund einer Wachstumstabelle, dass ein Kleinkind seit einiger Zeit nicht mehr zugenommen hat und unter ein bestimmtes Gewichtsmaß zurückgefallen ist. Sie hält das Kind für unterernährt und schlägt eine zusätzliche Ernährung durch die Flasche vor.

Die Wachstumserwartungen sind jedoch nach Land und Zeitperiode sehr unterschiedlich. Das Kind wäre wahrscheinlich in den USA oder in Großbritannien vor dem Krieg nicht als unterernährt betrachtet worden.

Normative Bedürfnisse sind keine absoluten oder objektiven „Fakten". Sie reflektieren nur die Beurteilung der Vertreter bzw. Vertreterin eines Berufsstandes, die sich von der seiner Klienten und Klientinnen unterscheiden kann. Gesundheitsberufe beurteilen ein Bedürfnis in Relation zu dem, was sie erfüllen sollen und können. Bei einer Auditierung der Bedürfnisse von Pflegekräften stellten die Auditoren z. B. einen größeren Bedarf an Ferien und Zeiten zur Regeneration fest, während die Pflegekräfte eher das Bedürfnis nach mehr Geld, Beratung, Information und Weiterbildung hatten.

Wahrgenommene Bedürfnisse

Wahrgenommene bzw. empfundene Bedürfnisse sind jene, welche die Menschen wirklich *wollen*. Es sind die von den Klienten und Klientinnen selbst festgestellten Bedürfnisse, die sich auf Dienstleistungen, Information oder Unterstützung beziehen und als Versorgungsbedürfnisse bezeichnet werden können. Es kann aber auch ein subjektiv empfundenes Gesundheitsbedürfnis sein, ein Gefühl des Krankseins entsprechend den eigenen Gesundheitsstandards.

Armstrong (1982) beschreibt die wahrgenommenen Bedürfnisse als „in sich selbst verspürte Bedürfnisse" im Gegensatz zu denen, die einem von außen angetragen werden. Schritte in Richtung sogenannter „bottom-up"- Ansätze im Gesundheits- und Sozialbereich haben zu einer größeren Akzeptanz der Sichtweisen der Klienten und Klientinnen geführt. Bedürfnisse können durch die individuelle Wahrnehmung jedoch auch eingeschränkt sein. Individuen mögen für sich kein Bedürfnis sehen, weil sie einfach nicht wissen, was es alles an Behandlungsmöglichkeiten oder Dienstleistungen gibt.

> 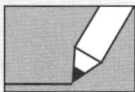 Ein Hausarzt stellt fest, dass viele seiner Patientinnen Beratung zur Vermeidung einer Schwangerschaft suchen. Er beschließt einen Abendvortrag über Empfängnisverhütung zu halten. Der Vortrag wird in seinen Praxisräumen angekündigt. Niemand kommt.
>
> - Auf welcher Basis entschied der Hausarzt, dass hier ein Bedürfnis vorlag?
> - Warum entschied er sich, dass das Bedürfnis die Empfängnisverhütung war?
> - Welche anderen Bedürfnisse könnten die Frauen in diesem Zusammenhang haben?
> - Wie hätte der Arzt auf dieses Bedürfnis der Frauen sonst noch reagieren können?
>
> Dies ist ein Beispiel für die Feststellung eines Bedürfnisses durch Vertreter eines Berufsstandes. Es gab dazu vorab keine nochmalige Rücksprache. Die Maßnahme wurde in der Erwartung geplant, den Arzt in seiner Sprechstunde zu entlasten, um mehr Zeit für andere Dinge zu haben und nicht als Teil eines Programms, dem Thema Unfruchtbarkeit mehr Gewicht zu verleihen.
>
> Die Maßnahme wurde praktisch ohne irgendwelche Werbung angeboten und es gab keine Anstrengungen, sie für die Frauen zugänglicher zu machen.

Artikulierte Bedürfnisse

Ein artikuliertes Bedürfnis ergibt sich aus dem wahrgenommenen Bedürfnis, das durch Worte oder eine Handlung ausgedrückt wird und damit zu einer konkreten *Forderung* wird. Ein Klient drückt ein Bedürfnis aus, indem er um Hilfe oder Informationen bittet oder indem er einen Dienst in Anspruch nimmt. Manchmal nehmen die Menschen einen Dienst in Anspruch, weil es sonst nichts anderes gibt, selbst wenn dieses Angebot ihr Bedürfnis eigentlich nicht richtig erfüllt. Das beste Beispiel für ein artikuliertes Bedürfnis (und eine nicht erfüllte Forderung) sind die Wartelisten für Transplantationen und andere Operationen. Manche Bedürfnisse werden nicht artikuliert, weil es vielleicht an der Fähigkeit oder Bereitschaft dazu fehlt. Die Gründe hierfür können Sprachschwierigkeiten oder mangelndes Wissen sein.

Die artikulierten Bedürfnisse sollten nicht als alleiniger Indikator für einen Bedarf betrachtet werden, da sie Bedürfnisse ausschließen, die zwar wahrgenommen aber nicht ausgedrückt wurden. Tudor Harts „Gesetz der reziproken Gesundheitsversorgung" war insofern von großer Bedeutung, da es aufzeigte, dass Dienstleistungen oder Behandlungen, die nur wenig in Anspruch genommen werden, nicht gleich bedeuten, dass diese nicht gebraucht werden (Tudor Hart 1971). Die von einem Dienst am meisten profitieren würden, sind häufig gerade jene, die dieses Angebot am wenigsten in Anspruch nehmen.

Menschen können ihre Bedürfnisse unterschiedlich artikulieren und es besteht die Tendenz, auf jene zu hören, die ihre Bedürfnisse lautstark und einflussreich vortragen, wie z. B. die, die von etablierten Gruppen vorgebracht werden und den Anschein erwecken, als würden sie ein allgemeines Bedürfnis ausdrücken. Das bloße Reagieren auf artikulierte Bedürfnisse kann daher sehr schnell zur Vergrößerung gesundheitlicher Chancenungleichheiten führen.

Relative Bedürfnisse

Man sagt, dass bei einer Person oder Gruppe ein Bedarf besteht, wenn bei ihnen, im Vergleich zu ähnlichen anderen Personen oder Gruppen, ein Wunsch nach oder Mangel an Gesundheitsdiensten oder Ressourcen festgestellt wird. Lebt z. B. im Ort A ein an Schizophrenie Erkrankter in einer geschützten Unterkunft mit täglicher Betreuung, die es im Ort B nicht gibt, dann würden wir sagen, dass bei den Schizophrenen im Ort B ein Bedarf besteht. Von den Gesundheitsdiensten, medizinisch-gesundheitswissenschaftlichen Fachgesellschaften oder der epidemiologischen Versorgungsforschung mögen zwar die normativen Bedürfnisse der Menschen festgestellt werden, in der Praxis entscheidet jedoch häufig die Bewertung der relativen Bedürfnisse darüber, ob die normativen Bedürfnisse auch erfüllt werden. Regionen können auf der Basis der vorhandenen Dienste oder der Länge der Wartelisten verglichen werden, um zu sehen, ob die Gesundheitsbedürfnisse der jeweiligen Bevölkerung erfüllt werden. Letztlich geht es bei der Bewertung relativer Bedürfnisse um die Chancengleichheit, um die gleiche Versorgung bei vergleichbarem Bedarf. Bei dieser Art der Bedarfsermittlung wird jedoch unterstellt, dass die Nutzer der Dienste damit auch eine adäquate und ihren Bedürfnissen entsprechende Versorgung erhalten.

Die Arbeiten von Bradshaw (1994) zeigen, dass unterschiedliche gesellschaftliche Gruppen ihren Bedarf unterschiedlich definieren. Der Bedarf ist nicht etwas objektiv Feststellbares, an dem wir unsere Maßnahmen nur einfach ausrichten müssen. Der Bedarf ist ein relativer Begriff und wird sowohl durch Wertvorstellungen und Einstellungen als auch durch andere Interessen beeinflusst. Illich et al. (1977) vertreten den Standpunkt, dass das Wesen eines Berufsstandes von seinem Besitz an Wissen und Entscheidungsbefugnissen bestimmt wird. Dies gibt ihnen die Macht darüber zu entscheiden, was die Menschen „brauchen". Deshalb werden von den Berufsgruppen eher solche Dienste angeboten, die diesen Interessen entsprechen und ihren eigenen Status und die damit verbundenen Ressourcen aufrechterhalten.

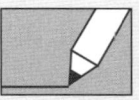 **Gehen Sie die folgenden Interventionsmöglichkeiten für Frauen bei der Niederkunft durch. Hat die Medizin das Bedürfnis danach geschaffen oder sind es notwendige technologische Verbesserungen?**

- Prostaglandin, um die Wehen einzuleiten
- Epidural zur Reduzierung der Schmerzen
- Elektronische Überwachung des Fetus
- Gurtüberwachung der Wehen
- Optionaler Kaiserschnitt

Auf den ersten Blick mag dies als Folge des medizinischen Fortschritts erscheinen. Medizinische Interventionen bei der Entbindung können jedoch auch als Versuch zur Aufrechterhaltung der Macht der Ärzte über die Hebammen betrachtet werden. Die Palette der möglichen Interventionen kann einerseits die Frauen entfremden und Entbindungen zu einer unangenehmen und qualvollen Erfahrung machen und andererseits kann die leichte Verfügbarkeit dieser medizinischen Angebote bei den Frauen auch einen neuen Bedarf wecken.

Eine ganz andere Bedürfnisliste, als die im Beispiel oben aufgeführte Liste, könnte von den schwangeren Frauen selbst aufgestellt werden, z. B.:

- die vertraute Hebamme sollte auch bei der Entbindung anwesend sein,
- Möglichkeit zur Wassergeburt,
- Anwesenheit des Partners bei der Geburt,
- Entbindung zu Hause/Möglichkeit einer Hausgeburt.

Diese wahrgenommenen und ausdrücklich vorgetragenen Bedürfnisse können – aber müssen nicht – von den Dienstleistern berücksichtigt oder erfüllt werden. Denken Sie über die folgenden Fragen nach:

- Wie werden diese unterschiedlichen Bedürfnisse vermittelt?
- Wenn es dabei zu Konflikten kommt, welche Bedürfnisse würden sich letztlich durchsetzen und warum?

Die genannten Punkte machen deutlich, dass die Definierung der Bedürfnisse davon abhängt, wessen Interpretationen und Werte zum Zuge kommen. Die Bedürfnisse der Menschen sind nicht mehr die gleichen wie vor 20 Jahren. Das Krankheitsspektrum, die Behandlungsmöglichkeiten und Erwartungshaltungen in der Bevölkerung haben sich geändert ebenso wie die Kapazitäten der Gesundheitsdienste. In diesem Zusammenhang wird häufig der Begriff des „Gesundheitsgewinns" benutzt, um deutlich zu machen, dass die Befriedigung der Bedürfnisse eng mit dem Nutzen verbunden ist, den der Einzelne daraus ziehen kann. Dieser Gesundheitsgewinn wird definiert als:

- dem Leben Jahre hinzufügen, durch die Reduzierung eines vorzeitigen Todes,
- dem Leben Qualität hinzufügen, durch die Verbesserung der Lebensqualität und Erhöhung des Wohlbefindens.

Das Konzept des „Gesundheitsgewinns" ist eine Folge bzw. Antwort auf das medizinische Modell, das Gesundheit als die Abwesenheit von Krankheit betrachtet. Bei diesem Modell besteht die Tendenz, Gesundheitsbedürfnisse als Probleme zu definieren, die erfolgreich durch medizinische Dienste oder Behandlungen befriedigt werden können. Da die vorhandenen Bedürfnisse als unbegrenzt und die Ressourcen als begrenzt betrachtet werden, beschränken sich die Gesundheitsbehörden auf das, was man als „bestmögliche Versorgung" bezeichnet. Gemeindenahe Umfragen machen jedoch häufig deutlich, dass die Menschen eine schlechte Gesundheit viel weiter definieren und diese nicht nur als ein Problem der Bereitstellung medizinischer Diagnosestellungen und Behandlungen durch die Gesundheitsdienste ansehen.

Viele Gesundheitsprioritäten gehen über das bloße Ziel der „Lebensverlängerung" hinaus und erfordern von den Gesundheitsbehörden die Berücksichtigung struktureller Einflüsse auf die Gesundheit, wie z. B. der Wohnverhältnisse, der Sicherheitslage oder des Verkehrswesens. Die Befriedigung der Bedürfnisse hängt aber nicht zuletzt auch davon ab, was der Staat oder die Kommunen leisten können. Diese unterschiedlichen Interpretationen der Bedürfnisbefriedigung werden durch die folgende Abbildung 18.2 nochmals verdeutlicht.

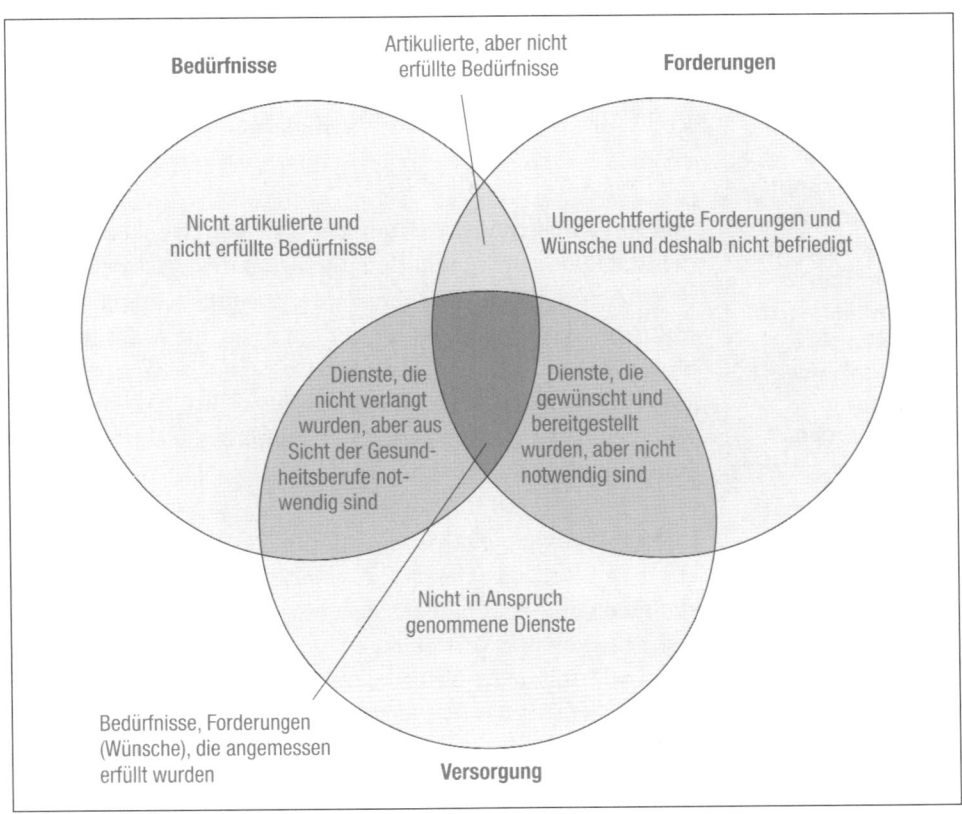

Abb. 18.2 Bedürfnisse, Wünsche, Versorgung und Forderungen

Schritte und Gründe zur Ermittlung des Gesundheitsbedarfs

Der Prozess der Bedarfsermittlung ist nichts Neues. Im nächsten Kapitel werden wir sehen, dass dessen Verständnis ein wesentlicher Teil des Planungsprozesses ist. Die Daten- und Bedarfserhebung ist der erste Schritt, aus dem sich alle nachfolgenden Ziele einer Maßnahme ableiten. Die Ermittlung der gesundheitlichen und sozialen Bedürfnisse der örtlichen Zielpopulationen dient der Erfassung genauer und geeigneter Informationen zur Festlegung der Prioritäten und der Sicherstellung, dass diese Prioritätenentscheidungen auf einer soliden Informations- und Evidenzbasis getroffen werden. Dieser generelle Zweck kann in die folgenden unterschiedlichen Schritte unterteilt werden.

Erster Schritt: Hilfe zur Formulierung geeigneter Maßnahmen

Im Rahmen der klinischen Praxis ist die Erfassung und Bewertung der Bedürfnisse zur Ermittlung des medizinischen Bedarfs eine akzeptierte Routineangelegenheit. Sie findet zur Beurteilung der notwendigen medizinischen Maßnahmen statt und umfasst die Erhebung folgender Daten:
- Personaldaten, z. B. Alter, Beruf, Familienstand.
- Gesundheitliche Vorgeschichte, z. B. medizinische Vorgeschichte, Operationen, individueller Lebensalltag.
- Aktueller Gesundheitszustand, z. B. berichtete Symptome.
- Aktuelle Untersuchungsergebnisse, z. B. Blutdruck, Sauerstoffsättigung.

Aus welchen Gründen könnte es Klient/-innen schwerfallen, in in einer medizinisch-klinischen Situation ihre Bedürfnisse adäquat auszudrücken?

Eine integrierte Patientenakte enthält einen Datensatz, der von allen anderen Gesundheitsberufen und -einrichtungen, die an der Behandlung der Patienten und Patientinnen in irgendeiner Form beteiligt sind, zur Bewertung genutzt werden kann und der Reduzierung unterschiedlicher Bedarfsinterpretationen und Behandlungsangebote dient.

Wer mit Klienten und Klientinnen bzw. Patienten und Patientinnen arbeitet, weiß um die Bedeutung von deren Beteiligung an der Erfassung und Bewertung ihrer Bedürfnisse. An der Praxis der Krankenpflege wurde häufig kritisiert, dass sie zu starr und zu routinemäßig sei und immer nur etwas *für* die Menschen, anstatt *mit* ihnen tue. Mit einem Wandel von der „Kranken- zur Gesundheitspflege" könnte das traditionelle „Verordnen" dem „Verhandeln" weichen. Die Gedanken, Gefühle und Erfahrungen der Klienten und Klientinnen würden damit zu einem wichtigen Teil des Therapie- und Pflegeprozesses werden.

Mitarbeiterinnen und Mitarbeiter der Gesundheitsdienste kümmern sich im Rahmen der Ermittlung des Gesundheitsbedarfs ihrer Klienten und Klientinnen zunehmend auch um deren Gesundheitsansichten und Wahrnehmungen. Dabei stellen sie häufig fest, dass sich ihre Vorstellungen von denen ihrer Klientel unterscheiden. Die Informationsbedürfnisse der Klienten und Klientinnen werden meistens unterschätzt. In den Settings der Gesundheitsversorgung kann dies bedeuten, dass nur noch Informationen zu Routineabläufen in der ärztlichen Praxis und auf den Krankenstationen erfasst bzw. gegeben werden.

Trotz der größeren Betonung einer klienten-zentrierten Sichtweise im Gesundheits- und Sozialbereich neigen Gesundheitsförderinnen und Gesundheitsförderer dazu, die Bedürfnisse nur im Zusammenhang mit den von ihnen angebotenen Diensten zu erfassen und zu bewerten. Das heißt, als Bestätigung ihrer Dienstleistungen. Die Erfüllung anderer Bedürfnisse ihrer Klienten und Klientinnen (beispielsweise die in der Bedürfnishierarchie von Maslow aufgezeigten) bleiben damit häufig unberücksichtigt.

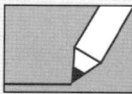

Ein junger und körperlich fitter Mann hatte eine Herzattacke. Die Stationsschwester berät ihn zur Rehabilitation und klärt ihn über gesunde Ernährung, körperliche Bewegung und den Konsum von Alkohol auf.

- Erfüllt die Stationsschwester die Gesundheitsbedürfnisse des Patienten?
- Ist die gesundheitliche Aufklärung eine angemessene Intervention?

Hier wird der medizinisch-individualistische Ansatz angewandt, weil er ein fester Bestandteil der beruflichen Rolle einer Stationsschwester ist. Die Stationsschwester versteht unter Herz-Kreislauf-Prävention die Fokussierung auf die klassischen Risikofaktoren, obwohl sie bei diesem Fall wenig relevant sind. Der Patient mag andere Gesundheitsbedürfnisse haben, z. B. die Sorge, wann er wieder arbeiten oder wieder Geschlechtsverkehr haben kann.

Zur Erfassung und Bewertung individueller Gesundheitsbedürfnisse gehört, dass man mit den Sorgen des Patienten beginnt.

Zweiter Schritt: Erfassung der Gesundheitsbedürfnisse der Bevölkerung und Reduzierung gesundheitlicher Chancenungleichheiten

Zur Befriedigung des Gesundheitsbedarfs in den Kommunen ist es wichtig, die Bedürfnisse der Bevölkerung genau zu kennen, zu wissen, welche Möglichkeiten die örtlichen Einrichtungen und Organisationen haben, diese zu befriedigen und wo es sozial und wirtschaftlich besonders benachteiligte Gruppen gibt. Die Erfassung, Bewertung oder Auditierung gesundheitlicher Chancenungleichheiten ist ein unabdingbarer Planungsschritt. Dabei müssen die lokalen Partner und Einrichtungen systematisch der Frage nachgehen, welche Chancenungleichheiten es in Bezug auf die Krankheitsursachen und Zugänge zu den Gesundheitsdiensten für bestimmte Bevölkerungsgruppen gibt.

Solche Bewertungen geben Aufschluss darüber, ob bestimmte Gruppen von Menschen (unterteilt nach sozioökonomischen Gruppen, örtlicher Lage, Alter, Geschlecht, Behinderungen oder ethnischen Minderheiten) die gleichen Chancen zur Befriedigung ihrer Bedürfnisse haben und inwieweit die für sie am besten geeigneten Dienste angeboten werden (siehe unter: www.nice.org.uk/niceMedia/documents/equityauditfinal.pdf).

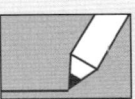 Betrachten Sie die folgenden Informationen aus einer Krankenstation (Easttown) in einer Kleinstadt (Townsville). Was sind deren Gesundheitsbedürfnisse?

Standardisierte Mortalitätsraten (SMR)*	Easttown	Townsville
Alle Ursachen	144,6	133,4
Kreislauferkrankungen	201,4	153,2
Krebserkrankungen	84,5	110,4
Koronare Herzerkrankungen	244,2	153,1

* Eine standardisierte Mortalitätsrate (SMR) von 100 zeigt eine dem allgemeinen Durchschnitt entsprechende Mortalität an. Raten über 100 zeigen eine entsprechend überdurchschnittlich hohe Mortalität an.

Bei einer Bevölkerung mit solch einer überdurchschnittlichen Mortalitätsrate an koronaren Herzerkrankungen wie die im Stadtteil Easttown von Townsville könnte man sagen, dass dieser Stadtteil einen Bedarf an mehr Gesundheitsdiensten hat, einschließlich Krankenhausbetten, Defibrillatoren, Cholesterin senkenden Medikamenten und Gesundheitsförderungsprogrammen.

Andererseits könnten solche Daten auch darauf hinweisen, dass in dieser Stadt ein Bedarf an Infrastrukturen zur Unterstützung gesünderer Lebensweisen unter Einbeziehung des Verkehrswesens, der Lebensmittelsicherheit, der körperlichen Bewegung sowie des Zugangs zu den Gesundheitsdiensten besteht.

Dritter Schritt: Erfassung und Bewertung der spezifischen Bedürfnisse ethnischer Minderheiten und sozial ausgegrenzter Bevölkerungsgruppen

Es gibt eine Reihe von Gruppen, die aufgrund sozialer oder demografischer Merkmale oder aufgrund ihrer Herkunft in der Vergangenheit bei der Bewertung gesundheitlicher Bedürfnisse und Dienste nicht ausreichend berücksichtigt wurden. Diese in der Regel schwer erreichbaren Gruppen (s. hierzu Borde 2009) können zu der Ansicht kommen, dass sich die Gesundheitsdienste nicht um sie kümmern, nicht auf sie hören und damit für sie irrelevant sind. So haben Untersuchungen zur Gesundheit von Zigeunern und Zigeunerinnen und anderen herumreisenden Gruppen gezeigt, dass:

„es aufgrund vielfältiger Vorurteile große Kommunikationsschwierigkeiten zwischen diesen Gruppen und den Gesundheitsberufen gibt. Außerdem wurden eine Reihe von Zugangsbarrieren zu den Gesundheitsdiensten festgestellt, zu denen auch gehörte, dass die Allgemeinärzte sich weigerten, diese Gruppen in ihre Patientenlisten aufzunehmen oder sie an ihren jeweiligen Orten aufzusuchen" (Parry et al. 2004, Seite 8).

Wie könnten die Gesundheitsberufe versuchen, die Gesundheitsbedürfnisse schwer erreichbarer Gruppen zu erfassen und zu befriedigen?

Ein erster Schritt könnte ein Vergleich der vorhandenen Patientenakten mit der Struktur der Allgemeinbevölkerung sein. Ergibt sich daraus, dass bestimmte Bevölkerungsgruppen unterrepräsentiert sind, wäre es sinnvoll, mit diesen Gruppen in Kontakt zu treten und ggf. notwendige Gesundheitsangebote zu besprechen. Dazu wäre es notwendig, dass die Gesundheitsberufe mit diesen Menschen an ihren jeweiligen Standorten in Kontakt treten (z. B. Gemeindezentren oder religiöse Versammlungsorte).

Andere Strategien könnten sein, Sprachbarrieren durch die Übersetzung von Informationsbroschüren oder durch den Einbezug von Dolmetschern zu überwinden. Haben bestimmte Gruppen besondere Gesundheitsrisiken (z. B. koronare Herzerkrankungen bei den Gruppen asiatischer Herkunft oder Schlaganfälle bei den Bevölkerungsgruppen aus der Karibik), dann könnte man diese zu Vorsorgeuntersuchungen ermutigen und diese entsprechend anbieten. Zu diesem Zweck, aber auch für Angebote zur sexuellen Gesundheit von Jugendlichen, haben sich mobile Dienste gut bewährt. In Deutschland wird in diesem Zusammenhang eine umfassende „interkulturelle Öffnung" bzw. „migrationssensible Ausrichtung" der sozialen Dienste und Gesundheitseinrichtungen gefordert (vgl. Geiger u. Razum 2006, Geiger et al. 2007, Robert Koch-Institut 2008).

Vierter Schritt: Definition der Risikogruppen

Die Definition der Risikogruppen kann im Hinblick auf Krankheiten, Lebensphasen, Lebensweisen oder soziale Gruppen erfolgen. Das Konzept der Risikogruppen entstand als Mittel zur Fokussierung der gesundheitsfördernden Maßnahmen auf diejenigen Menschen, die sie am meisten benötigen. Eine Risikogruppe kann als eine Bevölkerungsgruppe definiert werden, die für bestimmte Krankheiten oder Befindensstörungen besonders empfänglich ist. Die Gründe dafür können genetischer Natur sein, mit deren Lebensweisen zusammenhängen oder eine Folge ihrer wirtschaftlichen, sozialen oder physischen Umweltverhältnisse sein. Normative Bedürfnisse, die aus der epidemiologischen Forschung abgeleitet werden und Gruppen identifizieren, deren Gesundheitszustand unter dem Durchschnitt liegt, werden häufig zur Definition der Zielgruppen herangezogen. Zum Beispiel werden untere Sozialschichten, die das höchste Risiko für Erkrankungen und vorzeitigen Tod tragen, in der Regel als Risikogruppen eingestuft (vgl. dazu Kap. 3 in diesem Buch). Das Konzept der relativen Bedürfnisse wird zur Erfassung von Gruppen benutzt, die von den Gesundheitsdiensten nur wenig Gebrauch machen. Zum Beispiel Menschen, die ständig unterwegs sind und deshalb besondere Schwierigkeiten haben, Zugang zu den Diensten der gesundheitlichen Grundversorgung zu finden.

Die Fokussierung auf Gruppen mit einem hohen Gesundheitsrisiko kann jedoch dazu führen, dass damit „dem Opfer die Schuld angelastet" wird. Werden Gesundheitsprobleme als spezifisch für bestimmte Gruppen betrachtet, dann können diese aufgrund ihres Verhaltens auch für ihre schlechte Gesundheit verantwortlich gemacht werden (Naidoo & Wills 2005). So sind z. B. Jugendliche Zielgruppe vielfältiger Kampagnen zur Gesundheitsförderung, dabei ist aber das Alter nur das indirekte Risiko, riskant sind vielmehr bestimmte Aktivitäten der Jugendlichen, die im Kontext ihrer Alltagsbewältigung stehen. Viele Gesundheitsförderinnen und Gesundheitsförderer lehnen die Idee der Risikogruppen aber auch deshalb ab, weil sie lieber partnerschaftlich mit Gruppen und Gemeinwesen zusammenarbeiten und zwar zu den Themen, die diese als wichtig ansehen.

Fünfter Schritt: Verteilung der Ressourcen

Bei der Gründung des Nationalen Gesundheitsdienstes (NHS) in Großbritannien ging man davon aus, dass es eine bestimmte Menge nicht behandelter Erkrankungen gibt, die sich verringern, sobald sie durch den NHS behandelt würden. Die Erfahrung lehrt jedoch, dass es eine unbegrenzte Nachfrage nach gesundheitlicher Versorgung geben kann. Mit der Bereitstellung der Gesundheitsversorgung steigen auch die Erwartungen an diese, und der medizinische Fortschritt führt zur Lebensverlängerung der Menschen mit mehr Behinderungen und chronischen Erkrankungen und erhöht dadurch zusätzlich die Nachfrage. Auch die allgemeine Verbesserung der Gesundheit und Lebensbedingungen führt dazu, dass die Menschen länger leben und der Anteil der Älteren in der Bevölkerung zunimmt. Aufgrund der begrenzten Ressourcen wird es aber nicht möglich sein, alle diese Bedürfnisse adäquat zu befriedigen.

Die meisten Gesundheitsberufe akzeptieren, dass es irgendein System der Prioritätensetzung oder Rationierung gesundheitlicher Versorgung geben muss. Wartelisten für bestimmte Behandlungen gab es zwar schon immer, aber die Rationierung ist ein viel weitreichenderes Konzept. Es erfordert Entscheidungen darüber, wie viel Geld für die unterschiedlichen Formen der Pflege und Behandlung bereitgestellt werden soll. Dies wirft nicht nur Fragen der Gerechtigkeit und Chancengleichheit auf, sondern auch das große Problem, wer über diese Mittelverteilung entscheiden soll. Die öffentliche Meinung kann sich dabei sehr von denen der Gesundheitsberufe unterscheiden. Zum Beispiel kann die Behandlung von Unfruchtbarkeit für die Betroffenen einen hohen Stellenwert haben, aber nicht unbedingt auch für die Gesellschaft als Ganzes. Osteoporose-Vorsorgeuntersuchung (Messungen der Knochendichte) mögen von der Öffentlichkeit, aber nicht von den Ärzten hochbewertet werden, da sie einen besseren Zugang zu Informationen haben und deshalb die Wirksamkeit dieser Untersuchung eher in Frage stellen.

In Oregon (USA) hat eine aus Gesundheitsberufen, öffentlichen Vertretern und Vertreterinnen zusammengestellte Kommission ein komplexes System der Prioritätensetzung entwickelt und auf dieser Basis bestimmte Dienste nicht mehr bereitgestellt (s. unter www.oregonhealthdecisions.org). Auch die Träger der gesundheitlichen Grundversorgung in England denken darüber nach, bestimmte Dienstleistungen nicht mehr kostenfrei anzubieten. So sollen z. B. kosmetische Operationen nur noch dann finanziert werden, wenn sie zur Korrektur von Geburtsfehlern, Verletzungen, Verbrennungen oder anderer von den lokalen Diensten speziell festgelegter Kriterien notwendig sind. In Deutschland haben die Krankenkassen seit 2007 das Recht, gesetzlich Versicherte in angemessenem Umfang an Behandlungskosten zu beteiligen, wenn deren Gesundheitsprobleme aus einer medizinisch nicht notwendigen Behandlung, wie etwa einem Piercing, einer Tätowierung oder einer Schönheitsoperation, herrühren (SGB V § 52 Abs. 2: Leistungsbeschränkung bei Selbstverschulden). Ärztinnen und Ärzte sowie Krankenhäuser, die Patienten und Patientinnen in diesen Fällen behandeln, müssen diese seit 2008 der zuständigen Krankenkasse melden (SGB V § 294a Abs. 2).

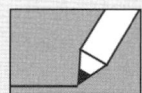

Gesundheitsbehörden haben begrenzte Ressourcen. Betrachten Sie die für Großbritannien üblichen Kosten (in Euro) der folgenden Maßnahmen. Welche Faktoren würden Sie bei ihrer Entscheidung über Prioritäten in Betracht ziehen?

Hausbesuche durch eine Gemeindepsychiatrieschwester	85.00	
Operation zur Entfernung der Mandeln	2.125.00	
Hüftgelenksprothese	6.800.00	
Platz in einem Heim für Menschen mit Lernschwierigkeiten	51.000.00	pro Jahr
Schwangerschaftsabbruch	340.00	
Kurzfristige psychotherapeutische Maßnahmen (10 Wochen)	2.555.00	
Tagesbetreuung für ältere psychisch kranke Menschen	340.00	pro Woche

Einige der Faktoren, die Sie vielleicht in Betracht gezogen haben, sind:

- Die Kosten. Die relativen und die „alternativen" Kosten der verschiedenen Dienste (wenn das Geld hierfür verwendet wird, wofür steht es dann nicht mehr zur Verfügung)?

- Die Zahl der Betroffenen. Wie vielen Menschen wird dieser Dienst zugute kommen und wäre dies der größtmögliche Nutzen für die größtmögliche Zahl?

- Die Wirksamkeit. Was wäre das voraussichtliche Ergebnis der Bereitstellung dieser Betreuung oder Behandlung? Würde sie die Gesundheit fördern, Erkrankungen vermeiden oder die Erkrankung erleichtern oder heilen helfen?

- Die Qualität. Welche Bereiche der gesundheitsbezogenen Lebensqualität (physische, psychische, soziale, Wohlbefinden, Schmerzfreiheit, für sich selbst sorgen können) würden durch diesen Dienst am stärksten beeinflusst werden?

Der Prozess der Bedarfsermittlung

Die Bedarfsermittlung kann erfolgen aus der Sicht der Gesundheitsberufe, der Bürgerinnen und Bürger oder bestimmter Schlüsselpersonen (Gemeinwesenmitglieder mit einer besonderen Position, wie z. B. Lehrer oder Polizeibeamte). Sie kann auf verschiedenen Ebenen durchgeführt werden: auf der individuellen Ebene, der Ebene spezifischer Gruppen (z. B. den älteren Menschen oder jenen mit bestimmten Gesundheitsproblemen) bis hin zur Ebene der Gemeinwesen und Gemeinden oder der gesamten Bevölkerung. Wright (1998) hat drei Ansätze der Bedarfsermittlung beschrieben:

1. Den epidemiologischen Ansatz
   (Im Mittelpunkt stehen dabei die Größe und Art des Gesundheitsproblems).
2. Den Ansatz der Träger der Dienstleistungen
   (Im Mittelpunkt stehen dabei die Sichtweisen und Interessen der Träger).
3. Den gemeindeorientierten Ansatz
   (Im Mittelpunkt steht dabei eine Palette von Methoden, die es der Bevölkerung bzw. den Gemeinwesenmitgliedern ermöglichen sollen, die Prioritäten bzw. den Gesundheitsbedarf selbst zu bestimmen und zu entscheiden, welche Maßnahmen zur Deckung dieses Bedarfs durchgeführt werden sollen).

In allen Fällen sollte sich die Ermittlung des Gesundheitsbedarfs an den folgenden Fragen orientieren:

- Welche Informationen brauche ich?
- Wie und wo kann ich diese Informationen erhalten?
- Was werde ich mit diesen Informationen tun, wenn sie mir vorliegen?
- Welchen Handlungsspielraum habe ich, um auf diese Daten zu reagieren?

Welche Informationen brauche ich?

Der erste Schritt zur Bedarfsermittlung ist die Definition der relevanten Bevölkerungsgruppe bzw. des Gemeinwesens. Dazu gehört die Erfassung ihrer demografischen und sozialen Merkmale, Lebensweisen, Wertvorstellungen und Kultur. Gemeindeprofile zur Ermittlung des Gesundheitsbedarfs und herauszufinden, welche Ressourcen notwendig sind, um dem Gemeinwesen die Erreichung und Beibehaltung einer guten Gesundheit zu ermöglichen, wurden von Hawtin & Percy Smith (2007, Seite 5) so beschrieben:

„Eine umfassende Beschreibung des Gesundheitsbedarfs einer Bevölkerung, die als Gemeinwesen definiert ist oder sich selbst als solches betrachtet sowie der in diesem Gemeinwesen vorhandenen Ressourcen, deren Erfassung durch die aktive Beteiligung der Menschen des Gemeinwesens erreicht wurde, mit dem Ziel der Entwicklung eines Aktionsplanes oder anderer Maßnahmen zur Verbesserung der Lebensqualität dieses Gemeinwesens."

Zur Erstellung solcher Gesundheitsprofile gibt es kein feststehendes Muster. Abb. 18.3 zeigt eine schematische Darstellung der wichtigsten Komponenten:

- Die Zusammensetzung des Gemeinwesens, z. B. seine Altersstruktur, sozialen Netzwerke sowie deren vorhandene Kapazitäten an Fähigkeiten und Organisationen zur Beeinflussung ihrer Gesundheit.
- Das sozial-ökologische Umfeld, z. B. quantitative und qualitative Daten über die Wirtschaft, Arbeitslosigkeit, Autobesitzer, Wohnungen, öffentlichen Verkehrsmittel, Grünflächen und die Luftverschmutzung.
- Verfügbarkeit, Effektivität und Auswirkungen der Gesundheits- u. Sozialdienste.
- Örtliche Gesundheitsstrategien, z. B. Programme zur Verbesserung der Gesundheit, Projekte zur Entwicklung und Erneuerung der Gemeinden.

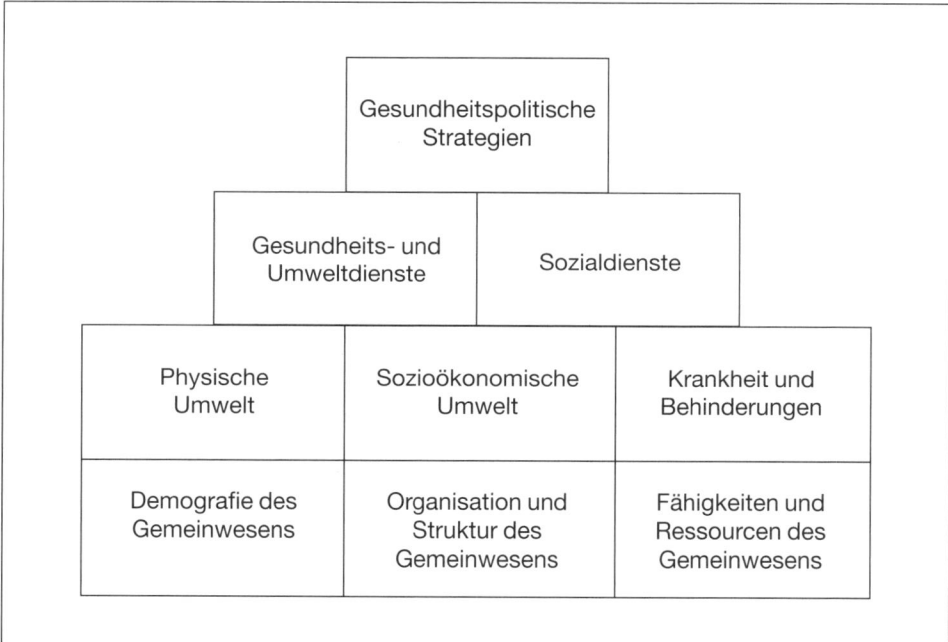

Abb. 18.3
Daten zur Erstellung des Gesundheitsprofils eines Gemeinwesens. Entnommen aus: Annett & Rifkin 1990.

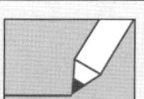

Listen Sie für jede dieser Komponenten die wichtigsten Informationsquellen auf, auf die zur Erstellung eines Gesundheitsprofils zurückgegriffen werden müsste. Was sind die Stärken und Grenzen der Erstellung eines solchen Gesundheitsprofils?

Zu den für die Planung notwendigen Informationen gehören die Indikatoren über den Gesundheitszustand der jeweiligen Bevölkerung, das Wissen über die Faktoren, die deren Gesundheit maßgeblich beeinflussen sowie deren Möglichkeiten, den ermittelten Gesundheitsbedarfs letztlich auch in Anspruch nehmen zu können. Einige dieser Informationen sind in der Regel bereits verfügbar, weil sie routinemäßig erfasst werden oder den verschiedenen kommunalen Dienstleistungsträgern bereits vorliegen. Aber auch die Gemeinwesenmitglieder haben ihre Vorstellungen über ihren Gesundheitsbedarf und wie sie diesen befriedigt sehen möchten. Im Kapitel 3 dieses Buches haben wir bereits viele Indikatoren zum Gesundheitszustand beschrieben und aufgezeigt, wo diese zu finden sind. Dazu gehörten z. B. die Indikatoren zu folgenden Bereichen der Gesundheit:

- zum Gesundheitszustand, wie er von den Menschen selbst eingeschätzt wird,
- zur allgemeinen Lebenserwartung,
- zur Mortalität und zu den Todesursachen,
- zur Morbididät und zu den Erkrankungsmustern,
- zu den vorhandenen Gesundheitsdiensten, ärztlichen Praxen und Beratungsstellen und zu deren Nutzung.

Wie und wo kann ich notwendige Informationen am besten erhalten?

Es gibt eine Reihe von routinemäßig erfassten Daten (z. B. durch die Gesundheitsberichterstattung in den Ländern und Kommunen sowie durch die Krankenkassen), die bereits ein Bild über die Bedürfnislagen in der Bevölkerung und die Möglichkeiten ihrer Befriedigung vermitteln (s. hierzu auch Kapitel 3 „Erfassung und Messung der Gesundheit"). Sie können zudem Hinweise auf bisher nicht erfüllte Gesundheitsbedürfnisse geben sowie auf vorhandene Chancenungleichheiten in der Gesundheitsversorgung. Außerdem gibt es auch Informationen zu wirksamen Interventionsmaßnahmen (siehe u. a. auch Kapitel 20). Elementare Ansätze zur Gewinnung von Informationen zur Bedarfsermittlung sind die Selbsteinschätzungen der jeweiligen sozialen Gruppen über ihren Gesundheitsbedarf, ihre Erwartungshaltungen sowie die Einschätzungen der Gesundheitsberufe, inwieweit dieser Bedarf durch die bestehenden Dienste der Gesundheitsversorgung bereits angemessen abgedeckt wird.

Die Reformen des englischen Gesundheitsdienstes in den 90er-Jahren betonten die Notwendigkeit, die Bürger und Bürgerinnen vor Ort in die Neugestaltung ihrer Gesundheitsdienste mit einzubeziehen. Dafür gibt es viele Gründe:

- ethische Gründe (das Recht der Bürger/-innen auf Mitbestimmung),
- pragmatische Gründe (wo die Bürger/-innen angemessen an der Gestaltung der Gesundheitsdienste mitgewirkt haben, besteht auch eine größere Chance, dass diese von ihnen auch entsprechend genutzt werden),
- politische Gründe (Experten und Gesundheitsberufe können ein Eigeninteresse an spezifischen Aspekten der Neugestaltung der Gesundheitsdienste haben und ein begrenztes Verständnis für die Bedürfnisse der Bürger/-innen vor Ort).

Das Zusammentragen von Informationen über die ausgewählten Bevölkerungsgruppen oder Gemeinschaften kann auf unterschiedlichen Wegen und an unterschiedlichen Orten erfolgen (Im Kapitel 10 wurde dies im Einzelnen beschrieben). Für viele Gesundheitsbehörden ist dies Teil ihrer Amtspflichten, die von oben nach unten delegiert werden. Die Beteiligung der Bürgerinnen und Bürger beschränkt sich dabei häufig auf Patientenbefragungen zur Zufriedenheit mit den Gesundheitsdiensten und hier insbesondere auf Aspekte des Unterbringungskomforts im Rahmen der stationären Pflege. Ong & Humphris betrachten dies als inadäquat:

„Es genügt nicht, die Nutzer von Gesundheitsdiensten nur als Konsumenten zu sehen, die mit den Diensten zufrieden oder unzufrieden sind. Deren Rolle liegt vielmehr in der gemeinsamen Definierung der Bedürfnisse, Prioritäten und Evaluierung. Dieser Ansatz bedeutet einen Paradigmenwandel, bei dem die Sichtweisen der Menschen des Gemeinwesens als Leitprinzip gesundheitlicher Prioritätensetzung genutzt werden" (Ong & Humphris 1994, S. 80).

Die Prozesse der Befragung und Beteiligung verlaufen jedoch nicht immer erfolgreich. Häufig werden die Befragten nur als passive Informanten gesehen und nicht als aktive Teilnehmer in diesem Prozess. Befragungsergebnisse können ignoriert werden. Zeitpunkt, Ort und Ankündigung der öffentlichen Sitzungen liegen so ungünstig, dass sie zu einer geringen Beteiligung führen. Außerdem könnten diejenigen, die befragt wurden, für das Gemeinwesen gar nicht repräsentativ sein oder werden fälschlicherweise als Vertreter bestimmter Gruppen gesehen.

Viele Gesundheitsbehörden führen deshalb nicht nur einmalige Befragungen durch, sondern nutzen eine ganze Palette von Ansätzen, um sich ein genaueres Bild über die Bedürfnisse ihrer Bürgerinnen und Bürger zu verschaffen. Diese Ansätze gehen über die traditionellen Methoden der epidemiologischen Datenerfassung hinaus und nutzen Verfahren, die der Bedeutung sozialer und physischer Umweltfaktoren sowie der Beteiligung der Menschen des Gemeinwesens bei der Datensammlung besser gerecht werden. Dazu gehören:

- Öffentliche Versammlungen und Arbeitsgruppen.
- Befragungen von Dienstleistungsnutzern und Schlüsselpersonen.
- Nutzung der lokalen Medien, wie Radiosendungen mit Zuhörernachfragen.
- Kommunale Gesundheitsforen und Bürgerausschüsse.
- Wissenschaftliche Untersuchungsmethoden, wie z. B. die Schnellerfassung, ethnographische Untersuchungen und die Gemeinwesenentwicklung.

Die Schnellerfassung (rapid appraisal) ist ein Verfahren, das auf städtische und ländliche Settings gleichermaßen anwendbar ist. Sie ermöglicht eine relativ schnelle und kostengünstige Ermittlung der Bedürfnisse und Prioritäten einer Zielpopulation. Sie stützt sich dabei auf die Auswertung von Sekundärdaten. Diese werden dann ergänzt durch Befragungen ausgewählter Personen, die mit der Zielpopulation besonders gut vertraut sind, um deren Sichtweisen und Lösungsvorschläge zu erfassen. Hauptinformanten sind dabei:

- Personen, die in dem Gemeinwesen arbeiten und aufgrund ihrer Tätigkeit die örtlichen Probleme kennen (z. B. Lehrer, Sozialarbeiter, Polizeibeamte).
- Personen, die bestimmte Gruppen vertreten und eine Führungsrolle einnehmen (z. B. religiöse Führer, Gemeinderäte, Leiter von Selbsthilfegruppen).
- Personen, die eine wichtige Rolle in den informellen Netzen und Kommunikationsstrukturen spielen (z. B. Ladenbesitzer, Gastwirte, Gemeindevorsteher/-innen, Wettbüromitarbeiter/-innen, Klatschbasen).

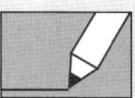

Listen Sie einige Vor- und Nachteile der Schnellerfassung als Methode zur Ermittlung der Bedürfnisse eines Gemeinwesens auf.

Die Schnellerfassung ist nützlich, wenn praktisch keine anderen Informationen über die Bedürfnisse und Prioritäten einer Zielpopulation vorliegen. Sie kann einen tieferen Einblick in die Probleme und Themen des betreffenden Gemeinwesens geben und ein Gefühl für die lokalen Eigenheiten vermitteln.

Sie liefert aber nicht die Art von quantitativer Analyse über den Umfang der Probleme, wie sie von vielen öffentlichen Einrichtungen des Gesundheitswesens verlangt wird. Es kann zudem schwierig sein, allein aufgrund der persönlichen Einschätzungen Einzelner, Rückschlüsse auf die im Gemeinwesen insgesamt vorherrschenden Probleme und Ansichten zu ziehen.

Methoden der partizipativen Erfassung der Gesundheitsbedürfnisse nutzen Mitglieder der ausgewählten Bevölkerungsgruppe als Datensammler bzw. Informanten. Zur Erfassung der Vorstellungen, wie die Menschen ihre lokalen Probleme sehen, gibt es eine Reihe von Methoden. Dazu gehören z. B. das Zeichnen von Karten, Rundgänge, Fotos oder Lebensgeschichten. Diese Methoden zielen auf die Erfassung der Wünsche und Ressourcen einer Bevölkerungsgruppe oder Gemeinschaft. Umfassende Informationen zu den Methoden der partizipativen Erfassung der Gesundheitsbedürfnisse und des Gesundheitsbedarfs finden sich auf dem deutschen Internetportal www.partizipative-qualitaetsentwicklung.de sowie dem Portal zur Gesundheitsförderung für sozial Benachteiligte unter www.gesundheitliche-chancengleichheit.de (Arbeitshilfen „Aktiv werden für Gesundheit", darunter insbesondere die Hefte 2 und 5).

Wessen Bedürfnisse werden berücksichtigt?

Wie erklären Sie sich, warum bestimmte Gruppen nur schwer zu erreichen sind?

Können Sie sich Gruppen vorstellen, die besonders schwer zu erreichen sind?

Schritte zu mehr Bürgerbeteiligung, sei es in kommunalen Angelegenheiten oder in der Gesundheitsversorgung, können nicht alle erreichen. Es wird immer Individuen oder Gruppen geben, welche die sich ihnen bietenden Möglichkeiten zur Artikulierung ihrer Bedürfnisse nicht nutzen können oder häufig übersehen werden (z. B. Menschen, die keiner etablierten Gruppe angehören, Kinder, Personen mit Lernschwierigkeiten und manchmal auch ältere Menschen). Partizipation begünstigt offenbar diejenigen Personen und Gruppen, die den meisten Einfluss haben und sich am besten Gehör verschaffen können.

Es ist sehr schwierig, ein verlässliches Gesamtbild von einem Gemeinwesen oder einer Gemeinde zu bekommen und es gibt Gruppen von Menschen, die nur schwer zu erreichen sind. Dazu gehören Obdachlose, Arbeitslose und ethnische Minderheiten. In einigen dieser Gruppen mag es Menschen geben, die als Arbeits- oder Obdachlose ähnliche Erfahrungen mit den Gesundheitsdiensten gemacht haben, aber kein gemeinsames Sprachrohr haben, um ihren Ansichten Ausdruck zu verleihen. Bei anderen kann es sich um informelle Gruppen handeln, die keine festen Treffpunkte haben. Schließlich kann es Gruppen geben, die gegenüber jedweder formalen oder staatlichen Einrichtung misstrauisch sind.

Williams & Popay (1994) beschreiben Beispiele volkstümlicher Epidemiologie, bei denen Menschen eines Gemeinwesens ihre eigenen Daten zur Begründung ihrer Anliegen sammelten und damit die Anerkennung ihres Gesundheitsproblems erreichten. Sie bezeichneten dies als einen „vernünftigen Wettbewerb". Menschen in Camelford dokumentierten z. B. ihre Symptome, nachdem 20 Tonnen Aluminiumsulfat versehentlich in die Wassertanks zur Versorgung ihrer Häuser geschüttet wurden.

Prioritätensetzungen

Mit der Veröffentlichung der nationalen Gesundheitsstrategien in „Die Gesundheit der Nation" und später in „Unsere gesündere Nation" wurden viele britische Gesundheitsförderinnen und Gesundheitsförderer darin bestätigt, dass ihre Arbeit bereits auf die darin genannten Problembereiche ausgerichtet ist. In diesen Dokumenten wurden folgende Kriterien zur Prioritätensetzung benutzt:

1. Der Bereich sollte eine Hauptursache für vorzeitigen Tod oder eine in der Bevölkerung oder bei spezifischen Gruppen vermeidbare Krankheit sein.
2. Es gibt unter den Erkrankten oder vorzeitig Verstorbenen signifikante gesundheitliche Chancenungleichheiten.
3. Es sollte wirksame Maßnahmen geben, die zur Verbesserung der Gesundheit beitragen können.

Daneben kann es lokale Prioritäten für bestimmte Gesundheitsprobleme geben (z. B. für Diabetes oder für bestimmte Bevölkerungsgruppen, wie die Älteren). Wir haben in diesem Kapitel gesehen, dass die Erfassung und Bewertung der Bedürfnisse der Menschen zugleich der erste Schritt im Planungsprozess sein kann. Diese subjektiven Interpretationen des Bedarfs können jedoch durch ökonomische Erwägungen gezügelt werden. Menschen können einen Bedarf für eine Maßnahme oder eine Behandlung artikulieren, deren Wirksamkeit noch nicht eindeutig geklärt ist. Der britische Ärzteverband warnte vor einiger Zeit alle Hausärzte vor „unnötigen Verschreibungen" von Antibiotika bei einfachen Erkältungen oder Ohrinfektionen. Das heißt, dass die schlichte Ermittlung eines Gesundheitsbedürfnisses noch keine ausreichende Grundlage für eine Prioritätensetzung ist. Es gibt eine Reihe anderer Einflüsse, die darüber entscheiden können, was in einen lokalen Gesundheitsförderungsplan aufzunehmen ist, z. B.:

- die nationalen Ziele zur Reduzierung von Krankheiten,
- ein landesweites Thema, z. B. der Welt-Aids-Tag,
- eine bestimmende lokale Gesundheitsdeterminante, z. B. Alter oder Armut,
- Pragmatismus auf der Basis der vorhandenen Kompetenzen und Interessen,
- Kosten und Personal,
- langfristige Strategien,
- bestehende Aktivitäten,
- Kosten/Wirksamkeit und was veränder- und evaluierbar ist,
- Entscheidungen der Bürgerinnen und Bürger,
- Vorstellungen der Gesundheitsberufe.

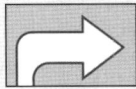 **Fragen, die sich bei der Planung einer Bedarfsermittlung stellen: eine Handlungsanleitung für Praktiker und Praktikerinnen.**

- Was ist Ihr Interessenbereich? Er bestimmt den von Ihnen ermittelnden Gesundheitsbedarf. Zielt Ihr Interesse auf die Allgemeinbevölkerung oder auf bestimmte Gruppen wie z. B. Frauen oder ältere Menschen?

- Wie groß ist das Problem? Wie viele Menschen haben dieses Problem bzw. diesen Gesundheitsbedarf?

- Wie sehen die Patienten und Patientinnen, Versorgungseinrichtungen und die Kommune diesen Gesundheitsbedarf? Was ist darüber schon bekannt? Mit wem müssen Sie vor Ort darüber sprechen?

- Inwieweit stimmen Ihre Daten mit den vergleichbaren lokalen und nationalen Daten überein? Wie wichtig ist das Problem für Ihren Praxisbereich im Vergleich zu anderen Bereichen?

- Welche Maßnahmen werden hierzu schon durchgeführt? Haben Sie eine Rückmeldung darüber? Was tun schon die anderen Einrichtungen?

- Was hat sich woanders bereits als erfolgreich erwiesen? Gibt es entsprechende Literaturhinweise darüber oder Projekte, die Sie sich anschauen könnten? Gibt es Beispiele guter Praxis für den Bereich, an dem Sie interessiert sind?

- Was könnten und sollten Sie tun?

Gehen Sie alle Möglichkeiten und Prioritäten durch und entwickeln Sie einen Strategie- und Maßnahmenplan.

Schlussfolgerung

Es gibt viele Methoden zur Ermittlung des Gesundheitsbedarfs, aber keine Übereinstimmung darüber, welche Methode die beste ist. Die Auswahl der richtigen Methode oder der richtigen Methoden lässt sich nur im Kontext des spezifischen Ziels ihrer Arbeit ermitteln. Die Entwicklung zu mehr Konsumentenorientierung und Partizipation in der gesundheitlichen Versorgung, um die Bedürfnisse des Einzelnen und der Gemeinwesen besser zu erfassen und zu verstehen, hat zu Versuchen geführt, die Gesundheitsdienste flexibler zu gestalten. So lässt sich im Rahmen der Krankenpflege feststellen, dass die Patienten und Patientinnen dazu ermutigt werden, Aspekte ihrer Lebenssituation einzubringen, die sie als schädlich für ihre Gesundheit betrachten. Es gibt Gesundheitsbehörden, die neben den traditionellen Methoden der Epidemiologie eine Vielfalt von Methoden einsetzen, um die Ansichten, Überzeugungen und Verhaltensweisen ihrer zu versorgenden Bevölkerung zu ermitteln. Es gibt aber auch Vereine und kommunale Gruppen, von denen als Voraussetzung für ihre finanzielle Unterstützung verlangt wird, nicht nur die Inanspruchnahme ihrer Angebote nachzuweisen, sondern zu überprüfen, ob diese auch wirklich die Gesundheitsbedürfnisse ihrer Klientel erfüllen.

Die Gesundheitsdienste versuchen die Vorstellungen der Bevölkerung in ihre Planungsprozesse zu integrieren. Die meisten Informationen zur Ermittlung des Gesundheitsbedarfs werden jedoch aus der Sicht der jeweiligen Berufsgruppen zusammengetragen, die einen direkten Zusammenhang zwischen bestimmten Indikatoren und einem Gesundheitsbedarf unterstellen, der letztlich auf einem medizinischen Modell der Gesundheit beruht. Zeigen die Gesundheitsstatistiken z. B. einen überdurchschnittlichen Anstieg der Inzidenz koronarer Herzerkrankungen, dann wird in der Regel davon ausgegangen, dass es einen höheren Bedarf an kardiologischer Behandlung und Rehabilitation sowie Gesundheitsförderungsprogrammen zu den Risikofaktoren koronarer Herzerkrankungen gibt. Gesundheitsförderinnen und Gesundheitsförderer haben die wichtige Aufgabe dafür zu sorgen, dass die in die Planung einfließende Bedarfsermittlung die Vorstellungen und Bedürfnisse der Bürgerinnen und Bürger berücksichtigen und auch Indikatoren zur Messung eines sozialen Konzeptes von Gesundheit herangezogen werden (s. Kapitel 3).

Für jene, die vorwiegend mit Individuen arbeiten, ist es eine elementare Aufgabe deren Gesundheitszustand genau zu erfassen und festzustellen, wie sich dieser von der breiteren Bevölkerung unterscheidet. Erst auf dieser Basis lassen sich geeignete Maßnahmen planen. Die Ermittlung des Gesundheitsbedarfs ist sowohl für die Förderung der Gesundheit, als auch die Prioritätensetzung wichtig. Die Bedarfsermittlung ist jedoch nicht die einzige Grundlage für die Prioritätensetzung. Einerseits begrenzen die knappen Ressourcen die gewünschten Veränderungen und andererseits sind es die anderen Gesundheitsberufe und die bisherigen Praxiserfahrungen, die darüber entscheiden, was möglich und durchführbar ist.

Fragen zur weiteren Diskussion

- Wie nützlich ist der Begriff des Bedarfs als Grundlage zur Planung einer gesundheitsfördernden Maßnahme?
- Wie würden Sie vorgehen bei der Ermittlung des Gesundheitsbedarfs von
    - Frauen, die sich Drogen spritzen?
    - Jugendlichen, die Asthmatiker sind?
    - Personen, die ältere Menschen pflegen?

Zusammenfassung

Dieses Kapitel hat die verschiedenen Ansätze zur Ermittlung des Gesundheitsbedarfs untersucht. Wir haben gezeigt, wie unterschiedlich die Bedürfnisse aus der Sicht der Betroffenen und der Gesundheitsberufe wahrgenommen werden und wie der Bedarf ermittelt wird: Ansichten und Forderungen der Zielgruppen, Inanspruchnahme der Gesundheitsdienste, epidemiologische und soziale Daten. Das Kapitel kommt zu dem Schluss, dass der Bedarf ein relatives Konzept ist und nicht nur von Wertvorstellungen und Einstellungen beeinflusst wird, sondern auch im historischen Kontext zu sehen ist. Außerdem beschäftigte es sich mit der Rolle der Gesundheitsförderung bei der Feststellung und Erfüllung der Gesundheitsbedürfnisse.

Literatur und Websites

1. Weiterführende deutschsprachige Literaturempfehlungen und Websites

www.partizipative-qualitaetsentwicklung.de
Diese Website enthält u. a. einen „Methodenkoffer", welche Methode für welchen Planungszyklus passt (Bedarfsbestimmung, Interventionsplanung, Durchführung und Evaluation). Der Methodenkoffer umfasst auch die Schnellerfassung bzw. „Schnelle Befragung der Zielgruppe mit einem Mini-Fragebogen (Blitzbefragung). Siehe für dieses Kapitel aber auch die Rubrik „Bedarfsbestimmung – Wie wissen wir, was die Zielgruppe braucht". Dabei geht es auch um die partizipative Bedarfserhebung durch die Zielgruppe.

www.gesundheitliche-chancengleicheit.de
Diese Website enthält u. a. die Arbeitshilfen „Aktiv werden für Gesundheit". Siehe für dieses Kapitel vor allem die Hefte 2 (Probleme erkennen – Lösungen finden) und 5 (Erfahrungen nutzen – Qualität stärken).

2. Literaturempfehlungen der englischen Originalausgabe

Health Development Agency 2005 Clarifying approaches to health needs assessment, health impact assessment, integrated impact assessment, health equity audit and race equality impact assessment. HAD, London. *Anleitungen für die Praxis zur Erfassung und Bewertung von Gesundheitsbedürfnissen sowie zur Beurteilung ihrer Auswirkungen durch die Auditierung der Gesundheitsdienste.*

Robinson J, Elkan R, 1996 Health needs assessment: theory and practice. Churchill Livingstone, Edinburgh. *Eine übersichtliche und leicht lesbare Darstellung der Probleme bei der Erfassung und Bewertung von Gesundheitsbedürfnissen. Sie beschäftigt sich mit den epidemiologischen Ansätzen und der örtlichen Auftragsvergabe.*

Tones K, Green J, 2004 Health promotion planning and strategies. Sage, London. *Ein nützliches Buch, das die verschiedenen Ansätze zur Förderung der Gesundheit beschreibt und im Kapitel 5 speziell die Ermittlung des Gesundheitsbedarfs.*

3. Neu eingefügte deutschsprachige Quellenangaben und Websites

Borde, T. 2009. Migration und Gesundheitsförderung – Hard to reach? Neue Zugangswege für „schwer erreichbare" Gruppen erschließen. In: Migration und Gesundheitsförderung – Ergebnisse einer Tagung mit Expertinnen und Experten. Band 12 „Gesundheitsförderung konkret", S. 18–31, BZgA, Köln (Download: www.bzga.de).

Geiger, D., Salman, R., Sickan-Verfürth, V. 2007. Migration, Gesundheitsversorgung und Integration. In: Beauftragte der Bundesregierung für Migration, Flüchtlinge und Integration (Hrsg.): Gesundheit und Integration – Ein Handbuch für Modelle guter Praxis, 2. überarbeitete Aufl. Berlin, S. 17–22 (Download: http://www.bundesregierung.de/nn_56708/Content/DE/Publikation/IB/gesundheit-und-integration.html).

Geiger, I. K., Razum, O. 2006. Migration: Herausforderungen für die Gesundheitswissenschaften, In: Hurrelmann, K., Laaser, U., Razum, O. (Hrsg.): Handbuch Gesundheitswissenschaften, Juventa Verlag Weinheim/München, 4. völlig überarbeitete Auflage, S. 719–747.

Robert Koch-Institut (Hrsg.) 2008. Migration und Gesundheit – Schwerpunktbericht der Gesundheitsberichterstattung des Bundes. Berlin (Download: http://www.rki.de).

4. Quellenangaben der englischen Originalausgabe

Annett H, Rifkin S 1990 Improving urban health. WHO, Geneva

Armstrong P 1982 The myth of meeting needs in adult education and community development. Critical Social Policy 2 (2): 24–37

Bradshaw J 1972 The concept of social need. New Society 19: 640–643

Bradshaw J 1994 The conceptualisation and measurement of need: a social policy perspective. In: Popay J, Williams G (eds) Researching the people's health. Routledge, London

Cavanagh S, Chadwick K 2005 Health needs assessment: a practical guide. Health Development Agency, London. Available at: http://www.nice.org.uk/media/150/35/Health_Needs_Assessment_A_Practical_Guide.pdf

Cohen D 2008 Health economics. In: Naidoo J, Wills J (eds) Health studies; an introduction. Palgrave/Macmillan, Basingstoke

Doyal L, Gough I 1992 A theory of human need. Macmillan, London

Hawtin M, Percy-Smith J 2007 Community profiling: a practical guide, 2nd edn. Open University, Buckingham

Illich I, Zola I K, McKnight J, Caplan J, Shaiken H 1977 Disabling professions. Boyars, London

Kings Fund 2006 Local variations in NHS spending priorities. Kings Fund, London

Maslow A H 1954 Motivation and personality. Harper & Row, New York

Naidoo J, Wills J 2005 Public health and health promotion: developing practice. Baillière Tindall, London

Ong B N, Humphris G 1994 Prioritising needs with communities: rapid appraisal methodologies in health. In: Popay J, Williams G (eds) Researching the people's health. Routledge, London

Parry G, Cleemput P V, Peters J 2004 The health status of gypsies and travellers in England. Department of Health, London

Tudor Hart 1971 The inverse care law. Lancet 1: 405

Williams G, Popay J 1994 Lay knowledge and the privilege of experience. In: Grabe J, Kelleher D, Williams G (eds) Challenging Medicine. Routledge, London

Wright J (ed) 1998 Health needs assessment in practice. BMJ Publishing, London

World Health Organization 1978 Report on the Primary Health Care Conference: Alma Ata. WHO, Geneva

World Health Organization 1985 Targets for health for all. WHO Regional Office for Europe, Copenhagen.

World Health Organization 1986 Ottawa charter. WHO, Geneva

19 Planung gesundheitsfördernder Maßnahmen

Kernpunkte
- Vorteile einer systematischen Planung
- Grundsätze der Planung
- Strategische Planung
- Projektplanung
- Das Planungsmodell von Ewles & Simnett
- Das „PRECEDE" Planungsmodell
- Qualitätssicherung

Übersicht

Im Kapitel 18 haben wir gesehen, wie der Gesundheitsbedarf ermittelt und Prioritäten gesetzt werden können und wie wichtig es ist, den Kontext zu verstehen, in dem dieser Prozess stattfindet. Dieses Kapitel knüpft an dem Kapitel 18 an und erweitert die Thematik. Als erstes werden einige Begriffe im Zusammenhang mit der Planung geklärt und die Gründe für die Planung diskutiert. Danach wird auf die verschiedenen Ebenen der Planung eingegangen, von der weitreichenden strategischen Planung, über die Projektplanung bis hin zur Planung kleinerer Aufklärungsmaßnahmen. Dabei werden zwei Planungsmodelle im Einzelnen vorgestellt, das von Ewles & Simnett (2003) und das von Green et al. (2005), das unter der Bezeichnung PRECEDE bekannt wurde. Abschließend werden wir auf die Qualitätssicherung und Auditierung eingehen und deren Bezug zur Planung aufzeigen.

Begriffsklärungen

Planung ist einer jener Begriffe, die auf sehr unterschiedliche Art und Weise verwendet werden. Auch die mit der Planung zusammenhängenden Begriffe werden sehr vielfältig und ungenau verwendet, sodass die gleiche Aktivität von verschiedenen Personen häufig ganz unterschiedlich bezeichnet wird. Es gibt keine festen Regeln für die Anwendung dieser Begriffe und die folgenden Definitionen sollen nur dem Zweck dienen, zwischen unterschiedlichen Aktivitäten zu unterscheiden. In diesem Kapitel werden wir die folgenden Begriffsdefinitionen verwenden:

- **Plan** – wie man von seinem Ausgangspunkt zu seinem Endpunkt kommt und was man damit erreichen will.

- **Strategie** – ein Handlungsrahmen, der die Ziele, Methoden und Grundsätze aufzeigt. Er basiert auf den vorhandenen wissenschaftlichen Nachweisen, dem ermittelten Gesundheitsbedarf und den bisherigen Erfahrungen.

- **Leitlinien** – Leitlinien für die Praxis, welche die generellen Ziele und den Handlungsrahmen festlegen.

- **Programm** – genereller Überblick über die Aktivitäten. Zusammenstellung der Aktivitäten, die in einer bestimmten Reihenfolge zum definierten Ziel führen.

- **Priorität** – die vorrangig zu beachtenden Ansprüche und Forderungen.

- **Generelles Ziel** – Formulierung dessen, was generell erreicht werden soll.

- **Spezifisches Ziel** – Formulierung dessen, was speziell erreicht werden soll.

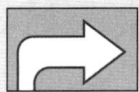

Programmentwicklung

Judy bekam den Auftrag zur Entwicklung eines Gesundheitsförderungs-**Programms** zur Reduzierung der Selbstmordrate. Zu den **Leitlinien** ihrer Gesundheitsbehörde gehört die Verpflichtung zur gesundheitlichen Chancengleichheit. Sie entscheidet sich dafür, dass dabei den Arbeitslosen **Priorität** eingeräumt werden soll, da sie bekanntlich ein höheres Selbstmordrisiko haben. Judys **spezifische Ziele** sind (1) die Einrichtung einer Unterstützungsgruppe für arbeitslose Menschen und (2) die Bereitstellung eines speziellen Beratungsdienstes. Ihre **Strategie** ist die Vernetzung mit den in der Kommune existierenden Gruppen und die Rekrutierung und Ausbildung von freiwilligen Helfern.

Zur Begründung der Planung

Gesundheitsförderinnen und Gesundheitsförderer haben in der Regel kein Problem, Aufgaben zu finden, die ihnen vernünftig erscheinen. Arbeiten werden vom Vorgänger übernommen, vom Vorgesetzten an sie delegiert oder von ihrer Klientel gefordert. Um allen diesen Anforderungen gerecht zu werden, kann man schon voll ausgelastet sein und die Planung einer gesundheitsfördernden Maßnahme mag einem da als Luxus oder Zeitverschwendung erscheinen. Es gibt jedoch gute Gründe für die Planung der Gesundheitsförderung im Alltagsgeschäft:

- Sie sichert einen systematischen und logischen Ansatz zur Festlegung der Prioritäten.

- Sie hilft, die vorhandenen Ressourcen dorthin zu lenken, wo sie ihre größte Wirkung entfalten können.

- Sie macht klar, was erreicht werden soll, welche Methoden zum Einsatz kommen sollen und wie sich der gewünschte Erfolg zeigen soll.

Die Planung kann unterschiedliche Formen annehmen und wird auf unterschiedlichen Ebenen angewandt. Im Rahmen der Krankenpflege kann sie z. B. zur Bereitstellung der besten Versorgung oder Pflege für den Patienten oder die Patientin dienen oder zur Vorbereitung von Gruppenaktivitäten wie z. B. von Schwangerschaftskursen. Sie kann sich aber auch auf groß angelegte Maßnahmen der Gesundheitsförderung beziehen, die sich an ganze Bevölkerungsgruppen richten.

Der Grad der Formalisierung des Planungsprozesses kann ebenfalls variieren. Bei der Planung einer Maßnahme für einen Einzelnen mag der Prozess informell sein und niemand anderen involvieren. Die Planung einer Maßnahme für eine Gruppe kann die Kontaktaufnahme mit anderen Berufsgruppen sowie der jeweiligen Zielgruppe erfordern, um deren Ziele herauszufinden sowie die Methoden und Ressourcen, die dafür zur Verfügung stehen und akzeptabel sind. Ein schriftlich festgelegter Plan kann als Leitfaden und Verpflichtung zu den vereinbarten Zielen und Methoden dienen. Die Planung einer groß angelegten Intervention erfordert in der Regel eine längerfristige und partnerschaftliche Planungsarbeit. Häufig wird dafür gleich zu Beginn eine Arbeitsgruppe oder ein lokales Forum gebildet, um die interessierten Gruppen herauszufinden und deren Unterstützung und Expertise zu gewinnen. In der Regel wird dann ein schriftlich fixierter Plan erstellt. Dieser enthält nicht nur die Ziele und Methoden, sondern auch einen Zeitplan, was zu welchem Zeitpunkt erreicht werden soll, einen Finanzierungsplan, die Festlegung von Verantwortlichkeiten sowie die Form der Evaluierung und Ergebnispräsentation.

In jüngster Zeit wird wesentlich mehr Wert auf eine systematische Planung gelegt. Die Gründe dafür sind die zunehmend geforderte ökonomische Rechenschaftspflicht, die stärkere Zielgruppenorientierung sowie die Forderung der Einbeziehung wissenschaftlicher Nachweise (Evidenz) für die Projektentwicklung. Für die Gesundheitsförderinnen und Gesundheitsförderer ist es deshalb besonders wichtig, sich darüber im Klaren zu sein, wie sie ihre Maßnahmen begründen und welche konkreten Ziele sie mit welchen Methoden erreichen wollen.

Der Prozess der Planung

Die Modelle zum Prozess der Planung liefern den Gesundheitsförderinnen und Gesundheitsförderern Entscheidungshilfen, wie die Ziele ihrer Intervention am besten zu erreichen sind. Sie umfassen mehrere Entscheidungsphasen oder logische Schritte. Dazu gehören:

1. Die Erfassung der Bedürfnisse und Ermittlung des Gesundheitsbedarfs.
2. Die Formulierung der generellen Ziele: was will man grundsätzlich erreichen.
3. Die Formulierung der spezifischen Ziele: was genau soll dabei herauskommen. Die spezifischen Ziele sollten eindeutig, messbar, erreichbar, realistisch und zeitlich begrenzt sein.
4. Die Entscheidung über die Methoden oder Strategien, mit denen die spezifischen Ziele auch erreicht werden können.
5. Die Evaluation der Ergebnisse für zukünftige Verbesserungen.

Einige Planungsmodelle werden in linearer Form dargestellt, andere als kreisförmiger Prozess, um zu betonen, dass die Ergebnisse jeder Evaluation wieder in den Planungsprozess einfließen (s. Abb. 19.1 auf der nächsten Seite). Im deutschsprachigen Raum ist der „Public Health Action Cycle" als Grundlage für eine systematische Planung weit verbreitet. Die vier miteinander verbundenen Prozessphasen wurden bereits im Kapitel 11 zur Entwicklung einer gesundheitsfördernden Gesamtpolitik beschrieben (Problembeurteilung und Bewertung, Politik- und Strategieentwicklung, Sicherstellung der Umsetzung und Evaluierung). Eine ausführliche Beschreibung und Anwendung des „Public Health Action Cycle" findet sich in der Broschüre des schweizerischen Instituts für Sozial- und Präventivmedizin und des Bundesamtes für Gesundheit mit dem Titel „Förderung der Qualität in Gesundheitsprojekten" (Ruckstuhl, B., Somani, B., Twisselmann, W. 1. Aufl. 1997; Elektronische Version 2008 unter: www.quint-essenz.ch/de/files/foerderung_der_qualitaet.pdf).

Abb. 19.1 Der Prozess der Planung gesundheitsfördernder Maßnahmen

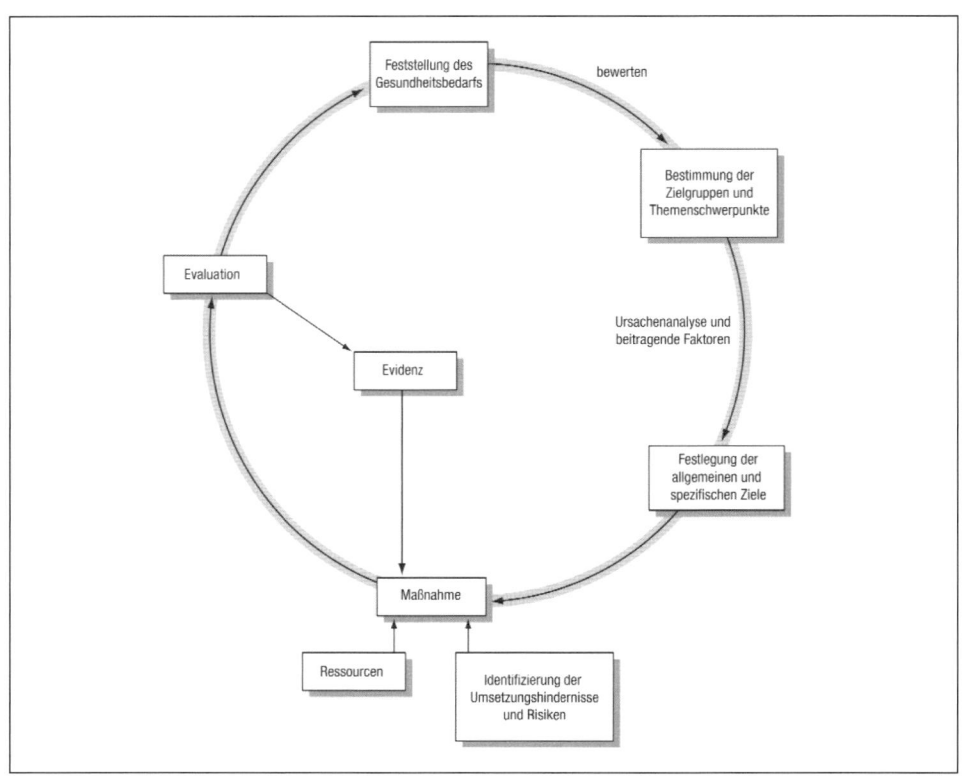

Dieser rationale Prozess der Planung beschreibt, welche Entscheidungen zu treffen sind. Er berücksichtigt aber nicht, dass es keine Übereinstimmung bezüglich der spezifischen Ziele oder der besten Vorgehensweise geben mag. In der Praxis läuft die Planung jedoch meist bruchstückhaft oder schrittweise ab. Es gibt keinen großartigen Entwurf, vielmehr diktieren die jeweiligen Umstände viele kleine reaktiven Entscheidungsschritte: „Der schrittweise Ansatz legt nahe, dass Planungen notwendigerweise auf einem begrenzten Informationspool basieren und dass aufgrund der Ungewissheit über zukünftige Entwicklungen sukzessive Entscheidungsschritte dem großen Wurf vorzuziehen sind."

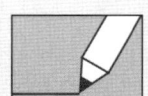 **Wie beginnt man Ihrer Meinung nach am besten mit der Planung einer Maßnahme oder eines Programms? Und warum?**

Denken Sie an irgendeine Planungsaktivität, an der Sie beteiligt waren. Was war der Ausgangspunkt und wie wurde dieser begründet?

Die Abb. 19.1 legt nahe, dass der Prozess der Planung mit der Feststellung des Gesundheitsbedarfs beginnt, in dessen Rahmen die Programmschwerpunkte und Zielgruppen festgelegt werden können. Danach gilt es, die Problemursachen und die dazu beitragenden Faktoren festzustellen sowie die damit verbundenen Aktionsfelder festzulegen. Die folgende Abb. 19.2 verdeutlicht, wie ein differenziertes Problemverständnis dabei helfen kann, die geeigneten Indikatoren und gewünschten Ergebnisse einer Maßnahme zu identifizieren.

Abb. 19.2 Zur Entwicklung spezifischer Ziele (Centre for International Development and Training 2006)

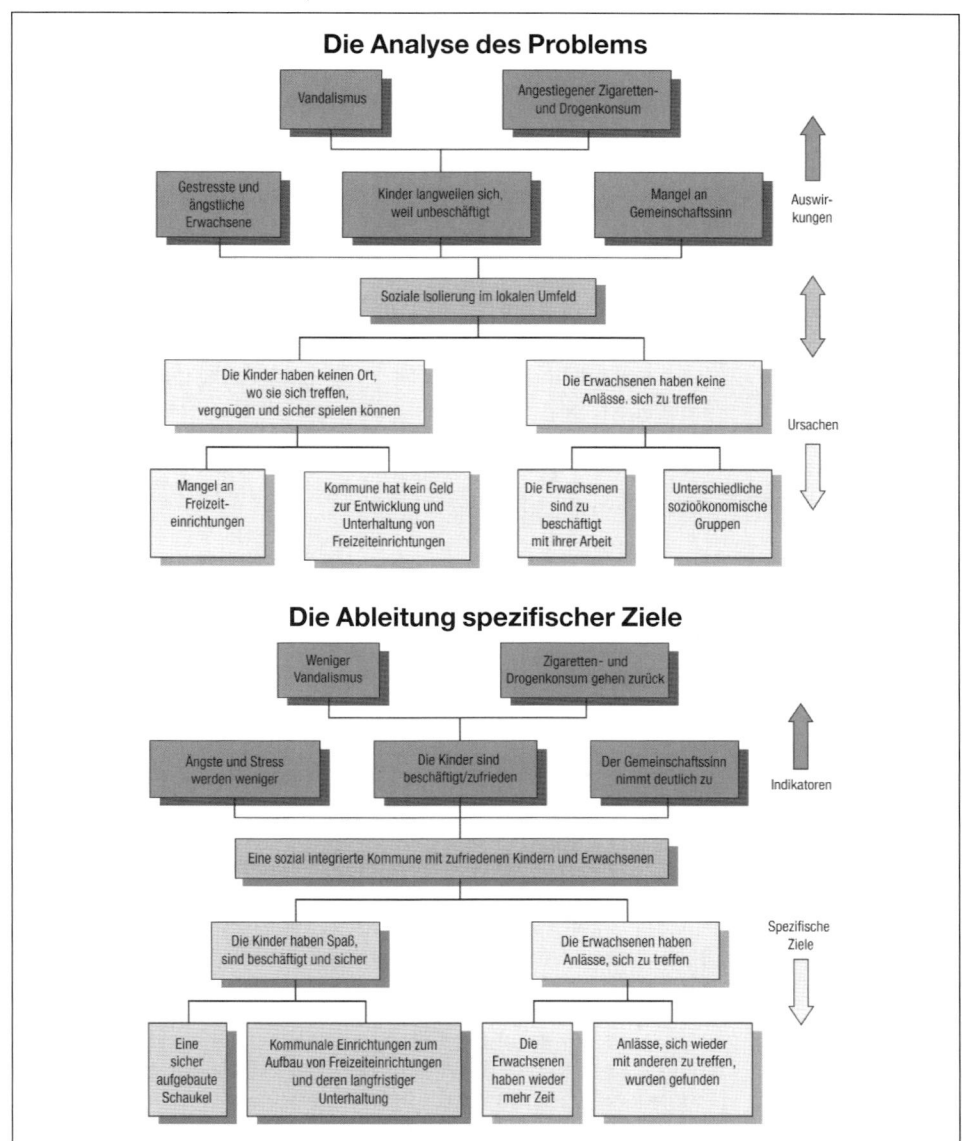

Geht man genauer auf die Ursachen des Problems ein, dann werden die zu ergreifenden Aktivitäten sichtbarer und erlauben eine genauere Festlegung der Ziele und damit die Formulierung möglicher Interventionsmaßnahmen. An diesem Punkt kommen jedoch noch eine Reihe anderer Gesichtspunkte ins Spiel, wie z. B. die zur Verfügung stehenden Ressourcen und Kapazitäten und die möglicherweise zu erwartenden Hindernisse im Zuge der praktischen Umsetzung. Diese Fragen gilt es zu klären, einschließlich der Evidenzbasis von ähnlichen bereits durchgeführten Maßnahmen. Erst dann können die konkreten Interventionen und deren Umsetzungsmethoden ausgewählt und formuliert werden. Danach müssen die Organisation der praktischen Umsetzung geklärt und die Pläne zur Verlaufsbeobachtung und Evaluierung der Maßnahme aufgestellt werden. Dieses relativ einfache Modell lässt sich auf allen Ebenen der Planung anwenden, von groß angelegten strategischen Planungen über mittelgroße Projektplanungen bis hin zu kleineren Interventionen, wie z. B. der Planung eines Kurses zur Gesundheitsbildung.

Strategische Planung

Der Begriff der Strategie wird häufig als Oberbegriff für breiter angelegte Programme benutzt. Gesundheitsförderer und Gesundheitsförderinnen starten ihre Projekte in der Regel jedoch nicht von einem Nullpunkt, sondern im Kontext der auf lokaler, regionaler oder nationaler Ebene bereits vorgegebenen Themen. So wird z. B. von allen Trägern der gesundheitlichen Grundversorgung gefordert, dass sie eine Strategie haben, wie sie dem Problem des Übergewichts wirksam entgegentreten können. Strategien können lokaler oder nationaler Natur sein, an denen in der Regel eine Vielzahl von Trägerorganisationen und Interessengruppen beteiligt sind. Eine Analyse dieser Organisationen kann bei der Suche nach geeigneten Partnern mit ähnlichen Interessen sehr hilfreich sein. In England wird z. B. auf lokaler Ebene verlangt, dass sich die Behörden, freien Träger und Bürger und Bürgerinnen vor Ort abstimmen, um sicherzustellen, dass die Pläne zur Förderung der Gesundheit in den Kommunen von allen getragen werden. Solche Pläne enthalten:

- detaillierte Angaben über die Dienste, Projekte und Aktivitäten,
- die Festlegung der Kosten, des Arbeitsaufwandes und der Qualitätsstandards
- sowie die genauen Ziele für das, was erreicht werden soll.

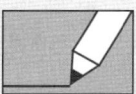

**Lokale Strategieentwicklung zur Bekämpfung des Übergewichts.
Lesen Sie den folgenden Text über eine lokale Strategie zur Bekämpfung des Übergewichts.
Welche Maßnahmen können Sie identifizieren?**

Im Zuge der Entwicklung eines Plans zur Bekämpfung von Übergewicht, der auch eine langfristige Verpflichtung der dabei involvierten Träger sicherstellen soll, wurden in der englischen Stadt Torbay vielfältige Informations- und Beratungsgespräche durchgeführt, um die Meinungen der Bürger/-innen und örtlichen Einrichtungen zur Vermeidung von Übergewicht in Torbay herauszufinden. Außerdem wurde eine Liste der dafür zur Verfügung stehenden Ressourcen zusammengestellt. Zusammen mit der Übersicht über die gegenwärtige Praxis und den Meinungen der Öffentlichkeit und relevanten lokalen Trägern zu vorrangigen Maßnahmen wurden die vorgeschlagenen Interventionen im Hinblick auf vorhandene wissenschaftliche Nachweise für deren Wirksamkeit untersucht. Auf dieser Basis und im Kontext der vorhandenen lokalen und nationalen Strategien zur Bekämpfung der Adipositas wurde dann eine erste Liste vorrangiger Aktionsmöglichkeiten zusammengestellt. Dabei wurde jenen Maßnahmen die höchste Priorität eingeräumt, die nachweislich am besten die besonders gefährdeten Risikogruppen erreichen ... Die Verbesserung der Gesundheit der Bevölkerung liegt nicht nur in der Verantwortung der Gesundheitsdienste. In England ist die Verantwortung für die Gesundheit der lokalen Bevölkerung zunehmend eine Aufgabe der gesamten kommunalen Einrichtungen, die sich zu sogenannten „Lokalen Partnerschaften der Strategieentwicklung" (Local Strategic Partnerships, LSPs) zusammengeschlossen haben und ihre Maßnahmen gemeinsam mit den Bürgerinnen und Bürgern vor Ort entwickeln (Torbay Care Trust 2006).

Ähnliche Projekte finden Sie auch auf der Website des Deutschen Präventionspreises 2007 „Prävention stärken – lokal und regional" mit den ausführlichen Projektbeschreibungen der Preisträger unter:
www.deutscher-praeventionspreis.de/praeventionspreis/2007/preistraeger.php

Bei der Entwicklung von Strategien zur Verbesserung der Gesundheit lassen sich mehrere Stadien unterscheiden:

1. *Menschen zur Beteiligung bewegen.* Partner finden und ein Team aufbauen.
2. *Wo stehen wir im Moment?* Analyse der gegenwärtigen Situation und Aufbau einer soliden Informationsbasis.
3. *Wohin wollen wir gehen? Welche Ergebnisse wollen wir erreichen? Was möchten die Anderen?* Beratungen mit den vielfältigen Dienstleistern und Interessengruppen. Überprüfung der Bedarfsermittlung im Hinblick auf vorhandene wissenschaftliche Nachweise (Evidenzanalyse). Prioritäten setzen und die allgemeinen und spezifischen Ziele festlegen.
4. *Wie erreichen wir die Ziele?* Identifizierung der Aktivitäten/Maßnahmen.
5. *Was kann uns möglicherweise an der Zielerreichung hindern?* Ermittlung jener Faktoren, die die Erreichung unserer Ziele vielleicht erschweren oder verhindern könnten.
6. *Wie können wir feststellen, ob wir unsere Ziele erreicht haben?* Evaluierung der Auswirkungen unserer Maßnahmen und deren Abgleichung mit den gesetzten Zielen.

Projektplanung

Projektplanung ist eine Aktivität von eher geringerer Reichweite und bezieht sich auf die Planung eines spezifischen Projektes, das zeitlich begrenzt ist und auf eine bestimmte Veränderung zielt. Beispiele für solche Projekte sind die Erhöhung des Bewusstseins der Studenten an Universitäten über die Prävention sexuell übertragbarer Krankheiten, ein Projekt zur Verbesserung der Präsentationsfähigkeiten von Krankenpflegekräften oder ein Projekt zur Ausarbeitung einer Karte für einen sicheren Schulweg der Kinder.

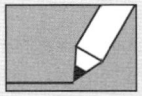
**Sie sind am Aufbau einer Arbeitsgruppe beteiligt, die eine Strategie zur Reduzierung des Alkoholkonsums entwickeln soll.
Wen möchten Sie in dieser Arbeitsgruppe dabeihaben?
Was könnten die generellen Ziele sein?**

- Reduzierung des Angebots an alkoholischen Getränken, z. B. kein Alkoholausschank in Freizeiteinrichtungen und am Arbeitsplatz, Lizenzverweigerung für zusätzliche Kneipen oder Bars, schärferes Vorgehen gegen den Verkauf von Alkohol an Jugendliche.
- Einschränkung der Alkoholwerbung, z. B. Verbot der Alkoholwerbung auf den Grundstücken der Städte oder Gemeinden.
- Aufklärung gefährdeter Gruppen über die schädlichen Auswirkungen des Alkoholkonsums, z. B. Vorträge und Diskussionen in Jugendklubs und Freizeitzentren.
- Fortbildung zur frühzeitigen Erkennung des Alkoholmissbrauchs, z. B. für Hausärzte und Krankenpflegekräfte.
- Intensivierung der Aufklärung in den lokalen Medien, die auf den Zusammenhang zwischen Alkoholkonsum, erhöhter Unfallhäufigkeit und Gewaltbereitschaft hinweisen.

Die Arbeitsgruppe müsste zur Maximierung ihrer Effektivität eine Reihe unterschiedlicher Partner einbeziehen. Sie haben dabei vielleicht gedacht an Vertreter der lokalen Behörden, Massenmedien, arbeitsmedizinische Dienste in den Betrieben, Mitglieder des öffentlichen Gesundheitsdienstes, psychiatrisch tätige Personen, Lehrer und Jugendarbeiter, Wirte mit Ausschankgenehmigungen, Richter, Polizeidienste und freie Vereinigungen, die mit alkoholbezogenen Problemen zu tun haben. Der Erfolg dieser Strategie wird von der Zusammenarbeit der verschiedenen Partner zur Erreichung der gesetzten Ziele abhängen. Ewles & Simnett (2003) definieren folgende Stadien der Projektplanung:

1. Start
2. Spezifizierung
3. Umsetzungsplan
4. Durchführung
5. Evaluierung und Abschlussbericht

Der Start eines Projektes beginnt mit der Zustimmung zu den Projektzielen, seiner Durchführung und der Zuteilung der Projektmittel. Häufig hängt der Start mit der Genehmigung einer Projektvorlage zusammen, durch die sich eine Organisation zur Unterstützung der Entwicklung und Durchführung eines Projektes verpflichtet. Die Spezifizierung betrifft die Formulierung der spezifischen Ziele und Qualitätskriterien für die Durchführung des Projektes. Auf die Zielformulierung, Qualitätskontrolle und Auditierung wird in diesem Kapitel noch genauer eingegangen. Beim Umsetzungsplan geht es um die detaillierte Auflistung der zur Projektdurchführung notwendigen Aufgaben. Ein „Gantt-Schema" (s. Abb. 19.3 auf der nächsten Seite) kann dabei eine nützliche Hilfe sein. Es steckt die Aufgaben und Verantwortlichkeiten ab und verknüpft sie mit einem zeitlichen Rahmen, innerhalb dessen die einzelnen Aktivitäten durchgeführt werden müssen. Die grafische Form verdeutlicht, wie die einzelnen Projektaufgaben miteinander verflochten sind und wie jede Aufgabe zum Gesamtprojekt beiträgt. Es ist sinnvoll, zwischen dem Ende des Projektes und dem Abschlußbericht etwas Zeit einzubauen, um nicht nur die direkten, sondern auch die längerfristigen Ergebnisse bewerten zu können.

Für Gesundheitsförderer und Gesundheitsförderinnen, die eher mit der Planung kleinerer Aktivitäten zu tun haben (z. B. die Vorbereitung eines Beratungsgesprächs oder eine Reihe von Treffen mit einer kleinen Gruppe zum Thema Alkoholmissbrauch), würde Folgendes erfordern:

- Formulierung der spezifischen Ziele, welche die Teilnehmer am Ende des Treffens erreicht haben sollten, z. B. dass ihnen bestimmte Symptome und Verhaltensweisen bewusst geworden sind (z. B. unpünktliches Erscheinen bei der Arbeit und Probleme bei der Zeiteinhaltung, vor allem morgens).
- Erfassung der zur Verfügung stehenden Ressourcen und deren Auswahl für den Einsatz während des Treffens.
- Planung der verschiedenen Aktivitäten für das Treffen und der dafür jeweils zur Verfügung stehenden Zeiten.
- Planung einer Methode zur Evaluierung des Treffens.

	März	April	Mai	Juni	Juli	August	Sept.	Okt.
Marketing und Öffentlichkeitsarbeit	G & V							
Rekrutierung der Teilnehmer/-innen		V						
Planung der Fortbildung				G	G			
Gewinnung der Teilnehmer/-innen			G & V					
Fragebogen zur Erfassung und Bewertung des Fortbildungsbedarfs				G & F				
Auswahl und Vorbereitung der Fortbildungsunterlagen						G & V		
Überprüfung von Ort, Zeit und Verpflegung der Veranstaltung						V		
Durchführung der Veranstaltung							G	
Evaluation der Fortbildungsveranstaltung								G & F
Ergebnisbericht								G & F

Abb. 19.3 Gantt-Schema: Planung eines Fortbildungsprojekts. Drei Mitarbeiter sind daran beteiligt: G (Gesundheitsförderer), V (Verwaltungsfachmann) und (F) Forscher.

Planungsmodelle

Unabhängig vom Umfang der Aktivitäten erfordert die Planung das Durchgehen einer Reihe von Planungsstufen. Von den verschiedenen Planungsmodellen werden wir im Folgenden zwei herausgreifen und im einzelnen beschreiben.

Das Planungsmodell von Ewles & Simnett (2003)

Das in Abb. 19.4 dargestellte Planungsmodell von Ewles & Simnett (2003) ist ein nützlicher genereller Rahmen, der auf verschiedene Situationen anwendbar ist.

Abb. 19.4
Flussdiagramm zur Planung und Evaluierung der Gesundheitsförderung. Entnommen aus: Ewles & Simnett 2003.

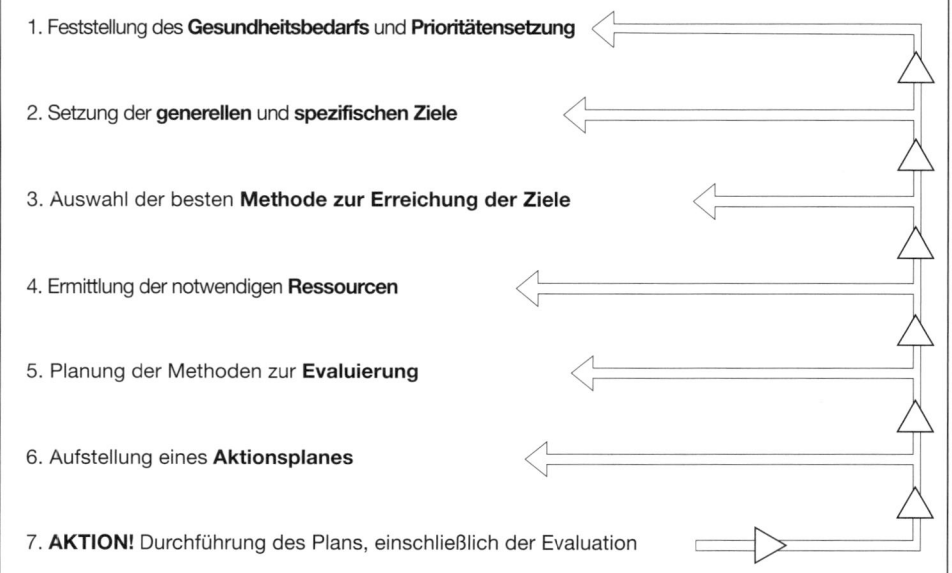

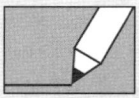 **Ein Beispiel für das in der Abb. 19.4 dargestellte Strategiemodell ist ein Fortbildungsprojekt für Hausärzte und Krankenpflegekräfte zur Früherkennung von Alkoholmissbrauch. Als Teil der generellen Strategie zur Reduzierung des Alkoholkonsums würde es eine sorgfältige und detaillierte Planung erfordern. Dazu könnte gehören:**

- Die Formulierung von geeigneten spezifischen Zielen. Wäre es z. B. richtig, die Reduzierung des Alkoholmissbrauchs im Versorgungsumfeld des Hausarztes als eines dieser spezifischen Ziele zu formulieren? Warum könnte dies falsch sein?

- Wie könnte das Ziel dieses Projekts am besten erreicht werden? Sollte die Fortbildung z. B. nur von einer Fachperson durchgeführt werden oder multidisziplinär angelegt sein? Wer wäre die am besten geeignete Person zur Leitung dieser Fortbildung? Welcher Ort, Tag und Zeitpunkt würde am ehesten akzeptiert werden? Wie sollte die Fortbildung finanziert werden? Wie lang soll das Projekt dauern?

- Wie würden Sie das Projekt evaluieren? Welche Kriterien würden Sie zur Messung des Erfolges heranziehen?

Stufe 1: Feststellung des Gesundheitsbedarfs und Prioritätensetzung

Dafür können Studien vor Ort notwendig sein oder die Auswahl von Klienten aus einer bestimmten Population. Zur Erforschung des Gesundheitsbedarfs können zusätzliche Untersuchungen erforderlich sein. Kommunale Gesundheitsprofile oder Einrichtungen könnten z. B. Informationen über dringende Gesundheitsprobleme liefern. Gesundheitsprobleme können auch schon definiert sein, z. B. auf der Basis nationaler oder lokaler epidemiologischer Daten über Erkrankungen und Todesfälle. Im Kapitel 18 wurde bereits auf diese Stufe der Bedarfsermittlung eingegangen.

Andere Planungsmodelle setzen an anderen Punkten an. Zum Beispiel kann ein festgelegtes Ziel daraufhin analysiert werden, durch welche Maßnahme es am besten erreicht werden kann. Diese Maßnahme wird dann mit Blick auf die Merkmale der jeweiligen Zielgruppe nochmals modifiziert bzw. angepasst und erst dann wird mit der Planung eines entsprechenden Programms begonnen. Ein Programm zur Reduzierung von Unfällen identifiziert z. B. die Aufklärung über Unfallgefahren im Haushalt als eine Priorität. Primäre Zielgruppe sind die älteren Menschen. Aufgrund der Erfahrungen mit anderen Maßnahmen für Ältere entscheidet man sich dafür, dass die Methode der interpersonalen Kommunikation in diesem Fall wohl die effektivste ist. Als spezifische Ziele werden die Aufklärung zum Schutz vor Verbrennungen und zur Vermeidung von Stürzen im Haushalt formuliert.

Stufe 2: Setzung der generellen und spezifischen Ziele

Generelle Ziele sind umfassende Ziele zur Verbesserung der Gesundheit, z. B. die Reduzierung alkoholbedingter Erkrankungen. Spezifische Ziele sind solche, die genau definieren, was am Ende einer Maßnahme bei den Betroffenen erreicht sein soll. Sie müssen deshalb immer in irgendeiner Form messbar sein. Dabei muss ein Kompromiss gefunden werden zwischen dem, was realistisch zu erreichen ist, aber zugleich auch eine echte Herausforderung darstellt.

Bei der Festlegung von spezifischen Zielen sollte darauf geachtet werden, das sie „SMART" sind (**S**pecific, **M**easurable, **A**chievable, **R**ealistic, **T**ime-bound), d. h. spezifisch, messbar, erreichbar, realistisch und zeitgebunden. Spezifische Ziele der Gesundheitsförderung können auf die gesundheitliche Aufklärung, das Verhalten, die Umwelt oder bestimmte Prozesse und Politiken gerichtet sein.

Spezifische Ziele zur gesundheitlichen Aufklärung können in drei Kategorien unterteilt werden:

- Ziele zur Verbesserung des Gesundheitswissens.
- Ziele zur Veränderung von Einstellungen und Ansichten.
- Ziele zum Erwerb neuer Kompetenzen und Fähigkeiten.

Spezifische Ziele der Gesundheitsförderung, z. B. zur Reduzierung des Alkoholkonsums, können zudem gerichtet sein auf:

1. Verhaltensänderungen, einschließlich der Änderungen von Lebensweisen und der Verbesserung der Inanspruchnahme von Diensten, z. B. Reduzierung des exzessiven Trinkens oder der Prävalenz von Alkohol am Steuer.
2. Gesundheitspolitische Veränderungen, z. B. Durchsetzung einer alkoholfreien Politik am Arbeitsplatz bzw. in den Betrieben und öffentlichen Einrichtungen.
3. Verfahrensänderungen zur Verbesserung der Partizipation und Zusammenarbeit, z. B. Stärkung der Bürgerbeteiligung und multisektoralen Zusammenarbeit.
4. Strukturelle Veränderungen zur Förderung der Gesundheit, z. B. Einschränkungen bei der Alkoholwerbung und dem Verkauf von Alkohol.

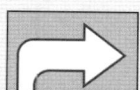

Formulierung spezifischer Ziele für ein Fortbildungsprogramm

Zu den spezifischen Zielen eines Fortbildungsprogramms für Hausärzte und Krankenpflegekräfte zur rechtzeitigen Erkennung des Alkoholmissbrauchs könnten z. B. gehören:

1. Verbesserung des Wissens über die breite Palette der schädlichen Auswirkungen und Symptome, die mit dem Alkoholmissbrauch verbunden sind.
2. Verbesserung des Wissens über das Ausmaß des Alkoholmissbrauchs und seiner Verbindung mit sozialen und demografischen Faktoren, wie z. B. Geschlechtszugehörigkeit, Alter, Beschäftigungsstatus und Beruf.
3. Untersuchung der eigenen Einstellungen zum Alkoholkonsum und derjenigen in der Öffentlichkeit. Identifizierung der Bandbreite zwischen sozialem Trinken und Alkoholismus und den vielen dazwischen liegenden Stufen. Erkennen des sozialen Drucks und dem von Peer-Gruppen, die zum Alkoholmissbrauch vieler Menschen beitragen.
4. Befähigung zum effektiven Umgang mit einem Erfassungs- und Bewertungsverfahren zur Feststellung des Alkoholmissbrauchs.
5. Befähigung zur Anwendung des „Modells der Stadien der Veränderung" (vgl. Kapitel 9) zur Erkennung von Problemtrinkern und Entwicklung geeigneter Maßnahmen.

Spezifische Ziele spiegeln zugleich die jeweiligen Vorstellungen über die Determinanten der Gesundheit wider sowie die Wertvorstellungen darüber, welche Dinge vorrangig erreicht werden müssten. Dies können Ihre eigenen Vorstellungen und Werte sein oder die Ihrer Organisation bzw. Ihres Auftraggebers.

Denken Sie über die beiden unterschiedlichen Ziele nach, die Teil einer Strategie zur Drogenprävention sein könnten:

- Reduzierung der mit dem Drogenkonsum verbundenen Risiken und Befähigung derjenigen, die weiterhin Drogen nehmen wollen, sicherer damit umzugehen.
- Reduzierung des generellen Umfangs des Drogenmissbrauchs.

Welche Wertvorstellungen und Ansichten über die Ursachen des Drogenkonsums spiegeln diese unterschiedlichen Ziele wider?

Stufe 3: Auswahl der am besten geeigneten Methode zur Erreichung der Ziele

Die Entscheidung darüber, wie das zu lösende Problem angegangen werden soll, hängt nicht nur von den gewünschten Zielen ab, sondern auch vom Vorhandensein und dem Wissen von Nachweisen über wirksame Interventionen, den zur Verfügung stehenden finanziellen Mitteln und der Expertise der Gesundheitsförderinnen und Gesundheitsförderer. Die ausgewählten Methoden müssen zu den jeweils gesetzten Zielen passen.

Bestimmte Methoden passen nur für bestimmte Ziele und wären zur Erreichung anderer Ziele ganz ungeeignet. So ist z. B. die Kleingruppenarbeit eine wirksame Methode zur Veränderung von Einstellungen, geht es jedoch nur um die Vermittlung eines bestimmten Wissens, dann wäre dafür ein normaler Vortrag geeigneter. Gemeinwesenarbeit ist eine wirksame Methode zur Erreichung von mehr Bürgerbeteiligung, sie ist aber ungeeignet, wenn es darum geht, einen Politikwechsel bei den lokalen Behörden zu erreichen. Die Massenmedien sind ein wirksames Mittel, um den Menschen bestimmte Gesundheitsprobleme bewusster zu machen, aber unwirksam, um sie zu einer direkten Verhaltensänderung zu bewegen. Das heißt, bei dieser Stufe der Planung geht es um richtige Auswahl der Methoden zur Erreichung der gesetzten Ziele. Dabei muss man vielleicht aufgrund begrenzter Ressourcen an Zeit, Geld und Kompetenzen entsprechende Kompromisse eingehen. Diese sollten aber nur den Umfang der einsetzbaren Ressourcen oder ggf. die Auswahl alternativen Methoden betreffen. Dies darf jedoch keinesfalls dazu führen, dass Sie am Ende Methoden auswählen, mit denen Sie ihre Ziele aller Wahrscheinlichkeit nicht erreichen können.

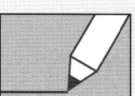

Zur Ermittlung angemessener Projektziele

Die Sonnenlichtexposition stellt in Australien insbesondere für Kinder ein großes Gesundheitsproblem dar. Eine Analyse der Risikofaktoren ergab, dass das Herumlaufen ohne Kopfbedeckung und eine ungenügende Beschattung der Spielplätze besonders problematisch sind. Die Gründe für das Nichttragen von Kopfbedeckungen sind, dass Kinder diese nicht mögen und dass es auch keine Verpflichtung gibt, eine Kopfbedeckung zu tragen. Die Gründe für eine ungenügende Beschattung der Spielplätze sind der Mangel an finanziellen Mitteln, entsprechende Abdeckungen zu errichten, sowie das mangelnde Bewusstsein der Kinder über die Gefahren des Sonnenlichts und die Notwendigkeit, es soweit wie möglich zu meiden.

Was wären für ein entsprechendes Projekt „smarte" Projektziele?

Regelungen, die Kopfbedeckungen zum festen Bestandteil der Schulkleidung zu machen, könnten die gesündere Alternative zur leichteren Wahl machen. Die Überzeugung der Schulträger, die Anforderungen an die Schulkleidung/Schuluniformen entsprechend zu ändern, könnte eines der spezifischen Projektziele sein. Andere spezifische Projektziele könnten sein, das Tragen von Hüten zu einem modischen Accessoire der Schulkleidung zu machen oder die Beschaffung von Mitteln oder Sponsoren zur Errichtung von schattenspendenden Abdeckungen auf den Spielplätzen.

Stufe 4: Ermittlung der notwendigen Ressourcen

Ist über die spezifischen Ziele und Methoden der Zielerreichung entschieden worden, dann geht es in der nächsten Stufe um die Ermittlung der Ressourcen, die zur Umsetzung dieser Ziele und Strategien notwendig sind. Dies können personelle oder finanzielle Ressourcen sein, Materialien oder Ausrüstungsgegenstände.

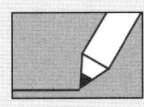 Was müssten Sie in einen Finanzierungsplan aufnehmen, um das unter Stufe 2 beschriebene Fortbildungsprogramm für Hausärzte und Krankenpflegekräfte zur Früherkennung des Alkoholmissbrauchs durchführen zu können?

Die Finanzierung ist ein wichtiges Thema bei größeren Interventionen, die zusätzliche Inputs zu den bestehenden Diensten und personellen Ressourcen erfordern. Hier müssen Sie wahrscheinlich einen Finanzierungsplan vorlegen, der die voraussichtlichen Kosten genau auflistet. Dazu gehören die direkten und die indirekten Projektkosten, die ohnehin anfallen. Zu den direkten Projektkosten gehören:

- die Personalkosten: Löhne und Gehälter, Sozialversicherungsbeiträge; Pensionen und ggf. die jährlichen Anhebungen,
- die Anschaffungskosten, z. B. von Computern,
- die Kosten für die spezifischen Maßnahmen, z. B. Lehrgangsmaterialien, Mieten für die Schulungsräume,
- Telefon-, Post- und Fotokopierkosten,
- Reise- und Verpflegungskosten,
- Kosten der Fortbildung zur Qualifizierung der Mitarbeiter/-innen.

Zu den indirekten Kosten gehören die allgemeinen Kosten für Räume, Heizung, Beleuchtung, Telefonanlagen etc. Ein Budgetsystem überwacht für jede Kostenstelle die Ausgaben und verbleibenden Mittel und ermittelt einmal im Monat die aktuellen Kontostände.

Stufe 5: Planung der notwendigen Methoden zur Evaluation

Die Evaluation muss sich auf die spezifischen Ziele beziehen, die Sie sich gesetzt haben. Sie kann mehr oder weniger formalisiert durchgeführt werden. So könnten Sie z. B. nach einem Kurs die Teilnehmer einfach nur nach ihren Eindrücken fragen, oder sich etwas Zeit nehmen, um ihre eigenen Eindrücke niederzuschreiben, über das, was gut lief und was das nächste Mal verbessert werden sollte. Oder Sie könnten eine mehr formalisierte Methode der Evaluation anwenden, in dem Sie z. B. die Teilnehmer bitten, einen anonymen Fragebogen auszufüllen und die dafür notwendige Zeit vorab entsprechend in den Kurs einplanen. Das Thema Evaluation wird im nächsten Kapitel nochmals im Einzelnen behandelt.

Stufe 6: Aufstellung eines Aktionsplans

Dies ist ein schriftlich festgelegter Plan, der im Einzelnen auflistet, welche Aufgaben durchzuführen sind, wer dafür jeweils verantwortlich ist und welche Ressourcen dafür genutzt werden können. Außerdem enthält er einen Zeitplan sowie die Methoden der Evaluierung. Der Fortschritt eines Projektes kann durch viele Faktoren gefährdet werden. Deshalb ist es eine elementare Anforderung an alle Projektpläne, die externen Projekteinflüsse immer im Blick zu behalten. Dies gilt besonders für Projekte, die mit hohen Projektmitteln ausgestattet werden sollen. Deren Erfolg kann z. B. davon abhängen, ob die geplante Einbeziehung der lokalen Gemeinschaft gelingt oder ob die Zusagen öffentlicher Geldgeber oder privater Sponsoren eingelöst werden. International weit verbreitet sind sogenannte „Logistikraster" zur Erkennung der Programmaktivitäten und deren Umsetzungsrisiken, die zu zeitlichen Verzögerungen bei der Projektabwicklung führen könnten (s. Abb. 19.5).

Abb. 19.5 Beispiel für ein Logistikraster für ein Projekt zur Reduzierung des Komatrinkens bei jungen Frauen

Projekt	Indikatoren für den Erfolg	Mittel zur Verifizierung	Wesentliche Risiken und Grundannahmen
Allgemeines Ziel ■ Reduzierung der schädlichen Auswirkungen des Komatrinkens bei den jungen Frauen			
Spezifisches Ziel ■ Propagierung der Nutzung von Taxis, um sicher nach Hause zu kommen			
Leistungen/Ergebnisse ■ Ausgabe von Visitenkarten mit Telefonnummern von Taxis ■ Poster in Kneipen und Klubtoiletten ■ Lautsprecherdurchsagen in Kneipen und Klubtoiletten			
Aktivitäten ■ Arbeit mit speziellen Taxiunternehmen zur Einstellung von Frauen als Fahrerinnen ■ Arbeit mit Kneipen- und Klubbesitzern			

Vervollständigen Sie dieses Logistikraster. Was sind dessen Vorteile für das Projektmanagement?

Der Vorteil eines Logistikrasters liegt darin, dass man alle Annahmen eines Projektplans überprüfen kann. Ausgehend von den Aktivitäten überprüft man ihre kausale Logik, d. h., wenn wir diese Aktivitäten durchführen, dann erreichen wir diese Teilziele. Wenn wir diese Teilziele erreichen, dann erreichen wir auch unsere spezifischen Ziele. Und wenn das gelingt, trägt es zur Erreichung unseres allgemeinen Ziels bei. Kommt es zu Fehlern in diesen logischen Abläufen, dann hat man möglicherweise Maßnahmen gewählt, die nicht zu den Teilzielen passen, oder sich Teilziele gesetzt, die nicht zu den spezifischen Zielen passen.

Stufe 7: Aktion bzw. Durchführung des Plans

Es ist häufig nützlich, eine Art Logbuch zu führen, um darin die unerwartet auftauchenden Probleme und deren Lösung, aber auch die unerwartet eingetretenen positiven Nebenwirkungen festzuhalten. Diese Informationen können dann wieder in den Evaluierungsprozess einfließen. Möglicherweise planen Sie auch eine Dokumentation und eine Verbreitung der Projektergebnisse in Form eines Berichts, eines Newsletters oder einer Präsentation.

Das „PRECEDE"-Planungsmodell*

*PRECEDE steht für „predisposing reinforcing and enabling causes in educational diagnosis and evaluation" bzw. prädisponierende, verstärkenden und ermöglichende Faktoren bei der Diagnose und Evaluierung gesundheitsfördernder Maßnahmen.

Das „PRECEDE"-Modell (Green & Kreuter 2005) ist eines der bekanntesten Planungsmodelle für gesundheitsfördernde Maßnahmen und wurde jüngst nochmals überarbeitet und vereinfacht (s. Abb. 19.6). Das Modell berücksichtigt die multiplen Determinanten der Gesundheit und startet von dem ultimativen Ziel der Lebensqualität, zu dem die Gesundheit einen entscheidenden Beitrag leistet. Es erfasst Organisations- und Umweltfaktoren, die das Gesundheitsverhalten beeinflussen, einschließlich der Nutzung der Gesundheitsdienste. Es geht dann auf prädisponierende, verstärkende und ermöglichende Faktoren ein (s. den Kasten „Phasen des PRECEDE-Modells"), die Veränderungen der Verhaltensweisen oder der Umwelt unterstützen oder behindern. Abschließend untersucht es die Bedürfnisse, die es zu befriedigen gilt, sowie die notwendigen Ressourcen zur Programmumsetzung.

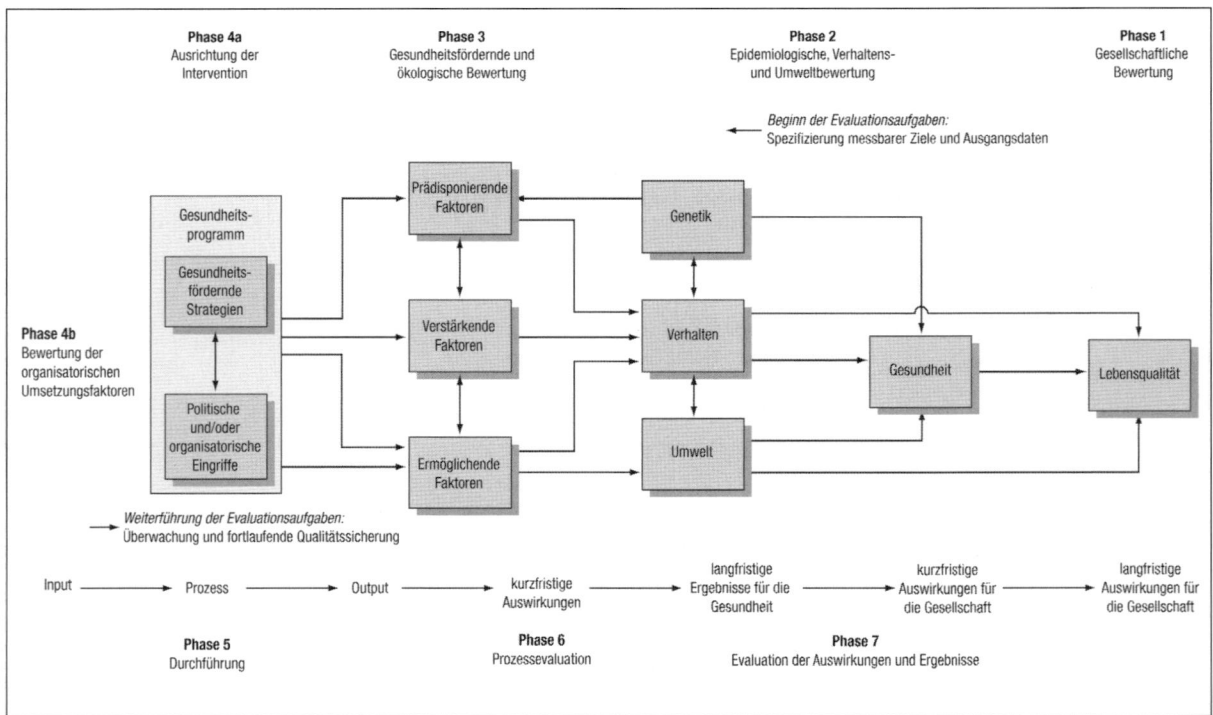

Abb. 19.6: Das „PRECEDE"-Planungsmodell von Green & Kreuter (2005)

Das Modell lässt sich in verschiedene Phasen unterteilen (s. Kasten unten). Die Entwicklung der vorrangigen Ziele einer gesundheitsfördernden Maßnahme wird durch die Phasen 1 bis 4 des Bewertungsprozesses bestimmt. Die Ergebnisse dieses Bewertungsprozesses bilden die Grundlage für die Entwicklung der gesundheitsfördernden Maßnahme (Phase 5). Die Evaluationsphasen 6 bis 7 verfolgen dann die Auswirkungen der Maßnahme auf die Faktoren, die im Zuge des Bewertungsprozesses als wichtige Ziele identifiziert wurden.

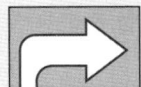

Die Phasen des Vorgehens nach dem PRECEDE-Modell

Phase 1: Gesellschaftliche Diagnose und Bewertung.
Feststellung des Problems in der Bevölkerung und Bewertung der Relevanz für die Lebensqualität, z. B. Arbeitslosigkeit, Kriminalität.

Phase 2: Epidemiologische, Verhaltens- und Umweltbewertung.
Bestimmt die Zusammenhänge der Gesundheitsprobleme mit der Lebensqualität (z. B. genetische Risikofaktoren, Behinderungen) sowie mit der bestehenden Versorgungspraxis (z. B. Inanspruchnahme der Gesundheitsdienste, präventive Maßnahmen, Selbsthilfe, Lebensweisen u. Umweltfaktoren).

Phase 3: Gesundheitsfördernde und ökologische Bewertung.
Analysiert die drei Faktorenbereiche, die das Verhalten beeinflussen:

- prädisponierende Faktoren
  (Wissen, Einstellungen und Wertvorstellungen, die die Bereitschaft bzw. Motivation zur Veränderung beeinflussen).

- verstärkende Faktoren
  (Die Rückmeldungen von wichtigen Bezugspersonen, die den Prozess der Verhaltensänderung unterstützen oder behindern können).

- ermöglichende Faktoren
  (Individuelle Kompetenzen, soziale und materielle Ressourcen. Sind diese nicht ausreichend vorhanden, dann wirken sie als Barrieren, die überwunden werden müssen, um Verhaltensänderungen überhaupt erreichen zu können).

Phase 4a: Ausrichtung der Intervention
Auswahl der wichtigsten Faktoren aus der Analyse der Phase 3.

Phase 4b: Bewertung der organisatorischen Umsetzungsfaktoren
Art und Ausmaß der zur Verfügung stehenden Ressourcen.

Phase 5: Durchführung der Intervention
Management und Verwaltung der praktischen Durchführung und seiner organisatorischen Zusammenhänge sowie die Aufstellung eines Zeitplans.

Phase 6: Evaluierung der Intervention
Bewertet die kurz- und langfristigen gesellschaftlichen Auswirkungen der Intervention und derer Ergebnisse für die Gesundheit. Die Autoren des PRECEDE-Modells betonen dabei, dass diese Evaluierung eine Aktivität ist, die in den gesamten Planungsprozess integriert sein sollte, wie es in der Abb. 19.6 auch dargestellt wurde (Green & Kreuter 2005).

Das PRECEDE-Modell soll den in der Gesundheitsförderung Tätigen helfen, die zur Lösung eines Gesundheitsproblems am besten geeignete Maßnahme herauszufinden. Es soll ihnen durch die Anwendung des Wissens aus der Epidemiologie, Sozialpsychologie, den Erziehungs- und Managementwissenschaften zur Entwicklung einer optimalen Maßnahme verhelfen. Dem Modell wird bescheinigt, dass es auf einer sich ergänzenden Mischung von Expertenwissen aus allen diesen Fachdisziplinen basiert. Es hat sich in vielen Programmen zur Förderung der Gesundheit auf lokaler, regionaler, nationaler und internationaler Ebene als relativ robust erwiesen (z. B. Teilnahme an Brustkrebsvorsorgeuntersuchungen, Programme zur Reduzierung des Rauchens in den Schulen oder Maßnahmen zur Förderung der Benutzung von Sicherheitsgurten).

Eine ausführliche Beschreibung des Modells findet sich auch in den Leitbegriffen der Gesundheitsförderung der Bundeszentrale für gesundheitliche Aufklärung (BZgA) unter: www.leitbegriffe.bzga.de

In der Praxis wird das Modell häufig modifiziert und nur selten in der hier dargestellten Form angewendet (eine umfassende Beurteilung zur Anwendung des Modells finden Sie auf der Website von Green: http://www.lgreen.net/precede.htm). Es ist zum Beispiel ungewöhnlich, den Prozess der Planung mit einem so breit angelegten Thema wie der „Lebensqualität" zu beginnen. Häufiger werden spezifischere Themen, Zielgruppen oder Settings als Ausgangspunkt der Planung genommen. Im Mittelpunkt des britischen Programms „Leben retten: unsere gesündere Nation" stehen z. B. spezifische Krankheiten. In der Praxis beginnt die Anwendung des Modells von Green eher mit seiner Phase der Diagnose der Verhaltensaspekte als mit der seiner Bedarfsermittlung.

Das PRECEDE-Modell kann aus mehreren Gründen kritisiert werden. Als ein Modell zur Planung gesundheitsfördernder Maßnahmen spiegelt es die medizinische Sichtweise wider. Der Planungsprozess wird dominiert von Experten. Die Öffentlichkeit mag zwar bei der Feststellung der Probleme involviert sein, aber die Wege und Methoden zur Lösung dieser Probleme werden von den Experten bestimmt. Im Mittelpunkt steht die Erreichung einer Verhaltensänderung von Individuen oder Gruppen. Der gesellschafts- und umweltpolitische Kontext der Gesundheit wird durch das Modell in den Phasen 2 und 3 bewusst ausgeblendet.

Bis zu einem bestimmten Grad lässt sich dies dadurch erklären, dass das PRECEDE-Modell eher ein Modell zur Planung von Maßnahmen der Gesundheitsbildung und Gesundheitsaufklärung ist, als eines zur Planung von Maßnahmen der Gesundheitsförderung. Von einem Modell, das speziell zur Gesundheitsbildung und Gesundheitsaufklärung entwickelt wurde, kann deshalb nicht erwartet werden, dass es auch für andere Formen der Gesundheitsförderung passt. Für die meisten bedeuten Bildung und Erziehung jedoch die Klärung von Wertvorstellungen, Ansichten und Einstellungen und die Förderung von Empowerment und Autonomie. Das PRECEDE-Modell neigt dazu, diese Aspekte dem primären Ziel der Verhaltensänderung unterzuordnen. Dennoch ist das PRECEDE-Modell ein durchstrukturiertes Planungsmodell, das sicherstellt, dass bestimmte Kernpunkte aufgegriffen werden. Wenn das Ziel die Verhaltensänderung ist, dann ist das PRECEDE-Modell ein nützliches Modell, an dem man sich orientieren kann.

Qualitätssicherung und Auditierung

Die Beurteilung der Qualität der praktischen Arbeit durch Qualitätskontrollen, Qualitätsmanagement oder Auditierung ist ein wichtiger Aspekt jeder professionellen Tätigkeit. Sie dient der Qualitätsverbesserung, dem Nachweis der Kostenwirksamkeit und Rechtfertigung der Aktivitäten gegenüber anderen Akteuren und Akteurinnen der Gesundheitsförderung und stellt sicher, dass die Aktivitäten den Anforderungen der Kostenträger genügen. Rahmenkonzepte zur Sicherstellung einer hochwertigen gesundheitlichen Versorgung wurden mittlerweile in vielen europäischen Ländern entwickelt und entsprechende Einrichtungen etabliert. In England ist es das „National Institute for Health and Clinical Excellence". Die vergleichbare Einrichtung in Deutschland ist das 2004 im Zuge des GKV-Modernisierungsgesetzes (SGB V, §§ 139ff) neu errichtete „Institut für Qualität und Wirtschaftlichkeit im Gesundheitswesen" (www.iqwig.de). Träger ist der „Gemeinsame Bundesausschuss" (www.g-ba.de), das oberste Beschlussgremium der gemeinsamen Selbstverwaltung der Ärzteschaft, Krankenhäuser und Krankenkassen in Deutschland. Er bestimmt in Form von Richtlinien den Leistungskatalog der Gesetzlichen Krankenversicherung und beschließt Maßnahmen zur Qualitätssicherung. Für die ambulante und stationäre Versorgung ist die Qualitätssicherung im Sozialgesetzbuch (SGB V, §§ 135ff) gesetzlich vorgeschrieben. Für die Gesundheitsförderung gilt dies bisher nicht. Der Sachverständigenrat zur Begutachtung der Entwicklung im Gesundheitswesen (SVR) hat in seinem Gutachten 2000/2001 jedoch Zielparameter vorgeschlagen (s. Kasten).

Nutzen-Dimensionen und Zielparameter für Prävention und Gesundheitsförderung bei nicht übertragbaren Krankheiten

Nutzen-Dimensionen:	Zielparameter:
Gesundheit	*Langfristige Parameter* (Senkung der Inzidenz vermeidbarer Krankheits- oder Sterbeereignisse, z. B. Mortalität, Morbidität, Behinderungen, Beeinträchtigungen); Einschätzung der subjektiven Gesundheit, Lebensqualität, Funktionalität; *Intermediäre physiologische Parameter* (z. B. Blutdruck, Body-Mass-Index); *Intermediäre Verhaltensparameter* (z. B. Ernährungs- u. Bewegungsmuster, Stressbewältigung, Suchtverhalten).
Kompetenz/Empowerment	Erwerb und Aufrechterhaltung von sozialer Unterstützung, Selbstbewusstsein, Selbstwirksamkeit, kompetenzgesteuerte, nachhaltige Verhaltensänderung und Partizipation.
Umfeld (physikalische/soziale Umwelt)	Settings, z. B. Arbeitsplatzorganisation, Wohnbedingungen, Lärm, Schadstoffbelastung, soziale Netze, soziale Unterstützung, Bewusstseinsbildung, gesetzliche Grundlagen.
Kosten	Programmkosten, Return on investment (z. B. durch Verringerung der Arbeitsunfähigkeitszeiten, des Medikamentenkonsums oder der Krankenhausaufenthalte).
Zugangswege	Akzeptanz bei spezifischen Zielgruppen, Erreichbarkeit von Diensten.
Strukturbildung (Kapazitätenentwicklung)	Befähigung von Professionellen u. Institutionen, Institutionalisierung der Interventionen, Ressourcennutzung (Kooperationen, Netzwerkbildung, Diffusion von Programmen).
Service/Marketing	Zufriedenheit der Zielgruppe, Bekanntheitsgrad.

Quelle: Sachverständigenrat zur Begutachtung der Entwicklung im Gesundheitswesen (SVR), Jahresgutachten 2000/2001, Bd. 1: Zielbildung, Prävention, Nutzerorientierung u. Partizipation, Kurzfassung S. 39 (www.svr-gesundheit.de/Gutachten).

Von Speller et al. (1997) wurden für den Bereich der Gesundheitsförderung folgende Grundsätze zur Qualitätssicherung formuliert:

- Chancengleichheit – damit die Nutzer den gleichen Zugang zu den Dienstleistungen haben und/oder den gleichen Nutzen aus diesen ziehen können.
- Effektivität – damit die Dienste auch ihre beabsichtigen Ziele erreichen.
- Effizienz – damit die Dienste einen maximalen Nutzen zu minimalen Kosten erreichen.
- Zugänglichkeit – damit ein Dienst in Bezug auf Angebotszeiten, Entfernung und Image für seine Benutzer leicht zugänglich ist.
- Geeignetheit – damit ein Dienst das liefert, was die Nutzer auch brauchen.
- Annehmbarkeit – damit die Dienste den realistischen Erwartungen der Nutzer auch entsprechen.
- Offenheit – damit die Dienste auch offen sind für die Wünsche ihrer Nutzer und Nutzerinnen

---

Qualitätskriterien der Gesundheitsförderung

Eine ergänzende und systematische Beschreibung von 24 Qualitätskriterien bietet die Broschüre „Qualitätsentwicklung in Prävention und Gesundheitsförderung: Qualitätskriterien", Version 5.0 vom 30.11.2007 von quint-essenz.ch (Download: www.quint-essenz.ch/de/files/Qualitaetskriterien_50.pdf). Unter den unten aufgeführten 6 Oberbegriffen und seinen jeweiligen Kriterien werden dort Indikatoren für eine systematische Überprüfung der Qualität von Projekten aufgelistet sowie eine komprimierte Übersichtstabelle angeboten, die Sie für das Erstellen eines Bewertungsprofil verwenden können.

Oberbegriffe	Kriterien
1. Konzepte der Gesundheitsförderung	Gesundheitliche Chancengleichheit, Salutogenese und Empowerment, Settingansatz, Partizipation der Akteure und Akteurinnen in dem Setting.
2. Projektbegründung	Bedarfsnachweis des Projekts, Bedürfnisse der Ziel- und Anspruchsgruppen; Einbettung in übergeordnete Strategien, Rahmenbedingungen u. Projektumfeld, Lernen aus anderen Projekten.
3. Projektplanung	Zielsetzung des Projekts, Begründung der Vorgehensweise, zeitliche Gliederung des Projekts, Sicherung der Ressourcen.
4. Projektorganisation	Adäquate Projektstruktur, Qualifikationen und Anforderungen, zielgerichtete Vernetzung.
5. Projektsteuerung	Projektcontrolling, formative und summative Evaluation, Dokumentation, Kommunikation in der Projektorganisation, Motivation und Zufriedenheit.
6. Ergebnisse und Wirkungen	Projektzielerreichung, Nachhaltigkeit der Veränderungen, Information und Nutzbarmachung der Projektergebnisse und Erfahrungen.

Einen guten Einblick in die Diskussion und Praxis der Qualitätssicherung, Qualitäts- und Planungsstandards im deutschsprachigen Raum geben auch die folgenden Sammelbände: Bundeszentrale für gesundheitliche Aufklärung, BZgA (2001), Luber u. Geene (2004) und Geene et al. (2006) sowie die Leitbegriffe der Bundeszentrale für gesundheitliche Aufklärung (www.leitbegriffe.bzga.de) unter den Begriffen „Qualitätssicherung, Qualitätsentwicklung und Qualitätsmanagement" und „Evidenzbasierte Gesundheitsförderung". Einen generellen Einstieg in die Thematik aus gesundheitswissenschaftlicher Sicht bietet der Beitrag „Evaluation und Qualitätssicherung im Gesundheitswesen" (Schwartz et al. 2006).

Viele sogenannte „Good Practice Beispiele" finden sich zudem auf dem Internetportal zur Gesundheitsförderung für sozial Benachteiligte (www.gesundheitliche-chancengleicheit) sowie dem Portal des Bund-Länder-Programms „Stadtteile mit besonderem Entwicklungsbedarf – die Soziale Stadt" (www.sozialestadt.de). Unter anderem auch in dem Newsletter „Soziale Stadt-Info", wie zum Beispiel der Beitrag „Good Practice: Qualitätsentwicklung in der soziallagenbezogenen Gesundheitsförderung" (Soziale Stadt-Info 20, April 2007).

Mit dem Begriff der Qualität ist nicht nur die Idee der Zweckmäßigkeit, sondern auch die der herausragenden Leistung verbunden. Ein solcher Qualitätsbegriff ist in der Praxis schwierig umzusetzen. Einer der Wege, um dies zu erreichen, ist die Qualitätssicherung oder Auditierung. Sie wird von Wright & Whittington (1992) definiert als: „ein systematischer Prozess, durch den die erreichbaren und wünschbaren Ebenen der Qualität beschrieben und der Grad ihrer Erreichung bewertet werden und dann auf Möglichkeiten zu deren Erfüllung hingearbeitet wird" (Wright & Whittington 1992). Qualitätssicherung ist ein ständiger Prozess zur Erfassung, Bewertung und Verbesserung der praktischen gesundheitsfördernden Arbeit. Ein Qualitätssystem in diesem Bereich kann Elemente der Qualitätssicherung und des Qualitätsmanagements umfassen. Zur Qualitätssicherung gehören das Setzen von Standards, welche die Qualitäten spezifizieren und deren Beibehaltung sicherstellen. Beim Qualitätsmanagement geht es um die Umsetzung dieser Qualitätsstandards durch alle Beschäftigten, indem deren Leistungen einer stärkeren Kontrolle unterworfen werden. Qualitätssicherung in der Gesundheitsförderung wird definiert als:

der Prozess zur Bewertung eines Programms oder einer Maßnahme zur Sicherstellung, dass damit die gesetzten Standards erreicht werden, die Ergebnisse zu Verbesserungen der Praxis genutzt werden und den in der Ottawa-Charta zur Gesundheitsförderung formulierten Grundsätzen entsprechen (Speller 1998, S. 79).

Qualitätssicherung bedeutet, Gesundheitsförderung in der richtigen Art und Weise durchzuführen. Die im folgenden Kasten dargestellten Kriterien des europäischen Systems zur Qualitätssicherung gesundheitsfördernder Maßnahmen, des Benchmarkings und der Evaluierung in der Gesundheitsförderung (Bollars et al. 2005) betonen, dass sich die Qualitätskriterien auf die adäquate Planung einer Maßnahme, das Management und eine gute Durchführungspraxis beziehen und zwar im Einklang mit den Grundsätzen der Gesundheitsförderung (siehe die Beispiele in den beiden vorangegangenen Kästen).

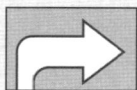 **Europäisches System zur Qualitätssicherung gesundheitsfördernder Maßnahmen und Projekte**

1. Grundsätze der Gesundheitsförderung

Dieses Kriterium umfasst die Grundsätze der Gesundheitsförderung. Dazu gehören ein positives und umfassendes Verständnis von Gesundheit, die Beachtung der grundlegenden Determinanten der Gesundheit, die Beteiligung der Bürgerinnen und Bürger, das Empowerment sowie die soziale Gerechtigkeit und gesundheitliche Chancengleichheit.

2. Projektentwicklung und Durchführung

a) **Analyse:** das Projekt basiert auf einer systematischen Analyse des Gesundheitsproblems und seiner Determinanten sowie des Umfeldes, in dem es durchgeführt werden soll.

b) **Allgemeine und spezifische Ziele:** die Projektziele sind klar definiert.

c) **Zielgruppe:** die Gruppe der Menschen, auf die das Projekt zielt, ist klar definiert.

d) **Intervention:** die Strategien und Methoden für eine wirksame Intervention sind klar formuliert.

e) **Umsetzungsstrategie:** es gibt eine klare Beschreibung, wie die Intervention durchgeführt werden soll.

f) **Evaluation:** die Ergebnisse (Ergebnisevaluation) und Qualität (Prozessevaluation) der Intervention werden erfasst und bewertet.

3. Projektmanagemenent

a) **Leitung:** es wurde eine Person bestimmt, die für die Durchführung des Projekts qualifiziert ist und auch die volle Verantwortung für das Projekt trägt.

b) **Planung und Dokumentierung:** der Projektplan und die Projektorganisation sind fest etabliert.

c) **Kapazitäten und Ressourcen:** für eine erfolgreiche Umsetzung des Projekts sind das notwendige Fachwissen und die notwendigen Ressourcen vorhanden.

d) **Beteiligungen und Verpflichtungen:** die Art und Weise, wie die verschiedenen Partner am Projekt beteiligt sind und deren Verpflichtungen sind klar festgelegt.

e) **Kommunikation:** die Art und Weise, wie alle am Projekt Beteiligten (Zielgruppen und Träger) über das Projekt informiert werden, sind genau festgelegt.

4. Nachhaltigkeit

Der Fortbestand des Projekts ist gesichert.

(www.nigz.nl/gettingevidence und ganz ausführlich unter:
http://ws5.e-vision.nl/systeem3/images/Annexe%2010%20EQUIHP.pdf).

Auditierung ist der systematische Prozess zur Überprüfung eines Dienstes oder Programms, um dessen Leistung zu verbessern. Sie kann sich auf bestimmte Aspekte konzentrieren, wie z. B. die Organisation und das Management oder auch die Aus- und Fortbildung. Teil der Auditierung ist es, sich ein Bild zu machen, Lücken aufzudecken und Verbesserungsbereiche zu identifizieren, indem die vorhandene Leistung mit einer auf diesem Gebiet bereits erreichten Bestleistung verglichen wird. Ein wichtiger Aspekt der Auditierung ist es herauszufinden, ob ein Dienst die Bedürfnisse seiner Nutzer und Nutzerinnen auch wirklich erfüllt. Dazu kann gehören, dass die in der örtlichen Bevölkerung vorhandenen Ansichten erfasst und die Dienste entsprechend angepasst werden. Die Auditierung kann intern durchgeführt werden oder durch unabhängige externe Auditoren bzw. Auditorinnen.

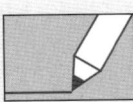
Identifizieren Sie einen Aspekt Ihrer gesundheitsfördernden Arbeit, der von einer Auditierung profitieren würde.

Benutzen Sie die oben genannten Kriterien oder irgendwelche anderen, die Ihnen wichtig erscheinen und stellen Sie eine Liste von Standards auf, die dafür relevant sein könnten.

Schlussfolgerung

Es gibt gute Gründe für ein Planungsmodell zur Strukturierung der gesundheitsfördernden Maßnahmen. Da die Gesundheit ein komplexes und sozial definiertes Konzept ist, bedeutet dies zugleich, dass die Aktivitäten zur Förderung der Gesundheit einer sorgfältigen Planung bedürfen und dies häufig in Zusammenarbeit mit unterschiedlichen Einrichtungen. Die auf den verschiedenen Ebenen durchzuführenden Aktivitäten würden alle von einer soliden Planung profitieren, wenngleich die dabei zu berücksichtigenden Faktoren sich entsprechend dem Niveau der geplanten Maßnahme voneinander unterscheiden.

Das „Centre for International Development and Training" (2006) fasst die Gründe für eine vernünftige Planung wie folgt zusammen:

- relevant für die gesetzten strategischen Ziele,
- die wichtigen Träger werden von Anfang an in das Projekt einbezogen,
- relevant für die wirklichen Probleme der Zielgruppen und deren Nutzen,
- die spezifischen Ziele können auch wirklich erreicht werden,
- Erfolge können gemessen und nachgewiesen werden,
- der durch das Projekt erzielte Nutzen ist von bleibender Dauer,
- Entscheidungen können in jeder Phase des Projekts auf einer überschaubaren und soliden Planungsbasis getroffen werden.

Die Planung stellt einen standardisierten Rahmen zur Verfügung, wie Projekte, Programme oder Interventionen entwickelt, umgesetzt und evaluiert werden können. Der Planungskreislauf stellt sicher, dass die Ergebnisse eines Projekts wieder in neue Projekte und Programme einfließen können. Es gibt eine Reihe von Planungsmodellen für gesundheitsfördernde Aktivitäten. Sie alle können dabei helfen, dass die den Projektentscheidungen bewusst oder unbewusst zugrunde liegenden Wertvorstellungen, Begründungen und Annahmen erkennbar zum Ausdruck kommen.

In der Praxis ist die Planung der Gesundheitsförderung ein komplexerer Prozess als der, welcher in den Planungsmodellen vorgeschlagen wird. Die rationale Entscheidungsfindung ist nur einer der Faktoren, die den Alltag der Planung bestimmen. Viele andere Faktoren sind ebenfalls von Bedeutung. Dazu gehören die Vorgeschichte, der Enthusiasmus der Schlüsselpersonen und der jeweilige politische Kontext. Deshalb ist es wenig wahrscheinlich, dass die Planung irgendeiner gesundheitsfördernden Maßnahme genau entlang den Vorgaben eines Planungsmodells verläuft. Dies heißt aber nicht, dass solche Modelle nicht nützlich wären. Modelle können zur Strukturierung der Aktivitäten beitragen und als Checkliste dienen, damit wichtige Schritte nicht vergessen werden.

Modelle sind keine Zwangsjacken, sondern aufgrund der Erfahrungen veränderbar.

Das folgende Kapitel 20 wird sich ganz der Phase der Evaluation widmen. Die Evaluation von Maßnahmen und damit die Möglichkeit, feststellen zu können, inwieweit die Gesundheitsförderung bei der Erreichung ihrer Ziele erfolgreich war, ist der Schlüssel zur Etablierung der Gesundheitsförderung als einer zentralen Säule der gesundheitlichen Versorgung.

Fragen zur weiteren Diskussion

- Welche Faktoren würden Sie bei der Planung einer gesundheitsfördernden Maßnahme in Betracht ziehen?

- Wie könnten Sie die Qualität Ihrer gesundheitsfördernden Arbeit erfassen und beurteilen?

Zusammenfassung

Dieses Kapitel hat die im Prozess der Planung benutzten Begriffe erläutert und die Gründe für eine systematische Planung gesundheitsfördernder Maßnahmen aufgezeigt. Planung geschieht auf verschiedenen Ebenen, die entsprechend dargestellt wurden. Zwei speziell für die Gesundheitsförderung entwickelte Planungsmodelle wurden genauer beschrieben. Abschließend wurde auf die Bewertung und Evaluierung der Planung im Kontext der Qualitätssicherung und Auditierung eingegangen.

Literatur und Websites

1. Weiterführende deutschsprachige Literaturempfehlungen und Websites

www.leitbegriffe.bzga.de. Unter den Begriffen „Qualitätssicherung, Qualitätsentwicklung und Qualitätsmanagement" sowie „Evidenzbasierte Gesundheitsförderung".

www.quint-essenz.ch/de/files/Qualitaetskriterien_50.pdf. Broschüre „Qualitätsentwicklung in Prävention und Gesundheitsförderung: Qualitätskriterien", Version 5.0 vom 30.11.2007

www.quint-essenz.ch/de/files/foerderung_der_qualitaet.pdf. „Förderung der Qualität in Gesundheitsprojekten" (Ruckstuhl, B., Somani, B., Twisselmann, W. Elektronische Version 2008)

www.svr-gesundheit.de/Gutachten. Sachverständigenrat zur Begutachtung der Entwicklung im Gesundheitswesen (SVR), Jahresgutachten 2000/2001, Bd. 1: Zielbildung, Prävention, Nutzerorientierung u. Partizipation, Kurzfassung und Bd. 2: Qualitätsentwicklung in Medizin u. Pflege.

www.g-ba.de/institution/themenschwerpunkt/qualitaetssicherung. *Informiert über die Themen der Qualitätssicherung aus der Sicht des „Gemeinsamen Bundesausschusses".*

Schwartz et al. 2006. Evaluation und Qualitätssicherung im Gesundheitswesen. In: Handbuch der Gesundheitswissenschaften, Hurrelmann et al. (Hrsg.), S. 1169 ff. *Dieser Beitrag liefert einen Einstieg in die Thematik aus gesundheitswissenschaftlicher Sicht.*

Specke, H. K. 2005. Der Gesundheitsmarkt in Deutschland. Daten – Fakten – Akteure. 3. Auflage. *Dieses Buch bietet unter dem Schlüsselwort „Qualität" eine übersichtliche Darstellung der Begriffe, Verfahren, Maßnahmen, Einrichtungen und gesetzlichen Bestimmungen zur Qualitätssicherung bei der Versorgung der Patienten und Patientinnen im deutschen Sozialversicherungssystem.*

2. Literaturempfehlungen der englischen Originalausgabe

Bollars C, Kok H, Van den Broucke S et al. 2005 European Quality Instrument for Health Promotion with User Manual Woerden: NIGZ www.nigz.nl/gettingevidence. *Diese Entwicklung eines Qualitätsinstruments für die Gesundheitsförderung kann über das „Netherlands Institute for Health Promotion" weiter verfolgt werden.*

Davies M, Kepford J 2006 Planning a health promotion intervention. In: Davies, M., Macdowall, W. (eds). Health promotion theory. Understanding public health series. OUP, McGrawHill, Maidenhead. *Eine sehr nützliche, kurze Zusammenfassung der wichtigsten Faktoren, die in einem Planungsprozess zu berücksichtigen sind.*

Ewles L, Simnett I 2003 Promoting health: a practical guide, 5th edn. Ballière Tindall, London. *Das Kapitel 7 liefert weitere Einzelheiten und praktische Hilfen zum Modell von Ewles & Simnett. Kapitel 8 stellt die Projektplanung im Einzelnen vor.*

Tones K, Green J 2004 Health promotion. Planning and strategies. Sage, London. *Das Kapitel 4 bietet eine gut lesbare und detaillierte Auseinandersetzung mit den Methoden einer systematischen Planung und setzt sich mit verschiedenen Planungsmodellen auseinander.*

3. Neu eingefügte deutschsprachige Quellenangaben und Websites

Bundeszentrale für gesundheitliche Aufklärung (Hrsg.) 2001. Qualitätsmanagement in Gesundheitsförderung und Prävention, Köln.

Deutscher Präventionspreis 2007 „Prävention stärken – lokal und regional", Preisträger unter: www.deutscher-praeventionspreis.de/praeventionspreis/2007/preistraeger.php

Geene, R., Kilian, H., Ryl, L., Schütte, C. (Hrsg.) 2006. Qualitäten der Gesundheitsförderung. Berlin (WZB) – Download: www.gesundheitliche-chancengleichheit.de/bot_Seite3641.html

Luber, E., Geene, R. (Hrsg.) 2004: Qualitätssicherung und Evidenzbasierung in der Gesundheitsförderung, Berlin.

4. Quellenangaben der englischen Originalausgabe

Bollars C, Kok H, Van den Broucke S et al 2005 European Quality Instrument for Health Promotion with User Manual Woerden: NIGZ

Centre for International Development and Training 2006 An introduction to multiagency planning using the logistical framework approach. CIDT, Wolverhampton

Department of Health 1998 Saving lives: our healthier nation. Stationery Office, London.

Ewles L, Simnett I 2003 Promoting health: a practical guide, 5th edn. Baillière Tindall, London.

Green L W, Kreuter M W 2005 Health program planning: an educational and ecological approach, 4th edn. McGraw-Hill Higher Education, New York.

Speller V 1998 Quality assurance programmes: their development and contribution to improving effectiveness in health promotion. In: Scott D, Weston R (eds) Evaluating health promotion. Stanley Thornes, Cheltenham.

Speller V, Evans D, Head M 1997 Perspectives. Developing quality assurance standards for health promotion in the UK. Health Promotion International 12: 215–224.

Torbay Care Trust 2006 Tipping the scales: an obesity strategy for Torbay. Torbay Care Trust, Torbay.

Wright C, Whittington D 1992 Quality assurance: an introduction for health care professionals. Churchill-Livingstone, London.

20 Evaluation der Gesundheitsförderung

Kernpunkte
- Zum Begriff der Evaluation
- Methoden der Evaluation
- Warum evaluieren?
- Was soll evaluiert werden?
- Prozess- und Ergebnisevaluation
- Wie soll evaluiert werden?
- Evaluation ganzer Systeme
- Kosten-Nutzen-Verhältnis
- Nutzung der Evaluation zum Aufbau einer Evidenzbasis für die Gesundheitsförderung

Übersicht

Die Evaluation ist ein integrierter Bestandteil aller gesundheitsfördernden Aktivitäten zur Bewertung von deren Nutzen. Sie erfüllt aber auch noch andere Aufgaben:

- den in der Gesundheitsförderung Tätigen hilft sie bei der Weiterentwicklung ihrer Fähigkeiten und Kompetenzen,

- für die finanziellen Träger ist die Evaluation ein Mittel zur Entscheidung, wie die vorhandenen Ressourcen am besten eingesetzt werden können,

- und für die Bürgerinnen und Bürger ist sie eine Gelegenheit, ihre eigenen Bewertungen einzubringen.

Es gibt aber noch weitere Gründe, warum die Evaluation ein elementarer Bestandteil der gesundheitsfördernden Praxis ist. Die Gesundheitsförderung ist eine relativ neue Fachdisziplin und deshalb lastet auf ihr ein großer Druck, den Nutzen ihrer Aktivitäten durch entsprechende Evaluierung nachzuweisen. Angesichts zunehmend begrenzter Ressourcen in allen europäischen Gesundheitssystemen bedeutet dies, dass die zukünftige Verteilung der Ressourcen von entsprechenden Wirksamkeitsnachweisen abhängen wird. Es gibt also viele Faktoren zur Begründung der Notwendigkeit, die eigene gesundheitsfördernde Praxis zu evaluieren.

Dies ist keine leichte Aufgabe. Denn gesundheitsfördernde Maßnahmen erfordern über einen längeren Zeitraum häufig verschiedene Arten der Intervention und die Mitarbeit mehrerer Partner, die alle ihre eigenen Ziele verfolgen können. Die Gesundheitsförderung wird immer noch als Teil der Gesundheitsdienste gesehen, deren vorherrschendes Evaluationsmodell die quantitativen Untersuchungen sind, bei denen die experimentellen Verfahren mit der randomisierten Kontrollstudie als bevorzugtem „Goldstandard" der Evaluation im Mittelpunkt stehen. Die Gesundheitsförderung muss sich deshalb für eine ganzheitliche Strategie ihrer Evaluierung einsetzen, die sowohl quantitative Methoden als auch die Merkmale des Umfeldes berücksichtigt, in dem sie stattfindet, und sich nicht nur auf die verhaltensrelevanten Ergebnisse konzentriert.

Im Mittelpunkt dieses Kapitels steht die Evaluation gesundheitsfördernder Maßnahmen. Es erläutert, was damit eigentlich gemeint ist und beschreibt die Palette der Untersuchungsmethoden, die in den Evaluationsstudien benutzt werden. Außerdem wird dargestellt, wie eine Evaluation durchzuführen ist und welche Bedeutung sie für den Aufbau einer soliden Evidenzbasis für die gesundheitsfördernde Praxis hat.

Zum Begriff der Evaluation

Die Evaluation ist ein komplexes Konzept. Ihre vielfältigen Definitionen unterscheiden sich im Einzelnen je nach dem Zweck der Evaluation, dem Fachgebiet und den jeweiligen Wertvorstellungen. Eine umfassende Definition liefern Rootman et al. (2001, S. 26): „Evaluation ist die systematische Überprüfung und Bewertung der Merkmale eines Programms oder anderer Maßnahmen zur Erlangung von Wissen, das die Träger der Maßnahmen für unterschiedliche Zwecke nutzen können". Diese Definition ist hilfreich, weil sie die Bedeutung der Intention einer Evaluation hervorhebt sowie den Umstand, dass es für eine Evaluierung sehr viele unterschiedliche Gründe geben kann. Evaluationen können Informationen darüber liefern, inwieweit eine Maßnahme ihre Ziele erreicht hat, die Art und Weise, wie die Maßnahme durchgeführt wurde oder über deren Kosten-Nutzen-Verhältnis (Effizienz). Es ist deshalb wichtig, sich von Anfang an genau über Intention und Zweck der Evaluation im Klaren zu sein, da diese bestimmen, welche Informationen gewonnen werden sollen und wie diese zu erhalten sind. Dieser zweckgebundene Ansatz unterscheidet die Evaluation von der Forschung (Springett 2001, Kolip 2006). Die Evaluation benötigt Ressourcen, die sonst z. B. für die Planung und Umsetzung eines Programms genutzt werden könnten. Eine klare Begründung des Zwecks einer Evaluation ist deshalb auch zu ihrer Legitimierung und für den sinnvollen Einsatz der vorhandenen Ressourcen notwendig.

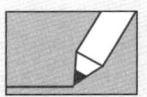

Eine Evaluation wird von den Trägern der Maßnahme nicht gewünscht!

Sie haben ein begrenztes Budget und einen engen Zeitplan, um in Ihrer Gemeinde eine Maßnahme zur Verbesserung der Ernährung durchzuführen. Zu den Trägern der Maßnahme gehören die örtlichen Schulen, die Obdachlosen-, Gesundheits- und Sozialdienste sowie einige örtliche Vereine und die Gemeindeverwaltung. Der von Ihnen vorgeschlagene Plan enthält eine Evaluation der Maßnahme, für die Sie etwa 5 bis 10 % vom Gesamtbudget veranschlagt haben.

Eine Gruppe aus der Reihe Ihrer Träger ist gemeinsam mit der Bitte an Sie herangetreten, auf die Evaluierung zu verzichten und stattdessen die Mittel für die Durchführung der Maßnahmen vor Ort einzusetzen.

Wie würden Sie auf diese Bitte reagieren? Welche Argumente könnten Sie vorbringen, um die von Ihnen vorgeschlagene Evaluation zu rechtfertigen?

Vom Standpunkt der in der Gesundheitsförderung Tätigen ist die Evaluation notwendig, um Ergebnisse bewerten zu können und festzustellen, ob die gesetzten Ziele erreicht wurden und inwieweit die eingesetzten Methoden angemessen und effizient waren. Diese Ergebnisse können dann wieder in neue Planungen einfließen und zur Verbesserung der gesundheitsfördernden Praxis führen. Die Evaluation dient dem Aufbau einer Evidenzbasis. Dazu ist es notwendig herauszufinden, was funktioniert und was nicht. Dies hilft auch den anderen in der Gesundheitsförderung Tätigen, diese Erfahrungen zu nutzen und ihre Maßnahmen stärker auf die Dinge zu richten, die sich bereits als wirksam erwiesen haben.

Aus der Sicht der Zielgruppen trägt eine Evaluation dazu bei, ihre Erwartungen besser zu erfassen und zu sehen, inwieweit diese letztlich auch erfüllt werden können. Evaluationen machen es auch möglich herauszufinden, welche gesundheitsfördernden Strategien sich am wirksamsten erwiesen haben und vor allem *warum*. Ohne Evaluationsergebnisse ist es sehr schwierig, neue oder zusätzliche Mittel zur Weiterführung einer Maßnahme zu begründen. Selbst wenn sich ein Programm anfangs gut entwickelt, kann es sein, dass in dessen weiterem Verlauf aufgrund von spezifischen lokalen Merkmalen nicht vorhergesehene und ggf. negative Einflüsse zum Tragen kommen, die nur durch eine Evaluation rechtzeitig erkannt werden können. Es gibt gute Gründe für die Evaluierung aller gesundheitsfördernden Maßnahmen, obwohl sie bei innovativen und größeren Projekten einen wesentlich größeren Aufwand an Arbeit und finanziellen Mitteln erfordern.

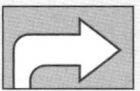

Grundsätze der Weltgesundheitsorganisation zur Evaluation gesundheitsfördernder Maßnahmen (Rootman et al. 2001)

1. **Beteiligung:** alle Träger der Maßnahme sollten an der Evaluation beteiligt sein.
2. **Multidimensionalität:** die Evaluation sollte quantitative und qualitative Methoden aus den verschiedenen Fachdisziplinen miteinander verbinden.
3. **Kapazitätenbildung:** die Evaluation sollte die Leistungsfähigkeit der Trägereinrichtungen im Umgang mit Problemen der Gesundheitsförderung verbessern.
4. **Geeignetheit:** die Evaluation sollte so angelegt sein, dass sie der Komplexität und dem längerfristigen Zeitrahmen gesundheitsfördernder Maßnahmen Rechnung trägt.

Evaluationsstandards der „DeGEval – Gesellschaft für Evaluation e.V."

Diese sind im deutschsprachigen Raum weithin anerkannt. Demnach sollen Evaluationen vier grundlegende Eigenschaften aufweisen, die insgesamt in 25 Einzelstandards aufgegliedert sind:

1. **Nützlichkeit:** die Nützlichkeitsstandards sollen sicherstellen, dass die Evaluation sich an den Evaluationszwecken sowie am Informationsbedarf der vorgesehenen Nutzer und Nutzerinnen ausrichtet.

2. **Durchführbarkeit:** die Durchführungsstandards sollen sicherstellen, dass eine Evaluation realistisch, gut durchdacht, diplomatisch und kostenbewusst geplant und ausgeführt wird.

3. **Fairness:** die Fairnessstandards sollen sicherstellen, dass in einer Evaluation respektvoll und fair mit den betroffenen Personen und Gruppen umgegangen wird.

4. **Genauigkeit:** die Genauigkeitsstandards sollen sicherstellen, dass eine Evaluation gültige Informationen und Ergebnisse zum jeweiligen Evaluationsgegenstand und den Evaluationsfragestellungen hervorbringt und vermittelt.

Eine 50-seitige Broschüre ist als praktische Hilfe bei der Beauftragung, Planung und Bewertung von Evaluationen konzipiert. Sie geht erklärend auf die 25 Einzelstandards ein, macht Angaben zur Zielsetzung, Entstehung und zum Anwendungsbereich der Standards, liefert Definitionen von Schlüsselbegriffen, Planungshilfen und Literaturnachweise. Download unter www.degeval.de

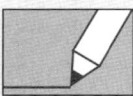 **Ein Programm zur Gesundheitsberatung für Männer**

Ein Gesundheitsdienst führt eine Gesundheitsberatung für Männer ein. Ziel ist die Untersuchung des Gesundheitszustandes von Männern im mittleren Alter, verbunden mit der Aufklärung und Beratung zu gesünderen Lebensweisen, um solche längerfristigen Gesundheitsrisiken wie Bluthochdruck oder Rauchen zu reduzieren.

Die Krankenschwester lädt über einen bestimmten Zeitraum alle Männer zwischen 40 und 65 Jahren zu einer halbstündigen Beratung in die Praxis ein. Dabei erfasst sie grundlegende Gesundheitsdaten (Gewicht, Blutdruck etc.), fragt nach den Lebensgewohnheiten (Ernährung, Zigaretten-, Alkohol- und Drogenkonsum, Sexualverhalten, körperliche Bewegung etc.) und berät jeden Einzelnen, wie er gesünder leben könnte.

Dieses Programm erfordert einen beträchtlichen Teil ihrer Arbeitszeit.

Wie würden Sie dieses Programm unter Berücksichtigung der oben genannten Kriterien evaluieren?

Evaluation umfasst viele verschiedene Aktivitäten, die unterschiedlich intensiv oder bewusst durchgeführt werden. Auf ihrer einfachsten Ebene beschreibt die Evaluation das, was jeder kompetente Gesundheitsförderer bzw. jede kompetente Gesundheitsförderin normalerweise auch tut, nämlich seine bzw. ihre Arbeit einschätzen und bewerten. Dazu gehört der Prozess des informellen Feedbacks oder die eher systematische Überprüfung der gesundheitsfördernden Maßnahme.

In dem oben beschriebenen Programm zur Gesundheitsberatung der Männer würde dazu das Beobachten der Reaktionen der Männer auf einen Vortrag gehören bzw. das Einholen ihrer Kommentare oder der von Freunden oder Kollegen aus dem sozialen Umfeld der Männer. Der Begriff der Evaluation wird jedoch in der Regel für eine formalere und systematischere Aktivität benutzt, bei der eine Maßnahme aufgrund ihrer ursprünglichen Zielsetzung bewertet wird und die Ergebnisse dieser Bewertung wieder in den Planungsprozess einfließen.

Im oben genannten Beispiel könnte dies bedeuten, die wichtigsten Personen- und Gesundheitsdaten der Männer zu erfassen und eine Erhebung vor und nach der Gesundheitsberatung durchzuführen, um Änderungen in den Verhaltensweisen der Männer festzustellen. Bei der Evaluation der Gesundheitsförderung müssen auch deren Grundsätze zum Tragen kommen, wie z. B. die Beteiligung der Zielgruppen, die Kooperation und soziale Gerechtigkeit. Im oben genannten Beispiel könnte dies erreicht werden durch eine Befragung der Männer, was sie sich von der Teilnahme an dem Programm erhoffen und inwieweit diese Erwartungen dann letztlich auch erfüllt werden.

Ein Vergleich des sozioökonomischen Status der Männer, die zu dem Programm gekommen bzw. nicht gekommen sind, könnte wiederum die Frage beantworten, ob dieses Programm gesundheitliche Chancenungleichheiten vermindert oder weiter verstärkt hat. Es ist z. B. immer wieder feststellbar, dass solche Programme vor allem eine gesundheitsbewusste Minderheit erreichen und weniger jene Personen, die sie dringender benötigen.

Methoden der Evaluation

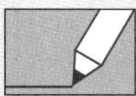

Evaluation eines Programms zur Reduzierung des Rauchens bei Herzpatienten und -patientinnen

Die Pflegedienstleitung in einem Krankenhaus hat ein Projekt gestartet, um herzkranken Patienten und Patientinnen zu helfen das Rauchen aufzugeben. Dafür wurde einem Mitarbeiter Zeit zur Verfügung gestellt, um deren Rauchverhalten zu bewerten und auf dieser Basis für jeden Patienten bzw. für jede Patientin einen individuellen Entwöhnungsplan aufzustellen, der dann auch entsprechend durchgeführt wurde. Nach der Entlassung aus dem Krankenhaus wurden die Patienten und Patientinnen einmal wöchentlich (über einen Zeitraum von insgesamt sechs Wochen) zur Nachsorge angerufen.

Wie könnte dieses Projekt evaluiert werden, sodass belegt werden kann, dass die erreichten Erfolge im Hinblick auf die Reduzierung oder Aufgabe des Rauchens bei den betreffenden Patienten und Patientinnen auch tatsächlich auf das Projekt zurückgeführt werden können? Was wären die Stärken und Schwächen der von Ihnen ausgewählten Methoden?

1. Eine randomisierte Kontrollstudie würde allen herzkranken Raucherpatienten und -patientinnen bei Ankunft auf der Krankenstation nach dem Zufallsprinzip entweder der Interventionsgruppe (denen eine Raucherentwöhnung angeboten wird) oder der Kontrollgruppe zuordnen (die keine Raucherentwöhnung erhalten, dafür aber eine Broschüre ausgehändigt bekommen).

2. Eine Evaluation durch eine Fallstudie würde die herzkranken Patienten und Patientinnen über ihre Beteiligung an dem Projekt befragen und deren Wissen, Einstellungen und Rauchverhalten überprüfen.

1. Die randomisierte Kontrollstudie

Die klassische Methode für den wissenschaftlichen Nachweis ist das Experiment. Es versucht alle Faktoren zu kontrollieren, die auf die Intervention Einfluss nehmen könnten, um sicherzustellen, dass nur die Faktoren zum Zuge kommen, die Gegenstand der Intervention waren. Dies kann theoretisch am besten unter Laborbedingungen erreicht werden, was praktisch unmöglich und ethisch nicht vertretbar ist, wenn es um die Gesundheit eines Menschen geht.

Die zweitbeste Methode ist die randomisierte Kontrollstudie. Sie ordnet die Menschen per Zufallsauswahl der Interventions- oder Kontrollgruppe zu. Zufallsauswahl bedeutet, dass die Zielgruppen in Bezug auf bestimmte Merkmale, wie z. B. Alter, Geschlecht oder sozioökonomischer Status, die nachweislich die Gesundheit der Menschen beeinflussen, gleich verteilt sind. Die Veränderungen in der Interventionsgruppe werden dann mit jenen in der Kontrollgruppe verglichen. Diejenigen Veränderungen, die nur in der Interventionsgruppe feststellbar waren, können dann dem entsprechenden Gesundheitsförderungsprogramm zugeschrieben werden. Angewandt auf das weiter oben beschriebene Programm zur Gesundheitsberatung der 40- bis 65-jährigen Männer würde dies bedeuten, dass alle Männer dieser Zielgruppe per Zufallsauswahl zwei Gruppen zugeordnet werden müssten: der Interventionsgruppe, also jenen Männern, die zum

Beratungsprogramm eingeladen wurden, oder der Kontrollgruppe, die nicht eingeladen wurden. Nach der Durchführung des Programms mit der Interventionsgruppe würden dann deren Daten mit denen aus der Kontrollgruppe verglichen. Liegen die Werte zum Gesundheitszustand und Gesundheitsverhalten der Männer in der Interventionsgruppe statistisch signifikant über jenen der Männer aus der Kontrollgruppe, dann würde man das durchgeführte Gesundheitsprogramm als wirksam bezeichnen können.

Die zur Durchführung einer randomisierten Kontrollstudie erforderliche wissenschaftliche Genauigkeit ist in der Praxis kaum zu erreichen. Die meisten Gesundheitsförderungsprogramme haben Nebenwirkungen, die sogar gewünscht sind. Es ist unmöglich, die einzelnen Gruppen strikt voneinander zu trennen, oder sicherzustellen, dass die Gesundheitsförderungsprogramme nicht über ihre gesetzten Grenzen hinaus „streuen". Dennoch ist festzuhalten, dass durch randomisierte Kontrollstudien nachgewiesene Veränderungen in den Interventionsgruppen mit großer Sicherheit dem jeweiligen Programm zugeschrieben werden können.

2. Die Fallstudie

Evaluationen können auch auf qualitative Methoden zurückgreifen. Solche Methoden zielen auf ein Verständnis der Veränderungsprozesse, d. h. sie liefern ein genaues Bild über den Ablauf der Maßnahmen sowie darüber, welche Merkmale der Maßnahme sich als wirksam erwiesen haben. Ein typisches Beispiel für solche Untersuchungsmethoden ist die Fallstudie. Die gesundheitsfördernde Maßnahme ist der „Fall", der mit einer Reihe von Methoden intensiv untersucht wird. Dies gibt dem bzw. der Evaluierenden ein genaues Bild, wie die gesundheitsfördernde Maßnahme die Zielgruppe beeinflusst hat. Fallstudien kommen in der Regel bei kleineren Projekten zum Zuge und deren Ergebnisse sind in der Darstellung eher Beschreibungen als numerische Daten. Jede Fallstudie ist einzigartig und deshalb lassen sich deren Ergebnisse nicht automatisch auf andere Situationen bzw. Fälle übertragen. Die Stärken der Fallstudie liegen darin, dass die dabei festgestellten Auswirkungen wirklich eingetreten sind und mit einem hohen Grad an Sicherheit der entsprechenden Maßnahme zugeschrieben werden können.

Eine Fallstudie für die oben beschriebene Gesundheitsberatung der Männer könnte eine eingehende Befragung der Männer umfassen, die an dem Beratungsprogramm teilnahmen, sowie eine Befragung des Mitarbeiters, der es durchführte. Das Ziel dieser Befragung wäre herauszufinden, was die Männer bewegte, die Einladung anzunehmen und an dem Programm teilzunehmen, wie sie das Programm bewerten und wie es sie beeinflusst hat.

Die randomisierte Kontrollstudie und die Fallstudie sind wirksame Methoden zur Erfassung der Auswirkungen einer gesundheitsfördernden Maßnahme. Daneben gibt es aber noch viele andere Methoden, wie z. B. Umfragen zur Erfassung bestimmter Trends. In der Praxis überschneiden sich diese Methoden häufig oder werden miteinander kombiniert. Die randomisierte Kontrollstudie gehört zu den quantitativen Methoden der wissenschaftlichen Medizin und wird in der Regel als solider und zuverlässiger angesehen als die Fallstudie.

Warum evaluieren?

Die Evaluation erfordert Ressourcen, die ansonsten für die Bereitstellung von Dienstleistungen genutzt werden könnten. In Anbetracht der Tatsache, dass es immer einen Bedarf an Dienstleistungen gibt, bedarf es einer guten Begründung, die für eine Evaluation notwendigen Mittel zu bekommen. Ganz neue oder Pilotprojekte rechtfertigen in der Regel eine eingehende Evaluierung, denn ohne einen entsprechenden Nachweis über deren Wirksamkeit bestehen nur geringe Chancen, dass sie als Routinepraxis etabliert werden. Andere Kriterien zur Beurteilung der Notwendigkeit einer Evaluation betreffen die Frage, wie gut sie durchgeführt werden kann. Ist es unmöglich, die verschiedenen am Projekt beteiligten Partner für eine Evaluation zu gewinnen, dann ist es wahrscheinlich nicht sinnvoll, sie dennoch durchzuführen. Dies gilt auch für den Fall, wenn eine Evaluation nicht von Anfang an in das Projekt eingebaut wurde, sondern nur noch am Ende angefügt wird, da dann die Ergebnisse zu partiell und fehlerhaft sein dürften.

Eine Evaluation ist nur dann sinnvoll, wenn damit auch die Praxis der Gesundheitsförderung verbessert werden kann. Das heißt, die Ergebnisse einer Evaluation müssen mit Blick auf die Relevanz für die Praxis bewertet und den am Projekt beteiligten Partnern und Zielgruppen in einer verständlichen Form übermittelt werden. Allzu häufig finden Evaluationsergebnisse keine Beachtung, weil sie in einer inadäquaten Form präsentiert werden. Sie bleiben beim jeweiligen Vorgesetzten liegen oder werden als wissenschaftliche Studie voller akademischer Begriffe in wenig bekannten Zeitschriften veröffentlicht.

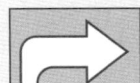

Gründe für die Durchführung einer Evaluation:

- um zu bewerten, wie die Mittel eingesetzt wurden **(Leistung)**,
- um zu bewerten, ob das, was in Bezug auf den Zeit-, Mittel- und Arbeitsaufwand erreicht wurde, auch eine ökonomisch sinnvolle Investition war **(Effizienz)**,
- um die Auswirkungen der Maßnahme zu messen und festzustellen, ob sie sich gelohnt hat **(Effektivität)**,
- zur Beurteilung der Angemessenheit und praktischen Relevanz der durchgeführten Maßnahme **(Qualität der Durchführung)**,
- zur Beurteilung des Gesamtnutzens der Maßnahme **(Wirksamkeit)**,
- um Hinweise für zukünftige Pläne oder Maßnahmen zu gewinnen,
- um die getroffenen Entscheidungen gegenüber anderen rechtfertigen zu können.

(O'Connor-Fleming & Parker 2001)

Die Ergebnisse der Evaluationsstudien sind für viele unterschiedliche Gruppen relevant und es kann erforderlich sein, sie in unterschiedlichen Formen zu präsentieren, damit sie für alle relevanten Gruppen lesbar und zugänglich werden.

Eine Mitarbeiterin des Sozialpsychiatrischen Dienstes hat ihre gesundheitsfördernden Aktivitäten evaluiert. Dazu gehören ihre situationsspezifisch durchgeführten Beratungs- und Aufklärungsgespräche, die Einrichtung einer Betreuergruppe, die Herstellung einer Info-Broschüre für den Umgang mit Demenzkranken und Umfragen bei den über 75 Jahre alten Menschen.

Wie könnte sie dafür sorgen, dass die Ergebnisse ihrer Evaluation für ihre Klientel, Vorgesetzten, Krankenpflegekollegen und -kolleginnen sowie andere Gesundheits- und Sozialarbeiter/-innen lesbar und zugänglich werden?

Was soll evaluiert werden?

Die Ziele der Gesundheitsförderung können gerichtet sein auf Veränderungen beim Einzelnen, auf die Erhöhung der Inanspruchnahme der vorhandenen Gesundheitsdienste oder auf Veränderungen des Umfeldes. Der folgende Kasten zeigt am Beispiel von Maßnahmen zur Reduzierung des Rauchens die Vielfalt möglicher Ziele auf, die alle evaluiert werden müssten.

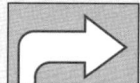

Ziele der Gesundheitsförderung zur Reduzierung des Rauchens

- Verbesserung des Wissens, z. B. über die schädlichen Auswirkungen des Passivrauchens.

- Einstellungsveränderungen, z. B. der Bereitschaft den Zigarettenrauch anderer einzuatmen.

- Verhaltensänderungen, z. B. die Aufgabe des Rauchens. Erwerb neuer Fähigkeiten, z. B. das Erlernen von Entspannungsmethoden zur Stressreduzierung.

- Einführung neuer Politiken, z. B. Bereitstellung von Mitteln, um Hausärzten die kostenlose Verschreibung von Nikotinersatzstoffen an Einkommensschwache zu ermöglichen.

- Strukturelle Veränderungen, z. B. Verbot der Tabakwerbung oder die Einführung einer Nichtraucherpolitik am Arbeitsplatz.

- Reduzierung der Risikofaktoren, z. B. Reduzierung der Anzahl der Raucher und des Tabakkonsums pro Person.

- Zunahme der Inanspruchnahme von Diensten, z. B. Zahl der Nutzer von Raucherberatungsstellen, Zahl der Anrufe bei der telefonischen Raucherberatung.

- Reduzierte Morbidität, z. B. verminderte Raten an Atemwegs- und koronaren Herzerkrankungen.

- Reduzierte Mortalität, z. B. Senkung der Sterblichkeit an Lungenkrebs.

Wenngleich alle diese Faktoren mit der Gesundheit zusammenhängen, sind sie doch getrennt voneinander zu sehen, d. h. es gibt z. B. keinen unbedingten Zusammenhang zwischen einem verbesserten Wissen und Verhaltensänderungen. Deshalb ist es nicht angebracht, ein spezifisches Ziel, wie z. B. die Zunahme körperlicher Bewegung, dadurch zu evaluieren, dass man andere Aspekte einer Maßnahme misst (z. B. die Zahl der mitgenommenen Broschüren bei einer Gesundheitsausstellung oder festgestellte Einstellungsänderungen, sich mehr zu bewegen). Zur Messung der gesetzten Ziele ist es wichtig, die dafür geeigneten Indikatoren auszuwählen. Wie das am besten gemacht werden kann, ist im Kapitel 19 zur Planung gesundheitsfördernder Maßnahmen beschrieben.

Prozess- und Ergebnisevaluation

Evaluation ist immer unvollständig, da es nicht möglich ist, jeden Aspekt einer Maßnahme zu bewerten. Vielmehr werden Entscheidungen darüber getroffen, welche Evaluationskriterien den Vorrang haben sollen und manchmal auch darüber, welche der spezifischen Ziele letztlich nur erfasst und bewertet werden sollen. Häufig wird unterschieden zwischen der Prozess- und Ergebnisevaluation. Die Prozessevaluation betrifft die Bewertung des Umsetzungsprozesses einer Maßnahme oder eines Programms. Die Ergebnisevaluation zielt auf die kurz-, mittel- oder langfristigen Einflüsse und Auswirkungen einer gesundheitsfördernden Maßnahme oder eines Programms.

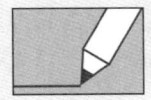
Klassifizieren Sie die oben genannten Ziele zur Reduzierung des Rauchens, indem Sie sich überlegen, ob es sich dabei um kurz-, mittel- oder langfristige Ziele bzw. gewünschte Ergebnisse handelt.

Zur Evaluation der öffentlichen Gesundheitspflege und Versorgung (Public Health) wurden folgende Kriterien vorgeschlagen (Philipps 1994 zitiert in: Douglas et al. 2007):

- **Wirksamkeit** im Hinblick auf die gesetzten Ziele.

- **Akzeptanz** durch die Zielgruppen und die Gesellschaft als Ganzes.

- **Geeignetheit** zur Befriedigung des Gesundheitsbedarfs.

- **Gerechtigkeit** in Bezug auf die gesundheitliche Chancengleichheit.

- **Wirtschaftlichkeit** als angemessenes Verhältnis zwischen Aufwand und Ertrag.

Welche dieser Kriterien treffen auf die Prozessevaluation zu und welche auf die Ergebnisevaluation?

Prozessevaluation

Die Evaluation des Prozesses einer gesundheitsfördernden Maßnahme kann aus der Sicht der Zielgruppe, der Gesundheitsförderer bzw. Gesundheitsförderinnen und/oder der finanziellen Träger der Maßnahme erfolgen. Die Ziele einer Prozessevaluation sind die Klärung von Fragen praktischer Natur, d. h. kann die Maßnahme wiederholt, kann sie verbessert werden und kann sie auf andere Settings mit unterschiedlichen Zielgruppen übertragen werden? (Parry-Langdon et al. 2003) Bei der Prozessevaluation stehen vor allem vier Fragen im Vordergrund:

1. Erreicht die Maßnahme die Zielgruppe?
2. Sind die Teilnehmer/-innen mit der Maßnahme zufrieden?
3. Sind alle Komponenten der Maßnahme umgesetzt worden?
4. Sind alle Materialien und Komponenten der Maßnahme von hoher Qualität?

(Hawe et al. 1994, Nutbeam 1998)

Die Prozessevaluation wendet eine breite Palette von qualitativen oder sogenannten „weichen" Methoden an. Beispiele solcher Methoden sind Befragungen, Aufzeichnungen, Beobachtungen und Inhaltsanalysen von Dokumenten. Diese Methoden liefern uns eine Menge an Informationen über das betreffende Programm sowie über die Faktoren, die für dessen Erfolg oder Misserfolg verantwortlich sind. Sie können uns aber nicht vorhersagen, was passieren würde, wenn dieses Programm in einer anderen Gegend wiederholt würde. Da die Prozessevaluation keine sogenannten „harten" wissenschaftlichen Methoden benutzt, werden ihre Ergebnisse häufiger als nicht repräsentativ abgetan. Für die Gesundheitsförderung ist die Prozessevaluation jedoch von entscheidender Bedeutung. Wir müssen wissen, wie die verschiedenen Gruppen unsere Maßnahmen interpretieren und auf sie reagieren und ob unsere Maßnahmen auch wirklich gesundheitsfördernd sind – und dafür brauchen wir die Prozessevaluation.

Ergebnisevaluation

In der Regel befasst sich die Evaluation gesundheitsfördernder Maßnahmen mit der Feststellung ihrer Auswirkungen bzw. Ergebnisse. Diese können evaluiert werden im Hinblick auf ihre:

- unmittelbaren Auswirkungen, wie z. B. erreichte Wissens- oder Einstellungsveränderungen,
- längerfristigen Auswirkungen, wie z. B. erreichte Veränderungen bei den Lebensweisen.

Der Zeitpunkt der Evaluation wirkt sich nicht nur darauf aus, welche Daten erfasst werden können, sondern auch darauf, wie zuversichtlich wir sein können, dass die festgestellten Wirkungen auch der gesundheitsfördernden Maßnahme zugeschrieben werden können. Dies verdeutlicht das folgende Beispiel:

> 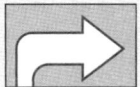 **Zu welchem Zeitpunkt soll evaluiert werden, um unmittelbare und längerfristige Wirkungen eines Programms zur Prävention von koronaren Herzerkrankungen erkennen zu können?**
>
> Ein solches Programm kann folgende fünf Wirkungen haben:
>
> 1. Verbessert das Wissen über die Risikofaktoren koronarer Herzerkrankungen.
>
> 2. Erhöht die Motivation, an einer Vorsorgeuntersuchung teilzunehmen.
>
> 3. Überzeugt mehr Menschen zur Teilnahme an Vorsorgeuntersuchungen.
>
> 4. Verstärkt die Medienberichterstattung über koronare Herzerkrankungen.
>
> 5. Reduziert die Raten vorzeitiger Sterbefälle an koronaren Herzerkrankungen.
>
> Eine Evaluation direkt nach dem Programm kann vielleicht die beiden ersten Auswirkungen feststellen, d. h. die unmittelbaren Wirkungen des Programms. Die unter Punkt 3 und 4 genannten Wirkungen lassen sich nur bei einer Evaluation feststellen, die z. B. sechs Monate später durchgeführt wird. Zwölf Monate nach dem Programm sind die Anstiege bei den Vorsorgeuntersuchungen nicht mehr erkennbar und haben sich vielleicht schon wieder auf den Stand von vor dem Programm eingependelt. Eine Reduzierung der Mortalitätsraten bzw. der Raten zum vorzeitigen Tod an koronaren Herzerkrankungen lässt sich frühestens nach fünf Jahren feststellen und nach so langer Zeit wird es sehr schwierig sein, diesen Rückgang auf das gesundheitsfördernde Programm zurückzuführen. Die Gesamtbewertung des Erfolges oder Misserfolges des Programms ist deshalb abhängig vom Zeitpunkt der Evaluation.

Die Evaluierung der unmittelbaren Ergebnisse ist tendenziell die häufigste Art der Evaluation, da sie vergleichsweise leichter durchzuführen ist. Sie kann noch am Ende einer Maßnahme eingebaut werden. Ein Gesundheitsförderungsprogramm an einer Schule kann z. B. in der letzten Stunde einen Rückblick auf das Programm enthalten. Dabei werden die Schülerinnen und Schüler aufgefordert zu sagen, was sie seit Beginn des Programms bei sich geändert haben und wie das Programm ihr zukünftiges Verhalten beeinflussen wird.

Die Evaluierung der längerfristigen Ergebnisse ist schwieriger durchzuführen. Bei dem eben benutzten Beispiel müsste man feststellen, ob das Programm auch noch ein Jahr später Auswirkungen auf das Verhalten der Schülerinnen und Schüler hatte. Ein Weg, um dies zu ermitteln, könnte der Vergleich des gesundheitsbezogenen Verhaltens der Schüler (z. B. Rauchen, Alkoholkonsum, körperliche Bewegung) vor und nach dem Programm sein. Aber im Verlauf eines Jahres wird es diesbezüglich viele Veränderungen im Verhalten der Schüler geben, unabhängig von irgendeinem Gesundheitsförderungsprogramm. Deshalb wäre es besser, die Gruppe der Schülerinnen und Schüler mit einer entsprechenden Gruppe aus einer anderen Schule zu vergleichen, die an keinem solchen Programm teilgenommen hatten, um zu sehen, ob die Veränderungen in beiden Gruppen stattfanden. Diese zweite oder Kontrollgruppe ist notwendig, um zu vermeiden, dass letztlich jede Verhaltensänderung auf das Gesundheitsförderungsprogramm zurückgeführt wird und damit dessen Einfluss überbewertet wird.

Aus diesem Grunde ist die Evaluation langfristiger Auswirkungen wesentlich komplexer und kostspieliger als die der kurzfristigen Ergebnisse. Ein Jahr später nochmals zu den Schülern und Schülerinnen zu gehen und von ihnen neue Informationen zu erhalten, kostet Zeit und Ressourcen, ebenso wie die Gewinnung einer adäquaten Gruppe als Kontrollgruppe. Trotz dieser Probleme ist die Evaluation längerfristiger Auswirkungen die bevorzugte Evaluationsmethode, weil sie dauerhafte Veränderungen misst, die dem Prüfstein der Zeit widerstanden haben. Ergebnisse der kurz- oder längerfristig angelegten Evaluation werden häufig in numerischen Daten ausgedrückt, was die Glaubwürdigkeit erhöht. Quantitative oder sogenannte „harte" Daten werden als konkreter oder sachlicher betrachtet als die in der Prozessevaluation benutzten sogenannten „weichen" Daten.

Zusammenfassend gibt es fünf Möglichkeiten, wie die Evaluationsergebnisse eines Gesundheitsförderungsprogramms durch den Zeitablauf beeinflusst werden:

1. **Der Trägheitseffekt:** die Wirkungen eines Programms zeigen sich erst viel später und würden bei einer sofortigen Evaluierung nicht erfasst werden.
2. **Der Umkehreffekt:** erste positive Veränderungen gehen allmählich verloren und nach einiger Zeit kann der Stand der Dinge genau so sein wie vor dem Programm.
3. **Der Auslösereffekt:** das Programm löst eine Veränderung aus, die zu einem späteren Zeitpunkt ohnehin eingetreten wäre.
4. **Der historische Effekt:** für einige oder alle Veränderungen könnte das zeitgeschichtliche Geschehen verantwortlich sein und nicht das Programm.
5. **Der entgegengesetzte Effekt:** ein Programm produziert eine Wirkung, die im Gegensatz zu den beabsichtigten Zielen steht.

Wie führt man eine Evaluation durch?

Zur Durchführung einer Evaluation muss entschieden werden, welche Informationen dafür notwendig sind und wie diese gesammelt werden können. Dies muss zu Beginn einer Maßnahme erfolgen, um sicherzustellen, dass die Informationen zum richtigen Zeitpunkt erfasst werden. Zur Evaluation einer Maßnahme schlagen Rootman et al. (2001) ein Verfahren mit folgenden acht Schritten vor:

1. Beschreibung der Maßnahme und Klärung der generellen und speziellen Ziele.
2. Ermittlung der Probleme und Fragen der Träger der Maßnahme.
3. Konzipierung eines Plans, wie die Informationen gesammelt werden sollen.
4. Erfassung der Informationen.
5. Analyse der Daten.
6. Formulierung von Empfehlungen zu den Ergebnissen.
7. Verbreitung der Ergebnisse.
8. Durchführung von Maßnahmen zur Umsetzung der Evaluationsergebnisse.

Viele Autoren und Autorinnen betonen, dass im Zuge des Prozesses der Evaluation auch die Grundsätze der Gesundheitsförderung zur Geltung kommen sollten (Thorogood & Coombes 2004, Morgan 2006, Kolip 2006, Elkeles 2006). Dazu gehören vor allem die Einbeziehung aller Träger und Interessengruppen sowie die Nutzung des Prozesses der Evaluation zur Stärkung des Empowerments. Die Evaluation gemeindebezogener Maßnahmen ist besonders schwierig, da diese durch ihre Ausrichtung auf die sozioökonomischen und Umweltdeterminanten der Gesundheit sehr komplex sind.

Die Schlüsselfragen einer Evaluation können so zusammengefasst werden:

- Was soll gemessen werden?

- Wer evaluiert und wie sollen die Informationen gesammelt und die Daten analysiert werden?

- Was soll mit den Ergebnissen der Evaluation letztlich gemacht werden bzw. wie sollen sie in die Praxis umgesetzt werden?

Diese Schlüsselfragen werden wir nun im Einzelnen zu beantworten versuchen.

Was soll gemessen werden?

Die Entscheidung darüber, was gemessen werden soll, um die Auswirkungen einer gesundheitsfördernden Maßnahme bewerten zu können, ist nicht einfach. Die vielfältigen Bedeutungsinhalte und Definitionen des Gesundheitsbegriffs bringen es mit sich, dass es keine allgemeine Übereinstimmung darüber gibt, wie Gesundheit am besten zu evaluieren ist. Für die in der Gesundheitsförderung Tätigen, die sich dem medizinischen Modell der Gesundheit verpflichtet fühlen, sind die Daten zur Morbidität, Behinderung und Mortalität die geeigneten Messgrößen. Für diejenigen, die sich stärker an einem sozialen Modell der Gesundheit orientieren, ist das Spektrum der Messgrößen wesentlich weiter gefasst und umschließt z. B. auch Daten zum sozioökonomischen Status der Menschen oder zur Qualität ihrer Lebens- und Umweltbedingungen. Ist man nur an der gesundheitlichen Aufklärung und Bildung interessiert, dann stehen solche Messgrößen wie die Veränderungen des Gesundheitswissens oder der Einstellungen zur Gesundheit im Vordergrund.

Die goldene Regel muss sein, die im Zuge des Planungsprozesses gesetzten Ziele zu messen (s. Kapitel 19). Obwohl dies relativ einfach klingen mag, kann es in der Praxis schwierig umzusetzen sein und eine erstaunlich große Zahl an Evaluationsstudien verletzen diesen Grundsatz. Unterschiedliche Träger können unterschiedliche Ziele verfolgen und dies muss bei der Evaluation berücksichtigt werden. Die gesetzten Ziele können Bereiche betreffen, wo es keine Übereinstimmung über geeignete Messgrößen gibt. Zum Beispiel sind Verlaufsziele wie die Verbesserung der multisektoralen Zusammenarbeit oder Bürgerbeteiligung schwierig zu messen. Da diese Bereiche nicht routinemäßig erfasst werden, würde die Erhebung der dafür relevanten Daten zusätzliche Anstrengungen erfordern. Besonders schwierig zu messen sind Veränderungen der Einstellungen oder Ansichten der Menschen.

Beim Erfolg einer Maßnahme geht es nicht immer nur um erreichte Verhaltensänderungen oder Reduzierungen von Erkrankungsraten. Zum Beispiel sollte ein Programm für Einwegspritzen nicht allein danach beurteilt werden, inwieweit die HIV-Infektionen unter den Drogenabhängigen zurückgehen. Andere Erfolgskriterien, wie z. B. die Akzeptanz des Programms, sind ebenfalls von Bedeutung. In vielen Fällen wäre es unrealistisch von einer Verhaltensänderung eine deutliche Reduzierung der Erkrankungsraten zu erwarten. Zwar gibt es einen Zusammenhang zwischen der gemeinsamen Nutzung von Spritzen und HIV-Infektionen, aber es gibt auch noch andere Risikofaktoren und es wäre deshalb unklug, von der oben genannten Initiative gleich eine Reduzierung der HIV-Infektionen zu erwarten.

Ein Programm kann mehrere Ziele haben, von denen die einen leichter zu messen sind als die anderen. Dabei kann man der Versuchung unterliegen, sich nur die leichter messbaren Ziele vorzunehmen und deren Ergebnisse auf die anderen zu extrapolieren. Geht es jedoch um unterschiedliche Dinge (z. B. verhaltens-, umwelt- oder einstellungsorientierte Ziele), sind solche Extrapolierungen unzulässig.

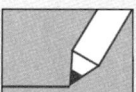

Ein Programm wurde mit dem Ziel initiiert, die Kinderunfälle zu reduzieren. Zu den wichtigsten Partnern gehörten Ärzte und Ärztinnen aus den Krankenhäusern und dem öffentlichen Gesundheitsdienst, Eltern- und Nachbarschaftsgruppen sowie die Umwelt- und Sicherheitsbeauftragten der Stadtverwaltung. Folgenden Indikatoren wurden zur Evaluierung des Programms vorgeschlagen:

- Mitnahme ausgelegter Materialien der Kampagne.
- Bekanntheitsgrad der Kampagne.
- Verkauf von Sicherheitsausstattungen für Kinder.
- Veränderungen im häuslichen Umfeld zur Verbesserung der Sicherheit, z. B. durch den Einbau von Treppengeländern.
- Veränderungen im lokalen Umfeld, z. B. durch Maßnahmen zur Verkehrsberuhigung.
- Einrichtung einer lokalen Arbeitsgruppe zur Vermeidung von Kinderunfällen.
- Reduzierung der Kinderunfallzahlen.
- Reduzierung der schweren Kinderunfälle, die eine Krankenhauseinweisung erfordern.

Beurteilen Sie für jeden Indikator, ob er zur Evaluierung dieses Programms:

- angemessen bzw. geeignet ist,
- machbar bzw. durchführbar ist,
- und welcher von den Partnern bzw. Partnerinnen ihn wohl vorgeschlagen hat.

Erfolge werden von den verschiedenen Gruppen und Kostenträgern, die alle ihre eigenen Ziele und Interessen haben, entsprechend unterschiedlich bewertet. Die einzelnen Kostenträger haben auch unterschiedliche Einflussmöglichkeiten, um anderen ihre Evaluationsziele aufzudrängen. Die Vertreter der verschiedenen Gruppen, die an den gesundheitsfördernden Maßnahmen beteiligt sind, haben alle etwas investiert, aber mögen von den einzelnen Maßnahmen ganz unterschiedliche Ergebnisse erwarten. Die

Kostenträger sind wahrscheinlich vor allem an der Effizienz der Maßnahmen interessiert oder zumindest an Ergebnissen, die als kostenwirksam interpretiert werden können. Gesundheitsförderer und Gesundheitsförderinnen mögen nach Belegen suchen, dass mit ihrer Form der Arbeit die Klientel angesprochen und die gesetzten Ziele erreicht wurden. Die Leiter bzw. Leiterinnen von Einrichtungen suchen möglicherweise nach Nachweisen für die Zunahme ihrer Produktivität, die durch entsprechende Leistungsindikatoren gemessen werden. Und für die Zielgruppen mag im Mittelpunkt stehen, dass sie mehr Einflussmöglichkeiten auf einige gesundheitsbezogene Aspekte ihres Lebens gewinnen.

Aus diesen Gründen ist es wichtig, von Anfang an zu klären, wessen Perspektiven bei der Evaluation zum Tragen kommen sollen. Ein erster einfacher Schritt ist die Identifizierung und Anerkennung der dabei involvierten unterschiedlichen Interessen. Idealerweise sollten dann die Vorstellungen der verschiedenen Interessenträger erfasst und dargestellt werden. Dieser Prozess der Einbeziehung der Ansichten der verschiedenen Interessenvertreter wird als pluralistische Evaluation bezeichnet. Sie ist ein Mittel zur Kapazitätenentwicklung und zum Empowerment der Nutzer und Anbieter von Gesundheitsdienstleistungen. Unter praktischen Gesichtspunkten mag die pluralistische Evaluierung als zu komplex und kostspielig erscheinen, da sie meistens von externen Beratern bzw. Beraterinnen durchgeführt wird und seltener von den beim jeweiligen Träger Beschäftigten. Beide Optionen haben ihre Vor- und Nachteile, wie das folgende Beispiel verdeutlicht.

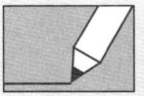 **Ein Projekt wurde in die Wege geleitet und soll evaluiert werden. Dafür gibt es zwei Optionen. Die Evaluation kann entweder intern durch die am Projekt beteiligten Mitarbeiter/-innen durchgeführt werden oder durch externe Berater/-innen. Hier einige Gründe, die für oder gegen die jeweilige Option sprechen. Kennen Sie noch andere Gründe?**

Interne Evaluierung durch die Projektmitarbeiter/-innen

Gründe dafür:	kennen den Hintergrund des Projektes
	kostengünstiger
	akzeptabel für alle
Gründe dagegen:	zu sehr mit dem Projekt verbunden
	keine Erfahrungen mit Evaluationsstudien
	Voreingenommenheit (wollen Erfolg nachweisen)

Externe Evaluierung durch Berater/-innen

Gründe dafür:	unvoreingenommene Einstellung
	Erfahrungen mit Evaluationsstudien
	bringen neue Gesichtspunkte ein
Gründe dagegen:	kostspieliger
	kann Ängste unter den Projektmitarbeiter/-innen schüren
	sind in der Regel mit dem Projekt nicht vertraut

Wie ist zu evaluieren: Datensammlung und Datenanalyse

Der Prozess der Evaluierung erfordert Entscheidungen über die Methoden der Datensammlung und Datenanalyse. Auf beide Aspekte werden wir im Folgenden eingehen.

a) Datensammlung

Die praktischen Schwierigkeiten ergeben sich im Zuge der Datensammlung und ihrer Verknüpfung zur Erreichung eines Gesamtbildes. Einige der Daten, wie z. B. die Morbiditäts- und Mortalitätsdaten, sind bereits vorhanden und leicht zugänglich. Andere Daten können vielleicht beschafft werden, z. B. aus politischen Grundsatzpapieren, Sachstandsberichten oder den allgemeinen Datenbanken zur gesundheitlichen Versorgung. Einige Daten wird man jedoch speziell erfassen müssen. Besonders für solche Bereiche wie Einstellungsänderungen und Empowerment gibt es keine einfachen oder generell akzeptierten Messverfahren.

Für die Evaluation kann man eine breite Palette qualitativer und quantitativer Daten nutzen. Hauptkriterium für die Auswahl der Methoden zur Datensammlung sind deren Eignung und Durchführbarkeit. Geeignet heißt, dass sie der Erreichung der spezifischen Ziele der Evaluation dienen und durchführbar bedeutet, dass die Daten auch im Rahmen der zur Verfügung stehenden Mittel und Zeit erhoben werden können. Bei der Prozessevaluation stehen häufig die qualitativen Daten im Mittelpunkt des Interesses, bei der Ergebnisevaluation eher quantitative Daten. Beide Datenformen können jedoch auf verschiedene Weise und zu unterschiedlichen Zeitpunkten genutzt werden.

Die strengste Form der Nutzung quantitativer Daten geschieht im Zuge der randomisierten Kontrollstudien. Sie sind die bevorzugten Methoden in der medizinischen Forschung und damit auch in vielen Einrichtungen der Gesundheitsversorgung. Zur Evaluation gesundheitsfördernder Maßnahmen sind sie jedoch nicht immer geeignet, da für die Gesundheitsförderung auch das Umfeld, in dem die Maßnahme stattfindet, von großer Bedeutung ist. Randomisierte Kontrollstudien können in der Gesundheitsförderung auch irreführend sein und sind zudem sehr kostspielig (Morgan 2006). Außerdem stehen sie im direkten Widerspruch zu der Forderung, dass die Evaluierung in der Gesundheitsförderung zugleich als Prozess zur Förderung der Gesundheit genutzt werden sollte. Prozesse wie das Empowerment erfordern z. B., dass die Partner einer gesundheitsfördernden Maßnahme den Prozess der Evaluierung verstehen, dazu beitragen und überblicken können.

Die Evaluation in der Gesundheitsförderung versucht, den Prozess und die Auswirkungen ihrer Maßnahmen zu bewerten und dazu bedarf es entsprechender Ausgangsdaten, die mit den erzielten Ergebnissen verglichen werden können. Ohne die vorherige Erhebung solcher Daten ist es unmöglich, irgendwelche festgestellten Wirkungen auf den Einfluss der gesundheitsfördernden Maßnahme zurückzuführen. Diese Ausgangsmessung muss deshalb bereits bei der Planung berücksichtigt bzw. dafür gesorgt werden, dass genügend Ressourcen zur Verfügung stehen, um die notwendigen Datensammlungen vor, während und nach dem Evaluierungsprozess auch durchführen zu können.

b) Datenanalyse

Es gibt vielfältige Wege der Datenanalyse. Deren Nutzung hängt im Einzelnen davon ab, ob es sich dabei um quantitative oder qualitative Daten handelt, welche Art von Evaluationsstudie durchgeführt wird und welche Ressourcen und Expertise zur Verfügung stehen. Bezüglich der konkreten Vorbereitung und Durchführung einer Datenanalyse möchten wir die Leserinnen und Leser auf die vielen Lehrbücher hinweisen, die dies im Einzelnen beschreiben (z. B. Bowling 2002). Zu den grundlegenden und weithin gebräuchlichen deutschen Lehrbüchern zur quantitativen und qualitativen Sozialforschung, ihren Forschungsmethoden und der statistischen Auswertung gehören Bortz u. Döring (2006), Bortz (2005), Flick, Kardorff u. Steinke (2005) sowie Mayring (2002).

Die Datenanalyse ist jedoch nicht nur eine Frage der richtigen Anwendung der Methoden und Expertise. Häufig wird davon ausgegangen, dass die Ergebnisse einer Datenanalyse von allen als relevant eingeschätzt werden. Aber dies ist nicht immer der Fall. Vor allem kann es unterschiedliche Meinungen darüber geben, welche der Ergebnisse letztlich von Bedeutung sind. Die Datenauswertung sollte eine Übung zur Kapazitätenbildung sein, die es allen an der Evaluation Beteiligten ermöglicht, ihre Meinung darüber zu äußern, welche Daten bzw. Ergebnisse für sie von besonderer Relevanz sind und vor allem warum.

Evaluation komplexer Interventionen

Viele gesundheitsfördernde Interventionen sind bewusst komplex angelegt, indem sie vielfältige Träger und Partner einbeziehen und viele unterschiedliche Programmkomponenten haben.

Stufen der Komplexität gesundheitsfördernder Programme

Trojan (2004) und Rosenbrock u. Michel (2007) unterscheiden drei Stufen der Komplexität gesundheitsfördernder Programme:

- **Programme geringer Komplexität**
  (Zum Beispiel ein Stressbewältigungskurs oder ein Nichtrauchertraining. Der Erfolg wird an der Veränderung des individuellen Verhaltens, ggf. auch an der Entwicklung von Krankheitsinzidenzen gemessen.)

- **Programme mittlerer Komplexität**
  (Zum Beispiel die Verbindung verschiedener Interventionsansätze in einem Setting, die in ihrem Zusammenwirken bestimmte Verhaltensweisen beeinflussen sollen, aber nicht das gesamte Setting zum Gegenstand haben.)

- **Programme hoher Komplexität**
  (Dazu gehören alle Programme, die auf die gesundheitsförderliche Gestaltung von Lebens- und Arbeitsbedingungen gerichtet sind).

In komplexen Interventionen kommt ein breites Spektrum an Strategien, Methoden und Instrumenten zur Anwendung, die nicht isoliert, sondern erst in ihrem Zusammenspiel wirksam werden und deshalb auch im Zusammenhang evaluiert werden sollten.

Gemeindenahe Programme (z. B. im Zuge der Stadtteilarbeit) zielen nicht nur auf die direkten Auswirkungen des Programms, sondern auch auf die nicht antizipierten zusätzlichen Veränderungen bzw. Nebenwirkungen, die das Programm in der Gemeinde auslöst und die gesundheitsfördernden Wirkungen verstärken oder behindern können.

Solche Maßnahmen lassen sich nicht mit experimentellen Untersuchungsmethoden wie z. B. den randomisierten Kontrollstudien evaluieren. Anstatt alle Einflussfaktoren auszuschließen, die nicht mit den spezifischen Interventionsmaßnahmen zusammenhängen, versucht die Evaluierung komplexer Interventionen gerade diese Nebenwirkungen zu erfassen und zu untersuchen. Pawson & Tilley (1997) beschreiben dies als den Prozess, die tieferen Zusammenhänge zu erfassen, was nach einer Maßnahme wirklich geschieht und den Zusammenhang zwischen der durchgeführten Maßnahme und den festgestellten Auswirkungen bzw. Ergebnissen erklären könnte. Anders ausgedrückt bedeutet dies, dass die Evaluation der Prozesse und Ergebnisse einer Maßnahme (Prozess- und Ergebnisevaluation) eine Einheit bilden und gemeinsam durchgeführt werden sollten. Dieser realistische Evaluationsansatz von Pawson & Tilley (1997) lässt sich so zusammenfassen:

Maßnahmenumfeld + Wirkungsmechanismen = Ergebnis

Eine solche Evaluation versucht herauszufinden, welche ursächlichen Mechanismen in einem bestimmten Maßnahmenumfeld wirken bzw. was unter welchen Umständen funktioniert. Das Verständnis dieser Wirkungsmechanismen hat zur Folge, dass Interventionen dann eher auf andere Situationen bzw. Gegebenheiten übertragen werden können.

Ein anderer Ansatz zur Evaluation komplexer Interventionen basiert auf den Theorien der Veränderung (Fulbright-Anderson et al. 1998). Dieser Ansatz versucht die Annahmen der Träger und Partner über die Ursachen und Wirkungen einer gesundheitsfördernden Maßnahme explizit zu erfassen, einschließlich deren Einschätzungen, welche Schritte mittel- oder langfristig zu den gewünschten Ergebnissen führen. Die Evaluierung einer Maßnahme auf der Basis der Theorien und Modelle der Veränderung umfasst fünf Stufen:

1. Bestimmung mittel- oder langfristiger Ziele und der ihnen zugrunde liegenden Annahmen bzw. Begründungen, wie und warum diese Ziele zu erreichen sind.

2. Systematische Analyse der Begründungen, um die notwendigen Voraussetzungen zur Erreichung der Ziele klar aufzudecken.

3. Festlegung der Maßnahmen, die zu den gewünschten Veränderungen führen sollen.

4. Entwicklung der Indikatoren zur Bewertung der Ergebnisse der Maßnahmen.

5. Erstellung eines Berichts, der anschaulich die Logik der Maßnahmen erklärt.

Maßnahmen aufgrund guter Theorien und Modelle der Veränderung sind plausibel, machbar und evaluierbar (Connell & Kubisch 1998).

 **Anwendung des Modells der Theorien der Veränderung**

Sie wurden gebeten, eine kommunale Initiative zu evaluieren, deren Ziel es ist, kriminelle und die Öffentlichkeit störende Verhaltensweisen zu reduzieren (z. B. Jugendgangs, die sich lautstark und rücksichtslos auf öffentlichen Plätzen breit machen, Belästigungen der Menschen und Raubüberfalle auf den Straßen).

Wie könnten Sie das Modell der Theorien der Veränderung zur Entwicklung ihres Evaluationsplanes nutzen?

Zur Evaluierung gemeindeorientierter Projekte stellten Green & South (2006, S. 84) sechs Merkmale für eine gute Evaluationspraxis heraus:

1. Einbau der Evaluation in das Projekt.

2. Maximierung der Beteiligung der Projektträger und Partner.

3. Messung der individuellen Gesundheit und die der Gemeinde.

4. Nutzung angemessener und geeigneter Evaluationsmethoden.

5. Untersuchung der Abläufe der Maßnahmen.

6. Lernen im Zuge der praktischen Durchführung.

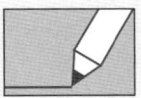 **Wie würden Sie das im Folgenden beschriebene gemeindeorientierte Gesundheitsprojekt evaluieren, wenn Sie sich an den oben genannten sechs Kriterien von Green & South für eine gute Evaluationspraxis orientieren würden?**

In einem wirtschaftlich und sozial benachteiligten innerstädtischen Bereich wurde ein Gesundheitsprojekt gestartet. An dem Projekt arbeiten zwei engagierte Sozialarbeiter mit dem Ziel, die Bürgerbeteiligung zu stärken, gesundheitliche Chancenungleichheiten zu reduzieren und mit den bestehenden Einrichtungen zusammenzuarbeiten, um nachhaltige Ergebnisse zu erzielen.

Die beiden Sozialarbeiter nehmen u. a. mit Kirchen- und Elterngruppen Verbindung auf und bauen für die Bereiche Pflege, ältere Menschen, Arbeitslose und Jugendliche vier neue Gruppen auf. Zu ihren Aktivitäten gehören die Einrichtung von Gärten, der Aufbau eines Unterstützungssystems für die besonders benachteiligten Stadtteilbewohner und -bewohnerinnen und eine sich wöchentlich treffende Gruppe zur Unterstützung der Pflegearbeit. Die Sozialarbeiter bauen auch Verbindungen mit den lokalen Einrichtungen auf, wie z. B. den Schulen, den Hausärzten und -ärztinnen, der Agentur für Arbeit, den sozialen Diensten sowie Einrichtungen der Altenhilfe und Pflege.

Nach zwei Jahren werden Sie eingeladen, Ihre Vorstellungen zur Evaluation dieses Projektes einzubringen.

Was soll mit der Evaluation geschehen? Umsetzung der Ergebnisse in die Praxis der Gesundheitsförderung

Die Verbreitung der Evaluationsergebnisse ist wichtig, um die Öffentlichkeit und Gesundheitsberufe über erfolgreiche gesundheitsfördernde Maßnahmen zu informieren, aber auch über solche, die den in sie gesetzten Erwartungen nicht entsprochen haben. Zu wissen, was sich nicht bewährt hat, ist genauso wichtig, wie die Kenntnis der Erfolge. Leider wird meistens nur über die erzielten positiven Ergebnisse berichtet. Hawe et al. (1994) haben dies so kommentiert:

> *„Manchmal vermeiden die in der Gesundheitsförderung Tätigen bewusst eine Evaluation, um keine Misserfolge eingestehen zu müssen ... Zu jeder Zeit kann es viele Maßnahmen der Gesundheitsförderung geben, die nicht die erwarteten Ergebnisse bringen. Dafür muss man sich nicht schämen ... Ein Vorwurf sollte nicht denen gemacht werden, deren Programme scheiterten, sondern nur jenen, die es versäumt haben, ihre Maßnahmen zu evaluieren und aus ihren Fehlern zu lernen."*

Die Übertragung der Evaluationsergebnisse in die Praxis kann auf vielfältige Weise geschehen. Idealerweise sollten die Ergebnisse wieder in den Planungskreislauf einfließen und dazu beitragen, dass sich die nächsten Maßnahmen auf eine breitere Wissensbasis stützen und besser begründet werden können. Evaluationsergebnisse können auch den Maßnahmenträgern helfen, mehr Unterstützung für die Fortführung ihrer gesundheitsfördernden Aktivitäten zu gewinnen. Evaluationen dienen der Verbesserung des Kosten-Nutzen-Verhältnisses und tragen entscheidend zum Aufbau der notwendigen Evidenzbasis in der Gesundheitsförderung bei.

Kosten-Nutzen-Analysen

Ein weiterer Grund für eine Evaluation betrifft die Frage, ob die gewünschten Ergebnisse auf dem kostengünstigsten Weg erreicht wurden und ob die für die Gesundheitsförderung eingesetzten Mittel auch gerechtfertigt werden können. Zur Berechnung der ökonomischen Vor- und Nachteile gesundheitsfördernder Maßnahmen gibt es sehr unterschiedliche Verfahren.

Die Kosten-Nutzen-Analyse ist ein Weg, um festzustellen, ob und inwieweit sich die Durchführung einer gesundheitsfördernden Maßnahme auch ökonomisch rechnet. Kosten-Nutzen-Analysen stützen sich auf monetäre Angaben über die In- und Outputs bzw. auf den ökonomischen Nutzen einer gesundheitsfördernden Maßnahme. Dabei wird versucht, jeden erzielten Nutzen in Geld auszudrücken und mit den Kosten der jeweiligen Maßnahme zu vergleichen. Dies wird als Kosten-Nutzen-Verhältnis bezeichnet. Ein Gesundheitsergebnis oder einen Gesundheitsnutzen in Geldbeträgen auszudrücken, ist ein schwieriges Unterfangen. Ein Ansatz zur Lösung dieses Problems ist, das Kosten-Nutzen-Verhältnis einer gesundheitsfördernden Maßnahme mit der einer anderen Maßnahme zu vergleichen. Häufig wird z. B. unterstellt, dass es billiger ist, Krankheiten zu vermeiden als zu heilen und dass die Gesundheitsförderung damit hilft, Kosten einzusparen. Dies ist aber nicht unbedingt immer der Fall.

> 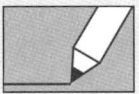 **Eine wirksame Kampagne zur Prävention des Rauchens ist mit folgenden Kostenrechnungen verbunden.**
>
> Es werden einerseits Kosten gespart:
>
> - weil im Gesundheitswesen weniger Krankheiten behandelt werden müssen, die durch das Rauchen verursacht werden,
> - weil keine Krankentagegelder und Invalidenrenten für durch das Rauchen verursachte Krankheiten gezahlt werden müssen,
> - weil die Industrieproduktion aufgrund geringerer Fehlzeiten der Beschäftigten ansteigt.
>
> Andererseits kommen neue Kosten hinzu:
>
> - durch Pensionszahlungen für die jetzt länger lebenden Menschen,
> - durch Arbeitslosengeld für die in der Tabakindustrie Beschäftigten und für den Einzelhandel, bei dem die Arbeitslosen ihre Schulden nicht mehr bezahlen können,
> - durch geringere Steuereinnahmen bei der Tabaksteuer.
>
> **Insgesamt gesehen, glauben Sie, dass diese Kampagne kostenwirksam ist?**

Sobald die Entscheidung für die Durchführung einer gesundheitsfördernden Maßnahme bzw. Intervention getroffen ist, kann eine ökonomische Analyse dabei helfen, den wirksamsten Weg für die notwendige Mittelausstattung zu bestimmen. Wirksamkeit, Effizienz oder Wirtschaftlichkeit bedeuten die Erreichung eines größtmöglichen Nutzens mit dem geringsten Kostenaufwand. Kostenwirksamkeit ist ein Vergleich der Kosten verschiedener Methoden zur Erreichung des gleichen Ergebnisses. „Kostenwirksamkeitsanalysen können uns zwar in technischer Hinsicht bzw. in monetären Größen sagen, was der kostengünstigste Weg ist, aber sie können uns nicht sagen, ob sich ein solcher Weg aus gesundheitsfördernder Sicht auch lohnt" (Cohen 2008, S. 337). Zum Beispiel könnte man nur nach dem größtmöglichen Nutzen des Mitteleinsatzes für eine gegebene Maßnahme fragen, anstatt nach alternativen Verwendungsmöglichkeiten zu suchen.

Die ökonomische Beurteilung ist ein wichtiges Element bei jeder Evaluation, da es immer alternative Verwendungsmöglichkeiten bzw. Ansprüche auf die begrenzten Ressourcen gibt. Gesundheitsbezogene Entscheidungen aufgrund ökonomischer Kriterien zu treffen, mag vielen in der Gesundheitsförderung Tätigen zuwiderlaufen, da dies bedeuten würde, dass sie die Gesundheit oder Lebensqualität der Menschen mit einem entsprechenden Geldwert beurteilen müssten. Aber die Wirklichkeit ist leider so, dass Menschen, Gesellschaften und Regierungen ständig Entscheidungen treffen müssen, die durch ökonomische Überlegungen mit beeinflusst werden. Deshalb wird es nicht zu vermeiden sein, dass man im Zuge des Evaluierungsprozesses auch ökonomische Grundsätze und Konzepte berücksichtigt.

Was macht die Entwicklung einer evidenzbasierten Gesundheitsförderung so schwierig?

Die Evaluation als Mittel zum Aufbau der notwendigen Evidenzbasis in der Gesundheitsförderung

Evaluationen schaffen die Grundlagen, um nachweisen zu können, welche gesundheitsfördernden Maßnahmen erfolgreich ihre Ziele erreichen. Damit werden wirksame Methoden der Gesundheitsförderung identifiziert, die von anderen übernommen werden können. Evidenzbasierte Methoden sind in der Medizin und Krankenpflege fest etabliert. Dort werden randomisierte Kontrollversuche für alternative Behandlungsformen durchgeführt, um jene herauszufiltern, die für die meisten Menschen am wirksamsten sind. In der Gesundheitsförderung ist die Schaffung einer evidenzbasierten Praxis schwieriger. Dafür gibt es mehrere Gründe: die Schwierigkeit zu wissen, wann evaluiert werden soll, was als Erfolg bezeichnet werden kann, inwieweit die Ergebnisse einer gesundheitsfördernden Maßnahme auch auf diese zurückgeführt werden können sowie das Problem, dass randomisierte Kontrollstudien in der Gesundheitsförderung häufig nicht anwendbar bzw. zum Nachweis von Erfolgen ungeeignet sind. Auf diese Punkte werden wir im Folgenden näher eingehen.

Die Entscheidung darüber, ob überhaupt evaluiert werden soll und wenn ja, den besten Zeitpunkt für eine Evaluation festzulegen, ist immer wieder eine neue Herausforderung. Zielt die Evaluation auf die Erfassung der Ergebnisse einer gesundheitsfördernden Maßnahme (Ergebnisevaluation), dann empfiehlt sich ein längerer Zeitrahmen. Dies hat jedoch auch seine Probleme. Gesundheitsfördernde Erfolge zeigen sich häufig erst nach einem längeren Zeitraum, in dem aber auch die Umweltbedingungen und Settings ständigen Veränderungen ausgesetzt sind. Dies macht es schwierig, eindeutig festzustellen, ob die erzielten Veränderungen allein der gesundheitsfördernden Maßnahme zugeschrieben werden können oder ob dafür nicht auch andere Faktoren verantwortlich sein könnten.

Das Wissen, die Einstellungen und die Verhaltensweisen sind ständigen Veränderungen ausgesetzt, unabhängig von irgendwelchen gesundheitsfördernden Interventionen. Genauso werden die sozialen und materiellen Umweltbedingungen durch viele unterschiedliche Faktoren ständig beeinflusst. Ein Ausweg aus diesem Problem könnte sein, dass man den Zeitpunkt der Evaluation entsprechend früher legt. Dies aber würde bedeuten, dass man die erwarteten längerfristigen Auswirkungen der gesundheitsfördernden Maßnahme nicht mehr erfassen kann. Die beste Lösung wäre deshalb, dass man zu verschiedenen Zeitpunkten evaluiert, was dann allerdings mehr Mittel erfordert.

Das zweite Problem ist die richtige Festlegung der Messlatten für den Erfolg einer gesundheitsfördernden Maßnahme (siehe das unten stehende Beispiel – vgl. konzeptionell dazu auch Kolip 2006 und Slesina 2008). Wird die Messlatte zu hoch angesetzt, dann läuft man Gefahr, dass eine möglicherweise erfolgreiche Intervention ungerechtfertigter Weise als unwirksam eingestuft wird und wenn man sie zu niedrig ansetzt, dann führt das vielleicht zu dem Ergebnis, dass sich diese gesundheitsfördernde Maßnahme eigentlich gar nicht gelohnt hat. Um hier die richtige Balance zu finden, sollte man wissen, welche Veränderungen wahrscheinlich auch ohne die Intervention stattfinden würden. Auf dieser Basis kann man realistischer festlegen, welche zusätzlichen Veränderungen erreichbar sind und zu einer effizienten Nutzung der eingesetzten Ressourcen führen.

> 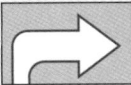 **Was kann als ein Erfolgsnachweis betrachtet werden?**
>
> **Es wird ein Nichtraucher-Programm durchgeführt, um Personen zu beraten und zu unterstützen, die das Rauchen aufgeben möchten. Zu der vom Gesundheitsförderer angebotenen Beratung kommen 20 Personen, die an allen 6 Sitzungen teilnehmen. Sechs Monate danach wird das Programm evaluiert und zeigt, dass 25 % der Teilnehmer und Teilnehmerinnen mit dem Rauchen aufgehört haben.**
>
> **Ist dies ein Erfolg?**
>
> Der Gesundheitsförderer mag sich über dieses Ergebnis gefreut haben. Raucher/-innen nehmen solche Beratungen häufig als letzten Ausweg an, und 6 Monate sind eine angemessene Zeitspanne zur Bewertung langfristiger Verhaltensveränderungen. Der Vorgesetzte des Gesundheitsförderers mag jedoch anführen, dass die durchschnittliche Erfolgsrate von Personen, die das Rauchen aufgeben möchten, ohnehin bei 20 % liegt, unabhängig davon, welche Methode letztlich angewandt wurde. Beratungen sind aber zeitaufwändig, und 20 Leute sind keine große Gruppe. 25 % sind 5 Nichtrauchende, von denen vielleicht 4 auch bei Anwendung einer weniger zeitaufwändigen und kostspieligen Methode das Rauchen aufgegeben hätten. Das Ergebnis der Raucherberatung ist somit eine zusätzliche nichtrauchende Person.

Das dritte Problem betrifft die Frage, ob die festgestellten Veränderungen auch wirklich auf die gesundheitsfördernde Maßnahme zurückgeführt werden können. Die vielfältigen individuellen, organisatorischen, sozialen, ökonomischen und Umweltfaktoren unterliegen einem ständigen Wandel, und es ist deshalb nicht leicht, von den festgestellten Veränderungen zweifelsfrei zu behaupten, sie wären eine Folge der durchgeführten gesundheitsfördernden Maßnahme. Gesundheitsfördernde Programme können eine Vielzahl von Veränderungen auslösen. Einige davon können unmittelbar wirken, andere zwischenzeitlich, und bei einigen lassen sich deren Auswirkungen erst nach einem längerfristigen Zeitraum feststellen. Es ist deshalb eine große Herausforderung, die Veränderungen zu unterschiedlichen Zeiten zu ermitteln.

Die solidesten Nachweise zur Feststellung von Ursachen und Wirkungen werden mit den quantitativen Methoden erreicht, wie z. B. den randomisierten Kontrollstudien. Es gibt jedoch eine Reihe von Gründen, warum solche Studien für gesundheitsfördernde Interventionen ungeeignet sind, und dies ist das vierte Problem. Viele dieser Interventionen sind komplex, enthalten viele Maßnahmenkomponenten und sind gerade darauf angelegt, auch auf andere Zusammenhänge, Strukturen und Gruppen einzuwirken. Versuche, diese isolieren zu wollen, stehen damit im Widerspruch zu den Grundsätzen der Gesundheitsförderung und ihrer Praxis.

Dies bedeutet jedoch nicht, dass es keine Möglichkeiten des Nachweises gibt, auf die sich die gesundheitsfördernde Arbeit stützen kann. Meta-Analysen und systematische Auswertungen wissenschaftlicher Untersuchungen fassen die Ergebnisse unterschiedlicher Maßnahmen unter dem Gesichtspunkt des Nachweises ihrer Wirksamkeit zusammen. Übersichten zur Wirksamkeit von Maßnahmen sind ein Mittel zum Aufbau einer Wissensbasis, die uns Hinweise darauf geben kann, welche Erfolge wir von der Gesundheitsförderung realistischer Weise erwarten können.

Erfolgsnachweise in der Gesundheitsförderung sind schwierig, da sie nicht nur Wissen oder Verhalten verändern will, sondern auch die sozialen Determinanten der Gesundheit. Dies erfordert eine Kombination von quantitativen und qualitativen Evaluationsmethoden.

In England gibt es mit dem „National Institute for Health and Clinical Excellence (NICE)" jetzt eine eigenständige Einrichtung, die sich ausschließlich damit befasst, evidenzbasierte Informationen zur Förderung der Gesundheit sowie zur Prävention und Behandlung von Krankheiten zu erfassen und bereitzustellen. Zu den Veröffentlichungen des Instituts gehören auch Leitlinien zur Förderung von mehr körperlicher Bewegung (NICE 2008a) sowie zur Aufgabe des Rauchens (NICE 2008b).

In Deutschland wurde 2004 das nationale Institut für Qualität und Wirtschaftlichkeit im Gesundheitswesen (IQWIG) eingerichtet (siehe hierzu auch Kapitel 19, unter Qualitätssicherung und Auditierung), dessen Zweck darin besteht, fachlich unabhängig eine kontinuierliche Beobachtung und Bewertung medizinischer Entwicklungen von grundlegender Bedeutung und ihrer Auswirkungen auf die Qualität und Wirtschaftlichkeit der medizinischen Versorgung in Deutschland vorzunehmen. 2008 wurde dieser Auftrag erweitert auf die Bereitstellung von für alle Bürgerinnen und Bürger verständlichen allgemeinen Informationen zur Qualität und Effizienz in der Gesundheitsversorgung sowie zu Diagnostik und Therapie von Krankheiten mit erheblicher epidemiologischer Bedeutung (www.iqwig.de).

Von Relevanz für die Evidenzbasierung und Qualitätsentwicklung in Deutschland – wenn auch mit noch vorwiegend kurativer Ausrichtung – sind ebenfalls das Onlineangebot der Arbeitsgemeinschaft der Wissenschaftlichen Medizinischen Fachgesellschaften e. V. (www.awmf-leitlinien.de). Es bietet vielfältige Leitlinien für Fachmediziner und -medizinerinnen, Patienten und Patientinnen sowie das „Programm für Nationale VersorgungsLeitlinien", eine gemeinsame Initiative von Bundesärztekammer, Kassenärztlicher Bundesvereinigung und der AWMF zur Qualitätsförderung in der Medizin (www.versorgungsleitlinien.de).

Zusammenfassend lässt sich feststellen, dass die Evidenzbasis der Gesundheitsförderung zunimmt und eine Vielzahl von Ansätzen und Methoden umfasst. Es gibt mittlerweile systematische Zusammenfassungen von Evaluationen, die es den in der Gesundheitsförderung Tätigen ermöglichen, ihre praktische Arbeit auf einer evidenzbasierten Gesundheitsförderung aufzubauen.

Schlussfolgerung

Evaluation trägt zur Rechenschaftspflichtigkeit der Gesundheitsförderung und zur Entwicklung einer evidenzbasierten Praxis bei und ist deshalb ein wichtiger Teil der Arbeit für alle in der Gesundheitsförderung Tätigen. Dazu gehört sowohl die Fähigkeit, wissenschaftliche Studien kritisch lesen zu können als auch die der Evaluierung gesundheitsfördernder Aktivitäten, an denen man selbst beteiligt ist. Häufig steht man dabei unter dem Druck, auch unrealistische Erfolgskriterien aufnehmen zu müssen, wie z. B. eine Reduzierung der Mortalitätsraten oder nachweisbare zukünftige Kosteneinsparungen. Viele in der Gesundheitsförderung Tätigen sind jedoch mehr damit beschäftigt, Veränderungen des Wissens, des Verhaltens, der Einstellungen und der Inanspruchnahme von Diensten zu erreichen oder gesundheitspolitische Prozesse zu beeinflussen. Dies sind deshalb angemessenere Erfolgskriterien zur Evaluierung gesundheitsfördernder Maßnahmen.

Die Evaluation ist eine praktische Tätigkeit, die zur wissenschaftlichen Diskussion über den Zweck der Gesundheitsförderung beiträgt. Diese Diskussion darf nicht beschränkt bleiben auf die Berufe, Manager oder Kostenträger des Gesundheitswesens. Sie muss auch die Öffentlichkeit und die Menschen mit einbeziehen, die schließlich das Ziel der gesundheitsfördernden Aktivitäten sind. Deshalb ist die pluralistische Evaluation so wichtig, da sie allen Beteiligten ein Mitspracherecht bei der Bestimmung der Wirksamkeitskriterien der Gesundheitsförderung einräumt. Die Evaluierung kann als Brücke gesehen werden, die Gesundheitsförderer und Gesundheitsförderinnen mit anderen verbindet, einschließlich ihrer Klientel, ihren Geldgebern, Vorgesetzten und Kollegen und Kolleginnen.

Die Evaluation ist keine einfache Sache und sie erfordert Ressourcen, die sonst anderweitig für die Gesundheitsförderung genutzt werden könnten. Deshalb ist die Entscheidung darüber, ob, wann und wie evaluiert werden soll, sehr wichtig. Die Frage der Evaluation sollte bereits zu Beginn jeder geplanten Maßnahme gestellt werden. Wenn sie durchgeführt werden soll, dann sollte dies in der bestmöglichen Form geschehen. Wenn dies nicht möglich ist, dann sollte man sich die Nicht-Machbarkeit ehrlich eingestehen und nicht weiter versuchen, doch noch etwas zu evaluieren. Ein ständiges Überwachen ist dann das Beste, was man noch tun kann. Das ist durchaus vertretbar, aber man sollte dabei wissen, dass es einen Unterschied gibt zwischen der routinemäßigen Überwachung von Aktivitäten auf der Basis von Leistungsindikatoren und einer wirklichen Evaluation. Es ist wichtig, dies nicht miteinander zu verwechseln und sich darüber im Klaren zu sein, welches dieser beiden unterschiedlichen Dinge man letztlich tut.

 **Richtlinien für eine gute Evaluationspraxis**

Welche davon sollten Ihrer Meinung nach in eine Checkliste „der zu erfüllenden Kriterien für die Durchführung einer Evaluation" aufgenommen werden? Gibt es noch andere Leitsätze, die Sie hinzufügen würden?
- Evaluiere frühzeitig, bevor sich maßgebliche Interessengruppen konsolidieren.
- Evaluiere nur, wenn sich daraus auch Veränderungen ergeben können.
- Evaluiere nur, wo es angebracht ist.
- Evaluiere nur, wenn die Vorstellungen unterschiedlicher Gruppen mit einbezogen werden können, z. B. nur, wenn eine pluralistische Evaluation auch durchgeführt werden kann.
- Publiziere die Ergebnisse der Evaluation in einer für alle lesbaren und zugänglichen Form.
- Evaluiere nur, wenn die Möglichkeit auf wissenschaftliche Exaktheit besteht.
- Wenn Sie diese Kriterien nicht erfüllen können, dann sollten Sie besser von einer Evaluierung Abstand nehmen.

Fragen zur weiteren Diskussion

- Welche Faktoren würden Ihre Entscheidung beeinflussen, ob Sie eine gesundheitsfördernde Maßnahme evaluieren sollten?
- Welche Faktoren würden Sie gerne in Betracht ziehen, wenn Sie eine gesundheitsfördernde Maßnahme evaluieren?

Zusammenfassung

Dieses Kapitel hat sich mit der Definition von Evaluation und den verschiedenen in der Evaluationsforschung eingesetzten Untersuchungsmethoden befasst und deutlich gemacht, warum gesundheitsfördernde Maßnahmen evaluiert werden sollten. Es wurden die unterschiedlichen Formen der Evaluation dargestellt, einschließlich der Prozess- und Ergebnisevaluation und deren Grundsätze und Umsetzungsstufen. Außerdem wurde auf die Bedeutung des Kosten-Nutzen-Verhältnisses für die Gesundheitsförderung eingegangen sowie auf die Rolle der Evaluation zum Aufbau einer evidenzbasierten Gesundheitsförderung.

Literatur und Websites

1. Weiterführende deutschsprachige Literaturempfehlungen und Websites

- www.degeval.de — Deutsche Gesellschaft für Evaluation e. V.
- www.iqwig.de — Institut für Qualität u. Wirtschaftlichkeit im Gesundheitsw.
- www.awmf-leitlinien.de — Arbeitsgemeinschaft Medizinischer Fachgesellschaften e. V.
- www.versorgungsleitlinien.de — Programm für Nationale VersorgungsLeitlinien

Siehe zu diesem Kapitel auch die damit eng verknüpften Literaturhinweise und Websites in den Kapiteln 18 und 19 dieses Buches.

Ovretveit, J. 2002. Evaluation gesundheitsbezogener Interventionen. Verlag Hans Huber, Bern u. Göttingen. *Dieses Buch führt in die Besonderheiten der Evaluation von Gesundheitsleistungen ein, beschreibt die Grundsätze und Methoden ihrer Anwendung und bietet Anleitungen zur Planung und Durchführung einer Evaluation.*

2. Literaturempfehlungen der englischen Originalausgabe

Douglas J, Sidell M, Lloyd C 2007 Evaluating public health interventions. In: Earle S, Lloyd C E, Sidell M (eds). Theory and research in promoting public health. Sage Open University, London, pp. 327–354. *Ein prägnantes Kapitel mit einer ausführlichen Darstellung, wie die Kriterien der Evaluierung auf Maßnahmen der Gesundheitsförderung und öffentlichen Gesundheit angewendet werden können.*

Green J, South J 2006 Evaluation. Open University Press, Maidenhead. *Eine sehr lesenswerte Darstellung der theoretischen Grundlagen der Evaluation und der Möglichkeiten ihrer praktischen Umsetzung. Dabei werden die praktischen Herausforderungen und die Vielschichtigkeit der Evaluierung ausführlich diskutiert.*

National Institute for Health and Clinical Excellence (NICE) *liefert Leitfäden und Wirksamkeitsübersichten zu einer Reihe von Themen, einschließlich zur Gesundheitsförderung und öffentlichen Gesundheit (Public Health), wie z. B. zu Übergewicht und Ernährung, körperlicher Bewegung und zur Aufgabe des Rauchens. Deren Website finden Sie unter:* www.nice.org.uk

Rootman I, Goodstadt M, Hyndmann B (eds) 2001 Evaluation in health promotion principles and perspectives. Denmark, WHO. *Eine sehr gründliche und umfassende Darstellung zu den theoretischen und methodischen Problemen der Evaluierung gesundheitsfördernder Maßnahmen.*

3. Neu eingefügte deutschsprachige Quellenangaben und Websites

Bortz, J., Döring, N. 2006: Forschungsmethoden und Evaluation für Human- und Sozialwissenschaftler. Springer Verlag, Berlin.

Bortz, J. 2005. Statistik für Human- und Sozialwissenschaftler. Springer Verlag, Berlin.

Dirks, M.-L., Walter, U., Windel, I., Schwartz, F.-W. 2001. Qualitätsmanagement in Gesundheitsförderung und Prävention – Bestandsaufnahme im Auftrag der Bundeszentrale für gesundheitliche Aufklärung (BZgA). Band 15 der BZgA Reihe „Forschung und Praxis der Gesundheitsförderung", Köln, Download unter: www.bzga.de/?uid=88ee200c2e8a2ede538cb37e184c9434&id=medien&sid=58

Elkeles, T. 2006. Evaluation von Gesundheitsförderung und die Forderung nach Evidenzbasierung – Fünf Thesen zur Anwendbarkeit auf Gesundheit. In: Zeitschrift für Evaluation, H. 1, S. 39–70.

Flick, U., Kardorff, E., Steinke, I. 2005. Qualitative Forschung – Ein Handbuch. Rowohlt, Reinbek.

Geene, R., Kilian, H., Ryl, L., Schütte, C. (Hrsg.) 2006. Qualitäten der Gesundheitsförderung. Gesundheit Berlin e. V. Download: www.gesundheitberlin.de/download/Dokumentation_Qualitaeten_www.pdf

Kolip, P. 2006. Evaluation, Evidenzbasierung und Qualitätsentwicklung. In: Prävention und Gesundheitsförderung, 1. Jg., S. 234–239.

Mayring, P. 2002. Einführung in die qualitative Sozialforschung: Eine Anleitung zu qualitativem Denken. Beltz Verlag, Weinheim.

Rosenbrock, R., Michel, C. 2007. Primäre Prävention. Med.-Wiss. Verlagsgesellschaft, MWV, Berlin.

Slesina, W. 2008. Betriebliche Gesundheitsförderung in der Bundesrepublik Deutschland. In: Bundesgesundheitsblatt – Gesundheitsforschung – Gesundheitsschutz, 51. Jg., H. 3, S. 296–304.

Trojan, A. 2004. Theorien der Gesundheitsförderung. In: Ahrens u. Güntert (Hrsg.): Gesundheitsökonomie und Gesundheitsförderung, Baden-Baden.

4. Quellenangaben der englischen Originalausgabe

Bowling A 2002 Research methods in health: investigating health and health services, 2nd edn. Open University, Maidenhead.

Cohen D 2008 Health economics. In: Naidoo J, Wills J (eds) Health studies: an introduction, 2nd edn. Palgrave Macmillan, Basingstoke. Chapter 10.

Connell J P, Kubisch A C 1998 Applying a theory of change approach to the evaluation of comprehensive community initiatives: progress, prospects and problems. In: Fulbright-Anderson K, Kubisch A C, Connell J P (eds) New approaches to evaluating community initiatives, vol. 2: theory, measurement and analysis. Aspen Institute, Washington DC.

Douglas J, Sidell M, Lloyd C et al. 2007 Evaluating public health interventions. In: Earle S, Lloyd C E, Sidell M (eds) Theory and research in promoting public health. Sage, Open University, London. Chapter 11.

Fulbright-Anderson K, Kubisch A C, Connell J P (eds) 1998 New approaches to evaluating community initiatives, vol. 2: theory, measurement and analysis. Aspen Institute, Washington DC.

Green J, South J 2006 Evaluation. Open University Press, Maidenhead.

Hawe P, Degeling D, Hall J 1994 Evaluating health promotion: a health workers guide. Maclennan and Petty, Sydney.

Morgan A 2006 Evaluation of health promotion. In: Davies M, Macdowall W (eds) Health promotion theory. Open University Press, Maidenhead, pp. 169–187.

Naidoo J, Wills J 2005 Public health and health promotion: developing practice, 2nd edn. Tindall, London.

National Institute for Health and Clinical Excellence 2008a Promoting and creating built or natural environments that encourage and support physical activity. NICE, London.

National Institute for Health and Clinical Excellence 2008b Smoking cessation services in primary care, pharmacies, local authorities and workplaces, particularly for manual working groups, pregnant women and hard to reach communities. NICE, London.

Nutbeam D 1998 Evaluating health promotion – progress, problems and solutions. Health Promotion International 13: 27–44.

O'Connor-Fleming M L, Parker E 2001 Health promotion principles and practice in the Australian context, 2nd edn. Allen and Unwin, Sydney, Australia.

Parry-Langdon N, Bloor M, Audrey S et al. 2003 Process evaluation of health promotion interventions. Policy and Politics 31: 207–216.

Pawson R, Tilley N 1997 Realistic evaluation. Sage, London.

Rootman L, Goodstadt M, Hyndman B (eds) et al. 2001 Evaluation in health promotion: principles and perspectives. WHO, Denmark. Smith G, Cantley C 1985 Assessing health care: a study in organisational evaluation. Open University Press, Milton Keynes.

Springett J 2001 Appropriate approaches to the evaluation of health promotion. Critical Public Health 11: 139–152.

Thorogood M, Coombes Y 2004 Evaluating health promotion: practice and methods, 2nd edn. Oxford University Press, Oxford.